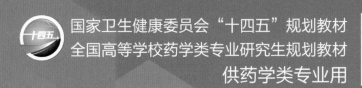

国家卫生健康委员会"十四五"规划教材

全国高等学校药学类专业研究生规划教材

供药学类专业用

高等药物化学

——创新药物研究原理与案例

主　编　尤启冬　郭宗儒

编　　委（以姓氏笔画为序）

丁　克（暨南大学药学院）　　　　　周虎臣（上海交通大学药学院）

王　江（中国科学院上海药物研究所）　柳　红（中国科学院上海药物研究所）

王　磊（中国药科大学）　　　　　　侯廷军（浙江大学药学院）

尤启冬（中国药科大学）　　　　　　姜正羽（中国药科大学）

卞金磊（中国药科大学）　　　　　　倪帅帅（上海中医药大学附属龙华医院）

方　浩（山东大学药学院）　　　　　徐柏玲（中国医学科学院药物研究所）

孙铁民（沈阳药科大学）　　　　　　郭宗儒（中国医学科学院药物研究所）

李　剑（华东理工大学药学院）　　　盛春泉（海军军医大学）

李志裕（中国药科大学）　　　　　　董国强（海军军医大学）

李英霞（复旦大学药学院）　　　　　韩维娜（哈尔滨医科大学）

张亮仁（北京大学药学院）　　　　　谢　雄（中国科学院上海药物研究所）

陆小云（暨南大学药学院）

人民卫生出版社

·北　京·

图书在版编目（CIP）数据

高等药物化学：创新药物研究原理与案例 / 尤启冬，郭宗儒主编 . —北京：人民卫生出版社，2021.8
ISBN 978-7-117-31667-5

I.①高… Ⅱ.①尤…②郭… Ⅲ.①药物化学 —研究生 —教材 Ⅳ.①R914

中国版本图书馆 CIP 数据核字（2021）第 094470 号

| 人卫智网 | www.ipmph.com | 医学教育、学术、考试、健康，购书智慧智能综合服务平台 |
| 人卫官网 | www.pmph.com | 人卫官方资讯发布平台 |

高等药物化学
——创新药物研究原理与案例
Gaodeng Yaowu Huaxue
——Chuangxin Yaowu Yanjiu Yuanli yu Anli

主　　编：尤启冬　郭宗儒
出版发行：人民卫生出版社（中继线 010-59780011）
地　　址：北京市朝阳区潘家园南里 19 号
邮　　编：100021
E - mail：pmph @ pmph.com
购书热线：010-59787592　010-59787584　010-65264830
印　　刷：人卫印务（北京）有限公司
经　　销：新华书店
开　　本：850×1168　1/16　印张：42
字　　数：1064 千字
版　　次：2021 年 8 月第 1 版
印　　次：2021 年 9 月第 1 次印刷
标准书号：ISBN 978-7-117-31667-5
定　　价：159.00 元

打击盗版举报电话：010-59787491　E-mail：WQ @ pmph.com
质量问题联系电话：010-59787234　E-mail：zhiliang @ pmph.com

出版说明

研究生教育是高等教育体系的重要组成部分,承担着我国高层次拔尖创新型人才培养的艰巨使命,代表着国家科学研究潜力的发展水平,对于实现创新驱动发展、促进经济提质增效具有重大意义。我国的研究生教育经历了从无到有、从小到大、高速规模化发展的时期,正在逐渐步入"内涵式发展,以提高质量为主线"的全新阶段。为顺应新时期药学类专业研究生教育教学改革需要,深入贯彻习近平总书记关于研究生教育工作的重要指示精神,充分发挥教材在医药人才培养过程中的载体作用,更好地满足教学与科研的需要,人民卫生出版社经过一系列细致、广泛的前期调研工作,启动了国内首套专门定位于研究生层次的药学类专业规划教材的编写出版工作。全套教材为国家卫生健康委员会"十四五"规划教材。

针对当前药学类专业研究生教育概况,特别是研究生课程设置与教学情况,本套教材重点突出如下特点:

1. 以科学性为根本,展现学科发展趋势 科学性是教材建设的根本要求,也是教材实现教学载体功能的必然需求。因此,本套教材原则上不编入学术争议较大、不确定性较高的内容。同时,作为培养高层次创新人才的规划教材,本套教材特别强调反映所属学术领域的发展势态和前沿问题,在本领域内起到指导和引领作用,体现时代特色。

2. 以问题为导向,合理规划教材内容 与本科生相比,研究生阶段更注重的是培养学生发现、分析和解决问题的能力。从问题出发,以最终解决问题为目标,培养学生形成分析、综合、概括、质疑、发现与创新的思维模式。因此,教材在内容组织上,坚持以问题为导向,强调对理论知识进行评析,帮助学生通过案例进行思考,从而不断提升分析和解决问题的能力。

3. 以适用性为基础,避免教材"本科化" 本套教材建设特别注重适用性,体现教材适用于研究生层次的定位。知识内容的选择与组织立足于为学生创新性思维的培养提供必要的基础知识与基本技能。区别于本科教材,本套教材强调方法与技术的应用,在做好与本科教材衔接的同时,适当增加理论内容的深度与广度,反映学科发展的最新研究动向与热点。

4. 以实践性为纽带,打造参考书型教材 当前我国药学类专业研究生阶段人才培养已经能与科研实践紧密对接,研究生阶段的学习与实验过程中的知识需求与实际科研工作中的需求具有相通性。因此,本套教材强化能力培养类内容,由"知识传授为主"向"能力培养为主"转变,强调理论学习与实际应用相结合,使其也可以为科研人员提供日常案头参考。

5. 以信息平台为依托,升级教材使用模式 为适应新时期教学模式数字化、信息化的需要,本套教材倡导以纸质教材内容为核心,借用二维码的方式,突破传统纸质教材的容量限制与内容表现形式的单一,从广度和深度上拓展教材内容,增加相关的数字资源,以满足读者多元化的使用需求。

作为国内首套药学类专业研究生规划教材,编写过程中必然会存在诸多难点与困惑,来自全国相关院校、科研院所、企事业单位的众多学术水平一流、教学经验丰富的专家教授,以高度负责的科学精神、开拓进取的创新思维、求真务实的治学态度积极参与了本套教材的编写工作,从而使教材得以高质量地如期付梓,在此对于有关单位和专家教授表示诚挚的感谢! 教材出版后,各位老师、学生和其他广大读者在使用过程中,如发现问题请反馈给我们(renweiyaoxue2019@163.com),以便及时更正和修订完善。

人民卫生出版社
2021 年 1 月

主编简介

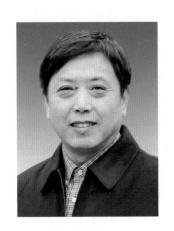

尤启冬,中国药科大学教授、博士生导师,全国模范教师,国家"万人计划"教学名师,国家教学名师,国务院政府特殊津贴专家。江苏省药物分子设计与成药性优化重点实验室主任。国家药典委员会执行委员,中国药学会国际交流工作委员会副主任委员、药物化学专业委员会委员、药学教育专业委员会委员。*J Med Chem*、*Acta Pharm Sin B*等 SCI 杂志的编委,《中国药科大学学报》常务副主编,《药学学报》等杂志编委。

主要从事药物分子设计与合成、药物作用的分子机制和新药研究等工作,主持包括国家"863"项目、国家自然科学基金重点项目及重大研究计划项目、国家科技重大专项等多项研究项目。发表 SCI 论文 300 余篇,获得欧洲、美国、中国等地专利 40 多项;研发的多个创新药物获得国家新药证书和临床研究批件。为本科生主讲药物化学课程,先后被评为国家精品课程、国家级精品资源共享课程、国家精品在线开放课程、国家一流本科课程(线上线下混合式一流课程)。所带领的"药物化学课程教学团队"被评为国家级教学团队。主编的《药物化学》教材被列为"十五"至"十二五"国家级规划教材。先后获国家科学技术进步奖二等奖 1 项、省部级科学技术奖一等奖 3 项,获国家教学成果奖二等奖 3 项。

主编简介

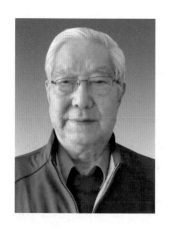

　　郭宗儒,中国医学科学院药物研究所研究员、博士生导师,国务院政府特殊津贴专家。《药学学报》副主编。长期从事药物分子设计和化学合成研究工作,将知识价值链理念引入新药的创制,在药物分子设计中,以分子的多样性、互补性、相似性和整合性指导新药的设计,体现在将传统药物化学原理与结构生物学、计算化学和分子模拟等计算机辅助技术相结合,既考虑药物分子与受体作用的微观特征,又注重药物在整体作用的宏观行为,取得了有成效的结果,研制出国家一类创新药物艾瑞昔布并获批上市。根据研究经验和体会,独著的《药物化学总论》《药物分子设计》《药物设计策略》被称作药物化学界的三部曲。近年来,又编写出版了《药物创制范例简析》《药物化学专论》等书,为我国新药的发现研究提供了重要的指导和参考。

前　言

　　小分子化学药物仍是当今临床的主流需求。药物化学的首要任务是创制新药，目的在于构建新化学结构的分子实体。历史告诉我们，不断更新的理念、原理、技术和方法推动并提升着新药研发水平，其中一个鲜明的特征是生物学的众多领域渗透到新药研究中，如分子生物学、结构生物学和计算生物学等学科成为构建和优化先导化合物的重要支撑。

　　本书作为药学研究生的教学参考书，有别于通常的药物化学教材，着重讨论21世纪以来创新药物中应用的成熟有效的技术和方法及原理依据，省略了大学课程中的基础知识，学生应注意两者的过渡与衔接。

　　药物研究的新技术和方法萌芽于个体的案例，后逐渐被业界认识、运用和完善。这些方法大都散在于大量的科学文献中，未能形成完整的科学理念和体系。为了让学生对这些技术有总体的把握，本书制定了13个专题，对每个专题在介绍根据、原理、应用和局限性的基础上，增加了相应的成功案例，讨论了新药研发的药物化学过程，旨在启迪学生对新技术的活学活用，使知识结构适应当今国内外快速发展的创制新药的需求。

　　为了呈现本书的特色，每章都邀请有研究特长的专家、学者参加编写，他们不辞辛劳、精益求精、三易其稿，最终使得这本教材得以高质量地完成，借此机会对所有参编人员表示衷心的感谢。

　　限于编者对新药研究的理论和实践认知有限，书中难免有疏漏、错误和不当之处，恳请读者不吝赐教。

编　者
2021 年 2 月 1 日

目　录

第 3 章　以活性多肽为基础的新药研究　75

第 8 章　共价结合药物的研究　323

第1章 绪 论

1.1 药物化学的定义

药物化学是以化学的理念和方法研究和发现药物,并在分子水平上揭示药物的作用方式和作用机制的科学。药物化学涉及的范围非常广泛,从研究内容审视药物化学学科,大体上可分为两个范畴:一是对临床应用的药物进行叙事式的描述,包括制备方法、结构表征、质量控制和药理作用与疗效等,旨在对现有药物进行理解,可称为普通药物化学;二是创制新药,即发现新分子实体(new molecular entity,NME),主要目标是研制新药,以及研究药物与机体相互作用的物理、化学和生物学过程,从化学视角揭示药物的作用方式和作用机制,可称为高等药物化学。将药物化学划分为普通药物化学和高等药物化学是为了突出讨论的重点,属于人为的分割,因为讨论已上市药物的化学特征不仅有助于理解这些药物的药理作用和治疗效果,以及深化认识药物的制备和质量保障的化学内涵,而且也是研制新药的基础和借鉴,不少新药是从老药的基础上诞生的,温故而知新。

1.2 药物分子设计

药物化学的主要任务是分子设计,其中包含许多内容,如药物化学的基本原理、构效关系的一般规律和结构优化的要旨等。在更高的层次上把握分子设计的内涵是构建分子结构的方略。

通常的药物设计就是指药物的分子设计。其实广义的药物设计包含3个内容,即分子设计、剂型设计和剂量设计,分别属于药物化学、药剂学和药理学领域,3个设计层面是相互依赖和联系的。

分子设计在于构建药物分子的化学结构,是以理性的策略和科学的方法构建具有预期药理效果的新分子实体。分子设计是新药创制的核心和物质基础。

剂型设计是基于原料药的结构与物化性质,构建适于应用并达到治疗效果的制剂形式。剂型的设计与制备,处于新药创制末端,是面向患者的用药形式,直接影响治疗效果。

剂量设计是基于原料药的药物效应动力学(简称药效学)与药物代谢动力学(简称药动学)性质,结合药物的剂型特征,确定安全有效的用药剂量、频度和疗程。剂量设计是药理学和临床药理学的研究对象。

在新药创制中,分子设计提供物质基础,剂型设计赋予药物以适宜的形式和给药途径,剂量设计实现合理的应用和治疗效果。

1.3 药物创制的基本理念

1.3.1 药物属性与化学结构

药物首要的属性是生物学属性,包括安全性和有效性。安全是用药的前提,有效是用药的目的,进一步展开其中的生物学属性,就是要求药物有:①良好的药效学,反映在对作用靶标有高强的活性和选择性;②适宜的药动学,即在体内呈现的吸收、分布、代谢、排泄(ADME)适配于治疗的目标;③尽可能低的不良反应。药物产生的不良反应在于其脱靶作用(off-targeting),脱靶是对选择性的反动,应尽量避免或减低。

药物的另一属性是药学属性,它承载并辅佐上述生物学属性。药学属性包括理化性质、稳定性、可控性和易得性等。

药物的生物学属性和药学属性都寓于化学结构之中,化学结构隐含药效学、药动学、安全性和药学属性的全部信息,因而构建化学结构是创制化学药物的最重要的核心环节,关乎研制药物的成败优劣。

1.3.2 药物创制的价值链

以靶标为核心的现代药物创制,研发程式可归纳为一条相继发生的研发链,如图 1-1 所示。首先是发现和确定靶标(target)。靶标是体内的生物大分子,通常是功能蛋白质或核酸。内源性物质(配体或底物)或药物与靶标作用或结合,导致靶标的构象、结构、功能或行为发生变化,宏观上表现为生理或病理状态的改变。

用建立的靶标模型(分子或细胞水平)试验并发现苗头化合物(hit)是研发链上物质的初始准备。苗头化合物是具有初步活性并在结构上有修饰前景的化合物。由苗头化合物演化为先导化合物(hit-to-lead,简称先导物),是将苗头化合物改造成较强活性和/或选择性并有药物雏形的分子。先导物的优化(optimization)是对先导物的结构修饰和变换,以对体外和体内模型达到既定的活性目标。结构优化的目的是获得候选化合物(candidate,简称候选物)。之后是对候选物进行临床前的生物学和药学试验研究,获得有成药前景的全部资料,向药品监督管理部门申报临床研究,经批准后,实施Ⅰ、Ⅱ和Ⅲ期临床试验研究,达到预期的治疗效果后,向药品监督管理部门申报,获得批准上市。

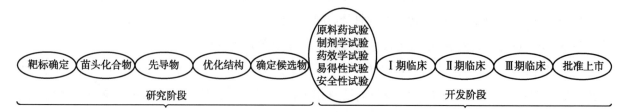

图 1-1 药物创制的研发链

图 1-1 所示的环节构成串行的研发链在另一方面也体现了其价值链(其中临床前研究可并行试验),按照药物创制的研发链的实施步骤,每个环节都是在前面环节的基础上进行的,从技术和投入的层面分析,每个环节是对前面环节的价值增量,包含前面各个环节研发的付出与成果,所以在新药研发链上,越接近后期价值含量越高,资源和时间投入也越大。因而没有前途的项目,越早终止损失越小,这是研制新药的重要价值理念。

确定候选化合物是研发链中的重要节点,以此为分水岭,前期为药物的研究阶段,研究者采用怎样的途径、技术和方法有较大的自由度。候选物一旦确定,进入开发阶段,包括临床前的研究和Ⅰ、Ⅱ、Ⅲ期临床试验,须按照国家药品监督管理局药品审评中心规定的项目严格执行,自由度是较低的。

研发链中各个环节的价值贡献度和占用时间是不同的,根据对首创性药物的统计、靶标的发现与确证、先导物及其优化,直至确定候选物,研究阶段大约占研发历程总价值链的 30%,历时 6~7 年。临床前和临床研究占 70%,确定候选物成为至关重要的环节,因为候选物的结构一旦确定,即决定了药学、药效学、药动学和安全的性质及临床治疗的效果,项目的成败已成定数,对后面的研发前景有决定性影响。这 30% 的价值贡献度决定后面 70% 的走向,所以优化先导物并确定候选物是新药创制的关键环节。

结构优化作为药物化学的重要任务,主要通过构效关系分析和试错(trail and error)试验,以及结构生物学的指导,是个不断反馈和迭代的过程,但不可能无限制地进行下去,只能在有限的化合物数量和(生物学和理化)数据中确定候选化合物。在抉择中,知识和经验的运用十分重要,既往成功的范例和失败的教训都是宝贵的贡献。

结构优化的目标是将化合物的药效学(活性强度和选择性)、药动学、安全性和理化性质调整到最佳状态,达到预定的目标。这个过程就是对药物分子的宏观性质和微观结构进行的统一调整。

1.3.3　药物的宏观性质和微观结构

药物进入机体与机体发生相互作用包括 2 个方面:药物对机体的作用和机体对药物的处置。前者主要体现为产生的药效和不良反应,后者是药物在体内的吸收、分布、代谢和排泄,两者相互联系和影响。

1.3.3.1　药物的宏观性质

药物是外源性化学物质,被机体视作外来异物,机体为了保护自己,通过各种机制拒绝进入或力图排出这些异物。药物分子为达到治疗目的,在一定程度上要克服机体对它的拒绝与排斥,所以分子设计药物的宏观性质是在时间与空间上克服机体的阻抗。

源于自然和社会的外来物质具有多种结构和多样性质,机体在长期进化中形成对外源性物质有相对共同的处置方式,表现在细胞过膜性、组织器官分布性、酶的代谢样式、排泄途径、与血浆蛋白的结合性等过程,遵循着一定的规律,即机体对药物以其整体分子形象和性质加以处置,以物质的宏观性质在时空上进行物理和化学的处理,一般而言,不拘泥于分子的细微结构。例如,药物分子中含有酚羟基,常常与葡糖醛酸形成糖苷或硫酸单酯化,提高分子的水溶性,有利于经肾脏自尿排出;至于该酚羟基处于怎样的化学环境,一般不影响该药Ⅱ相代谢的模式(除非有位阻效应)。

宏观性质包括分子尺寸、溶解性、分配性、静电性(电荷与极性)、刚/柔性、形成氢键的能力和极性表面积等。基于机体对这些内容的规律性处置,可通过结构修饰与优化来调整分子的理化性质。理化性质直接影响生物药剂学和药动学性质,间接影响药效活性。

分子尺寸即分子大小,通常用分子量(MW)表征,尺寸大的分子难以过膜吸收,经胃肠道吸收的药物分子量多在 500Da 以下。一些分子量在 200Da 以下的超小分子药物是个特殊的药物族群,如阿司匹林、二甲双胍是历史悠久且难以替代和模仿的唯一药物(me-only drug),治疗多发性硬化病的富马酸二甲酯(dimethyl fumarate, 1-1)、治疗肺纤维化的吡非尼酮(pirfenidone, 1-2)、缓解出血性休克的自由基捕获剂依达拉奉(edaravone, 1-3)及改善多发性硬化病患者行走功能的 4- 氨基吡啶(4-aminopyridine, 1-4)等超小分子药物是机制明确的唯一药物。超小分子药物大多是偶然发现的。不少作用于中枢神经系统的 G 蛋白偶联受体(G-protein-coupled receptor, GPCR)类药物是超小分子药物。

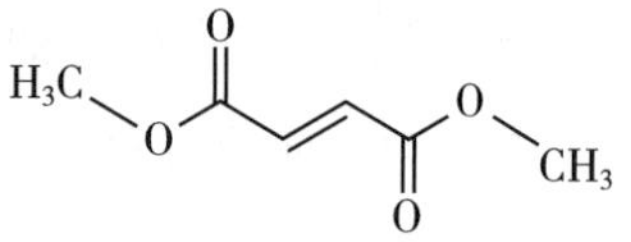

药物溶解于水是吸收的前提,然而细胞膜的双磷脂层要求过膜分子有一定的脂溶性,因而药物分子应具有适宜的分配性,药物的计算分配系数 $clogP$ 在 2~4。分配性(过膜性)与水溶性是一对对立的性质,基于这 2 种性质的不同组合,可用生物药剂学分类系统(biopharmaceutical classification system, BCS)对药物加以区分,共分为 4 类,其中第 I 类是高溶解性和高过膜性药物,溶解度 >10μg/ml;溶解度 <10μg/ml 的为低溶解性或难溶性药物。图 1-2 是 BCS 的简要示意图。结构优化中调整溶解性与过膜性的药物化学操作多集中于第 III 类化合物,如引入助溶性基团、前药设计等。第 IV 类物质的成药前景很低。

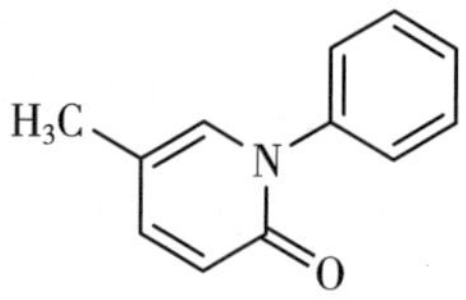

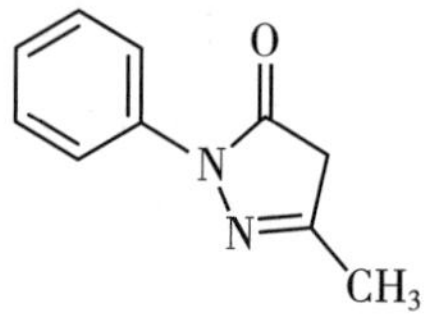

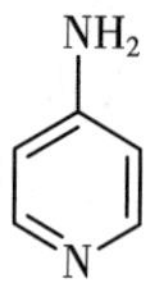

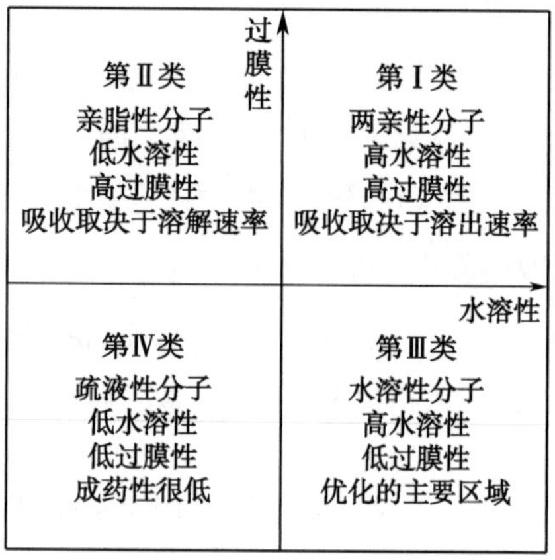

	过膜性	
第 II 类 亲脂性分子 低水溶性 高过膜性 吸收取决于溶解速率		第 I 类 两亲性分子 高水溶性 高过膜性 吸收取决于溶出速率
		水溶性
第 IV 类 疏液性分子 低水溶性 低过膜性 成药性很低		第 III 类 水溶性分子 高水溶性 低过膜性 优化的主要区域

图 1-2 生物药剂学分类系统

药物的解离性是反映药物在介质中携带电荷的能力,电荷的存在对溶解性和过膜性有重要影响。解离状态比中性分子易溶于水,但不利于穿越细胞膜,所以药物分子不宜存在持久性电荷(某些季铵类药物除外)。弱碱性或弱酸性药物可成盐,既可成中性分子,也有部分解离,因而有利于溶解与过膜。艾沙度林(eluxadoline, 1-5)是作用于胃肠道阿片受体的激动剂,可抑制胃肠蠕动,用于治疗腹泻型肠易激综合征。其作为口服用药只作用于胃肠道的阿片受体,"穿肠而过"而不被吸收,不进入中枢神经,消除阿片受体激动剂的其他性质。艾沙度林的分子量为 570Da,结构中有游离羧基和脂肪氨基,在生理条件下形成两性离子,不利于过膜吸收,保障其只作用于肠黏膜的阿片受体。

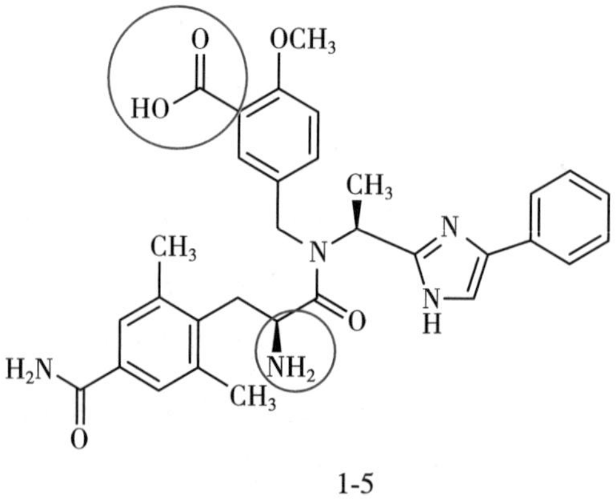

1-5

极性表面积(polar surface area，PSA)是表征化合物极性的参数，是指分子中的极性原子(氧、氮及与氧氮相连的氢原子)表面积总和，是由原子的范德华半径经计算得到的，将其归属为宏观性质是因为PSA不是对特定位置的原子的指认。PSA与小肠吸收和穿越血脑屏障关系密切。药物的PSA大多分布在50~80Å^2，最高阈值为120Å^2；中枢神经系统药物的PSA在10~50Å^2，最高阈值为70Å^2。药物穿越血脑屏障的能力与PSA呈负相关。

1.3.3.2 药物的微观结构

药物对机体的作用是药物的个性表现，导致每个药物产生的药效和不良反应不同。药物与体内靶标发生物理或化学结合(靶向作用，targeting)，通过直接作用、级联反应或网络调控导致生理功能的改变，产生所希冀的药理效应，这是药效学研究的内容；而药物作用于不希望的靶标，发生脱靶作用(off-targeting)，则产生毒副作用或不良反应。所以，有益的药效或有害的不良反应都是药物与某(些)特定靶标结合所致，是药物分子个性行为的表现。

药物呈现激动或拮抗(抑制)作用是以特定的构象体与靶标活性中心的特定构象相结合，经诱导契合、靠相互间特定的原子或基团在特定的距离和方向上的结合而锁定，这类结合一般为较弱的作用力，因而是可逆性结合，如正、负电荷的库仑引力形成的离子键，氢键给体(HB-donor)和氢键接受体(HB-acceptor)的结合，正离子-π电子的结合，疏水-疏水相互作用和π-π堆积等。

一些药物还可与靶标发生共价结合，成为不可逆性抑制剂，此时是药物分子的适宜部位存在亲电基团，与互补的靶标部位的亲核基团发生共享电子的结合。例如，治疗乳腺癌的靶向药物奈拉替尼(neratinib)是在第一代EGFR激酶抑制剂的6位连接二甲氨基丙烯酰胺片段，为弱麦克尔加成基团，可与HER2激酶开口处的Cys^{805}发生麦克尔加成(羰基氧与巯基硫原子的距离为3.43Å)，形成共价键，故为不可逆性抑制剂。图1-3是奈拉替尼与EGFR激酶不可逆性结合的示意图。

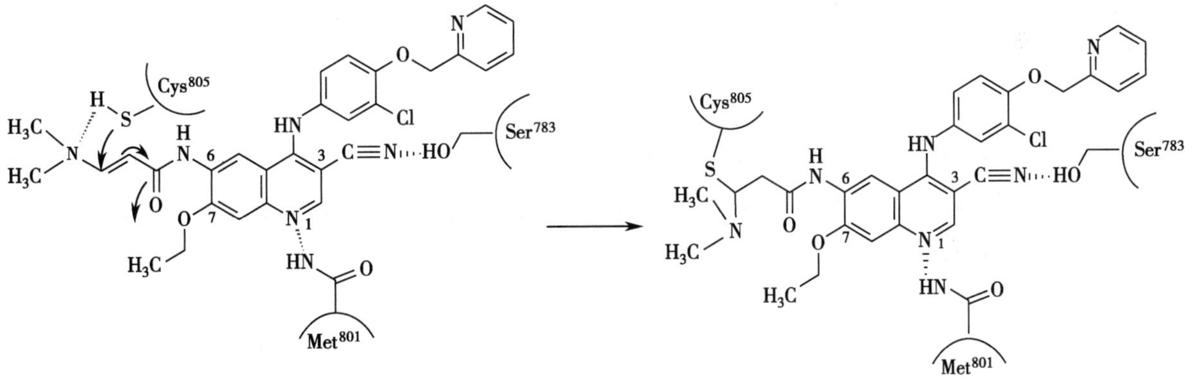

图1-3 奈拉替尼与EGFR激酶不可逆性结合的示意图

1.3.3.3 药物与靶标结合的焓与熵

深度解析微观结构与靶标结合的内涵可以从结合热力学的角度入手。药物与靶标的结合是由热力学自由能(ΔG)变化所驱动的，结合越强，ΔG的绝对值越大。配体-蛋白质复合物的解离常数(K_d)与ΔG的关系由吉布斯-范特霍夫方程(Gibbs-Van't Hoff equation)$\Delta G=2.303RT\log K_d$表征。

自由能变化ΔG是由焓和熵构成的，即$\Delta G=\Delta H-T\Delta S$。药物与靶标形成复合物是个复杂的过程，许多环节涉及焓与熵的变化。如为参与结合极性基团的去水合作用(耗能，$+\Delta H$)；为暴露出被掩盖的亲脂性（疏水性）基团以参与疏水 - 疏水作用，规则排布的水分子离开疏水表面进入水的连续相成为无序状态（释能，$-T\Delta S$）；柔性的药物分子和靶标结合部位为了构象的相互适配而移动并限制在某种"活性"构象，降低构象自由度（耗能，$T\Delta S$）；结合后的药物和靶标被限制和束缚在复合物中，失去平动和转动的自由度（耗能，$T\Delta S$）；复合物的生成（释能，$+\Delta H$，$-T\Delta S$）。这些过程对热力学的结合能 ΔG、ΔH 和 $-T\Delta S$ 有有利或不利影响，如果发生结合作用，总结果 ΔG 应为负值。表 1-1 列出药物与靶标结合过程的焓和熵的变化。

表 1-1　药物与靶标结合过程的焓和熵的变化

过程	焓变	熵变
极性基团去水合作用	不利	—
诱导契合药物的构象限制	—	不利
诱导契合靶标的构象改变和限制	—	不利
药物与靶标形成氢键	有利	—
药物与靶标形成离子键	有利	—
形状互补和匹配发生的范德华力	有利	—
暴露被水掩盖的疏水表面和疏水 - 疏水作用	—	有利
结合后限制游离分子的平动和转动自由度	—	不利

表 1-1 中显示氢键或离子键的形成焓对结合呈正贡献，疏水 - 疏水相互作用的熵变对结合也为正贡献，由于极性结合的特异性强于疏水作用，而且疏水基团或片段在体内容易发生氧化代谢，增加作用的复杂性，因此分子设计的策略之一是增加分子的焓贡献。不过结构变换与焓变的相关关系往往缺乏预见性。成功的范例是调血脂药 HMG 辅酶 A 还原酶抑制剂，已上市的他汀类药物的结合能以熵贡献为主，而阿托伐他汀和瑞舒伐他汀因分别含有酰胺和磺酰胺而与酶发生氢键结合，则形成以焓贡献为主的结合。

抗艾滋病药 HIV 蛋白酶抑制剂安普那韦（amprenavir，1-6）和达芦那韦（darunavir，1-7）也存在上述关系。1-7 是在 1-6 的四氢呋喃环上再并合 1 个四氢呋喃环，活性提高近百倍。晶体结构研究表明，达芦那韦的 2 个四氢呋喃环的氧原子与 Asp$^{30'}$ 和 Asp$^{29'}$ 形成氢键，ΔH 对结合能的贡献几乎是安普那韦的 2 倍，疗效超越安普那韦。

1-6　　　　　　　　　　　　　　　　　　1-7

1.3.3.4　结合动力学

优化微观结构还可影响药物与靶标的结合动力学（binding kinetics）。以弱结合作用形成的药物 - 靶标复合物还可解离成游离的药物分子和靶标，这种可逆性相互作用是个动态过程。参与结合力的性质和强弱不同,复合物的构象变化导致解离的难易程度不同(越过的能垒不同),表现为复合物的结合和解离速率不同。如式(1-1)所示,结合速率常数(k_{on})和解离速率常数(k_{off})不同。药物-靶标复合物的解离常数 $K_d=k_{off}/k_{on}$。

$$D+R \underset{k_{off}}{\overset{k_{on}}{\rightleftharpoons}} DR \qquad\qquad 式(1-1)$$

若结合速率快而解离速率慢($k_{on}>k_{off}$),则药物以复合物的形式在靶标部位停留的时间长;若结合速率慢而解离速率快($k_{off}>k_{on}$),即药物容易脱离复合物而从靶标部位离去,导致药物的作用时间短。因而,k_{off} 和 k_{on} 的差异使药效持续时间不同。为了比较药物形成的复合物持续程度,用滞留时间(residence time,RT)表征。滞留时间为解离速率常数的倒数,即 RT=1/k_{off}。

一些药物与靶标结合后解离速率很慢,如地瑞那韦在 HIV 蛋白酶的 RT 为 20 天,几乎是不可逆性抑制剂。异丙托溴铵(ipratropium bromide,1-8)为毒蕈碱型 M3 受体拮抗剂,RT 为 12 分钟,作为治疗慢性阻塞性肺疾病的气雾剂,每日须多次喷用,每次 60mg;而其改构药物噻托溴铵(tiotropium bromide,1-9)的 RT 为 11 小时,因长效性而便于应用,每日喷雾 1 次,每次 8mg。

1-8　　　　　　　　　　　　　　　　　　1-9

将封闭系统中测定的药物-靶标复合物解离常数 K_d 分解为解离速率常数 k_{off} 和结合速率常数 k_{on},有利于深入认识药物作用,由于药物是在体内开放系统中呈现作用的,即使在细胞内药物分子的浓度在不断变化,也不存在测定 K_d 的封闭平衡系统,因而复合物的寿命(滞留时间)成为药理作用持续时间的重要因素;而且,如果药物与靶标结合的 RT 长于非靶标的 RT,就可提高药物的选择性作用,降低不良反应。现今的理性药物设计尚达不到优化 k_{off} 或 k_{on} 的水平,可通过结构-结合动力学关系(SBR)的试错(trial and error)试验研究进行优化。

将药物分子抽象为宏观性质与微观结构的集合,是为了揭示药物的结构与功效之间的关系,从化学结构的层面深化对药物作用的认识;更重要的是,可以帮助人们分析哪些是呈现药效所必需的因素,哪些决定药物的物理、化学和药动学性质,有意识地安排和调整宏观性质与微观结构之间的关系,以达到最佳的配置状态,有助于落实结构优化的药物化学目标。

1.4　分子的多样性、互补性和相似性

分子的多样性、互补性和相似性是构建和优化药物分子结构的策略与方法的基础。苗头化合物或先导物的发现是从无到有的过程。在没有结构信息的情况下,苗头化合物或先导物是靠随机筛选(random screening)多量的化合物发现的,化合物的多样性是随机筛选的前提。

基于靶标的三维结构,包括活性部位形状、腔穴大小、基团特征及电荷分布等因素,构建的分子要与结合部位匹配互补,这就是依据互补性进行分子设计。

相似的化学结构有相近或相关(如激动与拮抗的翻转)的药理作用,这是基于配体的分子设计、先导物优化和构效关系分析的依据。药物化学的许多原理属于相似性的内容。

1.4.1 分子的多样性

一组化合物的多样性是指分子之间的相异性或不相似性,多样性体现在不同的结构特征上,包括结构骨架、位置(区域)异构、几何异构、对映异构、差向异构、基团或功能基的不同等。

首创性药物的苗头化合物或先导物多是经随机筛选化合物库获得的。大容量的多样性结构的化合物库可提高命中率和提供新颖性结构。一些历史较久的药厂积累上百万个化合物,结构多种多样,类药性好,成为随机筛选的重要资源。例如,治疗丙型肝炎药物首创的 NS5A 蛋白抑制剂达卡他韦(daclatasvir)的苗头化合物是从 100 万个化合物中筛选出来的。商用化合物库的多样性和容量较逊色。

天然活性物质是提供多样性分子的宝库。植物、微生物和海洋生物体内有生理活性的次生代谢产物常被称作天然活性物质,其生成是为自身的生长、繁衍和抵御环境侵袭而产生的,具有结构新颖和活性特异的特点。

天然活性物质结构新颖,一些奇特的结构超出想象。例如,青蒿素(artemisinin,1-10)是由过氧醚键、内酯、环醚和环状缩醛等共用碳和氧原子形成的笼状结构,并维持化学上稳定的过氧键;又如,自细菌发酵液分离的卡奇霉素(calicheamicin,1-11)也是奇特的分子,结构中含有烯二炔的共轭系统,作为防御物质,当受到侵袭时在巯基的辅佐下三硫基还原断裂,经单电子转移,导致烯二炔芳香化,生成1,4-去氢苯双自由基,将外来的 DNA 芳基化,其活性强于多柔比星 1 000 倍。

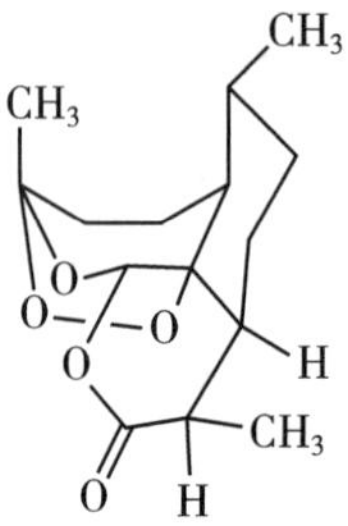

1-10

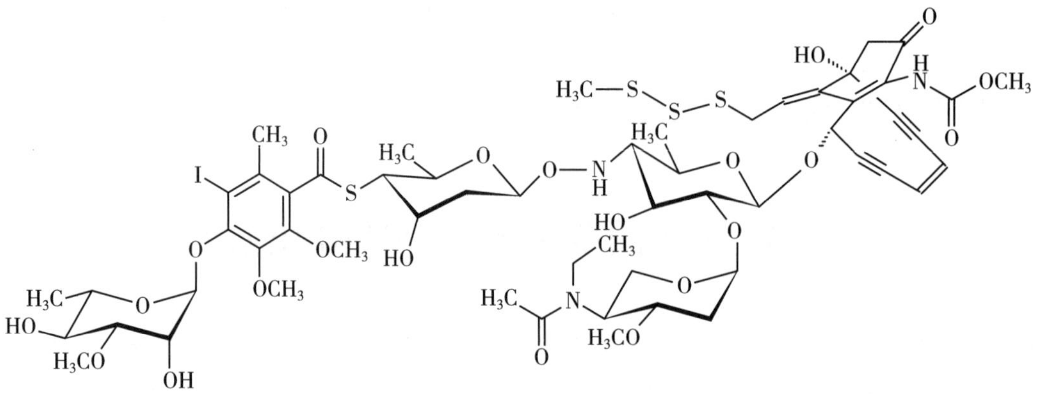

1-11

天然活性物质的另一个特征是被人体识别和容纳性优于非天然的合成物质,表现在分子较大的天然产物的过膜吸收和活性通常强于非天然产物,或许是天然产物结构中隐含生物合成的信息而为生物界所包容。天然产物的生物合成途径靠酶催化,合成链的上游反应多有共性,例如,大都由乙酸、丙二酸、氨基酸等酶促反应缩合而成,构成丙二酸途径、异戊二烯途径、甲羟戊酸途径、磷酸甲基赤藓糖醇途径和莽草酸途径等,这些模块本身缩合或相互交替交织缩合,形成萜类、甾体、生物碱、芳香化合物、聚酮、脂肪酸、苯丙烷、哌嗪二酮等;下游反应则经特定的酶催化生成不同的天然化合物,因而其结构组成和连接走向可能容易被机体识别、包容和结合。诚然,人们尚不能从基因水平上归纳出生成天然产物与人体膜结构或酶或受体结构之间的关联,或许将来可能在深层次上作出阐明。

1.4.2　分子的互补性

药物与靶标的分子识别和相互作用是引发药理活性的原动力,分子识别是由药物与靶标之间存在的结构互补性所驱动的,互补性包括形状的适配、电性的互补和力场的契合等。酶与底物或抑制剂的结合、受体与配体的相互作用及蛋白质 - 蛋白质相互作用都是由双方的形状、电性和化学基团的互补性所致的。新药研究中常用的基于结构的药物设计(structure-based drug design,SBDD)、基于片段的药物设计(fragment-based drug design,FBDD)、分子对接和虚拟筛选等都是以互补性为理论根据的。共价结合药物与靶标发生结合的位点具有化学反应的互补性(亲核 - 亲电取代、亲电加成等)。

基于靶标的分子设计依赖于对生物大分子的三维结构的认识,其中结构生物学(structural biology)是强力推手,从靶标的发现和确证、发现苗头化合物或先导物、结构优化,到解析药物的作用机制,结构生物学都发挥不可替代的作用。X 射线衍射和二维核磁共振谱(2D NMR)是解析生物大分子(及其复合物)结构的主要手段,尤其是高通量 X 射线衍射加速新药的研发。例如,武田公司研发的降血糖药阿格列汀(alogliptin,1-12)就是在分析 80 多个化合物与二肽基肽酶 -4(DPP-4)复合物的晶体结构中确定了先导物,结构优化中也以晶体结构作指导而成功的。图 1-4 是阿格列汀与 DPP-4 的活性部位的晶体结构,2 位羰基氧与 Tyr^{631}(Y^{631})形成氢键,3 位 2- 氰苯基与 Arg^{125}(R^{125})形成氢键,4 位 3- 氨基哌啶片段伯氨基与 Glu^{205}/Glu^{206}(E^{205}/E^{206})形成二齿离子键,分子的各个"部件"都参与特异性结合。彩图见ER-1-1。

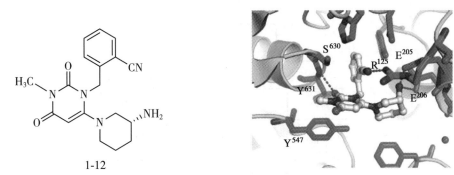

1-12

图 1-4　阿格列汀与 DPP-4 的活性部位的晶体结构

基于片段的药物设计(FBDD)也是基于互补性原则,用 X 射线衍射或 NMR 结构生物学方法从水溶性小分子(MW<300Da)入手发现苗头化合物,根据靶标 - 小分子的三维结构分析靶标和配体的

立体性、电性和疏水性等互补性特征,将分子片段逐渐增长或连接,演化成先导物;在优化过程中,通过活性测定及与复合物结构的互动和迭代,用配体效率(ligand efficiency,LE)监测化合物的质量(活性和成药性),这种精确地构建目标分子已成为创制新药的平台技术,提高了研发效率,因而得到广泛应用。例如,应用 FBDD 研制成功的治疗因 B-Raf^{V600E} 激酶变异引发的黑色素瘤的药物维莫非尼(vemurafenib,1-13)是从用晶体衍射分析简单分子 7- 氮杂吲哚开始,在优化中解析了上百个复合物的结构,用 6 年时间成功上市了第一个用 FBDD 研制的药物。2017 年上市的药物维奈克拉(venetoclax,1-14)是作用于 Bcl-2 的抑制剂,也是应用 FBDD 研发的药物,从简单的联苯甲酸开始,应用晶体衍射和多维核磁共振技术,通过连接和增长操作,成为第一个上市的干扰蛋白质 - 蛋白质相互作用的口服小分子药物。

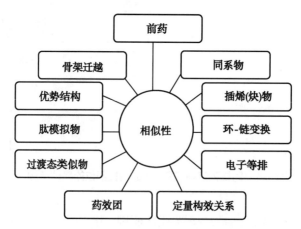

1-13   1-14

1.4.3 分子的相似性

相似性原理是根据相似的化学结构具有相似、相近或相关的生物活性,许多先导物的发现和优化基于相似性原理,如基于内源性配体或酶底物结构的分子设计研发 G 蛋白偶联受体(GPCR)激动剂或拮抗剂及酶抑制剂类药物。先导物优化和构效关系分析更是以相似性为依据的。药物化学中的许多原理是相似性概念的反映与外延,如同系原理、插烯原理、环 - 链变换、电子等排、骨架迁越、优势结构、药效团、过渡态类似物、肽模拟物、定量构效关系、同位素置换物及前药设计等都是以相似性为基础的。图 1-5 是药物化学中相似性原理的具体内容。

图 1-5 药物化学中的相似性原理的具体内容

1.5　靶标的可药性和化合物的成药性

1.5.1　靶标的可药性

机体内的众多生物大分子(蛋白质、核酸、脂质和糖等)能成为药物靶标是小概率事件。人体有 5 万种以上的蛋白质,成为药物靶标的蛋白质不到 1%,大多数难以成为靶标是由于可药性(druggability)的问题。经机制研究确定一些蛋白质应是治疗药的靶标,但由于固有的缺陷如副作用或难以结合而无从研发出新药。例如,蛋白酪氨酸磷酸酶 -1B(protein tyrosine phosphatase-1B,PTP-1B)是调控血糖的酶系,许多抑制剂的体外活性达到 nmol/L 水平,但无一成药,是因为极性太强而在体内难以达到治疗水平;胆固醇酯转运蛋白(CETP)抑制剂可抑制胆固醇吸收,曾有 4 个候选化合物完成 Ⅲ 期临床试验,降脂效果显著,却因意外的不良反应都没有成药。确证靶标的可药性贯穿药物研发的始终,即使批准上市后,仍须在"真实世界"进一步作概念验证,在更广泛的范围内确证靶标被药物干预后的安全有效性。

激酶、G 蛋白偶联受体(GPCR)和干预蛋白质 - 蛋白质相互作用(protein-protein interaction,PPI)是药物创制的主要靶标。人体中的 500 余种蛋白激酶是研发新药的重要酶系家族,其中少量的酪(或丝 / 苏)氨酸激酶抑制剂已研发成抗癌、抗炎或免疫调节药物。其中抑制 Abl 酪氨酸激酶的药物伊马替尼(imatinib,1-15)阻止 ATP 对 Abl 蛋白的磷酸化以治疗慢性粒细胞白血病,是第一个上市的激酶抑制剂,开辟了肿瘤分子靶向治疗的新领域。近 20 年来,美国 FDA 批准的抑制激酶类药物已有 50 余个,我国研发的有 2 个。激酶家族尚有很大的研发空间,难点在于选择性问题。由于多数抑制剂是竞争激酶的 ATP 结合位点,ATP 结合位点的共性有可能发生脱靶现象,作用于激酶变构区的化合物是提高选择性的一个途径。

1-15

配体为小分子的 GPCR 已有不少药物,如作用于中枢神经系统和抗炎免疫类药物,然而更多靶标的"配体"是蛋白质,本质是 PPI。PPI 的结合面平坦、范围广泛,研究的难度在于缺乏明显的活性中心作"抓手",因而这类蛋白质常被认为是非药性靶标,故研制小分子化合物抑制 PPI 的难度较大。

1.5.2　化合物的成药性

药物的成药性(drug-likeness)是指候选化合物在药学、药动学和安全性上有成功的前景。许多活性化合物不能转化成药物就在于其化学结构未能涵盖成药属性的全部要求。药理作用的强度和选择性是药物的核心价值,广泛的成药性内容辅佐并支撑着核心价值,成药性在物理与化学性质上包括溶解性、过膜性和化学稳定性,在药动学性质上包括生物利用度、代谢作用、血浆蛋白结合率、分布容积、清除率、穿越血脑屏障的性质等;在安全性上包括脱靶性、细胞毒性、致突变性、胚胎毒性、遗传毒性、心脏毒性、过敏性和神经毒性等。所以,广泛的成药性内容构成新药研究的更多内容。成药性是承载、辅佐和保障药理活性的展现,即使强效和高选择性的药理活性,但若成药性存在严重的短板,也是不能成功的。

在分子设计中对产生脱靶作用和保障安全性的微观结构的预测性较低,然而对物理、化学和药动学等宏观性质上已有些经验性规律,依此可进行主动的安排和监视。例如,分子尺寸影响溶解性和吸收,所以在修饰结构提高活性的同时,要监督对物理、化学和药动学的影响,从而提出配体效率(LE)的概念,以考量活性与分子大小的关系。

LE 是配体分子与靶标的结合自由能(ΔG)除以配体的非氢原子数($N_{非氢原子}$)。由于 ΔG 与复合物的解离常数(K_d)呈对数关系 [$\Delta G=1.37pK_d$(单位为 kcal/mol)],因而 LE 表征的是每个非氢原子对活性的贡献,绝对值越大,活性越高,体现组成化合物的原子对活性贡献的效率。LE 在一定程度上反映优化中化合物的成药性程度。

另一个表征成药性的参数是亲脂性效率指数(ligand-lipophilicity efficiency,LLE),用以表征活性与亲脂性的关系。其定义是 LLE=pIC_{50}(或 pK_i)$-$clog$P$(或 log$D$),clog$P$ 是计算化合物的分配系数的对数(log$D$ 是分子的分布系数的对数)。由于提高分子的亲脂性会增加非特异性结合,但也增加代谢的复杂性,所以从活性中扣除亲脂性的"不利"因素,LLE 的数值越大越好,避免过多增加分子中的亲脂性基团或片段带来的"虚假活性"。

1.6 首创性药物和跟随性药物

科学发现只有第一,没有第二;而技术创新则有改进和再创造。药物创制属于技术创新,既有首创性药物,也有跟随性药物,这取决于靶标的新颖性。虽然都是具有创新性,但起步点和涉及的技术范围有所不同。

首创性药物(pioneering drug)是同类第一药物(first in class),其首创性在于靶标是全新的、首先应用的。首创性药物的创制过程往往追溯到化学生物学的靶标发现(discovery)与确证(validation),因而是以生物学驱动的项目研究,核心在于发现并确证靶标与疾病的关联和因果性。蛋白质的异常(表达的增多或缺失、活性的增强或减弱)与疾病的相关性不等于有因果关系,确证靶标为病理过程之因,诞生的药物是有治疗价值之果,这是个复杂和反复验证的过程。少数生物标志物(biomarker)是疾病之因,但更多的是病理表象,只是标志病理状态的程度。新的药物靶标需要反复验证与疾病的因果关系,从项目启动到药物上市后的应用,靶标确证贯穿始终,对临床患者的概念验证是关键环节。首创性药物的风险巨大,但成功后的回报亦丰。

跟随性药物(follow-on drug)是指研制药物的作用靶标已经被确证,是继首创性药物之后的再创造。

由于前人已发现和确证了靶标,所以省去这一阶段的生物学研究。研发跟随性药物的目标应优胜于或至少不劣于首创性药物,否则显现出难以临床应用和市场风险。临床对后继的同类药物要求高,特点不明显的跟随性药物的生存空间窄小。跟随性药物是模拟性创新,关键是要在安全、有效或方便应用上有超越首创性药物的特点,是站到巨人肩膀上的攀登,青出于蓝而胜于蓝。

研制跟随性药物的难易程度取决于首创性药物的质量,即优化结构的程度。首创性药物为了尽快上市若未能充分优化,为后继的跟随性药物留下研发空间,这在 20 世纪 80 年代的新药产出方面比较突出。例如,首创的抑制细菌 DNA 促旋酶和拓扑异构酶Ⅳ的药物诺氟沙星(norfloxacin,1-16)上市于 1979 年,不久后陆续上市一批同类的沙星类药物,且左氧氟沙星(levofloxacin,1-17)的抗菌谱和药动学特征显著优于诺氟沙星。21 世纪以来仍有新的沙星类药物上市,是针对耐药菌而研发的。

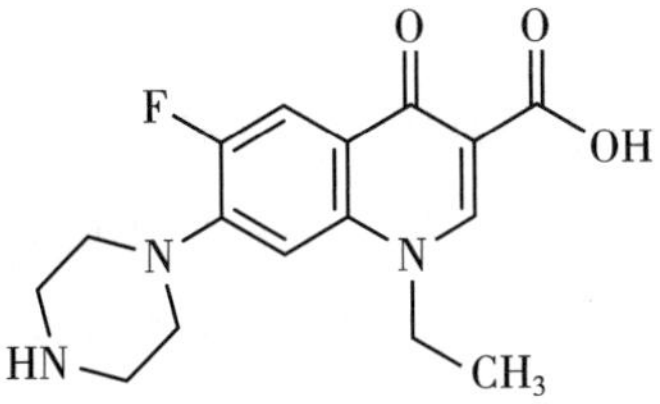

1-16 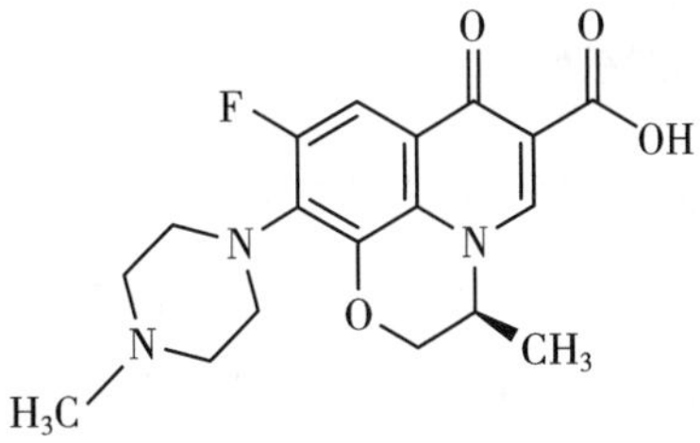　　　　　　　　　1-17

随着人们对药物研发理念的深入,首创性药物注意了充分优化和增强了知识产权保护意识,导致跟随性药物的研发难度增大。例如,2000 年上市的抑制细菌蛋白质合成的抗菌药利奈唑胺(linezolid,1-18),由于其结构优化比较充分,迄今仅有第二个唑胺类药物特地唑胺(tedizolid,1-19)于 2014 年上市,相隔了 14 年。

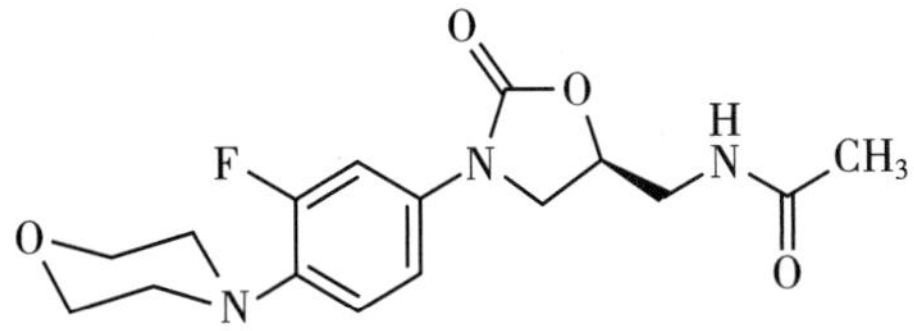

1-18 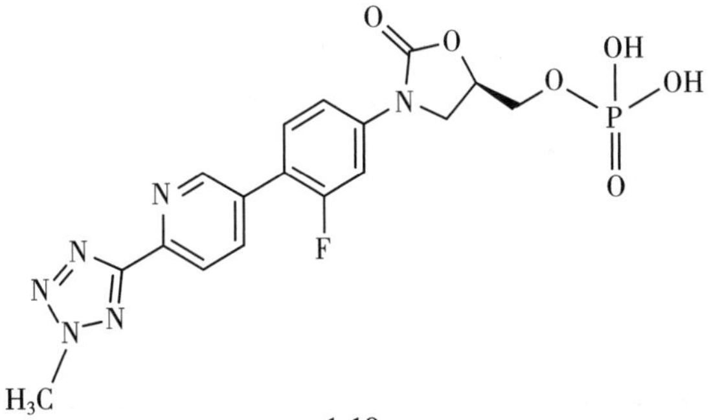　　　　　　　　　1-19

没有后继跟进的优质药物可称为唯一药物(me-only drug),比较少见。经典药物阿司匹林 100 多年来经久不衰,没有同类产品问世,或许是因为其结构与作用机制均已达到极致。糖尿病治疗药物二甲双胍也有"唯一"的特点。

1.7　生物学在药物化学中的作用

回顾药物化学的发展历史,起始是从化学开始,带着有机化学的深刻烙印发展起来的,早期的药物化学原理和方法许多是借鉴有机化学的概念。如今的药物化学和新药研究在各个层面和环节上都依赖生物学的知识和技术,这从 2018 年的诺贝尔奖项得到印证。2018 年诺贝尔生理学或医学奖授予来自德克萨斯大学的研究者詹姆斯·艾利森教授和日本京都大学的本庶佑教授,表彰他们发现抑制负向免疫调节治疗癌症的新途径,依据这个原理,研发出第一个程序性死亡蛋白-1(PD-1)抗体药物。2018 年诺贝尔化学奖是用分子生物学解决化学和药物问题。一半授予来自美国加州理工学院的研究者弗朗西丝·阿诺德,表彰她进行酶的定向演化,通过对酶结构的精简,发明了用常规方法生产新的酶催化剂,制造包括药物在内的环保型的化学物质;另一半授予乔治·史密斯和格雷戈里·温特教授,表彰他们开创了噬菌体展示方法,演化出新的蛋白质,并研发出第一个抗炎药物阿达木单抗(adalimumab),该方法可制造各种抗体蛋白,用以中和毒素、调节免疫和治疗癌症等。两类奖项都是以生物学基础研究推动新的药物治疗领域的诞生。下面仅就与小分子药物研究相关的生物技术做一简要讨论。

1.7.1　抗体偶联药物

抗体与抗原分子的特异性识别与结合是生物医药的治疗基础。为了增强抗体药物杀伤肿瘤细胞的活性,并且提高化疗药物杀伤癌细胞的选择性,将单克隆抗体与小分子细胞毒性药物偶联,形成抗体药物偶联物(antibody-drug conjugate,ADC)。ADC 的治疗作用是应用双功能性分子的作用原理,即利用抗体对细胞表面抗原的特异性识别与结合,将 ADC 输送到拟杀伤的肿瘤部位,抗体(A)履行运载、定位和被吞噬摄入的功能,细胞毒性药物(D)作为杀伤弹头被释放于癌细胞中,对癌细胞中的靶标起杀伤作用,A 和 D 用共价键经连接基偶联。

ADC 是将抗体(A)用适宜的连接域(linker)与细胞毒性药物(D)经共价键相连接而构成的。作用过程是 ADC 在随机转运中与抗原相遇并结合,经受体介导的胞吞作用摄入细胞,形成转运过程的核内体(endosome),后经溶酶体(lysosome)裂解 ADC,释放出细胞毒性药物,实施对肿瘤细胞的选择性杀伤。例如,治疗霍奇金淋巴瘤和间变性大细胞淋巴瘤的维布妥昔单抗(brentuximab vedotin,1-20),其结构中 cAC10 是抗 CD30 的单抗,经连接域通过共价键与抗微管蛋白的小分子化合物单甲基奥瑞他汀 E(MMAE)相键合。连接域可细分为连接片段、裂解片段和间隔片段,是为了保障 ADC 的稳定性和双功能的各自独立活性及可释放性。在确定单抗目标和毒性药物后,ADC 的成败与优劣在很大程度上取决于连接域的结构优化程度。

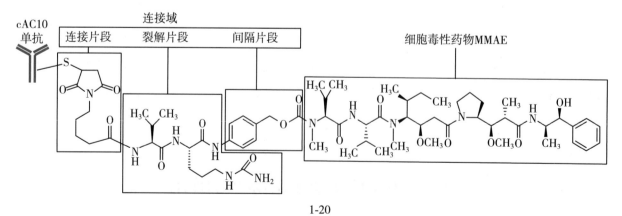

1-20

迄今已有 8 个上市的 ADC。例如,奥加米星吉妥珠单抗(gemtuzumab ozogamicin,1-21)是以 CD33 为靶标的单抗经连接域同烯二炔类的 DNA 交联剂卡奇霉素(calicheamicin)偶联而成的,临床用于治疗急性髓细胞性白血病(AML),连接域中含有腙和二硫键的组成;恩美曲妥珠单抗(trastuzumab emtansine, 1-22)是第一个针对实体瘤的 ADC,治疗 HER2 阳性的转移性乳腺癌,其组成是 HER2/neu 受体的曲妥珠单抗(trastuzumab)经含有硫代琥珀酰亚胺片段的连接域与美登素(DM1)共价结合。

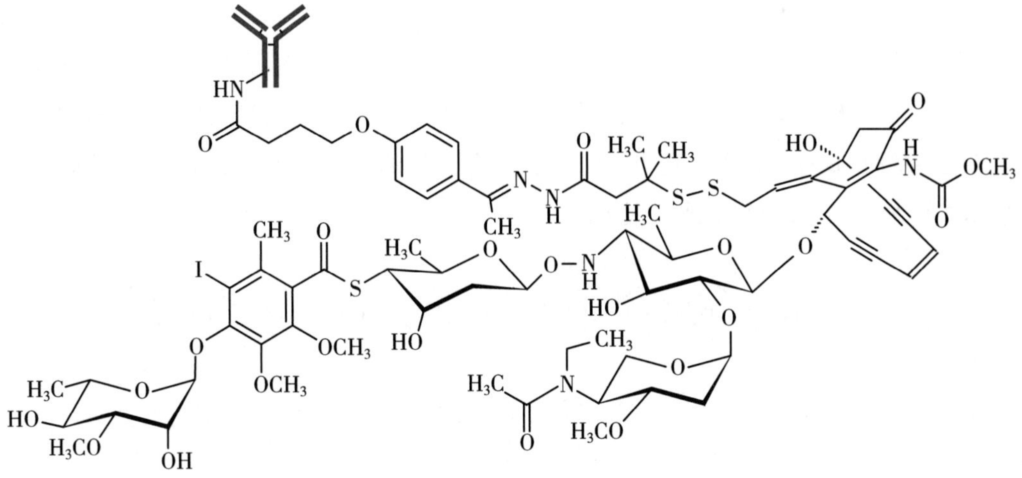

1-21

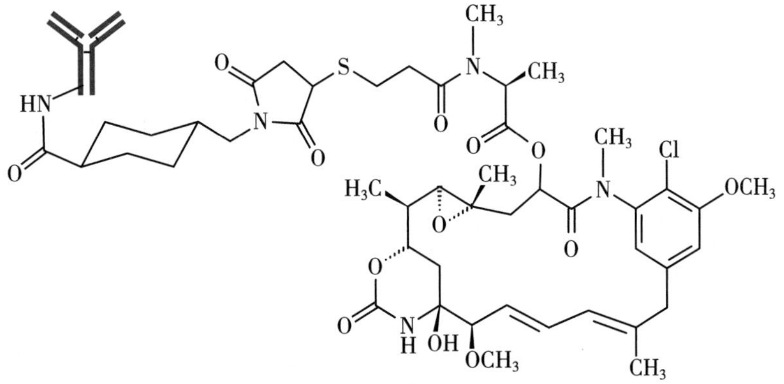

1-22

这些 ADC 的"弹头"是活性较强的细胞毒性化合物,但选择性不高,本身不是药物,连接的单克隆抗体对靶标的抗原有强效结合性,并特异性地将这些毒性物质输送到靶细胞中,经裂解反应释放后起到杀伤作用。单抗的携带将非药转化为药物,ADC 认为是以单抗为载体的前药。

1.7.2 多肽类药物的修饰

体内的激素、递质和活性肽是内源性活性配体,具有即时调节生理状态的功能,一旦履行功能后,被酶降解失活,以避免持久作用的损伤,因而这些内源性物质难以直接作为药物。这类物质的长效激动剂是分子设计的重要课题。

解决活性肽的稳定性可用肽模拟物替换,也可将活性肽经聚乙二醇化维持肽的化学和构象的稳定性。此外,肽分子在不影响与受体结合的位点连接亲脂性片段,也可提高分子的稳定性。如利拉鲁肽(liraglutide,1-23)和索马鲁肽(semaglutide,1-24)是 2 个成功上市的多肽类药物。

胰高血糖素样肽 -1(glucagon-like peptide-1,GLP-1)是肠内分泌的一种肽类激素,具有刺激胰岛 β 细胞分泌胰岛素、抑制高血糖素释放、延缓胃排空及抑制食欲等多种生理功能,糖尿病患者在消化食物时缺少 GLP-1 分泌,导致血糖水平提高,所以维持一定水平的 GLP-1 是控制 2 型糖尿病的有效途径。活性配体三十一肽 GLP-1[7-37] 是 GLP-1 受体激动剂,在血浆内迅速被 DPP-4 水解而失活,剪切位点为 Ala[8]-Glu[9],半衰期低于 2 分钟。诺和诺德公司经变换不同位置的氨基酸残基,并在 Lys 的不同位点酰化 ζ- 氨基以连接亲脂链而不影响与受体的结合,亲脂链的作用是与血浆白蛋白的疏水部结合,提高对 DPP-4 的稳定性,延长在血液中存留的时间,半衰期为 11~15 小时,从而研发出第一代 GLP-1 受体激动剂类降血糖药利拉鲁肽,每日皮下注射 1 次;进而研发的第二代 GLP-1 受体激动剂索马鲁肽是变换亲脂链和引入酸性基团,肽骨架的剪切位点 Ala[8] 变换成非天然的 2- 氨基异丁酸,增加稳定性而不损失活性,成为长效的降血糖药,每周注射或口服 1 次。

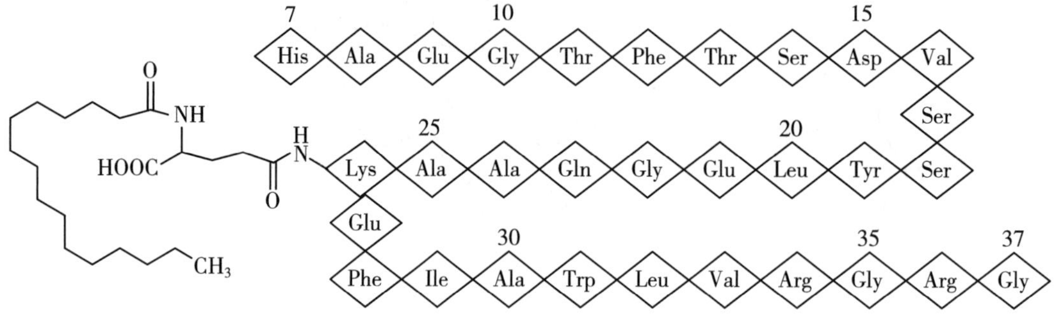

1-23

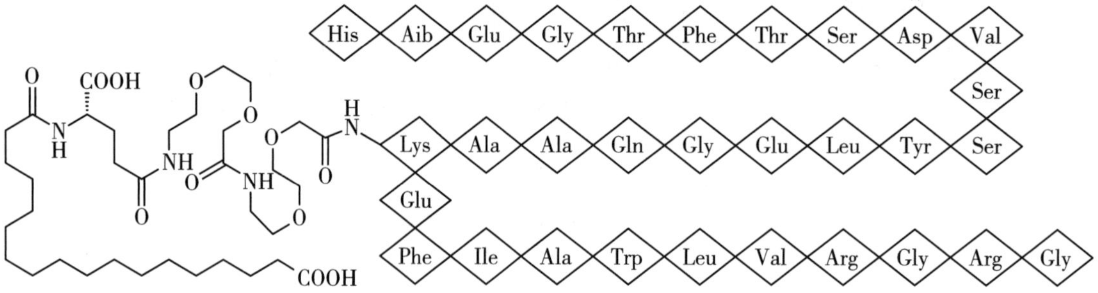

1-24

1.7.3 蛋白裂解靶向嵌合体技术

人体细胞中的蛋白酶体(proteosome)是具有多元催化作用的蛋白酶,广泛存在于细胞质与细胞核内,通过对蛋白质分子的水解,将受损伤的、被氧化的或错误折叠的蛋白质降解,也调节细胞周期和凋亡。蛋白酶体降解蛋白质的功能可用来摧毁与病理相关的目标蛋白,应比干预蛋白质 - 蛋白质相互作用的抑制剂更为彻底,但需要提高对目标蛋白的选择性。

蛋白酶体的作用机制研究表明,拟降解的目标蛋白须被连接上泛素(一种蛋白质)作为标记,泛素化是由 3 个酶催化的级联反应完成的,最后一步是泛素连接酶 E3 家族的成员催化,根据目标蛋白的不同而需不同的 E3 匹配,以识别需要被泛素化的目标蛋白,从而进入蛋白酶体的核心区。

基于上述机制发展的蛋白裂解靶向嵌合体(proteolysis targeting chimera,PROTAC)技术是利用泛素 - 蛋白酶体系统设计具有双功能作用的小分子,小分子化合物诱导和募集与蛋白酶体降解相关的 E3 蛋白到靶蛋白处,将其降解失活。

具有双功能作用的 PROTAC 分子一端识别并结合目标蛋白,另一端识别并结合 E3 连接酶,这样将目标蛋白与 E3 连接酶募集成三元体,在有利的时空中促进目标蛋白发生泛素化,连接泛素的目标蛋白被蛋白酶体裂解,释放出泛素,PROTAC 分子复原,循环履行招募功能。图 1-6 是 PROTAC 分子结合目标蛋白、募集 E3 连接酶、目标蛋白泛素化(Ub-Ub-Ub...)、蛋白酶体裂解目标蛋白和 PROTAC 分子复原的示意图。PROTAC 分子借助自身的双功能性,将目标蛋白与 E3 连接酶"拉郎配",促使蛋白酶体消解目标蛋白。过程中 PROTAC 分子类似于催化功能,理论上没有消耗。

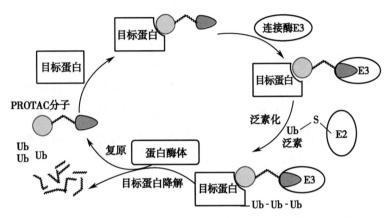

图 1-6　PROTAC 分子诱导蛋白酶体裂解目标蛋白的示意图

例如,PROTAC 化合物 1-25 是 nutlin-3a 与雄激素受体拮抗剂(比卡鲁胺类似物)经聚乙二醇共价连接而成的。nutlin-3a 对 E3 连接酶 MDM2 有高亲和力(K_i 为 nmol/L 水平),用来招募 MDM2;雄激素受体拮抗剂(比卡鲁胺类似物)对雄激素受体有识别和结合力。在 1-25 的诱导募集下,转染雄激素受体蛋白的 HeLa 细胞的受体蛋白经上述过程被蛋白酶体裂解,从而降低雄激素受体蛋白的水平,而加入蛋白酶体抑制剂则阻止雄激素受体的裂解。

与目标蛋白结合
（识别雄激素受体）

连接基

nutlin-3a
与E3（MDM2）结合

1-25

溴结构域蛋白 4(BRD4)是 BET 蛋白家族成员,与 RNA 聚合酶 Ⅱ 等蛋白质参与癌基因 *MYC*、*BCL2* 等的转录,BRD4 在多种肿瘤中高表达,因而是肿瘤治疗药物的靶标。一些噻吩三唑并二氮䓬类化合物(如 OTX015 和 JQ1)是 BED4 的结合剂(也是抑制剂);此外,E3 连接酶 cereblon 与泊马度胺(pomalidomide)有高亲和力,将泊马度胺经聚乙二醇共价连接 OTX015 而生成 PROTAC 分子(ARV-825,1-26),可将各种 Burkitt 淋巴瘤细胞内的 BRD4 被蛋白酶体高效率地迅速裂解。1-26 对 BRD4 蛋白裂解的选择性显著强于对 BRD3 和 BRD2,说明 PROTAC 设计的化合物有高度选择性。

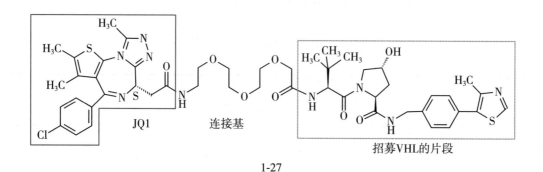

1-26

具有 E3 连接酶特性的 VHL（von Hippel-Lindau）蛋白也作为设计 PROTAC 的靶向模板，将可募集 VHL 蛋白的分子如含有羟基脯氨酸片段作为识别结合基团，与可结合 BRD4 的噻唑三唑并二氮䓬类化合物 JQ1 经聚乙二醇连接成 PROTAC 分子（MZ1，1-27），在 nmol/L 下可诱导裂解 BRD4，对 BRD2 和 BRD3 的作用需要 μmol/L 水平，提示有较高的选择性。BRD4-MZ1-VHL 三元复合物的晶体结构表明，MZ1 采取折叠构象介于 2 个蛋白质之间。图 1-7 是晶体结构的结合面，MZ1 形似弯弓样构象嵌合于 2 个蛋白质形成的腔穴中。彩图见 ER-1-2。

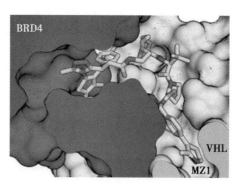

1-27

图 1-7 MZ1 与 BRD4 和 VHL 的晶体结构

（郭宗儒）

参考文献

[1] BRESLIN H J, CAI C Z, MISKOWSKI T A, et al. Identification of potent phenyl imidazoles as opioid receptor agonists. Bioorganic & medicinal chemistry letters, 2006, 16(9): 2505-2508.

［2］ TSOU H R,OVERBEEK-KLUMPERS E G,HALLETT W A,et al.Optimization of 6,7-disubstituted-4-(arylamino)quino-line-3-carbonitriles as orally active,irreversible inhibitors of human epidermal growth factor receptor-2 kinase activity. Journal of medicinal chemistry,2005,48(4):1107-1131.

［3］ CARBONELL T,FREIRE E.Binding thermodynamics of statins to HMG-CoA reductase.Biochemistry,2005,44(35): 11741-11748.

［4］ TIE Y,BOROSS P I,WANG Y F,et al.High resolution crystal structures of HIV-1 protease with a potent non-peptide inhibitor(UIC-94017)active against multidrug-resistant clinical strains.Journal of molecular biology,2004,338(2): 341-352.

［5］ DOWLING M R,CHARLTON S J.Quantifying the association and dissociation rates of unlabelled antagonists at the muscarinic M3 receptor.British journal of pharmacology,2006,148(7):1134927-1142937.

［6］ SWINNEY D C.The role of binding kinetics in therapeutically useful drug action.Current opinion in drug discovery & development,2009,12(1):31-39.

［7］ BELEMA M,MEANWELL N A.Discovery of daclatasvir,a pan-genotypic hepatitis C virus NS5A.Journal of medicinal chemistry,2014,57(12):5057-5071.

［8］ LEE M D,DUNNE T S,SIEGEL M M,et al.Calichemicins,a novel family of antitumor antibiotics.1.Chemistry and partial structure of calichemicin.gamma.1l.Journal of the American chemical society,1987,109(11):3464-3466.

［9］ BLUNDELL T L,JHOTI H,ABELL C.High-throughput crystallography for lead discovery in drug design.Nature reviews drug discovery,2002,1(1):45-54.

［10］ ZHANG Z Y,WALLACE M B,FENG J,et al.Design and synthesis of pyrimidinone and pyrimidinedione inhibitors of dipeptidyl peptidase IV.Journal of medicinal chemistry,2011,54(2):510-524.

［11］ JOHNSON C N,ERLANSON D A,JAHNKE W,et al.Fragment-to-lead medicinal chemistry publications in 2016. Journal of medicinal chemistry,2018,61(5):1774-1784.

［12］ TSAI J,LEE J T,WANG W,et al.Discovery of a selective inhibitor of oncogenic B-Raf kinase with potent antimelanoma activity.Proceedings of the national academy of sciences of the United States of America,2008,105(8):3041-3046.

［13］ PARK C M,BRUNCKO M,ADICKES J,et al.Discovery of an orally bioavailable small molecule inhibitor of prosur-vival B-cell lymphoma 2 proteins.Journal of medicinal chemistry,2008,51(21):6902-6915.

［14］ ABAD-ZAPATERO C,METZ J T.Ligand efficiency indices as guideposts for drug discovery.Drug discovery today, 2005,10(7):464-469.

［15］ CONGREVE M,CHESSARI G,TISI D,et al.Recent developments in fragment-based drug discovery.Journal of medic-inal chemistry,2008,51(13):3661-3680.

［16］ SCHAADT R,SWEENEY D,SHINABARGER D,et al.In vitro activity of TR-700,the active ingredient of the antibac-terial prodrug TR-701,a novel oxazolidinone antibacterial agent.Antimicrobial agents and chemotherapy,2009,53(8), 8:3236-3239.

［17］ SENTER P D,SIEVERS E L.The discovery and development of brentuximab vedotin for use in relapsed Hodgkin lymphoma and systemic anaplastic large cell lymphoma.Nature biotechnology,2012,30(7):631-637.

［18］ TEICHER B A,CHARI R V J.Antibody conjugate therapeutics:challenges and potential.Clinical cancer research,2011, 17(20):6389-6397.

［19］ LEWIS PHILLIPS G D,LI G,DUGGER D L,et al.Targeting HER2-positive breast cancer with trastuzumab-DM1,an antibody-cytotoxic drug conjugate.Cancer research,2008,68(22):9280-9290.

［20］ 姜忠义,许松伟,王艳强.蛋白质和肽类分子的聚乙二醇化学.有机化学,2003,23(12):1340-1347.

［21］ KNUDSEN L B,NIELSEN P F,HUUSFELDT P O,et al.Potent derivatives of glucagon-like peptide-1 withpharmacokinetic properties suitable for once daily administration.Journal of medicinal chemistry,2000,43(9):1664-1669.

[22] LAU J,BLOCH P,SCHAÄ ER L,et al.Discovery of the once-weekly glucagon-Like peptide-1(GLP-1)analogue sema-glutide.Journal of medicinal chemistry,2015,58(18):7370-7380.

[23] SCHNEEKLOTH A R,PUCHEAULT M,TAE H S,et al.Targeted intracellular protein degradation induced by a small molecule:En route to chemical proteomics.Bioorganic & medicinal chemistry letters,2008,18(22):5904-5908.

[24] LU J,QIAN Y M,ALTIERI M,et al.Hijacking the E3 ubiquitin ligase cereblon to efficiently target BRD4.Chemistry & biology,2015,22(6):755-763.

[25] GADD M S,TESTA A,LUCAS X,et al.Structural basis of PROTAC cooperative recognition for selective protein degra-dation.Nature chemical biology,2017,13(5):514-521.

第2章　基于天然产物的新药研究

在新药研发的进程中,自然界为治疗各种疾病提供极其丰富的药物资源。19 世纪早期,随着化学学科的发展,人们陆续从植物中提取得到许多具有生物活性的单体化合物,被称为天然产物,包括水杨酸、马钱子碱、吗啡、阿托品、奎宁和秋水仙碱等。随后,Merck 公司于 1826 年将吗啡开发成镇痛药,Bayer 公司于 1899 年对水杨酸结构进行化学修饰得到解热镇痛药阿司匹林。由此,从植物中分离纯化和发现药物成为现代药物研发的新起点。Fleming 于 1929 年从微生物中发现青霉素成为药物研发的另一个里程碑,并由此开启从微生物代谢产物中研发抗生素和创新药物的新时代。人们从微生物中不仅发现大量新的抗菌抗生素,还发现他汀类调血脂药、抗肿瘤抗生素、免疫抑制剂等。1940 年之后,植物作为有效药物的来源重新得到关注。尤其在寻找抗肿瘤药的努力中,先后发现长春碱、表鬼臼毒素、紫杉醇、喜树碱等数个具有新颖结构及作用机制的天然产物,并最终成功开发成临床疗效确切的抗肿瘤药。时至今日,新药研究的理论、方法和各种技术平台已有了很大的发展和提高,然而以天然产物为起点的新药研发权重并未降低。据统计,在 1939—2016 年,美国食品药品管理局(FDA)批准的上市药物中有相当数量含有天然产物的结构片段(50% 以上),甚至直接来源于天然产物。因此,基于天然产物的药物研发依然是现代创新药物产生的有效途径之一。

目前,高通量筛选等药物发现技术促进天然产物高通量分离/分析技术(即高通量天然产物化学,high-throughput natural products chemistry)及微量快速的结构鉴定技术的进步。天然有机化合物数目的显著增加极大地丰富了有机化合物库,但是由于天然产物本身的化学性质等特点使得其成药性存在一定的缺陷,往往需要进行化学修饰;此外,由于天然产物结构的复杂性,化学合成也成为药物研发的瓶颈(目前仅有不足 5% 的天然产物被合成),因此天然产物并没有发挥出其在小分子药物化学空间的预期拓展潜力。于是,开始出现以构建具有 "类药性" 特征的类天然产物库(natural product-like library)和多样性导向合成(diversity-oriented synthesis,DOS)等为代表的天然有机合成新理念和新合成策略。同时,近年来蓬勃发展的合成生物学在构建活性天然产物时,在产物结构多样性、可规模化、环境友好等诸多方面显示出很大的潜力。总之,以上各种技术手段的目的均是提高天然产物的成药空间,为创新药物的发现提供更多的化学物质。

2.1　天然产物的结构特征

从简单的水杨酸、山羊豆碱到复杂的万古霉素、软海绵素 B,天然产物涵盖不同的分子尺寸、结构因素和化学类型。概括起来有以下结构特征:

2.1.1　多样性和复杂性

天然产物的结构具有多样性和复杂性。例如,青蒿素(artemisinin,2-1)中的过氧键、内酯和环状缩酮共同镶嵌在稠合的三环体系中,既保存了氧化能力,也维持了分子的化学稳定性;紫杉醇(paclitaxel,2-2)具有 6-8-6-4 四环稠合的骨架和基团的定向排列,确保抑制微管蛋白的活性;力达霉素(lidamycin,2-3)是含有环状烯二炔构的抗肿瘤抗生素,在微生物体内稳定存在,而在人体内遇到亲核基团时,烯二炔重排成 1,4- 苯双自由基,可与亲核中心如 DNA 等发生强效的共价结合,影响 DNA 的结构和功能;软海绵素 B(halichondrin B,2-4)由聚醚和大环内酯两大部分构成,前者由多个吡喃和呋喃环构成,后者含有 1 个 2,6,9- 三氧杂三环(3.3.2.0^{3,7})癸烷及 2 个环外双键,是与微管蛋白结合的结构单元。

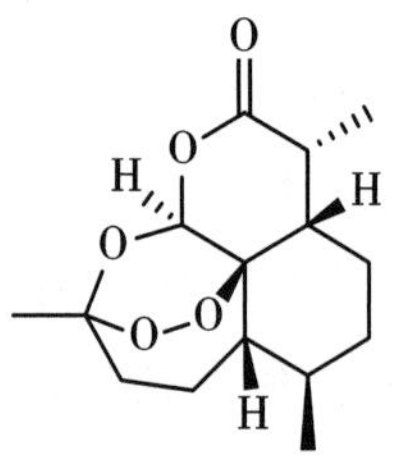

2-1

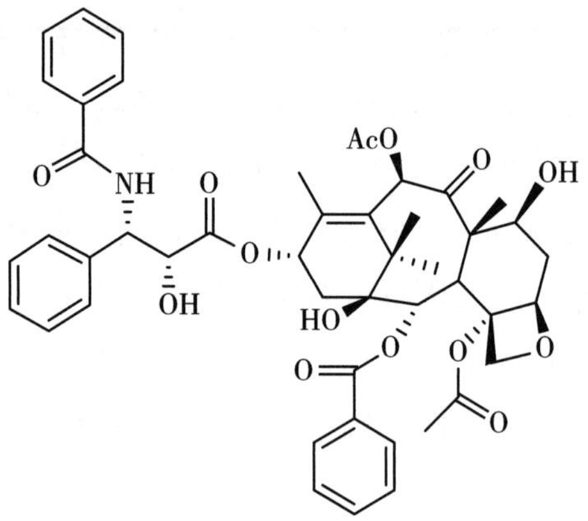

2-2

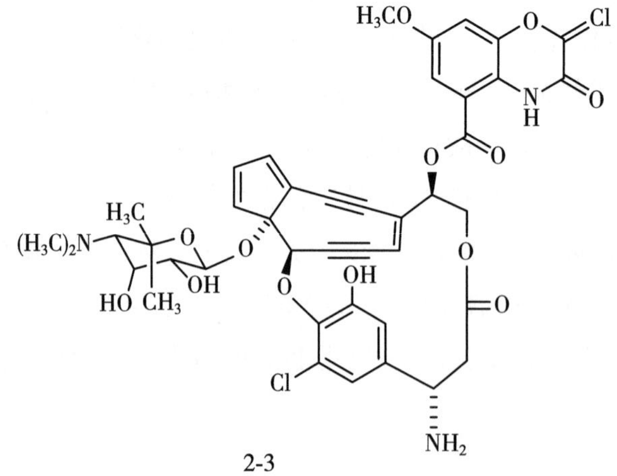

2-3

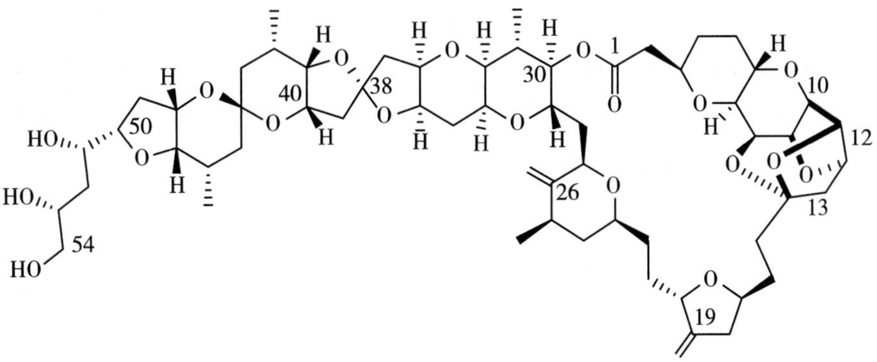

2-4

2.1.2　多含 sp³ 杂化碳原子,含较少的氮原子和卤素

与化学合成的小分子相比,天然产物的结构中含有更多的 sp³ 杂化碳原子,四面体碳原子连接成链状或环状化合物。例如,免疫调节剂冬虫夏草中的有效成分 ISP-1(2-5)为柔性链状化合物;免疫调节剂他克莫司(tacrolimus,2-6)和抗肿瘤药埃博霉素 B(epothilone B,2-7)都是大环内酯类化合物。但也有例外,多柔比星(doxorubicin,2-8)、喜树碱(camptothecin,2-9)等为芳香共轭稠合环,sp² 杂化碳原子居多。

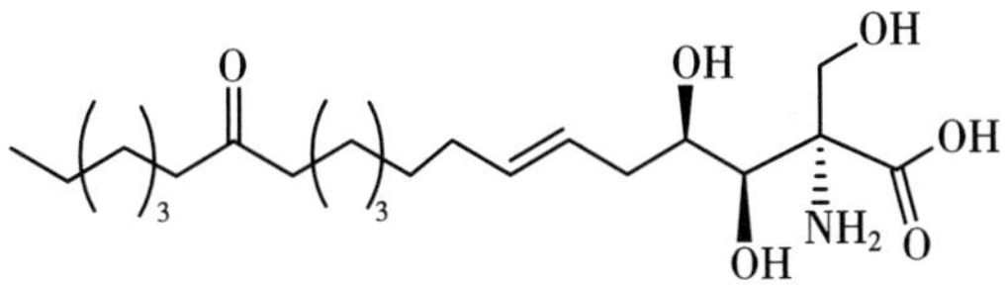

2-5

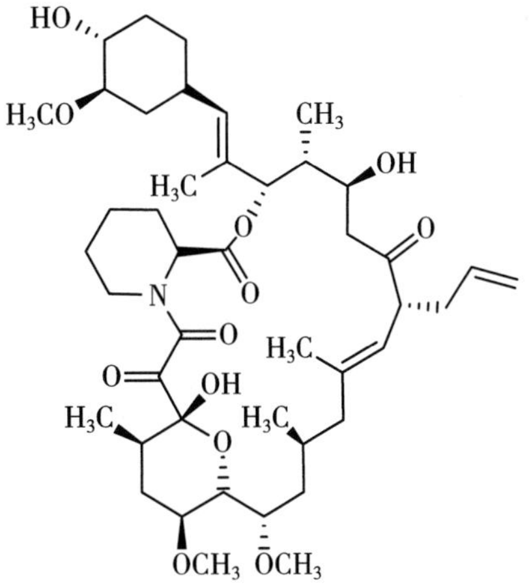

2-6

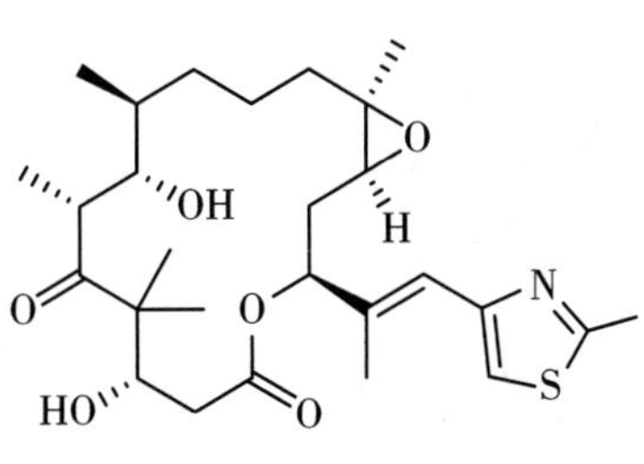

2-7

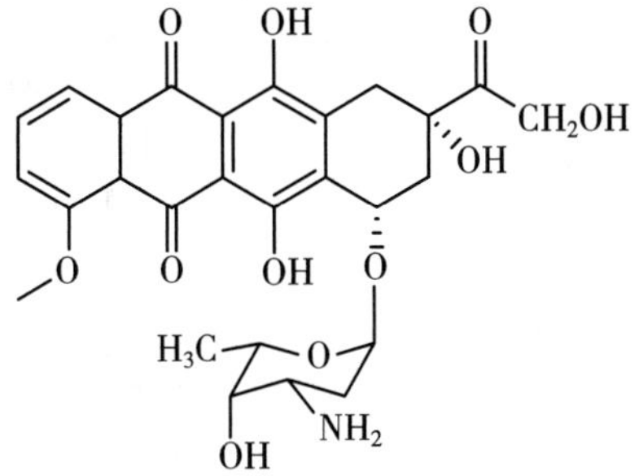

2-8

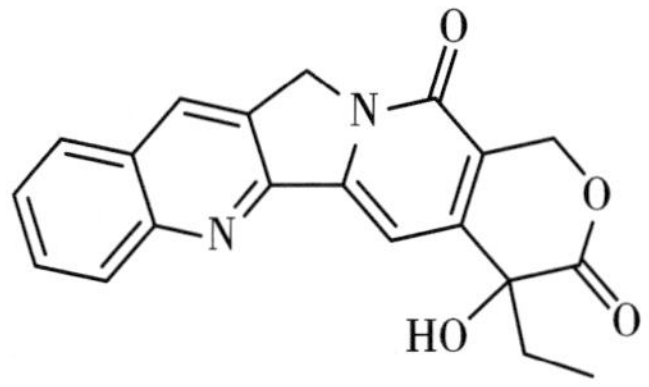

2-9

植物来源的天然产物大多由 C、H、O 组成,少数含有 N,可能是由于植物和微生物的固氮能力差(豆科等植物除外)。天然产物的这一特征为结构修饰和变换提供多种选择。氮原子的亲核性强于氧和碳原子,可形成 3 价或 5 价键,可因碱性而成盐,也可以是中性的酰胺,可成环,可芳香化,可稠合,可为端基,也可为连接基。

除 C、H、O 和 N 外,海洋天然产物还常含有氯、溴和碘等卤素。例如,一些聚酮类化合物分子中含有氯原子(2-10),海洋酚类化合物的苯环常常被溴原子或碘原子取代(2-11),不饱和脂肪酸分子中含有碘原子(2-12)。陆生植物的次级代谢产物几乎不含卤素,但也有例外,如陆地菊科植物中含有氯原子的倍半萜(2-13)。目前还发现含有硫元素和硼元素的海洋天然产物(2-14 和 2-15)。

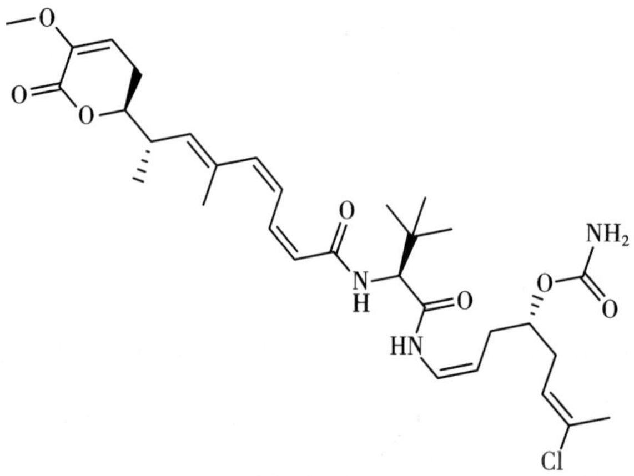

2-10

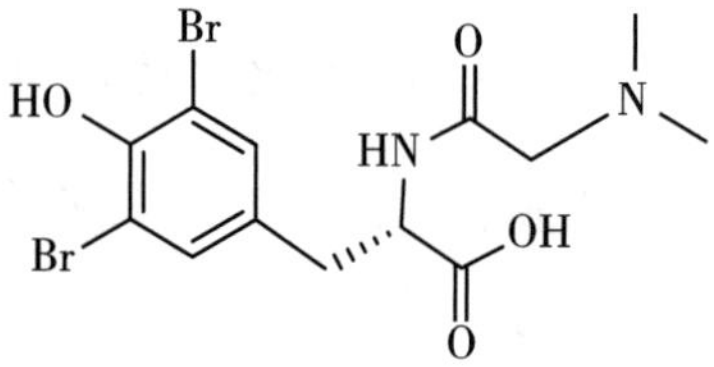

2-11

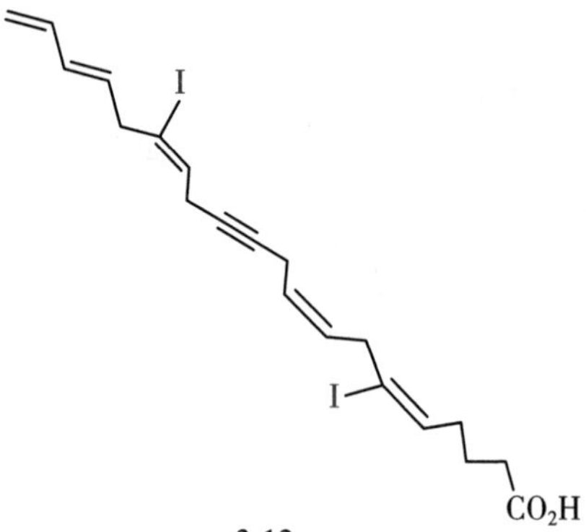

2-12

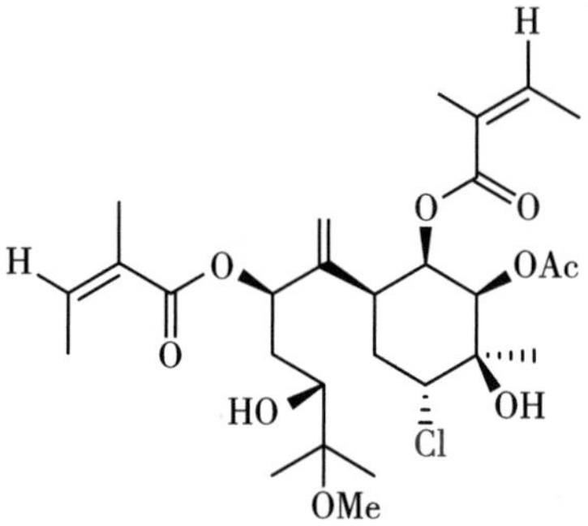

2-13

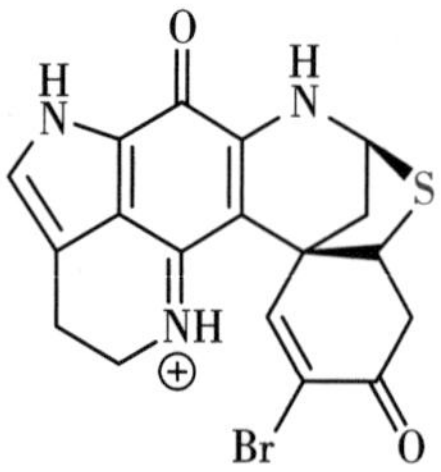

2-14

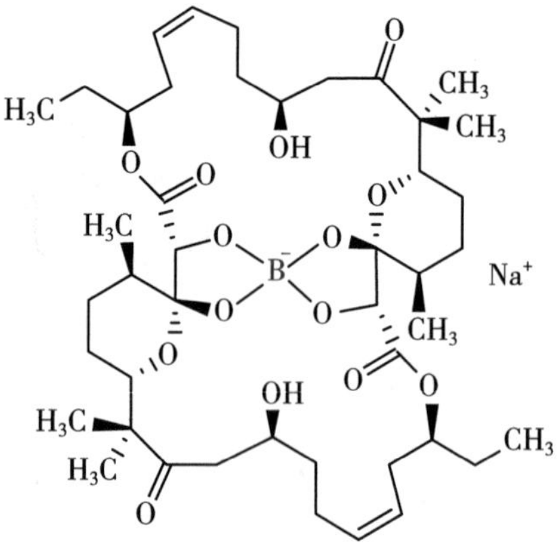

2-15

2.1.3　多含手性中心和立体因素

从生物合成途径来看,天然产物是由一系列酶催化反应生成的,酶反应的立体专属性决定产物的

立体特征,如手性中心、手性轴、顺反异构等。例如,吗啡(morphine,2-16)含有 21 个非氢原子,稠合成 5
个环,有 5 个手性中心;洛伐他汀(lovastatin,2-17)含有 29 个非氢原子,有 8 个手性中心和 2 个共轭双
键;软海绵素 B(2-4)含有 32 个手性中心。

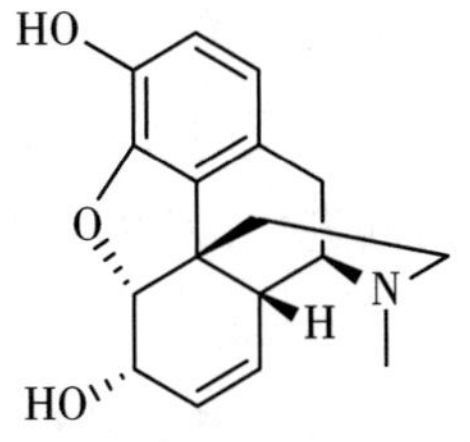

2-16 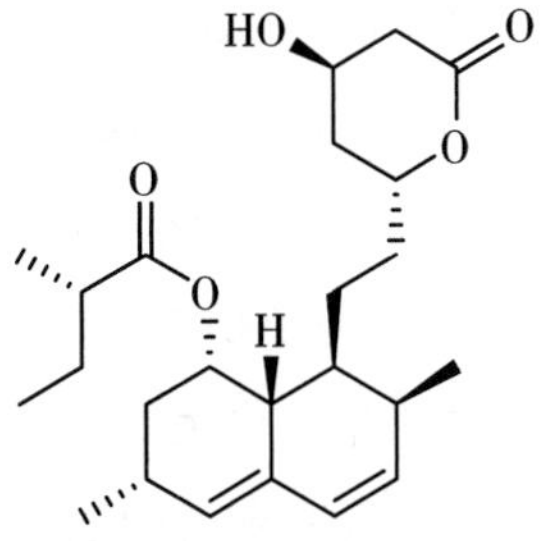　　　　　　　　　　　　　　　2-17

2.2　天然药物的发现途径

2.2.1　通过传统或民间用药发现药物

中药在我国具有数千年的使用历史,加之各个民族有使用草药治疗疾病的传统,如蒙药、藏药、畲
药、苗药等,记载了大量具有药用价值的植物、动物、矿物或微生物,它们对某些疾病具有独特的疗效,其
中的化学成分种类繁多、结构新颖,这些都为现代天然药物的发现奠定坚实的基础。如从黄花蒿中发
现青蒿素(artemisinin,2-1)、从麻黄中发现麻黄碱(ephedrine)和伪麻黄碱(pseudoephedrine)等都是非常
典型的例子。又如,夹竹桃科植物蛇根木(Rauvolfia serpentina,又名印度萝芙木)在印度使用了数千年,
被用作毒蛇咬伤的解毒剂,还可治疗发热、头痛、精神病、呕吐、胃痛等,因此被认为是一种"万能药"。
1918 年印度首次报道其根部提取物的降血压作用,1949 年西方也做了报道,临床试验发现蛇根木有很
好的抗高血压和镇静活性。化学成分研究表明,蛇根木含有许多吲哚类生物碱(0.7%~2.4%),具有治疗
作用的主要是利血平(reserpine,2-18)、地舍平(deserpidine,2-19)和瑞西那明(rescinnamine,2-20)。其中
利血平和地舍平被开发成抗高血压药和温和的镇静药而被广泛使用。利血平是第一个在西医中应用的
有效的抗高血压天然药物,作用于神经末梢。

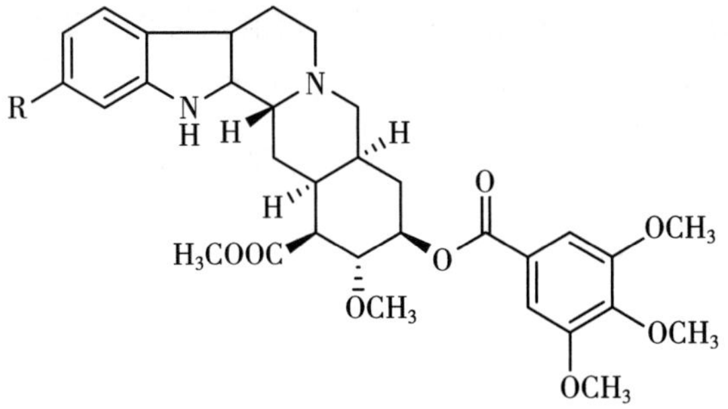

2-18 R = OCH$_3$
2-19 R = H

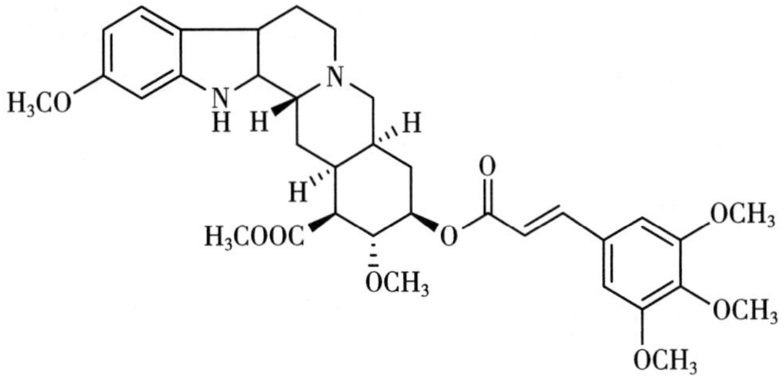

2-20

2.2.2　基于化学生态学发现药物

化学生态学(chemical ecology)是指应用现代化学的方法和技术,并用化学的观点对宏观和微观生态学现象进行研究的学科。研究内容着重于生物之间化学联系的现象、机制和应用。这就为生物和生物及生物和环境之间通过次生代谢产物为媒介建立相互的化学关系及其作用规律,包括植物与植物间、植物与微生物间(如宿主与其内生菌之间)、植物与动物间及动物与动物之间的相互作用;在植物对物理、化学环境的反应和适应,植物与植物之间的相互竞争和协同进化,植物对昆虫、食草动物甚至人类的化学防御,以及植物与微生物的相互作用等过程中,往往能产生特殊的化学生态功能分子(如空间竞争分子、化学防御分子和抗病原菌分子等),即次生代谢产物,这些次生代谢产物都起着重要作用,具有特殊的生物活性。例如,植物抗毒素(受侵染后产生的抗真菌成分)作为植物自身免疫反应的产物(植物在正常状态下不含有此类成分),对真菌具有很好的抑制作用。最典型的是葡萄受到真菌侵染后产生的白藜芦醇(resveratrol,2-21),该化合物具有抗肿瘤、抗真菌、抗氧化等多种活性,目前已在临床应用。几乎每种植物都含有特有的毒素,如野油菜(*Brassica campestris*)和萝卜(*Raphanus sativus*)受侵染产生含硫吲哚衍生物(2-22~2-25),这些化合物都有一定的药用开发价值。

2-22

2-23　$R_1 = OCH_3$, $R_2 = S$
2-24　$R_1 = H$, 　$R_2 = S$
2-25　$R_1 = OCH_3$, $R_2 = O$

2-21

2.2.3　通过系统筛选发现药物

随着被发现的药物靶标(包括酶、受体、离子通道、RNA、微生物等)数目的增加,加之天然化合物结构多样、数量巨大,可采用对纯化合物进行生物活性筛选以发现具有开发价值的天然产物或先导化合物。其筛选形式主要有 2 种,一种是采用特定的方法,专门筛选防治某种疾病的药物,如美国国家癌症研究所(NCI)从 1957 年起实施植物提取物的抗癌活性评估工作,至今已评价了 3 万多种植物、10 万多种提取物,发现了紫杉醇、喜树碱等有效的抗肿瘤药。目前,NCI 每年从 25 个国家采集 4 500 种植物及海洋生物、细菌和真菌,筛选出具有抗人类免疫缺陷病毒(HIV 病毒)和 60 种具有抗癌活性的提取物,进行新药研究开发。另一种是随机筛选,对可能作为药用的样品进行药理活性的广泛筛选。这种筛选方法能够发现全新的药物,但成功率是不可预测的。要保证药物随机筛选的成功率,就必须有足够的被筛样品量和广泛评价药物作用的筛选方法。

2.2.4　通过研究体内代谢过程发现药物

药物在进入体内发挥药效的同时,也会被体内的各种生物分子通过多种途径对其进行生物转化,产生一系列代谢产物。因此,通过对血液、胆汁、尿液内的药物代谢产物的分析及活性测试,从中有可能发现具有更好的药理活性、更低的毒副作用的成分。例如,吗啡(2-16)经肝脏代谢,与葡糖醛酸结合产生 2 种代谢产物：吗啡 -3- 葡糖醛酸糖苷（M3G, 2-26）和吗啡 -6- 葡糖醛酸糖苷（M6G, 2-27）（图 2-1）。M6G 能结合阿片受体，其镇痛作用比吗啡强：小鼠皮下注射，活性比吗啡强 4 倍左右；脑室内给药，比吗啡强 45 倍左右，不良反应轻微。而 M3G 与阿片受体的亲和力较低，没有镇痛作用，且能对抗吗啡和 M6G 的镇痛作用。M6G 是一具有开发价值的活性先导化合物，于 2010 年在美国完成Ⅲ期临床研究。

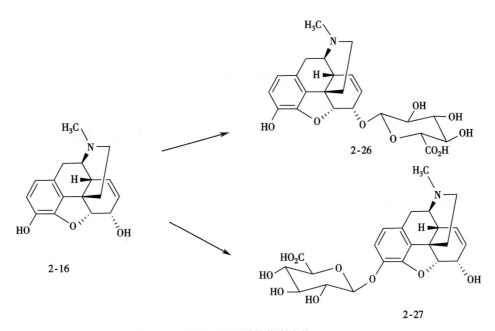

图 2-1　吗啡的代谢产物

2.2.5　通过生物学机制研究发现药物

随着药理学和分子生物学等学科的发展，疾病的发病机制及药物的作用靶标逐渐被人们所揭示，这些研究能够为药物发现提供指导。例如，逆转录酶是 HIV 生命周期的一个关键酶，抑制其活性可以抑制病毒的自我复制过程，因此在抗 HIV 药物的研究中，对逆转录酶具有抑制作用的化合物是人们关注的重点。基于此，从藤黄科热带雨林植物胡桐（*Calophyllum lanigerum*）中发现对 HIV-1 逆转录酶具有强效抑制作用的吡喃香豆素类化合物，包括（+）- 绵毛胡桐内酯 A（calanolide A, 2-28）和（−）- 二氢绵毛胡桐内酯 B（dihydrocalanolide B, 2-29）非核苷类逆转录酶抑制剂，其中前者已被美国 FDA 批准开展Ⅲ期临床研究。

2-28

2-29

2.2.6　基于天然先导化合物的结构改造与优化发现药物

通过天然药物有效成分或生物活性成分的研究,可以从中发现具有药用价值或潜在药用价值的活性单体及先导化合物,但多数天然活性化合物因为存在某些缺陷而难以被直接开发利用。因此,只能以它们为先导化合物,通过一系列的结构改造及构效关系研究,进而发现类药性更好的化合物(类天然产物),并将其开发成新药,这是天然药物研发的主要途径。

2.3　天然产物结构改造

基于天然产物开发的药物中,只有 15% 直接成为药物,大多数活性天然产物需要通过结构改造、改善其成药性质才能开发成药物。

2.3.1　天然产物结构改造的策略

2.3.1.1　根据天然产物的分子结构特征采取不同的化学改造方式

分子尺寸过大或结构复杂的天然产物往往只有一部分结构单元与靶标结合,那些不必要的多余结构片段可以去除,只保留与靶蛋白结合的部分,得到的简化物保留天然产物的活性特征。改造方式一般是采取剖裂操作,线性分子可依顺序简化,稠合型分子可按左右上下做区域性剪切。以紫杉醇(paclitaxel,2-2)的结构改造为例,将紫杉醇的结构划分为能够变换和不能变换的区域(图 2-2),紫杉醇结构左上部可变区的苯甲酰基改为叔丁氧羰基得到多西他赛(docetaxel,2-30),增加了水溶性,提高了生物利用度,减小了毒副作用,具有更强的抗肿瘤活性,且不易产生耐药性。继续在右上部可变区的 C-7 和 C-10 双羟基进行甲基化得到卡巴他赛(cabazitaxel,2-31),作为第二代紫杉烷类药物,主要用于解决第一代紫杉烷类药物耐药的问题。卡巴他赛 C-7 和 C-10 上的双羟基甲基化使得其与 P 糖蛋白的亲和力较弱,因此卡巴他赛对紫杉醇和多西他赛敏感和耐药的肿瘤细胞株都有效,该药物于 2010 年上市。

2-2

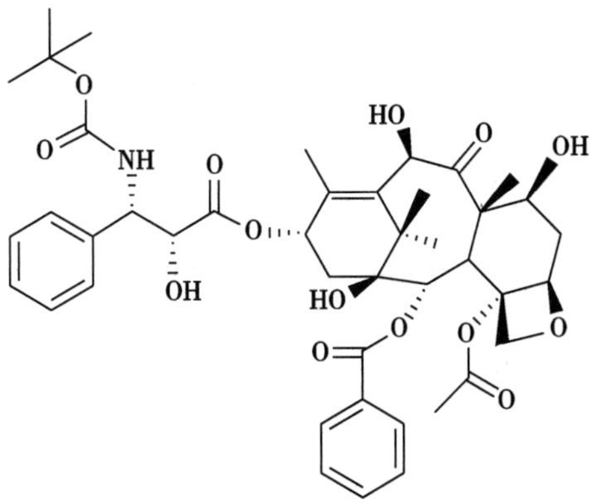

2-30

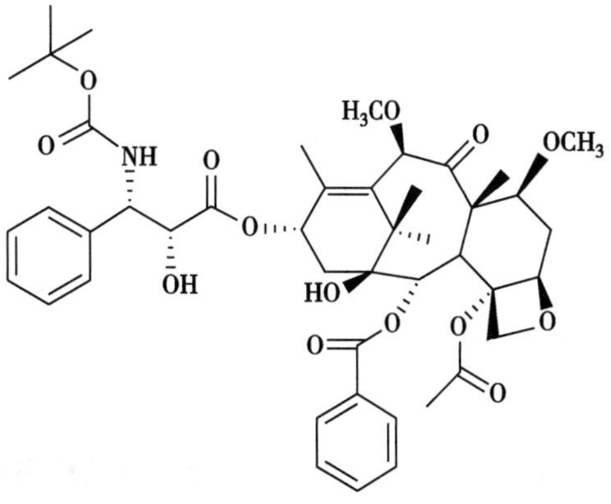

2-31

图 2-2 紫杉醇的结构改造

尺寸适中的天然产物可进行类似物的合成,用电子等排、环 - 链变换、优势结构拼接、骨架迁越等方式,赋予化合物新的品质和结构新颖性。如曲古抑菌素 A(trichostatin A,2-32)是真菌的代谢产物,为组蛋白脱乙酰酶(histone deacetylase,HDAC)抑制剂,分子中的羟肟酸是重要的特征药效团,与酶的辅因子金属离子发生螯合作用,2 个反式共轭碳碳双键和 1 个手性中心未必是必要的结构因素。消除脂肪链中的碳碳双键和手性中心得到的伏立诺他(vorinostat,2-33)仍具有抑制 HDAC 的活性,于 2006 年被批准上市。进一步用吡啶作为苯环的生物电子等排体,用邻苯二胺的酰胺作为羟肟酸的生物电子等排体,用苯环取代共轭二烯结构等得到恩替司他(entinostat,2-34),具有更好的类药性和新颖的结构,于 2013 年被批准上市。

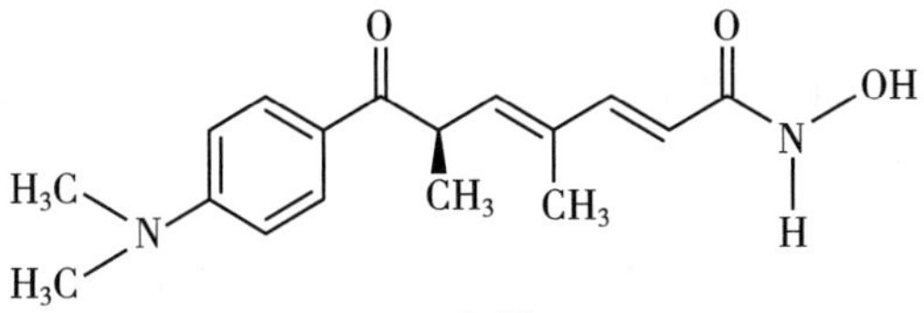

2-32

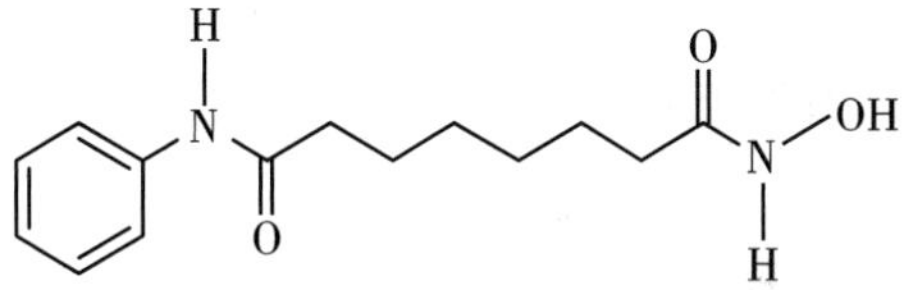

2-33

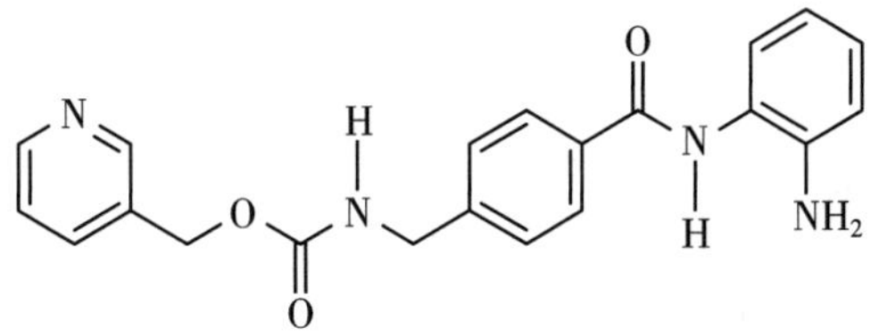

2-34

尺寸小的天然产物可加入原子、基团或片段,以增加与靶标的结合力,提高活性强度,或改善物理与化学或药动学性质。奥罗莫星(olomoucine,2-35)是从萝卜(*Raphanus sativus*)中分离得到的嘌呤类化合物,可抑制周期蛋白依赖性激酶(CDK),通过占据 ATP 结合位点抑制酪氨酸磷酸化而阻止细胞周期过程。然而奥罗莫星的活性较弱,IC_{50} 在 mmol/L 水平。奥罗莫星的分子较小,分子量为 298Da,可通过加入原子或基团提高与激酶的结合力,经过 2 位和 9 位基团体积的增加,得到活性更强的化合物塞利西利(seliciclib,2-36),对 CDK 的 IC_{50} 为 450nmol/L。进而合成集中库,发现在苯环的间位引入氯原子得到的 purvalanol A(2-37)的活性进一步增加,对 CDK1 和 CDK2 的 IC_{50} 分别为 35nmol/L 和 30nmol/L。

2-35   2-36   2-37

2.3.1.2 分析构效关系设计新结构类型的分子

在靶标结构未知的情况下,采用经典的药物化学方法变换结构,研究构效关系,从中确定出药效团,然后根据药效团的特征和分布,可用优势骨架或骨架迁越策略优化天然产物的性质,获得新结构类型的分子。

全反式视黄酸(all *trans*-retinoic acid,2-38)是视黄酸受体(RAR)激动剂,诱导上皮细胞分化,临床上用于治疗早幼粒细胞白血病和痤疮。分子中的共轭多烯结构导致其化学稳定性低,在室温下容易聚合成高分子而失效。根据构效关系研究结果,视黄酸类化合物的药效团一端为立体取代的疏水片段,另一端为极性的亲水基团,中间由一定长度的共轭链连接。例如,用四甲基四氢萘胺与对苯二甲酸缩合形成酰胺得到他米巴罗汀(tamibarotene,2-39),分子中的酰胺键 p-π 共轭将分子连接成共轭体系而模拟全反式视黄酸的 4 个反式共轭体系,一端的立体疏水性和另一端的羧基符合与 RAR 结合的要求,是一结构新颖、化学性质稳定的强效激动剂,于 2005 年上市。9- 顺式视黄酸(9-*cis*-retinoic acid,2-40)是全反式视黄酸的异构体,为 RAR 激动剂,临床上用于治疗皮肤病和卡波西肉瘤,化学稳定性也较低。按照同样思路设计的贝沙罗汀(bexarotene,2-41)具有结构新颖性和化学稳定性,于 2000 年上市。

2-38   2-39

2-40   2-41

2.3.1.3 消除不必要的手性中心

多数受体靶标对药物的分子识别与结合是立体选择性的,表现在光学异构的一对对映体的药动学、药效学和毒副作用的差异。因此,世界各国均先后制定了开发立体异构体新药的政策,要求在对手性药物进行药理毒理研究时,应分别获得该药的各立体异构体,进行必要的比较研究,以确定拟进一步开发的药物,这显然增加了新药创制的工作量和成本,故减少和避免手性因素是创新药物的一个原则。天然产物中常常含有手性碳原子,在结构改造过程中除去或减少手性因素是一个重要目标。

从冬虫夏草真菌中发现的天然产物 ISP-1(2-5)具有免疫调节作用,体内外活性为环孢素的 10 倍,毒性比环孢素大 100 倍,溶解度差。ISP-1 的结构与鞘氨醇(2-42)类似,后来证明 ISP-1 是鞘氨醇 -1- 磷酸的受体调节剂。ISP-1 的结构中含有 3 个手性中心、1 个反式双键,且含有氨基和羧基,可形成内盐,不利于吸收。以 ISP-1 为先导物,经过系列的结构变换和优化,去除酮基、反式双键和手性碳原子,最终研发出的芬戈莫德(fingolimod,2-43)为对称性分子,分子中没有手性中心和立体异构因素,将苯环插入长链中代替 4 个亚甲基,利于分子构象的固定和化学合成,实现去除手性中心、简化结构、降低毒性和改善药动学的目标,于 2010 年上市,用于治疗多发性硬化病。芬戈莫德是前药,口服吸收后在肝脏被鞘氨醇激酶 2 磷酸化而起效,因而又设计出新一轮的化合物磷酸芬戈莫德(2-44)。

2-42　　　　　　　　2-43　　　　　　　　2-44

2.3.1.4　基于全合成策略的研究

天然产物的高效全合成是开展构效关系研究和结构改造的前提。不同的天然产物需要采用不同的合成策略,同一天然产物也可能会有多种合成途径,不仅导致不同的合成效率,而且分子结构改造的程度和部位也不同,最终产生不同的结构改造结果。

(1)双四氢异喹啉类(bis-tetrahydrosoquiline,bis-THQ)生物碱的合成:(−)-jorumycin(2-45)、曲贝替定(trabectedin,2-46)及 jorunnamycin A(2-47)是含有四氢异喹啉骨架的天然海洋产物,具有超强的抗肿瘤活性,其中曲贝替定于 2015 年被美国 FDA 批准用于治疗软组织肉瘤。

2-45　　　　　　　　2-46　　　　　　　　2-47

1996 年,E.J.Corey 通过 40 多步反应,以不到 2% 的收率完成曲贝替定的全合成,但由于获得的样品量太少而无法进行更深入的研究;2000 年,西班牙 PharmaMar 制药公司的 Ignacio Manzanares 等从 cyanosafracin B 出发,经过 21 步反应完成曲贝替定的合成,为临床研究提供足够量的样品,并最终推向市场;2019 年,加州理工学院 Brian M.Stoltz 小组分别以 15、16 步完成(−)-jorumycin 和 jorunnamycin A 的全合成,合成中利用金属催化偶联、金属催化对映选择性还原和环化策略构建分子骨架,不同于传统的四氢异喹啉仿生合成策略,合成效率显著增加(图 2-3)。

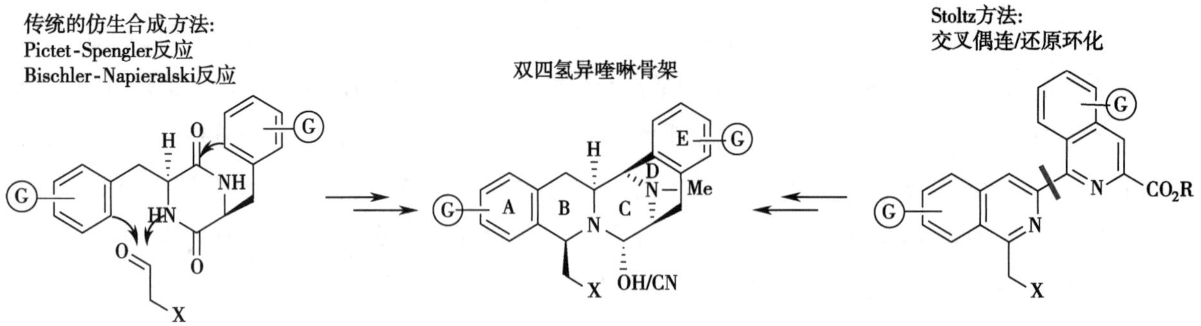

图 2-3 (−)-jorumycin 和 jorunnamycin A 的全合成

传统构筑四氢异喹啉的方法是利用 Pictet-Spengler 反应(图 2-4)等亲电芳香取代(electrophilic aromatic substitution,EAS)过程来实现,由 β- 芳香乙胺和羰基化合物(如醛)在酸性条件下缩合脱水生成亚胺,然后亚胺质子化后形成的亚胺离子作为亲电试剂,对芳环进行亲电芳香取代发生环化得到四氢异喹啉。

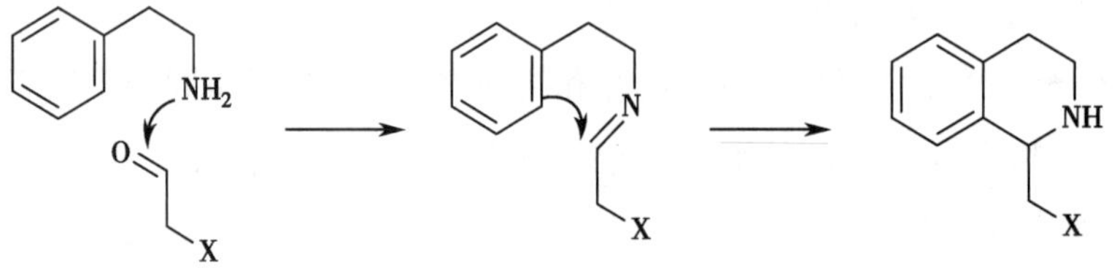

图 2-4 Pictet-Spengler 反应

尽管这类仿生合成方法非常有效,但往往只能对 B 杂环进行结构修饰,难以对 A 和 E 两个醌环进行改造,而醌环恰恰是代谢不稳定、产生毒性的潜在基团。此外,吸电子基团取代的底物无法参与反应,并且存在立体选择性问题。为解决这些问题,Brian M.Stoltz 小组提出一条更高效的合成策略,以非仿生合成途径对 2 个分子进行逆合成分析(图 2-5):(−)-jorumycin 可以通过 2-48 的后期氧化得到醌式,2-48 则可以通过 2-49 的分子内酰胺化形成稠环,关键中间体 2-49 含有 2 个四氢异喹啉环,可以通过对映选择性氢化双异喹啉 2-50 实现,后者通过 2-51 和 2-52 的 C—H 键官能化(Fagnou 偶联)获得。这种策略的优势在于可以不考虑喹啉环的电性,意味着通过不同取代的 2-51 和 2-52 化合物能够得到结构多样的(−)-jorumycin 类似物,有利于研究这类天然产物的构效关系。例如,(−)-jorumycin 很容易在体内降解导致失效,如果引入吸电子基团将会提高其代谢稳定性。

采用该合成策略,他们不仅完成(−)-jorumycin 和 jorunnamycin A 的全合成,而且还获得 4 个在四氢异喹啉环上修饰的类似物 2-53~2-56,并评价了 A 环与 E 环不同的羟基化程度对 19 种肿瘤细胞株抑制活性的影响。

结果显示,同时脱掉 2 个羟基的类似物 2-53 的活性大大降低,仅 A 环去羟基化的类似物 2-55 保留细胞毒性,说明 A 环的氧化状态对肿瘤细胞增殖作用的影响不大,而 E 环的氧化状态是关键因素,其脱羟基化 2-54 的细胞毒性明显下降,这一结果对双四氢异喹啉类生物碱的成药性优化提供了重要依据。

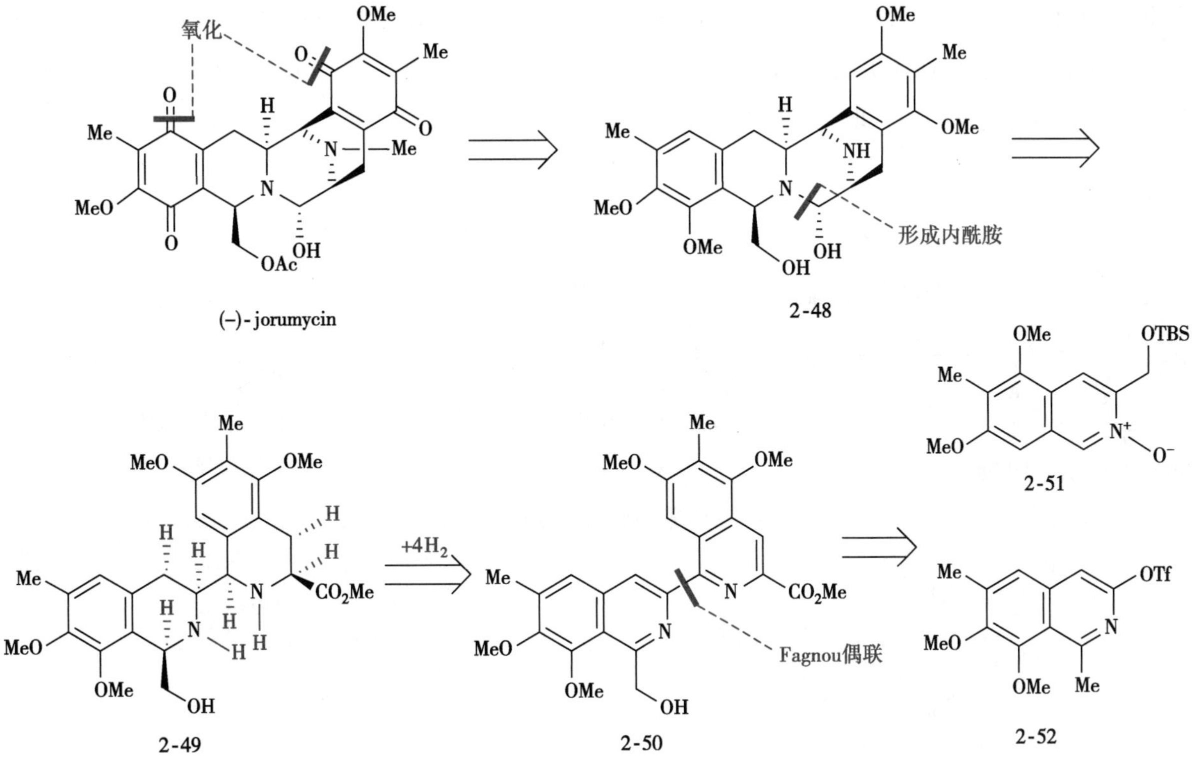

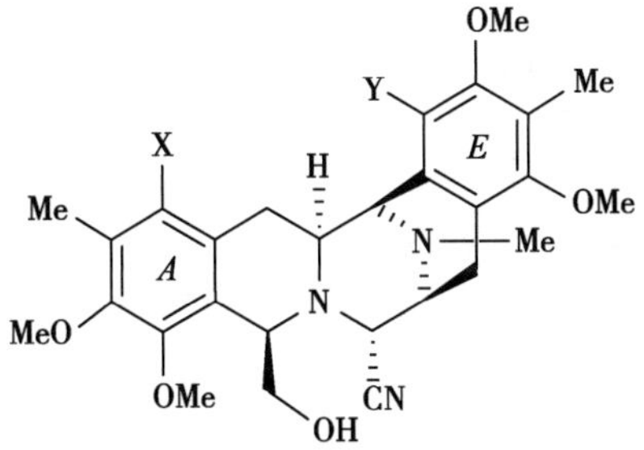

图 2-5　(−)-jorumycin 的逆合成分析示意图和类似物的活性

化合物	X	Y	平均IC$_{50}$/(nmol/L)
2-53	H	H	≥1 000
2-54	OH	H	708
2-55	H	OH	233
2-56	OH	OH	397
顺铂			202

(2) 四环素类抗生素的合成：四环素类抗生素是临床上应用的广谱抗菌药物，第一代产品金霉素、四环素和土霉素为天然抗生素，第二代产品以米诺环素 (minocycline, 2-57) 及多西环素 (doxycycline, 2-58) 为代表的是四环素类的半合成化合物。由于耐药性的产生，急需新一代的四环素类化合物。然而，由于半合成技术所限定的结构变化空间无法获得这样的类似化合物，需要建立高效的化学全合成工艺进行四环素类抗生素的结构改造和修饰。2000 年，Takahash 小组首次以 D-氨基葡萄糖为原料，经 34 步反应和 0.002% 的收率完成全合成，冗长的反应路线和极低的收率使得结构改造无法进行。2005 年，Myers 小组建立了一条全新的全合成路线 (图 2-6)，即首先分别合成含 A、B 烯酮和带有负离子的 D 环，然后通过特定的缩合反应形成 C 环，合成含 A、B、C、D 环的四环素类化合物和 6-去氧四环素类化合物，这条全合成路线高效简洁。

采用该合成路线合成 3 000 多个四环素类化合物，其中多数化合物用以往的半合成方法无法得到，这极大地拓展了四环素类的化学结构多样性 (化学空间)，并从中发现若干个对革兰氏阳性菌和部分阴性菌有效的化合物，包括耐甲氧西林菌、耐万古霉素菌、耐四环素菌、耐青霉素菌和多药耐药菌等，并开发出多个第三代四环素类抗生素药物，其中奥马环素 (omadacycline, 2-59) 于 2018 年被美国 FDA 批准上市,用于治疗社区获得性细菌性肺炎、急性细菌性皮炎和皮肤结构感染的成人患者,每天口服 1 次,其结构特征是在骨架的 D 环引入 9- 叔 - 戊胺甲基,是用半合成方法无法实现的结构改造位点。另外,基于四环素类新的化合物还发现新的作用靶标。

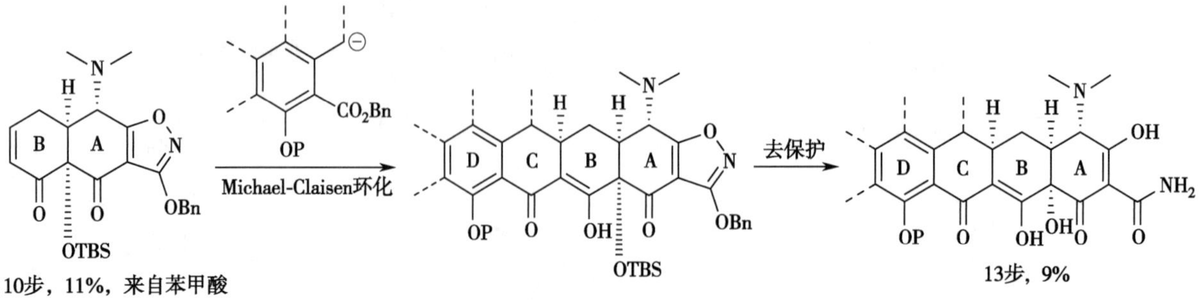

图 2-6　四环素类化合物的全合成策略

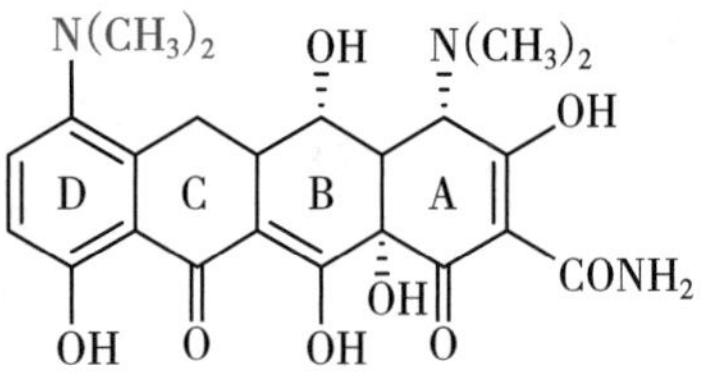

2.3.2　天然产物结构改造的要旨

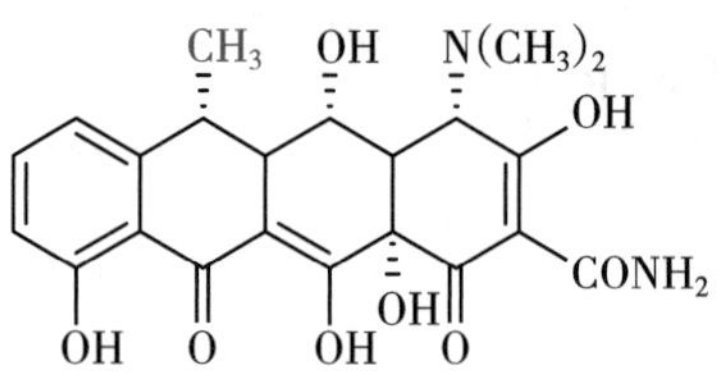

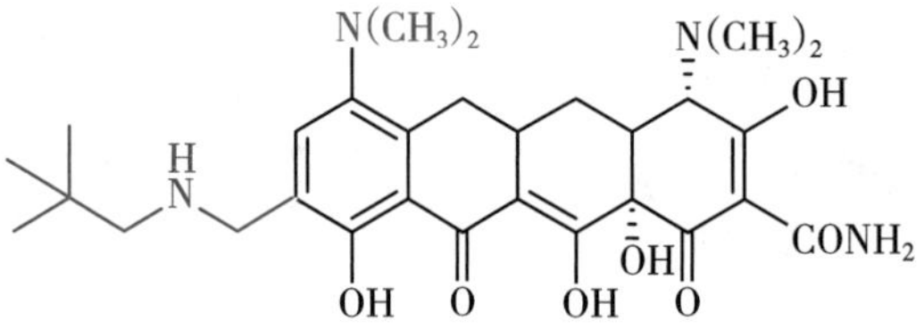

天然产物结构改造的目标是研究和开发新药,药理活性和成药性的所有内容都是结构改造的要点。要根据天然产物的结构、活性、物理与化学性质、药动学性质的不足或缺陷,进行有针对性的改造。在进行结构改造的过程中一般遵循如下要求:提高活性强度,提高选择性作用;改善溶解性、脂水分配性和离解性等物理与化学性质;增加化学和代谢稳定性;改善生物化学性质;改善吸收、分布、代谢、排泄的药动学性质;消除或降低毒副作用和不良反应;降低化学合成的难度,能够实现规模化合成;具有结构新颖性,获得知识产权保护。

2.3.2.1　改善物理与化学性质

(1)结构简化:一些天然产物结构中有“多余”的部分,不参与同靶标的结合,有些可能还会对物理与化学性质、生物药剂学和药动学性质造成不利影响,需要进行结构改造去除那些冗余的原子和片段,提高化合物的配体效率(ligand efficiency),并降低化合物的化学合成难度。

五味子丙素(2-60)具有保肝和降低氨基转移酶的作用,在构效关系研究中将亚甲二氧基和甲氧基的位置对调、打开八元环得到结构简化的联苯双酯(2-61),且活性强于五味子丙素,后研发成新药。联苯双酯是对称性分子(熔点为 180℃),通常对称性固体分子的晶格能较高,导致溶解度差。将其中的 1

个酯基还原为羟甲基,即得到双环醇(2-62),降低分子对称性(熔点为 137℃),提高溶解性,改善理化性质。双环醇也是上市的降氨基转移酶药物。

2-60　　　　　　　　　2-61　　　　　　　　　2-62

曲贝替定(trabectedin,2-46)又称 ecteinascidin 743,是从加勒比海海鞘(*Ecteinascidia turbinate*)中分离得到的双四氢异喹啉类生物碱,具有很强的细胞毒活性,通过多个途径发挥抗肿瘤作用:使 DNA 双螺旋小沟处鸟嘌呤的 N-2 烷基化,阻断 DNA 复制和合成;抑制肿瘤细胞分裂生长;抑制遗传修复途径;干扰细胞周期导致 p53 依赖性的程序性死亡;扰乱肿瘤细胞微管网络及在 DNA 和拓扑异构酶Ⅰ之间引起交联等。2007 年由欧洲药品评价局(EMEA)批准上市,2015 年被美国 FDA 批准上市。曲贝替定的制备是以通过微生物发酵得到的前体化合物 cyanosafracin B 为起始原料,共经过 21 步反应,总收率为 1.0%,合成工艺复杂,生产成本很高。在研究过程中,去掉曲贝替定分子中跨环连接的第 3 个异喹啉环,用邻苯酰亚胺代替,将原来的酯键变为稳定的 C—N 键,并去掉硫醚减少 1 个手性中心,得到的结构简化物 phthalascidin(2-63)较好地保留曲贝替定的抗肿瘤特性,显著降低了化学合成的难度,而且提高了化学稳定性。

2-46　　　　　　　　　　　　　2-63

星形孢菌素(staurosporine,2-64)是从霉菌中分离到的吲哚并咔唑化合物,是由 8 个环稠合、含 4 个手性中心的蛋白激酶 C 抑制剂。礼来公司以星形孢菌素为先导物进行结构改造,将吡咯烷酮氧化成马来酰亚胺,提高分子的对称性,为进一步的结构改造提供方便。再剖开中央的苯环和四氢吡喃环,简化成只有 1 个手性碳原子的化合物芦布妥林(ruboxistaurin,2-65),水溶性也得到改善,对 PKCβ$_1$ 和 PKCβ$_2$ 抑制的 IC$_{50}$ 分别为 4.7nmol/L 和 59nmol/L。进一步结构改造得到恩扎妥林(enzastaurin,2-66),成为没有手性的开环化合物,恩扎妥林盐酸盐对脑胶质瘤和非霍奇金淋巴瘤的治疗正在临床研究阶段。

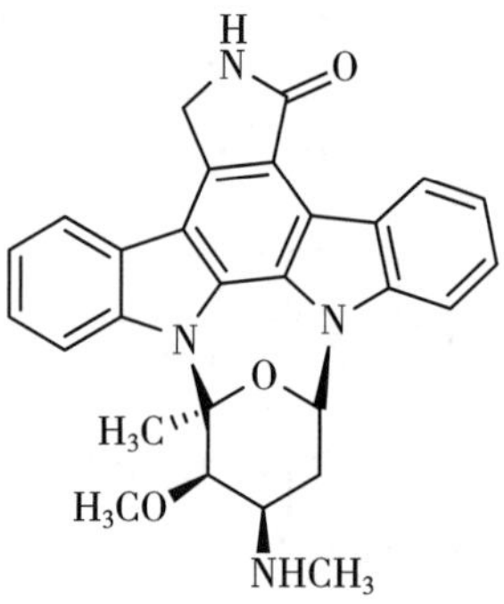

2-64	2-65	2-66

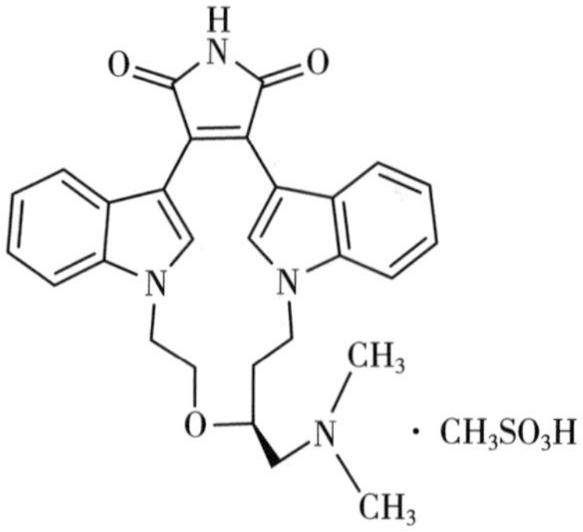

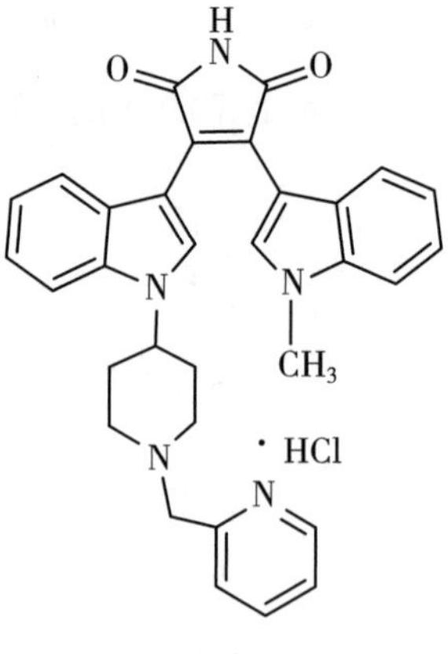

(2)增加水溶性：一些活性天然产物的水溶性很低，导致生物利用度很低，需要引进助溶性基团。如喜树碱(camptothecin, 2-9)，它是拓扑异构酶Ⅰ抑制剂，刚性的五环稠合结构使得水溶性极低。构效关系研究表明，对A环和B环的结构修饰不影响活性。为了改善物理与化学及药动学性质，有2种结构修饰策略：一是合成含有氨基的喜树碱类似物，与酸成盐增加溶解度，如在羟喜树碱(2-67)的基础上得到的拓扑替康(topotecan, 2-68)是盐酸盐形式、依沙替康(exatecan, 2-69)为甲磺酸盐形式；二是制成水溶性前药，如伊立替康(irinotecan, 2-70)，在体内经酯酶水解生成活性物质7-乙基-10-羟基喜树碱。

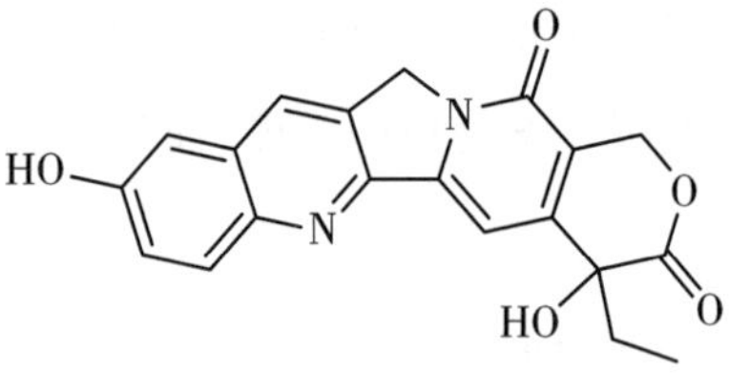

2-67	2-68	2-69

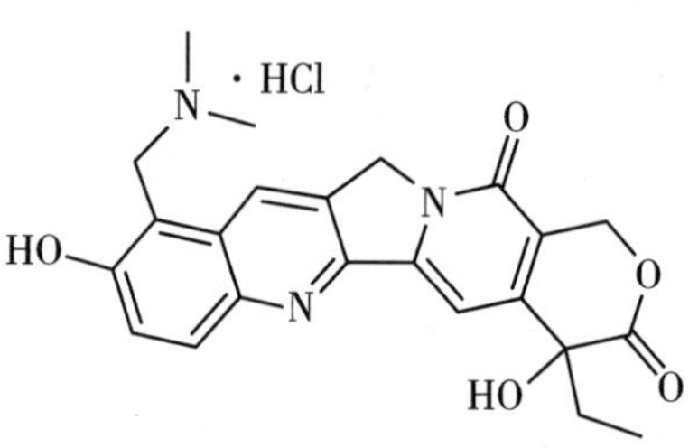

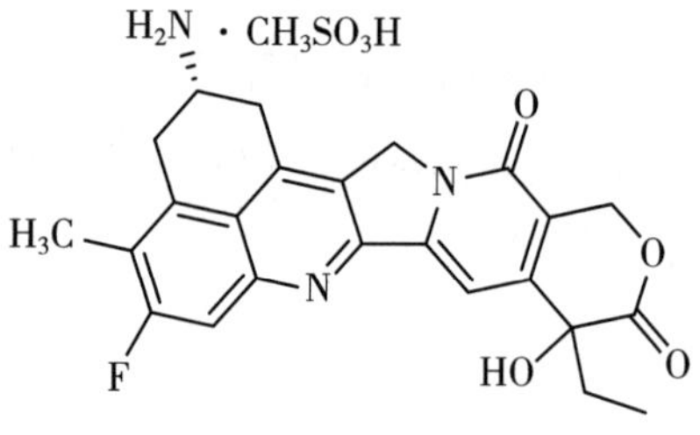

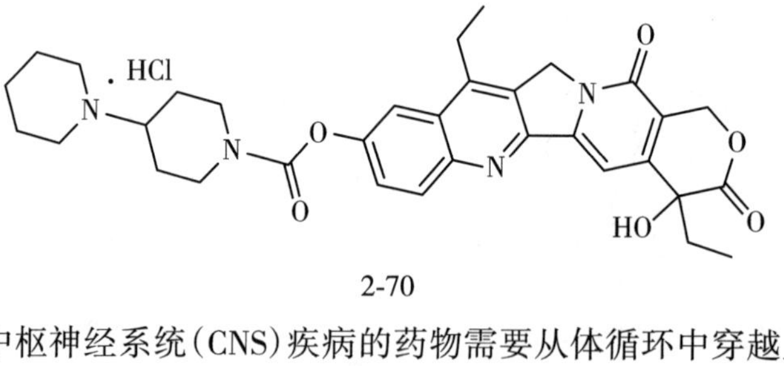

2-70

(3)提高脂溶性：治疗中枢神经系统(CNS)疾病的药物需要从体循环中穿越血脑屏障(BBB)进入中枢，BBB作为天然屏障有"先天"阻止外源性物质进入中枢的能力。据估计，在研的CNS药物中只有2%的化合物可以穿越血脑屏障。亲脂性对于经被动扩散进入中枢的化合物非常必要，一般分布系数$\log D$以1~3为宜，极性分子不利于穿越BBB。石杉碱甲(huperzine A, 2-71)为胆碱酶抑制剂，用于提高阿尔茨海默病患者的认知能力，结构中的脂肪族伯胺在体内环境中被质子化，带有正电荷的石杉碱甲不利于穿越BBB，因而减少脑内分布，影响药效。用芳香醛与氨基缩合成席夫碱得到的化合物称为米莫派唑(mimopezil, 2-72)，降低氮的碱性，提高穿越BBB的水平，进入中枢后水解出原药石杉碱甲。

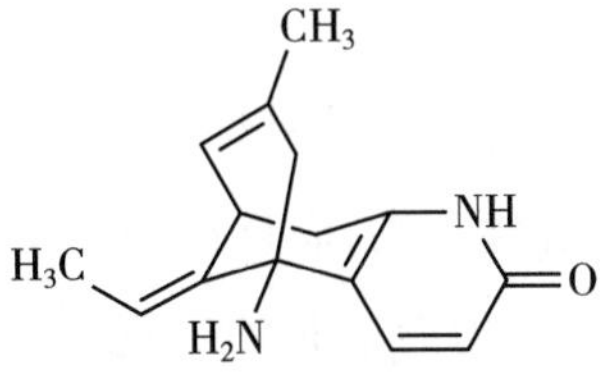

2-71 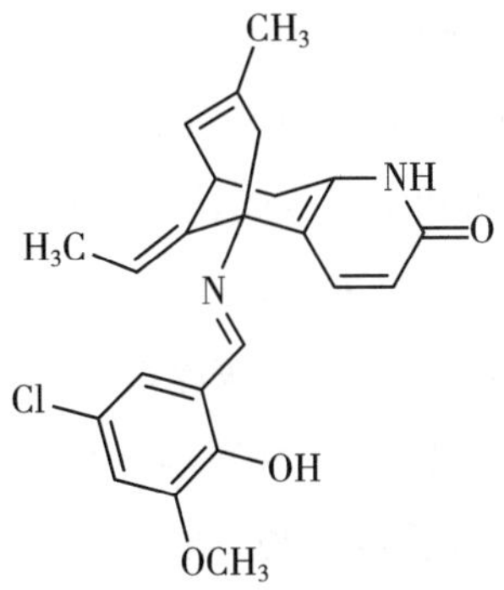　　　　　　　　　　　　2-72

熏草菌素 A(lavendustin A,2-73)是微生物代谢产物,对表皮生长因子受体激酶具有很强的抑制活性,分子中含有水杨酸和对苯二酚片段,由于极性过强(较大的极性表面积)而不能穿越细胞膜,在细胞水平上未显示抑制活性。当去除 1 个苯酚片段(2-74)后对细胞没有抑制活性,进而将对苯二酚基甲醚化和羧基酯化到化合物(2-75),由于增加了脂溶性,能够进入细胞内而呈现细胞活性(IC$_{50}$ 为 47nmol/L)。水杨酸片段可形成分子内氢键成为假六元环,1 个氧原子可能参与同酶的氢键的结合作用,当将 2 个氧原子换成氮原子,即将水杨酸片段变换成喹唑啉环类化合物(2-76)后活性得到提高(IC$_{50}$ 为 7nmol/L),再将喹唑啉环上的甲氧基变换成乙基(2-77)后降低分子的极性,活性得到进一步提高(IC$_{50}$ 为 4nmol/L)(图 2-7)。

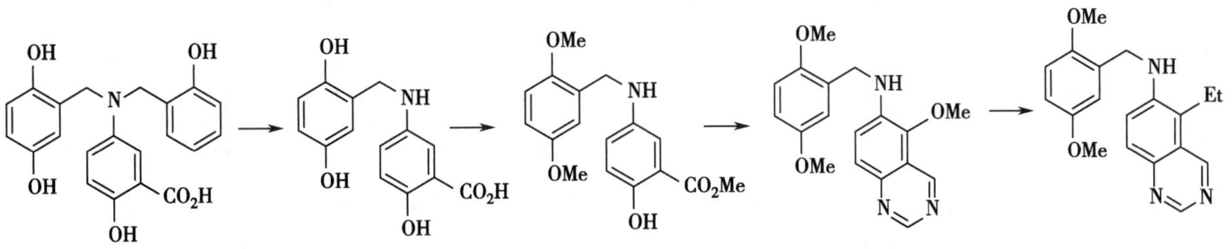

2-73　　　　　　2-74　　　　　　2-75　　　　　　2-76　　　　　　2-77

图 2-7　熏草菌素 A 的结构改造

2.3.2.2　增加化学稳定性

combretastatin A 4(2-78)是微管蛋白聚合的抑制剂,作用于微管蛋白的秋水仙碱结合位点。2 个苯环呈顺式构型是必要的药效团特征,然而,它在化学上是不稳定的,容易异构化成热力学稳定的反式化合物从而失去活性。将顺式双键固定在杂环中,保持 2 个苯环的顺式取向,增加化合物的稳定性。例如,化合物 2-79 由噁二唑环连接 2 个苯环、化合物 2-80 用咪唑环连接 2 个苯环,它们保持抑制微管蛋白的活性,还提高了化学稳定性。

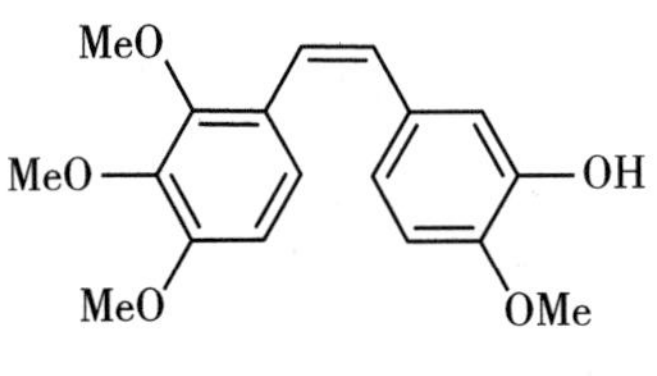

2-78 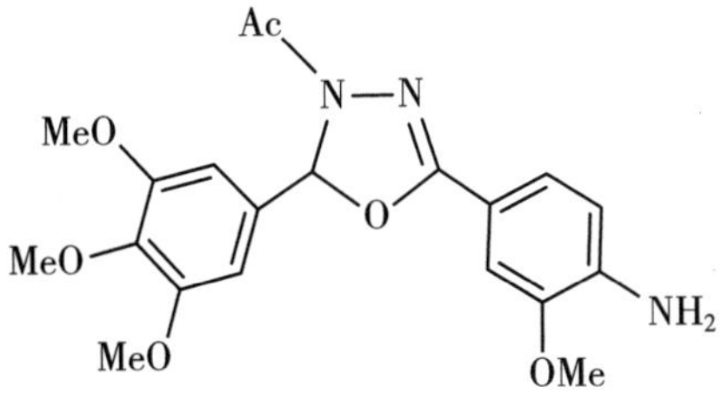　　　　　　　　　　2-79 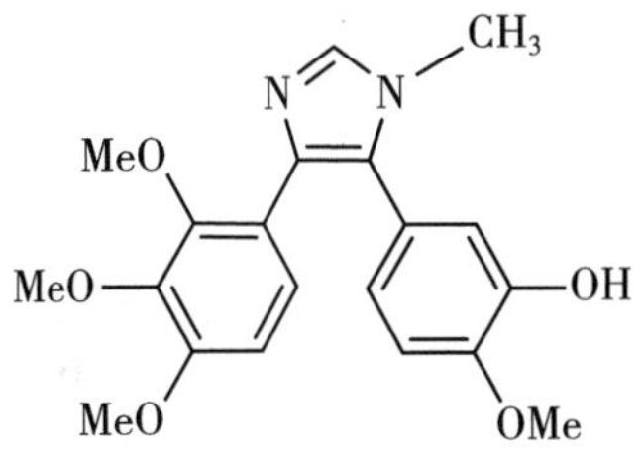　　　　　　　　　　2-80

2.3.2.3　增加代谢稳定性

埃博霉素 B(epothilone B,2-7)是抗有丝分裂的大环内酯类化合物,其抗肿瘤作用机制与紫杉醇相似,在体外对紫杉醇敏感和紫杉醇耐药的肿瘤细胞都有很强的生长抑制作用,表现出优于紫杉醇的抗肿瘤活性,但是在体内没有显示出抗肿瘤效果,原因是埃博霉素 B 分子的内酯键在体内很快被酯酶水解生成没有活性的开链分子。将埃博霉素 B 的内酯键改造成代谢相对稳定的内酰胺键得到分子 BMS-247550,不仅在分子和细胞水平上保留埃博霉素 B 的抗肿瘤特性,而且在小鼠体内对紫杉醇敏感和紫杉醇耐药的肿瘤都表现出很强的生长抑制作用,从内酯改造为内酰胺的稳定性增加。此外,BMS-247550 的水溶性也得到提高。分子作用模式研究表明,内酰胺键的—NH 作为氢键供体与靶蛋白形成新的氢键相互作用,增加与靶蛋白的作用强度,BMS-247550 最终成功开发为抗肿瘤新药伊沙匹隆(ixabepilone,2-81)。

2-7　→　2-81

红霉素(2-82)是通过抑制细菌核糖 50S 亚单位的 23S 核糖体 RNA 产生抗菌作用,副作用是恶心、呕吐和腹泻。究其原因是在酸性环境下 6 位羟基与 9 酮基缩合成半缩酮(2-83),再与 12 位羟基缩合成 6,9,9,12- 双缩酮(2-84),不仅失去活性,而且刺激胃肠道产生上述副作用。为避免此过程,同时增强抗菌效果,采用 2 种策略对红霉素进行结构改造:一是将 6 位羟基醚化,断绝发生缩酮化的根源,6-*O*- 甲基红霉素即克拉霉素(clarithromycin,2-85)在体内的药效强于红霉素 3 倍,不良反应显著降低;二是将 9 位酮基肟化经贝克曼重排,消除酮基,扩环成十五元环,即为阿奇霉素(azithromycin,2-86),其抗菌谱、强度和药动学性质都优于红霉素,也提高了安全性。红霉素 3 位的克拉定糖并非抗菌所必需,还会诱导细菌大环内酯的耐药性,将 3 位克拉定糖片段水解,并氧化成 3- 酮基,将 6 位羟基甲基化,11、12 位形成环状氨甲酯,得到的泰利霉素(telithromycin,2-87)的药效学、药动学和安全性都最优,于 2001 年上市(图 2-8)。

2-82　→ H⁺ →　2-83　→ H⁺ →

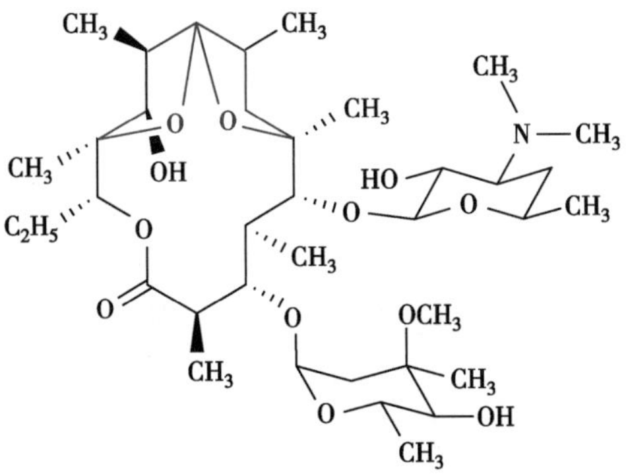

2-84

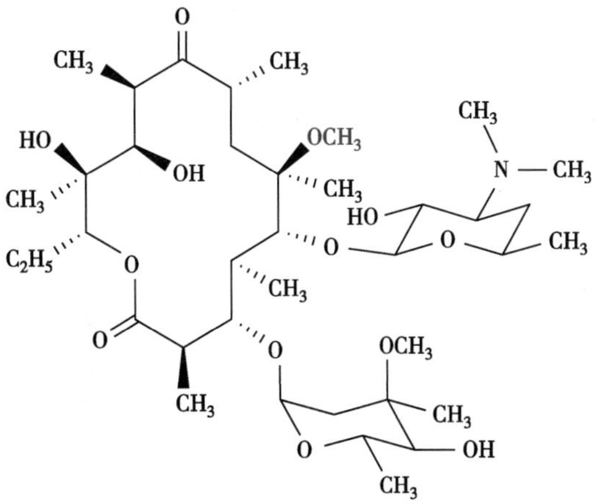

2-85

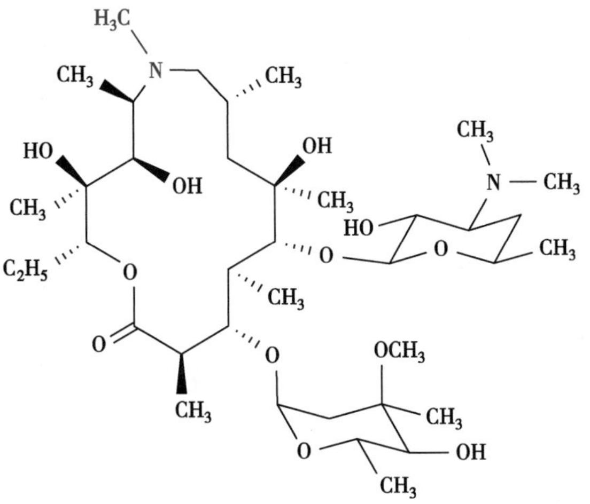

2-86

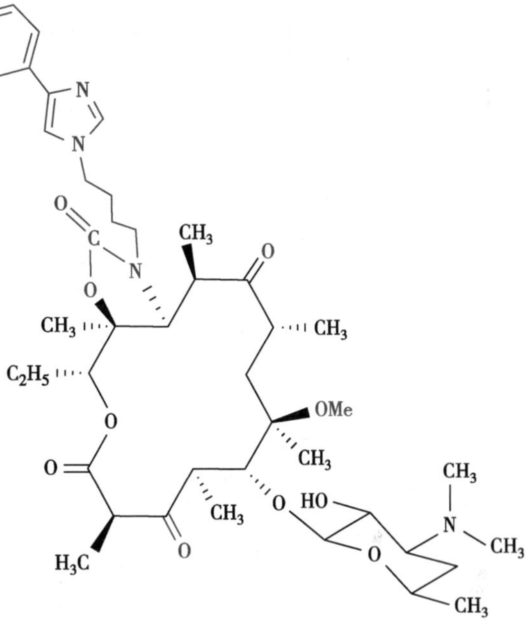

2-87

图 2-8　红霉素的结构改造及其药物

根皮苷(phlorizin,2-88)是从蔷薇科植物中分离出的酚苷类化合物,具有 1 型和 2 型钠 - 葡萄糖共转运蛋白(SGLT1 和 SGLT2)双靶标抑制作用,从而选择性地抑制 SGLT2,可成为不影响胃肠道吸收葡萄糖、不干预胰岛素系统的治疗 2 型糖尿病的新途径。在对根皮苷进行结构改造的过程中发现,将 A 环的酚羟基甲醚化(2-89)不影响活性。在此基础上,将 B 环的酚羟基用甲基取代、A 环的甲氧基环合为苯并呋喃得到的化合物(2-90)对 SGLT2 显示很高的选择性并保持很强的抑制活性;将 2 个苯环间 3 个碳原子的连接臂缩短为 1 个碳原子得到的化合物(2-91)也显示出对 SGLT2 的高选择性和抑制活性。显然,化合物 2-90 比 2-89 具有更好的类药性。进一步为了克服 O- 苷键的代谢不稳定性,将 O- 苷改为 C- 苷得到的化合物(2-92)依然保持对 SGLT2 的活性和高选择性。这些结构改造结果为基于根皮苷开发 SGLT2 选择性抑制剂用于治疗 2 型糖尿病奠定基础。目前已有卡格列净(canagliflozin,2-93)、达格列净(dapagliflozin,2-94)、恩格列净(empagliflozin,2-95)、伊格列净(ipragliflozin,2-96)、托格列净(tofogliflozin,2-97)等 SGLT2 选择性抑制剂上市,分子中都保留 2 个苯环(芳杂环)之间为 1 个碳、C- 苷的结构特征(图 2-9)。

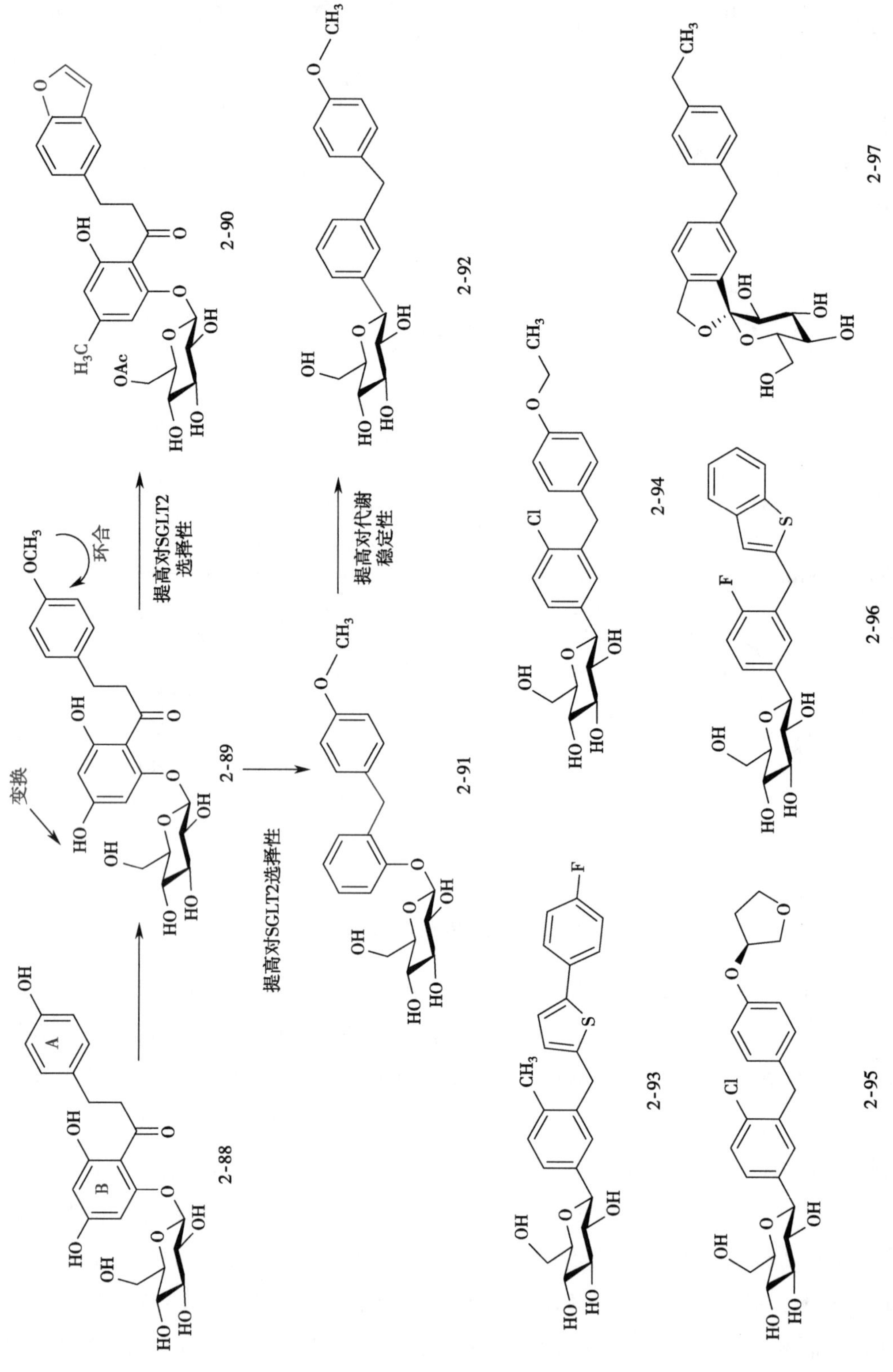

图 2-9　根皮苷的结构改造及 SGLT2 选择性抑制剂

2.3.2.4 优化活性强度和选择性

（1）具有多种活性的天然产物的优化：从木兰科植物 *Galbulimima baccata* 的树皮中分离得到的生物碱喜巴辛（himbacine，2-98）有多种生物活性，例如，对毒蕈碱受体 M_2 有拮抗作用（IC_{50} 为 4.5nmol/L）、对血小板聚集有抑制作用。为了提高对 M_2 受体的选择性，以研制抗阿尔茨海默病药物，研究人员在结构改造中发现还原双键后可以提高活性（2-99）；变哌啶环为吡咯环，并利用偕二甲基消除 1 个手性碳原子，不仅可提高选择性，也易于化学制备（2-100）。

在优化抗血小板聚集活性过程中，发现喜巴辛的 A、B 环手性中心对活性的影响极为关键；用吡啶置换哌啶环（2-101），其对凝血酶受体的拮抗作用达到 IC_{50} 为 85nmol/L；加入吸电子取代的苯环得到的化合物（2-102）进一步提高活性；进而在 C 环上引入侧链得到 2-103，为蛋白酶激活受体 -1（protease-activated receptor-1，PAR-1）拮抗剂，通过抑制凝血酶诱导的血小板聚集而抑制凝血过程，该化合物即沃拉帕沙（vorapaxar）。沃拉帕沙于 2014 年 5 月经美国 FDA 批准上市（商品名为 Zontivity），成为首创作用于 PAR-1 的口服抗血小板药，用于治疗急性冠脉综合征和外周动脉疾患。需要指出的是，2-100 和 2-103 的 A、B 环手性中心的构型具有较大的差别（图 2-10）。

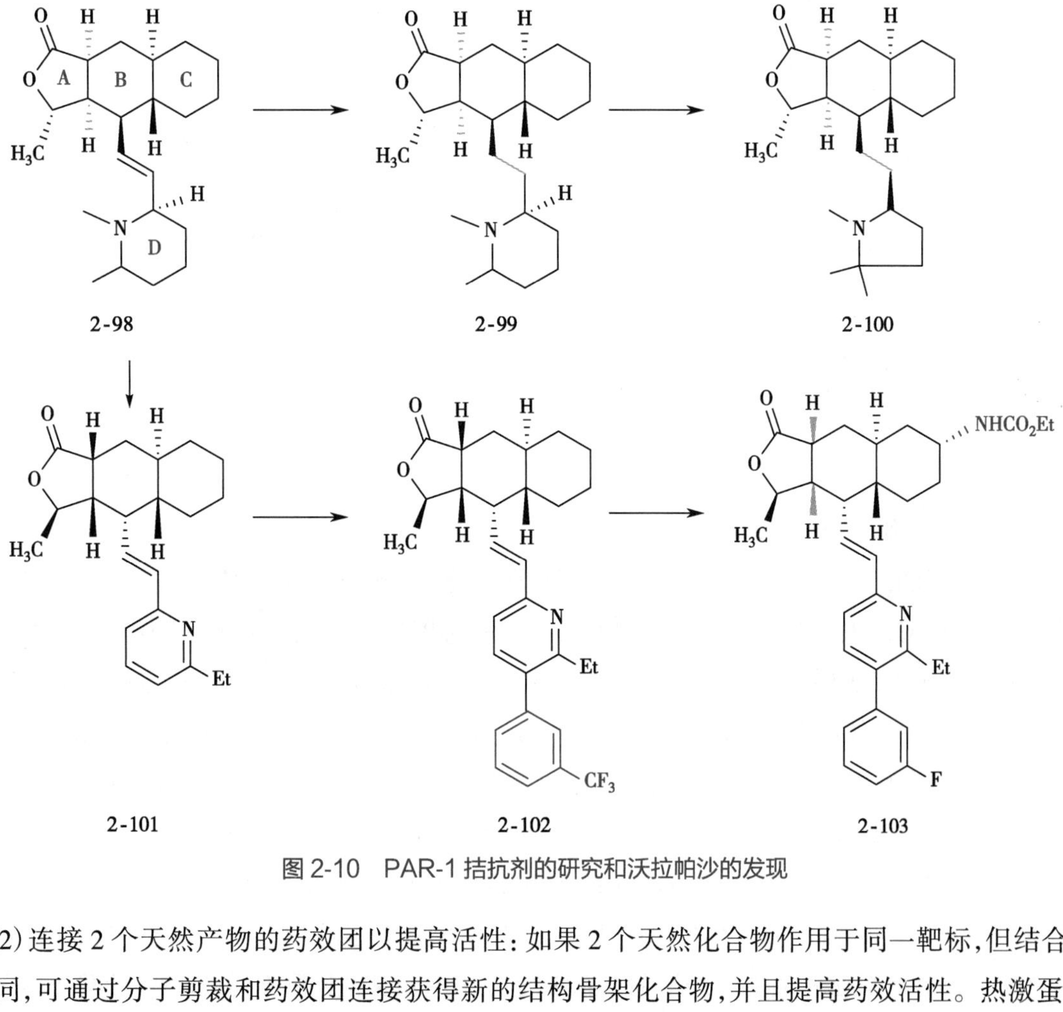

图 2-10 PAR-1 拮抗剂的研究和沃拉帕沙的发现

（2）连接 2 个天然产物的药效团以提高活性：如果 2 个天然化合物作用于同一靶标，但结合的位点不同，可通过分子剪裁和药效团连接获得新的结构骨架化合物，并且提高药效活性。热激蛋白 90（HSP90）作为分子伴侣，参与调控细胞中多种信号蛋白的构象、成熟和功能的稳定化。这些信号蛋白发生突变或过度表达可促进肿瘤细胞的增殖及存活，因而是肿瘤治疗的一个潜在靶标。格尔德霉素

（geldanamycin，2-104）和根赤壳霉素（radicicol，2-105）对 HSP90 都有抑制作用，K_i 分别为 1.2μmol/L 和 19nmol/L，虽然格尔德霉素的活性弱于根赤壳霉素，但对癌细胞有抑制作用，而根赤壳霉素对癌细胞没有抑制活性。

这 2 个抗生素与 HSP90 复合物的晶体结构显示，两者活性部位的结合位点不同。用生物合成的方法制备 2-104 的类似物，结果显示苯醌还原成氢醌可提高活性，因而剪裁 2-104 的上半部分的氢醌片段，截取 2-105 的下半部分，以不同的连接基连接成不同的环状结构，其中化合物 2-106 和 2-107 对 HSP90 和癌细胞都有很强的抑制活性。

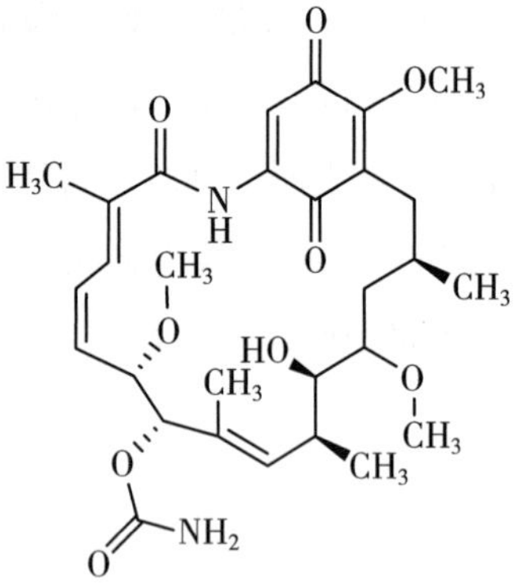

2-104

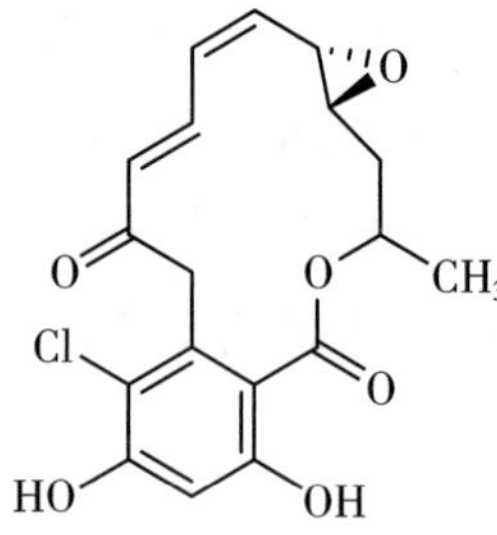

2-105

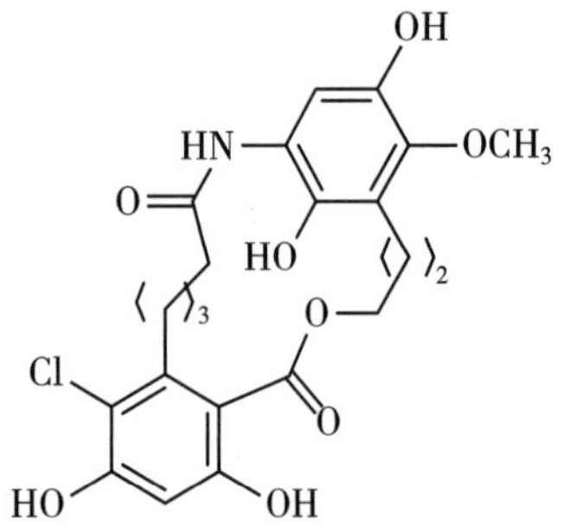

2-106

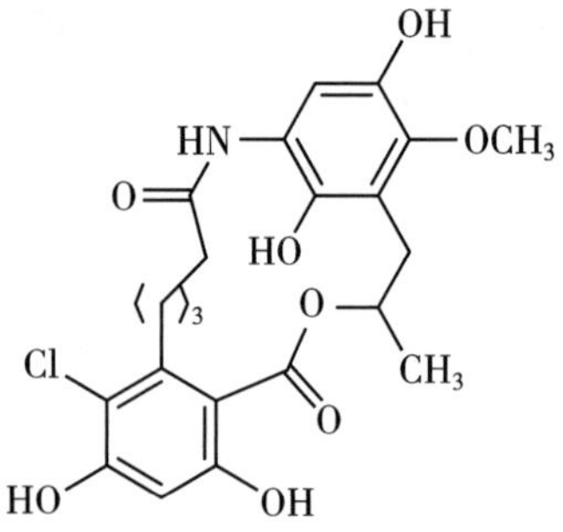

2-107

2.3.2.5　结构改造赋予靶向性

很多具有极强的抗肿瘤活性的天然产物之所以没有进入临床应用，重要的原因之一是它们对正常细胞没有选择性、对组织没有分布特异性，从而导致各种毒副作用。将这种天然产物与肿瘤主动靶向载体偶联可实现肿瘤细胞和肿瘤组织的靶向性，减少对正常细胞、正常组织的伤害，从而大大降低毒副作用，获得临床应用。如作用于微管蛋白的天然产物与抗体偶联得到的抗体药物偶联物（ADC）成为肿瘤免疫治疗的重要方向，它是将天然产物对细胞的超强毒性和抗体对肿瘤细胞的靶向性、代谢稳定性的优势融于一体，实现靶向肿瘤细胞、杀死肿瘤细胞的目的，如海兔毒素 10（dolastatin10）类似物 MMAE 与抗体 CD30 的偶联物维布妥昔单抗（brentuximab vedotin，2-108）。与小分子靶向载体偶联实现肿瘤靶向性也是一个重要方向，而且具有免疫原性低、毒副作用小、制备容易等优点。如与叶酸偶联，叶酸受体在大多数人体肿瘤细胞表面过度表达，而在正常细胞中很少，甚至检测不到，这就使叶酸受体介导的抗肿瘤药可以靶向性地作用于叶酸受体呈阳性的肿瘤细胞，减少药物对正常细胞的毒副作用，提高药物的选择性，如喜树碱与叶酸的偶联物（2-109）。又如与葡萄糖偶联，根据癌细胞对葡萄糖的极高需求量,以及肿瘤部位的葡萄糖转运蛋白 1(GLUT-1)等葡萄糖受体高度表达,选择使用葡萄糖、葡萄糖衍生物或其他一些对葡萄糖受体具有靶向性的糖来直接修饰天然产物,可达到对高度表达葡萄糖转运蛋白的肿瘤组织的靶向作用,从而降低抗肿瘤药对正常组织的毒性,如雷公藤红素内酯与葡萄糖的偶联物(2-110)。

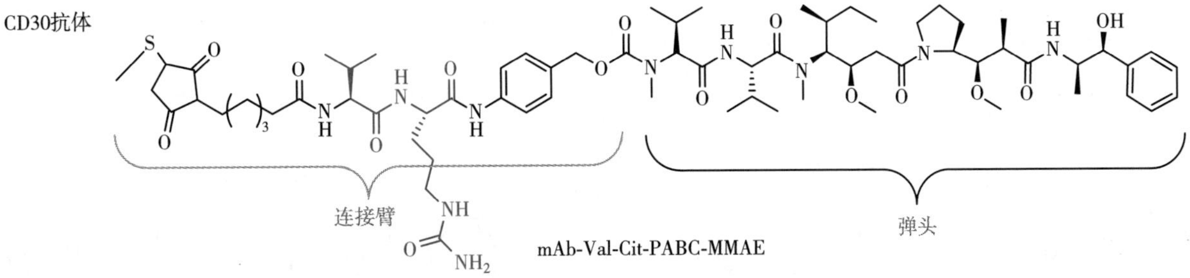

2-108

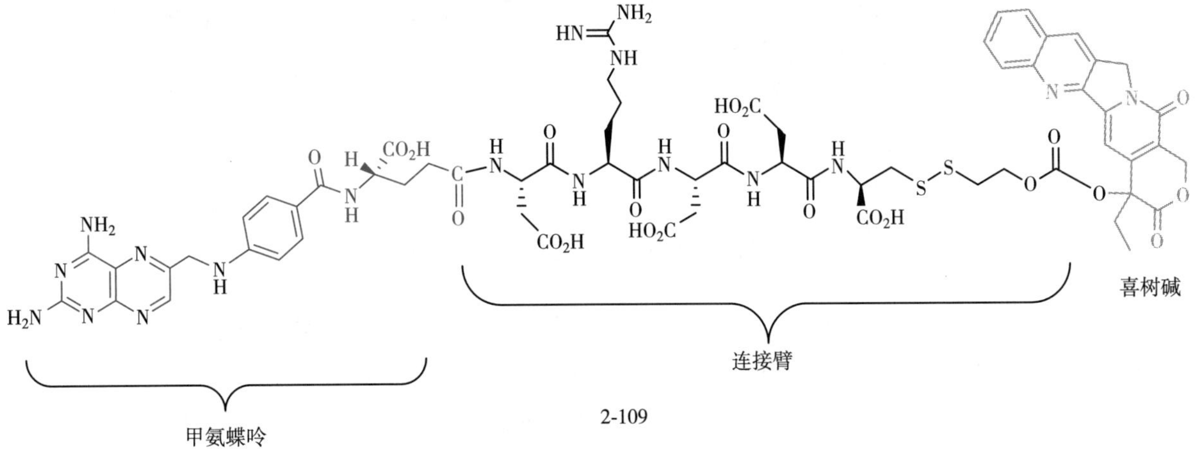

2-109

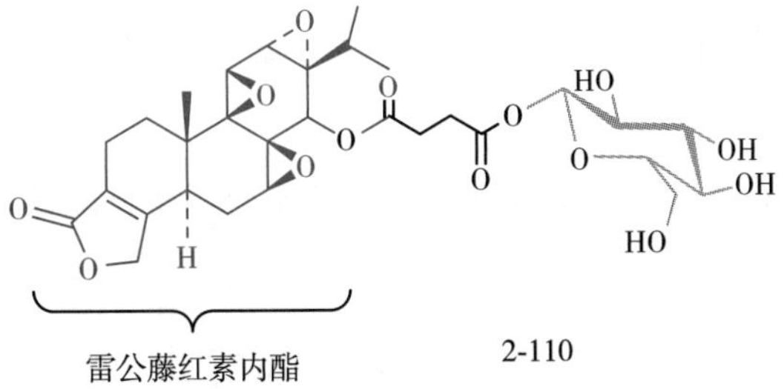

雷公藤红素内酯　　2-110

2.3.2.6　实现规模化制备

用化学合成或生物合成的方法制备天然产物、类似物或简化物,实现规模化生产,保护植物资源、物种和环境。

紫杉醇(2-2)最先是从美国西海岸的短叶红豆杉(*Taxus breviolia*)的树皮中提取得到的,含量低于 0.02%,树皮剥去后不能再生,树木也将死亡,这样使紫杉醇的来源受限。后来在浆果紫杉(*Taxus baccata*)的新鲜叶子中发现紫杉醇的前体化合物 10-去乙酰浆果赤霉素Ⅲ(2-111)(10-DAB Ⅲ,含量约 0.1%),而叶子是可以再生的,正是这一发现,使得以 10-DAB Ⅲ 为原料进行半合成紫杉醇及其衍生物实现产业化。图 2-11 是半合成紫杉醇的代表性工艺路线。

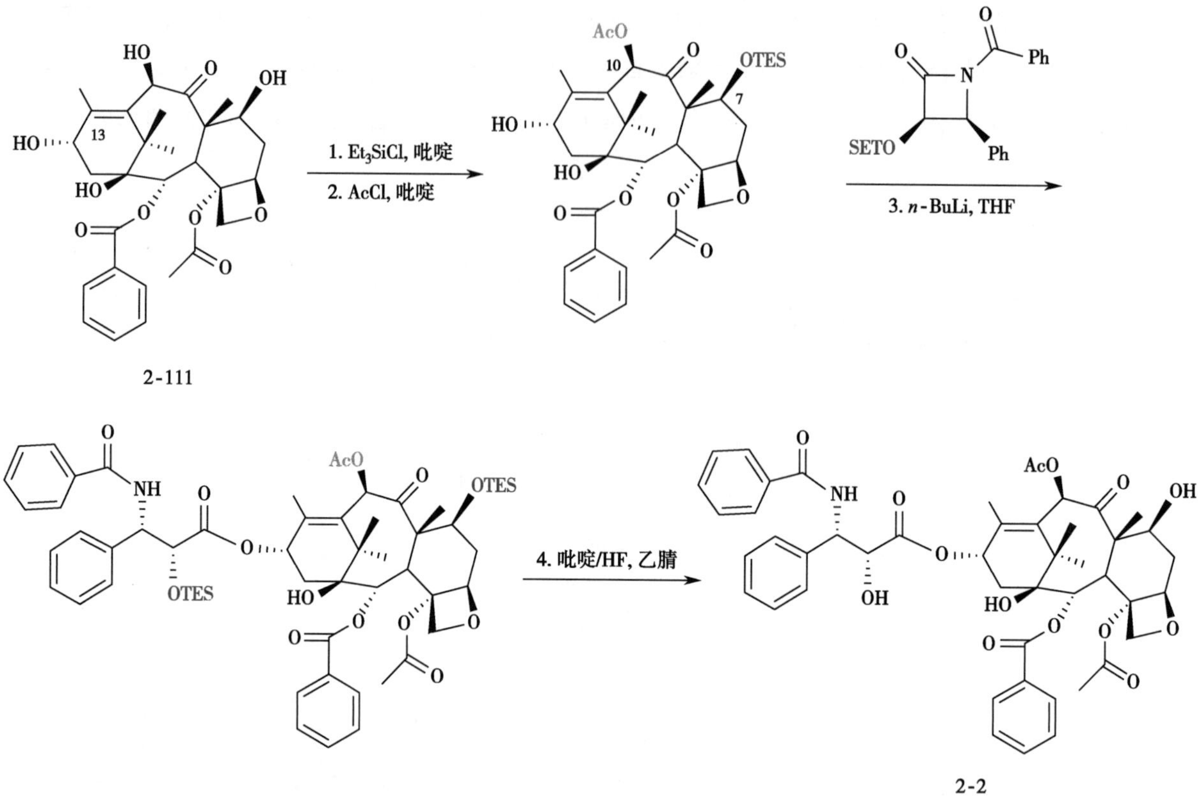

图 2-11　半合成紫杉醇的代表性工艺路线

Phyton Biotech 公司克服细胞培养过程的各种技术障碍,突破细胞培养生产紫杉醇和多西他赛的技术,能够提供全球 1/3 的紫杉烷类原料药,优于天然提取和半合成的原料。

喜树碱是从我国特有植物珙桐科落叶植物喜树(*Camptotheca acuminata*)的种子或根皮中提取得到的,含量约 0.06%。以前喜树碱类抗肿瘤药都是以提取的喜树碱为原料进行半合成生产喜树碱类原料药,每生产 1 吨喜树碱原料药消耗 2 500 吨植物喜树,资源受限,生产成本高。陈芬儿团队以研发的化学计量环内酯不对称氧化为核心技术建立喜树碱类原料药的通用工业化全合成工艺(图 2-12),极大地降低了成本,打破全球沿用 40 年的依赖植物喜树资源的半合成生产模式。

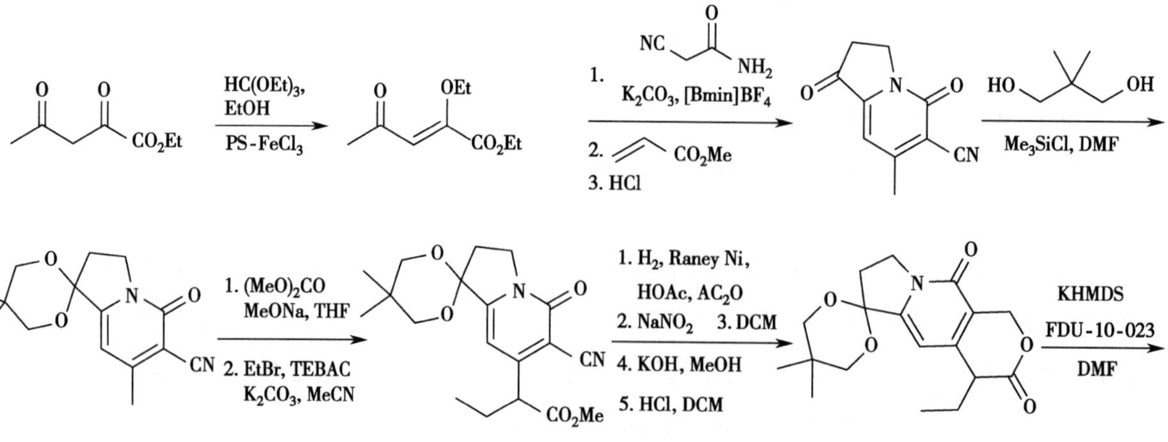

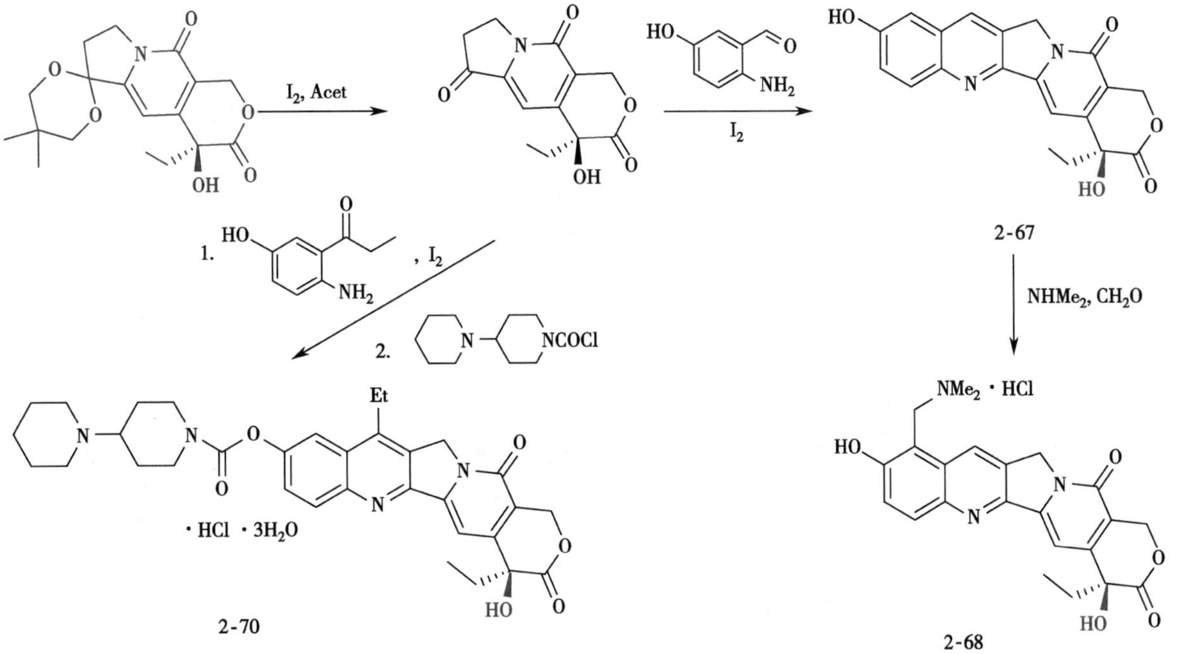

图 2-12　喜树碱类原料药的全合成工艺路线

2.4　活性天然产物发现新趋势

2.4.1　新技术提升活性天然产物的发现效率和水平

色谱分离和波谱分析技术的进步使得微量成分和水溶性成分、结构复杂的化合物的分离和结构确定不再是难题。如海洋生物沙海葵（*Palythoa toxica*）中的微量毒性成分岩沙海葵毒素（palytoxin, 2-112）是一个分子式为 $C_{129}H_{223}N_3O_{54}$、分子量为 2 678.6Da、含有 64 个不对称碳原子和 41 个羟基的水溶性成分。岩沙海葵毒素从 1974 年分离纯化得到几毫克到 1981 年发表平面结构用了不到 10 年的时间，而第一个生物碱吗啡从 1802 年分离到 1952 年通过合成确定结构经历了 150 年。目前，一个化合物分离得到以后，几小时乃至几分钟就可以准确地鉴定出结构。高通量筛选技术、高通量分离/分析技术以及微量快速的结构鉴定技术大大提高了活性天然产物的发现效率。

2.4.2　新兴学科推动天然药物的研究与开发

一些新兴学科包括合成生物学、化学生物学等在解决活性天然产物的规模化制备、提高天然产物的数量和结构多样性、拓展药物的化学空间、揭示活性天然产物的作用机制、发现新的药物靶标等方面发挥越来越重要的作用。

2.4.2.1　合成生物学

合成生物学通过构建新的生物体系，合成数量更多、活性更好、产量更高的化合物，成为解决天然产物结构多样性和实现结构复杂的活性天然产物的规模化制备的重要方向。

2-112

合成生物学是基于系统生物学的遗传工程,从基因片段、人工碱基 DNA 分子、基因调控网络与信号转导路径到细胞的人工设计与合成,类似于现代集成型建筑工程,将工程学原理与方法应用于遗传工程与细胞工程等生物技术领域。

天然产物在生物体内的合成过程与化学全合成类似,是以包括小分子羧酸、氨基酸、异戊二烯或单糖在内的简单原料为底物,在生理条件下通过顺序协作的酶催化反应构建复杂化学结构的目标分子。这些酶相当于由很多基因组控制的生物合成机器或者生物合成工厂。某一特定的天然产物一定对应着一个由若干功能各异的基因元件所构成的生物合成基因群,或成簇分布或离散分布。合成生物学旨在通过对不同基因元件的改造、组合、拼装,从而获得新的生物途径和体系,因而对结构复杂的天然药物研究有特殊的意义,包括将微生物作为细胞工厂实现来源稀缺、结构复杂的天然产物的高效制备、进行类天然产物新化合物的发现与创造等。合成生物学在天然药物中的应用可分为如下 3 个方面:

(1)代谢工程基础上的合成生物学:这类应用是将设计和工程学的理念引入代谢工程中,改造生物体的目的是更好地产生特定的天然药物,因此不改变原有化合物的生物合成途径,使用的合成元件也是相同功能的替换,可描述为"旧元件、旧途径"。代谢工程使用 DNA 重组和分子生物学等手段改造生物体(主要是微生物)的代谢网络,使其可以高效率地合成特定的代谢产物(主要是次生代谢产物)。合成生物学在这方面的应用主要针对一些药效显著、结构明确、生物合成机制清晰的天然药物(或中间体),因此也被称为定向合成生物学,解决的是目标天然产物的产量问题。如青蒿素前体青蒿酸的规模化发酵。

(2)组合生物合成基础上的合成生物学:通过设计新的合成途径并使用已表征的元件来构建生物体系,合成新的"非天然"天然产物,并进一步发展为"非天然"的天然药物,可描述为"旧元件、新途径"。

组合生物合成利用微生物作为"细胞工厂",通过对天然产物代谢途径的遗传控制来合成新化合物。即将不同来源的天然产物生物合成基因进行重组,在微生物体内建立新的代谢途径,这样重组微生物库所产生的新型天然产物构成天然产物类似物库,即类天然产物化合物库,解决的是天然产物的结构多样性和数量问题,有利于从中发现和发展更具有应用价值的药物。

如 Chang 小组设计并实现 2 条 2- 氟丙二酸单酰辅酶 A 的生物合成途径(图 2-13):使用来自大肠埃希菌的乙酸激酶(acetate kinase,Ack)- 磷酸转乙酰酶(phosphor-transacetylase,Pta)蛋白对,在体外可高效地催化 2- 氟乙酸与辅酶 A 连接生成 2- 氟乙酰辅酶 A,而来自大肠埃希菌的乙酰辅酶 A 羧化酶(Accase)可将氟代乙酰辅酶 A 转化为 2- 氟丙二酸单酰辅酶 A;使用来自天蓝色链霉菌的丙二酸单酰辅酶 A 合成酶(MatB)可高效地催化氟代丙二酸转化为 2- 氟丙二酸单酰辅酶 A。他们在体外从游离功能域水平、单一延伸模块水平及多个延伸模块水平分别测试 2- 氟丙二酸单酰辅酶 A 作为聚酮合酶延伸单元的可行性,最终确定这个新的丙二酸单酰辅酶类似物可以用于聚酮合酶延伸单元,并且对各个负责上

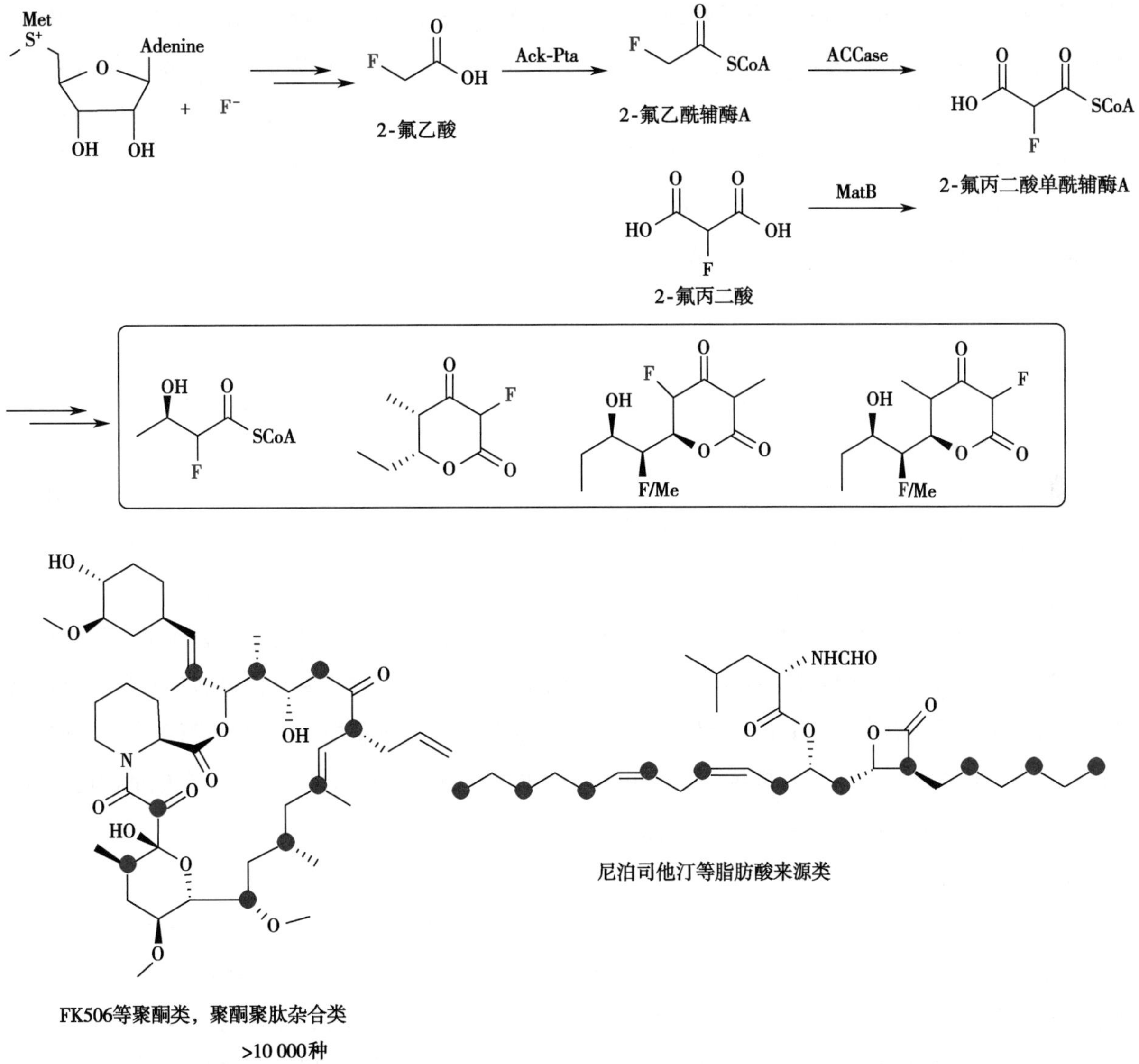

图 2-13 组合生物合成基础上的合成生物学

2- 氟丙二酸单酰辅酶 A 的设计生物合成并作为底物被摄入聚酮类化合中(方框中)
和利用此元件可能实现氟的定点引入位置(圆点)。

载的功能域酰基转移酶(acyltransferase,AT)稍加改造,实现在聚酮产物骨架上定点引入氟原子的目标。他们在大肠埃希菌体内完成 2- 氟丙二酸单酰辅酶 A 产生与聚酮合酶延伸的组合并得到预期产物,首次实现生物体中在聚酮类化合物的核心骨架上定点引入氟原子,开启氟代复杂天然产物合成生物学的研究方向。

(3)元件改造基础上的合成生物学:通过对元件进行合理改造获得新的合成途径,可描述为"新元件、新途径"。在对某种天然产物的生物合成途径充分了解的基础上,通过体内基因敲除和体外酶学研究,可以确定该天然产物的生物合成基因簇中每个基因元件的功能及其所对应的酶的底物耐受性,通过对负责合成该天然产物的基因元件进行改造,可以提高天然产物的产量和获得尽可能多的衍生物,同时解决天然产物的量和结构多样性的瓶颈。酶工程中的定向进化及理性的元件改造都是常用的方法。

酰基载体蛋白(acyl carrier protein,ACP)和肽基载体蛋白(peptidyl carrier protein,PCP)都有一定的底物耐受性,可以由 Sfp 或 AcpS 等磷酸泛酰巯基乙胺基转移酶(phosphopantetheinyl transferase,PPTase)将活化的酰基或肽基转移到其活性位点的丝氨酸上。Yin 小组发现 Sfp 可以将含有生物素基团的乙酰辅酶 A(biotin-S-CoA)转移到 ACP 或 PCP 上,并通过噬菌体展示的方法对这 2 种基因 ACP 和 PCP 元件进行研究,利用将生物素标签转移到 ACP 或 PCP 上的策略,开发了一种使用噬菌体展示进行高通量筛选、鉴定聚酮合酶(polyketide synthase,PKS)或非核糖体聚肽合成酶(NRPS)基因簇的方法,筛选得到能够被 Sfp 识别、可将生物素乙酰辅酶 A 特异性地转移到其丝氨酸之上的 2 个各含 12 个氨基酸的肽段 S6 和 A1,这 2 段短肽可以作为标签用于标记真核细胞中的蛋白质,比常用的标签强化绿色荧光蛋白(enhanced green fluorescence protein,EGFP)具有分子量小且自身不带有本底荧光的优点,需要进行胞内定位时加入外源性 Sfp 和带有官能团的乙酰辅酶 A 底物即可,是一类能够在多种生物体系中应用、可用于标记目标蛋白的新型基因元件。

洛伐他汀(lovastatin,2-113)是来自天然产物的一种重要的调血脂药,其生物合成途径已经被阐明。辛伐他汀(simvastatin,2-114)是化学半合成的调血脂药,传统方法主要是通过分离土曲霉(*Aspergillus terreus*)发酵中间产物并进行化学半合成方法得到。洛伐他汀的降脂能力比辛伐他汀弱,两者的结构差别只是酰基上少了 1 个甲基,该酰基的上载由酰基转移蛋白 LovD G0 负责,其生化功能也通过体内外实验得到证实。LovD G0 虽然具备一定的底物耐受,但是却无法将 2,2- 二甲基丁酰基直接转移到化合物母核的羟基上合成辛伐他汀。Tang 小组利用易错 PCR 和饱和突变等手段对 LovD 进行定向进化研究,获得的突变蛋白 LovD G5 能够直接将 2,2- 二甲基丁酰基转移到化合物母核的羟基上合成洛伐他汀,由此便可以通过微生物发酵直接得到辛伐他汀这一非天然产物(图 2-14)。

2.4.2.2　化学生物学

化学生物学(chemical biology)是化学和生命科学交叉的一门新兴学科。它运用活性小分子化合物作探针来研究生物体内的分子事件及其相互作用网络,进而在分子水平上研究复杂生命现象,是分子生物学的有利补充。化学生物学对创新药物研究产生深刻的影响,其技术提供一种药物研究新模式——"配体导向的药物发现模式(ligand-directed drug discovery model)",即用活性小分子化合物作探针,从细胞和分子层次弄清疾病发生与防治的机制,发现并确证药物作用的靶标(包括新靶标),揭示信号转导的调控规律,为重大疾病的诊断和防治提供新的药物靶标和新的先导化合物。

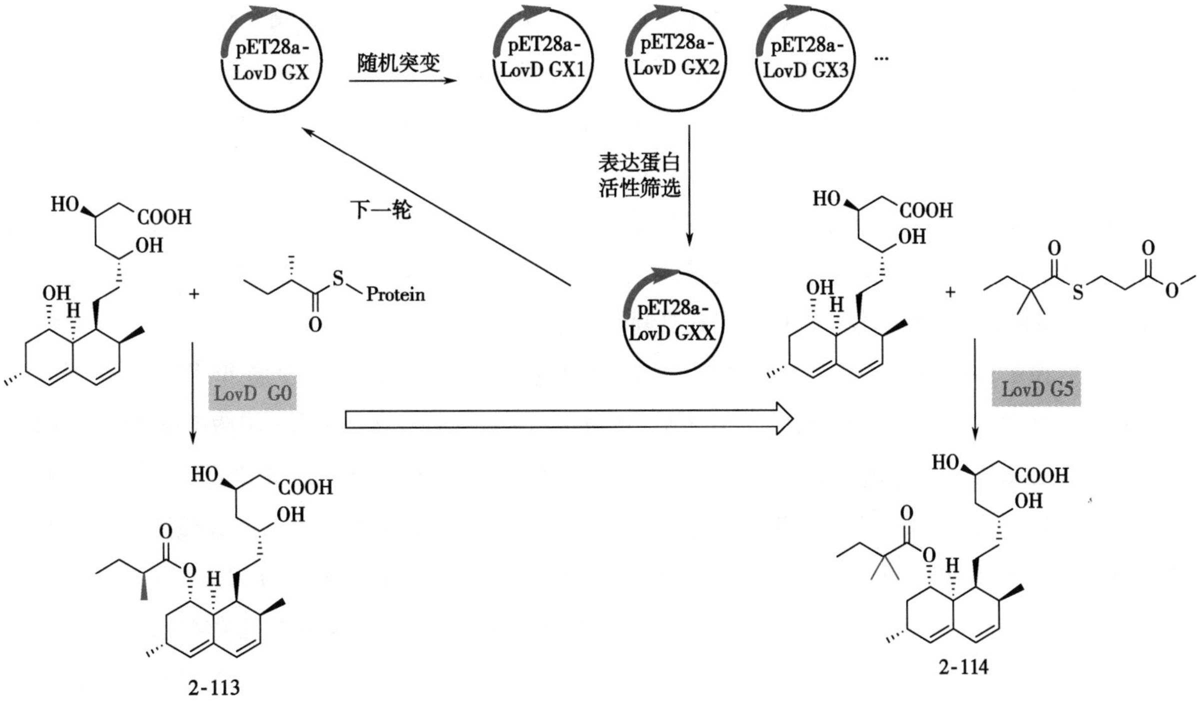

图 2-14 元件改造基础上的合成生物学

所使用的活性小分子探针的有效性决定新靶标发现的成败和发现先导化合物的概率。具有结构多样性和复杂性的活性天然产物是研究信号转导机制、发现新靶标的可靠探针分子。从基于活性天然产物的药物发现的角度,天然产物的靶标确定是关键。在药物研发的起始阶段明确药物分子的靶标,有助于深入研究其作用机制,并尽早发现其可能存在的毒副作用,进而从结构上进行有针对性的改造,降低药物研发成本。

活性天然产物的作用靶标鉴定是一项具有挑战性的工作:由于分子结构的复杂性,无论是通过分离还是合成都很难获得足够量的样品;靶标鉴定过程中往往需要将天然产物功能化以得到化学探针,而且探针分子要保持与天然产物相当的活性。

(1)活性天然产物作用靶标识别与鉴定的方法:亲和纯化法。该方法就是利用小分子与靶蛋白特异性结合的特点,首先根据天然产物的结构特征,通过化学修饰赋予天然产物与不同固相载体结合的能力,如生物素或者直接与琼脂糖珠子等不同的载体共价连接,然后通过与富含潜在靶标的样品(小分子靶标的细胞或者组织裂解液)孵育,富集相应的靶蛋白,最后通过不同的方法分离并鉴定能够特异性地与小分子结合的靶蛋白。其中应用最多是对化合物进行生物素修饰,利用生物素与链霉亲和素的极高亲和力,最后富集并分离和鉴定所结合的靶蛋白。通过该方法已经鉴定了很多小分子的作用靶标,如 pateamine A、cyclosporine A、aurilide、pladienolide 和 fumagillin 等天然产物。该方法比较适于小分子化合物的活性 EC_{50} 或者 IC_{50} 在 nmol/L 至低 μmol/L 之间,并且靶蛋白的丰度也相对较高。此外,由于很多化合物与靶标结合的低亲和力或者与靶标结合的瞬时性,应用光偶联技术和点击化学加速了新型分子探针的设计合成,如 pateamine A 的作用靶标确认。

遗传筛选法。如何利用生物学研究天然产物的作用机制一直是化学生物学探讨的另外一个热点。利用大规模和全基因组操作技术和手段,鉴定到与活性小分子作用直接有关的基因,用于小分子的作用靶标和机制研究总称为遗传筛选法。其中早期应用最多的是模式生物酵母菌。酵母菌有 6 000 多个基因，很早就建立了全基因组敲除、半敲除或者过表达的全基因组库，为活性小分子的机制研究奠定了非常好的基础。通过筛选以上文库分别鉴定了 mTOR 是雷帕霉素（rapamycin）的靶标、dfr1 是甲氨蝶呤（methotrexate）的靶标及 HSP90 是奈非那韦（nelfinavir）的靶标等。人们在如何更好地将哺乳动物特别是人类基因功能研究用于小分子化合物的机制研究方面也进行了大量探索。全基因组干扰 RNA 技术（合成 siRNA 和慢病毒 shRNA 文库）也应用于药物作用机制的研究。近年来，CRISPR 技术的快速发展极大地促进了遗传筛选法在小分子靶标发现和机制研究方面的应用。

转录组和蛋白质组学法。生物信息学、基因组和蛋白质组技术的不断发展，特别是二代测序和定量蛋白质组学技术的高速发展，大大加速了组学技术在小分子药物靶标和作用机制研究方面的应用。该方法主要是用药物处理细胞，之后通过比较基因或者蛋白质表达的变化确定靶标。这种方法容易受到高噪声、高背景的影响，如何快速确定真正的作用机制也成为领域的研究热点。应运而生的 connectivity MAP、基于活性的蛋白质谱分析（activity-based protein profiling，ABPP）和药物亲和反应的靶标稳定性（drug affinity responsive target stability，DARTS）大大增加了靶标鉴定的机会。其中将基因表达谱与小分子作用机制研究相结合的最好的例子就是 connectivity MAP，该技术是利用小分子导致基因表达变化的组学信息，通过生物信息学分析每个化合物的特征谱（signature），并利用这些特征谱建立数据库，通过不断扩充和完善，与 NIH 的 LINC 计划相结合。目前该数据库已经整合了单个基因敲除或者敲低后的表达特征谱和上万个已知化合物的特征谱信息，可以用于未知化合物的靶标发现和机制研究。近期的雷公藤红素和醉茄素 A（withaferin A）减肥机制研究工作属于后续应用的模板。

上述 3 种活性天然产物的靶标鉴定方法是以小分子天然产物为起点筛选靶蛋白的，被称为逆向策略（reverse strategy）。根据天然产物引起的表型变化或与之相关的已知信号通路和作用网络推测并确定天然产物的靶标，也称为正向策略（forward strategy），主要包括差异基因组学/蛋白质组学分析、细胞形态分析等方法。有代表性的实例如抗炎中药旋覆花成分 IJ-5 的作用靶标确认。

（2）分子探针：采用亲和层析、凝胶电泳和质谱等方法识别天然产物作用的靶蛋白时，需要设计合成基于活性天然产物的小分子探针，用探针"钓取"靶蛋白。分子探针就是在活性天然产物上连接荧光、同位素、生物素、光亲和基团等。活性天然产物分子探针的设计一般需要开展的工作包括进行构效关系研究，确定药效团；在分子的非药效团处引入示踪基团，避免生物活性的丧失；采用生物学实验检验探针分子的生物活性，保证活性和作用机制与原天然产物基本保持一致。

探针的基本结构包括三部分，分别为报告基团、连接臂和活性分子。报告基团（也称标签，tag）的作用是快速简便地富集、纯化和探测与探针分子作用的靶蛋白。连接臂是报告基团和活性分子之间的连接链，其长度和亲水性等因素对活性分子和靶蛋白的作用及报告基团对靶蛋白的探测、纯化和富集非常关键。

常用的报告基团有生物素、荧光基团（荧光素、BODIPY 和罗丹明等）及固相载体（琼脂糖）等。这类策略的一个缺陷在于引入位阻较大的亲和标签很容易导致化合物的活性降低甚至丧失。利用铜催化的叠氮-炔基点击反应（click reaction）等生物正交反应能够较好地解决这一问题，在天然产物骨架中引入小生物正交反应基团，基团对于化合物原有化学性质的干扰相对较小，可以在活细胞或细胞裂解液中与靶蛋白结合,随后利用铜催化点击化学反应再将叠氮修饰的报告基团(生物素或荧光)连接到探针 - 靶蛋白复合物上,并对靶标进行检测、富集和鉴定。为了避免铜离子对靶蛋白的影响,环张力诱导的叠氮 - 炔基点击反应、四嗪与环状烯烃或环状炔烃间的逆电子需求的 Diels-Alder 反应等新型的生物正交反应被采用,生物正交反应标签适合探针分子与靶蛋白形成共价结合(图 2-15)。对于多数天然产物与靶蛋白形成的非共价的可逆性相互作用,光亲和标记(photoaffinity labeling,PAL)技术很好地解决了这个问题(图 2-16)。将引入光亲和基团的探针与具有活性的蛋白质组(活细胞或非变性的细胞裂解液)孵育后,经特定波长的光照射分解产生高活性的自由基中间体与靶蛋白不可逆性共价结合,随后通过生物正交反应引入或直接通过报告基团或进行靶标富集和鉴定。

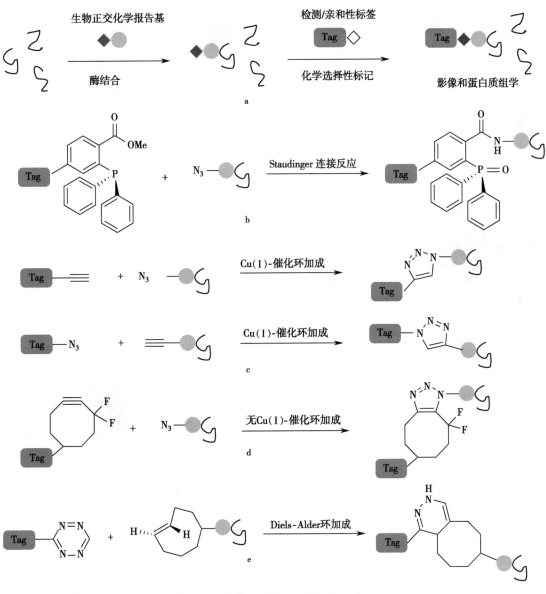

图 2-15　生物正交反应标签及其反应

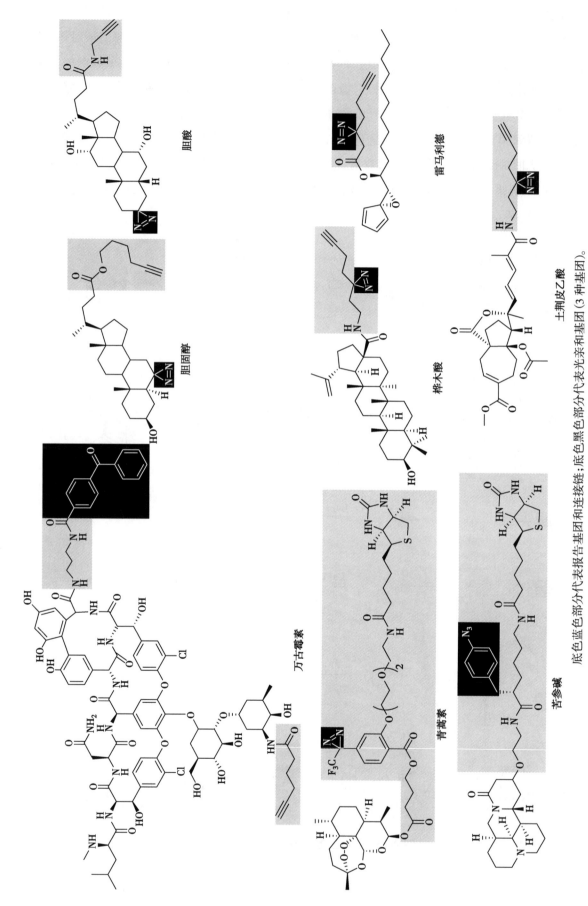

图 2-16　含有光亲和基团和基团的天然产物探针

底色蓝色部分代表报告基团和连接链；底色黑色部分代表光亲和基团 (3 种基团)。

胆酸

胆固醇

万古霉素

雷马利德

桦木酸

青蒿素

土荆皮乙酸

苦参碱

2.4.3　研究内涵不断拓展

从天然产物研究发现新药的研究内涵在不断拓展,正在由过去主要研究高含量成分转向微量甚至超微量成分的研究,由以研究小分子化合物为主转向兼有诸如多糖、蛋白质等大分子化合物的研究,由单纯研究脂溶性成分转向兼有水溶性成分的研究,由过去单纯化学研究转向以生物活性检测为导向、寻找生物活性物质或活性先导化合物的研究,由研究单一中药或天然药物转向中药复方的研究,活性成分的药效学及作用机制的研究由整体动物水平发展到分子水平,由研究对象多以陆生植物为主拓展到微生物、海洋生物、黏液菌类、微藻类、昆虫类等;从天然资源拓展到植物组织培养、组合基因与组合生物催化等非天然资源,化学合成由目标导向合成单一目标产物转变为多样性导向合成、集群式合成法、手性池合成等天然产物和类天然产物库,由天然产物化学成分及其生物活性逐渐扩展到生物合成及仿生合成等研究。

随着高通量筛选和虚拟筛选等技术的发展,合成化学成为药物研发的瓶颈。在过去的 1 个世纪中活性化合物的数量只增加 10 倍,导致只有 3% 的靶标有药物上市和只有 7% 的靶标可能有小分子药物,扩展小分子成药空间是个关键工作。天然产物是比随机化合物更可能成为药物的化合物库,可以认为是被与人类蛋白质高度相关的生物系统经亿万年筛选淘汰后剩下的精英化合物,因此基于天然产物的化合物库构建是拓展成药性小分子化学空间的最有效的策略。传统的天然产物的目标导向合成(target-oriented synthesis,TOS)法通过逆合成分析,从简单的起始原料出发,往往需要较长的反应步骤才能构建出一个活性目标产物。目前"类天然产物"(natural product-like compound)的多样性导向合成(DOS)成为天然有机合成化学的研究重心。

多样性导向合成的概念由 Schreiber 于 2000 年提出,它是以高通量的方式合成类天然产物,其合成是从单一的起始原料出发,以简便易行的方法合成结构多样、构造复杂的"类天然产物"化合物库,再对它们进行生物学筛选,为更多的生物靶蛋白找到新的配体。在构建化合物库时,利用药物化学的理念,在天然产物骨架中引入取代基多样性、骨架多样性、立体化学多样性,高效快速地合成系列结构修饰或改造的类天然产物,获得类药性好的分子。

基于 DOS 产生的"类天然产物"化合物库分为 3 类:基于单个天然产物核心骨架的化合物库;基于多个活性天然产物优势骨架(privileged structure)的化合物库;基于更广泛意义上的模仿天然产物结构特征的化合物库。

2.4.3.1　基于单个天然产物核心骨架的化合物库

活性天然产物的核心骨架提供一个具有多样化官能团并经生物确认的结构框架,围绕该框架产生的化合物库可能被用来发现多种生物靶标。王少萌小组基于 *p53* 肿瘤抑制基因与鼠的双小蛋白 2(MDM2)的作用机制,根据 P53-MDM2 的晶体结构,发现位于 2 个蛋白质深处的疏水裂隙是设计 MDM2 抑制剂阻止 P53-MDM2 相互作用的理想靶标;而位于疏水腔的 P53 上 Trp23 残基的吲哚环是介导 P53 和MDM2 相互作用的关键,化学残基搜索结果显示,氧化吲哚残基可以很好地模拟 Trp23 残基的作用。进一步对含氧化吲哚残基的抗肿瘤天然产物搜索,发现若干含螺环氧化吲哚核心骨架的天然产物,模型研究显示螺环氧化吲哚 -3,3′- 吡咯烷核心骨架可以作为起点设计新型的 MDM2 抑制剂。他们通过不对称 1,3- 偶极反应,设计合成一类含不同取代基、不同构型的螺环氧化吲哚 -3,3′- 吡咯烷类化合物,获得一个新型的 MDM2 抑制剂(2-115),其抑制野生型 LNCap 人前列腺癌细胞生长的 IC$_{50}$ 为 0.83μmol/L,并对正常细胞表现出很高的选择性(图 2-17)。目前这类骨架的 MDM2 抑制剂已进入临床研究阶段。

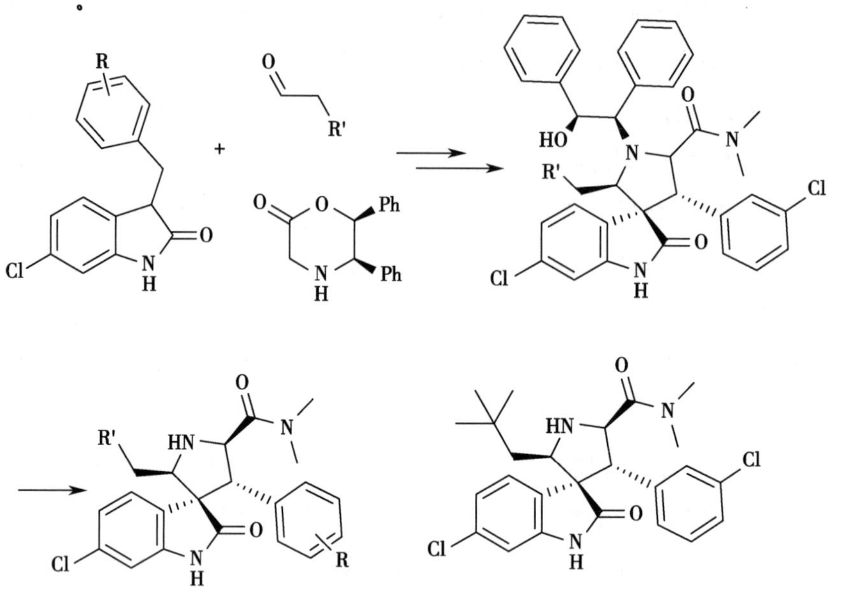

图 2-17　螺环氧化吲哚 -3,3′- 吡咯烷类化合物库

2.4.3.2　基于多个活性天然产物优势骨架的化合物库

优势骨架(privileged structure)是指在多种已知的活性天然产物中广泛存在的具有特殊功能的结构,这种结构与上述单个天然产物的核心骨架一样,经过某种程度的生物确认,由于来源广泛,因此能在更大程度上产生结构多样性,进而找到更广泛的生物靶标。

四氢喹啉结构单元在各类具有生物活性的生物碱天然产物中广泛存在,多个小组建立了四氢喹啉"类天然产物"化合物库。其中,Arya 小组发展了一种对映选择性高效合成四氢喹啉骨架的方法,以苄基保护的 5- 羟基 -2- 硝基苯甲醛(2-116)为原料,经 Wittig 反应、Sharpless 双羟化、乙酯还原、硝基还原和分子内 Michael 加成等 10 步反应得到光学纯的多功能四氢喹啉砌块(2-117);以此为起点,通过对酯基的化学转化并将酚羟基固定在树脂上,衍生出结构多样的四氢喹啉砌块;再进行多种衍生化在 1、2 位和 2、4 位引入新环,得到骨架不同、取代基不同、结构复杂的多环衍生物。如经过 RCM 反应在 1、2 位建立六元环烯酰胺,在烯酰胺部位经偶联加成反应进一步衍生得到 2-118;通过对 2 位上 α,β- 不饱和酯的区域和立体选择性 Hetero-Michael 加成反应形成六元吡喃环得到 2-119;用 RCM 反应在 1、2 位引入 α,β- 不饱和内酰胺,进一步发生构型控制的 Michael 加成反应得到 2-120(图 2-18)。由此可见,通过对带有四氢喹啉骨架的 β- 羧甲基结构单元进行不同的 DOS 操作,使该结构的骨架多样性、结构复杂性均大幅提高。基于该策略还合成了很多类天然产物。利用斑马鱼筛选模型对建立的化合物库进行筛选,发现具有抑制血管生成的活性化合物(2-121)。

2.4.3.3　基于更广泛意义上的模仿天然产物结构特征的化合物库

该方法是在更广泛的意义上发掘天然产物的结构特征,在原有骨架的各个方向上引入更密集的官能团和进行更广泛的衍生。Schreiber 小组的 1,3- 二氧六环结构化合物库是这种方法的经典例子(图 2-19)。1,3- 二氧六环骨架的构建首先选择对酸、碱均比较稳定的二异丙基苯基硅醚接到聚苯乙烯

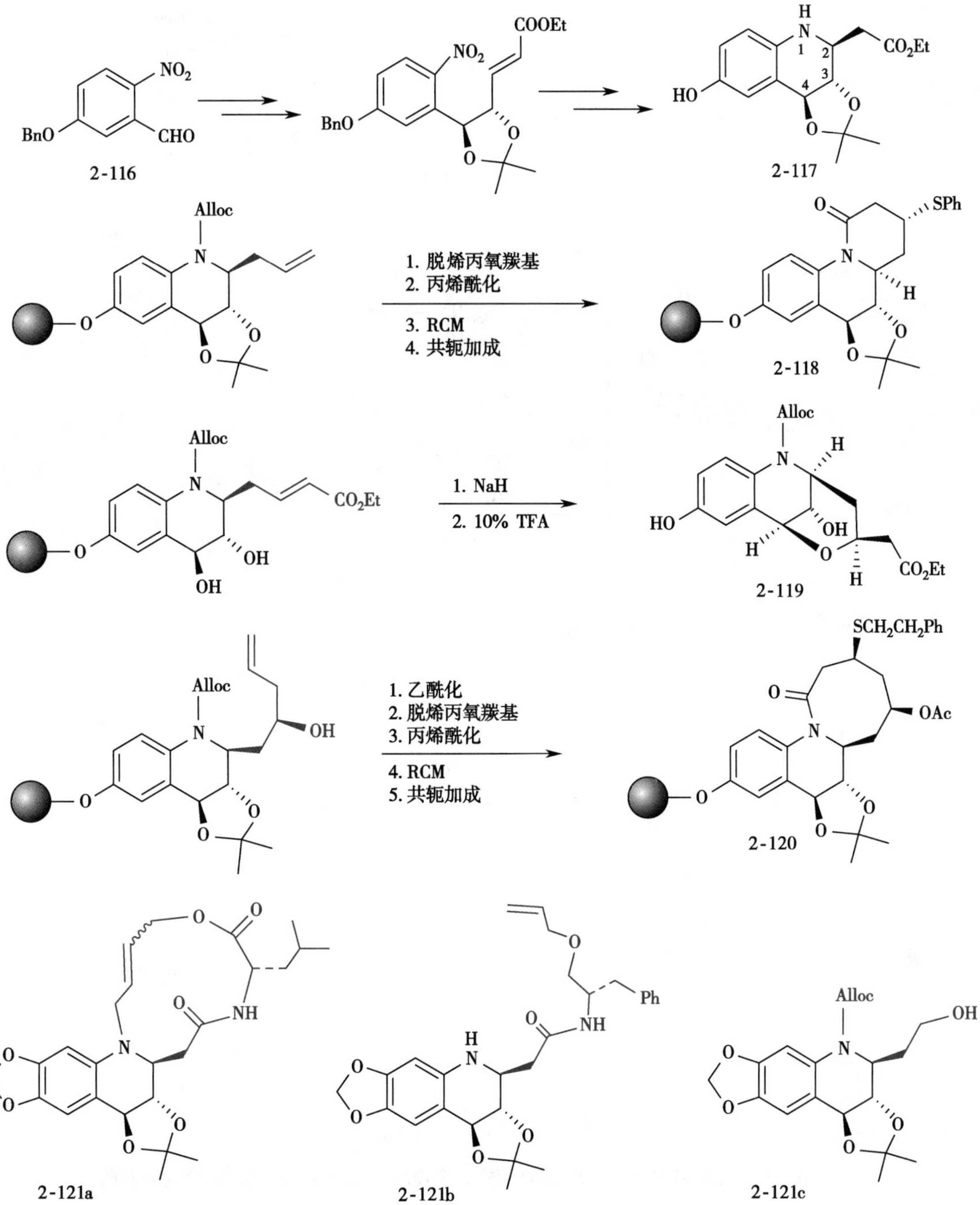

图 2-18　四氢喹啉 β- 氨基酸酯骨架的对映选择性合成及多样性导向衍生

载体上，以便在温和条件下脱除，这保证了 1,3- 二氧六环化合物库中的多种底物对反应条件的要求。不同的 γ,δ- 环氧乙醇底物（2-122）用多种二级胺或硫醇开环得到固载的 1,3- 二醇 2-123，进而用 TMSCl 作脱水剂，在微酸性条件下与 Fmoc 保护的氨基苯甲缩酮作用得到 2-124，再与酰氯或磺酰氯等偶联得到酰胺、磺酰胺等，脱除固载后构建了 1,3- 二氧六环骨架化合物库。经活性筛选，从第一代化合物库（含 1 890 个分子）中首先发现酵母蛋白 Ure2p 的新型抑制剂 uretupamine B（2-126），该化合物可选择性地抑制 Ure2p，而传统的基因敲除或 RNA 干扰的办法无法达到这一效果。该化合物库进一步结合亲金属蛋白靶标元素（metalloprotein-targeted biasing element）得到共生同源选择性（paralog selective）组蛋白去

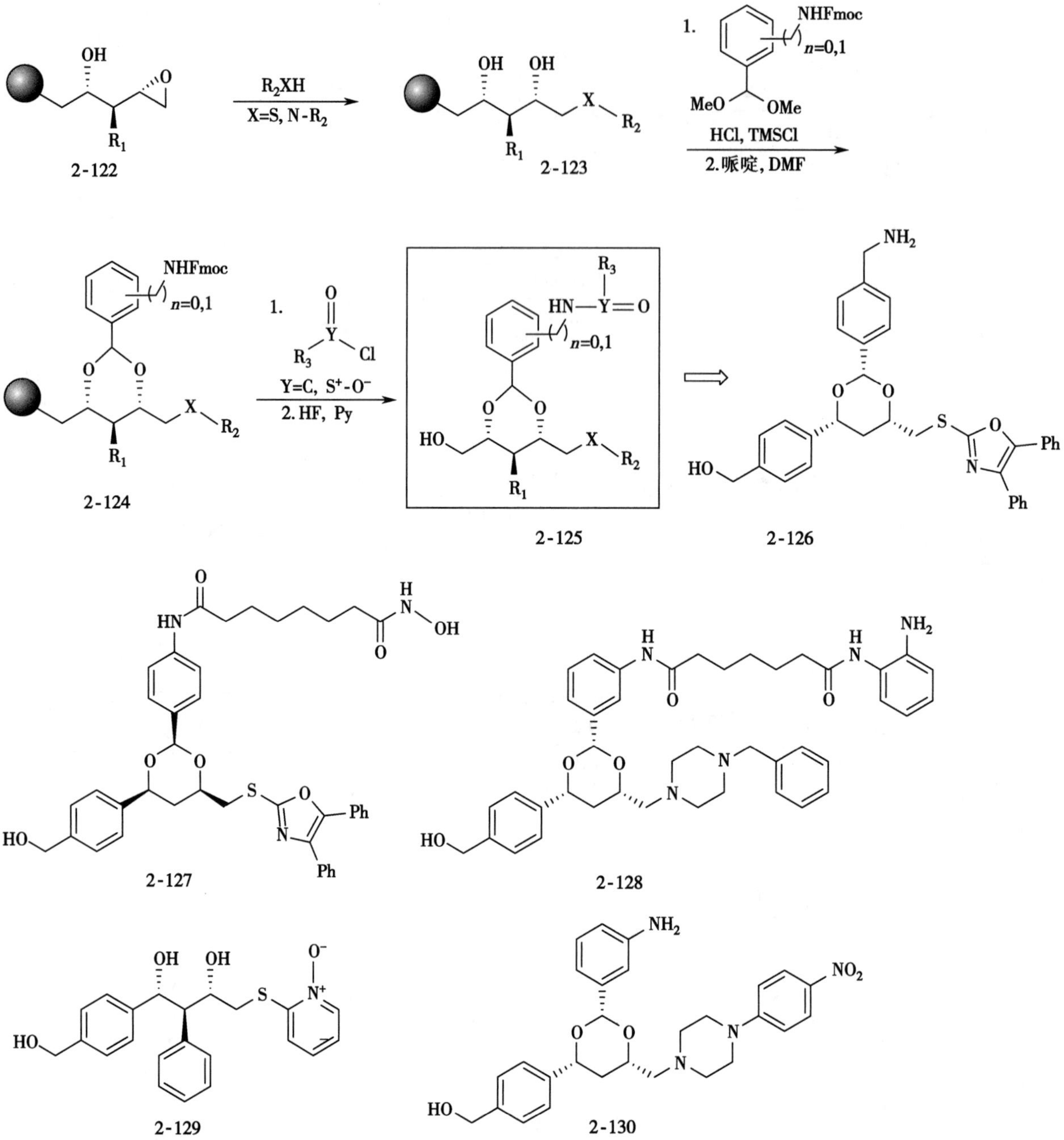

图 2-19　1,3- 二氧六环骨架 "类天然产物" 化合物库的合成及多种活性化合物的发现

乙酰化酶（HDAC）抑制剂。Tubacin（2-127）是一种 α- 微管蛋白去乙酰化酶抑制剂（EC$_{50}$ 为 2.5μmol/L），histacin（2-128）具有组蛋白去乙酰化抑制活性（EC$_{50}$ 为 34μmol/L），以这些选择性抑制剂作为强有力的探针工具进而发现抗转移和抗血管生成的肿瘤药物新靶标 HDAC6。

　　Schreiber 小组将化合物库的规模扩大至 18 000 个分子，对其主要组分根据多样性和化学空间分布分析后发现，该化合物库与 2 000 多种已知的生物活性化合物相当，并且很多化合物占据的化学空间是以前无法到达的区域。进一步的筛选发现化合物 2-129 诱导发育期的斑马鱼出现弯曲的脊索表现型，化合物 2-130 的专一性诱导产生心血管功能障碍。

　　开发高效的合成策略，增加类天然产物的结构复杂性和数量是增加药物化学空间的关键。最近

Baran 小组利用环加成反应 {[2+1]、[2+2]、[3+2]、[4+2]} 串联 sp³C-C 交叉偶联反应构建富含 sp³ 碳原子的结构复杂的化合物库,分子中含有多至 5 个手性中心。环加成反应可以一次性产生多个 sp³ 碳中心,但缺乏模块化,而 sp³ 交叉偶联反应具有可编程、模块化、可靠的优点,他们将两种化学转化的优点结合成单步反应,以实现可模块化、可对映选择性、可扩展和编程地制备天然产物和新分子骨架及中间体。

现在多数"类天然产物""化合物"库的构建都使用最可靠的化学反应,目的是有效扩展成药空间。建立新的合成策略和方法,构建结构复杂、数目更多的化合物库依然需要更多的努力。

2.5　基于天然产物的新药研究案例

2.5.1　从软海绵素 B 到艾日布林

2.5.1.1　软海绵素 B 的发现

1985 年,Uemura 小组从日本特有的黑海绵(*Halichondria okadai*)中分离到具有强烈的抗肿瘤活性的化合物去甲软海绵素 A(norhalichondrin A); 接着,他们又从这种海绵中分离到 norhalichondrin B/C、halichondrin B/C、homohalichondrin A/B/C 等 7 个 halichondrin 族化合物(图 2-20)。后来发现,在常见的海绵如新西兰亮黄色海绵(*Lissodendoryx* sp.)等中也能分离到这些化合物。软海绵素的结构新颖且复杂,

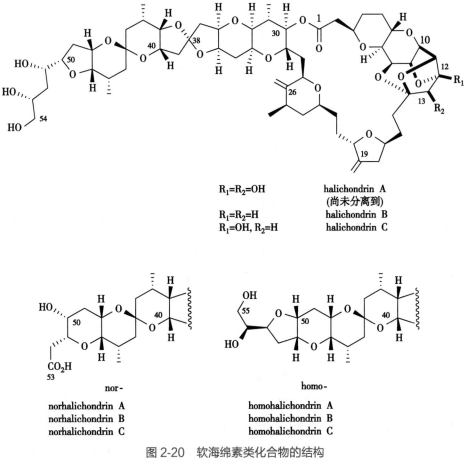

图 2-20　软海绵素类化合物的结构

包括聚醚和大环内酯两大部分,聚醚部分由多个吡喃和呋喃环构成,大环内酯部分含有 1 个 2,6,9- 三氧杂三环(3.3.2.0^{3,7})癸烷及 2 个环外双键。该族化合物之间的差别发生在 C-45 位以后,而 A、B、C 3 个系列的区别在于 C-12 位和 C-13 位的氧化程度不同。

2.5.1.2　软海绵素 B 的生物活性及作用模式

软海绵素类化合物具有强烈的细胞毒活性,尤以软海绵素 B 最为显著。在体外对黑色素瘤 B-16 细胞具有极强的抑制作用,其 IC_{50}<0.1ng/ml。体内实验发现,在黑色素瘤细胞 B-16、白血病细胞 P-388 及 L1210 3 种荷瘤小鼠模型中,软海绵素 B 可以使荷瘤小鼠的存活时间显著延长,最高可达 300% 以上。

软海绵素 B 可抗有丝分裂,具有弱的抑制微管聚合的作用,但作用机制不同于紫杉醇和长春碱:软海绵素 B 对长春碱与微管蛋白结合所产生的解聚作用没有竞争性抑制,说明其与微管蛋白的结合位点与长春碱不同;它对秋水仙碱与微管蛋白的结合没有增稳或抑制作用;它可提高双 5-,5′- [8-(N- 苯基)- 氨基 -1- 萘磺酸] 与微管蛋白的结合能力;该化合物不影响碘代乙酰胺对微管蛋白巯基发生的烷基化作用。以上实验结果提示,软海绵素 B 的抗肿瘤作用与已有的作用于微管蛋白的药物可能较少产生交叉耐药作用。

2.5.1.3　软海绵素 B 的化学全合成

软海绵素 B 的极强的生物活性和独特的作用机制引起研究者的极大关注,但是天然提取的量非常有限(最初从 600kg 黑海绵中仅分离到 12.5mg 软海绵素 B),这在很大程度上阻碍了研发进程,化学全合成成为突破药源瓶颈的重要途径。

软海绵素 B 的结构十分复杂,可视为由左侧的聚醚和右侧的大环内酯两大部分构成,共含有 32 个手性中心,其中聚醚片段 18 个、大环内酯部分 14 个,分子中含有多个螺环、并环及笼状结构。分子结构的复杂性使得化学合成具有很大的挑战性。1992 年,哈佛大学的 Kishi 小组完成软海绵素 B 的化学全合成。他们的总体策略是将目标分子切分成几个片段,在片段上预留出功能基,先完成片段的制备,然后进行片段组装。策略示意图及涉及的关键反应如图 2-21 所示。软海绵素 B 全合成的成功有力地推动了这类化合物的构效关系和生物学研究,也为后续艾日布林的成功研制提供了重要保障。

2.5.1.4　软海绵素 B 的结构优化及艾日布林的发现

(1)天然产物的剖裂和删减:从药物化学的视角对软海绵素 B 的结构进行分析,右侧的大环内酯片段比左边的聚醚片段更可能是抗癌活性的载体。继而结合全合成的路线设计,对天然产物进行结构上的剖裂和删减,去除大部分聚醚片段,获得 ER-035723(C_1~C_{37})(2-131)及 ER-033658(C_1~C_{38})(2-132) 2 个结构简化物(图 2-22),它们对人结肠癌肿瘤细胞的活性比软海绵素 B 差,但 IC_{50} 仍保持在 nmol/L。这 2 个化合物去除 C-38 位左侧的聚醚及复杂的螺环结构,保留二氧杂十氢萘片段,这是软海绵素 B 构效关系研究的非常重要的起点,也奠定了后续艾日布林发现的基础。

(2)二氧杂十氢萘部分的构效关系及其结构再简化:将化合物 ER-033658(2-132)的 C-38 位羟基甲醚化或环合成并环的四氢呋喃,或将 C-31 位甲基变换为乙基或氢原子;或将化合物 ER-035723 (2-131)的 C-31 位甲基变换为乙基或氢。这些化合物仍保持体外抗肿瘤活性,与 2 个简化物 ER-033658 和 ER-035723 的活性没有显著性差异(图 2-23)。

继续对残余的聚醚部分(二氧杂十氢萘)进行删减以降低分子尺寸、减少手性中心,发现 ER-041292 (2-133)和 ER-051789(2-134)2 个化合物在细胞水平上活性很高,但在 LOX 黑色素瘤小鼠异种移植模型

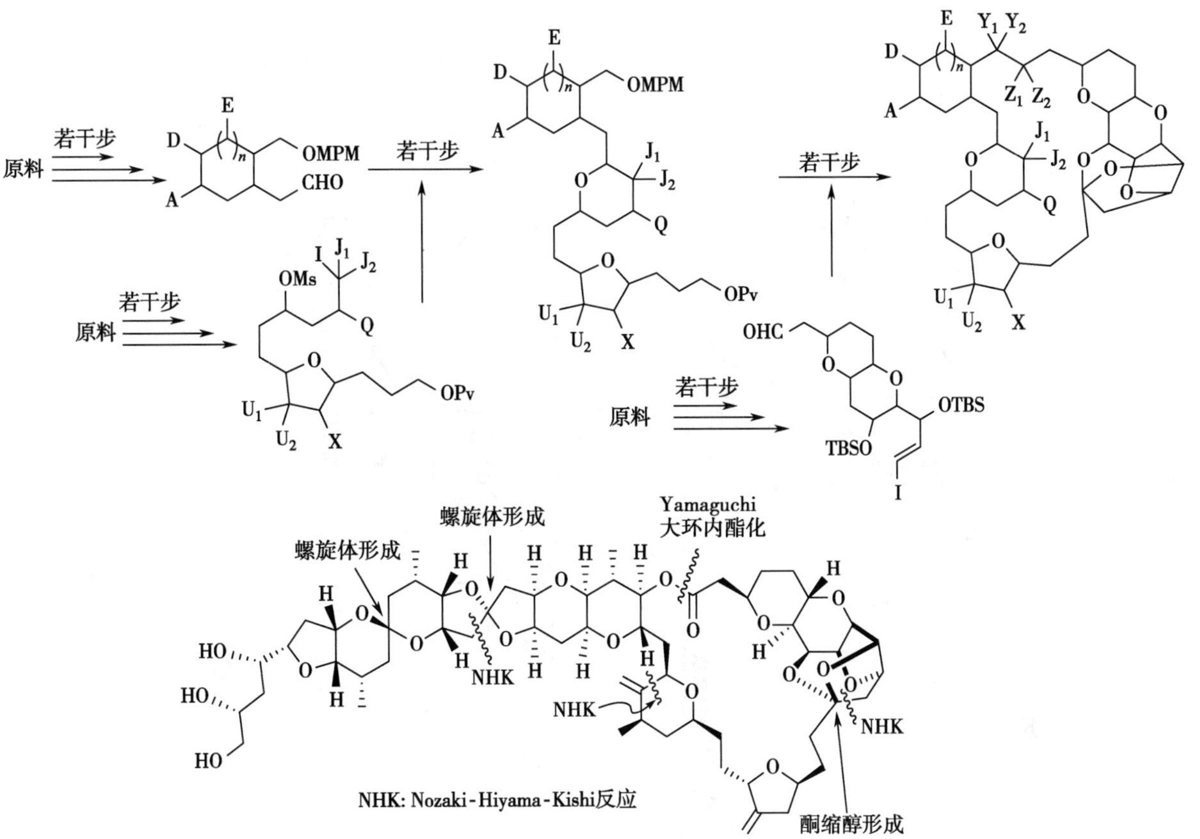

图 2-21　软海绵素 B 的全合成策略及涉及的关键反应

中没有观察到体内效果。随后发现,分子中的内酯键在小鼠血清中的不稳定性是造成体内失活的原因。

(3)基于代谢的结构优化——非内酯型简化物:为了解决内酯键在体内不稳定的问题,研究者尝试将之替换为酰胺、醇、位阻酯、端烯、肟或亚甲基酮等(图 2-24)。最后发现,使用电子等排体亚甲基酮进行替换得到化合物 ER-076349(2-135),可以有效地提高对水解酶的稳定性。

将四氢呋喃侧链最末端的 C-35 位伯羟基用电子等排体氨基替换得到化合物 ER-086526(2-136)。与最初的母体化合物软海绵素 B 相比,ER-086526(2-136)的分子量减少了 35%、手性中心减少了 13 个、聚醚片段的呋喃或吡喃环减少了 6 个(图 2-24)。该化合物可与酸成盐,能有效提高溶解性和吸收性,使物理、化学性质和成药性得到改善。ER-086526 后被定名为艾日布林(eribulin)。艾日布林的甲磺酸盐在 pH 3~7 的环境下有良好的溶解度,对野生小鼠的口服生物利用度为 7%、平均分布容积为 43~114L/m²、半衰期为 40 小时。

艾日布林对多种肿瘤细胞增殖的抑制作用优化于长春碱和紫杉醇。用小鼠脑微管蛋白评价艾日布林抑制聚合的作用,IC$_{50}$ 为 6μmol/L,高于长春碱(2μmol/L),表明艾日布林可能还作用于微管蛋白以外的其他靶标。艾日布林对多种肿瘤细胞移植的裸鼠模型具有显著的抑制作用,停药后的肿瘤复发率低于紫杉醇。经Ⅲ期临床试验验证,艾日布林能有效治疗转移性乳腺癌,适用的患者为既往接受至少 2 种化疗方案,包括 1 种蒽环类和 1 种紫杉烷类或者辅助或转移情况。甲磺酸艾日布林于 2010 年被 FDA 批准在美国上市,商品名为 Halaven®。2016 年 FDA 又批准 Halaven® 用于治疗晚期脂肪肉瘤,这是 FDA 基于统计学显著改善的总生存时间数据所批准的 Halaven® 的第 2 个适应证,Halaven® 也由此成为全球首个可显著延长晚期脂肪肉瘤患者生存时间的新型抗肿瘤药。

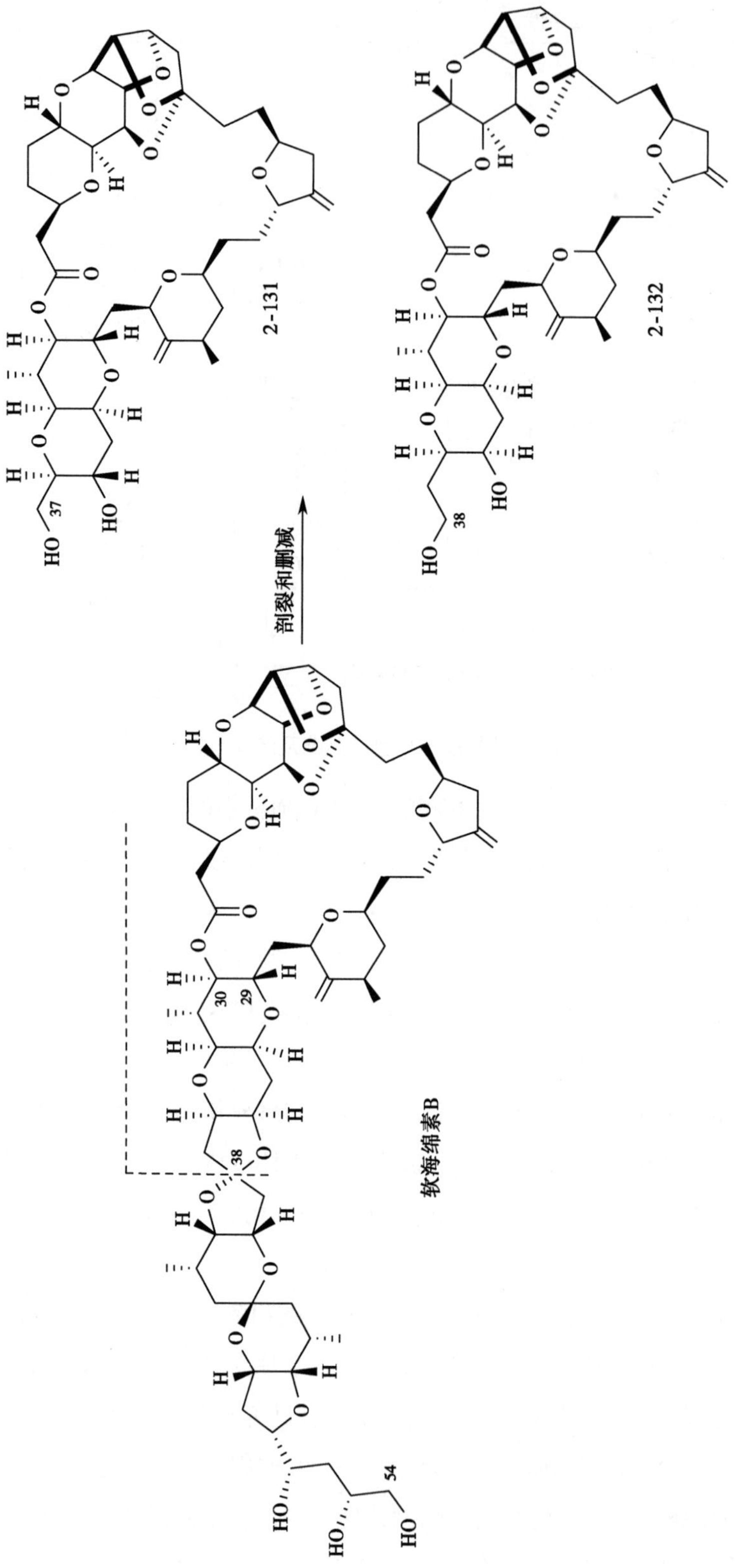

图 2-22　对天然产物进行剖裂和删减获得的简化物

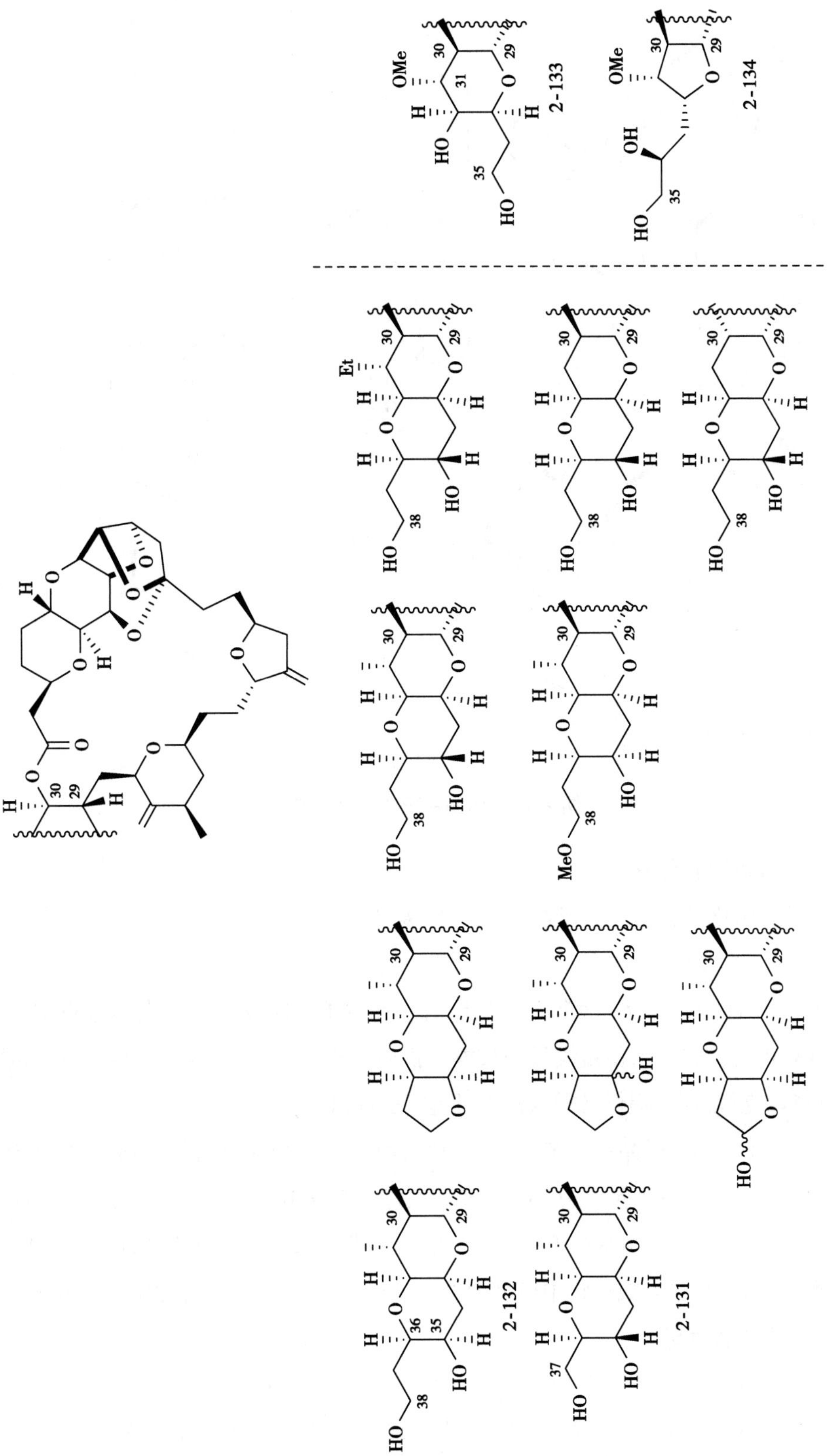

图 2-23 二氧杂十氢萘片段的优化

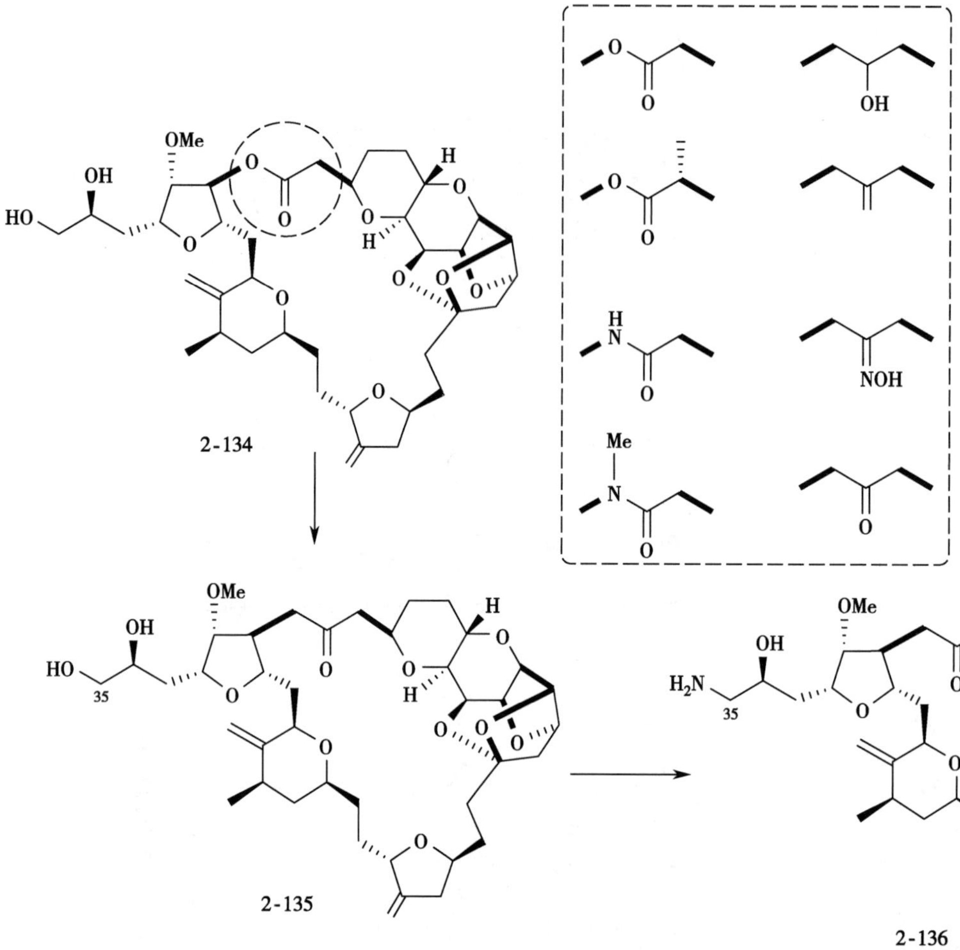

图 2-24　内酯片段结构优化物

2.5.1.5　艾日布林的合成

艾日布林是目前用化学合成方法研制并生产的结构最为复杂的药物,从初始原料算起,总共经历63 步化学反应,最长线性步骤为 34 步。整条路线涉及很多低温、无水无氧反应、Ni-Cr 催化偶联的工业化生产等挑战,19 个手性中心的存在使得质量控制、相关杂质的结构分析及制备困难重重。

源自软海绵素 B 全合成的制备路线最初仅能提供微量样品,后经研究者不断优化,使得重要的中间体和简化物能够以克级制备,提供必需的样品量进行药理研究。

2001 年之前,制备 200μg 样品用于细胞水平研究,使用 3mg 样品进行体内研究,以不到 6g 的样品开展Ⅰ期临床研究。2001—2005 年,按 GMP 标准依次进行 32g、108g 和 112.6g 几个批次的生产。2006年之后,实现稳定的 3×50g、2×200g 的 GMP 生产。目前,艾日布林仅以 200g 级的生产规模供应全球,这样的生产规模在上市的化学合成药物中极为少见,这也充分说明艾日布林化学合成的艰难性。

2.5.1.6　研发历程回顾

1985 年分离并确定软海绵素 B 的结构,随后发现其显著的抗肿瘤活性和独特的作用机制。1992年,哈佛大学的 Kishi 小组完成软海绵素 B 的化学全合成,为从软海绵素 B 到抗肿瘤药艾日布林起到了决定性作用,随后开始构效关系研究和结构优化,最终获得结构得到极大简化、活性保留、具有良好药学性质的候选分子,并且通过化学合成的方法实现规模化制备,最终推向临床。2010 年艾日布林被 FDA

批准在美国上市,这中间经历 25 年的不懈努力。

2.5.2　来自传统中药的青蒿素类抗疟药

人类已经与疟疾斗争了几千年。近代药物学的发展和抗疟药的发现极大地提高了疗效,为救治疟疾患者发挥了巨大作用。然而,恶性疟原虫极易产生抗药性:1632 年开始使用的奎宁,在 1910 年出现抗药性;1945 年起使用的氯喹,在 1957 年出现抗药性;1951 年起使用的阿莫地喹,在 1971 年出现抗药性。

2.5.2.1　青蒿素的发现和结构确认

20 世纪 60 年代,我国启动新型抗疟药的研究。1969 年中国中医研究院中药研究所加入"中医中药专业组",研究人员从中医药古籍中搜集并筛选中草药单、复方数百种,发现青蒿的抗疟作用在历代医籍中多有提及。通过广泛的实验筛选,发现青蒿的乙醇提取物对疟原虫的抑制率达到 60%~80%,但是活性重复性差。后来,屠呦呦从东晋葛洪《肘后备急方》阐述的青蒿用法("青蒿一握,以水二升渍,绞取汁,尽服之")中得到启发,悟出可能不宜高温加热的道理,并考虑到有效成分可能在亲脂部分,遂改用乙醚提取,于 1971 年 10 月在去除酸性成分的中性提取物中分离得到白色固体,所得的提取物对鼠疟原虫的抑制率达到 100%,为青蒿素的发现做出关键贡献。

青蒿素(artemisinin,2-1)为白色针状结晶,熔点为 151~153 ℃,元素分析和质谱表明分子式为 $C_{15}H_{22}O_5$,不溶于水,溶于丙酮、乙醇、乙醚、石油醚和碱性水溶液中,NaOH 溶液滴定可消耗 1mol 当量。定性分析可氧化 $FeCl_2$ 或 NaI 呈现颜色反应,与三苯基膦定量测定生成等摩尔量的氧化产物,提示青蒿素含有氧化性功能基。

经结构确证,该化合物为含有羰基、羟基及甲基等基团的倍半萜。这与当时已有的抗疟药中都含氮原子完全不同,是一种全新结构类型的抗疟化合物。从倍半萜的生源推测,分子中应含有共用 4 个氧原子的缩酮、缩醛和内酯结构。为了确定青蒿素的内酯结构,对青蒿素进行硼氢化钠还原反应,获得还原青蒿素,现称双氢青蒿素(dihydroartemisinin,2-137),这为以后发展青蒿素衍生物打下基础。但第 5 个氧原子的归属仍悬而未决。1975 年,中国医学科学院药物研究所的于德泉等报道另一抗疟活性成分鹰爪甲素(yingzhaosu A,2-139)含有过氧键的结构,受此启发并结合定性分析的结果,推测青蒿素的结构中也含有 1 个过氧键(图 2-25)。后经 X 射线衍射、旋光色散(ORD)分析,屠呦呦等最终确定青蒿素的化学结构和绝对构型。《科学通报》于 1977 年 3 月正式刊发青蒿素发现与结构鉴定的论文"一种新型的倍半萜内酯——青蒿素"。

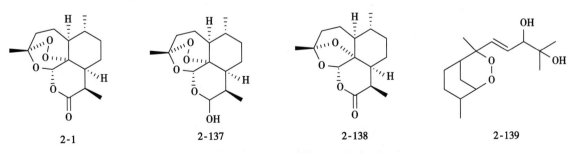

图 2-25　青蒿素及其还原衍生物和鹰爪甲素的结构

2.5.2.2　青蒿素抗疟作用的临床验证

1972 年,经过动物实验和健康志愿者试服确认安全性后,屠呦呦研究组用青蒿的乙醚中性提取物(含青蒿素)在海南和北京共进行 30 例患者的治疗,结果全部有效,从此开创了青蒿素治疗疟疾的道路。1973 年,提纯后的青蒿素在海南进行首次临床试验,结果证明青蒿素是青蒿抗疟的活性成分。1974 年年底至 1975 年年初,在云南使用青蒿素治疗 18 例患者,其中恶性疟 14 例(包括 3 例凶险型疟疾)、间日疟 4 例,均获得良好的效果。

1975 年 4 月以后,在全国范围内进行青蒿素的扩大临床验证,治疗患者 2 099 例,均取得满意的结果,青蒿素口服制剂和注射剂的近期疗效均可达到 100%,简易剂型的有效率也稳定在 80% 以上。

2.5.2.3　青蒿素的合成及结构优化

(1)青蒿素的合成:青蒿素主要依靠从黄花蒿(*Artemisia annua*)中提取获得。这种方式需要占用大量的土地资源,耗时长且易受天气变化等不可控因素影响,导致青蒿素原料药价格波动较大,人工合成是解决这个问题的重要途径。

1983 年,罗氏公司的 Hofheinz 等从异胡薄荷醇出发,首次完成青蒿素的化学全合成。几乎在同一时间,上海有机化学研究所的许杏祥、周维善等报道一条从青蒿酸(青蒿素的生物合成前体)到青蒿素的合成新路线。随后,世界各地的有机化学家相继开发出多种方法,从不同的原料出发,实现青蒿素的化学合成(图 2-26)。由于青蒿素的结构比较复杂,化学合成路线相对比较长,导致总收率不高,成本居高不下。化学全合成目前还未实现产业化。

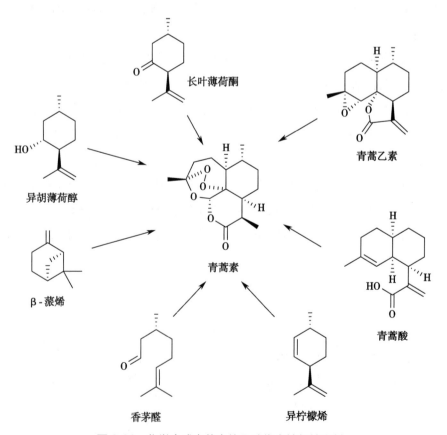

图 2-26　化学合成青蒿素的几种代表性起始原料

(2)青蒿素的结构优化：青蒿素仅含碳、氢、氧 3 种元素，5 个氧原子以环醚、过氧环醚、环状缩醛、环状缩酮和内酯的形式嵌入倍半萜骨架中。这样的结构造成青蒿素的水溶性很差，脂溶性也不佳，这在很大程度上限制了青蒿素的临床应用。因此，以青蒿素为先导物进行结构优化非常有必要。

早期在确证青蒿素的结构时，研究者曾使用还原剂处理青蒿素，得到数个衍生物。催化氢化可将青蒿素的过氧键还原成醚键得到氢化青蒿素(2-138)，其抗疟活性完全消失，说明过氧桥是活性必需结构。但使用硼氢化钠或硼氢化钾还原青蒿素时，可在保留过氧桥的同时只将内酯中的羰基还原为羟基，得到的双氢青蒿素(2-137)的抗疟活性比青蒿素高一倍。双氢青蒿素的发现是此类化合物结构优化的重要起点，以后的蒿甲醚、蒿乙醚、青蒿琥酯等均是以它为前体合成得到的。用双氢青蒿素进行临床试验的 349 例恶性疟患者全部治愈，未观察到明显的毒副作用。1992 年，双氢青蒿素获批新药证书。

李英小组从双氢青蒿素出发，合成 C-10 位醚类衍生物，它们的抗疟活性优于青蒿素，大多数也都优于双氢青蒿素。随着醚烷基增大，活性减弱，羟乙基醚类化合物没有抗疟活性。其中有代表性的蒿甲醚(2-140)具有良好的脂溶性与抗疟活性，于 1978 年开始进行临床研究，并于 1987 年以油针剂的形式在我国被批准为新药上市。蒿乙醚(2-141)为跟进式药物，疗效与蒿甲醚相当，由荷兰 Brocacef 公司研发，于 2000 年上市。

将双氢青蒿素的羟基酯化，可得 C-10 位青蒿酯类化合物，活性一般都比较高，并由此得到如下活性次序：碳酸酯 > 羧酸酯 > 醚类化合物 > 二氢青蒿素 > 青蒿素。

为了提高青蒿素的水溶性，刘旭以双氢青蒿素为原料合成多个 C_{10} 羧酸酯，其中琥珀酸单酯衍生物青蒿琥酯(2-142)的钠盐可溶于水，适于注射给药。临床前研究表明，青蒿琥酯有强效抗疟作用，对于抗氯喹的鼠疟有杀灭作用。青蒿琥酯钠对小鼠的 LD_{50} 为 1 003mg/kg；家兔和犬静脉注射的亚急性毒性试验中，对体重、食欲、血常规、肝肾功能和心脑电图未显示明显影响。1987 年国家批准青蒿琥酯为新药上市。

蒿甲醚、蒿乙醚和青蒿琥酯等药物在血浆中迅速水解，生成双氢青蒿素，后者经葡糖醛酸糖苷化而被清除，导致药效持续时间短。此外，双氢青蒿素还有一定的神经毒性。为了延长作用时间、减少双氢青蒿素的生成，将 2-137 的 C-10 位羟基转化成活化酯，然后再与伯胺或仲胺发生亲核取代，可得 C-10 位 N- 连接的青蒿素衍生物。其中化合物 2-143 称为青蒿酮(artemisone)，由拜耳公司与香港科技大学合作研发。青蒿酮有良好的物理、化学和药理性质，在大动物实验中展现出理想的安全性和有效性，已进入临床研究。

目前，青蒿素的结构优化大多在保留过氧桥及基本骨架的前提下，聚焦在 C-1 位进行结构改造。也有研究者对其他位点如 C-9/C-7/C-6 位进行过改造，获得的部分化合物的抗疟活性也比较突出，但相关研究还不够系统。

青蒿素类衍生物如图 2-27 所示。

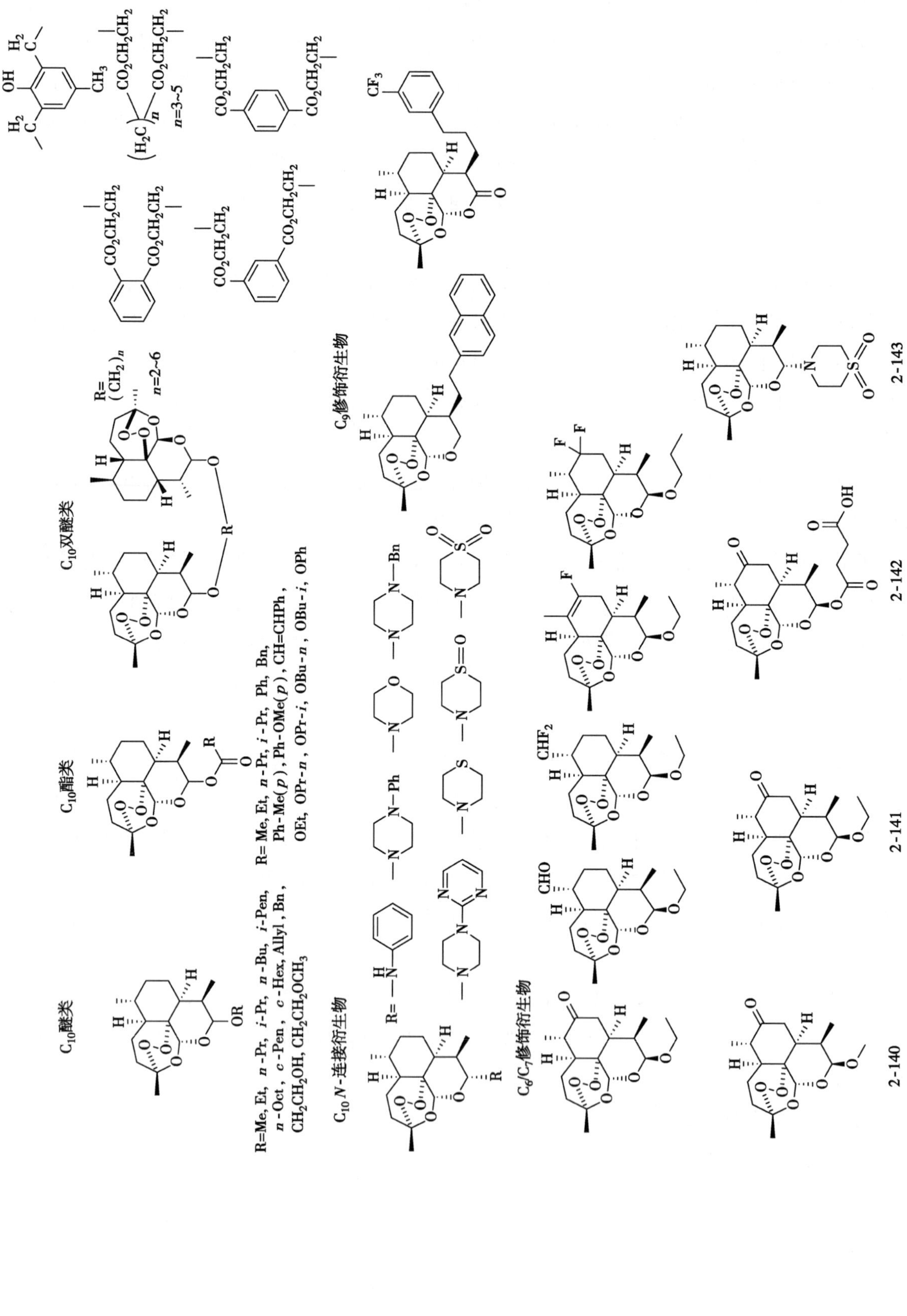

图 2-27　青蒿素类衍生物

2.5.3　从海兔毒素 10 到抗体药物偶联物维布妥昔单抗

2.5.3.1　海兔毒素 10 的发现与结构改造

1987 年，Pettit 小组从印度洋无壳软体动物截尾海兔（*Dolabella auricularia*）中分离得到具有很强的抑制肿瘤细胞增殖活性的海兔毒素 10（dolastatin 10），确定了其五肽结构（2-144，图 2-28），并首次完成全合成。在其后 10 余年中，共计分离出 18 个含有特殊氨基酸的短肽海兔毒素 1~18（dolastatin 1~18）家族成员，其中以海兔毒素 10 的抗肿瘤活性最好，对细胞增殖抑制的 IC_{50} 在 1nmol/L 以下。该化合物作用于微管蛋白的长春新碱位点，抑制微管蛋白聚合，使细胞 G_2~M 期分化停滞；还能通过 bcl-2 通路诱导肿瘤细胞凋亡，阻止肿瘤血管生成。

许多研究者对海兔毒素 10 进行系列的结构改造和构效关系研究，其中以对海兔毒素 10 的 C 端进行结构改造获得的 auristatin 类似物的活性最好（图 2-28）。

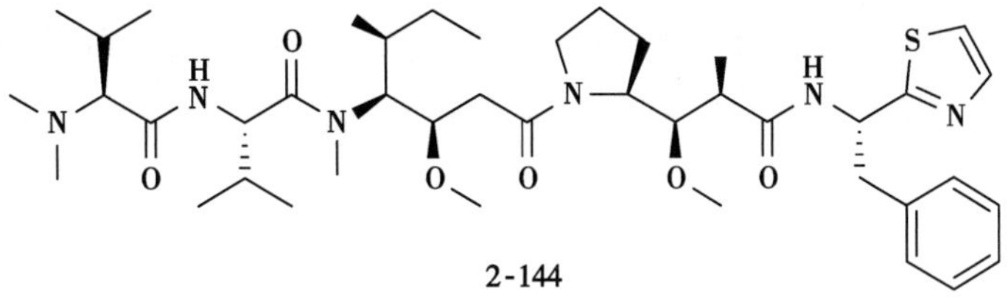

2-144

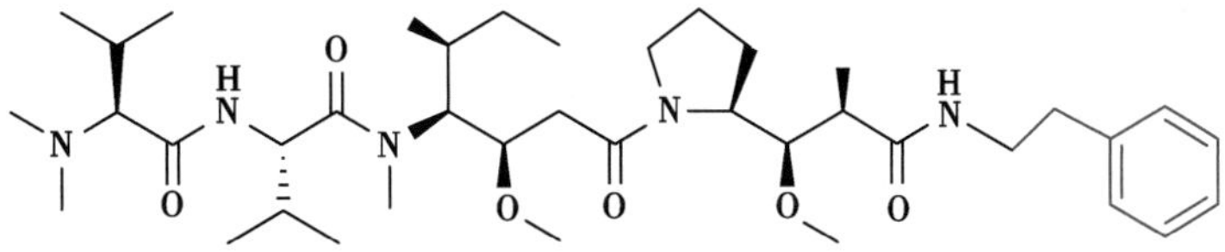

2-145

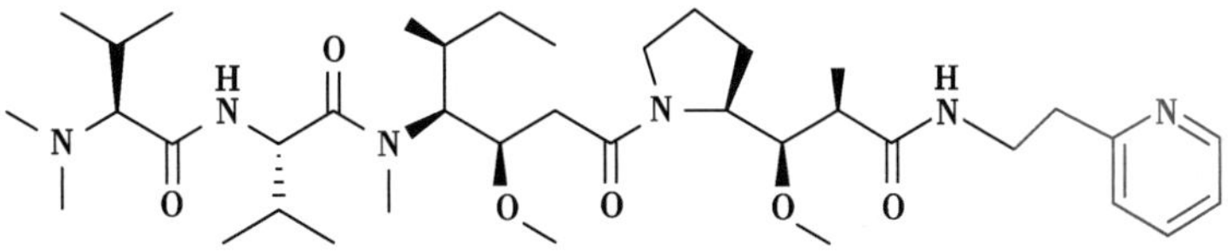

2-146

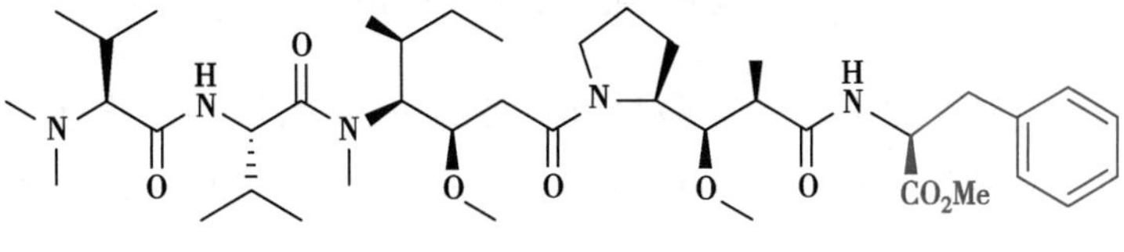

2-147

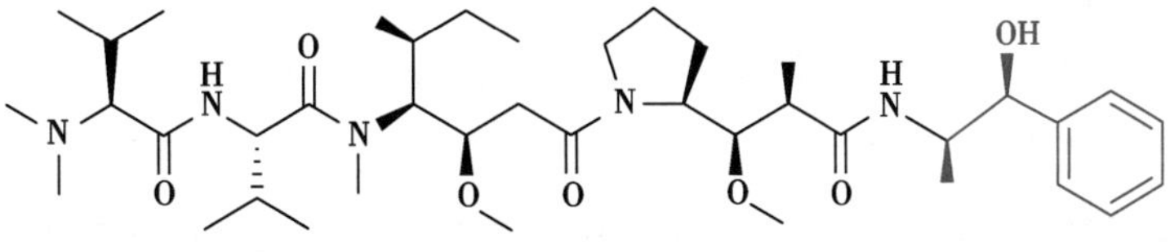

2-148

图 2-28　海兔毒素 10 和 auristatin 类似物

1995 年,海兔毒素 10 进入临床试验用以治疗晚期乳腺癌和晚期胰腺癌,遗憾的是,Ⅱ 期临床试验结果表明,实验组患者的中位生存期较短,治疗效果不佳。此外,海兔毒素 10 较强的毒性导致它的治疗窗口窄也限制了它的使用剂量。其后,auristatin 衍生物索利多丁(soblidotin,2-145)也进入临床研究,治疗晚期或转移软组织肉瘤的 Ⅱ 期临床试验结果显示索利多丁的安全性及耐受性良好,但并不能有效缓解肿瘤进展,也没有达到预期的治疗效果。毒副作用是限制该类分子临床应用的关键。

2.5.3.2　由抗体介导的 auristatin 类药物的靶向递送

抗体药物偶联物(ADC)是由抗体(antibody)通过连接臂(linker)结合细胞毒性药物弹头(payload/warhead)组成的。ADC 既具有细胞毒药物杀伤力强大的特点,又结合重组单克隆抗体(mAb)高度的靶向性、稳定性和有利的药动学特征,主要表现为治疗效力强,特异性高,免疫原性弱,不容易产生抗药性,血清中的循环时间长(短于单抗),对非靶标的毒性弱等。由于抗体携带的弹头数量有限,要求所携带靶头的细胞毒性效能很高,要达到亚纳摩尔的半数抑制浓度。

Peter 等采用组合化学的策略系统研究弹头、连接臂及理化性质对 ADC 活性的影响,发现将海兔毒素 10 的高活性类似物 auristatin-E(2-148)的 N 端去掉 1 个甲基得到的单甲基 auristatin-E(MMAE,2-149)不仅较好保留强的细胞毒性、好的水溶性和稳定性,而且为通过连接臂与抗体偶联提供了连接位点(图 2-29)。

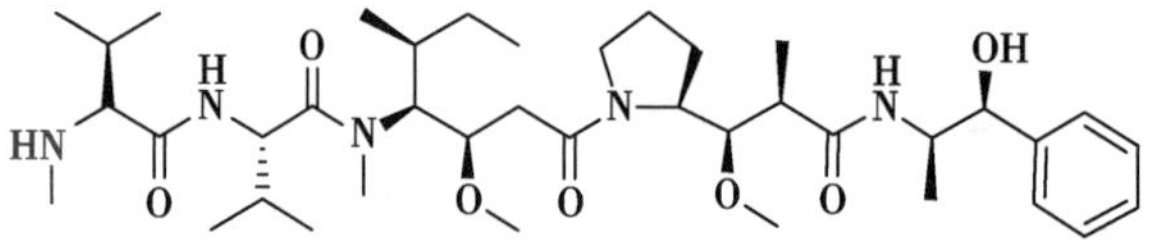

图 2-29　MMAE 及其 ADC

为了保证 ADC 分子到达肿瘤细胞内能够有效地释放出弹头,采用的连接臂包括在肿瘤酸性条件下不稳定的腙(2-150)、在肿瘤还原条件下能发生置换反应的二硫化物键(2-151)、不断裂的烷基链(2-152)及蛋白酶切割的肽键(2-153)(图 2-30)。Peter 采用蛋白酶切割的肽键(2-153)连接臂,蛋白酶是在溶酶体中发挥活性的,几乎不存在于细胞外,因此这类连接臂在正常的循环体系中相对稳定。通过自分解性间隔基对 - 氨基苄氧羰基(PABC)顺利地将 MMAE(2-149)的 N 末端连接到设计的肽链上,间隔基的目的是使可裂解的肽远离药物以利于蛋白酶解。肽切割后,PABC 基团迅速碎裂,将 MMAE 以化学未修饰的形式释放。缬氨酸 - 瓜氨酸二肽(Val-Cit)在血浆中稳定,但非常快速地被溶酶体酶如组织蛋白酶 B 水解。最后用马来酰亚胺官能团将间隔基连接到 mAb 半胱氨酸残基上,得到抗体药物偶联物 mAb-Val-Cit-PABC-MMAE(2-153),在小鼠体内的半衰期为 1 周。

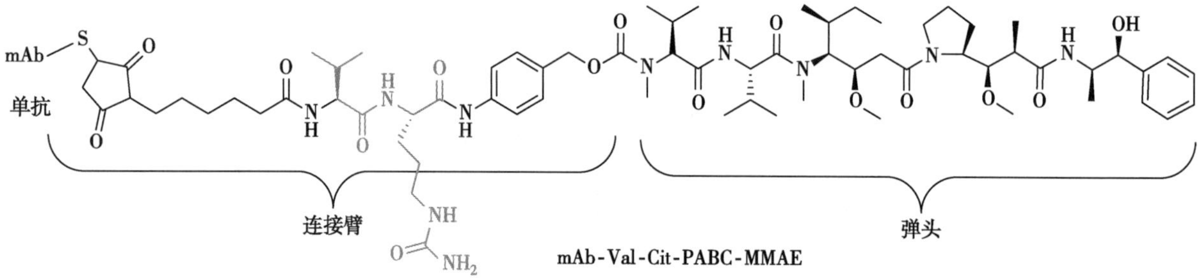

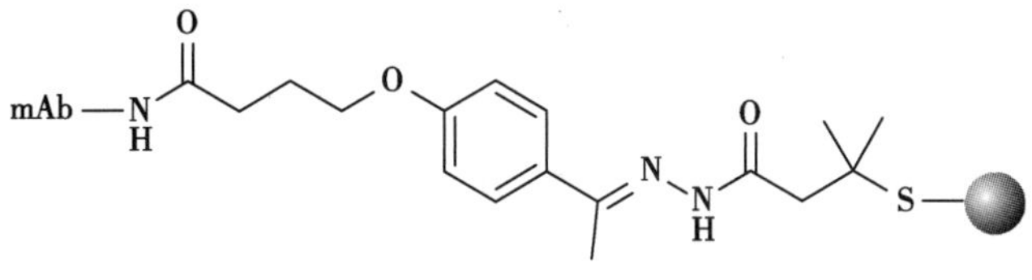

2-150

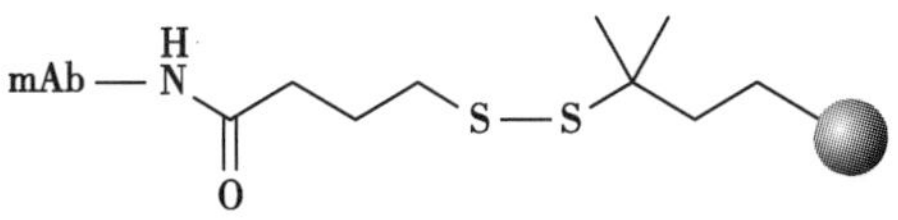

2-151

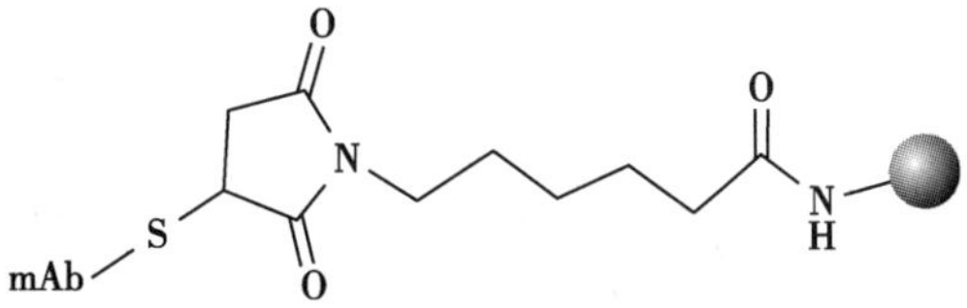

2-152

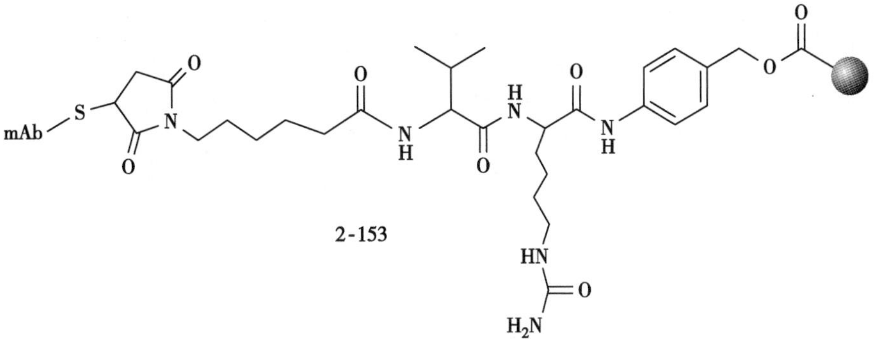

2-153

图 2-30　ADC 链接臂策略

2.5.3.3　目标抗原的确定和维布妥昔单抗的制备

在确定基于 MMAE 的 ADC 时,其抗原的选择性非常关键。CD30 是一种肿瘤坏死因子受体(TNFR)超家族成员,其刺激细胞凋亡经由 TNFR 相关因子 2 降解。该抗原在霍奇金淋巴瘤、间变性大细胞淋巴瘤、皮肤 T 细胞淋巴瘤和其他选择的淋巴肿瘤及一些非淋巴恶性肿瘤(包括生殖细胞癌)中高表达,在正常组织上的交叉反应性非常低。

霍奇金淋巴瘤和系统性间变性大细胞淋巴瘤有大量未满足的医疗需求。虽然众多用于霍奇金淋巴瘤的一线药物 ABVD(多柔比星、博来霉素、长春碱、达卡巴嗪)等都有一定的效果,但高达 20% 的患者是难治性的,晚期患者常复发;而间变性大细胞淋巴瘤更是在 40%~65% 的患者中会出现复发。这些肿瘤细胞上高表达的 CD30 抗原是选择性药物递送的理想靶标,CD30 抗体 cAC10 成为理想的 ADC 靶向载体。

最终确定将 MMAE 与 CD30 抗体通过连接臂 -Val-Cit-PABC- 相连得到 ADC 维布妥昔单抗(brentuximab vedotin,2-109)(图 2-31)。

2.5.3.4　维布妥昔单抗的加速批准

维布妥昔单抗(brentuximab vedotin)拥有蛋白酶可切割的 Val-Cit-PABC 连接臂,平均包含 4 个与 cAC10 链间半胱氨酸残基连接的 MMAE 分子,该偶联物在体外对 CD30 霍奇金淋巴瘤和间变性大细胞淋巴瘤(ALCL)肿瘤细胞高度有效,IC_{50} 为 3~50pmol/L(0.5~8ng/ml)。这些效应具有很高的抗原选择性,非 CD30 表达细胞对 ADC 的影响敏感度低约 1 000 倍。2006 年,在 CD30[+] 恶性肿瘤患者中开始针对维布妥昔单抗的临床试验,基于临床的优异表现,美国 FDA 于 2011 年加速批准使用维布妥昔单抗治疗复发性霍奇金淋巴瘤和复发性全身间变性大细胞淋巴瘤。2015 年 FDA 批准维布妥昔单抗的新适应证,用于治疗自体造血干细胞移植(auto-HSCT)或先前至少接受过 2 种化疗的非 auto-HSCT 失败后的高危典型霍奇金淋巴瘤。

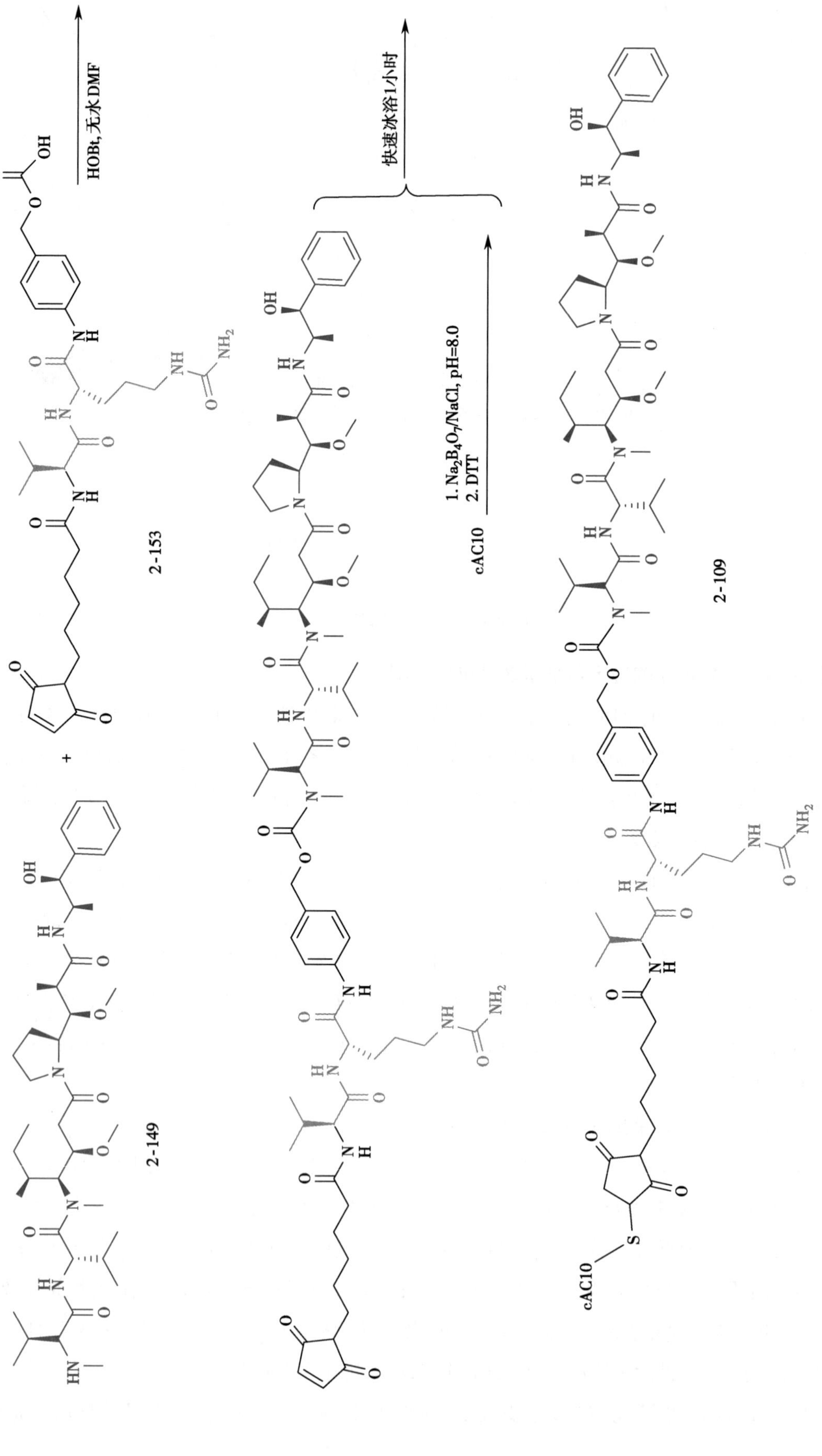

图 2-31　维布妥昔单抗的制备

2.5.3.5　抗体偶联药物展望

相比于单抗药物,ADC 在实现药效提升的同时也进一步缓解其在临床应用中产生的耐药现象,ADC 已成为抗肿瘤药研发领域的热门方向之一。目前处于临床研究阶段的 ADC 总数量近 100 种,MMAE、auristatin-PE 和 auristatin-PHE 类 ADC 占多数。作为 ADC 的代表维布妥昔单抗在批准适应证的临床应用中表现出令人满意的临床收益。目前 ADC 在工程抗体、连接臂和不同作用机制的弹头等方面都取得一些重要进展,使得 ADC 在癌症化疗中将扮演越来越重要的角色,其他作用机制的超强弹头和更合适的连接臂是药物化学研究的重要方向。

（李英霞）

参 考 文 献

［1］ HARBORNE J B. Recent advances in chemical ecology. Natural product reports, 1989, 6 (1): 85-109.

［2］ KLIMAS R, MIKUS G. Morphine-6-glucuronide is responsible for the analgesic effect after morphine administration: a quantitative review of morphine, morphine-6-glucuronide, and morphine-3-glucuronide. British journal of anaesthesia, 2014, 113: 935-944.

［3］ FLAVIN M T, RIZZO J D, KHILEVICH A, et al. Synthesis, chromatographic resolution, and anti-human immunodeficiency virus activity of (+)-calanolide A and its enantiomers. Journal of medicinal chemistry, 1996, 39 (6): 1303-1313.

［4］ MITA A C, FIGLIN R, MITA M M. Cabazitaxel: more than a new taxane for metastatic castrate-resistant prostate cancer？ Clinical cancer research, 2012, 18 (24): 6574-6579.

［5］ FINNIN M S, DONIGIAN J R, COHEN A, et al. Structures of a histone deacetylase homologue bound to the TSA and SAHA inhibitors. Nature, 1999, 401 (6749): 188-193.

［6］ HAVLÍCEK L, HANUS J, VESELÝ J, et al. Cytokinin-derived cyclin-dependent kinase inhibitors: synthesis and cdc2 inhibitory activity of olomoucine and related compounds. Journal of medicinal chemistry, 1997, 40 (4): 408-412.

［7］ CHANG Y T, GRAY N S, ROSANIA G R, et al. Synthesis and application of functionally diverse 2, 6, 9-trisubstituted purine libraries as CDK inhibitors. Chemistry & biology, 1999, 6 (6): 361-375.

［8］ SANDA T, KUWANO T, NAKAO S, et al. Antimyeloma effects of a novel synthetic retinoid Am80 (tamibarotene) through inhibition of angiogenesis. Leukemia, 2005, 19: 901-909.

［9］ BOEHM M F, ZHANG L, BADEA B A, et al. Synthesis and structure-activity relationships of novel retinoid X receptor-selective retinoids. Journal of medicinal chemistry, 1994, 37 (18): 2930-2941.

［10］ FUJITA T, INOUE KYONETA M, KIUCHI MHIROSE R, et al. Simple compounds, 2-alkyl-2-amino-1, 3-propanediols have potent immunosuppressive activity. Bioorganic & medicinal chemistry letters, 1995, 5 (8): 847-852.

［11］ GIN D Y, COREY E J, GIN D Y, KANIA R S. Enantioselective total synthesis of Ecteinascidin 743. Journal of the American chemical society, 1996, 118,(38): 9202-9203.

［12］ CUEVAS C, PÉREZ M, MARTÍN M J, et al. Synthesis of ecteinascidin ET-743 and phthalascidin Pt-650 from cyanosafracin B. Organic letters, 2000, 2 (16): 2545-2548.

［13］ WELIN E R, NGAMNITHIPORN A, KLATTE M, et al. Concise total syntheses of (−)-jorunnamycin A and (−)-jorumycin enabled by asymmetric catalysis. Science, 2019, 363 (6424): 270-275.

［14］ TATSUTA K, YOSHIMOTO T, GUNJI H, et al. The first total synthesis of natural (−)-tetracycline. Chemistry letters, 2000, 29 (6): 646-647.

［15］ CHAREST M G, LERNER C D, BRUBAKER J D, et al. A convergent enantioselective route to structurally diverse 6-deoxytetracycline antibiotics. Science, 2005, 308 (5720): 395-398.

［16］ WRIGHT P M, MYERS A G. Methodological advances permit the stereocontrolled construction of diverse fully synthetic tetracyclines containing an all-carbon quaternary center at position C5a. Tetrahedron, 2011, 67 (51): 9853-9869.

［17］ CHAREST M G, SIEGEL D R, MYERS A G. Synthesis of (−)-tetracycline. Journal of the American chemical society, 2005, 127 (23): 8292-8293.

［18］ LIU F F, MYERS A G. Development of a platform for the discovery and practical synthesis of new tetracycline antibiotics. Current opinion in chemical biology, 2016, 32: 48-57.

［19］ MARTINEZ E J, OWA T, SCHREIBER S L, et al. Phthalascidin, a synthetic antitumor agent with potency and mode of action comparable to ecteinascidin 743. Proceedings of the national academy of sciences of the United States of America, 1999, 96 (7): 3496-3501.

［20］ JIROUSEK M R, GILLIG J R, GONZALEZ C M, et al.(*S*)-13-[(Dimethylamino) methyl]-10, 11, 14, 15-tetrahydro-4, 9: 16, 21-dimetheno-1*H*, 13*H*-dibenzo [*e*, *k*] pyrrolo [3, 4-*h*][1, 4, 13] oxadiazacyclohexadecene-1, 3 (2*H*)-dione (LY333531) and related analogues: isozyme selective inhibitors of protein kinase C beta. Journal of medicinal chemistry, 1996, 39 (14): 2664-2671.

［21］ FAUL M M, GILLIG J R, JIROUSEK M R, et al. Acyclic *N*-(azacycloalkyl) bisindolylmal-eimides: isozyme selective inhibitors of PKCβ. Bioorganic & medicinal chemistry letters, 2003, 13 (11): 1857-1859.

［22］ NUSSBAUMER P, WINISKI A P, CAMMISULI S, et al. Novel antiproliferative agents derived from lavendustin A. Journal of medicinal chemistry, 1994, 37 (24): 4079-4084.

［23］ GAO L J, WAELBROECK M, HOFMAN S, et al. Synthesis and affinity studies of himbacine derived muscarinic receptor antagonists. Bioorganic & medicinal chemistry letters, 2002, 12 (15): 1909-1912.

［24］ CHELLIAH M V, CHACKALAMANNIL S, XIA Y, et al. Heterotricyclic himbacine analogs as potent, orally active thrombin receptor (protease activated receptor-1) antagonists. Journal of medicinal chemistry, 2007, 50 (21): 5147-5160.

［25］ WANG M W, SHEN G, BLAGG B S. Radanamycin, a macrocyclic chimera of radicicol and geldanamycin. Bioorganic & medicinal chemistry letters, 2006, 16 (9): 2459-2462.

［26］ FRANCISCO J A, CERVENY C G, MEYER D L, et al. CAC10-vcMMAE, an anti-CD30-monomethyl auristatin E conjugate with potent and selective antitumor activity. Blood, 2003, 102 (4): 1458-1465.

［27］ VAKLAVAS C, FORERO-TORRES A. Safety and efficacy of brentuximab vedotin in patients with Hodgkin lymphoma or systemic anaplastic large cell lymphoma. Therapeutic advances in hematology, 2012, 3 (4): 209-225.

［28］ HENNE W A, DOORNEWEERD D D, HILGENBRINK A R, et al. Synthesis and activity of a folate peptide camptothecin prodrug. Bioorganic & medicinal chemistry letters, 2006, 16 (20): 5350-5355.

［29］ HE Q L, MINN I, WANG Q L, et al. Targeted delivery and sustained antitumor activity of triptolide through glucose conjugation. Angewandte chemie-international edition, 2016, 12855: 1221412035-1221812039.

［30］ WANG X L, XU L J, XIONG F J, et al. An improved synthesis of (20*S*)-camptothecin and its analogue via an asymmetric α-hydroxylation with a chiral organocatalyst. Tetrahedron asymmetry, 2017, 28 (6): 843-848.

［31］ 庞博, 郑庆飞, 刘文. 天然药物研究中的合成生物学. 中国科学: 生命科学, 2015, 45 (10): 1015-1026.

［32］ WALKER M C, THURONYI B W, CHARKOUDIAN L K, et al. Expanding the fluorine chemistry of living systems using engineered polyketide synthase pathways. Science, 2013, 341 (6150): 1089-1094.

［33］ YIN J, STRAIGHT P D, HRVATIN S, et al. Genome-wide high-throughput mining of natural-product biosynthetic gene clusters by phage display. Chemistry & biology, 2007, 14 (3): 303-312.

［34］ ZHOU Z, CIRONI P, LIN A J, et al. Genetically encoded short peptide tags for orthogonal protein labeling by Sfp and

ACPs phosphopantetheinyl transferases. ACS chemical biology, 2007, 2 (5): 337-346.

［35］GAO X, XIE X K, PASHKOV I, et al. Directed evolution and structural characterization of a simvastatin synthase. Chemistry & biology, 2009, 16 (10): 1064-1074.

［36］ROMO D, LIU J O. Strategies for cellular target identification of natural products. Natural product reports, 2016, 33: 592-594.

［37］周怡青, 肖友利. 活性天然产物靶标蛋白的鉴定. 化学学报, 2018, 76 (3): 177-189.

［38］LIPINSKI M M, HOFFMAN G, NG A, et al. A genome-wide siRNA screen reveals multiple mTORC1 independent signaling pathways regulating autophagy under normal nutritional conditions. Developmental cell, 2010, 18: 1041-1052.

［39］HSU P D, LANDER E S, ZHANG F. Development and applications of CRISPR-Cas9 for genome engineering. Cell, 2014, 157 (6): 1262-1278.

［40］SCHREIBER S L. Target-oriented and diversity-oriented organic synthesis in drug discovery. Science, 2000, 287 (5460): 1964-1969.

［41］DING K, LU Y P, NIKOLOVSKA C Z, et al. Structure-based design of potent non-peptide MDM2 inhibitors. Journal of the American chemical society, 2005, 127: 10130-10131.

［42］ARYA P, DURIEUX P, CHEN Z X, et al. Stereoselective diversity-oriented solution and solid-Phase synthesis of tetrahydroquinoline-based polycyclic derivatives. Journal of combinatorial chemistry, 2004, 6 (1): 54-64.

［43］ARYA P, COUVE B S, DURIEUX P, et al. Solution-and solid-phase synthesis of natural product-like tetrahydroquinoline-based polycyclics having a medium size ring. Journal of combinatorial chemistry, 2004, 6 (5): 735-745.

［44］REDDY GUDURU S K, CHAMAKURI S, CHANDRASEKAR G, et al. Tetrahydroquinoline-derived macrocyclic toolbox: the discovery of antiangiogenesis agents in zebrafish zebrafish assay. ACS medicinal chemistry letters, 2013, 4 (7) :666-670.

［45］STEMSON S M, LOUCA J B, WONG J C, et al. Split-pool synthesis of 1, 3-dioxanes leading to arrayed stock solutions of single compounds sufficient for multiple phenotypic and protein-binding assays. Journal of the American chemical society, 2001, 123: 1740-1747.

［46］WONG J C, STEMSON S M, LOUCA J B, et al. Modular synthesis and preliminary biological evaluation of stereochemically diverse 1, 3-dioxanes. Chemistry & biology, 2004, 11 (9): 1279-1291.

［47］UEMURA D, TAKAHASHI K, YAMAMOTO T, et al. Norhalichondrin A: an antitumor polyether macrolide from a marine sponge. Journal of the American chemical society, 1985, 107 (16): 4796-4798.

［48］HIRATA Y, UEMURA D, HIRATA Y. Halichondrins—antitumor polyether macrolides from a marine sponge. Pure and applied chemistry, 1986, 58 (5): 701-710.

［49］BAI R L, PAULL K D, HERALD C L, et al. Halichondrin B and homohalichondrin B, marine natural products binding in the vinca domain of tubulin. Journal of biological chemistry, 1991, 266 (24): 15882-15889.

［50］AICHER T D, BUSZEK K R, FANG F G, et al. Total synthesis of halichondrin B and norhalichondrin B. Journal of the American chemical society, 1992, 114 (8): 3162-3164.

［51］郭宗儒. 化学合成的复杂天然改构药物艾日布林. 药学学报, 2015, 50 (9): 1197-1202.

［52］STAMOS D P, SEAN S C, KISHI Y, et al. New synthetic route to the C14-C38 segment of halichondrins. Journal of organic chemistry, 1997, 62: 7552-7553.

［53］WANG Y, HABGOOD G J, CHRIST W J, et al. Structure-activity relationships of halichondrin B analogues: modifications at C30-C38. Bioorganic & medicinal chemistry letters, 2000, 1031 (35): 1029-1032.

［54］TOWLE M J, SALVATO K A, BUDROW S J, et al. In vitro and in vivo anticancer activities of synthetic macrocyclic ketone analogues of halichondrin B. Cancer research, 2001, 61: 1013-1021.

［55］郭宗儒. 青蒿素类抗疟药的研制. 药学学报, 2016, 51 (1): 157-164.

［56］　屠呦呦 . 青蒿及青蒿素类药物 . 北京 : 化学工业出版社 , 2009.

［57］　梁晓天 , 于德泉 , 吴伟良 , 等 . 鹰爪甲素的化学结构 . 化学学报 , 1979, 37 (3): 215-230.

［58］　青蒿素结构研究协作组 . 一种新型的倍半萜内酯——青蒿素 . 科学通报 , 1977, 22: 142.

［59］　李晓军 , 张万斌 , 高栓虎 . 复杂天然产物全合成 : 化学合成与生物合成结合的策略 . 有机化学 , 2018, 38 (9): 2185-2198.

［60］　王平平 , 杨成帅 , 李晓东 , 等 . 植物天然化合物的人工合成之路 . 有机化学 , 2018, 38 (9): 2199-2214.

［61］　SCHMID G, HOFHEINZ W. Total synthesis of Qinghaosu. Journal of the American chemical society, 1983, 105: 624-625.

［62］　许杏祥 , 朱杰 , 黄大中 , 等 . 青蒿素及其一类物结构和合成的研究 X. 从青蒿酸立体控制合成青蒿素和脱氧青蒿素 . 化学学报 , 1983, 41 (6): 574-575.

［63］　顾浩明 , 刘明章 , 吕宝芬 , 等 . 蒿甲醚在动物的抗疟作用和毒性 . 中国药理学报 , 1981, 2: 138-144.

［64］　李英 , 虞佩林 , 陈一心 , 等 . 青蒿素类似物的研究——Ⅰ, 还原青蒿素的醚类、羧酸酯类和及碳酸酯类衍生物的合成 . 药学学报 , 1981, 16 (6): 429-439.

［65］　刘旭 . 青蒿素衍生物的研究 . 药学通报 , 1980, 15 (4): 139-139.

［66］　HAYNES R K, FUGMANN B, STETTER J, et al. Artemisone—a highly active antimalarial drug of the artemisinin class. Angewandte chemie-international edition, 2006, 45 (13): 2082-2088.

［67］　PETTIT G R, KAMANO Y, HERALD C L, et al. The isolation and structure of a remarkable marine animal antineoplastic constituent: dolastatin 10. Journal of the American chemical society, 1987, 109 (22): 6883-6885.

［68］　MIYAZAKI K, KOBAYASHI M, NATSUME T, et al. Synthesis and antitumor activity of novel dolastatin 10 analogs. Chemical & pharmaceutical bulletin, 1995, 43 (10): 1706-1718.

［69］　JAIN R K. Tumor physiology and antibody delivery. Frontiers of radiation therapy and oncology, 1990, 24: 32-46.

第3章 以活性多肽为基础的新药研究

在生物体内,内源性的肽类活性物质对正常的生理功能起到调控作用,也会对疾病的发生与发展有重要影响,如胰岛素和内啡肽等。由于肽类化合物易被体内的生物酶降解代谢,不能口服给药,因而成药性差、使用不方便。以这些内源性的活性多肽为先导物,对其结构进行修饰,或从这些肽类化合物结构中提取获得与活性有关的结构信息,进一步设计和发现新药,是创新药物研究的一个重要方法。

3.1 多肽的化学结构及其特征

3.1.1 氨基酸的结构及化学特征

多肽化合物是由氨基酸通过肽键连接而成的,其结构可以分为两部分:肽骨架和侧链(图 3-1 为例)。人体内常见的氨基酸有 20 种,按理化性质可以分为 4 组,见表 3-1。

表 3-1 人体内常见的氨基酸

分组	中文名	英文名	三字母缩写	单字母符号
非极性、疏水性氨基酸	丙氨酸	alanine	Ala	A
	缬氨酸	valine	Val	V
	亮氨酸	leucine	Leu	L
	异亮氨酸	isoleucine	Ile	I
	脯氨酸	proline	Pro	P
	苯丙氨酸	phenylalanine	Phe	F
	蛋氨酸	methionine	Met	M
	色氨酸	tryptophan	Trp	W
极性、中性氨基酸	甘氨酸	glycine	Gly	G
	丝氨酸	serine	Ser	S
	苏氨酸	threonine	Thr	T
	酪氨酸	tyrosine	Tyr	Y

续表

分组	中文名	英文名	三字母缩写	单字母符号
	半胱氨酸	cystine	Cys	C
	天冬酰胺	asparagine	Asn	N
	谷氨酰胺	glutamine	Gln	Q
酸性氨基酸	天冬氨酸	aspartic acid	Asp	D
	谷氨酸	glutamic acid	Glu	E
碱性氨基酸	赖氨酸	lysine	Lys	K
	精氨酸	arginine	Arg	R
	组氨酸	histidine	His	H

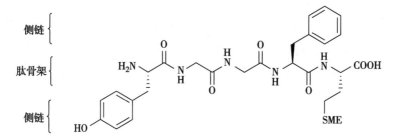

图 3-1 甲硫脑啡肽的结构

由于氨基酸的结构各不相同,在组成肽分子时,使得肽侧链的残基含有多种性质不同的原子和基团,这些原子和基团之间的空间相互作用会使得肽侧链之间发生相互排斥或结合在一起,形成非共价键的弱相互作用。这些弱相互作用主要包括盐桥键、氢键、疏水键等,对维持多肽和蛋白质的结构和功能起重要作用。

(1) 盐桥键:在多肽和蛋白质中,由于碱性氨基酸(如赖氨酸、精氨酸和组氨酸)和酸性氨基酸(如天冬氨酸和谷氨酸)的存在,在其侧链中含有氨基和羧基,加上多肽和蛋白质末端的氨基和羧基,使得多肽和蛋白质侧链上带有极性基团。这些氨基和羧基在体内往往呈现阳离子($-NH_3^+$)和阴离子($-COO^-$)形式,正、负电荷(离子)之间会产生静电的相互作用,这种相互作用形成盐键或称盐桥键。许多蛋白质或多肽的侧链电荷还会与水分子发生电荷 - 偶极作用。在蛋白质、多肽的非共价键相互作用(包括蛋白质受体和配体的相互作用)中,盐桥键是最强的作用键。

(2) 氢键:氢键可以看成是一种弱的离子相互作用形式,是由于某些原子带有部分电子云与极化的氢原子形成相互作用。氢键的键合自由能变化为 2~8kal/mol(1kal=4.2J),大多数氨基酸都可以形成氢键,因此分子中若有众多氢键也可以起到足够的稳定作用。氢键具有方向性,在空间形成不同取向的氢键,会使肽链以不同的构象形式存在,如 α- 螺旋、β- 折叠和不规则的结构的形成都是由于不同取向的氢键结合所致,形成多肽和蛋白质的二级结构。

(3) 疏水键:多肽或蛋白质结构中非极性氨基酸的疏水基团或侧链在水性介质中会避开水而趋于相互接近、黏附聚集在一起,形成疏水键,发生疏水固缩作用(hydrophobic collapse)。多肽分子的疏水固缩作用使疏水性氨基酸侧链在水介质中发生去水合作用,疏水基团或片段(如苯丙氨酸、酪氨酸、色氨酸、亮氨酸等残基侧链)发生聚集,形成连续的疏水面或疏水腔,导致构象发生变化。

通过对各种氨基酸在有机溶剂 - 水系统中的分配性质进行研究,可定量地估算肽分子中各个氨基酸残基的疏水性质,表 3-2 列出部分氨基酸疏水键的能量变化。这些数据表明,随着侧链的极性增加,疏水键的自由能变化降低。

表 3-2   部分氨基酸疏水键的能量变化(25℃)

氨基酸	自由能变化 /(kcal/mol)	氨基酸	自由能变化 /(kcal/mol)
色氨酸	3.4	蛋氨酸	1.3
苯丙氨酸	2.5	组氨酸	0.5
酪氨酸	2.3	丙氨酸	0.5
亮氨酸	1.8	苏氨酸	0.4
缬氨酸	1.5	丝氨酸	−0.3

(4)范德华力:范德华力(van der waals force)是原子、分子间或基团之间的短程作用力,随着分子间距离的增加而迅速减弱。范德华力有 3 个来源:①取向力,来自极性分子的永久偶极矩之间的相互作用;②诱导力,由于一个极性分子使另一个分子极化,产生诱导偶极矩并相互吸引;③色散力,是分子中电子的运动产生瞬时偶极矩,它使邻近的分子瞬时极化,后者又反过来增强原来分子的瞬时偶极矩。范德华力是一种非特异性的原子间作用力,由于生物分子的相对分子量一般都很大,因此范德华力是一种不可忽略的作用力。

3.1.2　多肽的结构特点

氨基酸形成的肽键是酰胺键,存在 2 种共振结构(图 3-2),其中一种共振结构在羧基的碳原子与氮原子之间形成双键,所以肽键一般具有双键的性质,无法自由旋转,蛋白质和多肽只有两端的肽键才有可能形成键的旋转。

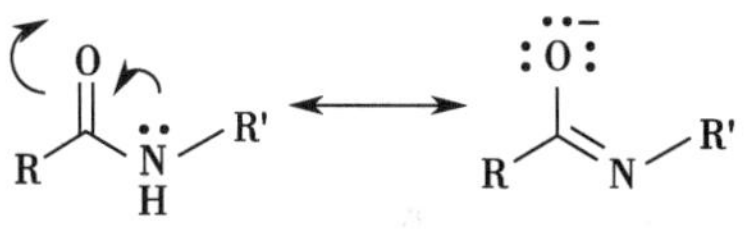

图 3-2　肽键通过共振形成平面结构特征

(1)肽和肽平面:肽链中的肽单位包含一个氨基酸的 $C_{\alpha 0}$ 到另一个氨基酸的 $C_{\alpha 1}$,之间包含 3 个键($C_{\alpha 0}$—C、C—N、N—$C_{\alpha 1}$)和 6 个原子,肽单位中所包含的 6 个原子处于同一平面上,该平面称为酰胺平面或肽平面(图 3-3)。

(2)肽平面和二面角:由于肽键带有双键的特性(C—N 键长为 0.132nm),无法自由旋转;而羧基 C 与 C_α 之间及 N—C_α 之间均为单键,可以自由旋转。当相邻的键旋转时,实际上是带动 2 个肽平面之间的旋转。C_α—N 键旋转产生的角度用 φ 表示,C_α—C 键旋转产生的角度用 ψ 表示,两者称为 C_α 原子的二面角(图 3-3)。肽平面的旋转会因侧链 R 基团的大小或电荷的存在受到不同程度的限制,相对的旋转程度决定 2 个相邻肽平面的相对位置。于是肽平面就成为肽链盘绕折叠的基本单位,也是蛋白质会形成各种立体构象的根本原因。

(3)肽键的顺式和反式构象:平面性的肽键存在 2 种不同的构象,即反式(*anti*)构象和顺式(*syn*)构象(图 3-4)。通常在多肽和蛋白质中,由于顺式(*syn*)构象会导致相邻氨基酸侧链之间的立体位阻,因此以反式(*anti*)构象为主。对于脯氨酸,由于自身存在环,所以会与其相邻的氨基酸形成顺式(*syn*)构象。顺式的脯氨酸肽键有利于肽链在此处转折,通常出现 β- 转角(β-turn)这一特殊的结构。

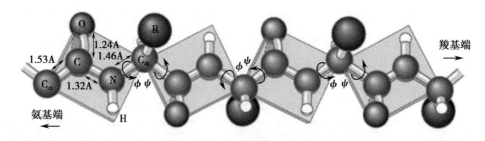

图 3-3 肽平面和二面角

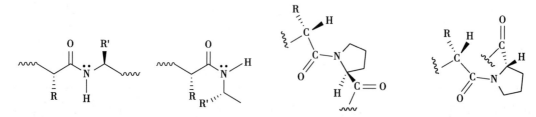

肽键的反式（*anti*）构象　　肽键的顺式（*syn*）构象　　脯氨酸肽键的反式（*anti*）构象　　脯氨酸肽键的顺式（*syn*）构象

图 3-4 肽键的顺式和反式构象

（4）多肽的 α- 螺旋（α-helix）结构：α- 螺旋结构是由于多肽链卷曲成螺旋状排列，使得肽链骨架上的多肽键相互之间可以形成氢键，增加多肽结构的稳定性。α- 螺旋是按右手方向盘绕成螺旋形，相隔大约 4 个氨基酸产生 1 个氢键，也形成 1 个螺旋，氢键取向与 α- 螺旋的中心轴平行，氨基酸侧链的 R 基团则伸向螺旋排列的外侧（图 3-5）。

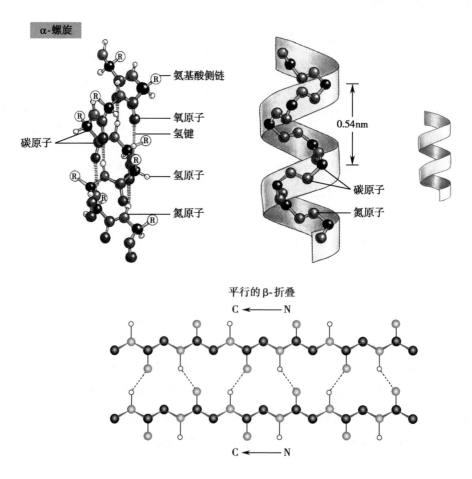

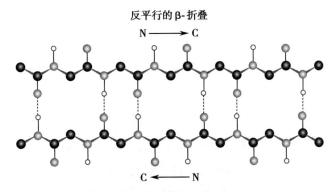

图 3-5　多肽的 α- 螺旋和 β- 折叠

（5）多肽的 β- 折叠（β-pleated sheet）：当 2 条或多条几乎完全伸展的肽链平行排列时，每条肽链之间通过氢键交联形成 β- 折叠（图 3-5）。肽链的主链呈锯齿状折叠构象。在 β- 折叠中，几乎所有肽键都参与链间氢键交联，因此 β- 折叠结构一般都比较牢固。β- 折叠的 2 条肽链的方向可以是反向的（反平行）或同向的（平行）。

3.1.3　基于多肽的新药研究

肽类化合物分子作为药物存在以下 2 个方面的问题：一是药物代谢的问题，肽类分子口服时在胃肠道会被体内的蛋白酶水解，吸收差、生物利用度低、代谢不稳定，还会产生不必要的免疫原性；二是选择性的问题，肽类分子结构中的单键比较多，柔性大，在水溶液中会产生多个分子构象和不同的分子形状，会被体内不同的受体分子（或受体亚型）识别，导致产生不同的生理效应。图 3-6 中的 A 和 B 代表多肽的 2 种不同的构象，构象 B 会进一步折叠形成生物活性构象 C，生物活性构象 C 被体内的受体分子识别，结合成"肽 - 受体复合物"产生所需的生物活性；构象 B 也会被体内的肽酶识别形成"肽酶 - 肽复合物"，进而被肽酶降解；而构象 A 会被其他受体识别，结合成"肽 -（其他）受体复合物"产生不同的生理效应，这种非所需的生物活性表现为与免疫原性相关的不良反应和副作用。因此，从创新药物研究的角度需要在多肽分子的基础上解决这 2 个方面的问题。

以活性肽为基础的新药研究是要通过对多肽结构的化学修饰和改造，将肽结构单元替换成非肽，尽可能地保留肽类结构的基本特征，获得肽模拟物（peptidomimetic），以克服肽类化合物代谢稳

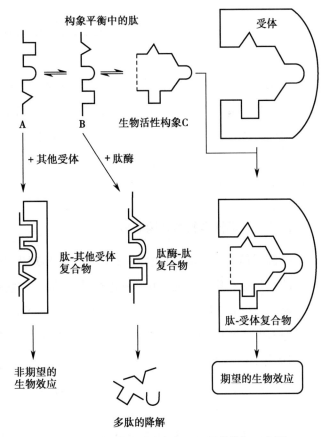

图 3-6　多肽的不同构象与不同受体的相互作用

定性差、选择性和活性不足的问题,发现活性更强、成药性更好、毒副作用更低的创新药物。

对肽模拟物设计的基本原则:①保持肽类化合物的某些能够产生所希望的生物活性构象,提高肽模拟物对靶标的亲和力和选择性,以改善药效学性质;同时尽可能地消除或避免不希望的性质。②改变肽的物理与化学性质,特别是溶解度和解离性,调整肽模拟物的吸收性和代谢稳定性等药物代谢动力学性质。③消除肽结构可能引起的免疫原性,达到降低毒性和不良反应的目的。

以活性肽分子为先导物设计肽模拟物时,由于大多数生物活性肽是柔性分子,存在许多可旋转的键,因此在溶液中产生多种构象体,这些构象体之间处于平衡状态。不同的构象会与不同的受体亚型结合以启动不同的生物效应,因此构象的多样性导致活性的多样性,缺乏选择性。基于此,若在柔性的肽分子中引入构象限制因素可对活性产生限制性影响,如影响对受体的亲和力、选择性、药效强度、药动学性质及对酶降解的稳定性。

构象限制的方法通过在活性构象体中引入限制因素,起到将该构象加以固定的作用,实际上突出这种活性构象结构,消除或避免其他构象的存在,提高该活性构象分子与受体的亲和力,只得到所需要的生物效应。

根据对肽模拟物的研究,肽模拟物可以分为 3 种类型:肽骨架结构模拟物(类型 I)、结构衍生模拟物(类型 II)和非肽小分子模拟物(类型 III)。

3.2 基于氨基酸结构修饰的肽模拟物

以活性多肽为模板进行结构修饰获得肽模拟物需要满足以下条件:①代谢稳定性良好;②良好的生物利用度;③较高的受体亲和力和选择性;④较低的不良反应。最关键是对肽的结构进行修饰以保持所需的各种性质,同时还要增强肽模拟物的活性强度。为满足成药性的要求,需要对活性肽进行较为系统的研究,确定肽结构中与生物活性有关的结构信息,即药效团信息;还要考虑这些药效团信息与活性相关的三维空间结构。

3.2.1 活性多肽的结构缩减

修饰天然活性多肽,首先要确定肽链中对呈现生物活性重要的氨基酸。常用的方法是对活性多肽分别从氨基端和羧基端截断氨基酸进行结构缩减,以发现最简化的活性多肽序列。

例如,在研究组蛋白甲基转移酶 MLL1 与其底物蛋白 WDR5 的相互作用中,发现 12 个氨基酸组成的 MLL1-Win 拟肽(Ac-Gly-Ser-Ala-Arg-Ala-Glu-Val-His-Leu-Arg-Lys-Ser-NH$_2$)对 WDR5 有较好的亲和力,可阻断 MLL1-WDR5 相互作用。在研究过程中,通过 MLL1-Win 拟肽进行肽段剪切、缩短肽链长度等方法,获得与 WDR5 亲和力较高的最短肽链 Ac-Ala-Arg-Ala-NH$_2$(表 3-3)。并且发现 MLL1 拟肽中存在 2 个分子内氢键,稳定 Win 拟肽与 WDR5 的活性构象,大大提高 MLL1 拟肽与 WDR5 结合的亲和力。通过对肽的缩减优化,不仅发现对氨基酸的活性起到关键作用,而且为进一步设计高亲和力的拟肽乃至非肽类小分子提供结构基础。

3.2.2　活性多肽中氨基酸的修饰

通过对关键氨基酸的修饰,特别是增加肽键对肽酶的稳定性,以提高代谢稳定性。例如,对氨基酸的 α- 氮原子进行烷基化,引入有立体位阻的取代基可以避免蛋白酶对肽键的降解。用 D 构型氨基酸代替人体的 L 构型氨基酸,可以避免肽模拟物被肽酶识别,增加肽的代谢稳定性。

表 3-3　不同长度的 MLL1-Win 拟肽与 WDR5 的亲和力

多肽	结构	$IC_{50} \pm SD$/(μmol/L)	$K_i \pm SD$/(μmol/L)
Win	Ac-Gly-Ser-Ala-Arg-Ala-Glu-Val-His-Leu-Arg-Lys-Ser-NH₂	0.75 ± 0.10	0.16 ± 0.02
Ac-11mer	Ac-Ser-Ala-Arg-Ala-Glu-Val-His-Leu-Arg-Lys-Ser-NH₂	1.04 ± 0.14	0.20 ± 0.03
Ac-10mer	Ac-Ala-Arg-Ala-Glu-Val-His-Leu-Arg-Lys-Ser-NH₂	0.02 ± 0.004	0.003 ± 0.001
Ac-9mer	Ac-Arg-Ala-Glu-Val-His-Leu-Arg-Lys-Ser-NH₂	29 ± 4	6.03 ± 0.80
Ac-7mer	Ac-Ala-Arg-Ala-Glu-Val-His-Leu-NH₂	0.16 ± 0.03	0.03 ± 0.01
Ac-6mer	Ac-Ala-Arg-Ala-Glu-Val-His-NH₂	0.04 ± 0.10	0.09 ± 0.02
Ac-5mer	Ac-Ala-Arg-Ala-Glu-Val-NH₂	0.75 ± 0.10	0.16 ± 0.03
Ac-4mer	Ac-Ala-Arg-Ala-Glu-NH₂	0.40 ± 0.05	0.08 ± 0.01
Ac-3mer	Ac-Ala-Arg-Ala-NH₂	0.54 ± 0.03	0.12 ± 0.01
Ac-2mer	Ac-Ala-Arg-NH₂	125 ± 6	27 ± 1.4

Hughes 等从哺乳动物脑内发现 2 个脑啡肽(enkephalin):亮氨酸脑啡肽(leucine enkephalin,H-Tyr-Gly-Gly-Phe-Leu-OH)和甲硫氨酸脑啡肽(methionine encephalin,H-Tyr-Gly-Gly-Phe-Met-OH),这是 2 个结构相似的五肽,仅碳端残基不同。它们在脑内的分布与阿片受体的分布相似,与阿片受体结合后产生吗啡样作用。甲硫氨酸脑啡肽的镇痛作用为亮氨酸脑啡肽的 5 倍。

脑啡肽在体内很不稳定,容易被肽酶水解。因此,通过对内源性的阿片肽分子进行结构修饰,达到阻断或延长其酶解作用时间的目的,以增强药理效应。例如,Gly^2 用 $D\text{-}Ala^2$ 取代,可保护该肽键不被非选择性氨肽酶水解;羧基端的 Met^5 或 Leu^5 的羧基可替换成醇羟基或酰胺等,可阻断或延缓被羧肽酶水解;中间的氨基酸 $Gly^3\text{-}Phe^4$ 引入大体积的基团,如进行 N- 甲基化,可增加对肽酶的稳定性,得到的美克法胺[metkefamide,Tyr-D-Ala-Gly-Phe-(N-Me)-Met-NH₂]具有较高的镇痛活性,对 δ 和 μ 受体的亲和力基本相同。

此外,α- 氨基酸的 N- 甲基取代消除氢键,影响肽键的扭转角,易形成顺式(syn)肽键,因而 N- 甲基氨基酸通常用于产生肽结构的限制构象,产生不同的生物活性。

3.2.3　基于氨基酸的变换研究

活性肽结构中的氨基酸侧链对多肽的空间结构和相互作用影响较大,通过对氨基酸的替换、侧链的限制或肽骨架的变换,可以影响肽结构中 N—$C_α$、$C_α$—CO 或 CO—N 键的自由旋转,产生构象限制的化合物。

对肽链中的氨基酸变换最常见的方法是对氨基酸的 $C_α$- 烷基化、$N_α$- 烷基化和 D 构型氨基酸的替换。此外,还可以使用 α、β- 不饱和氨基酸,环状取代氨基酸,β- 氨基酸及侧链中含有立体结构取代基的氨基酸。

3.2.3.1　氨基酸的替换

将肽链中一些特定和重要的氨基酸用甘氨酸、丙氨酸或 D 构型氨基酸取代,测定取代前后肽链的亲和力和生物活性,可以确定某些特定的氨基酸在产生生物活性中所起到的关键作用。

用丙氨酸逐一替换肽类化合物中的其他氨基酸以探求其构效关系,称为丙氨酸扫描(alanine scanning),是最常用的研究方法。丙氨酸的侧链为一甲基,构型与其他氨基酸一致,变换后对多肽构象的影响不显著,可用来确定某个氨基酸在肽链中的重要性。例如,对十三肽的神经降压肽(neurotensin) Pyo-Leu-Tyr-Glu-Asn-Lys-Pro-Arg-Arg-Pro-Tyr-Ile-Leu-OH 的丙氨酸扫描研究发现 Leu[13] 对结合力的影响最大。丙氨酸扫描也可以用来对肽链结构进行化简,得到活性得以保留、长度更短的肽链。丙氨酸扫描的局限性是不能用于肽链结构中的甘氨酸、脯氨酸、半胱氨酸的取代。因为甘氨酸没有侧链,用丙氨酸取代没有意义;脯氨酸是具有环状结构的氨基酸,产生不同的 ϕ、ψ、ω 二面角;而半胱氨酸通常会与另一个半胱氨酸成对出现,易形成双硫键。

甘氨酸是没有侧链的最简单的氨基酸,取代多肽链中的其他氨基酸后会引起多肽空间结构的微小变化,对研究多肽链的构象有一定的帮助。

前面已经提及,用 D 构型氨基酸取代 L 构型氨基酸可以保护肽键不被非选择性氨肽酶水解。不仅如此,由于 D 构型氨基酸的引入带来的手性差异对重要的氨基酸侧链产生影响,也会对多肽与受体相互作用时的构象产生重要影响,如 D 构型氨基酸会稳定某些反向转角(发卡结构)或稳定 α- 螺旋。

在 α- 黑色素细胞刺激素(α-MSH,3-1)的研究中,将 L-Phe[7] 替换成 D-Phe[7] 后生物活性有较大的提高(由 40% 左右提高到 50% 以上),作用时间显著延长,天然的 α-MSH 在 24 小时活性开始下降,D-Phe[7] 取代的多肽在 72 小时活性仍保持不变,这是由于 D 构型氨基酸(D-Phe[7])稳定 β- 转角所致。

Ac-Ser-Tyr-Ser-Met-Glu-His-Phe[7]-Arg-Trp-Gly-Lys-Pro-Val-NH$_2$

3-1

3.2.3.2　氨基酸侧链的取代

多肽中的氨基酸侧链是多肽被受体识别和产生信号转导的关键片段。通过在氨基酸侧链上引入具有位阻性、手性、疏水性、亲水性,或者酸性 / 碱性的原子或基团,可以去探索受体结合腔的性质和要求及立体结构之间的关系,为改善生物活性提供切入点。特别是在没有配体 - 受体复合物的三维结构时,利用这一方法进行研究非常有帮助。即使已经掌握配体 - 受体复合物的结构,这种研究方法也可以获得不同的构象变化与亲和力改变的关系,揭示配体和受体之间的相互作用。

(1)氨基酸 α- 碳甲基化:氨基酸的 α- 氢被甲基取代变成 α- 甲基氨基酸。甲基的引入所产生的位阻效应显著限制 C$_\alpha$—N(φ)和 C$_\alpha$—CO(ψ)键角的旋转,使肽链的构象发生较大的变化。例如,甘氨酸的 α- 碳被甲基化成丙氨酸,使甘氨酸原来 70% 的构象空间受到限制。α- 甲基丙氨酸或 α- 甲基缬氨酸与甘氨酸相比,构象被限制 90%。α- 甲基缬氨酸是研究较多的限制性氨基酸,在血管紧张素、缓激肽等的研究中用 α- 甲基缬氨酸代替其中的 1 个氨基酸,可改变肽的活性。类似的 α- 甲基氨基酸还有 α- 甲基异亮氨酸、α- 甲基亮氨酸和 α- 甲基苯丙氨酸等(图 3-7)。

含有 α- 甲基氨基酸的多肽通常较少采取完全伸展的构象,常常是 β- 转角的构象。

(2)α,α- 二烷基化和亚烷基化:α,α- 二烷基甘氨酸和 α,α- 亚烷基甘氨酸虽然都是双取代的甘氨酸,但对分子构象的影响是不同的。α,α- 二烷基甘氨酸对 φ、ψ 的影响是使肽链呈伸展形;α,α- 亚烷基甘氨酸是形成 α- 氨基环烷酸(环丙烷到环庚烷),会引起肽的 β- 转角;α,N- 亚烷基甘氨酸是形成环状氨基酸,相当于脯氨酸的缩环或扩环类似物,如氮丙啶、氮丁啶、哌啶 -2- 羧酸等(图 3-8)。这些脯氨酸类似物在形成肽键时,一方面酰胺键与 C$_\alpha$- 羧基会呈现反式(*anti*)和顺式(*syn*)2 种异构体;另一方面 φ 受到很大的限制，使得 C_α—CO 的 ψ 转动也受到限制。若在多肽的结构中将脯氨酸残基的四氢吡咯环用氮丙啶环取代，则降低环与邻近非键合的基团在空间的相互作用，增加肽链的柔性，降低肽的稳定性。

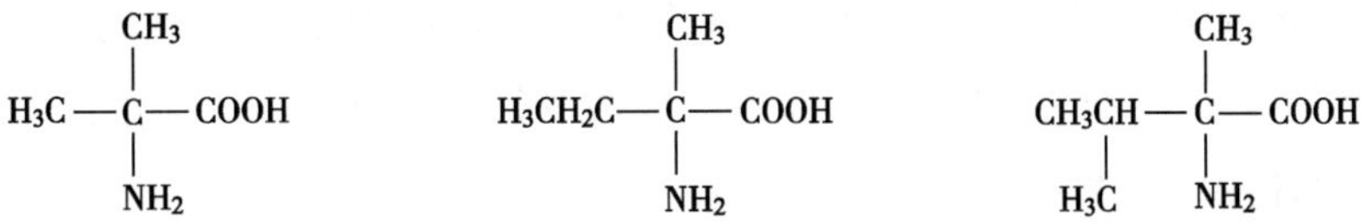

α- 甲基丙氨酸　　α- 甲基丁氨酸　　α- 甲基缬氨酸

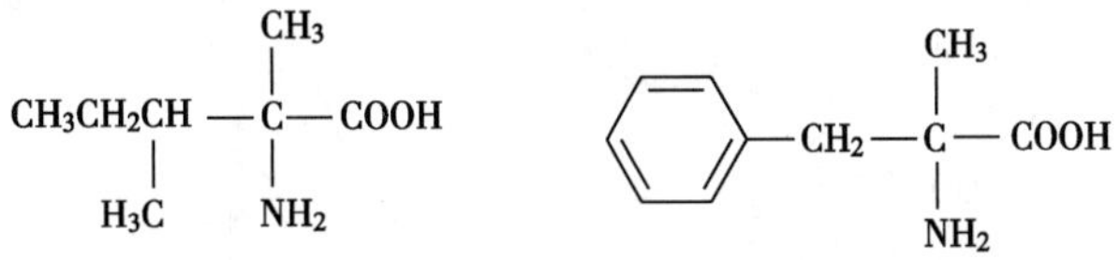

α- 甲基异亮氨酸　　α- 甲基苯丙氨酸

图 3-7　常用的 α- 甲基氨基酸的结构

n=0, 1, 2, 3, 4　　n=0, 1, 2, 3, 4

α，α- 亚烷基甘氨酸　　α，*N*- 亚烷基甘氨酸

图 3-8　α，α- 亚烷基甘氨酸和 α，*N*- 亚烷基甘氨酸

(3) 苯丙氨酸的结构变换：苯丙氨酸的结构变换有多种方式，在苯丙氨酸的 β- 碳引入另一个苯基，得到含双苯基的氨基酸 (3-2)，可以增大氨基酸侧链的位阻；在苯环上并合另一个苯基，得到含萘环的氨基酸 (3-3)，可用于结合具有较大疏水性的结合腔；将苯丙氨酸的 α- 碳原子与苯环用亚甲基连接成环得到 2- 氨基茚 -2- 羧酸 (2-aminindene-2-formic acid，Aic，3-4)，相当于一个氨基环烷酸；将苯丙氨酸的氨基与苯环之间用亚甲基连接成环得到四氢异喹啉 -3- 羧酸 (tetrahydroisoquinolincarboxylic-3-acid，Tic，3-5)，是一个氨基酸残基旋转角度 χ 非常小的环状氨基酸；在苯丙氨酸的 β- 碳或 α- 碳与氨基之间用烷基进行连接，得到 3- 苯基脯氨酸 (3-6) 和环庚氨酸衍生物 (3-7)。

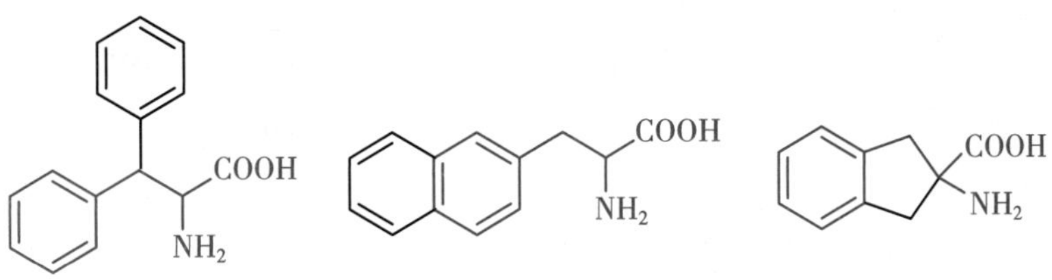

3-2　　3-3　　3-4

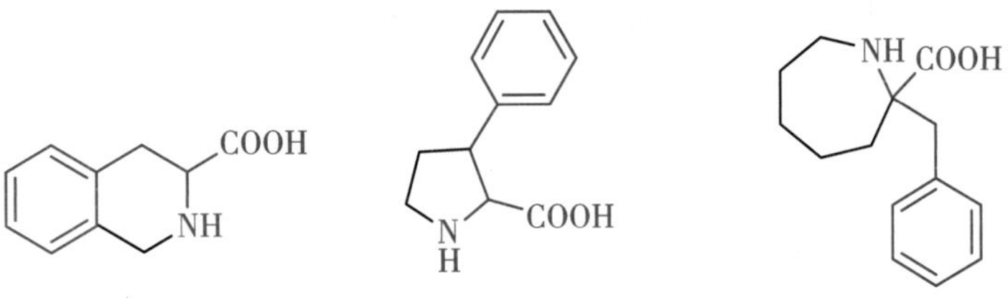

3-5　　3-6　　3-7

血管紧张素Ⅱ(Asp-Arg-Val-Tyr-Val-His-Pro-Phe^8，AⅡ) 中的 Phe^8 是与受体结合和产生活性作用的基团，将 Phe^8 换成 β，β- 双苯基丙氨酸 (3-2) 后，得到的二苯基取代 AⅡ对血管紧张素Ⅱ受体的激动活

性提升 2.8 倍，而用 2- 氨基茚 -2- 羧酸（Aic，3-4）和 β- 联苯基丙氨酸取代的 A Ⅱ却成为 A Ⅱ受体拮抗剂。究其原因是 Phe[8] 的构象产生不同的空间影响，苯丙氨酸的苯基和氨基处于反式构象（χ^1=−180°，图 3-9a）；β，β- 双苯基丙氨酸取代 Phe[8] 后，其中的 1 个苯基与氨基形成（−）扭转构象（χ^1=−60°，图 3-9b），增加苯丙氨酸周围的位阻；2- 氨基 -2，3- 二氢茚 -2- 羧酸取代的 A Ⅱ（图 3-9c）和 β- 联苯基丙氨酸取代的 A Ⅱ（图 3-9d）的结构中，立体结构有较大的区别。

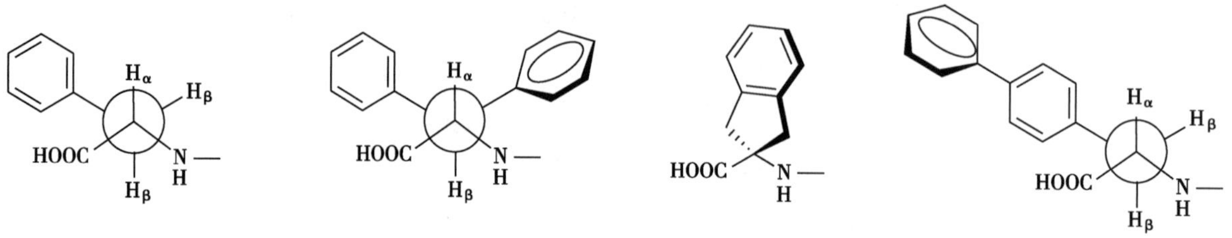

a　　b　　c　　d

图 3-9　A Ⅱ的 Phe[8] 的不同变换对构象的影响

不同环状的苯丙氨酸替换物由于环系结构的空间限制，对多肽活性的影响较大。为提高阿片肽对受体亚型的选择性，将环阿片肽（3-8）中的 Phe[3] 进行替换，换成 2- 氨基茚 -2- 羧酸（Aic，3-4）得到环多肽（3-11），换成 2- 氨基四氢萘 -2- 羧酸（2-aminotetrahydronaphthalene-2-carboxylic acid，Atc）得到环多肽（3-12），换成四氢异喹啉 -3- 羧酸（Tic，3-5）得到环多肽（3-13）。由于侧链和肽骨架的构象发生改变，多肽 3-11 和 3-12 对 μ 和 δ 阿片受体的亲和力减弱，但对 δ 阿片受体的亲和力减弱更显著。然而，2- 氨基四氢萘 -2- 羧酸（Atc）取代后（3-12）对 δ 受体的亲和力比对 μ 受体的亲和力下降得更多。当将苯丙氨酸换成四氢异喹啉 -3- 羧酸（Tic）后，多肽 3-13 对阿片受体的活性大大减弱，特别是对 δ 受体的活性基本消失。Tic 的取代一方面使得氨基酸残基旋转角度 χ 非常小，对侧链和肽骨架的构象产生较大的限制；另一方面 Tic 的氨基在环中相当于 Phe 的氨基被取代，也降低与阿片受体的亲和力。这些现象在将 L-Phe 换成 D-Phe 得到肽 3-9 及将 L-Phe 的氨基进行甲基化得到肽 3-10 的结果中得到验证，3-9 和 3-10 对阿片受体的亲和力均显著降低（表 3-4）。

H-Tyr-D-Orn-Phe-Glu-NH_2

3-8

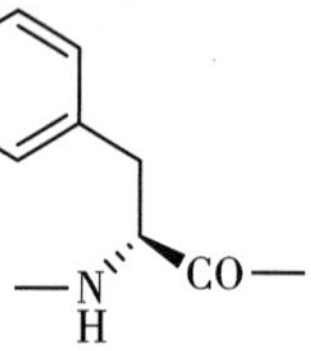

Phe

H-Tyr-D-Orn-D-Phe-Glu-NH_2

3-9

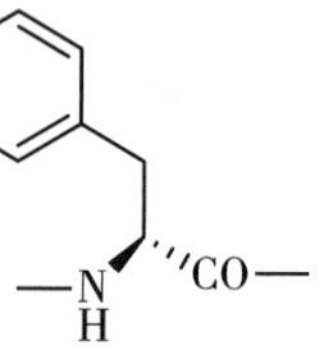

D-Phe

H-Tyr-D-Orn-N$^\alpha$ MePhe-Glu-NH_2

3-10

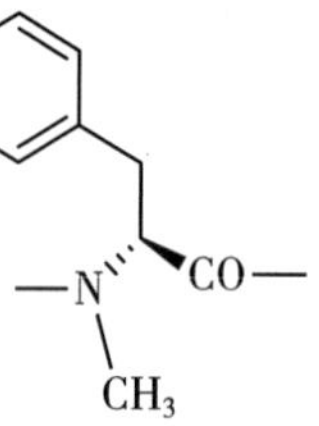

N$^\alpha$ MePhe

H-Tyr-D-Orn-Aic-Glu-NH_2

3-11

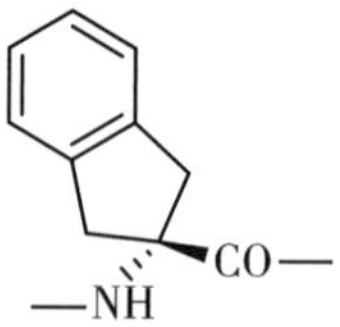

Aic

H-Tyr-D-Orn-Atc-Glu-NH_2

3-12

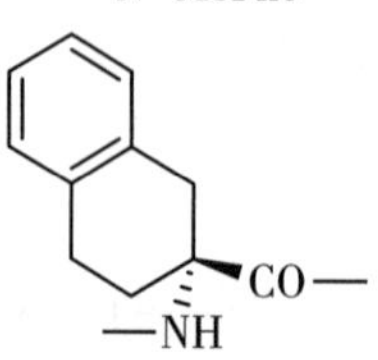

Atc

H-Tyr-D-Orn-Tic-Glu-NH_2

3-13

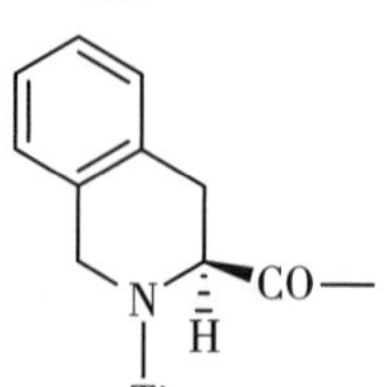

Tic

表 3-4 环阿片肽的 Phe³ 的不同苯丙氨酸替换物与阿片受体的亲和力

多肽	K_i^μ/(nmol/L)	K_i^δ/(nmol/L)	K_i^δ/K_i^μ
3-8	0.98 ± 0.013	3.21 ± 0.32	3.27
3-9	1 660 ± 50	14 000 ± 1 600	8.43
3-10	1 000 ± 130	12 800 ± 1 500	12.8
3-11	4.21 ± 0.39	209 ± 2	49.6
3-12	26.3 ± 0.6	3 510 ± 15	133
3-13	2 410 ± 90	50 100 ± 2 700	20.8

(4)脯氨酸残基的影响:脯氨酸是唯一的氨基在环中的仲胺型天然氨基酸。由于结构的特殊性,脯氨酸以顺式构象形成肽键时有利于肽链在此处转折,形成 β- 转角(β-turn)的特殊结构(图 3-4)。

若在脯氨酸的 3 位引入某些基团,可视作与其他天然氨基酸相关的氨基酸,具有融合 2 种氨基酸的结构特征。如 3- 苯基脯氨酸(3-6)一方面是取代的脯氨酸,另一方面是成环的苯丙氨酸;3- 正丙基脯氨酸(3-propyl proline,3PP,3-14)是去甲亮氨酸与脯氨酸融合的构象限制体。

研究胆囊收缩素(cholecystokinin,CCK)四肽的 C 端模拟物(Boc-Trp-Met-Asp-Phe-NH₂),将肽链中的蛋氨酸(Met)替换为 3- 正丙基脯氨酸(3PP,3-14),对皮质 CCK-B 受体的活性提高 13 倍、选择性提高 19 倍。对 CCK-B 受体亲和力的提高来自脯氨酸环对构象的限制及环上 3 位正丙基的影响。

4- 甲基脯氨酸(3-15)也可被认为是亮氨酸的成环衍生物,是亮氨酸(3-16)的构象限制体。

3-14   3-15   3-16

3.2.4 二肽片段的成环修饰

将肽链中相邻的 2 个氨基酸以不同的方式连接成环,可减少肽链的柔性,形成构象限制,这是研究肽模拟物的常用方法。用于对肽链中与受体结合的关键药效团的修饰,探索关键的作用基团和残基。

3.2.4.1 形成内酰胺环的环化

形成内酰胺环的环化包括相邻 2 个氨基酸 α- 碳的环化和 α- 碳与氮原子的环化,得到的多为五元或六元内酰胺环。但内酰胺环可以增加或缩小,还可以插入其他杂原子及并合芳香环。

通式 3-17 是相邻 2 个氨基酸的 α- 碳之间环化得到的内酰胺环类多肽,链中的肽键具有部分双键的性质,其优势构象为反式构象,反式构象的能量比顺式构象一般低 2kcal/mol。相邻氨基酸的 α- 碳与氮原子环化后得到内酰胺环类多肽(3-18)(图 3-10)。该类肽模拟物没有改变肽键的反式构型,这类环合模拟肽的应用范围较广。

相邻氨基酸的 2 个 α- 碳环化,若以顺式构型的形式相连,虽然在能量上是不利的,但这种环状的内酰胺环模拟肽链的 β- 转角,会产生不同的结合。环合多肽 3-19 和 3-20 是 2 个 α- 碳环化形成的肽模拟物。

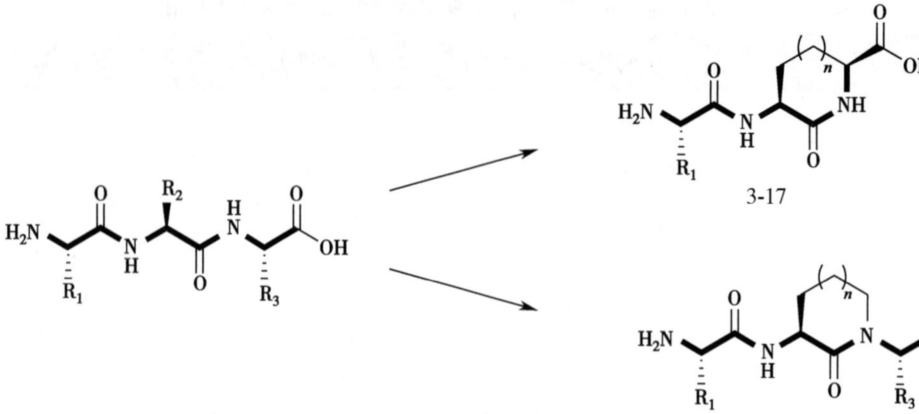

3-17

3-18

图 3-10　二肽片段的成内酰胺环修饰

在抗高血压药血管紧张素转化酶(ACE)抑制剂的研究中,通过 α- 碳与氮原子环化及扩展得到的化合物 3-21 是抑制 ACE 活性最强的化合物。

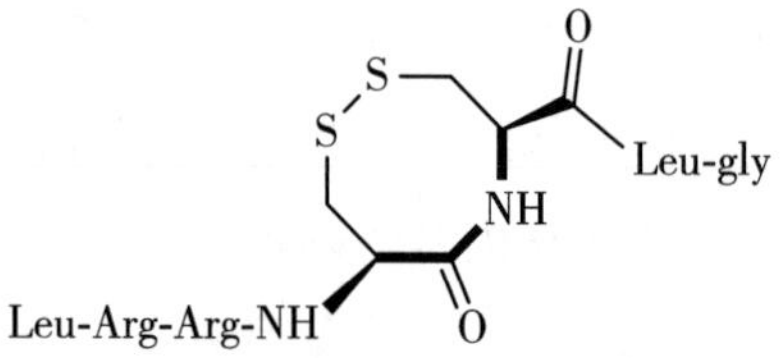

3-19

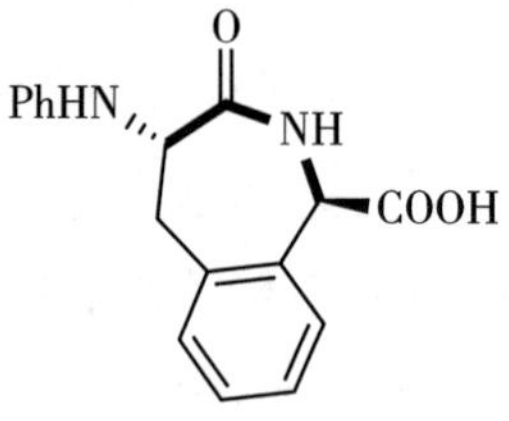

3-20

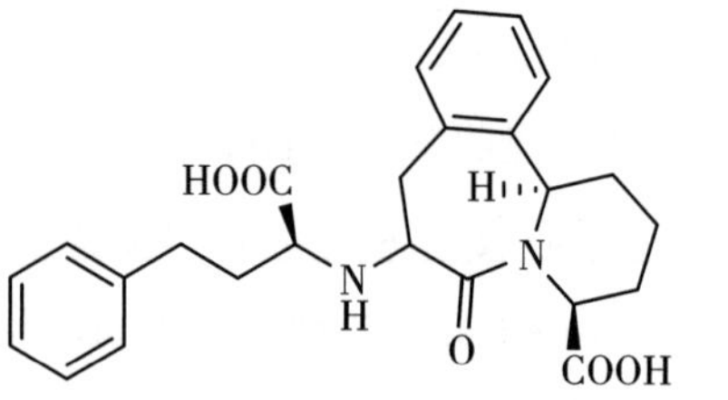

3-21

3.2.4.2　形成哌嗪酮环的环化

形成哌嗪酮环的环化包括相邻 2 个氨基酸的氮原子之间的环化(3-22)和 α- 碳与氮原子的环化(3-23)(图 3-11)。

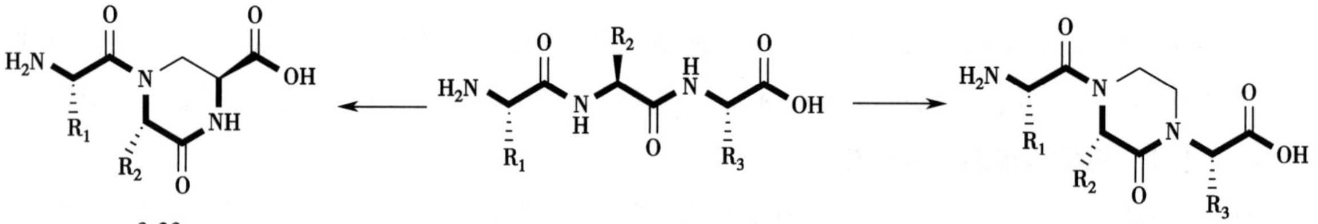

3-23　　3-22

图 3-11　二肽片段的成哌嗪酮环修饰

当相邻 2 个氨基酸的氮原子之间环化时,3-22 中哌嗪酮环的酰胺键仍呈反式构型;而相邻 2 个氨基酸的 α- 碳与氮原子环化得到哌嗪酮环(3-23)时,其中的酰胺键需要旋转形成顺式构型。

形成哌嗪酮的环化拓展了多肽模拟物的结构类型,在药物设计上非常有用。

3.3 肽骨架变化的肽模拟物

对肽的氨基酸修饰或是对肽结构的局部修饰,基本上还是保留了结构中的酰胺键和肽的结构单元。考虑到肽类化合物成药性的局限性,从肽类化合物到创新的小分子药物的演化,最根本的是对肽的骨架结构进行变革性的改造,保留肽类结构的药效基团和空间构象信息,替换不利于成药性质的结构片段或化学官能团,设计和发现新的肽模拟物。

3.3.1 骨架局部变换的肽模拟物

肽骨架的局部变换是指对肽键(—CONH—)进行化学修饰,改造肽分子的部分肽键。最常见的方法是将肽键用电子等排体作变换或将酰胺键逆向替换(—HNOC—),这种肽键的等排体置换或逆向替换不同于前述的氨基酸修饰。对氨基酸的修饰仅仅是改变氨基酸的侧链,并未涉及肽链的基本骨架;而基于肽键的等排体置换或逆向替换修饰是改变肽键的部分骨架,会引起肽键的构型、构象或拓扑结构的改变,更重要的是引起肽链结构的电子分布、分子的偶极矩、疏水性、脂水分配系数、氢键的形成等理化性质的变化,从而影响肽分子的活性强度、成药性质及可能出现新的活性。

3.3.1.1 肽键的电子等排体置换

肽键的电子等排体置换实质就是酰胺键的等排体或等电子体的置换。

酰胺羰基(—CO—)可以置换成硫代羰基(—CS—)或亚甲基(—CH₂—)。硫代羰基中的硫原子取代氧原子后,形成硫代酰胺会增加脂溶性,更易发生酰胺键的互变异构。当羰基置换成亚甲基后,酰胺就变成仲胺,不仅失去部分双键的性质,变成可自由旋转的单键(—CH₂NH—),还使极性减弱,由中性变成碱性,在生理条件下会被质子化,同时羰基的氢键接受体的性质也随之消失。

酰胺的氮原子可以置换成氧原子或亚甲基,分别形成酯(—COO—)或酮(—COCH₂—)。酯键没有酰胺键的部分双键性质,可避免被蛋白酶水解,但对酯酶和酸碱环境更为敏感。酰胺基团变成亚甲基酮基后,分子的电性和构象都会发生较大的改变。表 3-5 列出常见的肽骨架等排体置换修饰位点。

表 3-5 常见的肽骨架等排体置换修饰位点

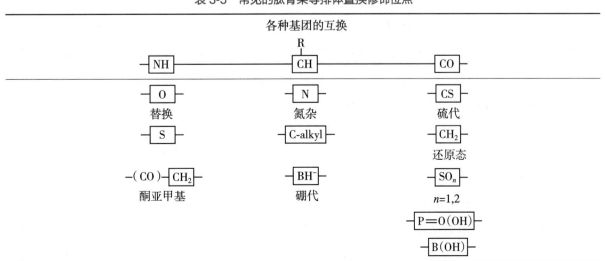

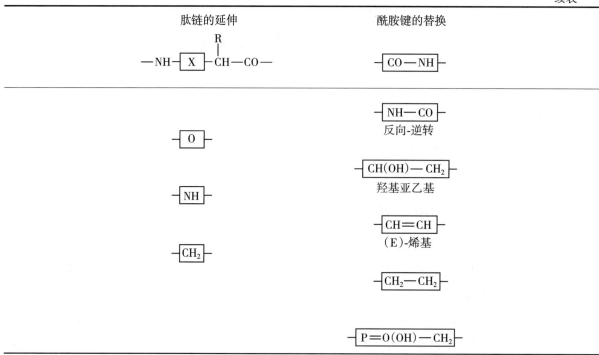

肽链的延伸	酰胺键的替换

酰胺（—CONH—）基团还可以被亚乙基（—CH₂CH₂—）、亚乙烯基（—CH═CH—）、羟乙基[—CH（OH）CH₂—]等置换，形成烷烃、烯烃、醇类等化合物。亚乙基（—CH₂CH₂—）置换对肽分子性质的影响较大，亚乙基为非极性基团，不会形成分子内氢键；而且亚乙基的柔性较大，可以自由旋转。若将甲硫氨酸脑啡肽（methionine encephalin，MENK）中的 Gly-Gly 之间的肽键用亚乙基（—CH₂CH₂—）置换得到的化合物 3-24 的镇痛活性比甲硫脑啡肽高，而在 Tyr-Gly 之间用亚乙基置换后得到的化合物 3-25 的镇痛活性比甲硫脑啡肽低 10 倍。

$$\text{Tyr-Gly}\psi[\text{CH}_2\text{CH}_2]\text{Gly-Phe-Met-OH} > \text{Tyr-Gly-Gly-Phe-Met-OH} > \text{Tyr}\psi[\text{CH}_2\text{CH}_2]\text{-GlyGly-Phe-Met-OH}$$

3-24	MENK	3-25

多肽的酰胺键通常是反式构型，用乙烯基（—CH═CH—）取代酰胺键时乙烯基通常也是反式烯键，这保持了肽分子的反式构型，避免顺式构型在能量上是有利的。同时，反式乙烯基与酰胺键在构型、键长和键角等方面有较好的相似性。另外，乙烯基不会形成分子内氢键，疏水性比酰胺键强，有利于分子向细胞膜和血脑屏障的透入。氟原子取代的氟乙烯基（—FC═CH—）作为酰胺键的电子等排体比乙烯基更有利，因为氟原子具有较强的电负性，可以起到相当于酰胺键中的羰基氧原子的作用，氟乙烯基取代酰胺键后在理化性质、生物活性方面与酰胺键更相似，还可避免酰胺键的水解。

3.3.1.2　肽键的成环电子等排体置换

酰胺键的成环修饰可以得到杂环的电子等排体，如 1,2,4-噁二唑、1,3,4-噁二唑、1,3,4-三氮唑、噁唑、环脒、吡咯、咪唑、四氮唑等，可以改善化合物的口服生物利用度或体内药动学性质（图 3-12）。在上述杂环中，含有 3 个杂原子的杂环如 1,2,4-噁二唑、1,3,4-噁二唑或 1,3,4-三氮唑可以看成是与酯、酰胺最为合适的电子等排体，但 1,2,4-噁二唑、1,3,4-噁二唑、1,2,4-三氮唑在性质上也存在一些细微的差异。3 个杂环都具有氢键结合能力，但噁二唑表现为氢键的接受体，而三氮唑既是氢键的给予体也是接受体；在芳香性上，1,3,4-噁二唑和三氮唑是芳杂环体系，而 1,2,4-噁二唑则属于共轭二烯；在酸碱性上,只有 1,2,4- 三氮唑表现出既有酸性也有碱性(pK_a 分别为 2.19 和 10.26)。

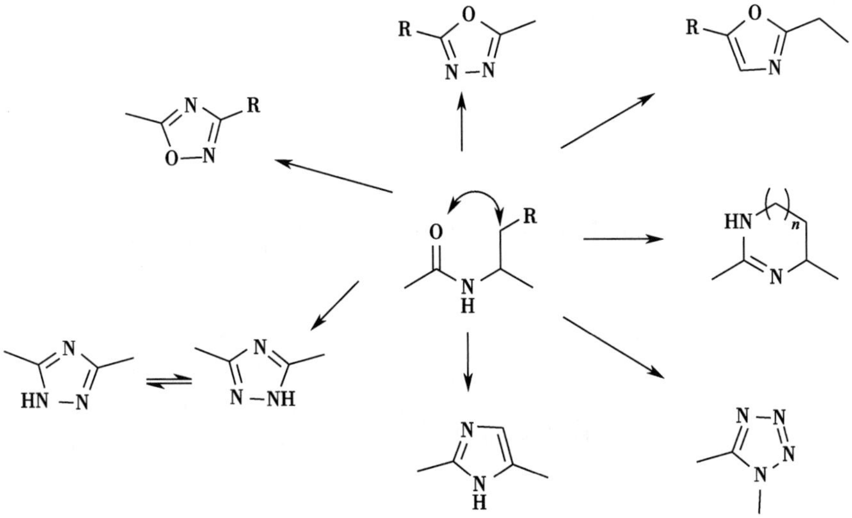

图 3-12　肽键的成环电子等排体置换

在用杂环替代酰胺键时,杂环的大小和形状决定其与肽键在几何形状上相似,但杂环的芳香性、电性和氢键等性质对形成的肽模拟物的活性和选择性产生较大的影响。在研究皮啡肽(dermorphin,Tyr-D-Ala-Phe-Gly-Tyr-Pro-Ser-NH₂)和 P 物质(substance P,SP,Arg-Pro-Lys-Pro-Gln-Gln-Phe-Phe-Gly-Leu-Met-NH₂)的肽模拟物时,用 1,3,4- 噁二唑、1,2,4- 噁二唑和 1,3,4- 三氮唑替换结构中的 Phe-Gly 肽键,得到 3-26 和 3-27。研究中,发现 P 物质的肽模拟物(3-27a~3-27c)对 NK₁ 的亲和力非常低(IC₅₀>1μmol/L,SP 的 IC₅₀ 为 1.5nmol/L);皮啡肽的 1,3,4- 噁二唑、1,2,4- 噁二唑取代肽模拟物(3-26a~3-26b)对 μ 阿片受体的亲和力(3-26a 的 IC₅₀=20nmol/L,3-26b 的 IC₅₀=17nmol/L)与皮啡肽(IC₅₀=6.2nmol/L)基本在相近的范围,1,3,4- 三氮唑的肽模拟物(3-26c 的 IC₅₀=490nmol/L)对 μ 阿片受体的亲和力大大降低,但三者对 μ 受体均显示出拮抗作用。另外,皮啡肽的 3 个肽模拟物对 δ 受体的亲和力(IC₅₀>500nmol/L)较低,显示出一定的选择性。从上述研究结果可以看出,在 P 物质中 Phe-Gly 并不是影响活性的关键结构,而在皮啡肽结构中 Tyr 和 Phe 是与受体结合的 2 个重要部位。在皮啡肽的模拟物中,噁二唑和三氮唑又显示出结构特征的不同之处。

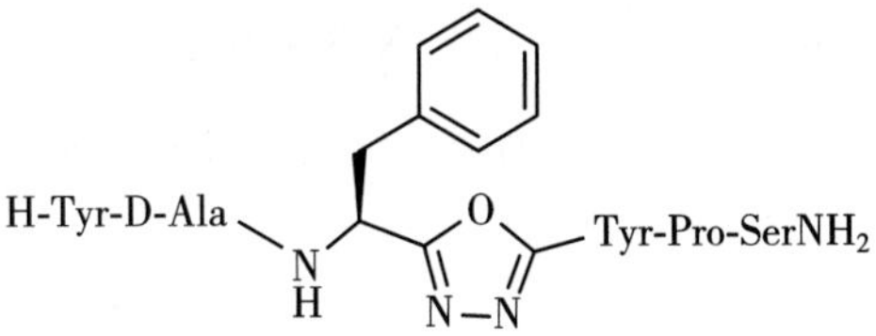

3-26a

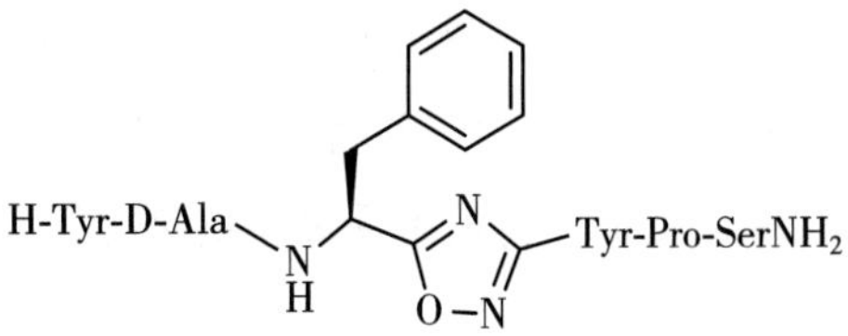

3-26b

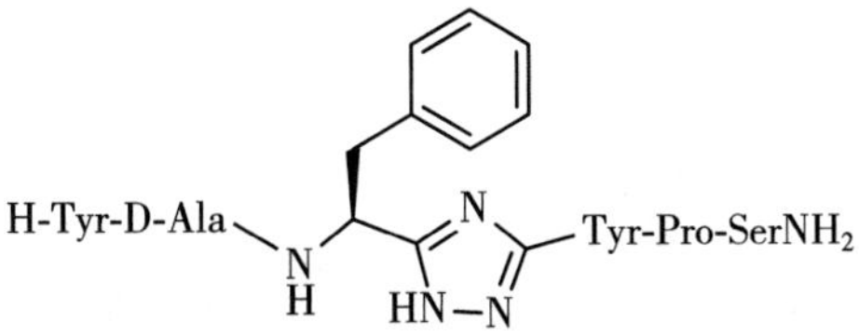

3-26c

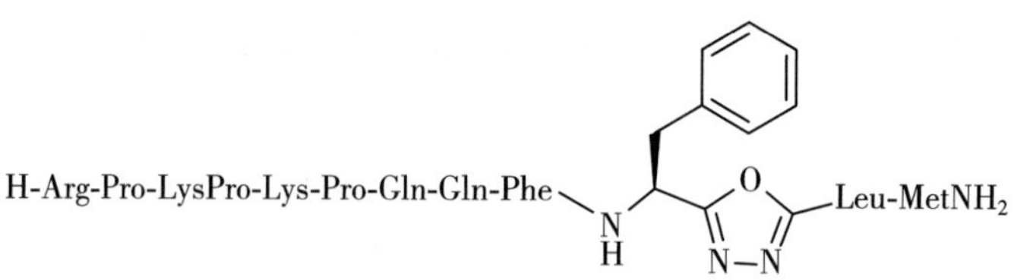

H-Arg-Pro-LysPro-Lys-Pro-Gln-Gln-Phe—NH—（结构）—Leu-MetNH₂

3-27a

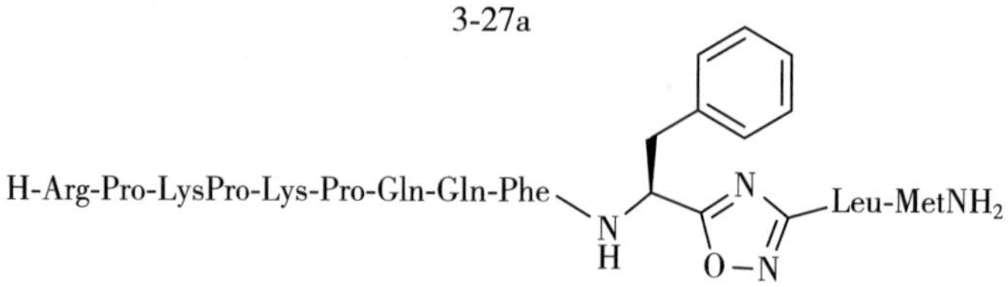

H-Arg-Pro-LysPro-Lys-Pro-Gln-Gln-Phe—NH—（结构）—Leu-MetNH₂

3-27b

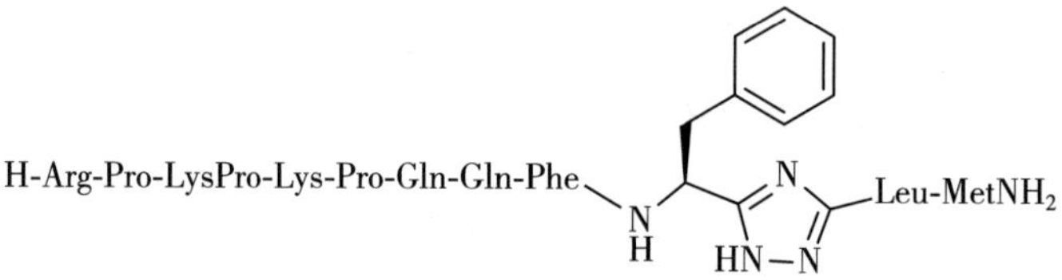

H-Arg-Pro-LysPro-Lys-Pro-Gln-Gln-Phe—NH—（结构）—Leu-MetNH₂

3-27c

3.3.1.3　肽键的逆向替换

肽键的逆向替换是将正向的—CONH—逆向为—HNOC—，这种替换也是一种电子等排体的变换。逆向肽键的连接方式变成非天然的肽键，使蛋白酶不能识别和结合，增加对酶水解的抗性，提高模拟肽分子的稳定性。逆向酰胺仍具有平面性和反式构型，所以这种逆向替换保持原酰胺键的几何构型。

肽键逆向替换若结合氨基酸构型的变换，将 L- 氨基酸转换为 D- 氨基酸，则氨基酸的构型和肽键的方向同时转化，可以保持该氨基酸的拓扑结构不变，所生成的模拟肽成为反向 - 翻转异构体（retro-inversed isomer）。对于环状氨基酸，如脯氨酸或其他非天然的氨基酸，因为氨基在环中，其反向 - 翻转异构体是一个例外。若多肽中的所有氨基酸都发生构型和肽键的方向同时转化，这使得到的反向 - 翻转型模拟物仍保持原有侧链的拓扑结构，但未影响肽链的构象，可能不再是蛋白酶的底物。因为天然肽与相对应的反向 - 翻转型模拟物相比，前者的 N 端和 C 端与后者正好相反，与受体结合时会出现电荷相同而无互补性，因此不易与受体结合。可以采取在反向 - 翻转型模拟物的末端引入"假端基（pseudo-terminal）"或仅在肽链的中间引入一段反向 - 翻转修饰，保持肽两端的结构不变。

四肽激动剂促胃液素（3-28）是促胃液素受体激动剂，具有刺激胃壁细胞分泌胃酸的作用。若将促胃液素（3-28）中间的 L- 亮氨酸和 L- 天冬氨酸更换成 gem-L- 亮氨酸和 D- 天冬氨酸，再将 C 端的 L- 苯丙酸换成"假端基"苄基丙二酸得到化合物 3-29。尽管化合物 3-29 仍保持促胃液素的拓扑结构不变，但化合物 3-29 已变成促胃液素受体拮抗剂，具有抑制促胃液素分泌胃酸的作用。

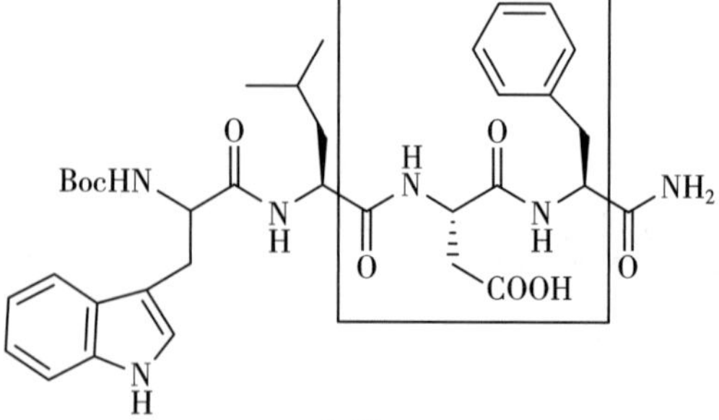

3-28

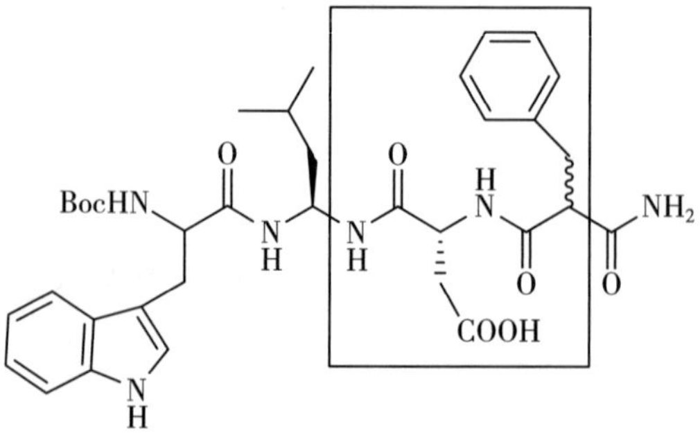

3-29

3.3.1.4 过渡态类似物

在酶抑制剂的研究中,常用的一个策略是模拟催化肽类底物转变成产物的过渡态结构进行药物分子的设计。以过渡态类似物(transition state analogue)进行肽类模拟物的设计研究,就是模拟酶催化肽类底物转变成产物的过渡态进行新药物分子的设计研究。

在酶的催化反应过程中,酶通过与底物肽或通过锁 - 匙模式,或通过诱导 - 契合,或通过构象系统的稳定化相结合。在结合时,酶通过在活性部位保持或改变构象以便能与底物有最强和最适配的相互作用,从而使底物的分子变形以利于形成过渡态和复合物,催化反应的进行。酶使底物变形,形成稳定的过渡态,降低反应的活化能。因此,从酶催化反应的角度来讲,与酶结合最强的应是底物过渡态的结构,而不是底物的结构。在酶抑制剂的药物设计时,应是选取结构稳定、过渡态的结构相类似的化合物,而不是类似于底物的化合物(图 3-13)。

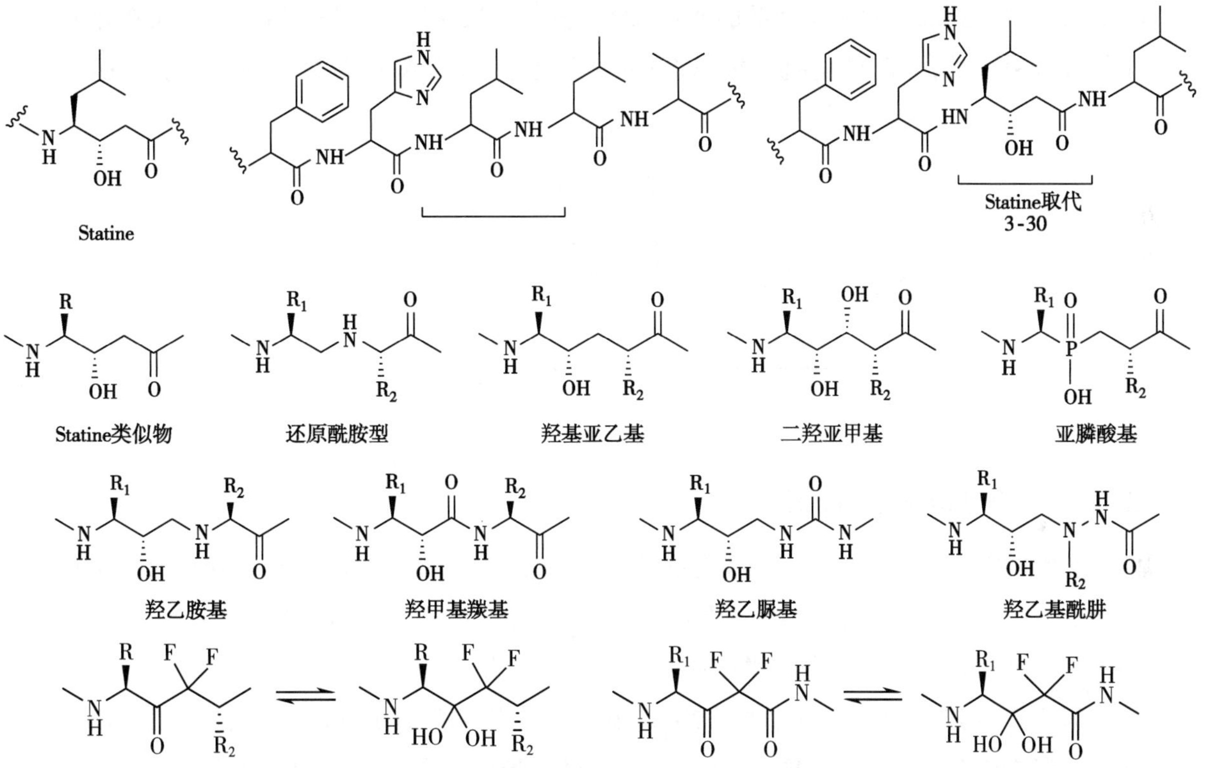

图 3-13 与肽链水解有关的过渡态类似物的结构类型

肾素属于天冬氨酸蛋白水解酶家族,在"肾素 - 血管紧张素 - 醛固酮系统"中通过水解血管紧张素原生成血管紧张素 I。在其活性部位含有 2 个天冬氨酸残基 Asp^{32} 和 Asp^{215},催化水分子加成到肽键的羰基上,形成偕双羟基的四面体过渡态,进而水解酰胺键。双羟基的四面体结构在理论上与酶的活性部位结合得比较牢固,借鉴这一设想,在最初的设计中将 Leu-Val 之间的—CONH—键换成—CH₂NH—键,引入四面体的碳原子;或将羰基(—CO—)换成带有羟基的亚甲基(—CHOH—),以及将氨基(—NH—)换成亚甲基(—CH₂—),模拟偕双羟基的四面体过渡态。自然界中存在一种 β- 羟基 -γ- 氨基酸的化合物,称作 Statine(Sta),可以替代氨基酸插入多肽结构中,结构中的 β- 羟基的四面体碳原子模拟偕双羟基的四面体过渡态。将 Statine 插入血管紧张素原的序列中,得到含 Statine 的肾素抑制肽类化合物(3-30),对肾素的抑制作用达到 IC_{50} 为 16nmol/L。

α,α- 二氟代酮类化合物由于 2 个氟原子的强电负性使得酮羰基更加缺电子,在体液中以水合的偕双羟基形式存在,使得羰基碳原子成为四面体结构,模拟水解酰胺键的过渡态,而且 2 个羟基都可以与活性部位形成氢键,增加结合能力。

阿尔茨海默病(Alzheimer's disease,AD)的病因之一是体内的 β- 淀粉样蛋白(amyloid β-protein,Aβ)异常聚集形成脑内老年斑,并导致神经纤维束缠结。Aβ 是由淀粉样前体蛋白(amyloid precursor protein,APP)经 2 个蛋白酶水解生成的,β- 分泌酶(β-secretase)将 APP 的 N 端裂解,生成可溶性的 β-APP;γ- 分泌酶(γ-secretase)将 APP 的跨膜部位裂解,生成 40- 氨基酸多肽和 42- 氨基酸多肽、$A\beta_{40}$ 和 $A\beta_{42}$。γ- 分泌酶属于天冬氨酸酶,对底物的结构要求具有松散的序列特异性。在对 γ- 分泌酶抑制剂的设计中,二氟代酮基可用来设计过渡态模拟肽,在肽链的 P1 区域引入体积较大的取代基二氟代酮,如仲丁基、环己甲基等,可增加对 γ- 分泌酶的抑制活性。例如,化合物 3-30 抑制 APP 转染的中国仓鼠卵巢(CHO)细胞 Aβ 生成的 IC_{50} 为 4μmol/L(对 γ- 分泌酶的抑制活性)。这一结果说明在 γ- 分泌酶与 P1 相互作用的区域有一个较大的 S1 空腔,可容纳大体积的取代基;同时也说明 γ- 分泌酶对配体的序列要求比较宽松。

3-30

3.3.2　二级结构限制的肽模拟物

多肽和蛋白质在肽链形成以后,由于各氨基酸的空间排列和侧链的相互作用,使得肽链的主链在空间排列成一定的构象,这就是肽和蛋白质的二级结构。肽链主链的构象是由肽键的特殊性所决定的。肽单位中所包含的 6 个原子处于同一肽平面上,酰胺键又带有双键的特性而无法自由旋转,但相邻的 2 个肽平面都和 C_α 相连,理论上 C—C_α 键及 N—C_α 键均为单键,可以自由旋转。但实际上当相邻的 2 个肽平面之间旋转时,所产生的二面角 φ 和 ψ 会因氨基酸侧链 R 基团的大小、电荷及相互之间作用的影响受到限制。

二级结构(包括 α- 螺旋、β- 折叠、β- 转角等)是肽和蛋白质的基本属性,但又有柔性和可变性,基于此可通过肽模拟物的设计来固定二级结构、研究活性肽的构效关系、设计和发现新药。

β- 转角(β-turn)是多肽链在形成空间构象时出现的 180° 回折(转折)结构,也称为发夹结构(hairpin structure)或 U 形转折等。β- 转角的形成涉及 4 个氨基酸残基(i → i+3),第 1 个残基的 C═O 与第 4 个残基的 N—H 形成氢键,键合形成一个紧密的环,使 β- 转角成为比较稳定的结构。根据肽链中氨基酸的构象不同,在形成 β- 转角时产生的扭角也不一样,分为 Ⅰ 型和 Ⅱ 型 β- 转角。这 2 种类型的 β- 转角构象在键角和扭力参数上不同,但在形成十元的环形结构上基本是一致的,Ⅱ 型的结构更稳定一些。β- 转角在多肽链中大多是暴露部位,是分子识别的重要部位,因此对许多活性肽、环肽是重要的结构因素,也是许多线性多肽的生物活性构象。

Ⅰ 型β-转角 Ⅱ 型β-转角

β- 转角的特定构象取决于所组成的氨基酸,某些氨基酸如脯氨酸和甘氨酸经常存在于其中,由于甘氨酸没有侧链(只有 1 个 H),较小的空间阻碍有利于 β- 转角调整其他氨基酸残基;而脯氨酸具有环状结构和固定的角度,因此在一定程度上迫使 β- 转角形成,促使多肽自身回折,而且这些回折有助于反平行的 β- 折叠的形成。为了模拟 β- 转角这种结构特征,通常在氨基酸的 $i+1$ 和 $i+2$ 通过成环修饰而形成特定的结构构象。

缓激肽(bradykinin)(H-Arg-Pro-Pro-Gly-Phe-Ser^6-Pro^7-Phe^8-Arg-OH)结构中的 Pro^7-Phe^8 由于脯氨酸环形结构及苯丙氨酸形成 Ⅱ 型 β- 转角,用苯并硫氮杂䓬环(3-31)代替 Pro^7-Phe^8 形成的 β- 转角得到化合物 3-32,对缓激肽 B$_2$ 受体具有较高的亲和力,产生较强的活性和较高的选择性。

3-31 3-32

生长抑素(somatostatin)(H-Ala^1-Gly^2-cyc［Cys^3-Lys^4-Asn^5-Phe^6-Phe^7-Trp^8-Lys^9-Thr^{10}-Phe^{11}-Thr^{12}-Ser^{13}-Cys^{14}］-OH)是内源性的环状十四肽,对体内的生长激素、胰岛素、胰高血糖素和胃酸分泌具有抑制作用。生长抑素通过作用于 5 个生长抑素受体(sst$_{1-5}$)发挥调控作用,结构中的 Phe^7-Trp^8-Lys^9 在与受体识别方面起关键作用。但生长抑素具有广泛的生理活性,且在体内易被快速降解失去活性。为解决这些问题,开展生长抑素衍生物的研究,以寻找具有选择性、不易被降解的药物。在对生长抑素衍生物的研究中发现,将 Phe^7-Trp^8-Lys^9 中的 Trp^8 用 D-Trp^8 取代,得到的 Phe^7-D-Trp^8-Lys^9 片段仍是这类衍生物被受体识别的重要片段,但 D-Trp^8 的取代可以使得这一肽段不被蛋白酶降解。在此基础上研发的八肽化合物奥曲肽(octreotide)(D-Phe-cyc［Cys-Phe^7-D-Trp^8-Lys^9-Thr-Cys］-Thr-OH)已上市用于治疗内分泌肿瘤和肢端肥大症。通过 NMR 对奥曲肽的结构进行研究,在该结构中的 D-Trp^8-Lys^9 形成 $i+1$ 和 $i+2$ 位置的 Ⅱ 型 β-转角构象,D-Trp^8 的吲哚侧链非常贴近 Lys^9 的侧链(图 3-14 中的绿色部分,彩图见 ER-3-1)。基于这一构象,将色氨酸的吲哚环和相邻氨基酸的氨基成环形成一个七元的吲哚并氮杂䓬环(3- 氨基 - 吲哚并［2,3-c］氮杂䓬 -2- 酮,Aia),并将 Aia 用于小分子生长抑素受体抑制剂的研究,得到的化合物 3-33 和 3-34 显示对 sst$_4$ 和 sst$_5$ 有较好的选择性(表 3-6)。

除上述用单一的七元氮杂䓬环通过固定构象模拟 β- 转角外,更多的还可以用氮杂双环烷烃(3-35)进行替换,其中的 X、Y、Z 可以是碳、氮、氧、硫原子(图 3-15)。

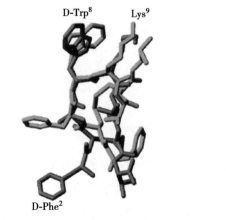

图 3-14　奥曲肽的空间结构

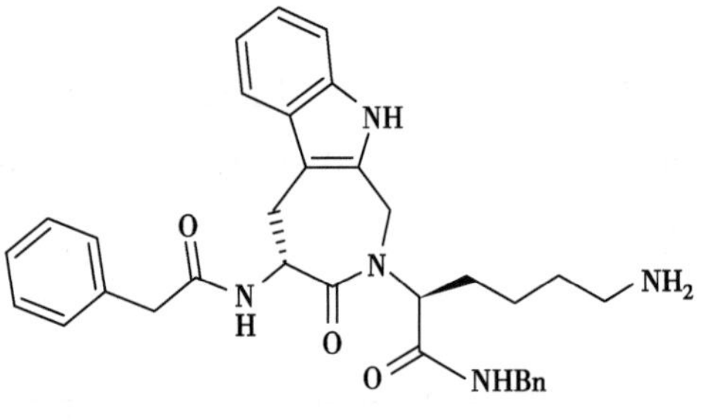

3-33

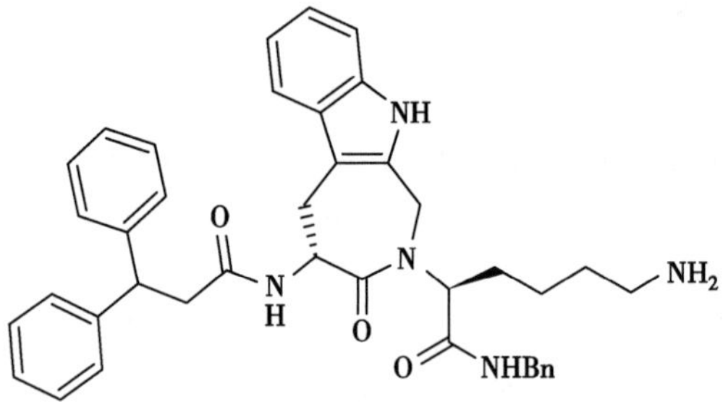

3-34

表 3-6　含有 Aia 片段的小分子生长抑素受体抑制剂的活性

化合物	$IC_{50}/(nmol/L)$				
	sst_1	sst_2	sst_3	sst_4	sst_5
3-33	233	83	251	3.3	1.2
3-34	89	103	694	73	8

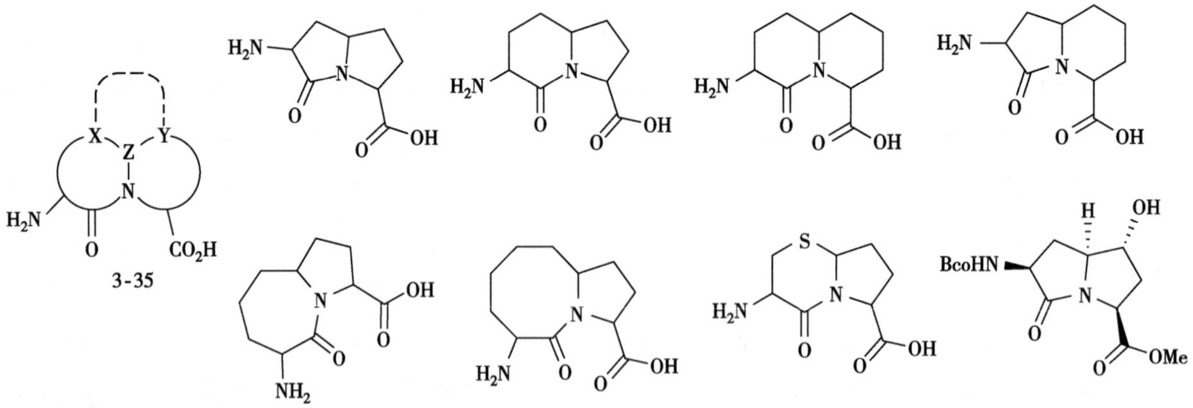

3-35

图 3-15　氮杂双环烷烃替换基团

例如,降钙素基因相关肽(calcitonin gene-related peptide,CGRP)类似物(Phe[27]-Val-Pro-Thr-Asp[31]-Val-Gly-Pro[34]-Phe[35]-Ala-Phe[37]-NH$_2$,[D[31],P[34],F[35]]CGRP$_{27-37}$)中的 Gly[33]-Pro[34] 形成 i+1/i+2 位置的 β-转角构象,将 Gly[33] 的 α-碳原子和 Pro[34] 的吡咯环用碳链连起来形成哌啶酮并脯氨酸的双环,代替[D[31],P[34],F[35]]

CGRP$_{27-37}$ 结构中的 Gly^{33}-Pro^{34} 得到化合物 3-36，其拮抗活性提升 7 倍。

在-Gly^{33}-Pro^{34}-位置形成的β-转角

Phe^{27}-Val-Pro-Thr-Asp^{31}

Ala-Phe^{37}-NH$_2$

3-36

3.3.3　整体构象限制的肽模拟物

活性肽分子一般都比较小（10~15 个氨基酸）、柔性较大、构象较多，从而使得肽分子在与受体相结合时产生的构象不稳定，影响活性肽的生物活性。整体构象限制（global conformational constraint）就是根据活性肽特定的综合二级结构（α- 螺旋、β- 折叠、扩展性结构、β- 转角等）对肽分子进行环化操作，以减少肽分子的柔性，将肽分子的构象限制在所期待的形状，形成稳定而特定的结构。

环化操作一般是选择对活性无影响或影响不大的部位，或不是与酶、受体识别的部位，通常采用氨基端和碳端的"头 - 尾"连接、氨基酸残基侧链之间的连接或骨架之间的连接。环合后形成的稳定构象应类似于原肽的活性构象，这样才能使得环化后的肽模拟物提高选择性和提升活性强度。因此，这种构象限制的设计需要对所研究的配体 - 受体或底物 - 酶的结合部位与特征有尽可能多的了解，经过反复的探索才能得到较好的结果。

环化修饰的策略通常采用二硫键、酰胺键、酯键、芳香环链接、杂环链接等，所设计的环化模拟肽结构一般以 11~18 元环为宜。

脑啡肽（enkephalin）是体内具有镇痛活性的五肽，根据碳端氨基酸的不同分为亮氨酸脑啡肽（H-Tyr-Gly-Gly-Phe-Leu-OH）和甲硫氨酸脑啡肽（H-Tyr-Gly-Gly-Phe-Met-OH）。在体内，脑啡肽主要作用于 δ 受体，但选择性不高，对 μ、κ 受体也有作用。X 射线晶体学研究显示脑啡肽有 2 种不同的构象：一种是在 Tyr^1 与 Phe^4 之间形成 2 个反平行的氢键，成为一种稳定的 β- 转角结构；另一种是完全伸展的构象。光谱学方法测定和计算化学表明，脑啡肽同时存在数种构象，相互之间呈平衡状态。此外，脑啡肽在血脑屏障和其他组织中会被血液中的蛋白水解酶降解。在早期的构效关系研究中，已知 Tyr^1、Phe^4 及氨基端的氨基对活性非常重要，而 Gly^2 则可以用 D 构型的氨基酸进行取代。因此，通过环合方式将低能构象固定下来，对研究构效关系、阐明脑啡肽的活性构象具有十分重要的意义。环合操作可有 4 种方式：末端氨基与末端羧基形成内酰胺、末端氨基与侧链环化、末端羧基与侧链环化、侧链基团与另一个侧链基团环化。由于末端氨基是镇痛作用必需的基团，在环化时应保持该游离氨基，故一般采用后 2 种环化方式。Sarantakis 在脑啡肽的结构中引入半胱氨酸，并用二硫键的环化方法进行构象固定，得到多肽 3-37，3-37 的活性强于甲硫氨酸脑啡肽，但是受体选择性不高（对 μ 受体 /δ 受体的选择性仅为 1.99倍）。后将 3-37 结构中的 2 个半胱氨酸换成 2 个 D- 青霉胺形成二硫键化合物（3-38），该十四元环多肽（3-38）中 D- 青霉胺结构中的 β，β- 偕二甲基迫使环形成特定的构象，稳定了环状结构。环肽 3-38 对 μ

受体 /δ 受体的选择性达到 3 164 倍,与受体的亲和力和镇痛活性都有较大的提高,而且对蛋白水解酶稳定,并能通过血脑屏障。

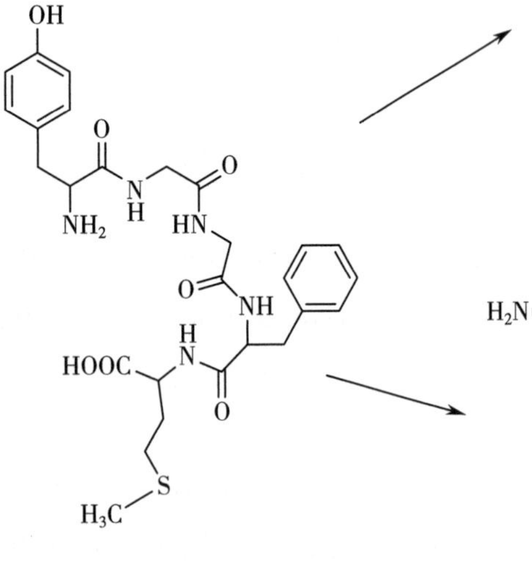

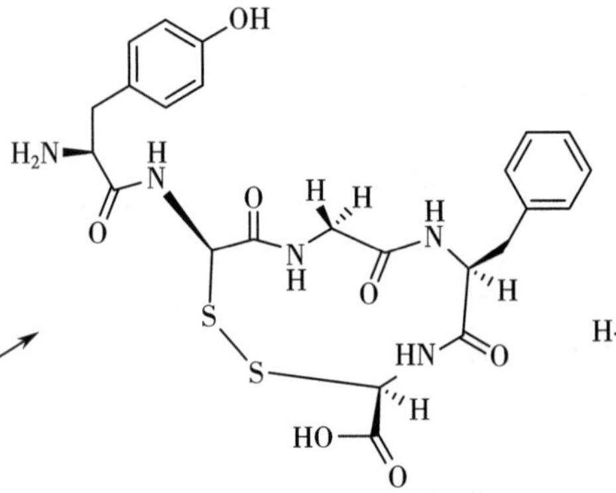

H-Try-D-Cys-Gly-Phe-Cys-NH₂

3-37

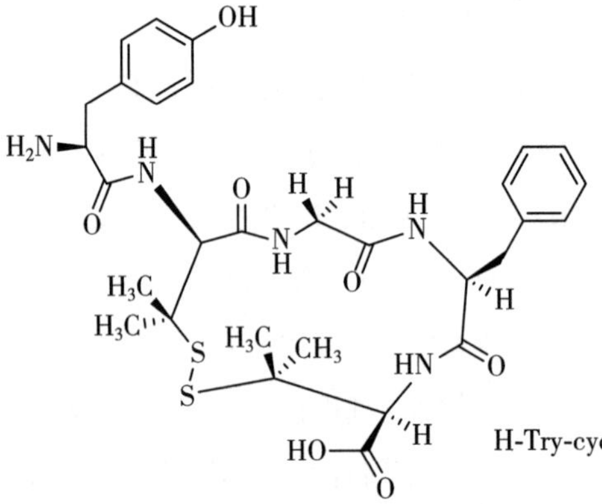

甲硫氨酸脑啡肽
(H-Tyr-Gly-Gly-Phe-Met-OH)

H-Try-cyc[D-Pen-Gly-Phe-D-Pen]-OH

3-38

肽分子中若有 2 个酸性氨基酸残基或 2 个碱性氨基酸残基,可分别用乙二胺或丁二酸形成二酰胺的环状结构。如多肽 3-39 链中含有 2 个赖氨酸,用丁二酸将其连成环状结构。若同时含有酸性和碱性氨基酸残基,可直接形成酰胺的环状结构;还可用适当的氨基酸进行缩合,形成环状酰胺的肽模拟物。如多肽 3-40 的结构中含有 1 个谷氨酸和 1 个赖氨酸,通过形成酰胺键形成环状结构。

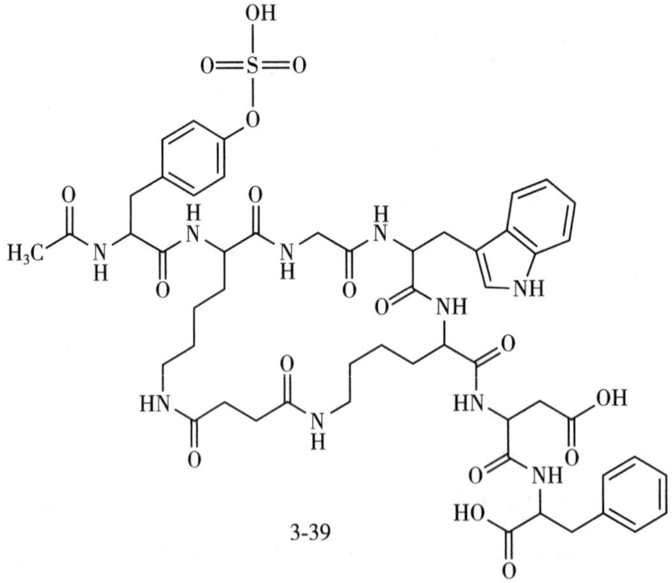

3-39

Ac-Tyr(SO₃H)-Lys-Gly-Trp-Lys-Asp-Phe-OH

CO-(CH₂)₂-CO

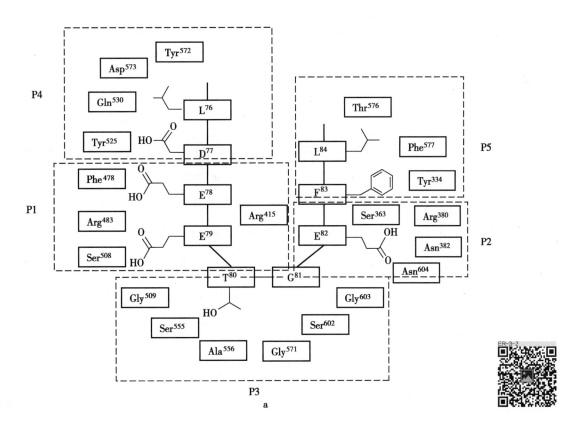

3-40

Boc-γ-D-Glu-Tyr(SO₃H)-Nle-D-Lys-Trp-Nle-Asp-Phe-NH₂

  Keap1-Nrf2-ARE 信号通路是调节体内氧化应激,维持氧化还原平衡的重要通路。它能够诱导众多细胞保护蛋白质如谷胱甘肽合成酶的表达,维持细胞稳态,达到抗炎的目的。在 Keap1-Nrf2-ARE 信号通路中,Keap1 是调控蛋白,以蛋白质 - 蛋白质相互作用方式与 Nrf2 结合,通过感受细胞的氧化应激状态来控制体内的 Nrf2 水平。Nrf2 与 Keap1 相互作用的结合部位为 ETGE 多肽(3-41),其结构特征是含有 2 个反平行的 β- 折叠和 1 个转角结构(图 3-16,彩图见 ER-3-2)。

a

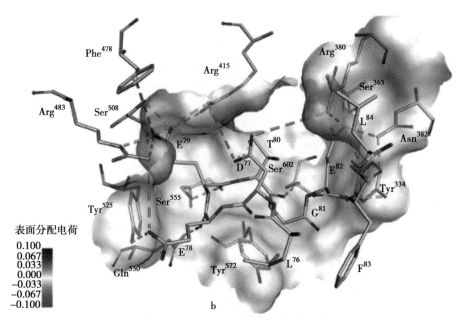

a. 蓝框红色字体为 Nrf2 的 ETGE 多肽,绿框黑色字体为 Keap1 空腔,由 P1~P5 的 5 个亚口袋
组成,P1、P2 为极性口袋,P4、P5 为疏水性口袋;b. Nrf2 ETGE 对 Keap1(PDB:4IQK)空腔的占
据情况,化合物骨架用蓝色标示,黄色和绿色均代表氢键相互作用,颜色标识见彩图。

图 3-16 Keap1-Nrf2 与 ETGE 的结合模式

在研究用多肽调控 Keap1-Nrf2 蛋白质 - 蛋白质相互作用中,发现 ETGE 肽链(3-41)末端的 Leu 疏水性残基对结合有重要影响;通过比较关键极性口袋的氢键相互作用网络情况,发现用 Pro 取代 Glu^{78} 可以有效稳定多肽结合构象;Pro 残基可以很好地稳定 β- 发卡样二级结构,确保 ETGE 序列中的 2 个关键谷氨酸残基(Glu^{79} 和 Glu^{82})以合适的位置占据关键的 P1 和 P2 口袋,并与 Keap1 的关键精氨酸残基形成多个静电相互作用。用 Pro 取代的多肽(3-42)比 ETGE 多肽(3-41)对 Keap1-Nrf2 蛋白质 - 蛋白质相互作用的抑制活性提高 8 倍左右(表 3-7)。

表 3-7 调控 Keap1-Nrf2 蛋白质 - 蛋白质相互作用的多肽

编号	肽段	$IC_{50}/(nmol/L)$
3-41	Ac-Leu⁷⁶-Asp-Glu-Glu-Thr-Gly-Glu-Phe-Leu⁸⁴-OH	333
3-42	Ac-Leu⁷⁶-Asp-Pro-Glu-Thr-Gly-Glu-Phe-Leu⁸⁴-OH	42.6
3-43	Ac-*cyc*［Cys-Leu-Asp-Pro-Glu-Thr-Gly-Glu-Tyr-Leu-Cys］-OH	9.4
3-44	*cyc*［Gly-Gln-Leu-Asp-Pro-Glu-Thr-Gly-Glu-Phe-Leu］	18.31

基于 Keap1 与 Nrf2 ETGE 多肽结合的晶体结构,Nrf2 ETGE 多肽是由 2 个反平行的 β- 折叠和 1 个转角结构构成的。其转角结构主要依靠链间的氢键相互作用来维持,链间氢键主要是在 Asp^{77} 和 Thr^{80} 的侧链及肽链骨架与 Keap1 之间形成的。其构象的稳定对 Keap1 结合起至关重要的作用,因此采取成环的构象限制手段来进一步稳定多肽结合构象以增强其活性。在肽链的两侧分别增添半胱氨酸残基 Cys,通过形成二硫键得到环肽 3-43(图 3-17,彩图见 ER-3-3)。

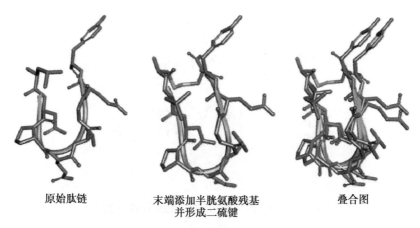

原始肽链   末端添加半胱氨酸残基   叠合图
并形成二硫键

图 3-17 基于末端二硫键的环肽构象限制

环肽 3-43 的活性得到较大的提高,比原始肽 3-41 提高近 35 倍,比多肽 3-42 提高近 5 倍,末端二硫键显著增强多肽的构象稳定性。考虑到二硫键的环状多肽结构不太稳定,在进一步优化时难以提高配体效率和不利于进行小分子模拟。在此基础上,又采用"头 - 尾相连"的策略,在多肽 3-42 的头 - 尾之间引入 Gly-Gln 形成酰胺结构的环状多肽 3-44。引入谷氨酰胺 Gln 缩短多肽 3-42 的 2 个末端之间的距离,同时还要保证确保 2 个反向的 β- 折叠的长度相一致。但仅仅引入谷氨酰胺 Gln 还不够,末端的羧基和氨基仍有一定的距离,不足以形成直接的肽键。但是 2 个末端残基之间恰巧适合引入 1 个甘氨酸 Gly 作为连接链,甘氨酸的甲烷构型的柔性较好,可使连接链区域和 2 个反向的 β- 折叠相适应(图 3-18,彩图见 ER-3-4)。3-44 将多肽固定在一个合适的构象,使其与受体结合时构象不会产生显著的变化,从而降低结合的熵损失,增强多肽与 Keap1 的亲和力,3-44 的活性比 3-42 提高 2 倍。这一构象限制策略有效增强了对 Keap1-Nrf2 蛋白质 - 蛋白质相互作用的抑制活性,可用于 Keap1-Nrf2 抑制剂的合理设计。

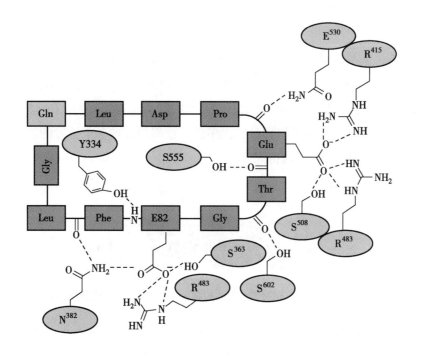

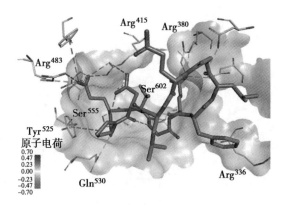

图 3-18　头 - 尾成环的多肽的设计和构象限制

3.3.4　钉固肽修饰的肽模拟物

以蛋白质结构中的某一肽段为模板进行结构修饰得到的肽模拟物在与靶标结合时的构象非常重要。当肽模拟物能保持与靶标蛋白结构的 α- 螺旋相一致的构象时，与靶标的结合才能更加紧密，特别是在蛋白质 - 蛋白质相互作用（protein-protein interaction，PPI）研究中，用肽段干预 PPI 时，肽段的 α- 螺旋更为重要。但影响肽段（尤其是寡肽）的空间构象的因素很多，如果能通过物理的方法将肽段固定在 α- 螺旋构象，可以提高螺旋的稳定性。钉固肽（stapled peptide）是近 20 年发展起来的用以固定肽构象的技术。

钉固肽以共价键的形式将多肽 α- 螺旋上 2 个相隔的氨基酸残基侧链进行桥联连接，形成大环的桥联连接肽。这种桥联连接犹如订书钉一样对肽进行加固。钉固的 α- 螺旋肽不仅可稳固地呈现生物活性构象，还能提高对蛋白酶的稳定性；同时在钉固肽中引入不同的钉固结构后，可改变多肽的理化性质，如用烃基对肽钉固后可形成两亲性（amphipathic）分子，易于穿透细胞膜，使得全烃钉固肽不仅能与膜蛋白发生 PPI，而且可进入细胞内发挥作用。此外，从结构特征分析，钉固肽与普通肽不同，它克服后者未呈结合状态的分子在溶液中以多种构象存在，降低与靶蛋白结合重构活性构象所耗费的能量（熵损失），因而活性提高。

钉固肽用特定的化学反应对多肽 α- 螺旋上 2 个相隔的氨基酸残基侧链进行桥联连接，α- 螺旋肽的每个螺旋含有 3.6 个氨基酸残基，为了在同一侧面上形成钉固装置，应是在第 i、$i+4$、$i+7$、$i+11$ 位置上形成（图 3-19，氨基酸残基为蓝色），残基侧链上有功能基的氨基酸如 Lys、Asp、Cys 及非天然氨基酸之间可按照上述间隔位置形成共价结合的钉固肽。更多的是在拟钉固的 2 个位置的氨基酸 α 位预构连接成环的片段，经特定的化学反应，偶联成钉固环。

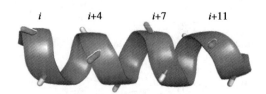

图 3-19　在多肽 α- 螺旋同一侧面相隔 i、$i+4$、$i+7$、$i+11$ 的氨基酸残基

钉固肽的常见钉固方法有 2 种：第一种是单组分的钉固方法（one-component stapling）（图 3-20a），肽侧链的官能团能相互形成交联键，如关环交联、内酰胺化、Cu 催化的点击反应，还有形成二硫键、硫醚、

肟的连接及 Pd 催化的碳键活化反应等（图 3-20b 和图 3-20c）。

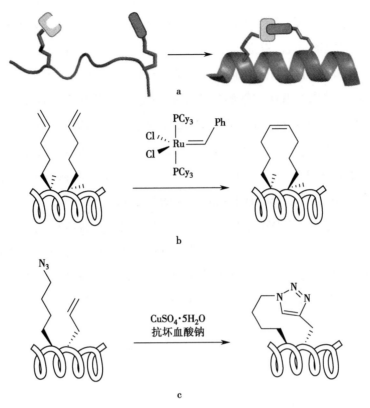

图 3-20　单组分的钉固方法

第二种是双组分的钉固方法（two-component stapling）（图 3-21a），肽侧链的氨基酸残基通过双官能团连接链交联成大环，如双点击反应、双巯基 - 烯烃的偶合反应、双烷基连接反应和双芳香环连接反应（图 3-21b）。双组分的钉固方法由于使用双官能团连接链，极易产生副产物。最好的方法是官能团连接链的一个官能团产生非环状的中间体，另一个官能团去完成成环连接。

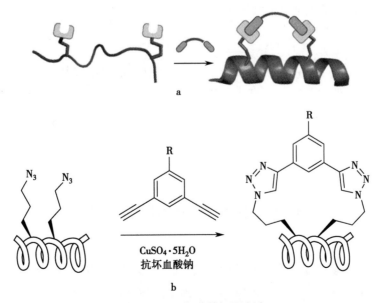

图 3-21　双组分的钉固方法

　　钉固态的设计是为了提高钉固肽的活性和稳定性,在分子设计中有以下诸要素:①2个钉固残基的距离的优化,即$(i、i+4)$或$(i、i+7)$的选定,而且肽链上可组装2个或2个以上的钉固装置;②2个钉固原子的构型,可有4种可能,即(R,R)、(R,S)、(S,S)和(S,R),这需要SAR分析确定;③全烃环的大小(即烃基的大小)、偶联后双键的位置、双键的E/Z构型等。这几个因素可有不同的组合,分子模拟可作出预判,用SAR加以优化。设计中可用蒙特卡洛方法或分子动力学模拟等计算化学作辅助。

　　转录因子p53在应答DNA损伤和细胞应激反应中诱导细胞周期阻滞和凋亡,起到保护细胞免受恶性转化的关键作用,属于癌症抑制因子。MDM2属于凋亡抑制因子,通过与p53的PPI调控p53的水平和活性,包括直接阻断p53的N端转录活化域,促进p53从细胞核转向细胞质,并作为E3连接酶使p53泛素化从而使p53降解。因此,干预MDM2-p53 PPI或抑制MDM2的活性是抗肿瘤药研究的一个重要领域。Verdine等研究MDM2-p53 PPI的抑制剂,合成p53$_{14-29}$肽α-螺旋片段的烃钉固肽,设计烃基钉固的位置避开与MDM2的结合位点,烃环跨越为$(i、i+7)$。经圆二色谱研究,合成的8个钉固肽中有些可稳定α-螺旋构象,其中钉固肽(3-45)与MDM2结合的α-螺旋构象占85%,活性K_d=55nmol/L;而野生型的p53$_{14-29}$肽α-螺旋构象只有11%,活性K_d=410nmol/L,钉固肽(3-45)的活性提高7倍。此外,钉固化也提高穿越细胞膜的能力,更好地保护天然p53的作用,使癌细胞呈现凋亡作用。

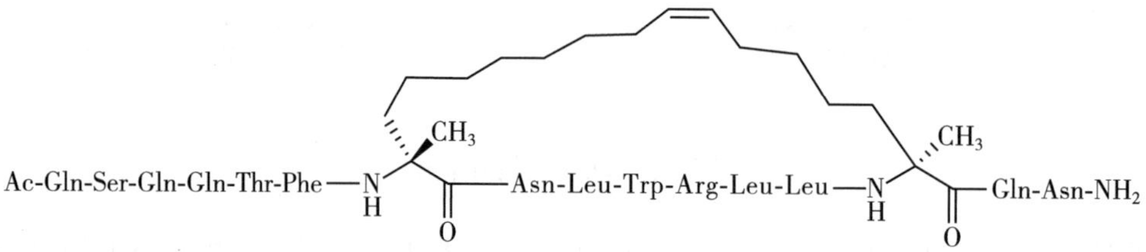

3-45

　　ALRN-6924(3-46)是第一个进入临床研究的钉固肽,目前在Ⅱ期临床研究阶段,是p53-MDM2和p53-MDMX的双重抑制剂,用于白血病的治疗。ALRN-6924是通过噬菌体展示技术发现的活性多肽,是经$(i、i+7)$的烃基钉固而成的,对MDM2和MDMX的结合力K_i分别为0.9nmol/L和6.8nmol/L。由于阻断MDM2对p53的结合,因此可促进癌细胞凋亡。

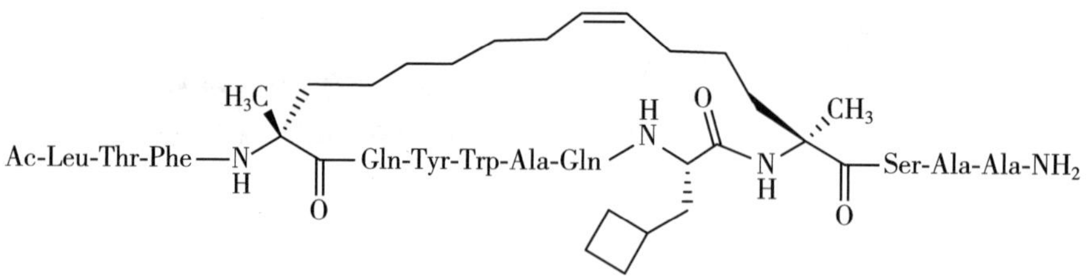

3-46

3.4 非肽结构的肽模拟物

　　许多非肽小分子化合物是受体或酶的激动剂或拮抗剂,有些已被证明是活性肽的模拟物,尽管这些化合物与受体作用的本质或它们如何模拟原配分子尚不清楚,但是通过深入研究构效关系,已逐步了解到这些非肽模拟物的药效基团的结构特征。另外,肽模拟物的研究为设计非肽小分子模拟物也提供了基础和信息。

3.4.1　阿片类化合物

吗啡及在吗啡结构基础上发现的类似物和小分子化合物是经典的小分子活性肽模拟物的研究例子。吗啡的研究是先有临床应用的结果,再进行化学物质研究,并在对无数的吗啡衍生物、简化物合成和研究的基础上,发现阿片受体和内源性阿片肽的"逆向"研究过程。

吗啡的发现和使用使得人们在控制疼痛的症状方面有了重要手段,但由于吗啡在产生镇痛的过程中产生欣快感而导致成瘾性和滥用,此外吗啡还有呼吸抑制和便秘的副作用,因此人们设计和合成系列的吗啡化合物,希望能找到镇痛活性强、成瘾性低、副作用小的药物。通过这些化合物的使用,还发现了阿片受体和内源性阿片肽。

研究发现阿片受体有 μ、κ 和 δ 等亚型,阿片类药物作用于这些受体起到激动或拮抗作用。通过阿片受体的发现,逐渐发现在动物体内存在内源性阿片类物质,如脑啡肽(enkephalin)、内啡肽(endorphin)、强啡肽(dynorphin)等。这些内源性物质具有与吗啡相类似的作用,如镇痛、成瘾性及呼吸抑制和便秘的副作用等。这些内源性活性多肽的 N 端都有共同的四肽片段 Tyr-Gly-Gly-Phe,负责对受体的分子识别,称为识别基(message)。

脑啡肽

识别基　　间隔基　　定位基

Tyr-Gly-Gly-Phe-Leu-Arg-Arg-Ile-Arg-Pro-Lys-Leu-Lys-Trp-Asp-Asn-Gln　强啡肽

Tyr-Gly-Gly-Phe-Met-Thr-Ser-Glu-Lys-Ser-Gly-Thr-Pro-Leu-Val-Thr-Leu-Phe-Lys-Asn-Ala-Ile-Ile-Lys-Asn-Ala-Tyr-Lys-Lys-Lys-Gly-Glu

内啡肽

Tyr[1] 是受体识别的重要部分,经过 2 个甘氨酸残基的间隔,自 Phe[4] 开始是受体选择性结合片段,对受体的选择性结合起到调节作用,称为定位基(address)。δ 受体的定位基是 Phe-Leu-OH,κ 受体的定位基是 Phe-Leu-Arg-Arg-Ile-OCH$_3$。上述这些结合特征和模式可以扩展到非肽类吗啡类化合物,在吗啡类化合物的结构中都有 1 个含有酚羟基的苯环,起到和 Tyr[1] 一样的对受体的识别作用,但不同的结合部分决定对受体亚型的选择性。例如,羟吗啡酮(oxymorphone,3-47)是选择性的 μ 受体激动剂,若在羟吗啡酮的 6 位酮羰基上接上不同的定位基团(化合物 3-48),可增加其与 δ 和 κ 受体的选择性结合;若将羟吗啡酮的 N-甲基换成 N-环丙甲基得到纳曲酮(naltrexone,3-49),由受体激动剂变成广泛的受体拮抗剂;若在纳曲酮的结构上并接一个吲哚环得到化合物纳曲吲哚(naltrindole,3-50),成为 δ 受体的选择性拮抗剂,吲哚结构中的吡咯环起到刚性的间隔基作用,使吲哚结构的苯环形成与 δ 受体定位的适合构象。

3-47

3-48

3-49

识别基　　间隔基　　定位基

3-50

3.4.2 人类免疫缺陷病毒 1 型蛋白酶抑制剂

人类免疫缺陷病毒 1 型(HIV-1)蛋白酶是 HIV 基因产生的一种特异性酶,属天冬氨酸水解酶类。其作用是将人免疫缺陷病毒的 *gag* 基因和 *gag-pol* 基因表达产生的多聚蛋白裂解,变成各种有活性的病毒结构蛋白和酶。此过程在 HIV 的成熟和复制过程中起关键作用。研究结果表明抑制该酶的活性会产生无感染能力的未成熟的子代病毒,从而阻止病毒进一步感染。

HIV 蛋白酶为含有 99 个氨基酸残基的同源二聚体,其中 Asp^{25} 和 $Asp^{25'}$ 的羧基参与底物蛋白肽键的裂解过程。在催化过程中,作为底物的多聚蛋白与蛋白酶的 Gly^{27} 和 $Gly^{27'}$ 的羰基形成一对氢键;Ile^{50} 和 $Ile^{50'}$ 与结构水分子的氧原子形成氢键,该结构水分子的 2 个氢原子与底物的羰基形成另一对氢键。当酶的底物肽键被水解时,被剪切的酰胺的羰基由 sp^2 杂化的平面转变成偕二醇的 sp^3 四面体构型的过渡态,而形成的偕二醇的羟基与 Asp^{25} 和 $Asp^{25'}$ 又形成一对氢键(图 3-22)。

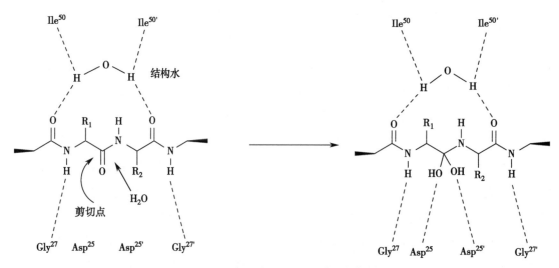

图 3-22　HIV 蛋白酶水解病毒蛋白的示意图

从 HIV 蛋白酶水解病毒蛋白的过程来看,结构水是 HIV 等逆转录病毒的天冬氨酸酶在催化过程中所特有的,且起重要作用;而哺乳动物的天冬氨酸酶催化没有结构水的参与。这一差别为设计选择性的病毒抑制剂提供依据。Lam 等设计以环脲为骨架的非肽类抑制剂(3-51),环脲的氧原子履行结构水的氢接受体作用,2 个羟基分别与天冬氨酸残基形成氢键而履行氢给予体功能(图 3-23)。设计中履行结构水作用的氧原子掺入抑制剂分子中,使原来的“自由的”水分子的氧原子“组装”到抑制剂中,不仅增加抑制剂对病毒蛋白酶作用的特异性,而且将原来需要三组分的结合整合成二元体系,获得大约 2kcal/mol 的结合熵。环脲结构的合理构象有利于与酶的结合,而开环化合物(3-52)可能以伸展型构象存在,在结合时需要付出额外的构象能,结合常数也增加不少。

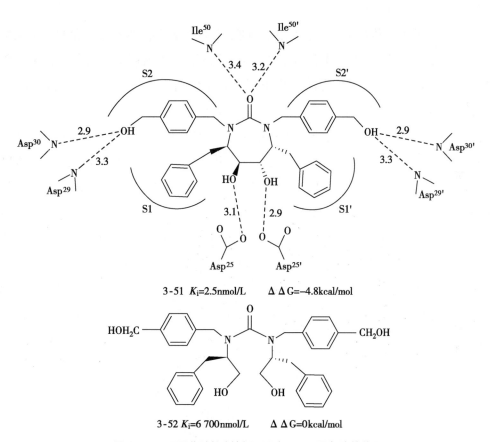

3-51 K_i=2.5nmol/L　　Δ ΔG=−4.8kcal/mol

3-52 K_i=6 700nmol/L　　Δ ΔG=0kcal/mol

图 3-23　环脲非肽抑制剂 3-43 与 HIV 蛋白酶的作用

3.4.3　血管紧张素Ⅱ受体阻滞剂

血管紧张素 Ⅱ(angiotensin Ⅱ,A Ⅱ)是体内产生的一种作用极强的肽类血管收缩剂,并能促进去甲肾上腺素从神经末梢释放,在高血压中起重要作用。在肾素 - 血管紧张素 - 醛固酮系统(renin-angiotensin-aldosterone system,RAAS)中,血管紧张素原被肾素(renin)水解产生血管紧张素 Ⅰ,血管紧张素 Ⅰ 随即被血管紧张素转化酶(angiotensin converting enzyme,ACE)水解产生血管紧张素 Ⅱ,这是 ACE 依赖的 A Ⅱ产生过程。在体内,A Ⅱ还会经由非 ACE 依赖的过程产生,即体内产生的水解血管紧张素 Ⅰ会被一些其他酶如糜蛋白酶等水解产生。因此血管紧张素转化酶抑制剂(ACEI)类抗高血压药可以阻断 ACE 依赖的 A Ⅱ产生,但无法阻断非 ACE 依赖的 A Ⅱ生成,同样会对高血压产生影响。20 世纪 70

年代早期开始 A Ⅱ 受体阻滞剂类抗高血压药的研究,一批沙坦类药物问世。

A Ⅱ 受体阻滞剂的研究始于八肽化合物肌丙抗增压素(saralasin),其是 A Ⅱ(Asp-Arg-Val-Tyr-Ile-His-Pro-Phe,3-53)中的 Asp[1]、Ile[5] 和 Phe[8] 残基分别用 Sar[1](肌氨酸)、Val[5] 和 Ala[8] 残基取代得到的[Sar[1],Val[5],Ala[8]- 肌丙抗增压素](Sar-Arg-Val-Tyr-Val-His-Pro-Ala,3-54),具有降低血压的功能。然而,这些肽类化合物口服吸收差,并且还显示一定的 A Ⅱ 受体激动活性。随后的研究转向肽拟似物的非肽类 A Ⅱ 受体阻滞剂。

非肽类 A Ⅱ 受体阻滞剂的研究源于武田制药公司早期发现的苗头化合物 S-8308,该化合物为咪唑 -5- 乙酸类化合物,具有抗高血压作用,其作用机制是能特异性地阻滞 A Ⅱ 受体。尽管其阻滞活性相对较弱,但它不具有激动活性。

在对血管紧张素 Ⅱ 的结构研究中,提示结构中的 3 个芳香氨基酸 Tyr[4]、His[6] 和 Phe[8] 是必需的残基,His[6] 对于受体 - 配体的分子识别至关重要,Tyr[4] 和 Phe[8] 是必要的激动性基团,其余 5 个氨基酸起辅助或肽链构象的支撑作用。Tyr[4]-Ile[5] 形成弯曲构象,Pro[7] 的特殊结构构成 Pro[7]-Phe[8] 键转折,这样使得 Tyr[4]、His[6] 和 Phe[8] 侧链的芳环簇集在一起。

杜邦公司在此基础上,结合血管紧张素 Ⅱ 的结构,通过计算机分子叠合法模型揭示 S-8308 与 A Ⅱ 存在 3 个共同的结构特征。S-8308 的离子化羧基与 A Ⅱ 的 C 端 Phe[8] 的羧基相关联;S-8308 的咪唑环与 His[6] 残基的咪唑侧链相关联;S-8308 的正丁基与 Ile[5] 的烃基侧链相关联。S-8308 的苄基被认为位于 A Ⅱ 的 N 端方向上,但它与受体的相互作用较弱(图 3-24)。在研究该类化合物的构效关系时,对 S-8308 进行结构改造,在咪唑环的苄基苯环上引入第二个苯环,形成联苯结构。由于联苯结构的非平面性,使得羧基的电子等排体四氮唑环扭转靠近咪唑环,起到 S-8303 结构中的咪唑基乙酸的作用;并确定脂溶性,对提高其口服生物利用度起重要作用,正是由于这些改造导致对 A Ⅱ 受体有高度亲和力和具口服活性的氯沙坦(losartan)的问世(图 3-25)。

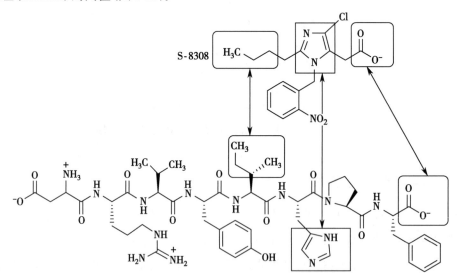

图 3-24 S-8308 与 A Ⅱ 的结构特征比较

通过对氯沙坦的结构修饰得到一系列 A Ⅱ 受体阻滞剂类药物,如联苯四氮唑类的缬沙坦(valsartan)、厄贝沙坦(irbesartan)和坎地沙坦酯(candesartan cilexetil),联苯羧酸类的替米沙坦(telmisartan)等。每个药物的结构特征都有与氯沙坦不同之处。缬沙坦是第一个不含咪唑环的 A Ⅱ 受体阻滞剂,其作用稍强

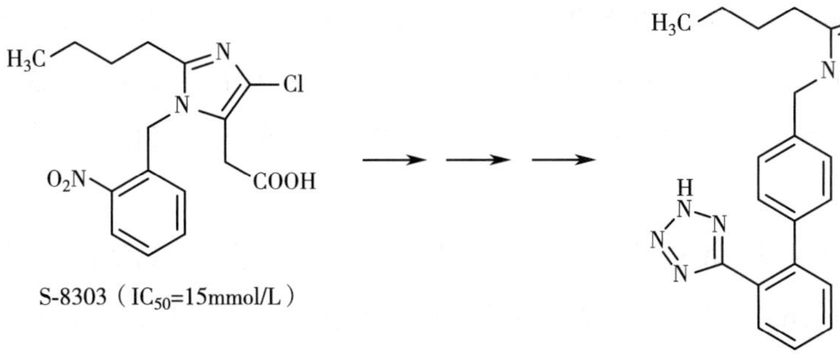

S-8303（IC$_{50}$=15mmol/L）

氯沙坦（IC$_{50}$=0.019mmol/L）

图 3-25　S-8308 结构修饰得到氯沙坦

于氯沙坦,缬沙坦的酰胺基与氯沙坦咪唑环上的 N 成为电子等排体,能与咪唑环上的 N 一样,与受体形成氢键。厄贝沙坦为缺乏氯沙坦中的羟基的螺环化合物,但与受体结合的亲和力却为氯沙坦的 10 倍,羧基的氢键或离子偶极结合能模拟氯沙坦的羟基与受体的相互作用,而螺环能提高与受体的疏水结合能力。坎地沙坦酯、替米沙坦均含有苯并咪唑环,提高与受体的疏水结合能力并提高药效,坎地沙坦酯为前药,在体内迅速代谢成活性型的坎地沙坦。

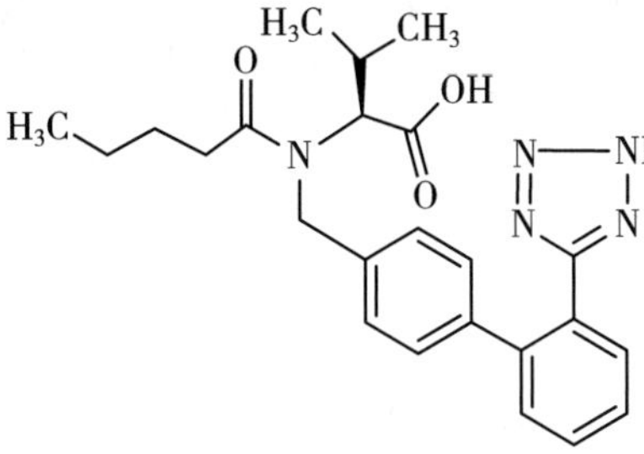

缬沙坦

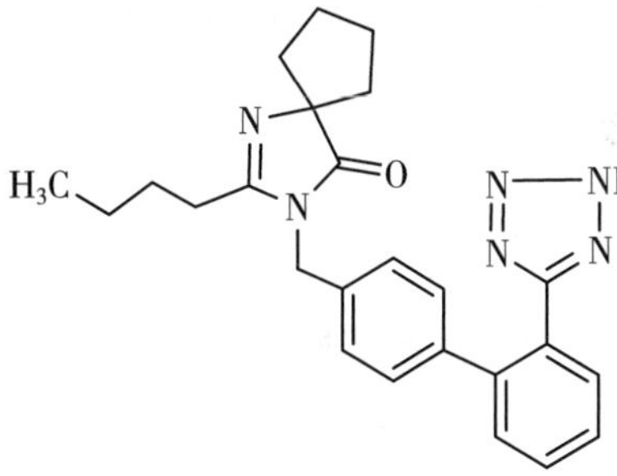

厄贝沙坦

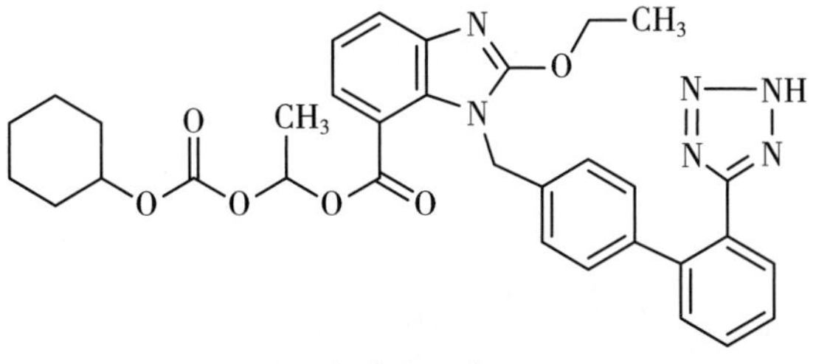

坎地沙坦酯

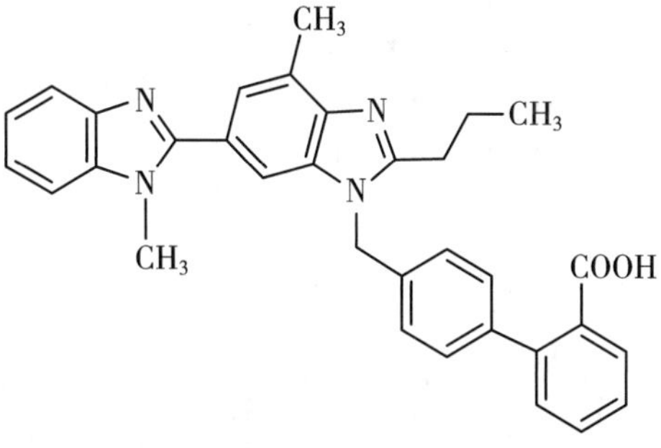

替米沙坦

3.5　以活性多肽为基础的新药研发案例

3.5.1　抗丙型病毒性肝炎药物特拉匹韦

抗丙型病毒性肝炎(简称丙肝)药物特拉匹韦(telaprevir)是以肽底物为先导物,经过结构分析和简化得到的拟肽类药物。

NS3-4A 蛋白酶是丙型肝炎病毒(hepatitis C virus,HCV)的蛋白酶之一,在 HCV 生长增殖和生命周期中起重要作用。NS3-4A 蛋白酶是由酶 NS3 和辅酶 NS4A 构成的,NS3 是双重功能酶,即在 N 端的丝氨酸蛋白酶和在 C 端的 NTP 酶 /helicase;NS4A 为 54 肽,与 NS3 相结合辅助催化作用。NS3 与底物结合的活性中心是由 Asp^{81}-His^{57}-Ser^{139} 三元体构成的,处于 2 个桶状结构的裂隙处,可作为抑制剂的结合位点。

Vertex 公司研究发现,某些 NS3 底物蛋白的 N 端裂解产物可抑制 NS3 蛋白酶的活性,例如,NS4A-NS4B 的裂解位点生成的 NS4A 对酶的抑制活性 K_i=0.6μmol/L,肽的抑制作用认为主要是酸性基团,并确定酶的 Lys^{136} 是结合位点。

裂解产物的类似物十肽(3-55)具有抑制活性,分子量为 1 097Da,K_i=0.89μmol/L。然而 3-55 的结构中含有 3 个羧基,不利于进入细胞。

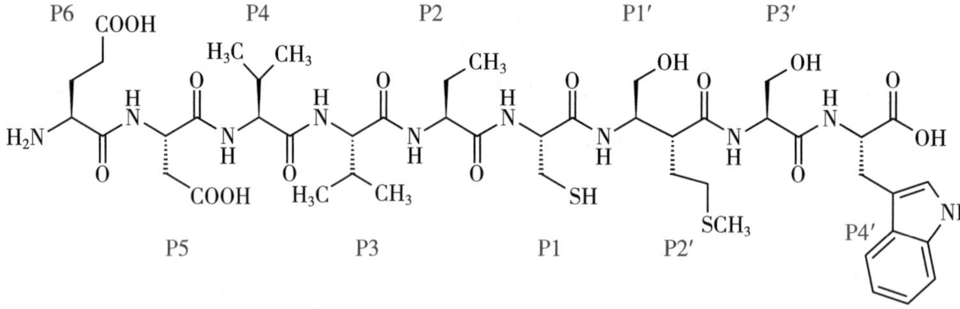

3-55

3.5.1.1　肽链结构的优化

以十肽(3-55)为起始物,为了提高对 NS3 蛋白酶的结合能力,在肽链中加入亲电基团醛基,以便与催化三元体中的 Ser^{139} 形成共价键加成产物。为降低分子尺寸,通过减少氨基酸残基、缩短肽链合成在 C 端含有醛基的六肽(3-56),分子量为 733Da,活性为 K_i=0.89μmol/L,但结构中仍存在 2 个羧基而导致成药性较差;通过去除 P6 和 P5 这 2 个酸性残基以有利于化合物进入细胞,合成得到四肽醛(3-57),虽然活性降低为 K_i=12μmol/L,但分子尺寸明显减小,分子量为 595Da,可作为优化结构的新起点。

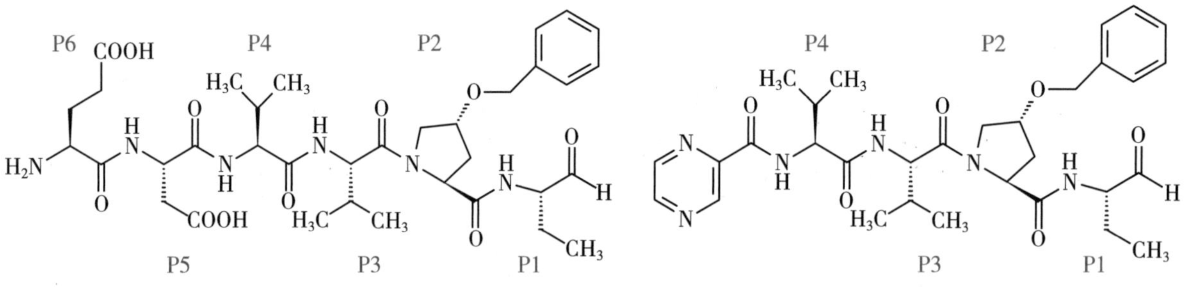

3-56　　　　　　　　　　　　　　　　　3-57

(1)P1 的优化:化合物 3-57 的 P1 是用乙基代替原底物肽的半胱氨酸侧链,该侧链是否可以再进一步优化? 为此,将 3-57 的 P1 用其他基团如正丙基、CF_3CH_2 等替换,活性显著增高;但若用偕二甲基或甲氧乙基替代则活性降低,可能是体积过大的缘故。考虑到三氟乙基原料比去甲缬氨酸(正丙基的载体)昂贵,故确定 P1 为正丙基。

(2)P2 的优化:P2 是抑制剂的重要位段,它处于 NS3 蛋白酶的催化三元体部位,加之羟基脯氨酸含有 2 个属性中心,因此对 3-57 的 P2 区域进行广泛的构效关系研究,得到如图 3-26 所示的构效关系。

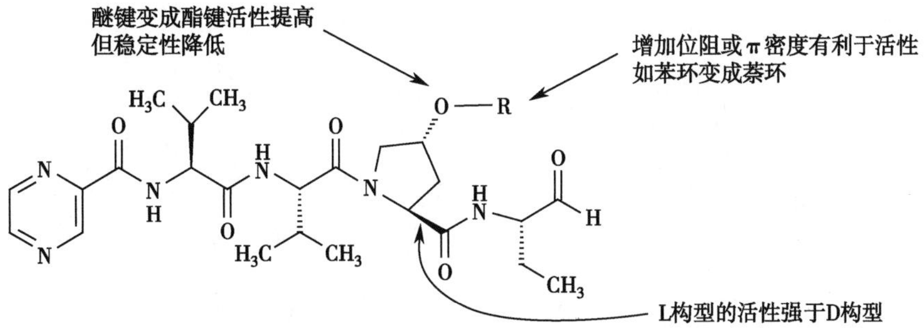

图 3-26　化合物 3-57 的构效关系

3.5.1.2　醛基的优化

具有亲电性的醛基可与羟基加成,形成共价键。醛基必然处于端基,缺乏选择性,而且化学性质不稳定。为了优化该亲电基团,将化合物 3-57 中的醛基用其他亲电基团如 α- 卤代酮、杂环酮、α- 二酮和 α- 酮基酰胺等替换,发现含 α- 酮基酰胺的化合物(3-58)的活性提高了 12 倍(K_i=0.92μmol/L),而其他基团的取代活性未见提高。3-58 的分子量为 742Da,对感染 HCV 细胞的抑制活性 IC_{50}=4.8μmol/L,对正常细胞的细胞毒性作用 IC_{50}>100μmol/L,提示在细胞水平上具有一点点活性和选择性。此外,还证明 P1′ 区域 S-α- 甲基苄胺的活性强于 R- 异构体。

化合物 3-58 与 NS3 复合物的晶体结构表明,Ser^{139} 加成到酮基形成共价结合,酰胺的酮基氧与 Ser^{139} 和 Glu^{137} 的 N—H 形成氢键。图 3-27 是化合物与 NS3 活性中心形成共价键和氢键结合的示意图(用粗线表示)。

另一个里程碑式的化合物 3-59 是 P2 的苄氧基变换成酰基连接的四氢异喹啉片段,P1 为正丙基,P1′ 为苯乙胺。3-59 的分子量为 825Da,对 NS3 的抑制活性 K_i<0.2μmol/L。

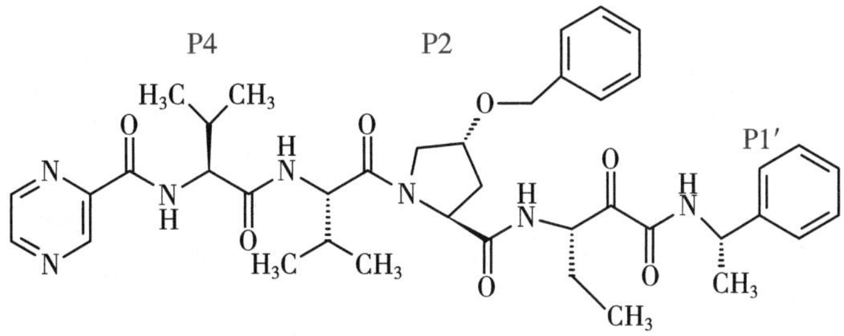

3-58

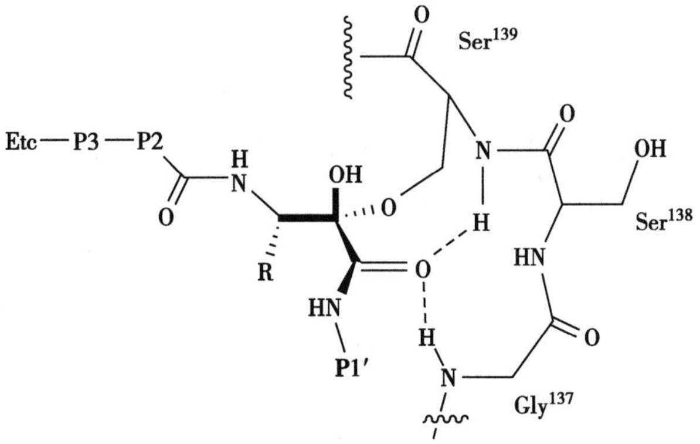

图 3-27　化合物 3-58 与 NS3 活性中心结合的示意图

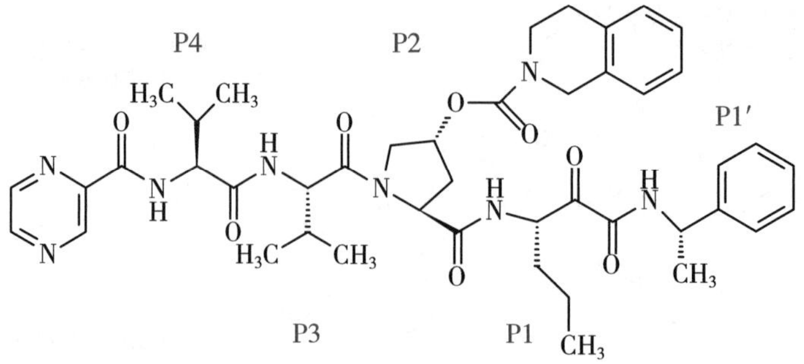

3-59

3.5.1.3 肽链的进一步优化

肽链的进一步优化主要集中在脯氨酸环的变化,以及 P1′、P3 和 P4 的优化。

(1) P2 的进一步优化——脯氨酸环的变化:化合物 3-58 和 3-59 的活性虽高,但亲脂性过强,如 3-58 的 $clogP$=5.4。为此,通过分析化合物 3-60(分子量为 664Da,K_i=1.4μmol/L)与 NS3 复合物结构的 P2 特征,发现酶的 S2 腔穴中有结构水分子的存在,分子模拟提示,去除水分子后,S2 腔可容许有较小的基团,推论可在环上加入 1~4 个碳原子,从而获得熵效应以提高结合力。代表性化合物 3-61 的分子量为 750Da,活性 K_i=0.12μmol/L,活性明显提高。当然,P1′ 处的苯丙氨酸虽有利于与酶结合,但游离羧基又不利于透过细胞膜,须探索其存在的必要性。

(2) P1′、P3 和 P4 的优化:化合物 3-61 的 P2 处小体积化有利于结合,但 P1′ 的羧基不利于透过细胞膜,用小分子胺代替苯丙氨酸,P3 和 P4 分别为叔丁基和环己基。其中有代表性的化合物 3-62 的分子量为 681Da,K_i=0.12μmol/L,对 HCV 感染的细胞抑制作用 IC_{50}=0.91μmol/L,对正常细胞的抑制作用 IC_{50}=59μmol/L,成为新的里程碑式的化合物。

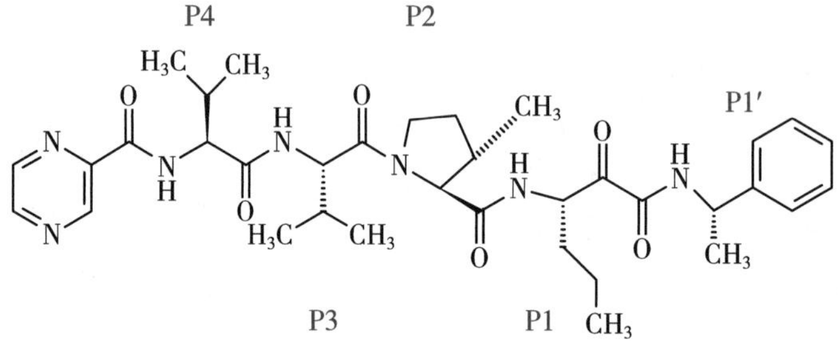

3-60

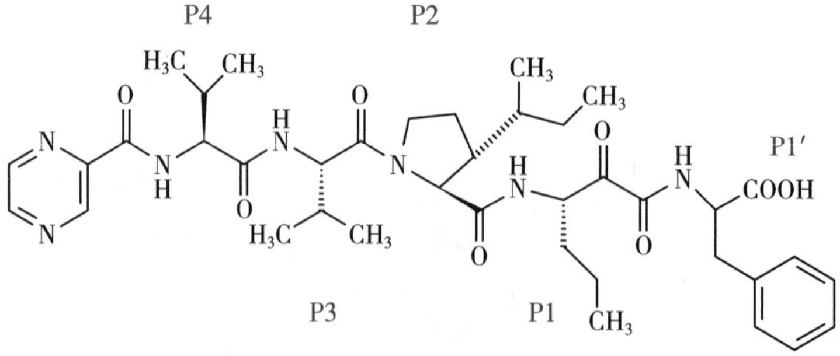

3-61

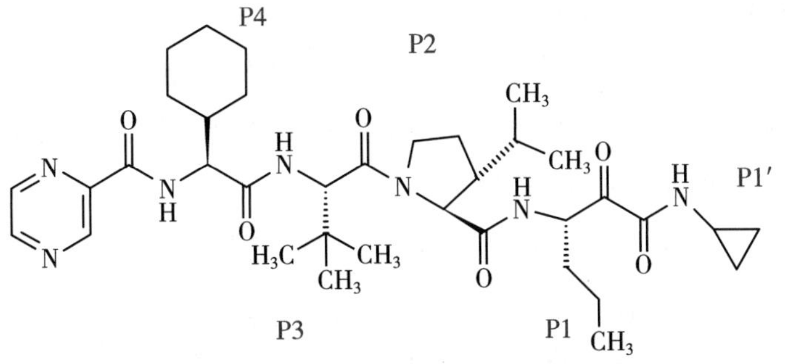

3-62

3.5.1.4　候选化合物的确定和特拉匹韦的成功

至此，由 P1′ 到 P4 大部分已进行了优化，P2 的脯氨酸除少数的小烷基取代外，还有并合环戊烷的优化，如图 3-28 所示。

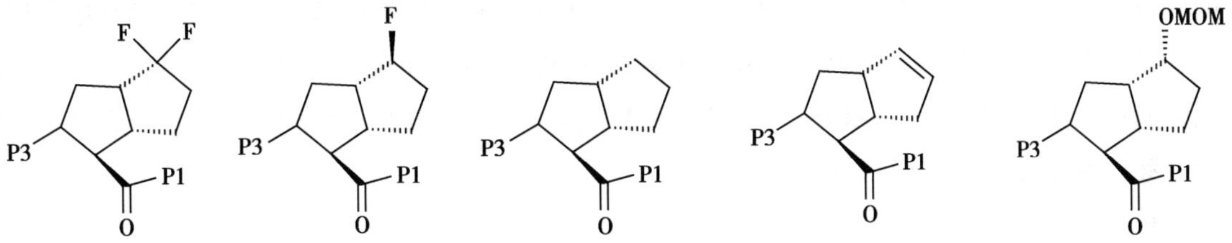

图 3-28　P2 的脯氨酸并环的优化

将优化的各个部位进行最佳整合，在合成的一系列分子中，特拉匹韦的分子量为 680Da，对 NS3 蛋白酶的活性 K_i=7nmol/L，抑制 HCV-1b 复制的 IC_{50}=354nmol/L，抑制 HCV-1a 复制的 IC_{50}=289nmol/L，对正常细胞的抑制作用 IC_{50}=83μmol/L，选择性为 230~296 倍。结构中含有酮基酰胺的亲电基团，选择性作用也很高，对其他蛋白酶如凝血酶、胰蛋白酶等的抑制作用很弱，选择性超过 500 倍。特拉匹韦于 2002 年由 Boehringer Ingelheim 开发并率先进入临床研究，用于治疗慢性丙肝，每日口服 2 次，可使患者血清中的 HCV RNA 滴度降低约千倍，美国 FDA 于 2011 年批准其上市。

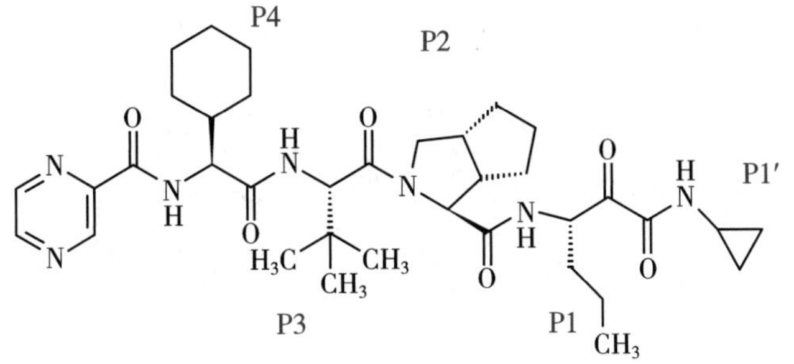

特拉匹韦

3.5.2　由蛋白质底物到抗丙型病毒性肝炎药物司美匹韦

司美匹韦（simeprevir）是继特拉匹韦与波西匹韦之后 FDA 批准的第三个丙肝治疗药物，也是以丝氨酸蛋白酶 NS3 为靶标。司美匹韦的研发是以酶的裂解产物六肽为起始物，演化成非肽的口服药物，结合药物化学、结构生物学、分子模拟、有机合成等多学科领域的研究手段，具有新药研究的鲜明个性。

3.5.2.1 肽链结构的变换和先导物的发现

研究表明,在连接位点 NS5A/5B 裂解位点 N 端生成的裂解产物六肽(3-63)具有抑制 NS3 的活性, $IC_{50}=71\mu mol/L$,分子量为 662Da。该六肽分为 6 个域段,由 C 端到 N 端为 P1~P6,以此为起始物,通过试探性的修剪这些域段,研制小分子抗丙肝药物。

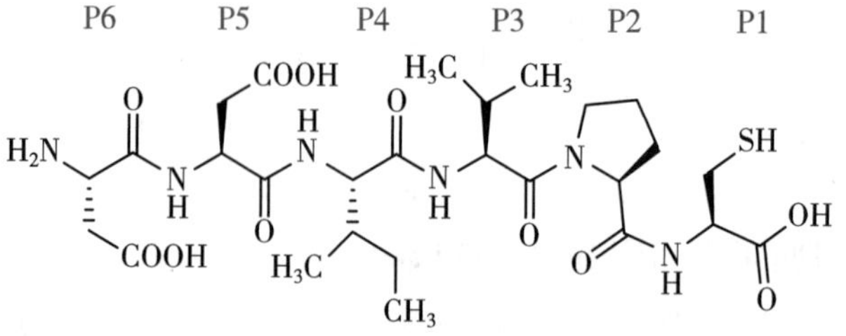

3-63

为提高 3-63 的化学稳定性和非肽化,用去甲基缬氨酸替换 P1 的半胱氨酸残基,在 P2 域的脯氨酸环的 4 位用芳烷氧基连接(会产生 R 构型和 S 构型),末端氨基经乙酰化。4 位芳烷氧基用苯甲氧基(R 构型强于 S 构型)连接得到化合物 3-64,分子量为 806Da,$IC_{50}=7\mu mol/L$,活性提高 10 倍;而引入 β-萘环甲氧基的化合物(3-65)的活性最好,分子量为 881Da,$IC_{50}=0.027\mu mol/L$,竞争性抑制作用 $K_i=3nmol/L$,而且对 NS3 蛋白酶的选择性活性很高。

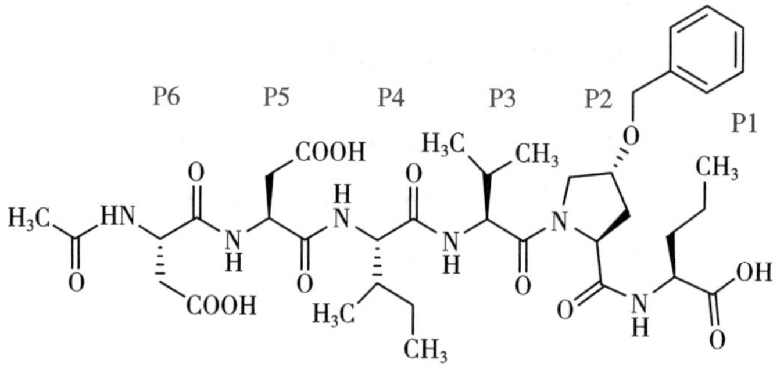

3-64

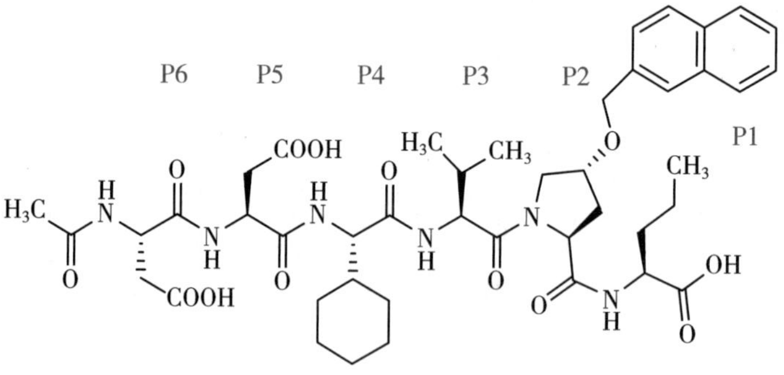

3-65

3-65 的活性虽然较高,但分子中含有 3 个羧基,化合物的极性强,不利于过膜吸收。将 P5 和 P6 删除,氨基用乙酰基保护,得到化合物 3-66,分子量为 651Da,$IC_{50}=23\mu mol/L$。可以看到去除 2 个氨基酸残基后活性比 3-65 明显降低,但仍优于六肽起始物(3-63)。

在 3-66 结构的基础上,将 P1 域的正丙基用环丙基替换以消除手性,同时在环丙基上引入烃基取代,并考察 syn/anti 差向异构对活性的影响,优化得到化合物 3-67,分子量为 661Da,$IC_{50}=0.63\mu mol/L$,活性显著增强,提示增加 P1 域的体积或亲脂性对活性有利。3-67 作为先导物可进一步进行优化。

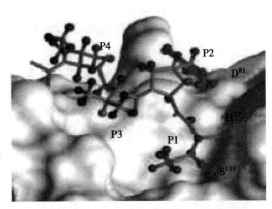

3-66

3-67

3.5.2.2　先导物的优化

对化合物 3-67 的 P2 域的萘环进行不同的变换,包括萘环的连接位点、引入不同的取代基及用喹啉

环替换等,发现用 2- 苯基喹啉替换 3-67 中的萘环,活性
提高到 IC$_{50}$=13nmol/L,进而优化喹啉环,发现引入 7- 甲
氧基的化合物(3-68),分子量为 768Da,活性提高到
IC$_{50}$=2nmol/L。复合物的晶体结构分析表明,甲氧基与
Arg^{155} 侧链结合使活性提高 5 倍。

在核磁共振研究化合物 3-64 与 NS3 酶结合的特征
时发现 3-64 的 P5 和 P6 这 2 个酸性残基伸入水相,与酶
的结合较弱(这也是前述删除 P5 和 P6 的依据),同时也发
现 P3 与 P1 的侧链彼此靠近,如图 3-29(彩图见 ER-3-5)。
因此设想将化合物 3-68 的 P3 与 P1 的侧链用亚甲基链连

图 3-29　化合物 3-64 与 NS3 的结合模式

接,即将 P1 的烃基与 P4 的环己基变换并连接成十五元大环化合物(3-69),分子量为 743Da,
IC$_{50}$=11nmol/L,对感染细胞的作用 EC$_{50}$=77nmol/L,活性相当高。然而它的药动学性质不佳,
大鼠的生物利用度为 2%、半衰期为 9.5 小时,需要进一步优化。

3-68

3-69

对化合物 3-69 中的喹啉环 2 位的苯基用杂环替换,并变换 P4 的酯基,经 SAR 优化,得到另一
个十五元大环化合物(3-70),分子量为 819Da,对 NS3 酶的抑制活性 IC$_{50}$=3nmol/L,对感染细胞的作用
EC$_{50}$=1.2nmol/L,大鼠药动学表明口服生物利用度为 42%、半衰期为 1.3 小时、清除率为 13ml/(min·kg),
命名为西鲁瑞韦(ciluprevir,又称为 BILN2061)进入临床研究。乙型病毒性肝炎(简称乙肝)患者口服 2

日后血清中的病毒载量下降了 3 个对数单位,但因临床研究中出现心脏毒性而终止研发。

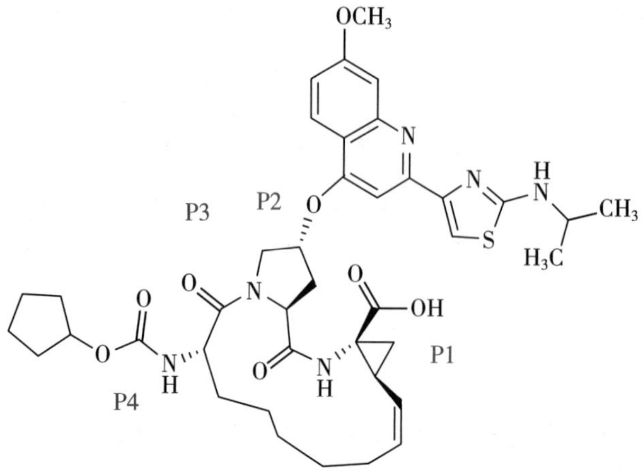

3-70

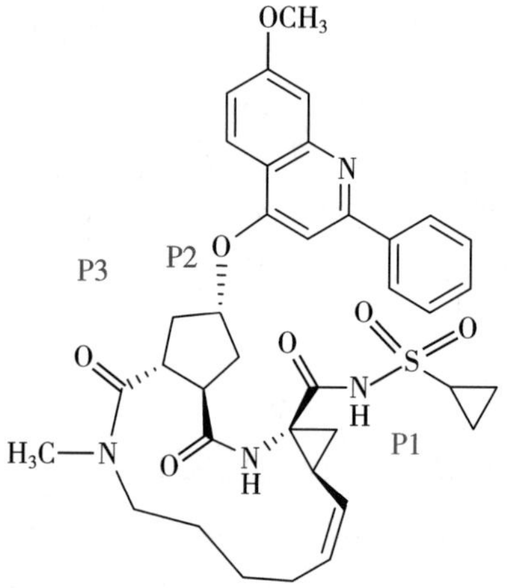

3-71

3.5.2.3　候选化合物的确定和司美匹韦的成功

在 BILN2061 的基础上,结合化合物 3-70 的结构特点,合成十四元大环化合物(3-71),P1 的羧基用酰化的环丙磺酰氨基替换,仍维持酸性基团的存在,分子量为 701Da,降低了 80Da,抑制酶活性 K_i=0.41nmol/L,对感染细胞的活性 EC_{50}=9nmol/L,对 Caco-2 的过膜性和肝微粒体清除率均尚可。然而大鼠灌胃的口服利用度为 2.5%,且迅速被排出,因而须对 3-71 进一步地优化。

将 3-71 结构中的 P2 喹啉环上的苯环用芳杂环代替,并在喹啉的 8 位进行不同烷基的取代,最终优化出司美匹韦(simeprevir,代号 TMC435350),分子量为 764Da,体外对 NS3 蛋白酶的活性 K_i=0.36nmol/L,对感染细胞的活性 EC_{50}=7.8nmol/L,对 Caco-2 的过膜性 P_{app}A-B=8.4cm/s,肝微粒体清除率 Cl<6μl/(min·mg)。大鼠灌胃 10mg/kg,口服生物利用度为 11%,半衰期为 2.8 小时,器官选择性为肝脏 / 血浆 =32。美国 FDA于 2013 年批准上市治疗丙肝。

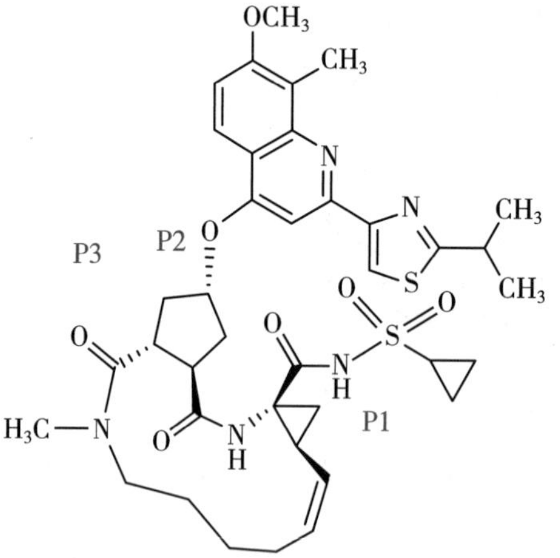

司美匹韦

3.5.3　肠易激综合征治疗药物伊卢多啉

伊卢多啉(eluxadoline)作用于胃肠道的阿片受体,是治疗肠易激综合征的药物。该药物是以天然配体五肽为起点,削减成拟二肽,再经骨架迁越彻底去除肽的性质后发现的药物。特别是伊卢多啉通过激动 μ 阿片受体同时又抑制 δ 阿片受体,而且口服吸收的生物利用度较低,使得该药物成为选择性作用于外周的阿片受体和几乎无成瘾性的肠易激综合征的治疗药物。

3.5.3.1　内啡肽的简化发现先导化合物

亮氨酸脑啡肽(encephalin,3-72)是一个五肽的阿片受体的重要配体,伊卢多啉的研制是以该五肽 Tyr-Gly-Gly-Phe-Leu 为起点的,首先剪切掉 Leu 成四肽并改构其中的 Gly-Gly 为四氢异喹啉酰(Tic,3-4)苯丙氨酸(Tic-Phe)得到四肽化合物 Tyr-Tic-Phe-Phe(3-73),3-73 仍保持有 3-72 的活性。在此基础上进行进一步简化为拟二肽(3-74),不仅减少肽的性质,还提高对 δ 受体的活性,提示四氢异喹啉的构象限制和简化成拟二肽的酰胺是个有效途径。然而 3-74 的化学稳定性低,其结构中的游离氨基会对四氢异喹啉酰基的羰基进行分子内亲核进攻,生成取代的哌嗪二酮(3-75)而失去活性。为了避免该环合裂解反应的发生,将四氢异喹啉的酰氨基用咪唑环替换,既可以维持酰氨基的平面结构,又保持极性原子的分布,这个骨架迁越是结构变换的一个重要步骤。

在合成一系列含有咪唑基的四氢异喹啉化合物后,经评价化合物 3-76 对 δ/μ 受体的亲和力和选择性 (K_i,δ 0.9nmol/L,μ 54.7nmol/L;EC_{50},δ 25nmol/L,μ 2 400nmol/L) 比化合物 3-75(K_i,δ 5.2nmol/L,μ 69nmol/L;EC_{50},δ 82nmol/L,μ 2 120nmol/L)有所提高。小鼠体内实验结果表明化合物 3-76 在体内可与阿片受体结合,但难以穿越血脑屏障。

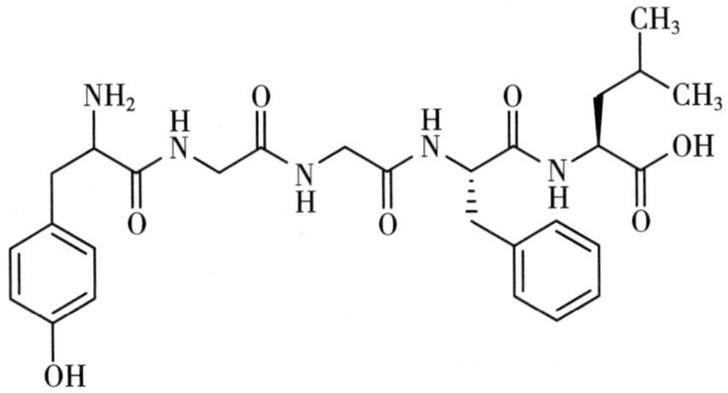

3-72 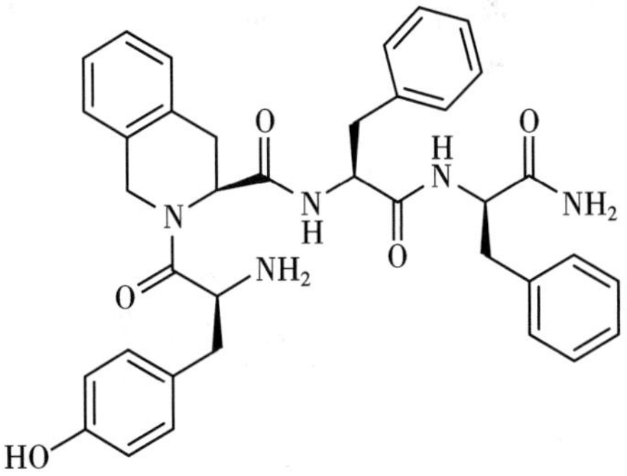　　　　　　　　3-73

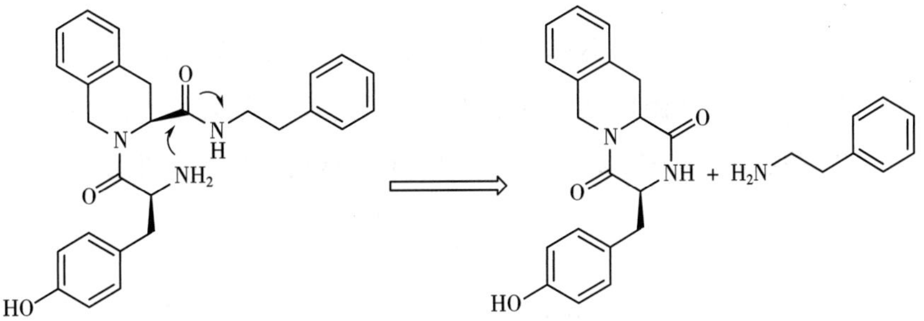

3-74　　　　⟹　　　　3-75

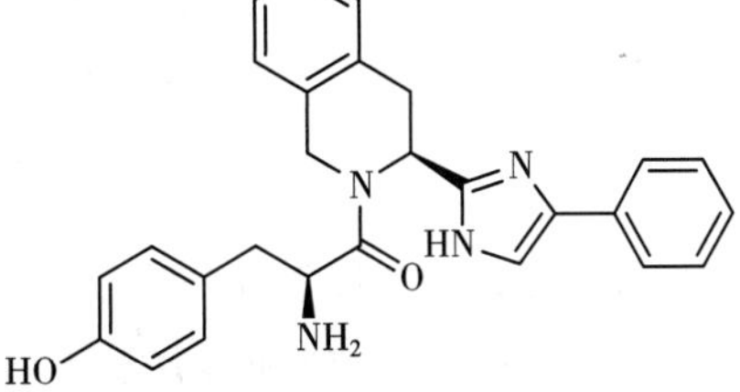

3-76

3.5.3.2 先导化合物的优化

针对化合物与阿片受体的亲和力和难以通过血脑屏障的问题,确定 3-76 为先导化合物进行进一步的结构优化。

(1)苯酚环上取代基的变换:在阿片受体底物多肽的结构中,Tyr^1 一般是对受体的识别基团,尤其 Tyr^1 上的 4- 羟基对活性产生重要的影响。但从药物代谢的角度来看,酚羟基通常呈现不利的药动学性质,特别是易产生 II 相代谢(如葡糖醛酸糖苷化)。基于此,在对 3-76 的结构优化中,在酪氨酸残基苯环的不同位置引入甲基都会不同程度地提高对 δ 和 μ 受体的活性,这与内源性脑啡肽的 N 端酪氨酸被二甲基化(TMT)可提高受体结合活性的结果相一致;另外,将 4- 羟基用其他基团(H、F、OCH_3、NH_2 或 NHAc)取代,无论是亲脂性或极性基团大都降低对 δ 和 μ 受体的活性;但当酚羟基被酰胺基取代时,如化合物 3-77(K_i,δ 1.3nmol/L,μ 23nmol/L;EC_{50},δ 3nmol/L,μ 155nmol/L)仍然保持活性,酰胺基可视作羟基的电子等排体,在其他对阿片受体调节剂的研究中也曾有酰胺代替羟基仍保持活性的报道。酰胺基既是氢键接受体也是给予体,酰胺基上的活泼氢对保留活性非常重要。当酰胺基取代的化合物的苯环上同时被二甲基取代时,化合物 3-78(K_i,δ 0.06nmol/L,μ 1.4nmol/L;EC_{50},δ 22nmol/L,μ 161nmol/L)对 δ 和 μ 受体的活性明显提高,对 δ 受体的活性提高 15 倍,对 μ 受体的活性提高近 40 倍,再一次说明含有酪氨酸片段的阿片受体调节剂二甲基化(DMT)可提高与受体的结合能力。

3-77 3-78

(2)四氢异喹啉环的变换:四氢异喹啉环的变换是在优化酚基的研究同时或之前进行的,原因是合成咪唑基四氢异喹啉环具有一定的困难,为探究其他位置的构效关系,需要付出的合成工作量太大。为简化合成,将通式 3-79 的四氢哌啶环的 2 个 C—C 键切断,形成通式为 3-80 的化合物。

3-79 3-80

对通式 3-80 化合物进行构效关系研究,R_1 为 H 原子的化合物活性比 R_1 为烷基取代的化合物活性显著下降,可以解释为 N 上的氢原子可互变异构转移到酰基氧上,形成烯醇化的羟基亚胺,无论是反式或顺式(反式占优)都不利于活性。含有活泼氢的酰伯胺采取"假烯醇"式,活性低于不发生互变异构的酰仲胺,因为酰化的仲胺没有活泼氢。

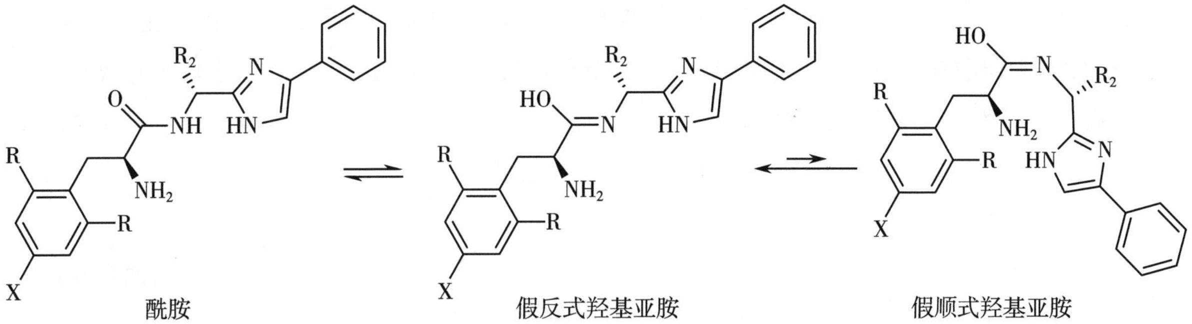

酰胺　　　　　　　　　　　假反式羟基亚胺　　　　　　　　　假顺式羟基亚胺

　　A 环上的酚羟基被酰胺取代,酰胺取代化合物(3-82)(K_i,δ 12nmol/L,μ 0.3nmol/L;EC_{50},δ 35nmol/L,μ 未测)对 δ 和 μ 受体的活性均弱于酚羟基化合物(3-81)(K_i,δ 1.5nmol/L,μ 0.03nmol/L;EC_{50},δ 20nmol/L,μ 未测)大约 10 倍。但在苯环 C 上引入取代基,如化合物 3-83(K_i,δ 0.5nmol/L,μ 1.0nmol/L;EC_{50},δ>1 000nmol/L,μ 61nmol/L)和 3-84(K_i,δ 1.3nmol/L,μ 0.9nmol/L;EC_{50},δ>1 000nmol/L,μ 1.0nmol/L)对 δ 和 μ 受体的活性都明显提高。功能试验意外发现化合物 3-83 和 3-84 失去对 δ 受体的激动作用,推测是苄基苯环 C 上连接羧基的缘故。但 3-84 用另外的功能试验表明对 δ 受体反而有拮抗作用(IC_{50}=89nmol/L),而对 μ 受体仍保持激动作用;尤其是化合物 3-84 引入甲氧基后,活性比 3-83 高 60 倍。

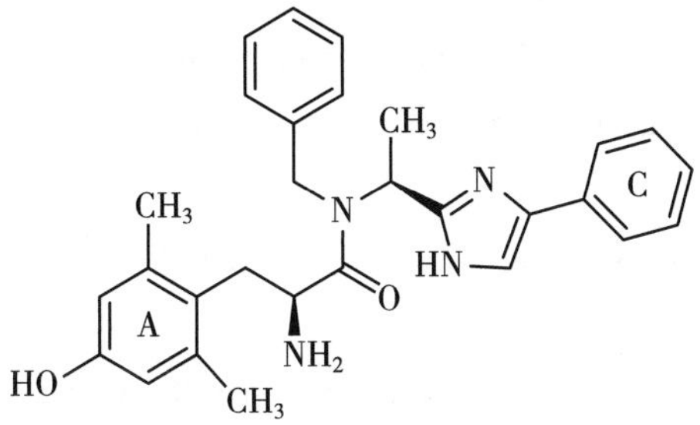

3-81 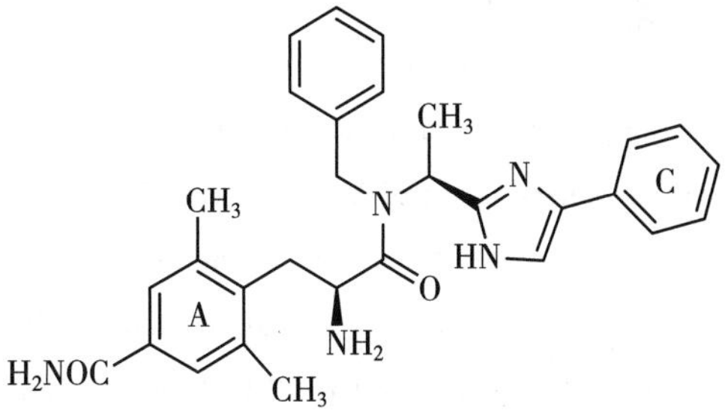　　　　　　　　　　　　3-82

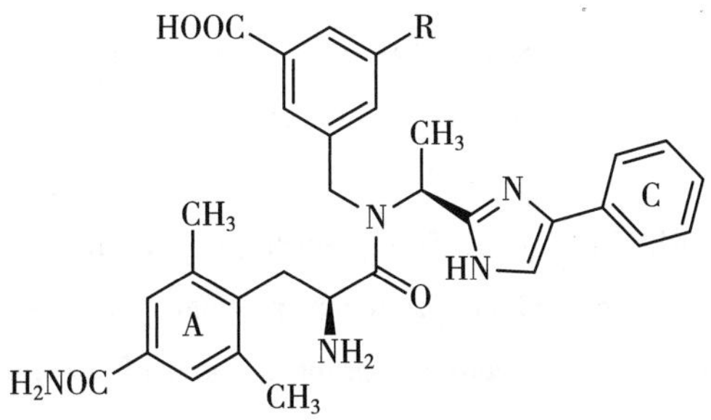

3-83　　R = H
3-84　　R = —OCH₃

3.5.3.3　候选化合物的确定和伊卢多啉的成功

　　化合物 3-84 对 μ 受体具有强激动作用(EC_{50}=1nmol/L),对 δ 受体则为拮抗作用(IC_{50}=89nmol/L);且对多种动物结肠的 κ 受体没有激动作用(EC_{50}>1μmol/L)。化合物 3-84 是拮抗 δ 受体和激动 μ 受体的双重调节剂,由于胃肠道吸收很少,因而口服给药不易进入血液循环和穿越血脑屏障,所以降低人体对化合物的依赖性,这样 3-84 成为有潜在研发价值的候选化合物。

　　半体内(ex vivo)和体内(in vivo)胃肠道功能试验表明,化合物 3-84 通过局部作用和较低的口服生物利用度作用于胃肠道上皮细胞膜的阿片受体,因而适于治疗以腹泻为特征的肠易激综合征。3-84 的二盐酸盐在水中的溶解度 >1mg/ml，人肝微粒体温孵的半衰期为 150 分钟，具有代谢稳定性；对细胞色素 P450 无抑制作用（IC_{50}>20μmol/L），对 hERG 无抑制作用（IC_{50}>10μmol/L）。基于安全性与有效性考虑，确定 3-84 的二盐酸盐为候选化合物，命名为伊卢多啉（eluxadoline），进入开发阶段。经临床试验，表明可治疗腹泻型肠易激综合征，于 2015 年 5 月经美国 FDA 批准上市。

（尤启冬）

参考文献

［1］ NOZAKI Y, TANFORD C. The solubility of amino acids and two glycine peptides in aqueous ethanol and dioxane solutions. Establishment of a hydrophobicity scale. Journal of biological chemistry, 1971, 246 (7): 2211-2217.

［2］ GIANNIS A, KOLTER T. Peptidomimetics for receptor ligands—discovery, development and medical perspectives. Angewandte chemie-international edtion in English, 1993, 32 (9): 1244-1267.

［3］ KARATAS H, TOWNSEND E C, BERNARD D, et al. Analysis of the binding of mixed lineage leukemia 1 (MLL1) and histone 3 peptides to WD repeat domain 5 (WDR5) for the design of inhibitors of the MLL1-WDR5 interaction. Journal of medicinal chemistry, 2010, 53 (14): 5179-5185.

［4］ SAWYER T K, SANFILIPPO P J, HRUBY V J, et al. 4-Norleucine, 7-D-phenylalanine-a-melanocyte-stimulating hormone: a highly potent a-melanotropin with ultralong biological activity. Proceedings of the national academy of sciences of the United States of America, 1980, 77 (10): 5754-5758.

［5］ HRUBY V J. Designing peptide receptor agonists and antagonists. Nature reviews drug discovery, 2002, 1 (11): 847-858.

［6］ 郭宗儒. 药物分子设计. 北京：科学出版社, 2005: 339-344.

［7］ HSIEH K H, LAHANN T R, SPETH R C. Topographic probes of angiotensin and receptor: potent angiotensin Ⅱ agonist containing diphenylalanine and long-acting antagonists containing biphenylalanine and 2-indan amino acid in position 8. Journal of medicinal chemistry, 1989, 32 (4): 898-903.

［8］ SCHILLER P W, WELTROWSKA G, DUNG N T M, et al. Conformational restriction of the phenylalanine residue in a cyclic opioid peptide analog: effects on receptor selectivity and stereospecificity. Journal of medicinal chemistry, 1991, 34 (10): 3125-3132.

［9］ HOLLADAY M W, LIN C W, MAY C S, et al. Trans-3-n-Propyl-L-proline is a highly favorable, conformationally restricted replacement for methionine in the C-terminal tetrapeptide of cholecystokinin. Stereoselective synthesis of 3-allyl- and 3-n-propyl-L-proline derivatives from 4-hydroxy-L-proline. Journal of medicinal chemistry, 1991, 34 (1): 455-457.

［10］ GANTE J. Peptidomimetics—tailored enzyme inhibitors. Angewandte chemie-international edtion in English, 1994, 33 (17): 1699-1720.

［11］ CIAPETTI P, GIETHLEN B. Chapter15, molecular variations based on isosteric replacements//WERMUTH C G. The practice of medicinal chemistry. 3rd ed. London: Academic Press, 2008: 314-317.

［12］ BORG S, VOLLINGA R C, LABARRE M, et al. Design, synthesis, and evaluation of Phe-Gly mimetics: heterocyclic building blocks for pseudopeptides. Journal of medicinal chemistry, 1999, 42 (21): 4331-4342.

［13］ RODRIGUEZ M, DUBREUIL P, BALI J P, et al. Synthesis and biological activity of partially modified retro-inverso pseudopeptide derivatives of the C-terminal tetrapeptide of gastrin. Journal of medicinal chemistry, 1987, 30 (5): 758-763.

［14］ RAHUEL J, RASETTI V, MAIBAUM J, et al. Structure-based drug design: the discovery of novel nonpeptide orally active inhibitors of human rennin. Chemistry & biology, 2000, 7 (7): 493-504.

[15] BOGER J, LOHR N S, ULM E H, et al. Novel renin inhibitors containing the amino acid statine. Nature, 1983, 303: 81-84.

[16] BURSAVICH M G, RICH D H. Designing non-peptide peptidomimetics in the 21st century: Inhibitors targeting confor-mational ensembles. Journal of medicinal chemistry, 2002, 45 (3): 541-558.

[17] MOORE C L, LEATHERWOOD D D, DIEHL T S, et al. Difluoro ketone peptidomimetics suggest a large S1 pocket for Alzheimer's γ-secretase: implications for inhibitor design. Journal of medicinal chemistry, 2000, 43 (18): 3434-3442.

[18] HANESSIAN S, MCNAUGHTON-SMITH G, LOMBART H G, et al. Design and synthesis of conformationally constrained amino acids as versatile scaffolds and peptide mimetics. Tetrahedron, 1997, 53 (38): 12789-12584.

[19] AMBLARD M, RAYNAL N, AVERLANT-PETIT M C, et al. Structural elucidation of the β-turn inducing (S)-[3-amino-4-oxo-2, 3-dihydro-5H-benzo [b][1, 4] thiazepin-5-yl] acetic acid (DBT) motif. Tetrahedron letters, 2005, 46 (21): 3733-3735.

[20] GRACE C R R, ERCHEGYI J, KOERBER S C, et al. Novel sst$_2$-Selective Somatostatin Agonists. Three-dimensional consensus structure by NMR. Journal of medicinal chemistry, 2006, 49 (15): 4487-4496.

[21] FEYTENS D, CESCATO R, REUBI J C, et al. New sst$_{4/5}$-selective somatostatin peptidomimetics based on a constrained tryptophan scaffold. Journal of medicinal chemistry, 2007, 50 (14): 3397-3401.

[22] FEYTENS D, VLAEMINCK M D, CESCATO R, et al. Highly potent 4-amino-indolo [2, 3-c] azepin-3-one-containing somatostatin mimetics with a range of sst receptor selectivities. Journal of medicinal chemistry, 2009, 52 (1): 95-104.

[23] VAGNER J, QU H, HRUBY V J. Peptidomimetics, a synthetic tool of drug discovery. Current opinion in chemical biology, 2008, 12 (3): 292-296.

[24] BOEGLIN D, HAMDAN F F, MELENDEZ R E, et al. Calcitonin gene-related peptide analogues with aza and indoli-zidinone amino acid residues reveal conformational requirements for antagonist activity at the human calcitonin gene-related peptide 1 receptor. Journal of medicinal chemistry, 2007, 50 (6): 1401-1408.

[25] HRUBY V J, GEHRIG C A. Recent developments in the design of receptor specific opioid peptides. Medicinal research reviews, 1989, 9 (3): 343-401.

[26] MOSBERG H I, HURST R, HRUBY V J, et al. Bis-penicillamine enkephalins possess highly improved speci-ficity toward δ-opioid receptors. Proceedings of the national academy of sciences of the United States of America, 1983, 80 (19): 5871-5874.

[27] LU M C, CHEN Z Y, WANG Y L, et al. Binding thermodynamics and kinetics guided optimization of potent Keap1-Nrf2 peptide inhibitors. RSC advances, 2015, 5 (105): 85983-85987.

[28] LAU Y H, DE ANDRADE P, WU Y, et al. Peptide stapling techniques based on different macrocyclisation chemis-tries. Chemical society reviews, 2015, 44 (1): 91-102.

[29] WALENSKY L D, BIRD G H. Hydrocarbon-stapled peptides: principles, practice, and progress. Journal of medicinal chemistry, 2014, 57 (15): 6275-6288.

[30] TAN Y S, LANE D P, VERMA C S. Stapled peptide design: principles and roles of computation. Drug discovery today, 2016, 21 (10): 1642-1653.

[31] BERNAL F, TYLER A F, KORSMEYER S J, et al. Reactivation of the p53 tumor suppressor pathway by a stapled p53 peptide. Journal of the American chemical society, 2007, 129 (9): 2456-2457.

[32] NG S Y, YOSHIDA N, CHRISTIE A L, et al. Targetable vulnerabilities in T-and NK-cell lymphomas identified through preclinical models. Nature communications, 2018, 9 (1): 2024.

[33] LAM P Y, RU Y, JADHAV P K, et al. Cyclic HIV protease inhibitors: synthesis, conformational analysis, P2/P2′ struc-

ture-activity relationship, and molecular recognition of cyclic ureas. Journal of medicinal chemistry, 1996, 39 (18): 3514-3525.

[34] SIRAGY H. Angiotensin Ⅱ receptor blockers: review of the binding characteristics. American journal of cardiology, 1999, 84 (10 Suppl 1): 3S-8S.

[35] DUNCIA J V, CHIU A T, CARINI D J, et al. The discovery of potent nonpeptide angiotensin Ⅱ receptor antagonists: a new class of potent antihypertensives. Journal of medicinal chemistry, 1990, 33 (5): 1312-1329.

[36] MATSOUKAS J M, BIGAM G, ZHOU N, et al. I. ^{1}H-NMR studies of [Sar[1]] angiotensin Ⅱ conformation by nuclear overhauser effect spectroscopy in the rotating frame (ROESY): clustering of the aromatic rings in dimethylsulfoxide. Peptides, 1990, 11 (2): 359-366.

[37] 郭宗儒. 经典药物化学方法首创的氯沙坦 // 郭宗儒. 药物创制范例简析. 北京：中国协和医科大学出版社, 2018: 403-422.

[38] CARINI D J, DUNCIA J V, ALDRICH P E, et al. Nonpeptide angiotensin Ⅱ receptor antagonists: the discovery of a series of N-(biphenylylmethyl) imidazoles as potent, orally active antihypertensives. Journal of medicinal chemistry, 1991, 34 (8): 2525-2547.

[39] 郭宗儒. 从肽底物到抗丙肝药物特拉匹韦. 药学学报, 2014, 49 (8): 1208-1210.

[40] PERNI R B, PITLIK J, BRITT S D, et al. Inhibitors of hepatitis C virus NS3. 4A protease 2. Warhead SAR and optimization. Bioorganic & medicinal chemistry letters, 2004, 14 (6): 1441-1446.

[41] 郭宗儒. 由蛋白底物到丙肝药物西米匹韦. 药学学报, 2014, 49 (9): 1353-1356.

[42] 郭宗儒. 基于肽类配体研制的依卢多林. 药学学报, 2015, 50 (8): 1068-1072.

第4章　基于靶标结构的药物设计

近40年来,新药研究的模式发生了巨大的变化,由传统的药物发现模式,如基于表型(phenotype)和生理学特征的研究模式,逐渐转变成基于以靶标为中心的研究模式。随着基因组学、计算机及X射线晶体学的技术发展,越来越多的药物靶标被发现和确认,基于靶标结构的药物设计也得到快速发展,成为药物研发和先导化合物发现的重要途径。

4.1　基于靶标结构的药物设计的定义及原理

4.1.1　基于靶标结构的药物设计的定义

基于靶标结构的药物设计(structure-based drug design,SBDD)是指以生物大分子靶标的结构信息及相应的配体与靶标的作用关系为基础的药物设计策略。其始于以下假设:药物分子通过与大分子靶标受体(通常是蛋白质)特异性结合而发挥其生物学活性,从而调节该靶蛋白的生物学功能以达到治愈疾病的目的。其基本过程主要分为如下3个步骤(图4-1,彩图见ER-4-1):①确定可作为药物作用的靶标分子(蛋白质或核酸)并分离纯化。②根据靶标分子的三维结构或配体与靶标结合复合物的三维结构,采用计算机辅助药物设计或实验技术等方法获得初步的抑制剂结构,通常称为苗头化合物。③合成出苗头化合物后进行活性测试,如果活性结果满意,则可以进行后面的临床前研究;反之则需要进行多轮优化,直至获得满意的结果。

(1)药物靶标的确定:基于靶标结构进行药物设计的一个很重要的前提是获得与疾病密切相关的生物学靶标,即药物靶标(drug target)。其是指在体内具有生物学功能,且能与内源性配体或外源性药物结合而产生特定的药理作用,形成治疗效果的生物大分子,其化学本质绝大多数(98%以上)为蛋白质。人类基因组计划完成后,蛋白质组学和生物信息学的进步为成千上万的新蛋白质打开闸门,这些蛋白质可能成为药物发现的潜在靶标。目前已经发现的药物作用靶标主要包括酶、受体、离子通道等家族。根据对2015年6月前FDA批准的1 578个药物靶标的分析,其中G蛋白偶联受体(GPCR)家族、离子通道家族、蛋白激酶家族及核激素受体家族为药物研发的热点靶标,这四大靶标家族占所有人类靶蛋白的44%。而以小分子药物计算的话比例达到70%,其中GPCR占33%、离子通道占18%、核受体占16%和激酶占3%。

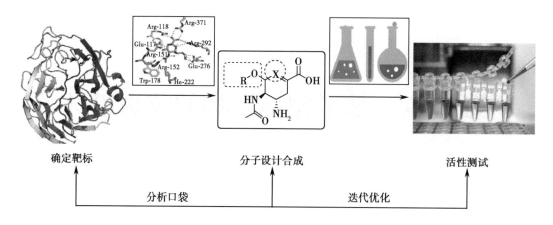

基于靶标结构的药物设计

图 4-1　基于靶标结构的药物设计的基本过程

从药物设计的要求来讲,根据靶标组织分布(中枢或外周)和细胞定位(细胞膜上、细胞质内或细胞核内)的不同特征,设计药物分子的理化性质要求也不同。如针对作用于中枢系统的靶标,所设计的药物分子需要能够穿越血脑屏障(blood brain barrier,BBB)。一般影响药物穿越 BBB 的理化性质如表 4-1所示,因此在设计该类靶标的调节剂时需要尤其注意这几个方面的内容。针对细胞质和细胞核内的靶标,所设计的药物分子首先需要具备较好的透膜性,而透膜性的关键是分子具备合适的脂溶性。

表 4-1　穿越 BBB 药物的理化性质阈值

参数	理论阈值
脂水分配系数($\log D$)	1~3
氢键 / 个	$\leqslant 6$
极性表面积(PSA)	$<70\text{Å}^2$
相对分子量 /Da	400~450

(2)药物分子设计:基于靶标结构的药物设计的前提是对靶标结合空腔进行详细分析。通常,这种结合空腔是小分子配体(包括内源性和外源性激动剂、拮抗剂、效应剂或底物)对蛋白质进行识别的位点或对蛋白质进行化学修饰的位点。基本原理是小分子配体或底物分子部分的识别发生在位于蛋白质表面特征良好的裂口或空腔中,或通过某些涉及球状蛋白运动的机制从外部进入裂口或空腔。配体分子的整体形状和结合空腔类似于锁与钥匙的关系。基于靶标结构设计,就是利用靶标结合空腔的识别位点并借助锁钥原理进行的药物设计,主要有 3 种方法。第一种方法是使用计算机辅助药物设计方法或实验技术从筛选库中发现苗头化合物。第二种方法是从结合空腔中的第一个小“种子”原子或者片段开始,通过逐步迭代设计,“生长或连接”成为有效的配体分子;这种方法主要体现在全新药物设计和基于片段的药物设计策略中。第三种方法是基于靶标与内源性物质(如酶的底物或受体的配体及其过渡态或催化机制等)的作用关系作为出发点,进行迭代优化设计。这一方法主要依赖靶标与配体复合物的晶体结构为起点,已成功应用于蛋白激酶和各类蛋白酶(天冬氨酸蛋白酶、丝氨酸蛋白酶和金属蛋白酶等)抑制剂的研究。

(3)从先导化合物迭代优化到候选药物:苗头化合物被设计出来之后,对其进行合成和生物活性测试。在具备良好的配体与靶标相结合的情况下,可以尝试测定苗头化合物与靶标复合物的三维结构,阐明其结合作用模式,为进一步的优化设计提供依据。在随后的步骤中,通过其结合模式结构提供的信息可用于改善基于靶标的药效团假说;或者通过分析观察到的配体和靶标的结合模式,建立关于如何改善这些配体与蛋白质的相互作用的假说。通常,这种新设计的化合物是进一步优化设计周期的起点,其中涉及计算机建模、对接、化学合成、生物学测试和结构确定等研究。迭代设计是基于靶标结构的药物设计中成功获得候选化合物的重要步骤之一。

值得提出的是,在先导化合物向候选药物优化的过程中,要避免候选药物分子对非靶标的心脏快速延迟整流钾离子通道(hERG)的抑制作用而引起的严重心律失常的副作用(药源性心律失常),甚至猝死。通过结构分析,发现通常具有 hERG 抑制活性的分子具有如下结构特征(图 4-2):1 个可形成正离子的碱性中心和 1~3 个疏水性中心或芳香环结构。同源模建和定点突变实验研究表明,药物中的碱性中心(氮原子)质子化后与 hERG 钾通道中的氨基酸 Tyr^{652} 形成 π- 阳离子相互作用;药物中的疏水性片段或芳香环可与氨基酸 Phe^{656} 形成 π-π 疏水作用等作用关系。因此,在药物设计中需要避免含有这些药效特征。

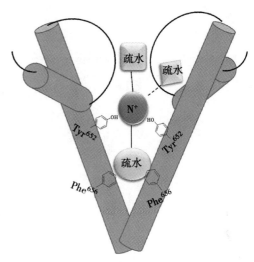

图 4-2　具有 hERG 抑制活性的药物结构特征

4.1.2　基于靶标结构的药物设计的原理

4.1.2.1　药物与靶标的相互作用

目前药物与靶标的相互作用理论中有多种学说,如占领学说、诱导契合学说、速率学说和大分子微扰学说等。实则,不管哪种学说,药物与靶标的相互作用主要归结为药物分子的基团与靶标结合后,可使靶标发生构象或化学上的变化,改变靶标的生物学功能,从而产生药理学作用。这种相互作用的产生本质上是由药物分子与受体在性状和空间上的互补性所驱动的,也就是分子识别作用。一般来讲,药物与靶标之间的相互作用越大,其结合就越强,理论上引起的药理活性变化就越大。药物与靶标相互作用按照结合模式主要分为分子间作用和共价作用两大类型,分子间作用主要包含氢键、疏水、范德华力、π-π 共轭和各种静电作用(表 4-2)。

4.1.2.2　药物与靶标的作用原理

药物与靶标的相互作用强度可以用解离常数(dissociation constant,K_d)表征。K_d 表示的是化合物对靶标的亲和力大小,其值越小,亲和力越强。当热力学温度 T 为 310K 时,解离常数 K_d 与热力学参数标准自由能的关系如式(4-1)所示:

$$\Delta G(\text{kJ/mol}) = -5.85\log K_d \qquad \text{式(4-1)}$$

因此,药物与靶标结合的自由能可以由实验测得的 K_d 来计算。

热力学理论告诉我们,系统自由能的变化 ΔG 与焓变 ΔH、熵变 ΔS 的关系如式(4-2)所示:

$$\Delta G = \Delta H - T\Delta S \qquad \text{式(4-2)}$$

表 4-2 药物与靶标的主要相互作用类型

类型	键型	键能 /(kJ/mol)	示例
分子间作用	氢键	4~30	—O—H - - - O=C—R
	疏水	3~5	—CH₂CH₃ / CH₃CH₂CH₂—R
	范德华力	0.3~1.9	—C - - - C—R 距离 <0.4~0.6nm
	π-π 共轭	~0.5	⬡—⬡—R
	离子 - 离子	20~40	$H_4\overset{+}{N}$ ⁻O—C—R
	离子 - 偶极	~2	$H_4\overset{+}{N}$ - - - C—R, O
	偶极 - 偶极	~0.5	—$H_4\overset{+}{N}$ - - - O=C—R
共价作用	共价键	140~180	N—C(=O)—S—R

由此可知,药物与靶标的相互作用受焓和熵的影响。ΔG 与焓变 ΔH 呈正相关,而与熵变 ΔS 呈负相关。与所有化学反应一样,蛋白质与靶标之间的结合只有在其结合自由能 $\Delta G<0$ 时才能够发生。根据式(4-2),若要降低药物的结合自由能,需要使焓变 ΔH 尽可能地低,而熵变 ΔS 尽可能地高。

一般而言,化学反应中的焓变来源于反应过程中的热量变化。而对于分子与靶标的结合过程而言,热量的变化取决于分子间化学键(包括非共价相互作用,如氢键和范德华力)的形成,其数目与种类在结合前后的变化代表结合过程中热量变化的负值。因为形成化学键向体系放出热量,ΔH 减少,即新生成的分子间键能越高、数目越多,则代表其焓变的负值越高,对结合有利。

此外,化学反应中的熵变代表体系混乱度的变化,对于靶标与药物的结合,体系中的混乱度取决于各分子的自由度。一般来讲,配体与受体结合后只能存在 1 种或几种特定的活性构象,与自由状态相比,其自由度受到限制,即熵减少,对结合自由能的减少是不利的。

实际上,在药物与靶标结合的过程中,熵与焓的变化往往是相互影响的。在大多数情况下,分子形成化学键往往就会伴随着自由度的丧失,即焓变 ΔH 的减少,往往伴随着 ΔS 同样减少,而两者对结合自由能的影响恰好相反,这种现象也称为熵 - 焓的补偿。对于一般的非共价的配体 - 受体相互作用而言,ΔH 与 $T\Delta S$ 的相对大小是相近的,因此,提高分子的结合能力应对熵变和焓变给予同样的重视。但对于形成共价键的结合,由于共价键的键能要远高于非共价的相互作用,导致 ΔH 远远大于 ΔS,因此,在共价结合过程中起决定性作用的是共价键的形成,即焓变的作用。

(1)影响熵变的相互作用:熵变取决于药物分子与靶标结合时的分子自由度,影响因素主要包含疏水作用和分子的构象。当分子与靶标结合后,希望分子的自由度尽可能地高,或结合前后的自由度改变尽可能地少。因此,在药物设计过程中可以采用 2 种策略:①利用疏水作用增加体系中水分子的自由度;②利用构象限制预先限制反应前配体分子的自由度。

1)疏水作用:疏水作用是指 2 个或多个疏水基团之间的相互作用。蛋白质和分子的疏水基团会破坏水分子之间的氢键网络,使得部分水分子被固定在特定的位置,导致自由度下降。但如果分子与靶标的疏水基团能很好地匹配,就能重新将这类水分子释放到溶剂环境中并减少水与疏水基团结合的表面积,从而使得水分子的自由度上升、熵增加,对结合有利。最直接的方法是在设计分子时可考虑分子形状和疏水基团与蛋白质的匹配,以获得最大的疏水结合表面积,减少暴露在水分子的表面。

还有一种情况,针对晶体结构中特定的高能水分子,也可通过在适当的位置引入合适的疏水基团与其产生排斥作用,将水分子重新释放到溶液中,从而增加熵变,促进形成新的相互作用。Mirati Therapeutics 公司在开发 KRAS G12C 的临床候选物 MRTX849 的优化中使用该策略。研究人员从化合物 4-1 与靶标中 KRAS G12C 的晶体结构中发现其哌嗪环周围存在 1 个水分子,该水分子可以与 Gly[10] 和 Thr[58] 形成氢键作用。随后采用在哌嗪环上引入亚甲基氰基占据该水分子的位置,释放出水分子,且氰基与 Gly[10] 形成新的氢键作用,由此从理论上既降低体系的焓变,又增加体系的熵变,有利于化合物的结合。活性结果显示优化后的化合物 4-2 的活性得到显著提高,对非小细胞肺癌细胞(NCI-H358)的抑制 IC_{50} 由原先的 142nmol/L 降低到 10nmol/L(图 4-3)。

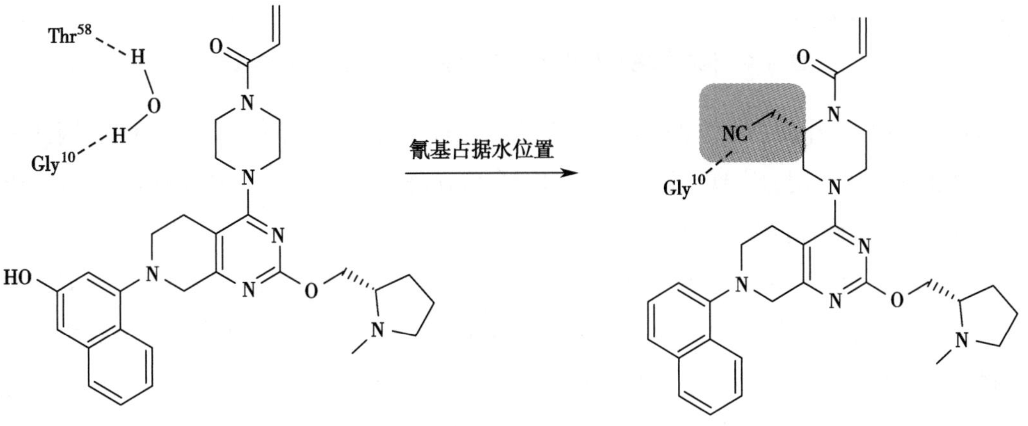

图 4-3 采用氰基占据水分子增加熵变的优化策略

2)分子的柔性与构象限制:除疏水作用外,还可以通过改变分子的柔性,并使其稳定在最佳结合构象,来减少熵变对结合自由能的损失。由于配体与蛋白质的结合过程中会有分子自由度的下降,对于一个可旋转键的限制,在室温下会造成 2~3kJ/mol 的结合自由能损失,因此,最为理想的结合状态是化合物的构象在结合之前的最低能量构象恰好是其最佳结合构象,即尽可能地避免结合过程中可旋转键被限制。所以,在药物设计中可以采用构象限制策略将分子预先设定在结合构象。

Engelhardt 等在研究 EGFR 抑制剂时发现化合物 4-3 存在 2 种低能量构象,即苯环与烷基侧链处于同侧的"U"型构象,以及处于异侧的"L"型构象。然而晶体结构显示化合物 4-3 与 EGFR T790M 结合的构象为"U"型构象。这就意味着结合过程中的分子自由度下降,对结合不利。因此,在随后的设计中采用成环的方法将化合物的构象限制在"U"型构象,避免其结合过程中的自由度损失。成环后的化合物 4-4 与 4-3 相比,对 EGFR T790M 的抑制活性提高近 16 倍,见图 4-4,彩图见 ER-4-2。

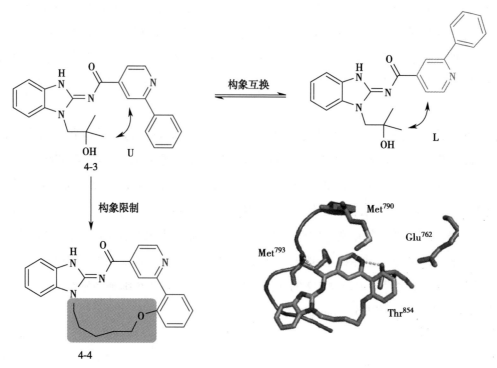

图 4-4 构象限制策略优化 EGFR 抑制剂设定在结合构象

(2)影响熵变的相互作用:熵变 ΔH 取决于药物与靶标结合时形成的分子间作用力,因此减少熵变 ΔH 可通过增加分子间作用力实现。影响熵变的因素包含静电作用(离子 - 离子作用、离子 - 偶极作用和偶极 - 偶极作用)、氢键、范德华力和 π-π 共轭等。

1)静电作用:正、负离子键的静电引力产生的作用为离子 - 离子作用,是最强的一种静电作用。对于蛋白质,其在生理 pH 条件下(pH=7.4),碱性氨基酸如精氨酸、赖氨酸和组氨酸等会被质子化而带上正电。而酸性氨基酸如天冬氨酸和谷氨酸会脱去质子而带上负电,因此配体和受体蛋白之间可通过相反的电性相互吸引。这种静电力的相互作用遵循库仑定律,其强度与距离的平方成反比,其对于距离的要求要高于其他相互作用力。一般静电作用可提供 20kJ/mol 的结合自由能下降,但在其他作用的共同参与下可达 40kJ/mol。抗流行性感冒(简称流感)药物扎那米韦结构中的羧基被认为是通过强的离子 - 离子作用与神经氨酸酶的精氨酸结合,胍基与天冬氨酸也形成离子 - 离子作用(图 4-5)。

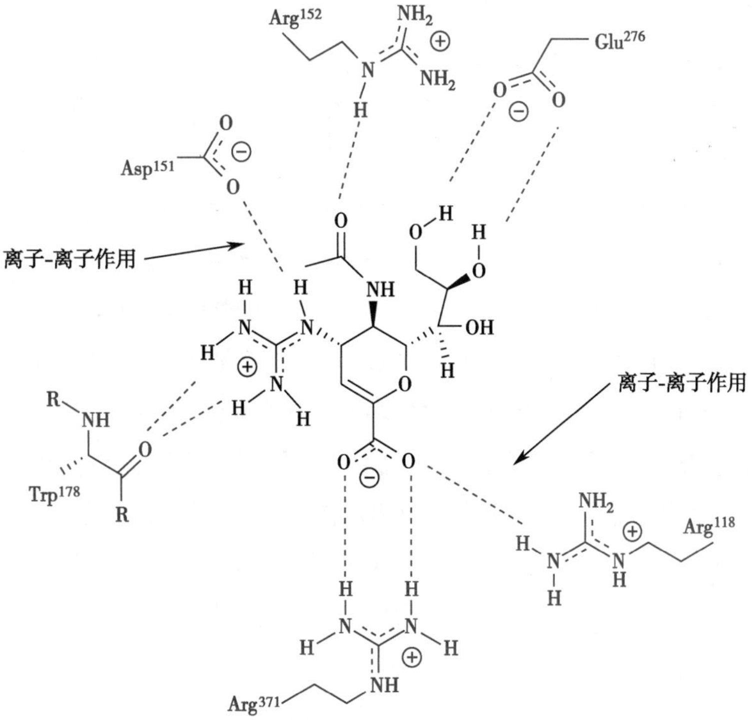

图 4-5　扎那米韦与神经氨酸酶的离子 - 离子作用结合模式

　　配体或受体的 C—X 键（X 为电负性基团）会导致电子的不对称分布，即偶极的产生，而偶极之间可通过吸引其他偶极或离子形成离子 - 偶极相互作用和偶极 - 偶极相互作用。离子 - 偶极和偶极 - 偶极相互作用属于相对较弱的静电作用，这类相互作用可提供额外的结合自由能下降，一般为 0.5~2kJ/mol。

　　2）氢键：氢键实际上可看作是一种特殊的偶极 - 偶极相互作用力。由于氢原子的体积特别小，电子的不对称分布极易暴露出氢原子的正电荷，从而与另一负电子的基团形成相互作用力。在此过程中，与氢原子通过共价键相连的电负性基团称为氢键供体，常见的有氮和氧；而负电子的基团称为氢键受体，多为电负性基团，如羰基、氰基、氟原子等，以及含孤对电子的原子。其对自由能的贡献为 4~20kJ/mol。对于提高分子的结合能力而言，确定最重要的氢键作用并对其进行优化往往比增加氢键数目更加重要。

　　然而，定量判断或预测氢键的强度相对比较困难。通常情况下有如下 2 种方法可以考虑：①调控氢键供体和受体的电性。从氢键形成的原理来讲，如果氢键供体的电负性越大，氢键受体的电子云密度越高，越有利于形成氢键，而弱氢键受体的化合物缺乏对靶标的识别能力。②调控几何学参数。氢键是向量，具有方向性，其能量随着距离和角度的变化而不同。Bissantz 等对于常见的氢键受体和供体的氢键长度进行总结，一般氢键长度为 2~3.2Å，其长度与强度有对应关系。此外，氢键受体的角度则根据氢键受体孤对电子的排布而变化（图 4-6）。一般而言，氢键与氢键供体的 X—H 键接近平行，其角度在 150°~180°；而对于氢键受体，氢键与其角度和其孤对电子的分布角度有关，一般在 100°~180°。

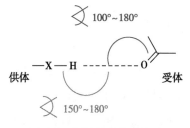

图 4-6　氢键的结构及角度

3）范德华力：由原子内部振动导致瞬息的原子核与电子分离，这种微小的偶极 - 偶极作用称为范德华力。范德华力相对较弱，只有当原子之间的距离到 0.4~0.6nm 才出现范德华力，其对自由能的贡献在 2~4kJ/mol。然而，因为所有原子或基团几乎都存在范德华力，当靶标与药物分子在空间上匹配时，范德华力就表现为特异性作用。

4）π-π 共轭：π-π 共轭一般为 2 个不饱和的系统之间产生的非共价相互作用，其本质为不饱和的系统之间空间距离接近时电子的扩散。为了使 π 电子能获得最好的重叠，π-π 共轭一般发生在垂直距离为 0.35nm 左右、2 个芳环平行或接近平行（二面角 <20°）且中心错开（0.3~0.4nm）的状态。

但实际上，这些相互作用之间并不是简单的加和，而是相互促进与协同的过程。这意味着同样的相互作用在不同的体系中对自由能的贡献有很大的差别，这就容易使我们陷入误区，即过度关注某个特定的相互作用，而忽略其对结合整体的影响。此外，还有一些与结合相关的重要信息是不容易在晶体结构当中显示出来的，如长距离相互作用、构象变化及溶剂化作用等。因此，在药物分子与靶标结合的作用模式中有以下几点需要说明。第一，靶标与药物分子的识别涉及整个分子间作用力，但并不是分子的整个化学结构或原子位置。第二，具有完全不同的化学结构的药物分子可与同一靶标结合。此外，功能不同的蛋白质如果结合空腔的物理性质有相似性，在一定程度上也会导致结合的配体结构有相似性。如果从配体角度思考，也就是等同于配体的杂泛性导致多靶标作用。

4.2　基于靶标结构的药物设计的方法

基于靶标结构的药物设计根据先导化合物的获取来源及药物分子占据的靶标空腔不同，主要分为基于分子库的虚拟筛选、全新药物设计、基于靶标与内源性配体相互作用的药物设计（此类多为具有生物学功能的蛋白质）及近年来发展较快的基于变构位点的药物设计策略。

4.2.1　虚拟筛选

虚拟筛选是基于结构药物设计的常用方法。其通常是利用分子对接等技术，基于受体的三维结构，在结合位点处自动匹配化合物数据库中的小分子，然后对可能的结合模式运用基于分子力场的打分函数进行结合能计算，最终得到化合物的能量排名。分子对接（molecular docking）是通过计算机模拟小分子配体和靶标之间的相互作用，预测其结合模式和结合亲和力的一种重要方法。和基于配体的虚拟筛选相比，这种方法的优势在于：①不依赖已知配体分子的信息，可以对全新的药物靶标进行首创性的抑制剂筛选研究；②完全基于受体本身的性质，容易发现结构新颖、作用机制独特的新型抑制剂。但另一方面，这种策略依赖受体的三维结构，当所要研究的靶标缺少实验报道的晶体结构时，其应用就受到限制。近年来，得益于同源模建（homology modeling）技术的进步，我们可以在序列相似性分析的基础上，根据已有实验结构的同源蛋白通过计算的手段搭建出靶蛋白的理论模型，在一定程度上解决了由实验数据不足带来的局限性。

采用基于靶标结构的虚拟筛选主要包括如下步骤：①靶标的选择；②数据库的构建；③分子对接；④后置过滤。其基本流程如图 4-7 所示。彩图见 ER-4-3。

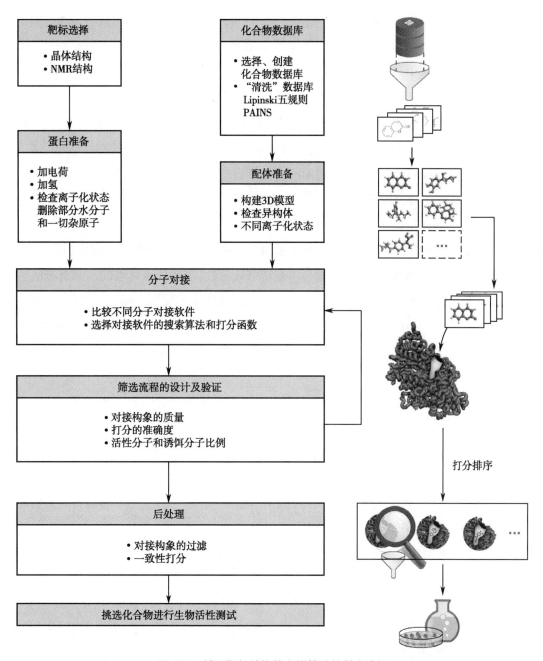

图 4-7　基于靶标结构的虚拟筛选的基本流程

　　(1)靶标的选择:靶标的选择是基于受体的虚拟筛选的第一步,靶蛋白的三维结构一般可通过 PDB 数据库获取。但如果靶蛋白的三维结构尚未解析,可通过同源模建的方法获得靶蛋白的近似结构。将 2 个蛋白质的氨基酸序列和结构进行比较,如果 2 个序列的一致性(identity)超过 40%,则此 2 种蛋白质就可判定为同源蛋白。同源模建基本假设序列的同源性决定三维结构的同源性,因此,一个结构未知的蛋白质分子(目标蛋白)的结构是可以通过与之序列同源且结构已知的蛋白质(模板蛋白)来进行预测的。同源模建的一般步骤包括:①同源蛋白的搜索。在搭建目标蛋白模型之前,首先需找出与目标蛋白序列同源且已知晶体结构的模板蛋白。常用来进行同源蛋白搜索的程序有 FASTA 和 BLAST。②序列比对。序列比对是同源模建的关键步骤,它通过对目标蛋白与模板蛋白的序列进行排列和定位可确定出序列的保守区域。序列比对的常用工具是 Clustal W。③模型搭建。模型搭建主要包括给保守区和柔性的序列区赋坐标。若两者的序列完全相同,则将模板蛋白的相应残基坐标直接拷贝给目标蛋白的残基即可;若两者的残基不同,则将模板蛋白的主链坐标拷贝给目标蛋白,对于侧链则尽量保持其相似的结构模式。同源模建中最常用的工具要属 Swiss-Model 和 Modeller。④模型优化。模型产生后需对分子结构进行进一步优化,优化的目的是消除原子间的重叠及不合理的构象。优化一般采用分子力学与分子动力学的方法。⑤模型评价。在获得靶蛋白的 3D 结构之后,需要对蛋白质进行准备,主要包括加氢、加电荷、修正蛋白质中错误的键级、定义极性氨基酸的质子化状态、删除有机小分子等。另外如果靶蛋白的结合位点未知,还需对靶蛋白表面或者内部进行扫描,以寻找小分子化合物的最佳结合空腔。常用的检查和评估结合空腔类药性的软件有 FTMap 和 SiteMap;用来评价蛋白质模型的在线工具有 SAVES、MolProbity、ProCheck 和 Profile-3D 等。

(2)数据库的构建:确定了用于虚拟筛选的靶蛋白和结合位点之后,我们需要建立小分子化合物库。化合物库中化合物的质量和数量,即这些化合物是否有代表性、能否代表尽可能多的具有活性的骨架类型是虚拟筛选能否成功的一个重要因素。一般我们可以从商业化数据库如 ChemDiv、Life Chemicals、Specs 和 ChemBridge 等下载小分子库。以上数据库所包含的小分子化合物绝大多数具有类药性,但也存在一些冗杂、具有毒性官能团或片段、具有违反经典类药性五规则、假阳性等小分子,需要在筛选之前过滤掉。

通常对数据库的过滤主要有 Lipinski 五规则过滤、毒性或不符合规则的官能团过滤及泛活性筛选干扰化合物(pan-assay interference compounds,PAINS)过滤。前两者比较容易理解。PAINS 过滤是指化合物所引起的效应并非化合物作用于预期的作用靶标所导致的效应,而是作用于其他未知的靶标所引起的效应,也就是通常所说的假阳性化合物。这些效应往往会导致较差的选择性、较高的毒性等不良作用,因此在药物早期设计中就应该被排除。在对数据库进行"清洗"之后,下一步需要对数据库中的小分子进行加氢、加电荷、生成三维结构等分子对接前的准备。

(3)分子对接:分子对接可以预测小分子与受体的结合能力,将数据库中的小分子逐个对接到靶蛋白的活性位点,再根据打分函数对结果进行排序,挑选化合物进行生物活性测试。通常分子对接分为刚性对接、半柔性对接和柔性对接。在虚拟筛选中,为了保持较高的计算效率,通常采用刚性对接,即认为靶蛋白的构象是不变的,小分子的构象是可以变化的。分子对接的过程就是寻找配体与受体结合在受体活性位点处的低能构象的过程。搜索配体与受体结合的低能构象不仅依赖一定的搜索策略,更要借助各种优化算法的支持。目前比较常用的搜索算法是随机搜索,其典型方法有模拟退火算法、遗传算法、禁忌搜索算法、蒙特卡罗方法等。在对接过程中确定配体结合在受体活性位点处的最佳构象,必须依赖某种评价标准,这种标准就是分子之间的结合亲和力。根据结合亲和力来排序受体 - 配体复合物的简单函数通常称为评分函数。评分函数是对接算法的重要组成部分,它在整个分子对接过程中扮演 2 种重要角色,一方面评分函数用来评价配体在取向和构象优化过程中与受体的匹配程度;另一方面评分函数用来比较不同对接分子与受体结合作用的强弱,并从中获得候选分子信息。在具体对接中一般是将几个不同打分函数的结果相结合,这种方法通常称为"一致性评分",与单个打分函数相比具有更好的准确性。最后根据打分排序和对接构象的合理性选择一定数目的化合物进行后续过滤。

(4)后置过滤:在实践中,生物筛选实验一般是在低通量模式下进行的,因此还需进一步限定虚拟筛选得到的化合物数目,即挑选化合物的过程。后置过滤主要有 3 种策略来提高命中化合物的富集率。第一种是根据对接得到的化合物的二维或三维结构的相似性进行聚类分析,然后挑选各个簇中具有代表性的化合物;第二种是如果研究的靶标有已知配体或者靶标与小分子的共晶结构,可建立药效团模型,排除不匹配药效团模型的化合物;第三种是基于分子动力学模拟的 MM/PB-SA 结合自由能计算,即基于分子对接的结果,用分子动力学模拟对结合位点或复合物体系进行完整的采样,采用统计力学的方法精确计算配体 - 受体的结合自由能,对化合物进行排序或推算出活性数值。虚拟筛选得到的苗头化合物需检测与靶蛋白的结合能力,随后获得实际的命中化合物。

这里以 β_2 肾上腺素受体反向激动剂的发现为例,介绍虚拟筛选的应用。β_2 肾上腺素受体属于 G 蛋白偶联受体(GPCR)家族,早期绝大多数 GPCR 激动剂或拮抗剂的设计主要是基于以配体为基础的设计方法,如药效团和构效关系研究。2007 年,β_2 肾上腺素受体与其反向激动剂受体复合物的共晶结构被解析后,开创了基于 GPCR 结构设计的新纪元。Kolb 等基于 β_2 肾上腺素受体与反向激动剂卡拉洛尔的晶体结构和作用模式的分析(PDB:2RH1),基于 DOCK3.5.54 虚拟筛选近 100 万个先导类似物的 ZINC 化合物库,在 468 个 CPU 上,计算时间为 3.9 小时。随后基于范德华力和静电相互作用的筛选,以及分子的去溶剂化作用的校正,选出排名较高的前 500 个分子(占化合物库的 0.05%)。此外,又结合化合物的多样性和商业化可得性等筛选,最终挑选出 25 个化合物进行后续的活性测试(图 4-8,彩图见 ER-4-4)。测试结果显示有 6 个化合物对 β_2 肾上腺素受体表现出一定的亲和力,尤其是化合物 4-5 的结合常数 K_i 为 0.009μmol/L。对接模式显示 4-5 与卡拉洛尔相类似。后来 4-5 的结构被定义为"经典化合物的集群",也展示了基于结构进行虚拟筛选的方法的有效性。

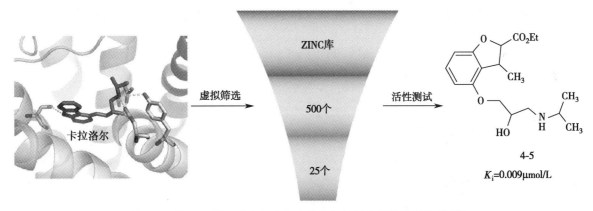

图 4-8　基于 β_2 肾上腺素受体与卡拉洛尔的晶体结构进行虚拟筛选

除上述介绍的基于靶标三维结构的虚拟筛选外,近年来也发展了基于靶标结构药效团的虚拟筛选方法。其概念是从靶标的活性位点出发,分析其关键氨基酸残基,在配体作用范围内以与相应氨基酸残基结合的官能团及其排除体积定义药效团,并用于虚拟筛选。与基于靶标三维结构的虚拟筛选相比,由于增加药效团的应用,能更优地区分对接分子的正确构象,从而提高对接过程中命中分子的成功率。目前该方法还未得到非常广泛的应用,其缺点是需要获得靶标和配体的共晶复合物。有研究者采用酪氨酸激酶 ABL 与其抑制剂 STI-571(伊马替尼)共晶为基础,构建基于靶标结构的药效团(图 4-9,彩图见 ER-4-5),并用于虚拟筛选,成功获得新型的 ABL 抑制剂先导化合物。

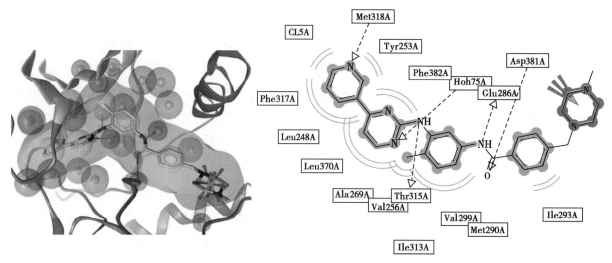

图 4-9　基于靶标结构的药效团模型示例

此外,若针对已上市药物库进行虚拟筛选,比较容易出现"老药新用"的药物设计策略。老药新用是指在现有的药物临床应用中发现新的作用,延伸出新的临床用途。老药新用由于是以现有药物为先导化合物,减少从非药到成药的研究过程,风险和投入都大大小于创新药物研究,从而引起研究者的广泛关注。例如,在 2019 年暴发新型冠状病毒肺炎(coronavirus disease 2019,COVID-19)重大疫情时,研究者针对现有化合物库的虚拟筛选策略,快速发现磷酸二酯酶(PDE)抑制剂抗血小板药双嘧达莫(4-6)对新型冠状病毒具有较好的抑制作用(图 4-10)。再如,研究者还通过针对人核糖核酸还原酶小亚基(RRM2)的虚拟筛选,发现利胆药柳胺酚(4-7)具有良好的分子水平活性(IC$_{50}$ 为 8.2μmol/L)(图 4-10),比阳性药羟基脲(IC$_{50}$ 为 95.7μmol/L)强 10 倍,在细胞和小鼠模型中有良好的抗乙肝病毒活性。

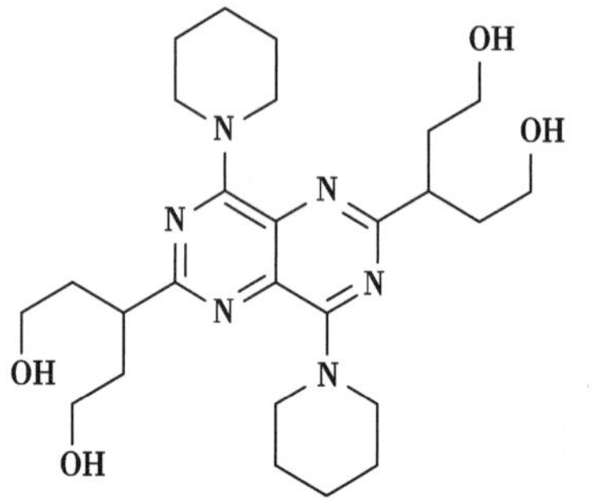

4-6

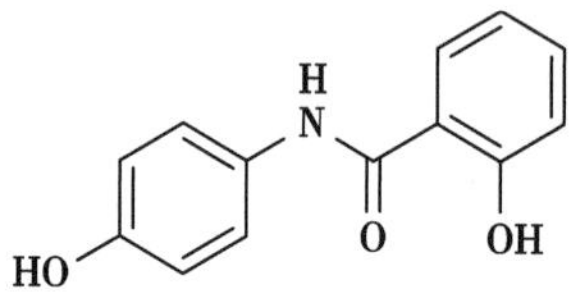

4-7

图 4-10　虚拟筛选出老药进行抗新型冠状病毒活性研究

虚拟筛选已发展成为创新药物研究的一种重要方法。目前,虚拟筛选方法在不断发展,从现有的活性筛选发展为活性、类药性及高通量一体化筛选,从单一靶标的筛选发展到多靶标同时筛选等。但是,虚拟筛选作为一种以计算机为基础的实验辅助工具,如何能更真实地模拟出生物体系中蛋白质分子的柔性、溶剂化效应,以及如何提高对接程序的打分效率、减少假阳性等是今后虚拟筛选方法需要解决的关键问题之一。总之,随着测定的靶标晶体结构越来越多,以及小分子化合物库中的化合物数目不断扩大,虚拟筛选方法将被不断应用到创新药物研究中,从而为创新药物研究节省大量的时间和经费。

4.2.2 全新药物设计

基于靶标结构的另一种设计方法是全新药物设计,又称为从头设计,是根据靶标活性部位的形状、性质等要求,通过计算机自动构建出形状、性质互补的新配体。该配体能与受体活性部位很好地契合,从而有望成为新的先导化合物。全新药物设计是药物设计及其相关学科发展的产物。首先,它是基于结构的设计,其起点是体内的分子靶标,因而蛋白质结构测定技术在其中起重要作用。由于早期对蛋白质结构的鉴定技术和体内蛋白质结构的灵活性,最初基于蛋白质结构的全新药物设计研究十分受限,特别是对于结合空腔类似的蛋白质,如蛋白激酶的 ATP 结合空腔通常是高度保守的,使得寻找针对一种蛋白亚型的选择性抑制剂的合理药物设计更具挑战性。近年来随着 X 射线衍射和二维核磁共振光谱(2D-NMR)等技术的发展,越来越多的蛋白质三维结构被鉴定出来,极大地促进了基于蛋白质结构的全新药物设计的发展。同时,随着分子生物学的发展和分子克隆技术的进步,更多的蛋白质一级结构被测定出来,虽然其三维结构暂未阐明,但可根据同源模建等方法预测其三维结构。随后在预测的三维结构基础上,运用相应的软件便能分析蛋白质的活性部位及构建与活性部位相匹配的化合物。因此,对未知三维结构的靶标也能进行全新药物设计。

运用全新药物设计方法首先需要对靶标的活性位点进行分析,获得活性位点的基本特征,然后按照互补原则在靶标的活性空腔产生基本构建模块(building block),得到与靶标性质和形状互补的分子结构。与虚拟筛选类似,也需要针对获得的分子进一步评估和验证,以便选择最优的结构。全新药物设计方法按其所用的基本构建模块不同,可分为模板定位法、原子生长法和分子片段法等。

(1)模板定位法:模板定位法是指先在受体活性部位用模板构建出一个形状互补的图形骨架,再根据其他性质如静电、氢键和疏水,将图形骨架转化为一个个具体的分子。模板定位法思想最早由 Lewis 等提出。模板定位法认为,分子结合过程中主要存在立体、静电(包括氢键)和疏水相互作用,这些相互作用可对分子设计产生一级限制和二级限制。因此,结构的生成相应地分为一级结构生成和二级结构生成 2 个阶段。一级结构生成是指与系统的一级限制即受体活性部位形状一致的三维分子图形生成的过程;二级结构生成是将分子图形转化为分子结构的过程,即将图形的顶点和边用适当的原子和键替换,以生成具有期望功能的分子。二级结构生成可利用二级限制即静电和疏水性质(图 4-11)。

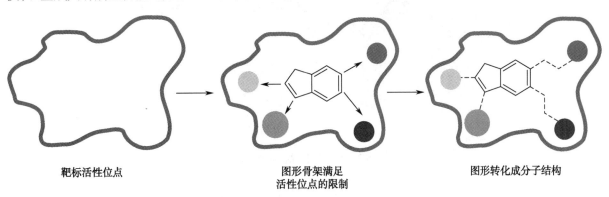

靶标活性位点　　　　　　图形骨架满足　　　　　　图形转化成分子结构
　　　　　　　　　　　　活性位点的限制

图 4-11　模板定位法的设计示意图

模板定位法中,首先要建立一个模板库。模板为三维分子图形,其顶点表示原子,边表示键。顶点标志有 sp^3、sp^2 和 sp,分别表示四面体、三角形和平面等几何形状;键标志有单键、双键、三键及芳香基,顶点间的距离为对应的原子间键长。模板可分为环状模板和非环状模板,其连接规则为非环状模板能与环状模板或非环状模板连接,在 2 个模板间形成一个新键,模板可围绕新键旋转而产生多个构象,2 个 sp^3 原子用这种方法连接时将产生交叉构象;2 个环状模板也能形成稠环、桥环、螺环或在两者之间生成一个新键。

在一级结构生成阶段,将模板连接到一起产生骨架,此过程也称为骨架生成。首先选择一个具有合适形状的模板,将它放在一个靶标位点上,模板的一个顶点置于靶标位点中心,模板可围绕顶点进行旋转而取最佳位置,然后加入新的模板来构建骨架,骨架朝剩余的靶标位点方向生长。当所有立体必要条件都满足且没有超出边界时,即得到一个图形骨架。对于每个模板骨架,要将它转化为适当的分子,即需通过二级结构生成阶段才能达到。这就要根据二级限制的要求,用适当的原子和键取代模板图形中的顶点和边,以产生所需的静电、氢键和疏水相互作用;再根据结合能的大小对每个分子进行打分;最后对产生的分子进行分析,根据分数高低,筛选出一些高分段结构以进行下一步研究。

(2)原子生长法:所谓原子生长法,是指在受体活性部位,根据其静电、氢键和疏水性质,逐个添加原子,生长出与受体活性部位形状、性质互补的分子(图 4-12)。原子生长法由 Nishibata 等提出,主要有 2 种类型:①从种子原子开始生长原子,该种子原子为受体活性部位表面易形成氢键的原子,一般为氧、氮等,可作为起始原子的着床点;②从起始结构开始生长原子,该起始结构可以是已知的配体或配体的一部分,预先对接在受体活性部位上。原子生长有 2 种可能方式,即随机生长和系统生长。系统生长能产生所有可能的结构,但结构会太多而难以进行后处理;而随机生长可对不同的结构和构象进行取样,从而提高生长效率。一般采用随机生长。

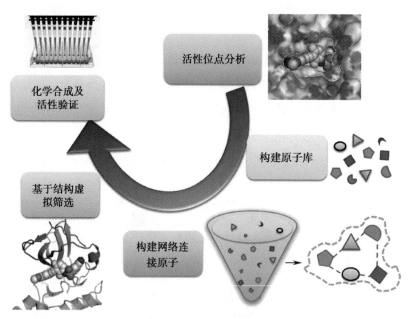

图 4-12　原子生长法的设计示意图

原子生长法进行的全新药物设计具体包括首先分析靶蛋白结构,特别是位于配体结合空腔附近的特征及与配体的结合模式;然后根据可能的作用方式,包括氢键、范德华力、电性、疏水作用等构建原子库。该原子库含有原子生长所需的各种原子类型,以元素原子的不同组合态或杂化态来表示,如 sp^3 碳、芳香碳、羰基氧、羟基氧、氨基氮等,还含有各种键型,如单键、双键、三键、芳香基、酰胺键等;接着在蛋白质受体活性部位产生规则的三维网格,对每个网格点,从整个蛋白质原子范围来计算其范德华力、静电势、氢键作用和疏水势能。这些势能用于迅速估计分子间的相互作用能,以判断在该位置选择哪种原子合适。通过计算机模拟计算将各个原子连接起来生成候选化合物,通过进一步分析化合物与靶蛋白的结合模式对化合物进行筛选;随后对优选化合物进行合成和药效学、药动学等综合评价。

(3)分子片段法:分子片段法是指在靶标分子的活性位点,根据静电、疏水和氢键相互作用,以片段为模板,逐步生长出性质与形状互补的分子。这里指的片段是由单一官能团,如羟基、羰基或苯环构成的。分子片段法又分为片段连接法和片段生长法 2 种(图 4-13)。经典的全新药物设计生长法的软件是 BASF 公司开发的 LUDI 软件。这里值得提出的是,此方法与基于片段的设计方法(fragment-based drug design,FBDD)的理论核心基本类似。FBDD 是基于由片段分子组成的化合物库进行设计,通过寻找与药靶活性空腔特异性结合的片段,将片段进行连接或生长,并结合 X 射线晶体学、核磁共振及质谱等技术分析,获得与靶标亲和力高且类药性好的新化合物。此部分内容将单独作为第 5 章进行介绍。

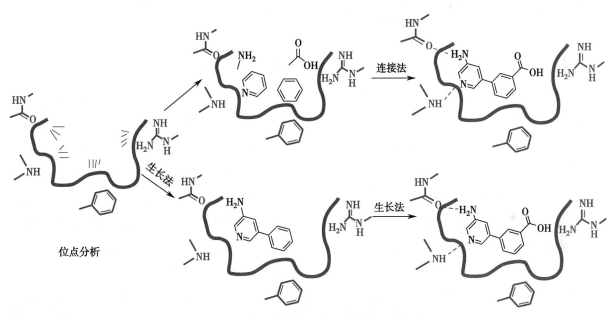

图 4-13　片段连接法和片段生长法 2 种策略

1)片段连接法:片段连接法首先要建立一个片段库和一个连接子库。典型的连接子有—CH₂—、—CH₂CH₂—、—CH₂CH₂CH₂—、—CH=CH—、—O—、—CO—、—NH—、—SO₂—、—SO₂NH—、—CONH—、—COO—等。导入靶标的三维结构,并确定其活性部位,用预处理程序在活性位点区域产生网格,用探针原子分析其分子表面性质,如疏水、氢键、静电和范德华力性质等。根据分子表面性质,将活性位点区域划分为许多不同的子区域,如氢键供体、氢键受体、脂肪疏水、芳香疏水和静电作用区等,使每个子区域能容纳一个小的构建块(4~11 个原子)。对各个不同的子区域,根据其形状、性质要求,在片段库中分别寻找合适的片段对接上去并计算其相互作用能,最后在连接子库中选择合适的连接子将各子区域的片段连接起来使之成为一个完整的分子。连接方式主要有单键连接、双键连接和三键连接 3 种(图 4-14)。随后对所产生的一系列分子用分子力学方法进行结构优化,并计算其与受体之间的相互作用能。根据其相互作用能的大小,筛选出少量结构,以进行下一步的研究。

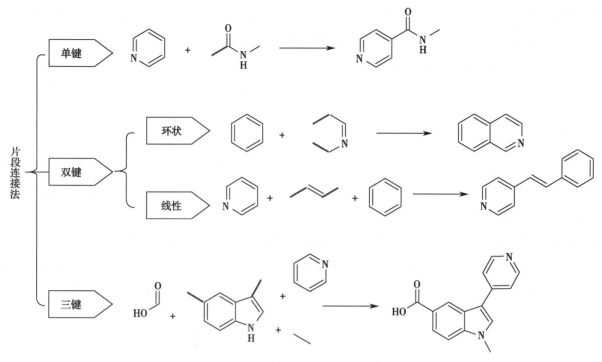

图 4-14　片段连接法的 3 种方式

下面以神经元型一氧化氮合酶（nNOS）抑制剂（4-8）的发现为例阐释全新药物设计中的片段连接法（图 4-15）。神经元型一氧化氮合酶（nNOS）能调控神经系统中一氧化氮（NO）的产生、释放、扩散与灭活。nNOS 过度激活可产生过量的 NO，与脑缺血损伤、阿尔茨海默病及帕金森病等神经系统疾病的发生与发展有密切关系，抑制 nNOS 的活性可以调节体内的 NO 含量，从而对一些神经系统疾病产生治疗作用。为了寻找选择性 nNOS 抑制剂，Ji 等研究者通过使用基于结构的药物设计、最小药效团元素和片段连接等概念的组合，根据 nNOS 结合空腔结构及与其他同工酶结合位点的差异，成功发现新型选择性 nNOS 抑制剂（图 4-16，彩图见 ER-4-6）。首先通过对 nNOS 的活性空腔进行分析，获得片段特征网络。考虑疏水性和空间大小的要求，选择 2- 氨基吡啶结构片段为基本骨架。随后通过构建药效元素和搜索片段库得到其他位置的最佳片段，通过片段连接法获得全新的小分子（4-8）（图 4-15）。化合物 4-8 在 nmol/L 浓度下显示出对 nNOS 的强抑制活性，对 nNOS 的同工酶内皮细胞型一氧化氮合酶（eNOS）的选择性高于 1 000 倍。晶体结构显示化合物 4-8 能够与已报道的二肽抑制剂以相似的方式结合于 nNOS 蛋白空腔。

2）片段生长法：片段生长法首先需要建立一个片段库。与原子生长法一样，在片段开始生长之前要进行一系列预处理工作。首先确定靶标的活性部位，并给活性部位划上边界，再用预处理程序如 GRID 等在活性位点区域产生网格，以加快片段 - 受体之间相互作用的计算速度等。关于结构生成的起点，可先在靶标的活性位点上指定 1 个或多个种子原子，然后开始产生第一个片段；也可从片段库中指定 1 个或多个种子片段，然后选择一个能量合适的片段作为起始片段，即"核心片段"，将核心片段对接在活性位点上，即开始配体生成过程。该核心片段可以是已知的配体或配体的一部分，也可以是其他任何片段。核心片段中的每个氢原子依次被候选片段取代时，可围绕新产生的键旋转以得到合适的构象，同时有许多规则可用于避免生成化学上不合理的片段。再计算产生的片段与受体之间的相互作用能。

一旦为所有的可能性都打了分,就可从其中挑选出分数较高的候选物,在活性位点内简单地优化,再重新开始片段增加的过程,直到遇到几个终止条件中的 1 个为止。储存完成好的配体,开始产生下一个配体的过程。当程序产生指定数目的分子后,停止结构生长过程。用分子力学优化所产生的结构,从中筛选出少量结构以进行进一步的研究。

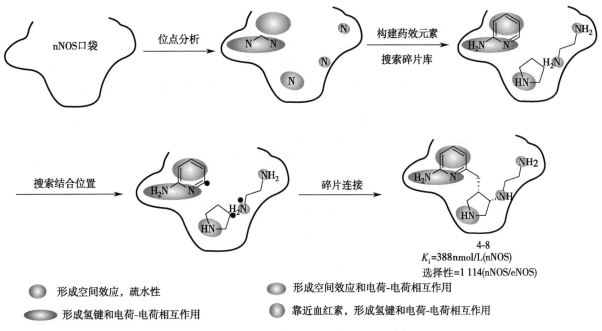

形成空间效应,疏水性
形成氢键和电荷-电荷相互作用
形成空间效应和电荷-电荷相互作用
靠近血红素,形成氢键和电荷-电荷相互作用

图 4-15　片段连接法获得化合物 4-8 的设计过程

来鲁华教授团队利用全新药物设计的生长法设计得到环氧合酶 -2(COX-2)和白三烯 A_4 水解酶(LTA$_4$H)的双靶标抑制剂(4-12)。前列腺素 E_2 合成酶(PGES)和 5- 脂氧合酶(5-LOX)/LTA$_4$H 是花生四烯酸(AA)产生炎症介质的 2 种主要代谢途径。非甾体抗炎药(NSAID)广泛应用于抗感染治疗,然而,常用的非甾体抗炎药由于抑制前列腺素 PGI$_2$ 和 PGF$_2$ 的合成而与胃肠道副作用有关。尽管选择性 COX-2 抑制剂(如昔布类)具有较低的胃肠道损伤风险,但它们可能通过改变前列腺素 PGI$_2$ 和血栓素之间的平衡而产生心血管副作用。COX-2 和 LTA$_4$H 的双靶标抑制剂被认为能够

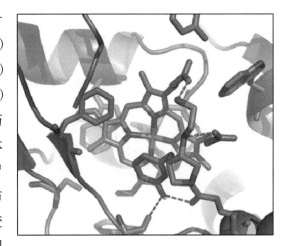

图 4-16　化合物 4-8 与 nNOS 的结合模式图(PDB:3B3N)

建立一种更有效的抗感染治疗策略,从而减少副作用。研究者先从 LTA$_4$H 和 COX-2 的单靶抑制剂中提取小片段,利用高浓度生化法检测这些小分子片段对 LTA$_4$H 和 COX-2 的活性,从而筛选得到有效片段"多靶标种子",同时对靶蛋白进行分析,预测结合位点。利用 LigBuilder 3 软件对"多靶标种子"进行迭代生长和设计(图 4-17)。从 4-9 生长优化所得的 4-12 与 LTA$_4$H/COX-2 的结合模式如图 4-18 所示,4-9 的羟基和羧基作为氢键受体可与 2 个靶标形成氢键相互作用,第一轮的生长优化用烷基取代羧基中游离的氢因而保留母体结构的活性。此外,引入的氨基与 LTA$_4$H 的 Glu[296] 和 COX-2 的 Tyr[355] 形成氢键,

从而导致 4-10 对 2 个靶标的活性增加。在第二轮的生长优化中,4-11 中新生长的苯基可与 2 个靶标形成疏水相互作用因而抑制活性也得到增强,之后对其进行简单的结构修饰,设计并合成具有不同疏水性的苯基衍生物,最终成功优化得到 COX-2 和 LTA₄H 的双靶标抑制剂(4-12)(对 COX-2 作用的 IC$_{50}$ 为 16.8μmol/L,对 LTA₄H 作用的 IC$_{50}$ 为 7.2μmol/L)。

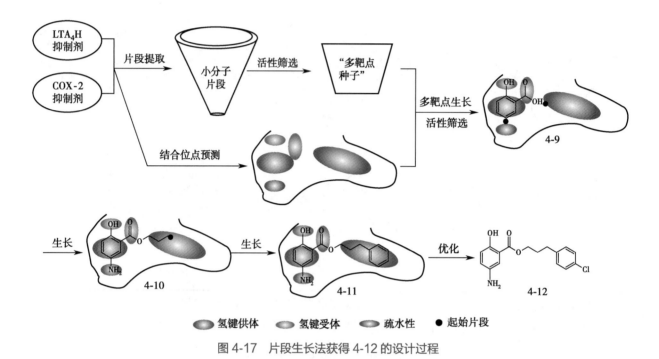

图 4-17　片段生长法获得 4-12 的设计过程

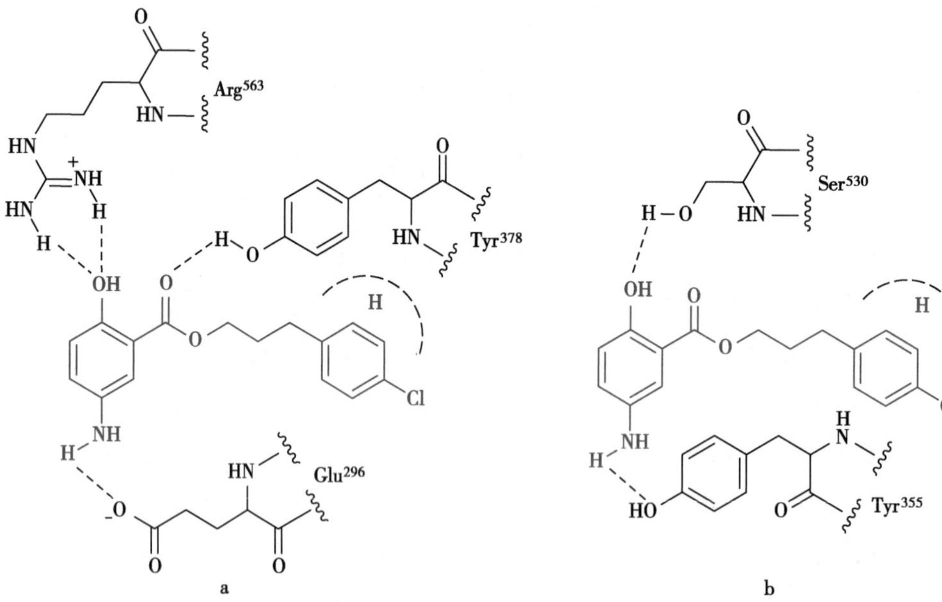

图 4-18　4-12 与 LTA₄H(a)和 COX-2(b)的结合模式图("H"表示疏水空腔)

以上 2 种基于片段的设计方法各有特点,互有长短。片段连接法中,各活性位点上放置好的片段都与受体发生关键性作用,且对总的结合能有显著的贡献。其优点是充分利用各活性位点区域的结构信息,同时可选用环状骨架作连接子,以增大所生成的结构的刚性。但是,任何连接子骨架都可能因其中的某个原子与受体发生碰撞而导致活性急剧下降。片段生长法中,每个新加入的片段都应与受体有良好的相互作用,这样从一个活性位点向另一个活性位点生长时,就有可能忽略其中的某个活性位点。然而不管采用何种药物分子构建模式,其方法基本上都要经过 3 个步骤:①分析靶标分子的活性部位,确定活性位点的各种势场和关键功能残基的分布;②采用不同的策略将基本构建单元放置在活性位点中,并生成完整的分子;③计算生成的新分子与受体分子的结合能,预测新分子的生物活性。

随着结构生物学、分子生物学技术的快速发展,全新药物设计也处于高速发展阶段,现代的全新药物设计需要融合靶蛋白的结构和生物学功能等所有属性、蛋白酶的催化反应类型、催化位点的大小和形状及关键位点的氨基酸等多个方面的因素。目前针对全新药物设计涌现出许多方法,然而每种方法都不是非常完善的,在不同程度上都存在各种局限性。全新药物设计方法目前面临的问题主要有以片段作为设计分子的构建单元的方法往往会忽略片段本身的柔性,而这些片段并非刚性分子,导致所产生的分子优化后结构偏差很大,不能保持原有的构象。要提高全新药物设计方法的设计能力,首先要有一个合理的分子构建策略,可以考虑多种策略联合运用,以提高分子设计的效率。另外,药物分子设计研究除考虑配体与受体的相互作用外,还要考虑分子的类药性、毒性、化学稳定性和合成的难易性,以及体内转运和代谢分布等药动学方面的性质。随着计算机性能和药物设计软件准确性的不断提高,全新药物设计已显现出巨大的潜力,在不久的未来将成为创新药物研究的重要设计策略。

4.2.3　基于靶标与内源性配体相互作用的药物设计

上述 2 种方法主要通过计算机辅助的药物设计程序,基于靶标的三维结构分析进行全新的分子设计。近年来,得益于基因组学、分子生物学、X 射线单晶衍射及冷冻电镜等技术的发展,可以让我们从分子层面了解靶标与内源性配体(如激动剂、拮抗剂、效应剂或底物及作用蛋白质)的相互作用关系,从而应用于合理的药物设计中。采用基于靶标与内源性配体相互作用的设计策略需要先得到靶蛋白与配体复合物的单晶结构以获得蛋白质活性位点上分子间相互作用的信息,为分子设计提供配体的活性构象。基于这一关键信息,随后可以在优化过程中同时对蛋白质与配体的相互作用加以优化,从而提高活性和选择性,获得理想的候选化合物。

Abrun K.Ghosh 与 Sandra Gemma 主编的 *Structure-based Design of Drugs and other Bioactive Molecules*: *Tools and Strategies* 一书总结了截至 2012 年基于靶标结构的药物设计策略研发的新药,其中大部分研究案例都起源于基于靶标与其配体相互作用结构的药物设计方法。该类方法的设计基本遵循配体与靶标活性位点结合的互补性原理,同时在先导物的优化中需要结合电子等排和骨架迁越等常用的设计策略。目前,该方法在功能蛋白质如酶和受体等重要靶标抑制剂的研究中得到广泛应用,其中以各类酶抑制剂如蛋白激酶、天冬氨酸蛋白酶、丝氨酸蛋白酶、金属蛋白酶、HIV 蛋白酶和抗流感神经氨酸酶等抑制剂的研究最为成功。设计策略主要归类为 3 个方面:①基于底物肽或底物过渡态相互作用的设计策略(在第 3 章中从配体角度介绍);②基于 ATP/GTP 催化机制的设计策略;③基于蛋白质 - 蛋白质相互作用的设计策略(在第 13 章中介绍)。由于基于靶标与内源性配体相互作用的药物设计内容较多,本节以基于激酶 ATP 催化机制的药物设计和 HIV 蛋白酶过渡态类似物的药物设计为例来阐述该设计方法的运用。

4.2.3.1 基于激酶 ATP 催化机制的药物设计

4.2.3.1.1 蛋白激酶介绍

激酶(kinase)属于磷酸转移酶大家族,能够催化磷酸基团从高能供体分子(如 ATP 或 GTP)转移到特定的靶分子(如蛋白质、脂质、糖、氨基酸和核苷等)。蛋白激酶(protein kinase,PK)是最大的激酶家族,可作用于特定的蛋白质,通过催化蛋白磷酸化[三磷酸腺苷(ATP)末端的 γ- 磷酸基团转移到底物蛋白质的特定氨基酸上]影响底物的结构和活性,激活一系列信号通路以调节细胞生长、增殖、分化、细胞间相互作用等多种生物功能(图 4-19)。

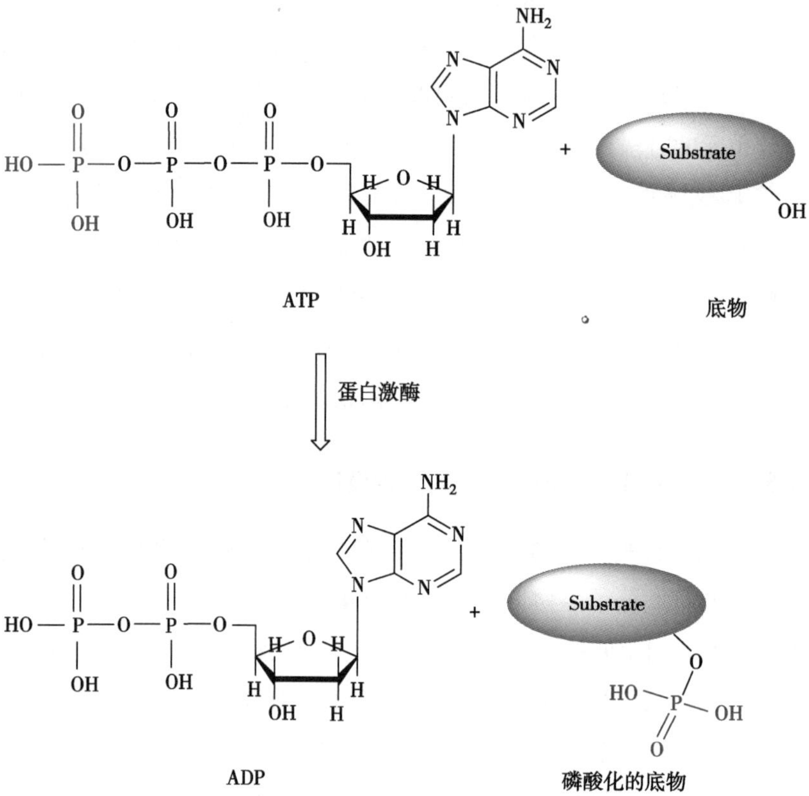

图 4-19 蛋白激酶与 ATP 结合被激活示意图

人类对于蛋白激酶的研究始于 20 世纪 50 年代,迄今在人体中已经发现 518 种蛋白激酶,而编码具有激酶活性蛋白的基因则高达 900 多种。根据底物蛋白被磷酸化的氨基酸的种类,蛋白激酶主要分为丝氨酸/苏氨酸蛋白激酶和酪氨酸蛋白激酶。其中,酪氨酸激酶可分为受体酪氨酸激酶、非受体酪氨酸激酶和核内酪氨酸蛋白激酶 3 类。药理学及病理学研究表明,蛋白激酶功能失调与很多疾病如肿瘤、自身免疫病、炎症反应、中枢神经系统疾病、心血管疾病及糖尿病等密切相关,是很多疾病的理想药物靶标。

基于蛋白激酶的药物发现在过去的 20 年中取得了巨大的进步。在人体现有的药物靶标中,蛋白激酶家族成员的占比高达 10%。2001 年,第一个激酶抑制剂类药物伊马替尼(imatinib)获得 FDA 批准,成为该领域发展的里程碑。截至 2020 年 4 月 19 日,56 种小分子激酶抑制剂类药物被 FDA 批准上市,8 种小分子激酶抑制剂被我国国家药品监督管理局(NMPA)获批上市。蛋白激酶已经取代 GPCR 成为最重要的药物靶标。目前超过 5 000 种蛋白激酶或蛋白激酶 - 抑制剂复合体的晶体结构被解析,且超过 1/5 的人类蛋白激酶具有明确的小分子抑制剂。因此,小分子激酶抑制剂已成为药物研发的一个热点领域。

4.2.3.1.2　激酶的活性位点

蛋白激酶尽管在一级序列上有差异,但在三维结构上却具有高度的保守性,特别是由 250~300 个氨基酸残基构成的功能域折叠形成的含有 12 个高度保守亚区的催化结构域。该区域包含 1 个 β- 折叠构成的 N 端(N-lobe)区域、1 个 α- 螺旋构成的 C 端(C-lobe)区域和两者之间的铰链区(图 4-20,彩图见 ER-4-7)。N 端主要是由多个 β- 折叠和 1 个 αC- 螺旋(αC-helix)组成的,而 C 端主要是由 α- 螺旋组成的,ATP 结合区域就位于 N 端和 C 端区域之间的裂口处。铰链区的氨基酸通过氢键作用与 ATP 分子中的腺嘌呤相互作用。N 端的 αC- 螺旋起到门控的作用,可以控制激酶活性和非活性构象的转化。此外,ATP 活性位点附近还存在 1 条活化环(activation-loop),其前端通常存在 1 个保守的 Asp-Phe-Gly(DFG)结构基序。DFG 的构象变化对激酶的活化或抑制有重要作用,在抑制剂的设计中往往干预 DFG 的空间取向。N 端 β- 折叠部分还含有 1 个 P 环肽链(P-loop),可以与 ATP 分子中的磷酸根形成作用,从而起到稳定 ATP 的作用。C 端含有 1 条催化回环(catalytic-loop),其上还有 1 个 His-Arg-Asp(HRD)基序,主要起到催化和稳定镁离子的作用。蛋白激酶的催化机制和 ATP 的结合位点为基于结构的药物设计提供重要的作用关系信息。大多数激酶小分子抑制剂都是结合在 ATP 位点,与 ATP 竞争性结合(ATP 竞争性抑制剂),从而阻断激酶的生物学功能。

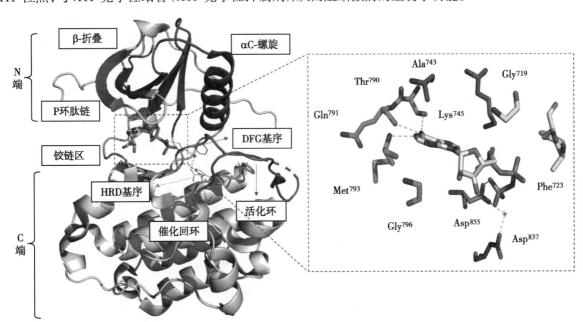

图 4-20　蛋白激酶结构(EGFR 激酶区域 PDB:2ITX)及 ATP 结合位点

4.2.3.1.3　激酶抑制剂的设计策略

自 1991 年第一个蛋白激酶 A(PKA)的晶体结构被报道及 2001 年第一个 Bcr-Abl 抑制剂伊马替尼获批上市以来,激酶小分子抑制剂的研究获得快速发展。在批准的 53 种激酶小分子抑制剂的研发中,基于结构的药物设计占有很重要的地位。按照结合空腔的不同,激酶抑制剂主要分为 ATP 竞争性抑制剂和变构抑制剂。在获批的小分子中大多数是 ATP 竞争性抑制剂,变构抑制剂目前只有 MEK1 激酶的 3 个药物获批。ATP 竞争性抑制剂按照结合类型分为可逆性抑制剂和共价抑制剂,其中可逆性抑制剂根据激酶的活性 / 非活性状态又分为Ⅰ型、Ⅰ½ 型和Ⅱ型抑制剂(图 4-21,彩图见 ER-4-8)。

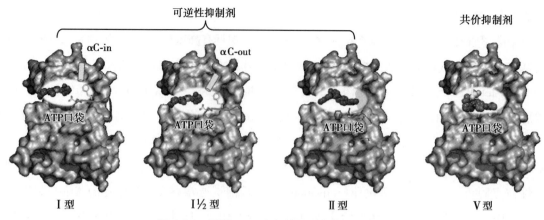

图 4-21　激酶 ATP 竞争性抑制剂的 4 种类型

从结合模式上分析,激酶的 ATP 竞争性抑制剂都包含至少 1 个可以与铰链区产生氢键作用的基本骨架结构,以模拟与 ATP 分子中的腺嘌呤的相互作用。铰链区的这种氢键结合特征对于抑制剂的活性优劣至关重要。大多数激酶抑制剂的研究起点都是先确定小分子与铰链区结合的骨架,因此,具有氢键受体 / 供体的铰链结合杂环骨架对于研究激酶小分子抑制剂十分重要。图 4-22 总结了 FDA 批准的激酶小分子抑制剂中的代表性杂环骨架结构。此外,抑制剂的活性或选择性也需要另外的相互作用来获得,这些作用包含激酶与 ATP 中的核糖和磷酸根的结合作用及未被 ATP 占据的其他疏水作用。

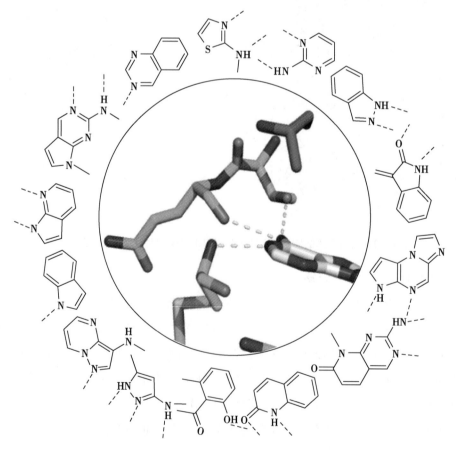

图 4-22　激酶小分子抑制剂中的代表性杂环骨架结构

　　在铰链区的骨架或先导化合物被确定之后，为了改善活性、选择性及成药性的要求，随后需进行多个方面的优化工作。这种优化策略主要是借助晶体结构或对接模拟采用基于结构的优化设计、分子合成、活性筛选及晶体结构研究等以获得理想的化合物。由于激酶 ATP 空腔的高度保守性，导致绝大多数 ATP 空腔的抑制剂都对同一家族的其他激酶具有抑制活性，从而也直接导致药物的副作用和毒性。因此，针对 ATP 空腔的细微差异或未被 ATP 占据的疏水作用研究选择性的激酶抑制剂也是激酶抑制剂优化中的重要研究方向。

　　（1）Ⅰ型抑制剂的设计：如图 4-20 所示，所有激酶激活区域都含有 1 条激活环来调控激酶的活性。当这个激活环中的 DFG 基序的 Asp 指向 ATP 结合空腔，而 Phe 指向其他方向时，此时激酶处于活性构象，也称为"DFG-in"构象，此时结合的抑制剂即Ⅰ型抑制剂。Ⅰ型抑制剂是模拟 ATP 的活性构象，其一般拥有一个杂环骨架占据腺嘌呤结合区域，通过 1~3 个氢键与铰链区作用；一个疏水基团占据守门位置的后空腔及另一个疏水基团占据前空腔（图 4-23a）。此外，为了调节化合物的理化性质，分子中一般还含有一个指向溶剂区域的亲水基团。在现有的 FDA 批准的激酶抑制剂中，大约有 15 个药物属于Ⅰ型抑制剂，如 Bcr-Abl 抑制剂达沙替尼（dasatinib）、EGFR 抑制剂吉非替尼（gefitinib）和尼洛替尼（nilotinib），ALK 抑制剂布格替尼（brigatinib）和洛拉替尼（lorlatinib），VEGFR 抑制剂帕唑替尼（pazopanib）、凡德他尼（vandetanib）和仑伐替尼（lenvatinib）等。下面以达沙替尼为例阐述其设计研究过程。彩图见 ER-4-9。

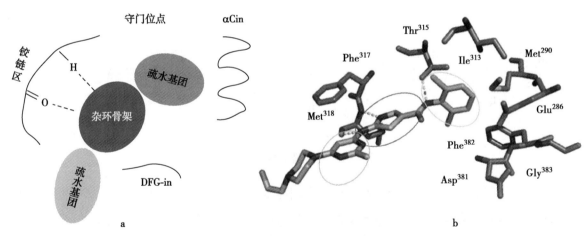

图 4-23　Ⅰ型抑制剂的结合模式图

a. Ⅰ型抑制剂的总体结合模式；b. 达沙替尼与 Bcr-Abl 的结合模式（PDB：2GQG）

　　施贵宝公司对达沙替尼的研究起始于 Lck 激酶抑制剂的研究。经过高通量筛选得到以 2- 氨基噻唑为骨架的苗头化合物（4-13），并对 2- 氨基和 5 位的酰胺苯基优化得到化合物 4-14。对接研究显示，化合物 4-14 结合在 Lck 的 ATP 空腔，2- 氨基噻唑模拟 ATP 的嘌呤环与铰链区 Met[319] 形成氢键，酰胺基也与守门氨基酸 Thr[316] 形成氢键作用。与酰胺基团垂直的 2,6- 二取代苯基嵌入后疏水空腔。这里值得提出的是，去除噻唑的 4 位甲基可避免与 Thr[316] 形成位阻，更有利于底物与酶的结合和提高底物的活性。然而，通过结合模式发现占据前疏水空腔的环丙甲酰胺基没有与靶标产生任何氢键作用。为了提高化合物的细胞活性，研究人员采用构象限制的"酰胺等排体"嘧啶环代替酰胺基，得到化合物 4-15。化合物对 Lck 的激酶活性小于 1nmol/L，细胞活性提高到 80nmol/L。从结合模式分析嘧啶环指向溶剂区域,进一步在嘧啶环的 2 位引入不同极性的基团来改善化合物的理化性质和透膜性。经过多轮优化确定嘧啶 2 位引入 4- 羟基乙基哌嗪基团在各个方面都表现出优异的效果,由此获得达沙替尼(4-16)。生物活性显示达沙替尼对 Src 和 Bcr-Abl 家族等激酶表现出很强的抑制活性,由此作为抗慢性粒细胞白血病药物开发。晶体结构显示达沙替尼结合在 Bcr-Abl 的活性构象的 ATP 空腔,2- 氨基噻唑和酰胺基与蛋白质形成三个氢键,2,6- 二取代苯基和嘧啶部分分别结合在 2 个疏水空腔,哌嗪部分指向溶剂区域,形成互相匹配的结合关系(图 4-24 和图 4-23b)。由于达沙替尼与伊马替尼的结合模式不同,其可以克服除 *Bcr-Abl T315I* 突变外的 ATP 空腔的其他突变,作为第二代 Bcr-Abl 抑制剂获得 FDA 批准。

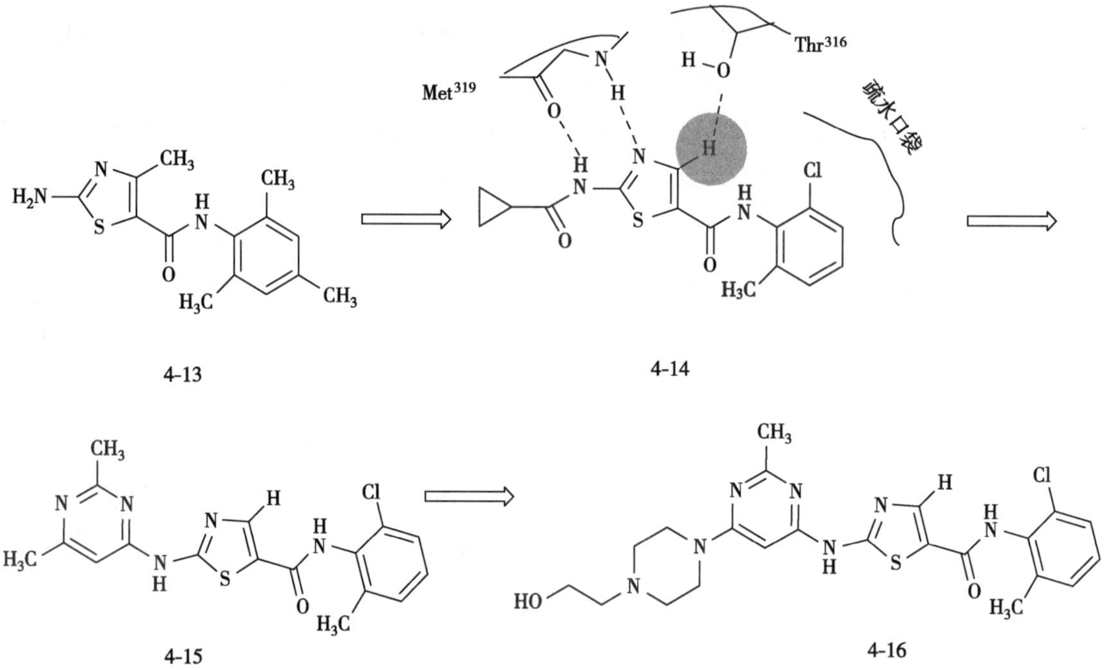

图 4-24　达沙替尼的优化过程

(2)Ⅰ½ 型抑制剂的设计:激酶中除 DFG 基序调控激酶活性外,处于 N 端的 αC- 螺旋也可以调控激酶的活性和非活性构象的转化。当激酶处于 DFG-in 和 αC-out(是由于谷氨酸与 β- 折叠上的赖氨酸盐桥键打开稍向外移动)的非活性构象时,此时结合的抑制剂为 Ⅰ½ 型抑制剂。实际上,Ⅰ½ 型抑制剂的结合模式与 Ⅰ 型基本一致,唯一的区别是 αC- 螺旋处于 out 构象(图 4-25a)。在现有的 FDA 批准的激酶抑制剂中,大约有 10 个药物属于 Ⅰ½ 型抑制剂,如 EGFR 抑制剂拉帕替尼(lapatinib),ALK 抑制剂克唑替尼(crizotinib)、塞瑞替尼(ceritinib)和阿来替尼(alectinib),B-RAF 抑制剂维莫非尼(vemurafenib)、达拉非尼(dabrafenib)和康奈非尼(encorafenib),以及 CDK4 & 6 抑制剂哌柏西利(palbociclib)、阿贝西利(abemaciclib)和瑞博西利(ribociclib)。下面以克唑替尼为例阐述其设计研究过程。彩图见 ER-4-10。

辉瑞公司对克唑替尼的研究始于对化合物 4-17 与 c-Met 晶体复合物的作用模式分析(图 4-26a)。化合物 4-17 是高选择性的 c-Met 抑制剂,晶体结构显示 4-17 占据 ATP 空腔,吲哚酮与铰链区形成氢键作用,αC- 螺旋由于激活环的移动处于 out 构象。此外,其中一个显著的特征是二氯苄基通过柔性的磺酰亚甲基的 U 型旋转与激活环上的 Tyr[1230] 形成 π-π 作用,磺酰基与 Asp[1222] 形成氢键作用,稳定了分子构象。从这一结合构象中,研究人员推测磺酰亚甲基有些冗赘,加之吲哚酮与吡咯环形成较大的共轭平面,提示可以针对化合物 4-17 的骨架进行优化。起初,研究人员采用构象固定策略得到氮杂吖啶骨架(4-18),吡咯的氮和吡啶的氮分别提供氢键供体和受体,进一步增加分子的柔性(切断吖啶的 C—N 键)和提高亲脂性效率得到 2- 氨基嘧啶骨架(4-19),随后再采用氧原子替代磺酰苯基得到简化的氨基嘧啶骨架(4-20)。与 4-19 相比,4-20 提高了抑制活性(K_i=0.46μmol/L)和亲脂性效率(lip$E$=3.7)。得到 4-21 作为先导化合物后,针对 3 位苄氧基和 5 位取代基多轮优化后获得克唑替尼(4-22)(图 4-27)。晶体结构显示克唑替尼结合在非活性构象的 c-Met 的 ATP 空腔,氨基嘧啶与铰链区形成氢键作用,αC- 螺旋处于 out 构象,显示为 I ½ 型结合模式(图 4-26b)。进一步的激酶选择性研究显示克唑替尼对 ALK 激酶具有较好的抑制作用,结合模式与 c-Met 的基本一致(图 4-25b)。克唑替尼最终被定义为 c-Met/ALK 的双靶标抑制剂,于 2011 年被 FDA 批准作为携带 *ALK* 融合基因的非小细胞肺癌(non-small cell lung carcinoma,NSCLC)的第一个靶向治疗药物。克唑替尼的研发从项目立项到批准上市仅用了 4 年的时间,这也充分体现了基于靶标结构的药物设计的优势。彩图见 ER-4-11。

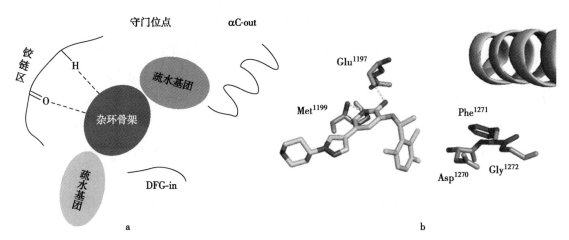

图 4-25　I½型抑制剂的结合模式图

a. I ½ 型抑制剂的结合模式;b. 克唑替尼与 ALK 结合模式(PDB:2XP2)

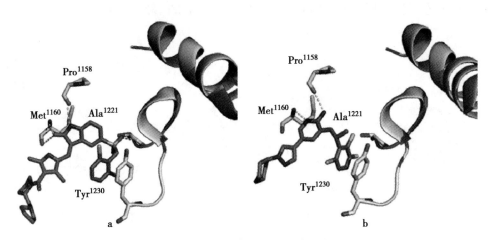

图 4-26　c-Met 抑制剂的结合模式图

a. 化合物 4-17(PDB:2WKM);b. 克唑替尼(PDB:2WGJ)

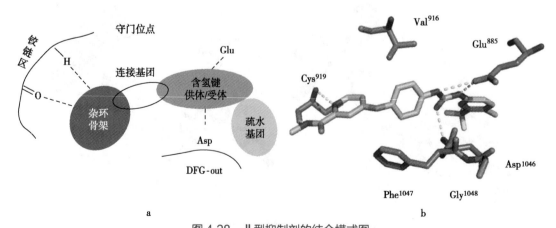

图 4-27 克唑替尼的优化过程

（3）Ⅱ型抑制剂的设计：同Ⅰ型抑制剂相比，Ⅱ型抑制剂与激酶的相互作用延伸到一个别构空腔，这个别构空腔只有在激酶处于非活性状态时才存在。因此Ⅱ型抑制剂是结合在激酶的非活性构象（DFG-out 构象），即 DFG 基序中的 Asp 指向远离 ATP 结合空腔，而 Phe 向 ATP 结合空腔方向移动，形成一个较小的疏水空腔，从而阻止激酶被激活。Ⅱ型抑制剂通常含有一个可与铰链区形成氢键作用的杂环骨架，可与保守的 Asp 和 Glu 形成一对氢键的基团及作用于 DFG-out 空腔的疏水基团（图 4-28a）。由于 DFG-out 的变构空腔是非保守性的，不同激酶的变构空腔不同，因此相对来说Ⅱ型抑制剂比Ⅰ型抑制剂展现出更好的选择性。在现有的 FDA 批准的激酶抑制剂中，大约有 9 个药物属于Ⅱ型抑制剂，如 Bcr-Abl 抑制剂伊马替尼（imatinib）、尼洛替尼（nilotinib）、博舒替尼（bosutinib）和泊那替尼（ponatinib），VEGFR 抑制剂舒尼替尼（sunitinib）和索拉非尼（sorafenib）等。伊马替尼是第一个被 FDA 批准上市的激酶抑制剂，也是Ⅱ型抑制剂研究的成功案例，其详细的设计过程在药物研究案例中描述。索拉非尼与 VEGFR 的结合模式见图 4-28b，彩图见 ER-4-12。

图 4-28 Ⅱ型抑制剂的结合模式图

a. Ⅱ型抑制剂的总体结合模式；b. 索拉非尼与 VEGFR 的结合模式（PDB：4ASD）

如上所述，Ⅰ型和Ⅱ型抑制剂都含有与铰链区结合的骨架，而Ⅱ型抑制剂还利用独特的氢键和 DFG 基序的疏水作用。因此，Ⅱ型抑制剂还可以通过"杂化设计(hybrid-design)"的方法构建，将带有一对氢键和疏水取代基的Ⅱ型尾巴杂化到Ⅰ型骨架上(图 4-29)。如克服 *Bcr-Abl T315I* 突变的泊那替尼就是通过该杂化方法获得的。研究人员在早期开发的 Src/Abl 双重抑制剂 AP23464 的结构上引入传统的 3-(三氟甲基)苯甲酰胺，获得先导化合物 AP24163，随后经过一系列优化获得泊那替尼。其详细的优化过程在本章的药物研究案例 4.3.1.2 中描述。

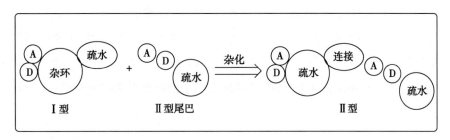

图 4-29　由Ⅰ型抑制剂衍生为Ⅱ型抑制剂的杂化策略

(4)共价抑制剂的设计：在已获批的激酶抑制剂中，还有一大类属于共价激酶抑制剂。共价抑制剂可与激酶活性位点中的活性半胱氨酸(Cys)发生反应，形成共价结合。与可逆性抑制剂相比，共价抑制剂具有显著的潜在优势。首先，共价抑制剂通过共价键与激酶结合，在细胞内高 ATP 水平的环境中共价抑制剂能够显著提高其活性和选择性；其次，共价抑制剂能够持久结合并抑制激酶活性，可有效减少给药次数，降低毒副作用。但是，也正是由于共价抑制剂中存在用于形成共价键的高活性基团，其通常能够与蛋白质、DNA 和谷胱甘肽等非选择性地共价结合，从而产生肝脏毒性、免疫反应和血液疾病等毒副作用。药物研发人员一直对可能与体内生物大分子形成共价反应的包含高活性亲电基团的药物敬而远之，即使药物分子对靶蛋白的作用机制是明确的，其高活性基团脱靶效应产生的严重毒副作用可能最终被放弃。2013 年，不可逆性 EGFR 抑制剂阿法替尼(afatinib)和 BTK 抑制剂伊布替尼(ibrutinib)的研制成功，重新将共价抑制剂药物带入人们的视线中。

共价抑制剂的设计思路是在合适的骨架上引入一个可与 Cys 发生亲核反应的"弹头基团"(图 4-30)。在理想的状态下，抑制剂先以非共价形式与 ATP 位点结合，然后通过合适的亲电基团与靠近的 Cys 形成共价键。所以，在共价抑制剂的设计中应避免与谷胱甘肽及其他蛋白质中的巯基反应。在激酶共价抑制剂的设计中，大多数以丙烯酰胺或丙炔酰胺作为"弹头基团"。除以上两者外，还有其他很多类型的"弹头基团"被报道。

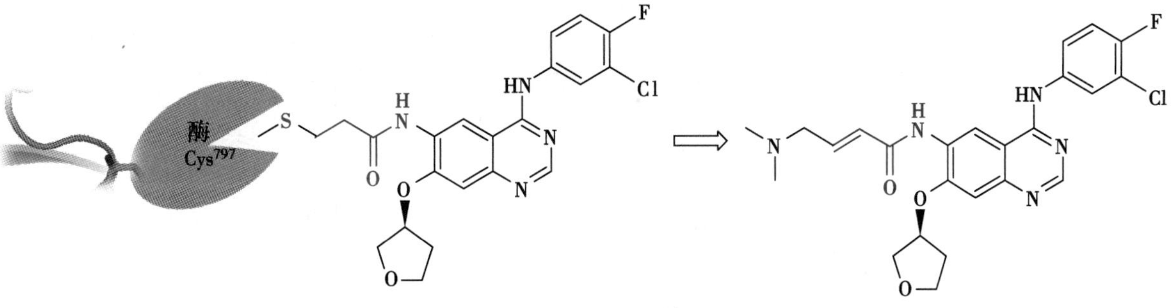

图 4-30　共价抑制剂的结合模式图

为使读者对共价抑制剂药物的设计和研究有更多的了解,本书专门列出第 8 章予以介绍。

1)EGFR 选择性共价抑制剂:表皮生长因子受体(EGFR)在非小细胞肺癌、乳腺癌、头颈鳞状细胞癌等多种恶性肿瘤中高表达,是治疗非小细胞肺癌的重要靶标。2003 年,以吉非替尼(gefitinib)为代表的第一代可逆性 EGFR 抑制剂通过美国 FDA 批准上市,用于治疗非小细胞肺癌。随着药物的使用,超过 50% 的患者逐渐出现 EGFR 790 位的 Thr 突变成 Met(T790M)的耐药突变。针对 EGFR T790M 突变,继而开发了第二代 EGFR 共价抑制剂,其特点是分子能与 EGFR 797 位的 Cys 形成共价键,从而增强抑制剂与激酶的结合能力,且能持续抑制靶蛋白的磷酸化。以阿法替尼(afatinib)和达克替尼(dacomitinib)为代表的第二代 EGFR 共价抑制剂的母核骨架与第一代可逆性抑制剂相似,主要区别是共价抑制剂拥有一个丙烯酰胺类的"弹头基团"(图 4-31)。但第二代 EGFR 共价抑制剂由于缺乏对野生型 EGFR 的选择性而导致毒副作用和较窄的治疗窗,最终只被批准用于治疗携带 EGFR 激活突变的非小细胞肺癌。

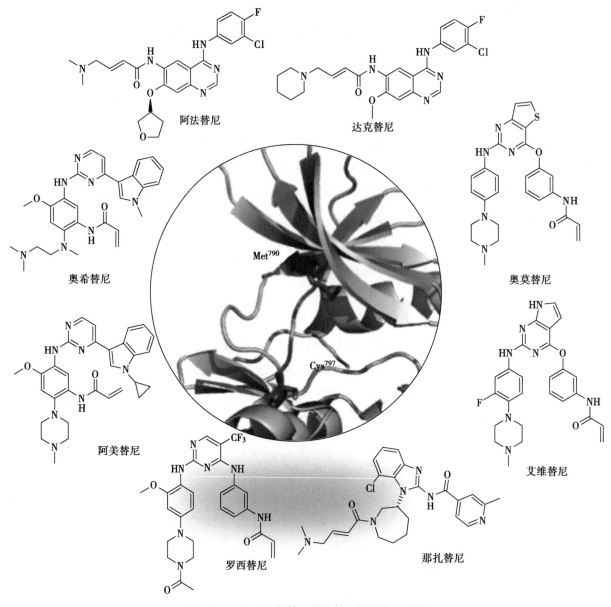

图 4-31　EGFR 的第二代和第三代共价抑制剂

　　第三代选择性 EGFR 共价抑制剂(对野生型 EGFR 无活性)成为克服 T790M 突变的有效策略。WZ4002 是第一个报道的第三代不可逆性 EGFR 抑制剂,对 EGFR T790M 比野生型 EGFR 的活性高 30~100 倍。通过小分子与蛋白质共晶复合物直接证明 WZ4002 与 EGFR 的 Cys797 残基不可逆性结合,嘧啶基 5 位的氯原子能与突变后的 Met 形成疏水作用(图 4-32,彩图见 ER-4-13),提高化合物对野生型 EGFR 的选择性。但遗憾的是,由于产权纠纷等问题 WZ4002 没有进入临床研究。随后,阿斯利康研发的奥希替尼(osimertinib)于 2015 年被 FDA 批准上市,成为全球首个获批用于治疗 EGFR T790M 阳性非小细胞肺癌的药物。此外,其他第三代不可逆性 EGFR 抑制剂如奥莫替尼(olmutinib,2016 年被韩国食品药品管理局批准上市,用于治疗 EGFR T790M 突变的非小细胞肺癌,后因安全性问题于 2018 年被放弃开发)。罗西替尼(rociletinib)、那扎替尼(nazartinib)和艾维替尼(avitinib)等均含有能够与 EGFR Cys797 形成共价键的丙烯酰胺基团(图 4-32)。值得提出的是,我国自主研发的阿美替尼(almonertinib)于 2020 年 3 月在国内获批上市,用于"既往经 EGFR 抑制剂治疗后疾病进展,且 T790M 突变阳性的局部晚期或转移性非小细胞肺癌成人患者"的治疗。从结构上看,阿美替尼是奥西替尼的"me too"型药物。从这些抑制剂的研究发现化合物与突变后的 Met790 形成相互作用是产生选择性的重要因素之一,这也是针对突变氨基酸进行药物设计的一种策略。

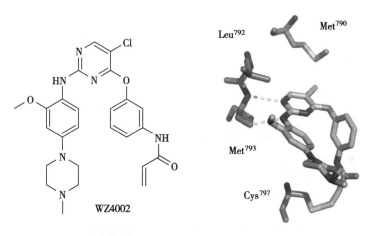

图 4-32　WZ4002 与 EGFR T790M 结合模式图(PDB:3IKA)

　　2)FGFR4 选择性共价抑制剂:利用共价抑制剂的设计策略还可以在激酶的亚型家族内获得选择性抑制剂。成纤维细胞生长因子受体(FGF)家族包括具有激酶活性的 FGFR1、FGFR2、FGFR3 和 FGFR4 这 4 种亚型。早期研究缺乏选择性 FGFR4 抑制剂,主要为 pan-FGFR 抑制剂用于临床研究,常表现出高磷血症等副作用。2015 年,有报道通过对 FGFR 的激酶域序列比对发现 FGFR4 的第 552 位氨基酸为半胱氨酸(Cys552),而家族内的其他成员在相应位置均为酪氨酸(FGFR1-Tyr563、FGFR2-Tyr566、FGFR3-Tyr557),他们通过选用苯基丙烯酰胺作为合适的"弹头基团"与 FGFR4 的 Cys552 形成共价键作用,设计合成了第一个高选择性的 FGFR4 不可逆性抑制剂 BLU9931(图 4-33)。BLU9931 对 FGFR1、FGFR2、FGFR3 和 FGFR4 激酶的抑制活性 IC_{50} 分别为 591nmol/L、493nmol/L、150nmol/L 和 3nmol/L,并且具有优异的激酶谱选择性。从 BLU9931 与 FGFR4 的共晶结构及 FGFR1 的单晶结构叠合图显示,BLU9931 通过丙烯酰胺片段与 FGFR4 的 Cys552 形成共价键,而 FGFR1/2/3 相应位置的酪氨酸不仅不能形成类似的相互作用,还会与抑制剂在空间上存在位阻(图 4-34,彩图见 ER-4-14)。

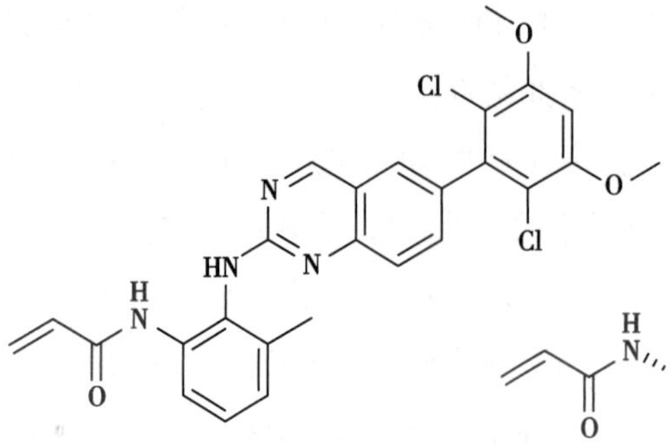

BLU9931, 临床前研究

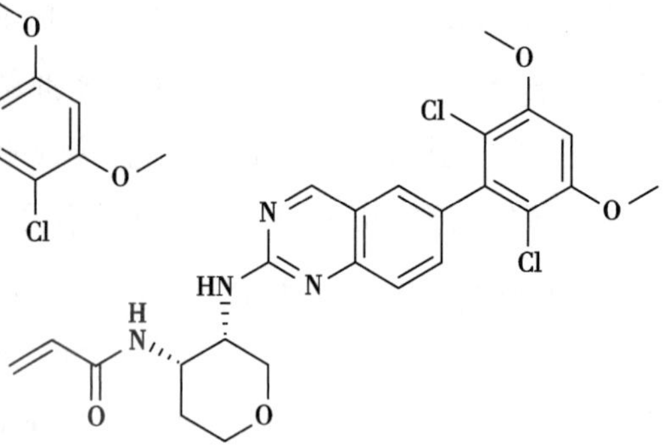

BLU554, Ⅰ期临床

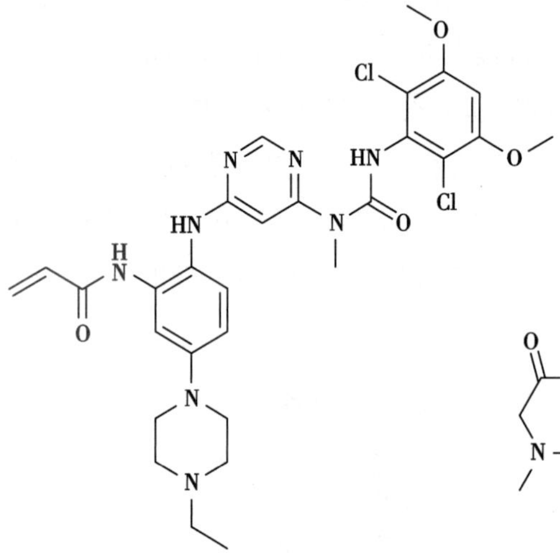

H3B-6527, Ⅰ期临床

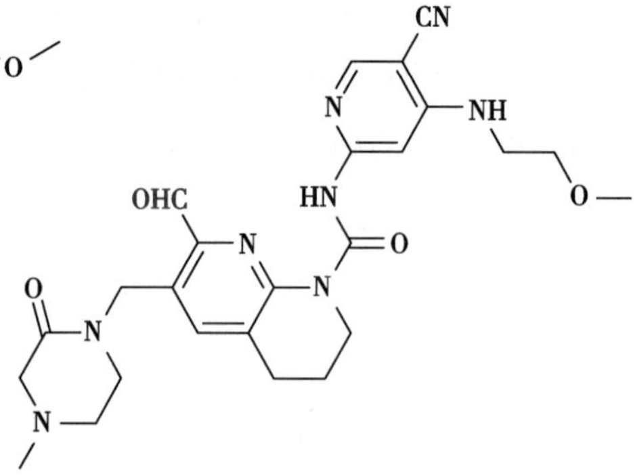

FGF401, Ⅰ/Ⅱ期临床

图 4-33　代表性 FGFR4 选择性共价抑制剂

目前,FGFR4 选择性抑制剂 BLU554 已进入临床研究,用于治疗 FGFR4 过表达的肝癌和胆管癌。直接将丙烯酰胺"弹头基团"连接到 FGFR 的 pan- 抑制剂 BGJ398 上的设计策略得到化合物 H3B-6527,目前作为 FGFR4 选择性抑制剂已进入临床研究,用于治疗晚期肝细胞癌或肝内胆管癌。近期研究表明,由于 FGFR4 不可逆性抑制剂在安全剂量下不能彻底抑制 FGFR4 及快速再合成,进而影响药效。新研发的 FGF401 已经进入 Ⅰ/Ⅱ期临床试验(图 4-33),用于治疗 FGFR4 过表达的肝癌。FGF401 的优势在于其结构中的醛基与

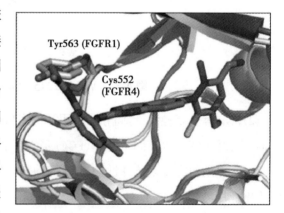

图 4-34　BLU9931 与 FGFR4 的结合模式及与 FGFR1 的对比

FGFR4 形成可逆性共价结合(reversible-covalent)模式,结合动力学参数(k_{on} 和 k_{off})显示为快结合、慢解离,相对滞留时间(residence time)较长,从而对 FGFR4 达到持续抑制。

4.2.3.1.4　基于激酶点突变的药物设计策略

尽管激酶抑制剂在临床上取得较好的治疗效果,但其耐药性一直是靶向药物治疗不可避免的问题,也给药物研发带来极大的挑战。根据激酶抑制剂耐药性的产生机制,主要分为靶标自身发生突变导致

的"靶标依赖性"和靶标相关通路的改变导致的"通路依赖性"两大类。激酶自身突变通常发生在守门氨基酸突变如 Bcr-Abl T315I、EGFR T790M 和 ALK L1196M 等，共价结合位点突变如 EGFR C797S 和 BTK C481S，溶剂前沿氨基酸突变如 ALK G1202R 和 ROS G2032R 等。这些突变导致耐药性的主要机制包括：①引起空间位阻或电性不匹配以降低药物与靶标的结合能力；②诱导恢复 ATP 对靶标的强结合亲和力；③干扰共价键的形成等。针对"靶标依赖性"的耐药性通常采用基于结构的药物设计策略来获得新一代的激酶抑制剂。

截至 2020 年 4 月，在美国 FDA 批准的 60 个激酶抑制剂中，已有 6 个药物是针对激酶点突变引起的肿瘤临床耐药性问题进行研究开发的。2012 年获得批准的泊那替尼可以有效克服 Bcr-Abl T315I 突变诱导的伊马替尼的临床获得性耐药。奥希替尼作为经典的不可逆性 EGFR 抑制剂，可以克服 EGFR T790M 突变诱导的吉非替尼的临床获得性耐药。塞瑞替尼和阿来替尼被批准作为第二代 ALK 抑制剂，用于克服 ALK L1196M 突变诱导的克唑替尼的耐药，但对 ALK 前空腔位置的 G1202R 突变无效。布格替尼和洛拉替尼为第三代 ALK 抑制剂，可克服由 ALK G1202R 和 ROS1 G2032R 突变诱导的克唑替尼临床耐药。

从研究的策略来讲，针对激酶点突变的结构设计策略主要包含：①避免与突变氨基酸产生位阻；②新增与突变氨基酸的相互作用力；③形成共价抑制剂增强结合力（共价抑制剂部分已经介绍，这里不再赘述）；④针对 Cys 突变采用可逆性抑制剂结合（破坏原有抑制剂的共价键，因此还采用可逆性抑制剂的策略，比较容易理解）；⑤变构抑制剂的策略（在变构位点设计部分介绍）；⑥ PROTAC 技术降解靶蛋白（第 9 章详细介绍该策略）等。下面针对第一和第二种策略举例说明。

(1) 避免与突变氨基酸产生位阻：避免与突变氨基酸产生位阻的最经典的例子是第三代 Bcr-Abl 抑制剂泊那替尼 (ponatinib) 的设计（图 4-35a）。伊马替尼 (imatinib) 在临床治疗慢性粒细胞白血病等疾病中获得巨大的成功，但 Bcr-Abl 突变诱发的临床耐药促使伊马替尼丧失治疗效果。第二代 Bcr-Abl 抑制剂尼洛替尼和达沙替尼仅能克服部分基因突变引起的耐药，但对 Bcr-Abl 的守门氨基酸 Thr315 突变成 Ile315 (T315I) 这一发生率最高的耐药突变无效。T315I 突变侧链由—CH(CH₃)OH 变成—CH(CH₃)CH₂CH₃ 增加空间位阻，阻碍伊马替尼的结合，而且导致氨基上的氢键丧失（图 4-35b）。因此，在泊那替尼的设计中采用直线型的乙炔基作为连接基团避免与突变后的 Ile 产生位阻，同时保持化合物的其他部位与激酶的结合模式不变（图 4-35c）（详细的研发过程见 4.3.1.2）。泊那替尼对 Bcr-Abl T315I 的抑制活性 IC₅₀ 为 6nmol/L，后期研究表现出良好的成药性，于 2012 年被美国 FDA 批准上市。彩图见 ER-4-15。

构象限制的成环策略在突变激酶抑制剂的设计中有较好的运用。间变性淋巴瘤激酶（ALK）已被确定为抗肿瘤药发现的有效靶标，主要由 2 类融合基因 *EML4-ALK* 和 *NPM-ALK* 作为非小细胞肺癌（NSCLC）和间变性大细胞淋巴瘤（ALCL）的驱动基因。在过去的 20 年中，药物化学人员为开发 ALK 抑制剂付出巨大的努力。辉瑞公司开发的第一代 ALK、c-Met 和 ROS1 抑制剂克唑替尼获得 FDA 批准，首次用于治疗 ALK⁺ 或 ROS1⁺ 的 NSCLC，并带来巨大的临床受益。然而在克唑替尼的使用过程中不可避免地出现由靶向突变介导的获得性耐药。大部分耐药突变主要位于 ALK 的 ATP 空腔周围，其中最常见的突变为守门氨基酸 L1196M、前沿溶剂区 G1202R 及 C-螺旋 C1156Y 和 DFG 基序 G1269A。因此，已经开发出第二代和第三代 ALK 抑制剂来克服上述抗性突变。其中，塞瑞替尼 (ceritinib)、阿来替尼 (alectinib)、布格替尼 (brigatinib) 和洛拉替尼 (lorlatinib) 已被美国 FDA 批准用于治疗携带突变 ALK 的转移性 NSCLC。第二代抑制剂塞瑞替尼和阿来替尼有效抑制大多数克唑替尼耐药突变,尤其是对于 ALK L1196M 突变效果明显(在新增与突变氨基酸的相互作用力部分介绍)。实际上,第二代抑制剂不能克服 G1202R 突变对克唑替尼诱导的耐药。

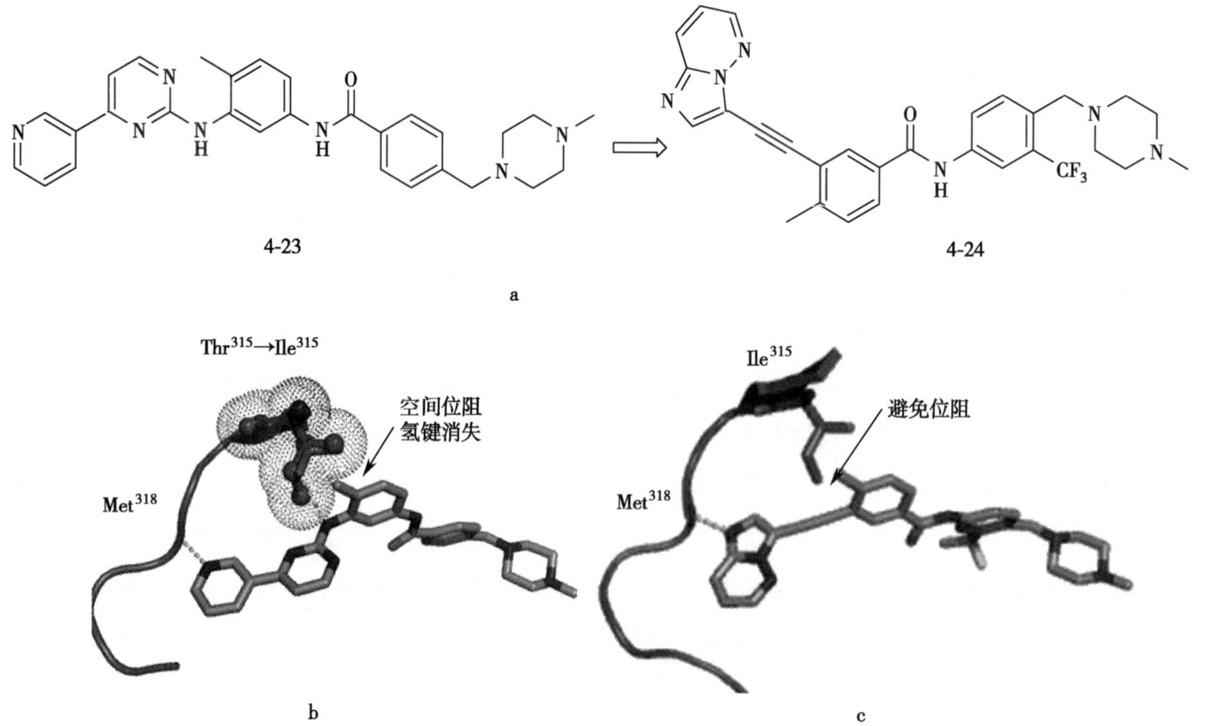

（化学结构图：4-23 ⇒ 4-24）

a

图中标注：Thr³¹⁵→Ile³¹⁵　空间位阻　氢键消失　Met³¹⁸　Ile³¹⁵　避免位阻　Met³¹⁸

b　　　　　　　　　　　c

图 4-35　泊那替尼的炔键避免与 Abl T315I 产生位阻

　　ALK L1196M 突变由极性和大体积的甲硫氨酸代替亮氨酸,从而导致与克唑替尼的甲基失去范德华力作用,且发生空间位阻。ALK 前沿溶剂区 G1202R 突变由于突变后的精氨酸空间位阻增大,导致与克唑替尼的吡唑哌啶环发生空间冲突(图 4-36b)。辉瑞公司的研究人员在克唑替尼的骨架上使用酰胺键连接的十二元大环骨架限制吡唑环和氟取代苯基的构象,从而避免与 Met1196 和 Arg1202 产生位阻,获得大环化合物洛拉替尼(4-26,图 4-36a)。如所预期的,洛拉替尼对已知的临床获得性 ALK 突变(包括 G1202R)表现出优越的抑制活性,对表达 ALK G1202R 的 Ba/F3 细胞的抑制 IC_{50} 为 77nmol/L。此外,洛拉替尼对 ROS1 及其临床耐药突变体如 ROS1 G2032R 和 ROS1 L2026M 也具有显著活性。值得一提的是,洛拉替尼具有良好的血脑屏障(BBB)穿透能力和中枢神经系统(CNS)暴露能力。洛拉替尼与 ALK 和 ROS1 的共晶结构表明,它与铰链区 Glu1197 和 Met1199 形成 2 个氢键,大环骨架结合在 ATP 空腔,不产生任何空间冲突(图 4-36c,彩图见 ER-4-16)。2018 年,洛拉替尼作为第三代 ALK 抑制剂被批准用于治疗对克唑替尼、塞瑞替尼和阿来替尼耐药的 ALK 阳性转移性的 NSCLC。此外,第二代肌球蛋白受体激酶(TRK)抑制剂 LOXO-195 和 TPX-0005 也采用类似的环合构象固定策略,目前这两个药物均处于临床研究中(图 4-37)。

ER-4-16

　　(2)新增与突变氨基酸的相互作用力:如上所述,塞瑞替尼(4-29)作为第二代 ALK 抑制剂被批准用于治疗主要携带 L1196M 突变的 ALK⁺ NSCLC。ALK L1196M 突变由原来的非极性的亮氨酸变成极性的甲硫氨酸,且增大空间位置。塞瑞替尼的发现是基于 2,4-二氨基嘧啶骨架的优化,通过引入氯原子和异丙氧基获得克服 L1196M 突变及对激酶谱的选择性（异丙氧基结合疏水空腔产生选择性）。塞瑞替尼对含有 EML4-ALK L1196M 和 G1269A 突变体的 Ba/F3 细胞具有较强的抗增殖活性。塞瑞替尼和 ALK 的共晶结构解释了其可以克服 L1196M 突变的原因（图 4-38c）。与克唑替尼不同，氯原子可以与 Met1196 发生疏水相互作用，从而增强结合力。与洛拉替尼相反，较大体积的刚性的三取代苯基与 ALK Arg^{1202} 存在位阻，因对溶剂前端 G1202R 突变诱导的克唑替尼耐药没有活性。ALK 抑制剂布格替尼（4-30）与塞瑞替尼类似，嘧啶的 5 位氯原子与 Met^{1196} 发生疏水相互作用（图 4-38d）。与塞瑞替尼不同的是，布格替尼中的柔性亲水部分极大地降低与 Arg^{1202} 的位阻，因此提高其对 ALK G1202R 突变体的抑制活性，IC$_{50}$ 为 4.9nmol/L。布格替尼作为第三代 ALK 抑制剂于 2017 年被 FDA 批准用于对克唑替尼已进展或不能耐受的 NSCLC 患者。彩图见 ER-4-17。

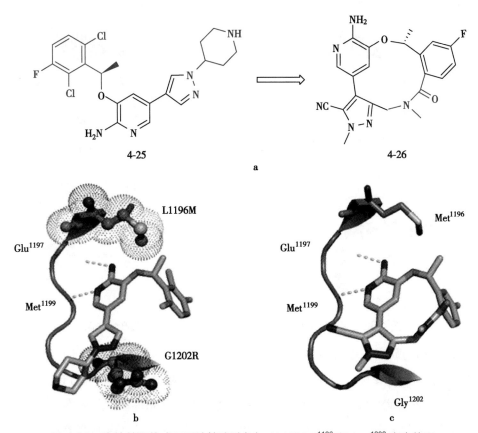

图 4-36　洛拉替尼的成环设计策略避免与 ALK Met^{1196} 和 Arg^{1202} 产生位阻

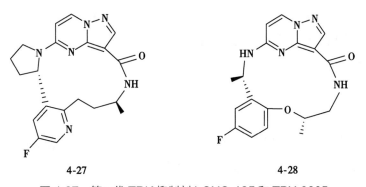

图 4-37　第二代 TRK 抑制剂 LOXO-195 和 TPX-0005

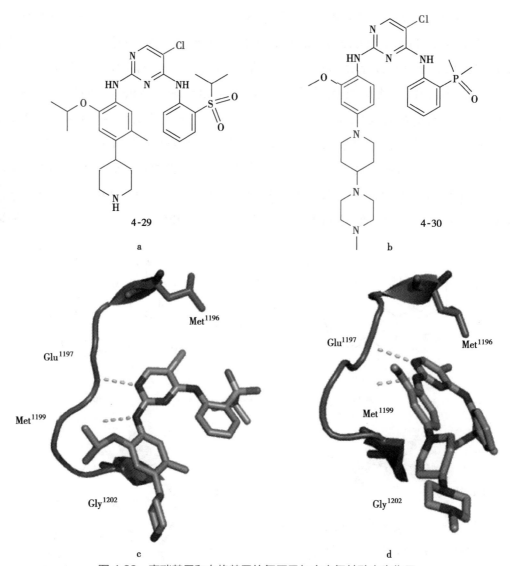

图 4-38　塞瑞替尼和布格替尼的氯原子与突变氨基酸产生作用

目前激酶抑制剂的研究仍面临诸多挑战与机会。第一,大多小分子抑制剂主要靶向少数激酶成员,急需开发靶向新型激酶靶标的小分子抑制剂;第二,蛋白激酶调节众多生理过程,如炎症反应、中枢神经系统异常、心血管疾病、糖尿病及癌症等,但现有的获批药物 90% 以上集中在癌症治疗领域,激酶抑制剂在非癌症领域的应用亟待拓展;第三,虽然激酶抑制剂已在癌症等领域得到广泛应用,但耐药性问题仍是一个主要的发展障碍;第四,现有药物的结构多样性不够丰富,亟须增加药物骨架的结构多样性;第五,具有新的作用机制及特异性的激酶抑制剂类药物还有待进一步研究。

4.2.3.2　HIV 蛋白酶过渡态类似物的药物设计

4.2.3.2.1　HIV 蛋白酶及活性位点

艾滋病(AIDS)是由人类免疫缺陷病毒(HIV)引起的感染性疾病。研究发现 HIV 蛋白酶、逆转录酶和整合酶是 HIV 基因在复制中的 3 种关键酶,也成为近年来开发抗艾滋病药物的关键靶标。其中,HIV 蛋白酶属于天冬氨酸水解酶类,存在 HIV-1 和 HIV-2 这 2 种亚型,本章节提到的均属于 HIV-1 蛋白酶。HIV 蛋白酶的作用是将 HIV 的 gag 基因和 gag-pol 基因表达产生的多聚蛋白裂解,生成组装病毒颗粒所需的结构蛋白和必需的酶,从而促进新病毒颗粒成熟并感染细胞。鉴于 HIV 蛋白酶在病毒复制中的重要作用,因而成为抗艾滋病药物的一个主要靶标。1996 年,美国 FDA 批准第一个 HIV 蛋白酶抑制剂沙奎那韦(saquinavir)上市用于治疗艾滋病。截至目前,共批准 10 个 HIV 蛋白酶抑制剂,按结构主要分为拟肽类和非肽类 2 种。

　HIV 蛋白酶与底物肽复合物的晶体结构显示,HIV 蛋白酶是由 2 条相同的含 99 个氨基酸的肽链组成的同型二聚体,具有对称性(图 4-39a,彩图见 ER-4-18)。HIV 蛋白酶的活性位点位于 2 条肽链支架,由底部 2 个催化作用的天冬氨酸(Asp^{25} 和 Asp$^{25'}$)和顶部的 2 个异亮氨酸(Ile^{50} 和 Ile$^{50'}$)组成。每组肽链含有 3 个结合口袋,分别标识为 S1、S2 和 S3(与之相对应的为 S1'、S2' 和 S3'),底物中的 P1、P2 和 P3 位点(P1'、P2' 和 P3')分别与之结合(图 4-39b)。当 HIV 的 RNA 转录翻译生成 HIV 前体多肽蛋白后,HIV 蛋白酶可以选择性地水解特定的苯丙氨酸 Phe 和脯氨酸 Pro 之间的酰胺键。Roche 公司的研究人员证明通过模拟 HIV 蛋白酶底物类似物,可以达到抑制 HIV 蛋白酶活性的目的。

ER-4-18

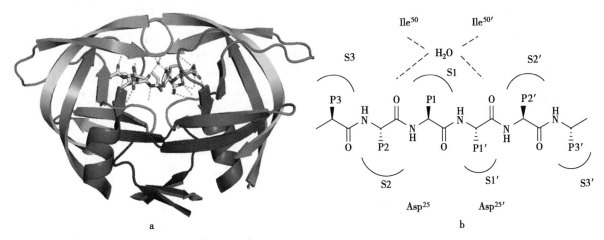

图 4-39　HIV 蛋白酶与底物肽蛋白的三维结构及结合模式图(PDB:4HVP)

4.2.3.2.2　拟肽类 HIV 蛋白酶抑制剂的设计

　HIV 蛋白酶的底物是天然肽,在其水解天然底物时,一个水分子被 HIV 蛋白酶的天冬氨酸残基的羧基活化,水分子中的氧原子进攻 Phe 和 Pro 酰胺键的羰基,产生一个四面体形过渡中间体(图 4-40)。研究显示该中间体过渡态与 HIV 蛋白酶的结合力最强,通过模拟过渡态结构将得到高活性的竞争性抑制剂。基于这样的设想,采用非水解性的二肽等排体替代 P1-P1' 位酰胺键,得到一系列拟肽类 HIV 蛋白酶抑制剂。

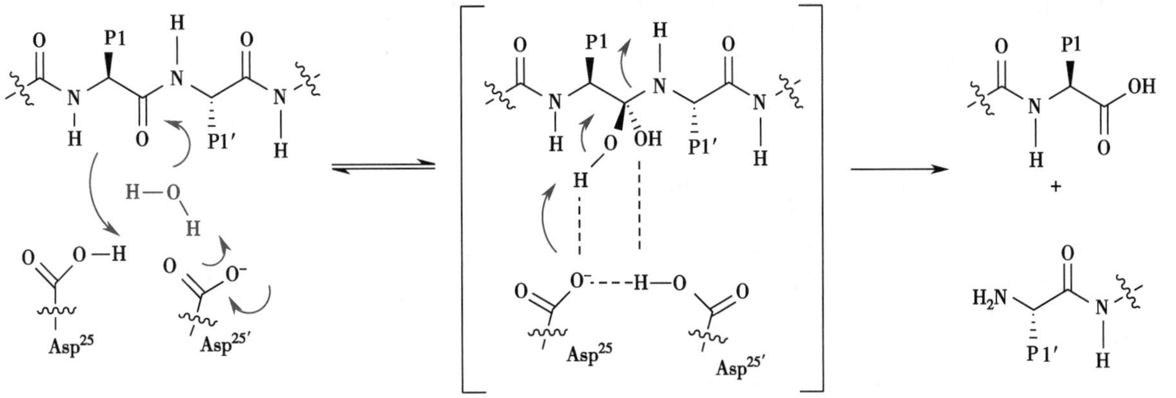

图 4-40　HIV 蛋白酶水解机制及过渡态结构

目前在临床广泛使用的拟肽类 HIV 蛋白酶抑制剂有沙奎那韦(saquinavir,4-31)、茚地那韦(indinavir,4-32)、奈非那韦(nelfinavir,4-33)、利托那韦(ritonavir,4-34)、阿扎那韦(atazanavir,4-35)、安普那韦(amprenavir,4-36)、洛匹那韦(lopinavir,4-37)、呋山那韦(fosamprenavir,4-38)、达芦那韦(darunavir,4-39)和替拉那韦(tipranavir,4-40)(图 4-41)。这些拟肽类抑制剂的设计基本都是采用含羟乙基氨基(—CHOH—CH_2—NH—)的二肽电子等排体模拟过渡态。沙奎那韦是第一个被批准上市的 HIV 蛋白酶抑制剂,下面以沙奎那韦为例阐述其设计研究过程。

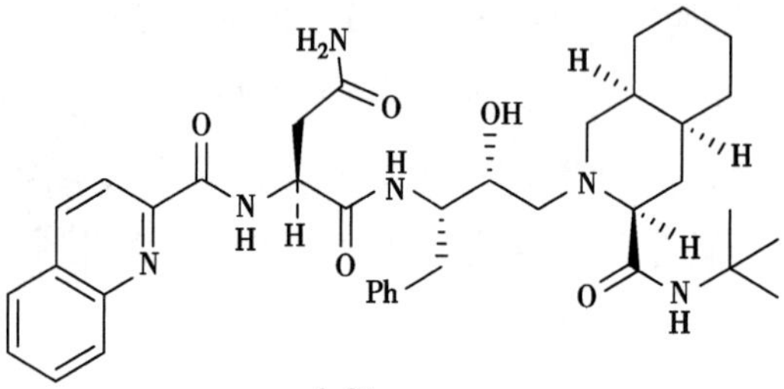

4-31

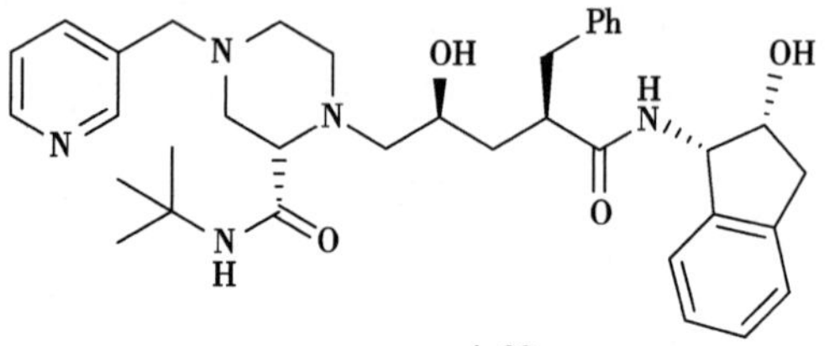

4-32

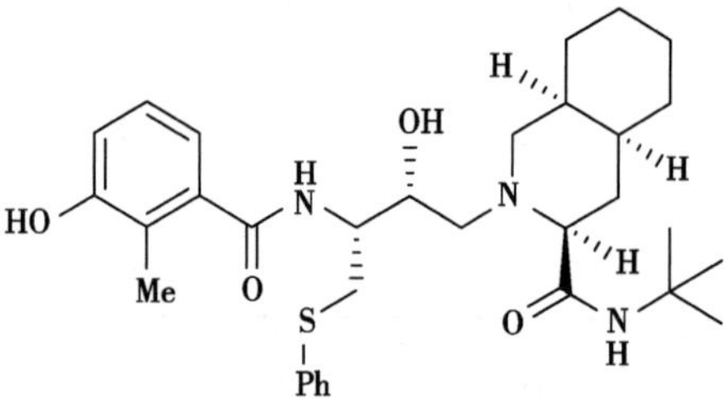

4-33

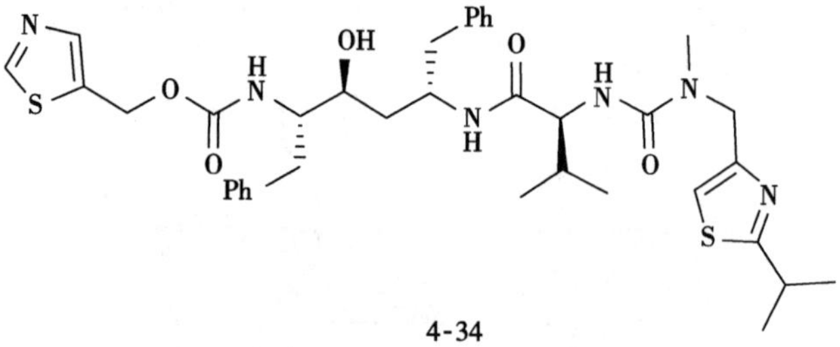

4-34

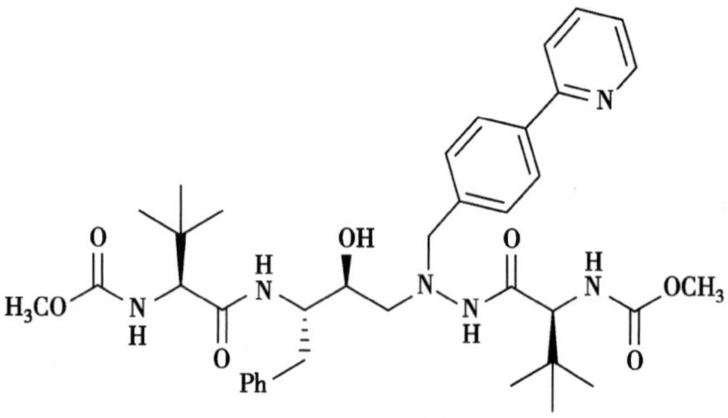

4-35

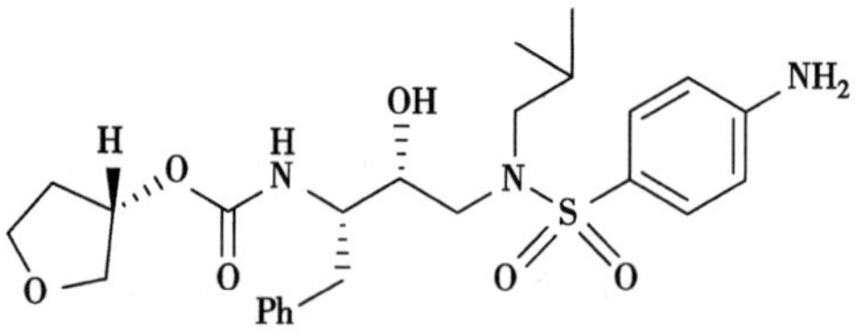

4-36

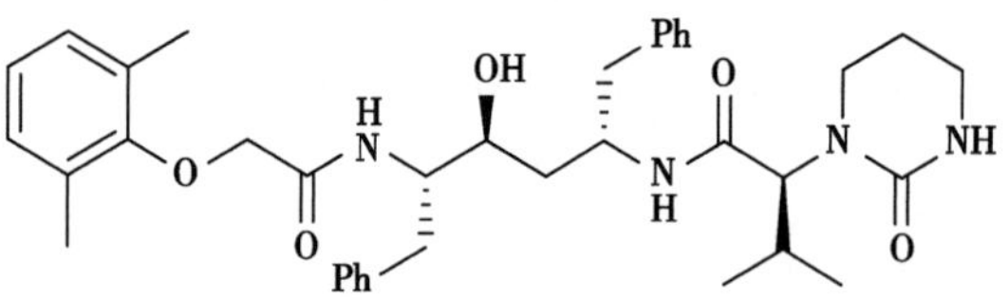

4-37

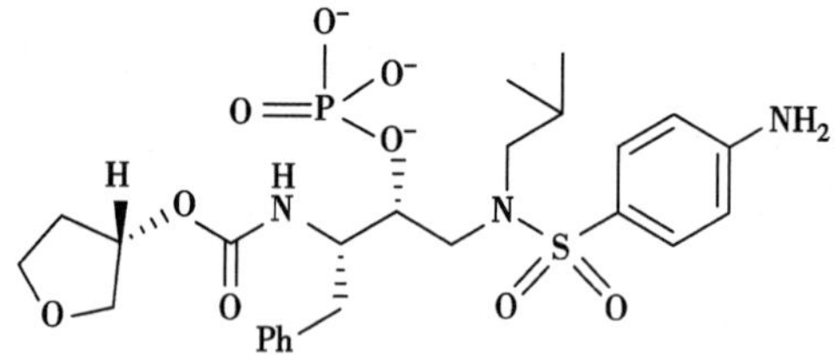

4-38

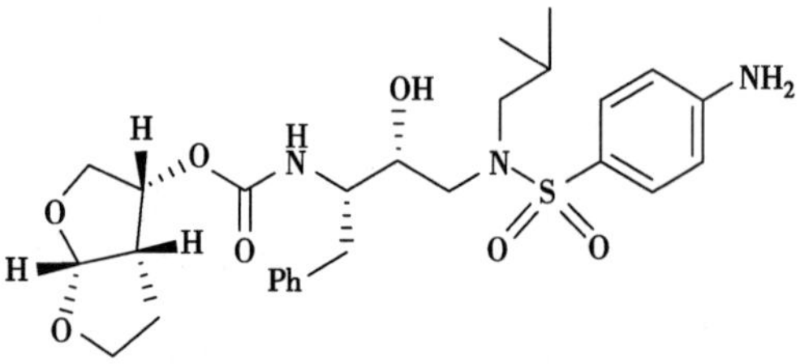

4-39

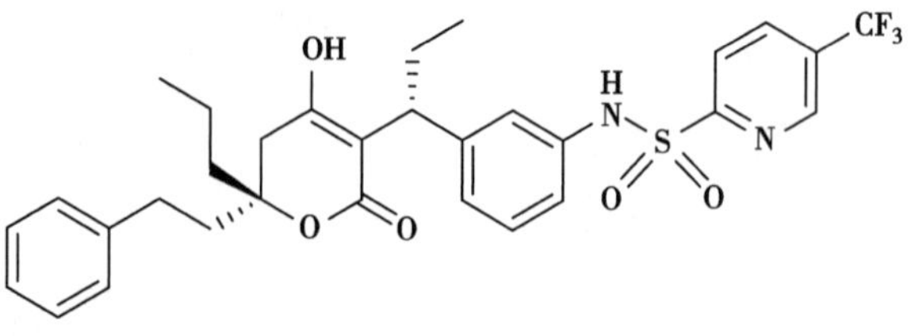

4-40

图 4-41　临床广泛使用的 HIV 蛋白酶抑制剂

沙奎那韦的设计是基于模拟过渡态的策略,采用非水解的羟乙基氨基替代 Phe 和 Pro 之间断裂的酰胺键,由此获得先导化合物(4-41)开展进一步的优化研究(图 4-42)。结合模式显示苄氧羰基、天冬酰胺的酰胺键和苯丙氨酸的苄基分别结合在 S3、S2 和 S1 空腔,脯氨酸的四氢吡咯和叔丁基分别结合在 S1′ 和 S2′ 空腔。在后续的优化中,研究人员主要集中在针对 S3 和 S1′ 这 2 处空腔结合基团的优化,包括大小取代基和电性强弱的变换。首先研究显示 4-41 中羟基的 R 构型的活性(IC_{50} 为 140nmol/L)明显优于 S 构型(IC_{50} 为 210nmol/L),基于此后续的研究基本以 R 构型为主。基于 S3 位置的优化,先将 4-41 中的苄基替换成 2- 萘基后的化合物(4-42)的活性得到显著提高(IC_{50} 为 53nmol/L),进一步替换 2- 萘基为 2- 喹啉基团后,化合物 4-43 对 HIV 蛋白酶的抑制活性提高到 IC_{50} 为 23nmol/L,由此也说明 N 原子可能参与结合,有利于活性的提高。基于 S1′ 的优化是将 4-43 中的四氢吡咯环扩大为哌啶环,得到化合物 4-44,其活性提高到 IC_{50} 为 2nmol/L;随后进一步增加体积,将哌啶替换成十氢异喹啉,得到的化合物即为沙奎那韦,其酶抑制活性(IC_{50} 为 0.4nmol/L)和抗病毒活性(IC_{50} 为 2nmol/L)都进一步显著增强,同时也提示增大体积和疏水性有利于 S1′ 空腔的结合。

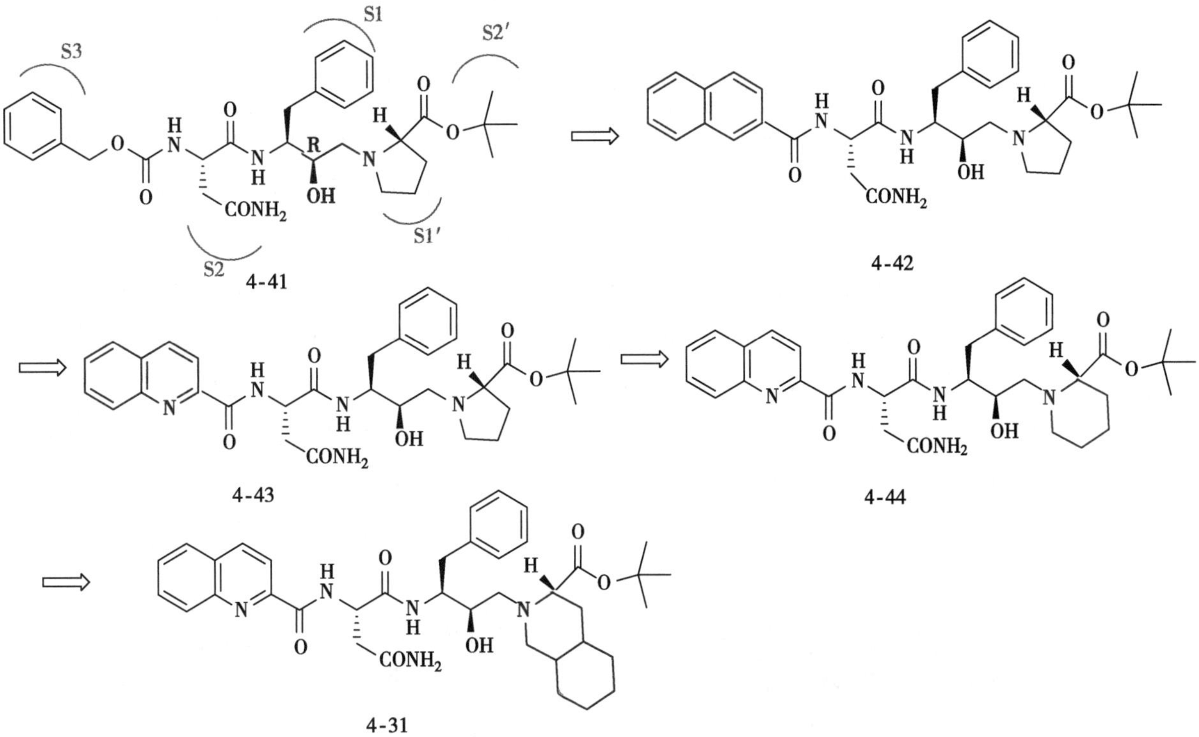

图 4-42　沙奎那韦的优化

沙奎那韦与 HIV1 的晶体结构显示其结合模式与底物肽的基本类似(图 4-43,彩图见 ER-4-19)。羟乙基的羟基结合在天冬氨酸 Asp^{25} 和 $Asp^{25\prime}$ 之间,并形成氢键网络;S2 和 S2′ 空腔附近的 2 个酰胺羰基通过结构水分子的介导,与顶部的 Ile^{50} 和 $Ile^{50\prime}$ 形成氢键网络;与 2- 喹啉基团相连的酰胺基团与 Asp^{29} 和 Gly^{48} 形成 2 对氢键;天冬酰胺的的骨架酰胺基团与 Asp^{30}、Asp^{29} 和 Ala^{28} 形成氢键网络;十氢异喹啉基团、喹啉基、叔丁基和苄基取代基都嵌入蛋白质的疏水口袋,从而提高化合物与酶的结合效率。沙奎那韦的发现为后续其他那韦类药物的研究奠定良好的基础。值得提出的是在第二代那韦类药物中,达芦那韦的活性特别高,且可以有效克服第一代抑制剂的耐药性。

4.2.3.2.3　非肽类 HIV 蛋白酶抑制剂的设计

虽然基于底物的拟肽类 HIV 蛋白酶抑制剂在抗艾滋病药物方面取得了很大的成功,但是大多数拟肽类药物由于存在体内容易水解、口服生物利用度低、易产生耐药性等问题,因此对非肽类 HIV 蛋白酶抑制剂的研究是近年来抗艾滋病研究领域的热点之一。非肽类 HIV 蛋白酶抑制剂的结构相对简单、生物利用度相对较高、耐受性良好,且可以有效克服拟肽类药物的耐药性。据统计,目前在研的非肽类HIV-1 蛋白酶抑制剂有环脲类、香豆素和吡喃酮类、季酮酸类、富勒烯类、笼形分子衍生物等。目前被FDA 批准上市的非肽类 HIV 蛋白酶抑制剂只有替拉那韦(tipranavir,4-40)(图 4-41)。

从药物设计的角度,非肽类 HIV 蛋白酶抑制剂的研究主要有两大类方法。第一类方法是借助HIV 蛋白酶与抑制剂结构中的特殊"结晶水"(介导抑制剂与 Ile^{50} 和 Ile$^{50'}$ 产生氢键网络),通过设计抑制剂替代这个"结晶水",从而获得有利的熵增加效应,进而提高活性和选择性。环脲类化合物主要采用这类设计方法(已在第 3 章中介绍),但遗憾的是迄今还未有环脲类化合物获得批准上市。第二类方法是借助高通量筛选等技术获得先导化合物后采用基于结构的药物设计方法(基于 S1-S3 及S1'-S3' 空腔)进行结构优化。替拉那韦的发现就属于该类方法,下面以替拉那韦为例阐述其设计研究过程。

替拉那韦的研究起始于以苯丙香豆素(4-45)为先导化合物。采用高通量筛选时,获得抗凝血药华法林和苯丙香豆素,其对 HIV 蛋白酶具有潜在的抑制活性,其中苯丙香豆素的活性较优(K_i=1.0μmol/L),对 HIV-1 感染的 PBMC 细胞的 ED$_{50}$ 为 100~300μmol/L。4-45 与 HIV 蛋白酶的结合模式显示(图 4-44),其羟基与 Asp^{25} 和 Asp$^{25'}$ 形成氢键,内酯环的 2 个氧原子与 Ile^{50} 和 Ile$^{50'}$ 形成氢键,且乙基和苯基分别进入 HIV 蛋白酶的 S1 和 S2 空腔。此外,刚性结构的香豆素骨架结合在 S1' 空腔,S2' 空腔的基团未参与结合。基于这样的模式分析,研究人员采用香豆素开环的策略,并在吡喃酮的 6 位引入苯乙基,得到化合物 4-46(图 4-45),其对 HIV 蛋白酶的抑制活性 K_i 为 0.5μmol/L。进一步在苯乙基的 α 位引入乙基,希望占据 S1' 空腔,得到化合物 4-47。4-47 还有 2 个手性中心、4 个异构体,在未拆分的情况下对 HIV 蛋白酶的抑制活性 K_i 为 38nmol/L。由此也进一步验证了起初的设计思想。

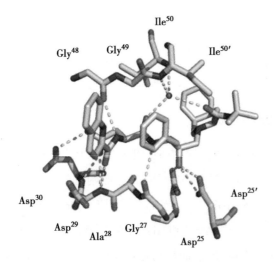

图 4-43　沙奎那韦与 HIV-1 蛋白酶的结合
模式图(PDB:1HXB)

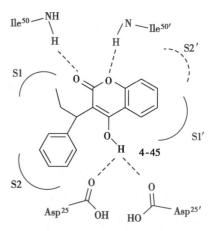

图 4-44　苯丙香豆素与 HIV 蛋白酶
的结合模式图

研究人员对 HIV 蛋白酶与化合物 4-46 的晶体结构进行分析,发现 C-6 的苯乙基并没有进入 S2′ 空腔(只是接近 S2′ 空腔),且 S1′ 和 S2′ 空腔相对靠近。基于这样的分析,研究人员设想将 C-6 原先的 sp^2 杂化碳替换成 sp^3 碳,并在此位置引出 2 个疏水基团,分别进入 S1′ 和 S2′ 空腔,由此设计了一系列 C-6 为二取代和螺环取代的化合物。同时为了避免 C-6 的手性问题,研究人员尝试在 C-6 采用相同取代基的取代合成一系列衍生物。其中代表性化合物 4-48(C-6 为 2 个正丙基取代,C-3 的 α 位为环丙基取代)对酶表现最强的抑制活性(图 4-45),其 K_i 为 15nmol/L。但遗憾的是,4-48 的抗病毒活性 EC_{50} 仅为 5μmol/L,因此进一步的优化目标是提高其细胞活性。

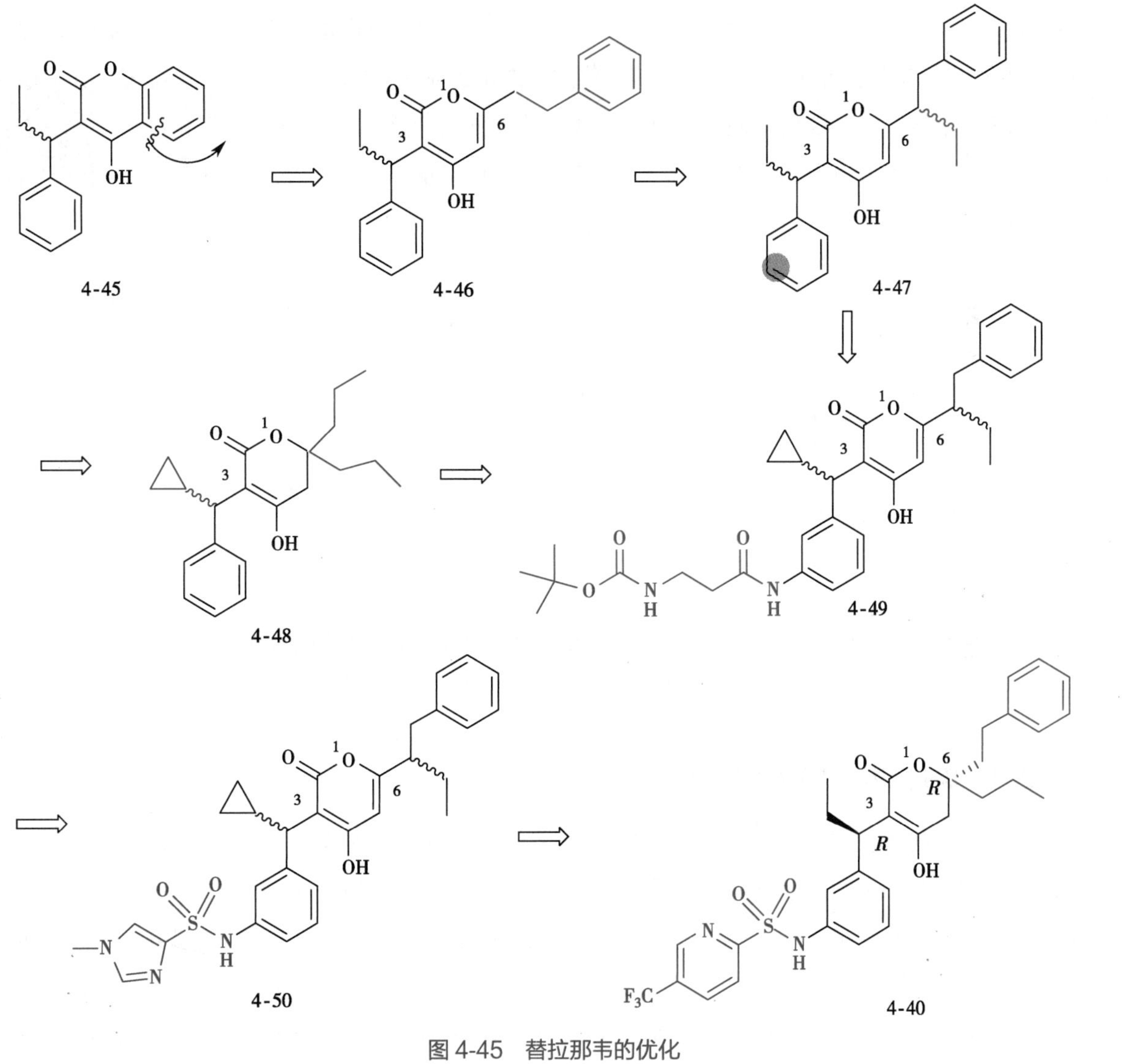

图 4-45　替拉那韦的优化

以上优化思路中仅涉及 HIV 蛋白酶的 S1、S2、S1′ 和 S2′ 空腔的结合,而对于 S3 和 S3′ 空腔并未涉及。因此,研究人员通过参考肽底物和拟肽类抑制剂的结合作用关系,设想在羟基吡喃酮 C-3 的 α 位苯基间位引入取代的胺甲酰基团,适合于 S3 空腔结合,有利于提高活性(图 4-45)。经过系列优化和构效关系研究,获得代表性化合物 4-49。晶体结构显示右侧 4- 羟基吡喃酮骨架上的取代基与前述分子相同,结合在酶的 S1、S2、S1′ 和 S2′ 空腔,新增加的 Boc 保护的胺甲酰基结合在 S3 空腔,并与氨基酸

Asp^{29}、Asp^{30}、Gly^{48} 和 Gly^{49} 形成氢键作用(图 4-46a)。随后进一步采用磺酰胺等排体替代酰胺基团获得代表性化合物 4-50,其对 HIV 蛋白酶抑制的 K_i 为 1.3nmol/L,对病毒细胞抑制的 IC_{50} 为 1.3μmol/L。为了进一步提高化合物的细胞活性,结合之前获得的构效关系,在吡喃酮骨架的 C-6 和 C-3α 位,以及 C-3α 苯基间位与磺酰胺连接的基团进行优化,最后获得的分子 4-40 即替拉那韦(3αR,6R- 异构体)。替拉那韦对 HIV 蛋白酶抑制的 K_i 为 0.008nmol/L,对 V82A 和 V82F/I84V 突变体的 K_i 为 3.0nmol/L 和 0.25nmol/L。替拉那韦对沙奎那韦、茚地那韦和奈非那韦耐药的病毒细胞的敏感度提高 47~125 倍,对利托那韦耐药的细胞的敏感度提高 2~3 倍,对临床 AZT 耐药的 10 株病毒的 IC_{90} 平均值约为 0.16nmol/L。更为重要的是替拉那韦表现出较好的药动学性质和临床上表现优异的抗病毒活性,于 2005 年被美国 FDA 批准上市。

替拉那韦与 HIV 蛋白酶的晶体结构显示(图 4-46b),4- 羟基吡喃酮的羟基与 Asp^{25} 和 $Asp^{25\prime}$ 形成氢键,内酯环的 2 个氧原子与 Ile^{50} 和 $Ile^{50\prime}$ 形成氢键,C-6 的苯乙基和正丙基分别结合在 S1′ 和 S2′ 空腔(该结合方式与 4-49 的不同),C-3α 的乙基和苯环分别结合在 S1 和 S2 空腔,磺酰基嘧啶侧链结合在 S3 空腔,且与 Ala^{28}、Asp^{29}、Asp^{30} 和 Gly^{48} 形成多重氢键。彩图见 ER-4-20。

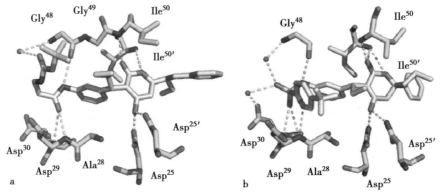

图 4-46　化合物 4-49 和替拉那韦与 HIV 蛋白酶的结合模式图
a. 化合物 4-49(PDB:2UPJ);b. 替拉那韦(PDB:3SPK)

4.2.4　基于变构位点的药物设计

生物体内从代谢调控机制到分子信号转导中存在一种很重要的调节方式,即变构调节(allosteric regulation)。变构调节是指分子通过结合蛋白上的变构位点(非蛋白质底物功能位点)来调控蛋白质的功能活性。开展靶向于靶标变构位点调节剂(激动剂或抑制剂)的研究是创新药物研究的一个重要方向。变构调节剂与其靶向活性位点的正构调节剂相比具有明显的靶标特异性的优势。

最初变构调节现象是在以血红蛋白为原型的多聚体中发现的,即血红蛋白与二氧化碳的结合影响氧与血红蛋白的结合亲和力。直到 1961 年,Monod 和 Jacob 2 位教授首次提出变构的概念,主要用于解释抑制剂不是底物的结构类似物这一抑制机制。近 10 年来,由于结构生物学和化学生物学的发展,在 GPCR、激酶、转录因子、离子通道等靶标中发现常见的变构效应。截至 2018 年 12 月,根据上海交通大学张健教授课题组建立的变构数据库 ASD(allosteric database)的统计,当前约有 1 800 个各种来源的变构蛋白。因此,随着变构靶标的发现,变构调节剂的数量迅速增加。ASD 现在包含 80 000 余个变构调节剂,所靶向的蛋白超过 1 300 种。目前,已有 6 种变构调节剂被 FDA 批准上市(图 4-47),包括趋化因子受体 CCR5 抑制剂马拉韦罗(maraviroc)(4-51)、钙敏感受体 CaR 激动剂西那卡塞(cinacalcet)(4-52)和趋化因子受体 CXCR4 拮抗剂普乐沙福(plerixafor)(4-53)3 种靶向 GPCR 的变构药物,以及有丝分裂原激活蛋白激酶 1(MEK1)的 3 种变构抑制剂卡博替尼(cabozantinib)(4-54)、可美替尼(cobimetinib)(4-55)和贝美替尼(binimetinib)(4-56)。此外,还有不少其他变构调节剂处于临床试验研究阶段。随着结构生物学技术的发展,带动对变构调节基本原理的进一步认识,以及加上变构位点的识别技术的开发,为基于变构位点的药物设计奠定坚实的基础。

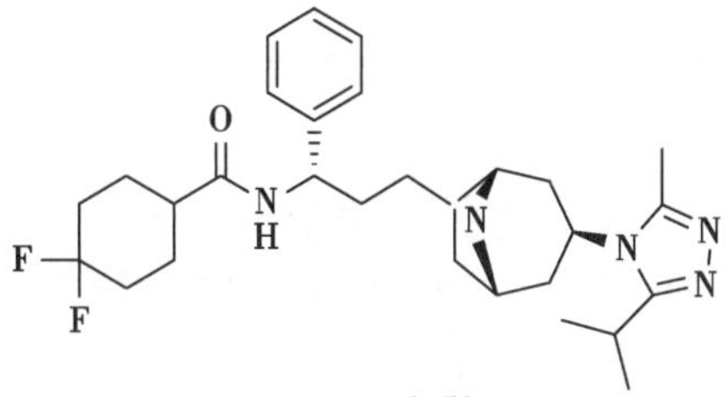

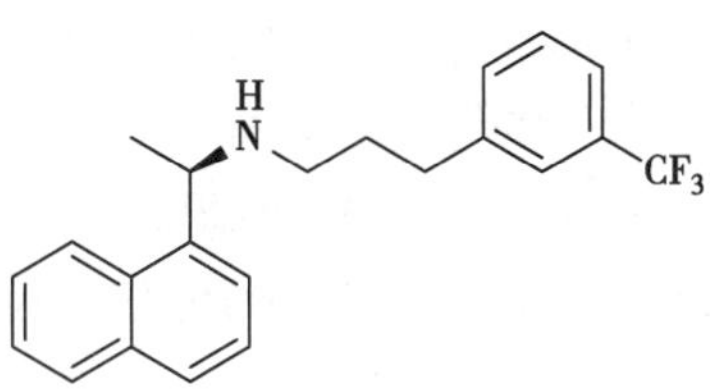

图 4-47　已被 FDA 批准的变构调节剂

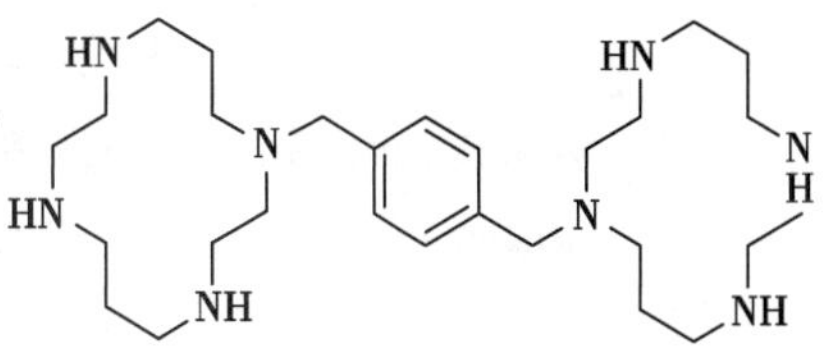

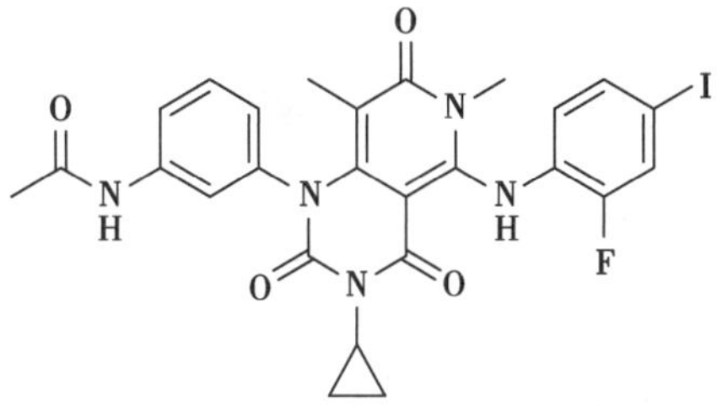

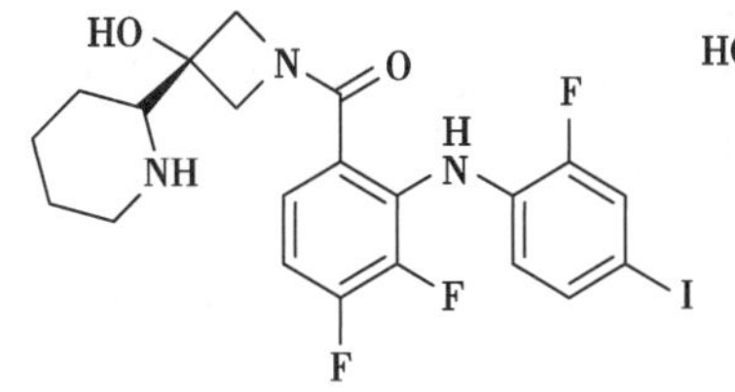

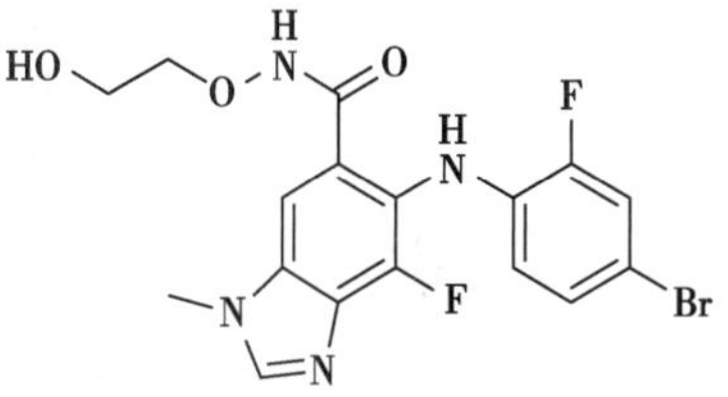

(1)变构位点的识别方法:早期发现的变构调节剂基本都是通过偶然或高通量筛选发现的,经过追溯性研究阐明其机制和作用靶标。随着结构生物学和计算机科学的发展及变构数据库 ASD 的建立,面向靶标变构位点的药物设计方法已逐渐发展。变构调节剂设计和发现的关键步骤是识别和鉴定蛋白质中的真正变构位点。理论上,蛋白质在空间上不同于正构位点的任何结合空腔可以认为是变构位点。但与蛋白质的正构位点不同,变构位点上的进化保守性相对较低,这也增加变构位点的识别难度。

当前,一些设计合理的识别变构位点的实验方法和计算机方法(表 4-3)已被陆续开发成功。若蛋白质上变构位点的大致区域已知,常采用实验方法识别变构位点,主要有二硫化物捕获法、荧光标记法、高通量筛选方法、片段筛选方法和丙氨酸扫描突变法等;反之,如果要确定一个蛋白质上是否存在变构位点或变构位点未知,采用实验方法就相当困难,此时通常采用计算机从头变构位点识别和验证,并结合变构位点实验筛选方法来发现潜在的变构位点,目前可以在线使用的识别变构位点的软件包含AlloSite、Go Model、PARS 和 SPACER 等。

(2)二硫化物捕获法发现 KRAS G12C 抑制剂:RAS 家族是人类癌症中早被发现的致癌基因之一,包含 KRAS、NRAS 和 HRAS 3 种亚型。KRAS 是 RAS 家族中最常见的亚型,RAS 基因突变占 RAS 基因突变总数的 86%。由于 KRAS 与 GTP 的结合亲和力非常强,导致直接靶向 KRAS 的 GTP 结合位点的抑制剂很难有效,因此 KRAS 曾一度被认为是"不可成药"的靶标。KRAS 突变大多数出现在密码子 12、13 和 61 位上,突变的 KRAS 促使与 GTP 结合,使其一直处于激活状态,从而激活下游信号通路。而 KRAS G12C 突变是肺癌中最常见的致癌突变之一。

表 4-3　常用的变构位点识别方法

	识别方法	原理	应用实例
实验方法	二硫化物捕获法	蛋白半胱氨酸与二硫键化合物形成共价二硫键影响蛋白质功能	KRAS G12C 变位点及抑制剂
	高通量筛选方法	快速筛选类药性化合物库,利用动力学和晶体结构确认变构位点和先导化合物	caspase7 变构位点及抑制剂
	片段筛选方法	筛选片段库,利用核磁共振、质谱或晶体结构识别变构位点	FPPS 变构位点及抑制剂
	荧光标记法	利用化学反应将荧光基团标记到特定的氨基酸上,并根据荧光团的变化确定变构位点	激酶 p38α 变构位点及抑制剂
	丙氨酸扫描突变法	针对敏感的残基进行丙氨酸扫描识别结合位点	AGPase 变构位点及抑制剂
	AlloSite	基于特异性变构位点描述符的结构位点扫描和机器学习方法	SIRT6 激动剂、CK2α 激酶变构抑制剂
计算机方法	Go Model	基于 CAVITY 方法预测的位点采用微扰的方法诱导并计算空的蛋白质和底物结合蛋白的构象差异推测位点	PGDH 变构位点及抑制剂
	PARS(NMA)	利用 normal mode analysis(NMA)原理评价原子探针结合后蛋白质的柔性改变程度来预测位点	GAPN 和 PDK1 变构位点
	SPACER	基于 Monte-Carlo(MC)模拟位点并结合 NMA 方法分析氨基酸的作用频率和方向的变化预测位点	MMP-12 变构位点及抑制剂

注:KRAS G12C 为 Kirsten 鼠肉瘤(G12C)突变体;caspase7 为天冬氨酸特异性脱天蛋白酶 7;FPPS 为法尼基焦磷酸合酶;p38α 为丝裂原活化蛋白激酶 14;AGPase 为腺苷二磷酸葡萄糖焦磷酸化酶;SIRT6 为沉默信息调节因子 6;CK2α 为酪蛋白激酶 2α 亚基;PGDH 为磷酸甘油酸脱氢;GAPN 为甘油醛 -3- 磷酸脱氢酶;PDK1 为 3- 磷酸肌醇依赖性蛋白激酶 1;MMP-12 为基质金属蛋白酶 -12。

　　2013 年,Jonathan 等利用二硫化物捕获法通过筛选 480 个含二硫键的化合物库成功发现化合物 6H05 (4-57)可以与 KRAS G12C 结合。初步结构优化获得活性更好的化合物(4-58)(图 4-48,彩图见 ER-4-21)。晶体结构显示化合物 4-58 结合在 KRAS G12C 的变构的 switch Ⅱ空腔(S-IIP),而非核苷酸 GDP 的位点,由此发现 KRAS G12C 的变构位点(PDB:4ULC)。鉴于二硫化物基团存在潜在的反应混杂性,研究人员采用丙烯酰胺和乙烯基磺酰胺作为"弹头"与 Cys 形成共价键,通过优化获得潜在的以该骨架为基础的 KRAS G12C 变构抑制剂 ARS-853(4-59,图 4-49),为基于该变构位点的药物设计提供研究基础。

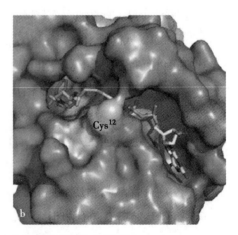

图 4-48　基于二氧化硫捕获法识别 KRAS G12C 的变构位点及其抑制剂

近年来,针对 KRAS G12C 抑制剂的开发已成为该领域的研究热点之一,尤其是基于变构的 S-IIP 抑制剂的研究。目前,已获得不同结构的 KRAS G12C 抑制剂,其中安进公司基于 Carmot 公司开发的二硫化物捕获法和片段药物设计相结合研究的 AMG510(4-60,图 4-49)已进入临床研究,这也使得靶向 KRAS 成为可能。

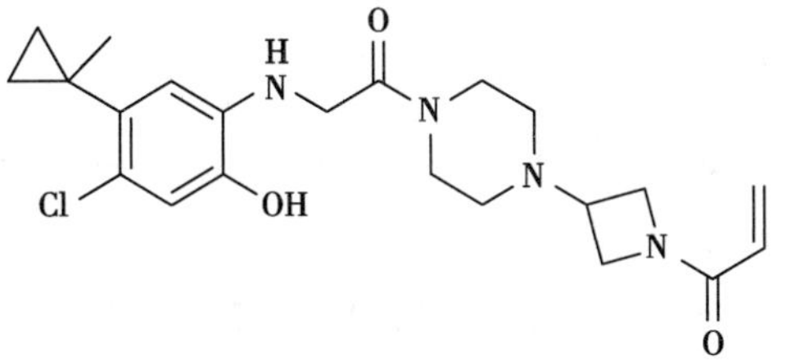

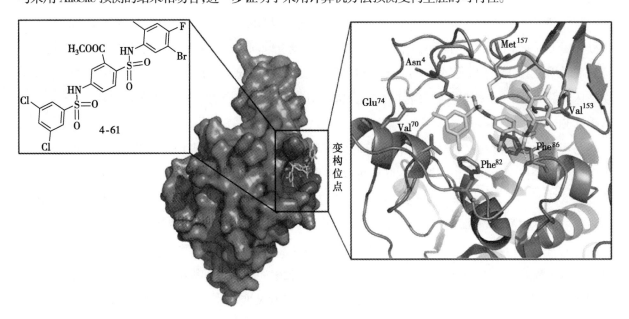

4-59 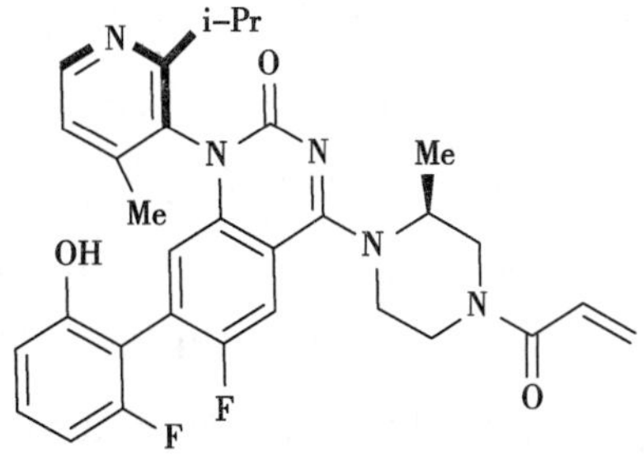　　　　　　　　　　　　4-60

图 4-49　KRAS G12C 抑制剂 ARS-853 和 AMG510

(3) 使用 AlloSite 方法发现 SIRT6 激动剂:表观遗传组蛋白乙酰化修饰是与机体生理功能及病理表征联系最为紧密的大分子修饰方法之一。SIRT6 是组蛋白去乙酰化酶家族中的一个成员,主要对组蛋白 H3K9Ac 和 H3K56Ac 进行去乙酰化。SIRT6 自其功能开始被揭示起就一直是人类衰老、代谢等生理机制及肥胖、糖尿病、炎症、肿瘤等病理过程研究的明星分子。然而,目前尚未有可用于靶标功能研究和验证的 SIRT6 小分子激动剂被报道。上海交通大学医学院张健课题组利用自建的 AlloSite 软件发现 SIRT6 的一个潜在变构位点,继而在此位点上筛选并系统优化获得 SIRT6 激动剂 MDL-800(4-61)(图 4-50,彩图见 ER-4-22)。晶体结构显示 MDL-800 通过结合在底物位点背面的变构位点,增强底物活性及催化效率来激动 SIRT6 对组蛋白 H3K9 和 H3K56 的去乙酰化。MDL-800 对 HDAC 家族中的其他成员无明显的活性,同时也对 SIRT6 的长链酰化和 ADP 核糖转移酶的活性无影响,被认为是一个特异性的 SIRT6 激动剂。结构生物学结合突变实验及生物物理方法证实 MDL-800 作用于 SIRT6 上的一个全新变构位点,与采用 AlloSite 预测的结果相吻合,进一步证明了采用计算机方法预测变构空腔的可行性。

图 4-50　AlloSite 识别 SIRT6 的变构位点及其激动剂的发现

　　(4)靶向肉豆蔻酰基结合空腔的 Abl 抑制剂：激酶变构抑制剂与激酶的变构位点(非 ATP 结合位点)结合,通过诱导激酶构象变化使激酶处于非激活状态。其按照结合位点的位置不同,主要分为Ⅲ型抑制剂(靠近 ATP 结合空腔的变构位点)和Ⅳ型抑制剂(远离 ATP 结合空腔的变构位点)。目前Ⅲ型抑制剂的研究比较广泛,已有 MEK1 的 3 个抑制剂被 FDA 批准上市,以及其他不少分子处于临床研究。Ⅳ型抑制剂由于受结合位点的限制,目前对其研究相对较少,仅有 Abl 抑制剂 ABL001 处于临床研究。

　　为了克服 Abl 激酶 ATP 空腔周围氨基酸突变引起的临床耐药问题,尤其是守门氨基酸 T315I 诱导的突变,哈佛医学院 Gray 课题组筛选化合物库获得 GNF-2(4-62)(图 4-51)。随后通过初步的结构优化得到活性更强的 GNF-5(4-63)。晶体结构显示 GNF-2 结合在 Abl 催化结构域的 C 端肉豆蔻酰基结合空腔(myristoyl pocket),从而干扰 Abl 与肽底物的结合。肉豆蔻酰基结合空腔被认为是 Abl 的一个有效变构空腔,其抑制剂具有较好的靶标选择性(图 4-52a)。然而遗憾的是,GNF 系列化合物对携带 *Bcr-Abl* 突变(含 *T315I*)的细胞系未表现明显的抗增殖活性(IC_{50}>10μmol/L)。GNF-5 与伊马替尼联用可以增强体内药效。

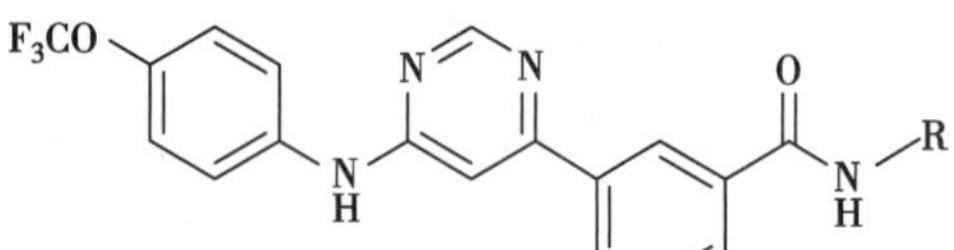

图 4-51　靶向肉豆蔻酰基结合空腔的 Bcr-Abl 变构抑制剂

4-62　R=H
4-63　R= CH_2CH_2OH
4-64

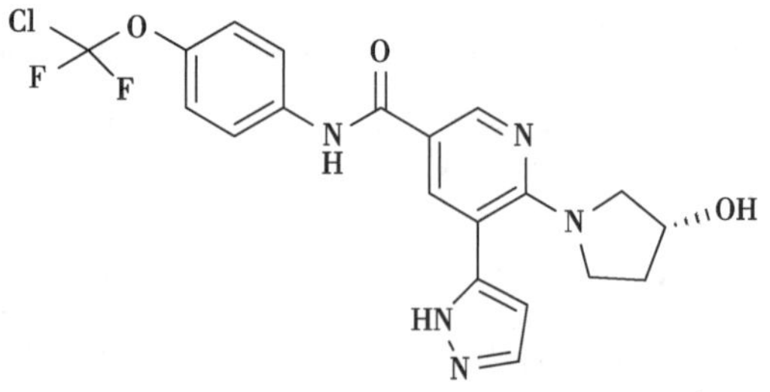

　　利用基于结构片段的 NMR 筛选和结构优化最终发现 ABL001(4-64)。晶体结构表明 ABL001 模拟肉豆蔻酸的底物,结合在肉豆蔻酰基结合空腔,结合模式与 GNF-2 基本类似(图 4-52b)。新增的咪唑基团与 Glu^{481} 形成氢键网络。与 GNF 系列不同,ABL001 在低浓度范围内对 Bcr-Abl 的所有催化 ATP 位点突变(包括 *T315I* 突变)具有抑制活性。体外实验显示,ABL001 与多个 ATP 竞争性抑制剂如伊马替尼、达沙替尼和尼洛替尼联用具有协同效应,有效克服突变细胞系的耐药性。体内模型显示 ABL001 与尼洛替尼联用可以完全消除动物模型中的肿瘤细胞,且没有复发倾向。这也提示将变构抑制剂与 ATP 竞争性抑制剂联用可解决临床耐药问题,为克服激酶耐药性提供一种新思路。目前,ABL001 正在Ⅰ期临床试验中,用于治疗慢性粒细胞白血病和费城染色体阳性(Ph^+)急性淋巴细胞白血病。彩图见 ER-4-23。

　　与蛋白质的正构调节剂相比,变构调节剂具有明显的高特异性和低副作用的优势。更为重要的是,蛋白质中的变构抑制剂和正构抑制剂联用可以对蛋白质功能产生协同抑制,可以用来对抗已发生的耐药或降低药物耐药突变的概率。例如,Bcr-Abl 的变构抑制剂 ABL001 与其各自的 ATP 竞争性抑制剂如伊马替尼、尼洛替尼和泊那替尼联用,可以有效解决以往白血病中的耐药突变问题。从创新药物研究的角度来看,针对变构调节剂的研究则更容易发现 "first in class" 的原创药物。然而,变构调节剂的发现也存在重大挑战。首先,对变构位点的识别和鉴定方法大多还是采用计算机预测阶段,无法快速准确地识别真正的变构位点;其次,对生物体内蛋白质的变构机制及变构位点对正构位点的调节作用的研究尚处于早期研究阶段;此外,由于变构位点的低进化保守性,变构调节剂的效应容易出现物种的差异,在临床前和临床研究中表现出不同的效果。这些因素都制约着变构调节剂先导化合物的发现。随着对变构机制的理解和变构药物设计方法的发展,变构调节剂将成为新靶标药物发现的重要来源。

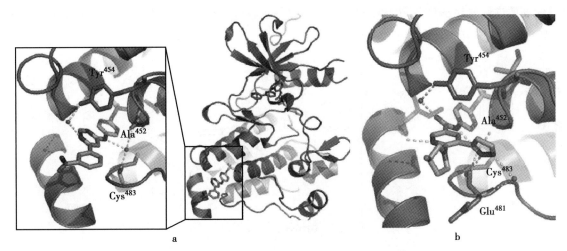

图4-52 变构抑制剂与Bcr-Abl的结合模式图

a. 肉豆蔻酰基空腔变构抑制剂GNF-2;b. ABL001

4.3 基于靶标结构的药物设计案例

4.3.1 抗慢性粒细胞白血病药物伊马替尼和泊那替尼

Bcr-Abl酪氨酸激酶抑制剂伊马替尼(imatinib)是第一个获批的基于结构药物设计得到的靶向抗肿瘤药,开辟了靶向抗肿瘤药研究的新纪元。慢性粒细胞白血病(chronic myelogenous leukemia,CML)是由于染色体变异导致骨髓多能造血干细胞恶性增殖性疾病。研究显示由于费城染色体第9号和第22号染色体之间相互易位,使第22号染色体变短。这种易位引起Bcr和Abl基因的头尾衔接融合,形成Bcr-Abl致癌基因。因被持续激活,Bcr-Abl融合蛋白引起多条导致肿瘤转化的信号通路。因此,抑制Abl激酶的活性,阻止ATP对蛋白质的磷酸化成为治疗CML的有效策略。

4.3.1.1 伊马替尼的研究

(1)先导化合物的研究:20世纪90年代初发现2-苯氨基嘧啶(PAP)类衍生物通过抑制ATP的活性发挥抑制蛋白激酶C(PKC)的效应,并对膀胱癌细胞T24具有增殖抑制活性。化合物4-65对PKC-α的激酶选择性抑制活性最高,IC_{50}为0.79μmol/L。保持嘧啶结构中的4-(3-吡啶基)不变,将嘧啶的2位氨基苯环上引入苯甲酰氨基后,得到的衍生物对酪氨酸激酶(PDGFR、EGFR和c-Src)、丝氨酸/苏氨酸激酶(PKC-α、PKC-δ和PKA)都具有一定的抑制活性(图4-53)。其中化合物4-66对PDGFR、c-Src、PKC-α和PKC-δ的IC_{50}分别为5μmol/L、15.7μmol/L、1.2μmol/L和23μmol/L。值得注意的是,在2-氨基苯基的环上引入"旗甲基"(即6-甲基)后,化合物CGP 53716(4-67)完全消除对c-Src、PKC-δ的激酶抑制活性(IC_{50}>100μmol/L),对PKC-α的抑制活性几乎完全丧失(IC_{50}为72μmol/L),但对PDGFR的激酶抑制活性得到提高,IC_{50}为100nmol/L。这种现象解释为6-甲基的存在迫使分子的优势构象发生改变(图4-54),

导致 6- 甲基取代的化合物与 PKC 等激酶的 ATP 结合空腔残基发生严重的碰撞,使得分子与结合空腔不再兼容,从而提高对 PDGFR 的选择性。同时也推测化合物 4-67 的低能构象为与 PDGFR 结合的优势构象。药理活性研究显示化合物 4-67 对 Abl 激酶也显示较好的抑制活性(IC$_{50}$ 为 400nmol/L),且苯环的 6 位甲基存在与否对提高 Abl 的活性影响不大。

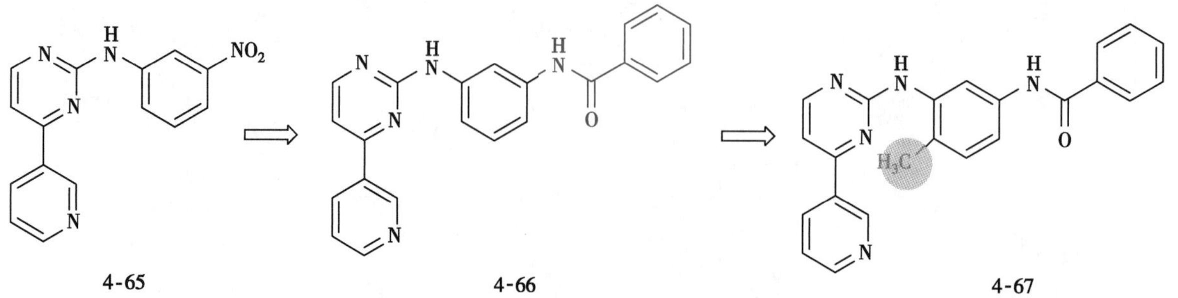

图 4-53　伊马替尼的优化过程

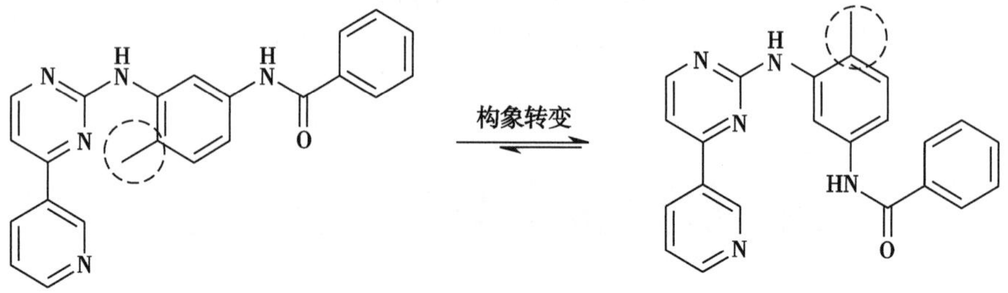

图 4-54　化合物 4-67 的 2 种构象变化

(2)成药性优化获得伊马替尼:CGP 53716(4-67)在体外显示较好的激酶抑制活性,但是在小鼠 CML 细胞中未呈现活性,究其原因是其理化性质不良所致。为了改善 CGP53716 的理化性质及药动学性质,提高 CGP53716 的水溶性和口服生物利用度,同时避免引入其他潜在毒性,采用亚甲基将 N- 甲基哌嗪与苯甲酰氨基进行连接,得到伊马替尼(4-23)(CGP57148)。如表 4-4 所示,伊马替尼对 Abl(包括细胞 Abl 即 c-Abl、病毒 Abl 即 v-Abl、TEL-Abl 和 Bcr-Abl)、PDGFR 和 c-KIT 激酶的抑制活性均较强,对其他相关激酶没有抑制活性。从晶体结构解释,这种选择性是由于其结合到激酶的非激活构象引起的。

表 4-4　伊马替尼(4-23)的化学结构及激酶抑制活性

蛋白激酶	IC$_{50}$	蛋白激酶	IC$_{50}$	蛋白激酶	IC$_{50}$
c-Abl	0.20	v-Abl	0.038	P210[Bcr-Abl]	0.25
P185[Bcr-Abl]	0.25	TEL-Abl	0.35	PDGFR	0.05
c-KIT	0.10	EGFR	>100	c-Src	>100
PKA	>500	PKC-α	>100	PKC-δ	>100

伊马替尼与 Abl 激酶的共晶结构显示,伊马替尼模拟 ATP 结合到 Abl 的非活性构象的 ATP 结合空腔,吡啶 - 嘧啶片段占据 ATP 腺嘌呤结合位置。吡啶上的氮原子与铰链区的氨基酸 Met[318] 形成氢键相互作用,吡啶环、嘧啶环分别与 Phe[317] 和 Phe[382] 形成 π-π 堆积作用,苯甲酰苯胺片段深入激酶的后空

腔疏水区,并在激活环和 C- 螺旋之间楔入,使激酶保持非激活构象(DFG-out)。酰胺基团与 Glu[286] 和 Asp[381] 形成氢键网络;哌嗪基位于蛋白质表面的溶剂区域,与 Ile[360] 和 His[361] 形成氢键作用。此外,在许多其他激酶的 DFG-out 构象中,氨基酸残基 Thr[315] 通常会被大位阻氨基酸(蛋氨酸或苯丙氨酸)替代,而在 Abl 激酶中,伊马替尼的嘧啶 2- 氨基与 Thr[315] 形成非常关键的氢键作用,增强了结合力(图 4-55a)。

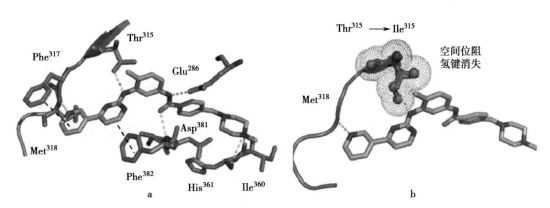

图 4-55　伊马替尼与 Abl 野生型(a)、T315I 突变(b)的结合模式对比图

4.3.1.2　泊那替尼的研究

(1)靶标突变诱导伊马替尼的耐药性:然而随着伊马替尼的长期使用,部分患者出现因靶标 *Bcr-Abl* 点突变而产生的耐药性,Bcr-Abl 激酶域突变是伊马替尼的主要获得性耐药原因。目前已在 CML 耐药患者中发现 100 多种点突变。为了克服这一问题,随之出现第二代 Bcr-Abl 抑制剂,包括尼洛替尼、达沙替尼和巴氟替尼(bafetinib)等。相比第一代 Bcr-Abl 抑制剂,第二代 Bcr-Abl 抑制剂对于野生型及绝大部分突变型的 Bcr-Abl 激酶都有更好的抑制作用,但是对于占 15%~20% 的守门氨基酸 T315I 突变(苏氨酸突变成异亮氨酸)无治疗效果。如前面 4.2.3.1.4 所介绍,T315I 突变侧链由—CH(CH₃)OH 变成—CH(CH₃)CH₂CH₃ 增加空间位阻,阻碍伊马替尼的结合,而且原来 Thr315 与氨基上的氢键丧失(图 4-55b),从而导致伊马替尼的结合能力下降。基于这一空间结构分析,随之研发第三代 Bcr-Abl 抑制剂泊那替尼(ponatinib),于 2012 年 12 月 14 日被美国 FDA 批准用于治疗对酪氨酸激酶抑制剂耐药或不能耐受的慢性期、加速期或急变期 CML 及费城染色体阳性的急性淋巴细胞白血病(Ph⁺ ALL)。彩图见 ER-4-24。

(2)基于结构设计的泊那替尼:ARIAD 公司对泊那替尼的研究并没有借鉴和模拟伊马替尼的研究思路,而是基于早期开发抗骨质疏松药 Src/Abl 双靶标抑制剂 AP23464(4-68)为先导,采用基于靶标的药物设计策略获得。为了获得 DFG-out 构象的 Bcr-Abl Ⅱ型抑制剂,研究人员采用 "Ⅱ型抑制剂的尾巴杂化到Ⅰ型骨架上的杂化设计" 的方法(图 4-29),在 AP23464 结构上引入传统的 3-(三氟甲基)苯甲酰氨基基团,并将亚乙基的柔性连接基用刚性的乙烯基团取代,得到活性更优的反式化合物(4-69)。对接结果显示化合物 4-69 尾部的三氟甲氧基恰好结合在 Abl 激酶的 DFG-out 的疏水空腔。

在上述设计思路的指导下,研究人员通过引入刚性、杆状的炔基进一步减少与异亮氨酸的位阻冲突,合成一系列含炔基的代表性化合物。然而由于嘌呤环的快速代谢的缺点,进而采用系列杂环模拟与铰链区的结合及进一步的成药性优化,获得终点分子泊那替尼(4-24,AP24534;图 4-56)。体外活性和药动学评价表明,泊那替尼不仅可以低浓度抑制 T315I 激酶和细胞活性,在 40nmol/L 浓度下对其他临床相关的 Abl 突变也具有显著的抑制作用。此外,泊那替尼除具有较好的药动学性质外,还可透过血脑屏障。在 *T315I* 突变驱动的 CML 小鼠模型中,泊那替尼可以显著延长生存期,并且小鼠没有明显的毒性反应。

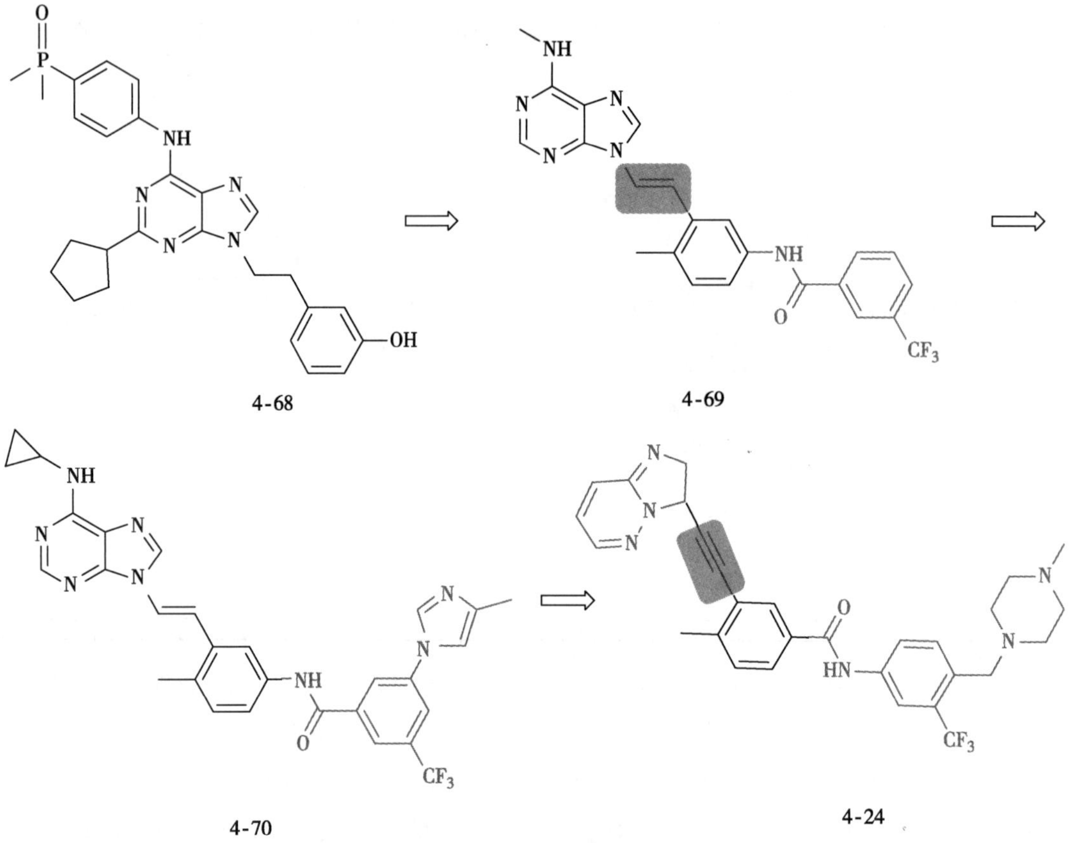

图 4-56　泊那替尼的优化

晶体结构显示泊那替尼和 *Bcr-Abl T315I* 的结合构象与伊马替尼类似,为非活性构象 DFG-out 的 II 型结合模式(图 4-57b)。咪唑并[1,2-*b*]哒嗪骨架占据激酶的腺嘌呤空腔,与氨基酸 Met[318] 形成氢键,酰胺与 Glu[286] 和 Asp[381] 形成 2 个氢键,三氟甲基苯基深深地结合到 DFG-out 疏水空腔中,甲基哌嗪与 Ile[360] 和 His[361] 形成氢键作用。与伊马替尼不同的是,泊那替尼的炔基与 Ile[315] 形成有利的范德华力,完全避免与其发生空间位阻冲突。与图 4-57a 对比,反式乙烯基没有完全避免这种位阻,因此活性也相对较弱。

化合物 4-69 对 Bcr-Abl 的抑制活性 IC_{50} 为 25nmol/L,其生物利用度相对较低(为 20%)。基于结构推测由于嘌呤的 6 位甲氨基发生氧化去甲基作用,故而导致半衰期相对较短。因此,进一步的多轮优化是用环丙基替代甲基,以及借鉴 II 型尼洛替尼尾部结构合成得到化合物 AP24163(4-70)。活性研究显示 AP24163 对携带 *Bcr-Abl T315I* 的 Ba/F3 细胞表现出一定的抑制剂活性(IC_{50} 为 422nmol/L)。值得注意的是,与其结构相类似的尼洛替尼对于 *Bcr-Abl T315I* 完全没有抑制作用。因此,推测尼洛替尼与伊马替尼一样,两者的嘧啶氨基部分与突变后的 Ile 具有明显的空间位阻,从而导致化合物不能有效地与 Abl 激酶结合。这也是第二代抑制剂对 *Bcr-Abl T315I* 无效的原因。AP24163 由于该位置的乙烯基体积较小,与 Ile315 的空间位阻减少,因此具有一定的抑制活性(图 4-57a)。彩图见 ER-4-25。

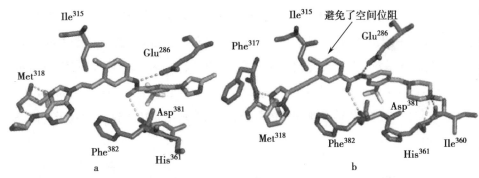

图 4-57　化合物 4-70 与泊那替尼（a）、Abl（b）的结合模式图

4.3.2　抗流感药物扎那米韦和奥司他韦

扎那米韦（zanamivir）和奥司他韦（oseltamivir）均是通过模拟靶标神经氨酸酶与底物过渡态的结合模式设计获得的，成为基于靶标结构的药物设计的经典案例。

继离子通道 M_2 之后，血凝素和神经氨酸酶成为抗流感药物研究的流行靶标。这 2 种酶识别和结合上呼吸道上皮细胞膜糖复合物的末端糖单元 N- 乙酰神经氨酸（唾液酸）（4-71）。血凝素结合 N- 乙酰神经氨酸后，将病毒带到细胞膜上，经病毒包膜与靶细胞的细胞膜将病毒内吞。神经氨酸酶的作用是使连接的 N- 乙酰神经氨酸和糖缀合物之间的糖苷键断裂，协助将子代病毒颗粒释放到上皮细胞中。因此，抑制神经氨酸酶可以阻止糖苷键裂解，导致病毒持续结合在血凝素上，从而阻断其感染。扎那米韦是第一个获批的神经氨酸酶抑制剂，奥司他韦是获批的第一个口服神经氨酸酶抑制剂。

4.3.2.1　扎那米韦的研究

（1）神经氨酸酶催化机制：神经氨酸酶是一种膜糖蛋白，是由 4 个亚基构成的四聚体，经疏水性的 N 端键合于包膜上。神经氨酸酶的晶体结构最早于 1983 年被解析，1992 年澳大利亚科学家报道了分辨率更优的结构（图 4-58，彩图见 ER-4-26）。N- 乙酰神经氨酸结合在神经氨酸酶的催化中心，2 位羧基与 3 个精氨酸（Arg^{118}、Arg^{371} 和 Arg^{292}）形成离子 - 离子静电作用；2 位羟基与 Asp^{151} 形成氢键作用；5 位乙酰氨基中的氮原子和羰基氧分别与 Glu^{277}（水分子介导）和 Arg^{152} 形成氢键作用，而甲基则位于由氨基酸 Ile^{222} 和 Trp^{178} 形成的疏水空腔；6 位多醇链末端羟基与氨基酸残基 Glu^{276} 形成多组氢键。

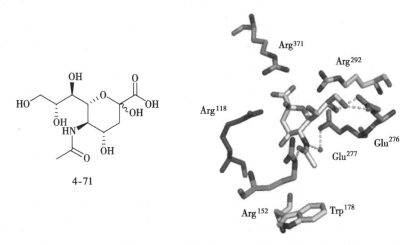

4-71

图 4-58　N- 乙酰神经氨酸及其与神经氨酸酶的结合模式图（PDB：2BAT）

由结合模式图显示 *N*-乙酰神经氨酸吡喃环的结合构象为船式构象(4-72,图 4-59)。Taylor 等通过计算模拟推测神经氨酸酶水解糖的机制,认为底物 *N*-乙酰神经氨酸在游离状态下的吡喃环呈椅式构象,形成一种带正电的羰基氧鎓离子过渡态(4-73,图 4-59)。Burmeister 等通过实验和晶体结构发现神经氨酸酶催化水解 *N*-乙酰神经氨酸确实得到了 2,3-脱水 -*N*-乙酰神经氨酸(4-74)。4-74 与底物过渡态的结构非常相似,其还被证明是神经氨酸酶的弱抑制剂(K_i= 4μmol/L),这也为基于过渡态类似物的设计策略提供研究基础。

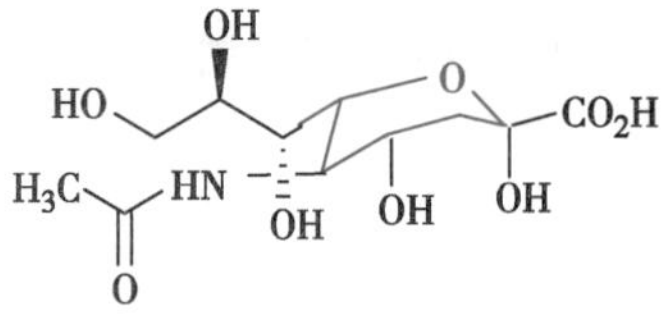

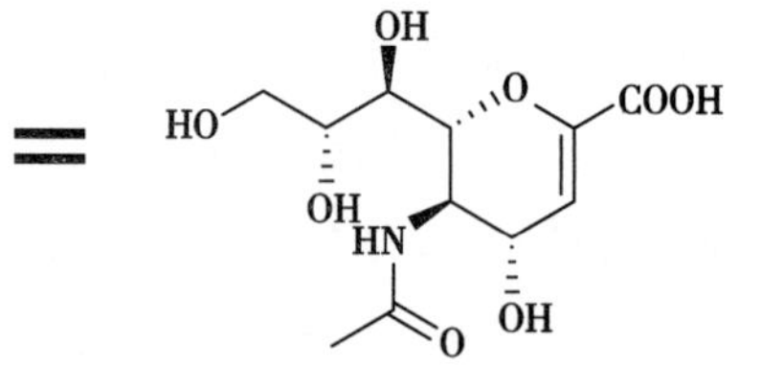

图 4-59　*N*-乙酰神经氨酸的结合构象:氧鎓离子过渡态和过渡态类似物

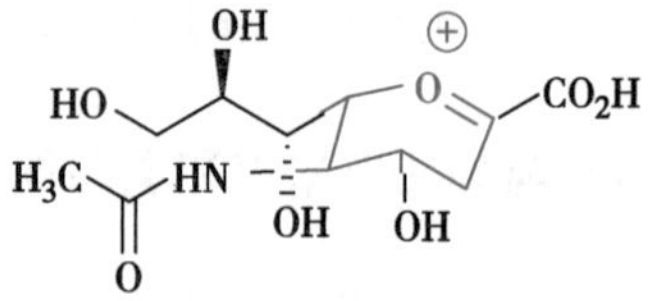

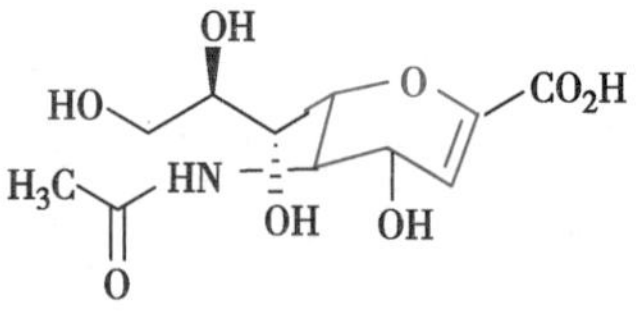

(2)扎那米韦的研发:扎那米韦的研发得益于对神经氨酸酶结构信息的获取和对催化机制的理解。为了获得对神经氨酸酶具更高亲和力的新型小分子抑制剂,研究人员采用计算机程序 GRID 对共晶结构进行能量计算和分析,用极性、碱性、酸性和疏水性探针确定对蛋白质-小分子发生相互作用有利的能量结合位点。以质子化的伯胺作为探针,通过计算酶表面活性位点与氨基探针之间的能量作用发现四氢吡喃环的 4 位羟基结合空腔周围的酸性氨基酸谷氨酸 Glu^{119} 是最为明显的热点(hotspot)。理论上,以氨基替代 *N*-乙酰神经氨酸的 4 位羟基时,分子会与 Glu^{119} 的羧酸形成盐桥,从而增加其与蛋白质之间的相互作用力。四氢吡喃 -4-氨基化合物(4-75)的合成及生物活性评价佐证了该设计思路的可靠性,抑制常数 K_i 为 40nmol/L。此外,四氢吡喃环 4 位下方是检测到的另一个热点,可能与 Glu^{227} 有关。尝试获得化合物 4-75 的差向异构体(4-76),活性结果显示化合物 4-76 对神经氨酸酶的抑制活性降低,K_i 仅为 300nmol/L,猜测可能是由于氨基发生手性翻转后,与 Glu^{227} 的空间距离仍较远而不足以形成作用力,同时丧失与 Glu^{119} 的盐桥作用。为了满足化合物对 Glu^{119} 和 Glu^{227} 的双齿盐桥作用,试图向四氢吡喃环 4 位引入更大的碱性基团如胍基(化合物 4-77),活性评价发现其 K_i 达到 0.03nmol/L,该活性化合物后来发展为药物扎那米韦(GG167)(图 4-60,彩图见 ER-4-27)。机制研究发现,扎那米韦通过抑制神经氨酸酶,阻断 *N*-乙酰神经氨酸残基裂解,干扰黏膜分泌物中子病毒的传播,从而降低病毒的感染性,用于治疗由甲(A)型和乙(B)型流感病毒引起的流感。

扎那米韦与神经氨酸酶的共晶结构显示扎那米韦结合 *N*-乙酰神经氨酸的结合位点(图 4-61,彩图见 ER-4-28)。与 *N*-乙酰神经氨酸的结合方式类似,四氢吡喃环的 2 位羧基伸向精氨酸富集区,并与 Arg^{118} 和 Arg^{371} 等形成多组氢键相互作用;5 位乙酰氨基中的羰基氧与 Arg[152] 形成氢键作用,甲基伸向由氨基酸残基 Ile[222] 和 Trp[178] 形成的疏水空腔;6 位多醇链末端羟基与氨基酸残基 Glu[276] 形成双齿氢键。值得一提的是,4 位大位阻胍基并没有如预测得那样与 Glu[119] 形成相互作用,而是与 Glu[227] 产生盐桥和氢键作用。此外,胍基还与 Asp[151] 和 Trp[178] 形成氢键作用网络,进一步稳定扎那米韦与蛋白质催化中心的结合。

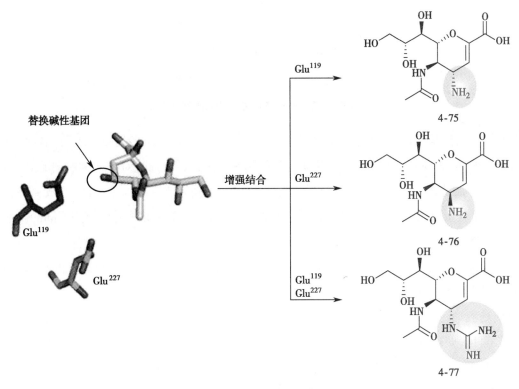

图 4-60　基于 *N*- 乙酰神经氨酸 4 位羟基替换成碱性基团的优化

药动学实验表明,扎那米韦的口服生物利用度太低(约 2%),推测是由于其分子极性较大所导致的。经皮内注射或静脉注射给药后的生物利用度虽然提高,但体内消除较快。研究人员用小鼠研究鼻腔给药,解决了生物利用度差的问题,且清除率、半衰期等药动学参数均有所改善。扎那米韦最终以经口吸入作为给药方式于 1999 年被批准上市。

4.3.2.2　奥司他韦的研究

为研究可口服的神经氨酸酶抑制剂,吉利得和罗氏公司共同研发的奥司他韦被 FDA 批准上市。虽不是首创性药物,但其口服生物利用度和代谢稳定性均远优于扎那米韦。奥司他韦的研究也是基于酶和底物及底物过渡态的结合模式的分析,采用基于结构的药物设计策略。

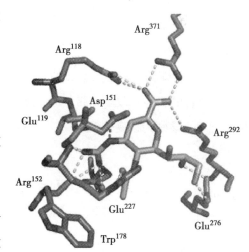

图 4-61　扎那米韦与神经氨酸酶的结合模式图(PDB:1NNC)

(1)环己烯环替换二氢吡喃环:为提高不饱和吡喃糖环的稳定性,研究人员用环己烯环模拟过渡态的构象。根据环内双键和羧酸基团的位置,起初设计了 2 种可能的同分异构体化合物(4-78 和 4-79)

(图 4-62)。化合物 4-78 与过渡态氧鎓离子相同,4-79 与扎那米韦的相同。为了简便化合物的合成,结合之前的构效关系,环己烯环上的取代基保留 1 位羧基、4 位乙酰基和 5 位氨基,原先的 3 位甘油链替换成羟基基团。活性结果显示化合物 4-78 对酶的抑制活性 IC_{50} 为 6.3μmol/L,而化合物 4-79 没有显示出活性,从而确定环己烯的双键位置。

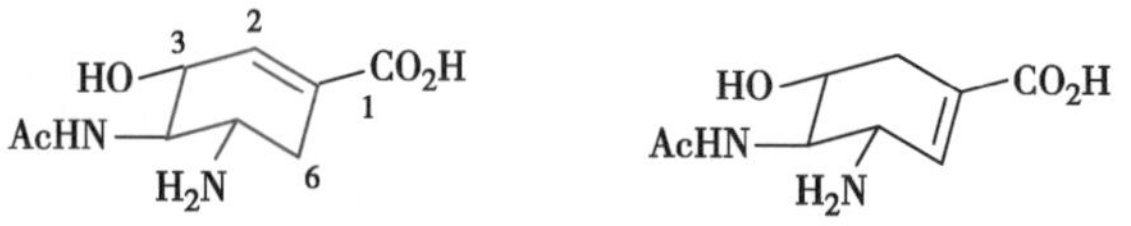

图 4-62　环己烯环模拟的抑制剂结构

(2)C-3 位取代基优化:扎那米韦等神经氨酸酶抑制剂由于存在较多的极性基团,显现出较差的口服生物利用度,因此进一步的优化是调节化合物的脂水分配系数。通过对前期抑制剂的晶体复合物分析发现,3 位甘油链靠近环的羟基没有与蛋白质发生作用,中间和末端羟基与 Glu^{276} 形成氢键,但同时甘油链的碳原子与蛋白质形成疏水作用。基于这样的分析,进一步的优化将甘油链用不同的烷基链取代。考虑到过渡态氧鎓离子是缺电子状态,因此在环己烯的 3 位采用不同的烷氧基连接(4-80)(图 4-63)。经过一系列的构效关系考察,3 位的烷基用 3- 戊基取代时,化合物 4-81 表现出最优的酶抑制活性。化合物 4-81 是奥司他韦的酸活性形式。

(3)前药奥司他韦:由于化合物 4-81 中同时含有羧基和氨基,可以形成内盐,不利于吸收。将 4-81 的羧基乙酯化,即得到前药化合物奥司他韦(4-82)。奥司他韦被制成磷酸盐,口服生物利用度可达80%,在胃肠道吸收,于 1999 年被美国 FDA 批准上市,成为抗流感的第一个口服药物。奥司他韦酸与神经氨酸酶抑制剂的复合物(图 4-64,彩图见 ER-4-29)显示 1 位的羧基与精氨酸族形成静电和氢键作用,5 位的氨基与 Glu^{119} 和 Asp^{151} 形成静电和氢键作用,4 位上的乙酰氨基的氧与 Arg^{152} 形成氢键作用。这些相互作用基本与底物及扎那米韦的结合模式类似,不同的是奥司他韦酸的 3 位侧链的结合模式。戊氧基结合在由 Glu^{276}、Ala^{246}、Arg^{224} 和 Ile^{222} 组成的疏水空腔,该疏水空腔的形成是由于 Glu^{276} 发生位置旋转。该疏水空腔的大小也解释了之前烷基链的构效关系。遗憾的是,由于 Glu^{276} 位置的旋转导致与携带 *R292K* 突变的 Lys^{292} 形成盐桥而阻断奥司他韦的结合,因此奥司他韦对该耐药突变株无效。

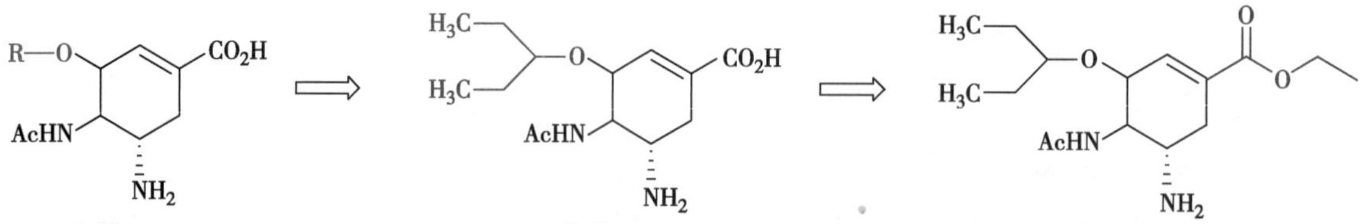

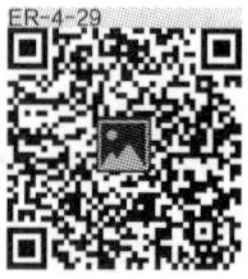

图 4-63　奥司他韦的优化

4.3.3 抗艾滋病药物马拉韦罗

马拉韦罗(maraviroc)是第一个 GPCR 趋化因子受体 CCR5 的变构抑制剂,于 2007 年作为抗艾滋病药物被 FDA 批准。马拉韦罗的设计并不是基于 CCR5 的变构位点特征,而是有针对性地降低先导物对细胞色素 P450 和 hERG 的活性的结构导向设计策略。马拉韦罗的成功证明合理的基于结构的设计策略可以降低药物脱靶作用。2013 年报道的晶体结构揭示马拉韦罗结合在 CCR5 的一个变构空腔(位于跨膜螺旋区的螺旋 Ⅰ ~ Ⅲ 和 Ⅴ ~ Ⅶ 的胞外空腔),从而破坏 CCR5 与糖蛋白 gp120 的结合而干扰病毒的转运。针对 CCR5 研究其拮抗剂已经成为抗艾滋病药物研究的一个重要方向。

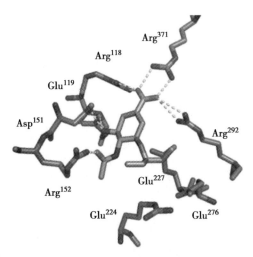

图 4-64 奥司他韦酸与神经氨酸酶的结合模式图(PDB:2QWK)

(1)降低先导物的细胞色素酶抑制活性:采用高通量筛选方法并结合类药性原则成功得到吡啶并咪唑化合物(4-83)作为 CCR5 拮抗剂的先导化合物(图 4-65)。生物活性结果显示 4-83 对 CCR5 具有一定的结合亲和力(MIP-1β IC_{50} 为 0.6μmol/L),但对细胞色素 CYP2D6 的抑制 IC_{50} 为 40nmol/L。计算机模拟显示化合物 4-83 的吡啶氮原子可以与细胞色素 CYP2D6 亚铁血红素相互作用,因此去掉吡啶 N 原子以降低对 CYP 的抑制活性。化合物 4-84 确实可以降低对 CYP2D6 的抑制活性(IC_{50} 为 710nmol/L),同时也提高对 CCR5 的结合亲和力(MIP-1β IC_{50} 为 40nmol/L),但未显示抗病毒活性。为了进一步降低 4-84 的脂溶性,采用取代的酰胺基团代替二苯亚甲基其中的 1 个苯环,得到的化合物 4-85 对 CCR5 具有结合亲和力(MIP-1β IC_{50} 为 45nmol/L),同时显示出一定的抗病毒活性。

进一步采用脂肪族酰胺基团优化得到的代表性 S- 环丁基衍生物(4-86)表现出明显的抗病毒活性,同时对 CYP2D6 的抑制活性降低为 5μmol/L。进一步模拟化合物 4-86 与 CYP2D6 的结合发现其哌啶氮原子可与 CYP 的 Asp^{301} 相互作用(基于距离苯环 5~7Å 的碱性胺可能对 CYP 产生抑制)。随后通过增加哌啶氮周围空间位阻的策略,采用大体积的含氮环替代哌啶来减低对亚铁血红素的结合,获得最优的莨菪烷环取代的化合物(4-87)。化合物 4-87 显示低浓度的抗病毒活性(IC_{50} 为 3nmol/L),且对 CYP2D6 的抑制活性消失。这也体现以化合物 4-87 与 CYP2D6 的潜在结合模式为指导的减少药物脱靶作用的成功性。

(2)降低 hERG 抑制活性:通过分析化合物 4-87 的结构发现,其含有可引起 hERG 抑制活性的结构特征,即 1 个可形成正离子的碱性中心和 1~3 个疏水性中心或芳香环结构(图 4-66)。化合物 4-87 对 hERG 的抑制 $IC_{50}<10$nmol/L。为了破坏这个特征,在酰胺支链引入极性基团得到化合物 4-88。4-88 明显降低对 hERG 的抑制活性($IC_{50}>10$μmol/L),且保持抗病毒活性,但由于其极差的细胞渗透性导致体内不吸收。进一步的优化是提高其药动学性质,经过多轮优化最终得到化合物 4-89,即马拉韦罗。马拉韦罗对 CCR5 表现出优异的亲和力(IC_{50} 为 0.2nmol/L)及优异的抗病毒活性(IC_{50} 为 2nmol/L),且无细胞色素 P450 抑制活性($IC_{50}>50$μmol/L)和 hERG 抑制活性($IC_{50}>10$μmol/L),具有良好的口服生物利用度。

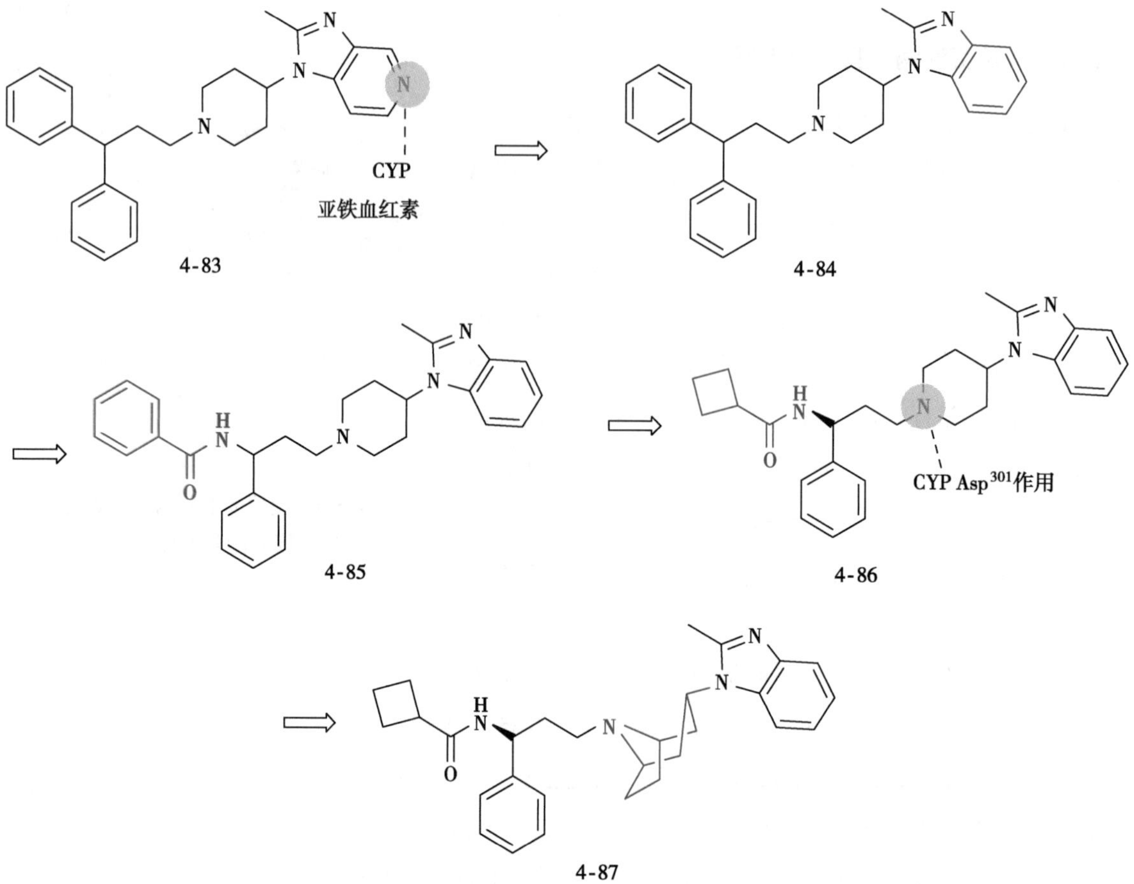

4-83　亚铁血红素　CYP

4-84

4-85

4-86　CYP Asp^{301}作用

4-87

图 4-65　马拉韦罗先导物降低 CYP 活性的优化

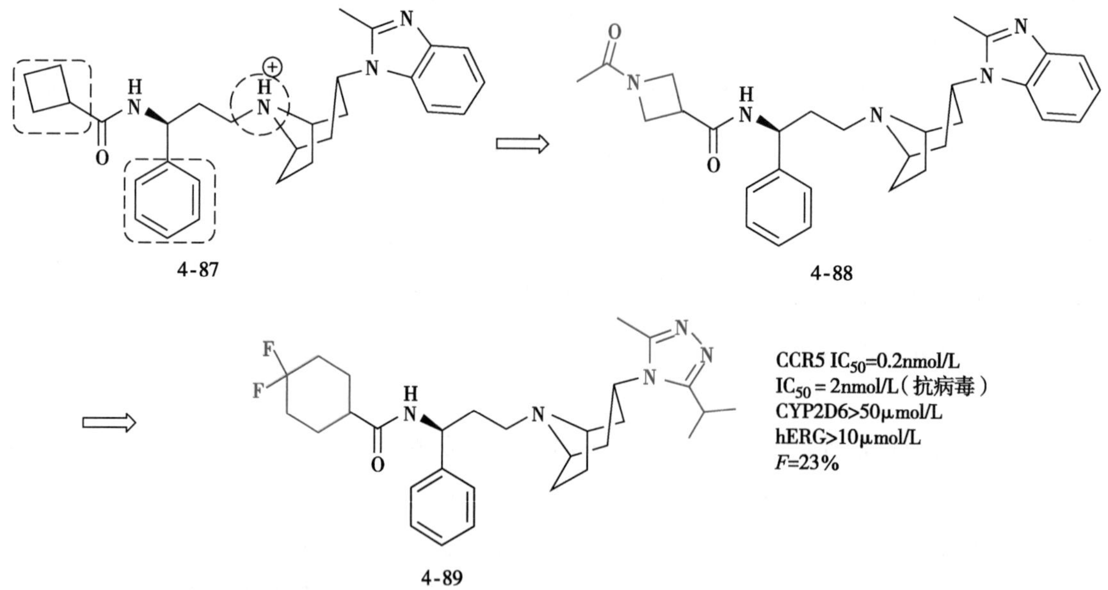

4-87

4-88

4-89

CCR5 IC$_{50}$=0.2nmol/L
IC$_{50}$ = 2nmol/L（抗病毒）
CYP2D6>50μmol/L
hERG>10μmol/L
F=23%

图 4-66　降低 hERG 抑制活性优化得到马拉韦罗

马拉韦罗与 CCR5 的晶体复合物显示其结合在 CCR5 的一个变构空腔（图 4-67，彩图见 ER-4-30）。莨菪烷环的氮原子与 Glu^{283} 形成静电相互作用，酰胺氮与 Tyr^{251} 形成氢键作用。从结构显示酰胺和莨菪烷氮之间的碳链长度完美地匹配从 Glu^{283} 和 Tyr^{251} 之间的距离。三氮唑的一个氮与 Tyr[37] 形成氢键作用,环己烷的一个氟与 Thr[195] 和 Thr[259] 形成一对氢键作用。苯环恰好结合到由 Tyr[108]、Phe[109]、Phe[112]、Trp[248] 和 Tyr[251] 形成的疏水空腔,三氮唑与 Trp[86] 的吲哚环形成 π-π 作用。马拉韦罗与 CCR5 的这种结合模式为 CCR5 抑制剂的设计提供基础,加速其他抑制剂的研究。

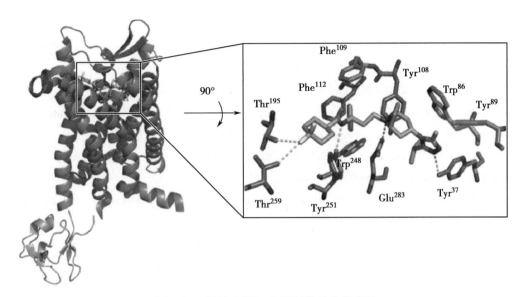

图 4-67　马拉韦罗与 CCR5 的结合模式图

（陆小云　丁 克）

参 考 文 献

［1］ SANTOS R, URSU O, GAULTON A, et al. A comprehensive map of molecular drug targets. Nature reviews drug discovery, 2017, 16 (1): 19-34.

［2］ GERHARD K. 药物设计:方法、概念和作用模式. 上海药明康德新药开发有限公司 , 译 . 北京 : 科学出版社 , 2018.

［3］ ARONOV A M. Predictive in silico modeling for hERG channel blockers. Drug discovery today, 2005, 10 (2): 149-155.

［4］ 郭宗儒 . 药物化学总论 . 4 版 . 北京 : 科学出版社 , 2019.

［5］ MANN A. 15-Conformational restriction and/or steric hindrance in medicinal chemistry//WERMUTH C G. The practice of medicinal chemistry. 2nd ed. London: Academic Press, 2003: 233-250.

［6］ HALLIN J, ENGSTROM L D, HARGIS L, et al. The KRAS (G12C) inhibitor MRTX849 provides insight toward therapeutic susceptibility of KRAS-mutant cancers in mouse models and patients. Cancer discovery, 2020, 10 (1): 54-71.

［7］ ENGELHARDT H, BOSE D, PETRONCZKI M, et al. Start selective and rigidify: the discovery path toward a next generation of EGFR tyrosine kinase inhibitors. Journal of medicinal chemistry, 2019, 62 (22): 10272-10293.

［8］ BISSANTZ C, KUHN B, STAHL M. A medicinal chemist's guide to molecular interactions. Journal of medicinal chemistry, 2010, 53 (14): 5061-5084.

［9］ LYNE P D. Structure-based virtual screening: an overview. Drug discovery today, 2002, 7 (20): 1047-1055.

［10］ CERQUEIRA N, GESTO D, OLIVEIRA E F, et al. Receptor-based virtual screening protocol for drug discovery. Archives of biochemistry and biophysics, 2015, 582: 56-67.

［11］ KOLB P, ROSENBAUM D M, IRWIN J J, et al. Structure-based discovery of beta2-adrenergic receptor ligands. Proceedings of the national academy of sciences of the United States of America, 2009, 106 (16): 6843-6848.

［12］ MOL C D, FABBRO D, HOSFIELD D J. Structural insights into the conformational selectivity of STI-571 and related kinase inhibitors. Current opinion in drug discovery & development, 2004, 7 (5): 639-648.

[13] LIU X Y, LI Z, LIU S, et al. Potential therapeutic effects of dipyridamole in the severely ill patients with COVID-19. Acta pharmaceutica sinica B, 2020, 10 (7): 1205-1215.

[14] LIU X, XU Z J, HOU C W, et al. Inhibition of hepatitis B virus replication by targeting ribonucleotide reductase M2 protein. Biochemical pharmacology, 2016, 103: 118-128.

[15] LIPINSKI C, HOPKINS A. Navigating chemical space for biology and medicine. Nature, 2004, 432 (7019): 855-861.

[16] 方浩 . 药物设计学 . 3 版 . 北京 : 人民卫生出版社 , 2016.

[17] JI H T, STANTON B Z, IGARASHI J, et al. Minimal pharmacophoric elements and fragment hopping, an approach directed at molecular diversity and isozyme selectivity. Design of selective neuronal nitric oxide synthase inhibitors. Journal of the American chemical society, 2008, 130 (12): 3900-3914.

[18] SHANG E C, YUAN Y X, CHEN X Y, et al. De novo design of multitarget ligands with an iterative fragment-growing strategy. Journal of chemical information and modeling, 2014, 54 (4): 1235-1241.

[19] YUN C H, BOGGON T J, LI Y, et al. Structures of lung cancer-derived EGFR mutants and inhibitor complexes: mechanism of activation and insights into differential inhibitor sensitivity. Cancer cell, 2007, 11 (3): 217-227.

[20] WITYAK J, DAS J, MOQUIN R V, et al. Discovery and initial SAR of 2-amino-5-carboxamidothiazoles as inhibitors of the Src-family kinase p56[Lck]. Bioorganic & medicinal chemistry letters, 2003, 13 (22): 4007-4010.

[21] CHEN P, NORRIS D, DAS J, et al. Discovery of novel 2-(aminoheteroaryl)-thiazole-5-carboxamides as potent and orally active Src-family kinase p56lck inhibitors. Bioorganic & medicinal chemistry letters, 2004, 14 (24): 6061-6066.

[22] Lombardo L J, LEE F Y, CHEN P, et al. Discovery of N-(2-chloro-6-methylphenyl)-2-(6-(4-(2-hydroxyethyl)-piperazin-1-yl)-2-methylpyrimidin-4-ylamino) thiazole-5-carboxamide (BMS-354825), a dual Src/Abl kinase inhibitor with potent antitumor activity in preclinical assays. Journal of medicinal chemistry, 2004, 47 (27): 6658-6661.

[23] CUI J J, TRAN-DUBÉ M, SHEN H, et al. Structure based drug design of crizotinib (PF-02341066), a potent and selective dual inhibitor of mesenchymal-epithelial transition factor (c-MET) kinase and anaplastic lymphoma kinase (ALK). Journal of medicinal chemistry, 2011, 54 (18): 6342-6363.

[24] 郭宗儒 . 基于酶结构设计的个体化治疗药物克里唑替尼 . 药学学报 , 2016, 51 (4): 672-676.

[25] LU X Y, CAI Q, DING K. Recent developments in the third generation inhibitors of Bcr-Abl for overriding T315I mutation. Current medicinal chemistry, 2011, 18 (14): 2146-2157.

[26] BARF T, KAPTEIN A. Irreversible protein kinase inhibitors: balancing the benefits and risks. Journal of medicinal chemistry, 2012, 55 (14): 6243-6262.

[27] GEHRINGER M, LAUFER S A. Emerging and re-emerging warheads for targeted covalent inhibitors: applications in medicinal chemistry and chemical biology. Journal of medicinal chemistry, 2019, 62 (12): 5673-5724.

[28] ZHOU W J, ERCAN D, CHEN L, et al. Novel mutant-selective EGFR kinase inhibitors against EGFR T790M. Nature, 2009, 462 (7276): 1070-1074.

[29] FINLAY M R V, ANDERTON M, ASHTON S, et al. Discovery of a potent and selective EGFR inhibitor (AZD9291) of both sensitizing and T790M resistance mutations that spares the wild type form of the receptor. Journal of medicinal chemistry, 2014, 57 (20): 8249-8267.

[30] LU X Y, YU L, ZHANG Z, et al. Targeting EGFRL858R/T790M and EGFRL858R/T790M/C797S resistance mutations in NSCLC: Current developments in medicinal chemistry. Medicinal research reviews, 2018, 38 (5): 1550-1581.

[31] CHEN L F, FU W T, ZHENG L L, et al. Recent progress of small-molecule epidermal growth factor receptor (EGFR) inhibitors against C797S resistance in non-small-cell lung cancer. Journal of medicinal chemistry, 2018, 61 (10): 4290-4300.

［32］ HAGEL M, MIDUTURU C, SHEETS M, et al. First selective small molecule inhibitor of FGFR4 for the treatment of hepatocellular carcinomas with an activated FGFR4 signaling pathway. Cancer discovery, 2015, 5 (4): 424-437.

［33］ JOHNSON T W, RICHARDSON P F, BAILEY S, et al. Discovery of (10R)-7-amino-12-fluoro-2, 10, 16-trimethyl-15-oxo-10, 15, 16, 17-tetrahydro-2H-8, 4-(metheno) pyrazolo [4, 3-h][2, 5, 11]-benzoxadiazacyclotetradecine-3-carbo-nitrile (PF-06463922), a macrocyclic inhibitor of anaplastic lymphoma kinase (ALK) and c-ros oncogene 1 (ROS1) with preclinical brain exposure and broad-spectrum potency against ALK-resistant mutations. Journal of medicinal chemistry, 2014, 57 (11): 4720-4744.

［34］ DRILON A, NAGASUBRAMANIAN R, BLAKE J F, et al. A next-generation TRK kinase inhibitor overcomes acquired resistance to prior TRK kinase inhibition in patients with TRK fusion-positive solid tumors. Cancer discovery, 2017, 7 (9): 963-972.

［35］ DRILON A, OU S I, CHO B C, et al. Repotrectinib (TPX-0005) is a next-generation ROS1/TRK/ALK inhibitor that potently inhibits ROS1/TRK/ALK solvent-front mutations. Cancer discovery, 2018, 8 (10): 1227-1236.

［36］ MARSILJE T H, PEI W, CHEN B, et al. Synthesis, structure-activity relationships, and in vivo efficacy of the novel potent and selective anaplastic lymphoma kinase (ALK) inhibitor 5-chloro-N2-(2-isopropoxy-5-methyl-4-(piperidin-4-yl) phenyl)-N4-(2-(isopropylsulfonyl) phenyl) pyrimidine-2, 4-diamine (LDK378) currently in phase 1 and phase 2 clinical trials. Journal of medicinal chemistry, 2013, 56 (14): 5675-5690.

［37］ MILLER M, SCHNEIDER J, SATHYANARAYANA B K, et al. Structure of complex of synthetic HIV-1 protease with a substrate-based inhibitor at 2. 3 A resolution. Science, 1989, 246 (4934): 1149-1152.

［38］ ROBERTS N A, MARTIN J A, KINCHINGTON D, et al. Rational design of peptide-based HIV proteinase inhibitors. Science, 1990, 248 (4953): 358-361.

［39］ RICH D H, SUN C Q, VARA PRASAD J V N, et al. Effect of hydroxyl group configuration in hydroxyethylamine dipeptide isosteres on HIV protease inhibition. Evidence for multiple binding modes. Journal of medicinal chemistry, 1991, 34 (3): 1222-1225.

［40］ KROHN A, REDSHAW S, RITCHIE J C, et al. Novel binding mode of highly potent HIV-proteinase inhibitors incorporating the (R)-hydroxyethylamine isostere. Journal of medicinal chemistry, 1991, 34 (11): 3340-3342.

［41］ THAISRIVONGS S, TOMICH P K, WATENPAUGH K D, et al. Structure-based design of HIV protease inhibitors: 4-hydroxycoumarins and 4-hydroxy-2-pyrones as non-peptidic inhibitors. Journal of medicinal chemistry, 1994, 37 (20): 3200-3204.

［42］ THAISRIVONGS S, ROMERO D L, TOMMASI R A, et al. Structure-based design of HIV protease inhibitors: 5, 6-dihydro-4-hydroxy-2-pyrones as effective, nonpeptidic inhibitors. Journal of medicinal chemistry, 1996, 39 (23): 4630-4642.

［43］ TURNER S R, STROHBACH J W, TOMMASI R A, et al. Tipranavir (PNU-140690): a potent, orally bioavailable nonpeptidic HIV protease inhibitor of the 5, 6-dihydro-4-hydroxy-2-pyrone sulfonamide class. Journal of medicinal chemistry, 1998, 41 (18): 3467-3476.

［44］ LU S Y, ZHANG J. Small molecule allosteric modulators of G-protein-coupled receptors: drug-target interactions. Journal of medicinal chemistry, 2019, 62 (1): 24-45.

［45］ LU S Y, HE X H, NI D, et al. Allosteric modulator discovery: from serendipity to structure-based design. Journal of medicinal chemistry, 2019, 62 (14): 6405-6421.

［46］ LU S Y, LI S, ZHANG J. Harnessing allostery: a novel approach to drug discovery. Medicinal research reviews, 2014, 34 (6): 1242-1285.

［47］ PATRICELLI M P, JANES M R, LI L S, et al. Selective inhibition of oncogenic KRAS output with small molecules targeting the inactive state. Cancer discovery, 2016, 6 (3): 316-329.

[48] SHIN Y, JEONG J W, WURZ R P, et al. Discovery of N-(1-acryloylazetidin-3-yl)-2-(1H-indol-1-yl) acetamides as covalent inhibitors of KRASG12C. ACS medicinal chemistry letters, 2019, 10 (9): 1302-1308.

[49] LANMAN B A, ALLEN J R, ALLEN J G, et al. Discovery of a covalent inhibitor of KRASG12C (AMG 510) for the treatment of solid tumors. Journal of medicinal chemistry, 2020, 63 (1): 52-65.

[50] HUANG Z M, ZHAO J X, DENG W, et al. Identification of a cellularly active SIRT6 allosteric activator. Nature chemical biology, 2018, 14 (12): 1118-1126.

[51] ZHANG J M, ADRIAN F J, JAHNKE W, et al. Targeting Bcr-Abl by combining allosteric with ATP-binding-site inhibitors. Nature, 2010, 463 (7280): 501-506.

[52] SCHOEPFER J, JAHNKE W, BERELLINI G, et al. Discovery of asciminib (ABL001), an allosteric inhibitor of the tyrosine kinase activity of BCR-ABL1. Journal of medicinal chemistry, 2018, 61 (18): 8120-8135.

[53] ZIMMERMANN J, CARAVATTI G, METT H, et al. Phenylamino-pyrimidine (PAP) derivatives: a new class of potent and selective inhibitors of protein kinase C (PKC). Archiv der pharmazie, 1996, 329 (7): 371-376.

[54] CAPDEVILLE R, BUCHDUNGER E, ZIMMERMANN J, et al. Glivec (STI571, imatinib), a rationally developed, targeted anticancer drug. Nature reviews drug discovery, 2002, 1 (7): 493-502.

[55] HUANG W S, ZHU X T, WANG Y H, et al. 9-(Arenethenyl) purines as dual Src/Abl kinase inhibitors targeting the inactive conformation: design, synthesis, and biological evaluation. Journal of medicinal chemistry, 2009, 52 (15): 4743-4756.

[56] HUANG W S, METCALF C A, SUNDARAMOORTHI R, et al. Discovery of 3-[2-(imidazo [1, 2-b] pyridazin-3-yl) ethynyl]-4-methyl-N-{4-[(4-methylpiperazin-1-yl) methyl]-3-(trifluoromethyl) phenyl}benzamide (AP24534), a potent, orally active pan-inhibitor of breakpoint cluster region-abelson (BCR-ABL) kinase including the T315I gatekeeper mutant. Journal of medicinal chemistry, 2010, 53 (12): 4701-4719.

[57] VARGHESE J N, MCKIMM-BRESCHKIN J L, CALDWELL J B, et al. The structure of the complex between influenza virus neuraminidase and sialic acid, the viral receptor. Proteins, 1992, 14 (3): 327-332.

[58] BURMEISTER W P, HENRISSAT B, BOSSO C, et al. Influenza B virus neuraminidase can synthesize its own inhibitor. Structure, 1993, 1 (1): 19-26.

[59] VON ITZSTEIN M, WU W Y, KOK G B, et al. Rational design of potent sialidase-based inhibitors of influenza virus replication. Nature, 1993, 363 (6428): 418-423.

[60] KIM C U, LEW W, WILLIAMS M A, et al. Influenza neuraminidase inhibitors possessing a novel hydrophobic interaction in the enzyme active site: design, synthesis, and structural analysis of carbocyclic sialic acid analogues with potent anti-influenza activity. Journal of the American chemical society, 1997, 119 (4): 681-690.

[61] TAN Q, ZHU Y, LI J, et al. Structure of the CCR5 chemokine receptor-HIV entry inhibitor maraviroc complex. Science, 2013, 341 (6152): 1387-1390.

[62] WOOD A, ARMOUR D. The discovery of the CCR5 receptor antagonist, UK-427, 857, a new agent for the treatment of HIV infection and AIDS. Progress in medicinal chemistry, 2005, 43: 239-271.

第5章 基于片段的药物设计

基于片段的药物设计(fragment-based drug design,FBDD)是基于结构的药物设计方法的延伸,通过将结构生物学、药物筛选、药物化学和分子模拟整合用于小分子药物的发现。自 1996 年雅培公司的Fesik 等开创了基于片段的药物设计方法以来,人们在发现优质先导化合物的数量方面明显超过高通量筛选(high throughput screening,HTS)方法,提高了大家对基于结构的药物设计(structure-based drug design,SBDD)的理性认识,加速了新药创制过程。

FBDD 通过采用生物化学检测(biochemical assay)、表面等离子共振(surface plasmon resonance,SPR)技术、核磁共振(nuclear magnetic resonance,NMR)技术、质谱(mass spectrometry,MS)技术及 X 射线单晶衍射(X-ray diffraction of single crystal)等生物化学和生物物理方法快速筛选片段分子库,检测并发现分子量小、相对结合效率高的活性化合物,继之结合结构生物学研究进行分子优化设计,得到类药性更好的先导化合物和候选化合物,进行创新性药物开发。作为发现新型苗头化合物的关键技术,FBDD 正日趋成熟,在药物研发中发挥重要作用。

与传统的高通量筛选等方法相比,FBDD 具有十分显著的优点,发现的活性片段利于优化、获得的活性分子成药性高。本章节将从 FBDD 的基本原理、具体操作技术出发,通过国内外应用此技术推动新药研发的实例分析,简明扼要地介绍此类技术,同时期待其在实际的药物开发中获得更为广泛的应用。

5.1 发展历程及基本理念

5.1.1 发展历程

FBDD 技术的产生是基于许多药物靶标的活性腔穴,由多个亚活性腔穴组成,高通量筛选得到的活性化合物的各个片段往往不能与靶蛋白的亚活性腔穴很好的结合,并且对其中的单个片段的优化往往会影响整个分子构象,甚至会导致与靶标结合位置的改变而使活性丧失。FBDD 方法是将与靶蛋白各个亚活性腔穴特异性结合的片段以合适的连接子连接起来(图 5-1),组装成具有高活性的化合物,因此通过 FBDD 方法设计的药物往往具有高活性和高选择性的特点。

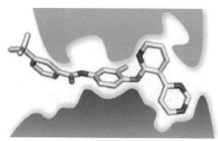
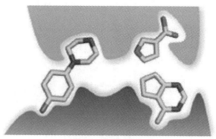

HTS的片段分子　　　　　　　　　　　　　　　FBDD的片段分子

图 5-1　HTS 的劣势和 FBDD 的优势示意图

FBDD 技术的产生最早可追溯到 Jencks 等于 1981 年提出的基本框架，即认为整个分子与靶标的结合能可以看作是其片段与靶标间结合能贡献的函数。与通过筛选数百万个级别的化合物数据库来直接寻找药物尺寸（drug-size）的分子不同的是，FBDD 方法是以筛选小片段结构为起点，结构片段通常包含不到 20 个重原子。Nakamura 等于 1985 年用该方法设计了羟甲基戊二酰辅酶 A（HMG-CoA）还原酶抑制剂，为该技术的发展提供了实验基础。然而 Jencks 等的观点当时并没有引起药物研发人员的特别关注，由于存在 2 个主要障碍：一是由于片段分子与靶标的结合能比较小，难以发现合适的片段分子；二是如何将发现的片段分子连接起来并进行优化，使其成为药物分子仍是巨大的挑战。1996 年，Fesik 等报道了采用核磁共振构效关系研究法（SAR-by-NMR）识别结合在靶蛋白活性腔穴的低分子量的片段，将这些片段优化或连接进而快速发现高活性的先导化合物，这一工作标志着 FBDD 正式进入药物研究者的视野。此后，基于片段的药物设计得到快速发展，成为继高通量筛选和组合化学方法之后的又一个重要的药物发现技术。

步入 21 世纪后，FBDD 策略迎来较大的发展，多种方法相继出现（图 5-2）。如 Erlanson 等发展了栓留（tethering）技术，利用二硫键针对含半胱氨酸的靶标小分子片段进行筛选；同年 Maly 等使用组合目标导向的配体组装进行抑制剂的筛选；Boehm 等发现针尖筛选方法，着重于寻找那些可以插入狭窄的活性腔穴的小分子（分子量 <300Da）；Nienaber 等提出晶体先导（crystal lead）的晶体学筛选策略，以蛋白质 - 配体复合物的电子密度图为结构导向，为化合物设计提供关键信息；Hann 等提出分子复杂度（molecular complexity）的概念，认为分子变得越复杂（分子结构变大、特征变多），与蛋白质之间则可能有越多的相互作用，增加有利的相互作用才是成为药物分子的关键；Ekstrom 等发展了利用表面等离子共振（SPR）进行片段筛选的技术；Hartshorn 等利用 X 射线晶体学进行片段筛选等。第一个基于 FBDD 策略诞生的药物是 2012 年上市的抗肿瘤药维莫非尼（vemurafenib），维莫非尼的成功也标志着 FBDD 策略的发展趋于成熟；之后，陆续有多个药物上市或进入临床研究，如选择性 Bcl-2 抑制剂 ABT-199 进入临床试验、抗乳腺癌药物 CDK4/6 抑制剂瑞博西利（ribociclib，LEE011）于 2016 年上市等。经过 20 多年的发展，FBDD 方法已经成为 HTS 的重要替代手段之一。

5.1.2　FBDD 的基本流程

FBDD 策略的基本内容包括片段库的设计、片段库的筛选与检测及从片段到先导化合物的结构优化。

为了能有效地指导片段分子的筛选，Congreve 等提出评价分子片段的 RO3（role of 3）原则，即片段的分子量 <300Da、氢键供体数目 ≤ 3、氢键受体数目 ≤ 3、clog$P$ ≤ 3。基于 RO3 原则，建立了不少药物

片段化学小分子库,这些小片段分子具有良好的药动学性质并便于片段连接和结构优化,在片段连接和结构优化的过程中,小片段分子常伴随着结构变大而分子量增加。

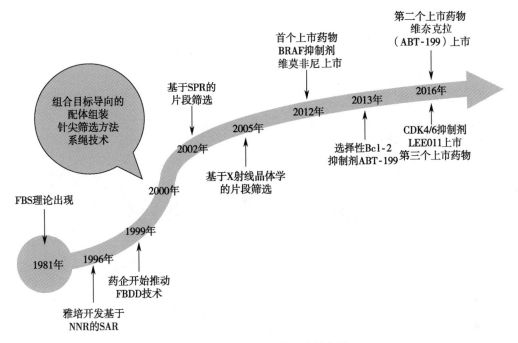

图 5-2　FBDD 发展的标志性事件

在片段分子筛选过程中,由于片段的结构较小且与靶标结合时的亲和力较低(IC$_{50}$ 为 50μmol/L~1mmol/L),故很难用常规的生物测定方法检测,通常需要使用 X 射线晶体学、核磁共振、质谱技术、生物物理(SPR 等)或高内涵筛选(high content screening,HCS)等方法,在较高的片段分子浓度下(10^{-3}mol/L 级)寻找较低亲和力(10^{-6}~10^{-3}mol/L)的片段小分子。这些片段分子在结构指导的基础上采用增长、连接、拼合等方法拼装优化为小分子苗头化合物(hit),再利用 X 射线晶体学、核磁共振及质谱技术对这些分子中的片段与靶蛋白的结合模式和结合强度进行分析,根据得到的结合信息对片段分子进行结构优化,从而得到先导化合物(图 5-3)。

由于小分子片段通常具有高 μmol/L 或低 mmol/L 亲和力,因此它们必须在水溶液中有较高的溶解度(通常大于 1mmol/L),以便在高浓度下采用生化或生物物理的方法进行片段筛选。尽管小分子片段与靶标的结合力弱(通常在几百 μmol/L 或 mmol/L 的水平),但其结合大都受氢键或盐键等焓因素的驱动,因此化合物的原子利用率高、冗余原子少。辅以结构生物学(X 射线衍射或 2D-NMR)揭示片段在靶蛋白结合位点的空间取向和结合特征,在微观结构的指导下,通过片段的增长或连接,提高结合强度,获得高活性和高质量的先导化合物分子。

FBDD 是将化合物活性筛选、结构生物学技术、分子模拟、化学合成和构效关系整合在一起的综合技术,用小分子与靶蛋白的结合特征指导优质先导化合物的生成,为成药性的优化预留较大的化学空间,因而提高药物研发效率。相比传统的高通量筛选,片段筛选具有化学空间采样广泛、命中率高、命中的苗头化合物的配体效率(ligand efficiency,LE)高、命中的苗头化合物具有类似于药物的物理与化学特性等优势。同时对药物化学研究者而言,通过片段拼合的方法将较小的片段扩增成最终的先导化合物也更为直观,此方法开发出的先导化合物在药动学性质优化方面的工作量也可能会大大减少。

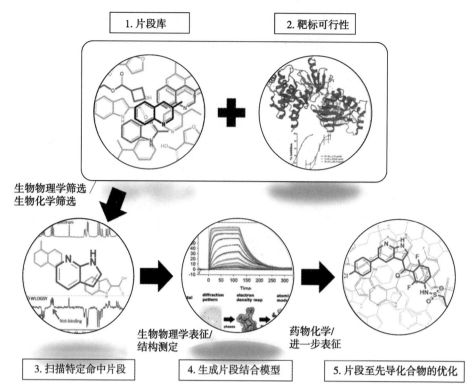

图 5-3 基于片段的药物设计的一般流程

5.2 片段库的设计与质量控制

5.2.1 片段库的设计

基于片段的药物设计的第一步就是建立合理的片段库,片段库的建立可以参照 HTS 化合物库建立的一般原则,包括:①片段分子的物理与化学性质;②片段分子的水溶性及质量控制;③片段分子的结构多样性评价;④片段分子结构优化的方向性;⑤类药性片段的搜集与分析等。

此外,除上述几个宏观方面的问题外,FBDD 的片段库也有自身的特点,片段分子化合物库的建立还同时要遵循一些特殊的原则。

(1)片段分子与药物分子的区别:由于片段分子量小,氢键供体和受体数目少,与靶标的结合力弱,最好能符合 RO3 原则。该原则得到大多数研究者的认同,是片段分子选择的一个可供参考的标准。

(2)片段分子库的大小:化合物库中的片段分子数量根据拟采取的筛选方法各异。例如,采用核磁共振(NMR)或者 X 射线晶体学方法筛选时,片段库中的化合物数量通常为 $1 \times 10^2 \sim 1 \times 10^3$;而采用表面等离子共振技术因其具有高通量的特点,库中的化合物数量可达 1×10^5。

(3)片段分子的结构多样性:多样性较大的片段库将对化学空间有更广泛的覆盖,因而在众多靶标体系的 FBDD 研究中可以具有更高的苗头片段发现概率。

(4)片段分子的溶解度:很多片段以 1mmol/L 或更高的解离常数与蛋白质结合,但是许多有机分子在这些浓度下不溶。因此,在筛选之前必须检查片段在适当的生物缓冲液中的溶解度,实验过程中片段的水溶解度应达到 2mmol/L,储备过程中片段的 DMSO 溶解度应达到 200mmol/L。对于片段库中的化合物应定期检查其稳定性及沉淀/聚集情况,以免在高浓度检测时出现假阳性问题。

(5)片段分子的"类药性":研究者通过大量实验与计算发现,大部分药物都能被分解成 2~3 个具备其主要结合能力的结构骨架和侧链的片段分子,而且药物的结构信息可以通过这些类药性的片段分子表征。这种片段分子是组成化合物库的主要部分,因而在构建片段库时也需考虑片段分子与这些药物中的常见片段的相似性,从而提高最终化合物的成药性。

除上述几点外,一般片段库的构建还需要综合考虑片段分子的化学稳定性及化学合成的简易性等特点。

5.2.2　片段库的质量控制

片段库在首次使用前,需要运用质谱、核磁共振等进行检测,确定分子结构、纯度和其在水溶液中的溶解度。受时间所限,而且大多数化合物的结构已经解析确认过,片段库的质量控制一般仅采集普通氢谱,将氢谱的化学位移、积分和裂分与已知结构比对,结合质谱测定的分子量推断结构与谱图的吻合程度。通过质谱和核磁共振氢谱可推断杂质含量,一般杂质含量 <15%(或 10%)为合格。片段小分子在水溶液中的浓度可以通过定量核磁共振较为准确地测定,为了增加小分子的溶解度,一般可添加 2%~10% 的 DMSO。现代核磁共振波谱仪的稳定性很高,小分子的浓度可以通过氢谱的积分较为准确地测定。具体而言,先测定一个标准样品的氢谱,根据结构计算出每个氢所贡献的谱峰强度;在相同的条件下,测定片段库中一系列浓度约为 10^{-3}mol/L 的小分子样品的氢谱;将计算出的每个氢的谱峰强度和标准样品对比,从而确定小分子的浓度。如果样品有沉淀,这个浓度即其在给定的水溶液中的溶解度。对于溶解度太低(如 10^{-4}mol/L 或以下)、结构与谱图不吻合、杂质含量过高的化合物,应将其从片段库中剔除。

5.3　片段库的筛选与检测

片段库建立和通过质量控制之后,最关键的步骤就是筛选和检测与靶蛋白弱结合的活性片段。目前筛选和检测片段主要用生物化学技术、表面等离子共振技术、核磁共振技术、质谱技术、X 射线单晶衍射技术等(表 5-1)。

表 5-1　常见的分子片段筛选和检测技术

筛选方式	库大小	初筛	蛋白质的量	优点和缺点
晶体学	1k	否	>10mg	低命中率,低通量,结构信息丰富。大量参与到先导化合物的发现与优化过程中
NMR	1k	是	>10mg	高命中率(2%~8%,显示成药性)。混合物中的片段观测(STD & WaterLOGSY)。更少的假阳性结果,低选择性
ITC[1]	1~2k	否	~g	提供热力学信息及 K_d 测量值
SPR	2~5k	是	~mg	逐个采样,蛋白质被固定在芯片上,线性数据,与 NMR 有良好的杂交效果

筛选方式	库大小	初筛	蛋白质的量	优点和缺点
荧光	大	是	μg~mg	逐个采样,需要荧光标记进行结合/生化分析。高选择性,高通量。可能会被不溶或聚集的化合物及碎片的固有荧光干扰
HCS	5~30k	是		针对不同的靶标需要进行生化分析,酶抑制活性,高假阳性率

注:[1] ITC 为等温滴定量热法。

5.3.1　高浓度生物化学检测

对于片段分子来说,最直接而有效的筛选方法就是高浓度的生物活性筛选。生物活性筛选方法的优点在于不需要知道作用靶标的三维结构信息和作用机制。因此,许多像 GPCR、离子通道等靶蛋白可以通过这种方法进行筛选。同时,生物检测方法可以进行功能测试,如直接检测片段分子对蛋白质的抑制作用,从而避免有些分子有结合作用但没有抑制作用的情况。

放大化学发光亲和均相检测(amplified luminescent proximity homogeneous assay screen, ALPHAScreen)是一种基于微珠的均相亲和检测方法(图 5-4)。ALPHAScreen 主要包括供体微珠(donor bead)和受体微珠(acceptor bead)两部分,包含光敏剂苯二甲蓝(phthalocyanine)的供体微珠在 680nm 激光照射下可将周围的氧分子转化为单线态氧(singlet oxygen)。在 4 微秒的半衰期内,单线态氧可扩散 200nm 的距离,在该范围内受体微珠中的二甲基噻吩衍生物会被激发,在 520~620nm 产生光信号并达到检测目的。

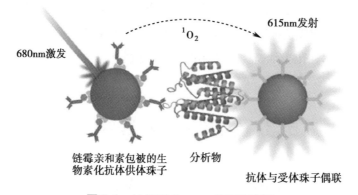

680nm激发　　$^1O_2$　　615nm发射

链霉亲和素包被的生物素化抗体供体珠子　　分析物　　抗体与受体珠子偶联

图 5-4　ALPHAScreen 原理示意图

Plexxikon 公司使用高浓度(100μmol/L 或 200μmol/L)的功能筛选来寻找酶活性的抑制剂或激活剂,并最终找到 2 种不同的临床试验药物 BRAF 抑制剂 PLX-4032,即维莫非尼(详见 5.6.1)和 PPAR 抑制剂吲格列扎(indeglitazar)。

由于高浓度生物化学检测要求片段分子的浓度较大,实验过程中出现假阳性或是假阴性的概率较高,不利于苗头片段分子的确定。与此同时,由于筛选过程缺乏对作用靶标功能方面的认识,也给进一步的结构优化带来一定的困难。

5.3.2　表面等离子共振检测

表面等离子共振(SPR)是一种物理光学现象,当一束平面单色偏振光以一定的角度入射到镀有薄层金膜的玻璃表面产生全反射时,若入射光的波向量与金膜内表面电子的振荡频率相匹配,光线即耦合入金膜引发电子共振,即表面等离子共振。基于 SPR 这一原理,将靶蛋白固定在传感器芯片的金膜表面,含小分子片段的溶液流过传感器芯片表面时,若分子间发生结合则会引起传感器芯片表面折射率的改变,通过检测 SPR 信号改变就能监测蛋白质与片段分子间的相互作用。SPR 的优点是高通量、高灵敏度、能在天然状态下研究药物分子与靶标的相互作用、耗费低且无须标记蛋白质,因而很适合用于较大规模的片段分子库的筛选。此外,借助其他复合物结构解析方法的交叉验证,如 NMR、X 射线单晶衍射等,可以获得相互作用的结构信息,实现化合物的合理优化。如 O'Dowd 等将 SPR 方法用于 USP7 抑制剂的发现(图 5-5)。首先将 USP7 催化结构域固定在 SPR 芯片上,筛选了在 300μmol/L 浓度下的 1 900 个片段分子与 USP 的结合,获得一系列与 USP7 催化结构域有亲和力的苗头片段分子,其中化合物 5-1(LE=0.47)的 K_d 为 471μmol/L,之后通过 NMR 等其他方法验证苗头片段分子 5-1 与 USP7 的结合。将片段分子 5-1 及其类似物与已知的活性分子 4-羟基哌啶结构拼合并经骨架迁越得到具有优良的理化性质与配体效率的化合物 5-2(LE=0.23,IC$_{50}$=23μmol/L)。通过对化合物 5-2 的多轮结构优化并结合复合物晶体结构的指导,最终获得强效 USP7 抑制剂化合物 5-3(IC$_{50}$=6nmol/L)。SPR 现在已经发展成为研究分子间相互作用、快速筛选片段小分子的常用方法,除蛋白质外,核酸、生物膜及细胞等都可以作为靶标用于筛选。除 SPR 外,其他研究分子间相互作用的技术如微量热泳动(microscale thermophoresis,MST)和温度依赖的荧光强度变化(temperature related intensity change,TRIC)法等也在逐步应用于片段分子的筛选中。

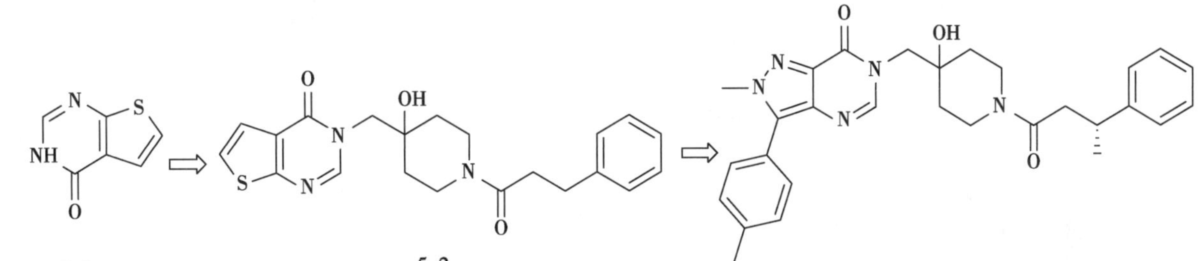

5-1
LE = 0.47
K_d = 471mmol/L

5-2
LE = 0.23
IC$_{50}$ = 23mmol/L

5-3
IC$_{50}$ = 6nmol/L

图 5-5　基于 SPR 片段筛选技术的苗头化合物的发现与 USP7 抑制剂的开发

5.3.3　核磁共振检测

NMR 是最早用于 FBDD 的技术。通过分析核磁共振波谱得到的反映核性质的参数,以及周围化学环境对这些参数的影响规律,可以得到有机化合物的分子结构和分子间相互作用的信息,这些构成基于 NMR 的片段筛选的理论基础。核磁共振片段筛选最早源于研究小分子对 ^{15}N 标记 FKBP 蛋白(FK506 binding protein)的 HSQC 谱峰的扰动,测定小分子是否与靶蛋白结合及结合强度和结合位点。尽管这一方法能够提供丰富的结构信息,在此基础上研制的小分子药物也进入 Ⅱ 期临床研究,但是作为片段初筛手段,耗用的 ^{15}N 标记蛋白较多,采集一系列 2D 谱图较为耗时,因而这个方法已经逐渐退出药物初筛,而主要应用于初筛后的交叉验证或基于结构的药物设计(SBDD)研究。

通过核磁共振技术进行药物设计研究,首先是测定化合物库中的片段分子是否能够与用 ^{15}N 标记的靶蛋白结合,随后利用异核单量子相干谱(HSQC)测定复合物的结合强度与结合位点以便从中挑选苗头片段分子,再根据结合位点的结构信息优化苗头片段分子的结构。现代核磁共振初筛主要采集与靶蛋白结合的小分子配基的一维谱,从小分子的谱峰宽度、符号、强度、化学位移等变化来判断结合与否,广泛使用的有扩散、饱和转移差谱(saturation transferred difference spectra,STD)和 WaterLOGSY 等。具体而言,利用 NMR 技术所建立的化合物筛选方法按 NMR 的检测对象可分为 2 种:检测受体的筛选(target detection based screening,TDBS)和检测配体的筛选(ligand detection based screening,LDBS)。

5.3.3.1　检测受体的筛选

检测受体的筛选(TDBS)是通过观察靶标分子的化学位移变化来实现的。最著名的就是由 Abbott 实验室的 Hajduk 等发明的方法,称为 SAR-by-NMR(structure-activity relationship by NMR)。

SAR-by-NMR 方法是利用 ^{15}N 标记的蛋白质和 ^{15}N-^{1}H HSQC 实验来实现的。由于小分子和蛋白质结合后,蛋白质结合位点的局部化学环境会发生改变,因此通过二维 ^{15}N-^{1}H HSQC 谱中 ^{15}N 或 ^{1}H 的化学位移变化可以检测到是否有小分子和蛋白质结合,结合位点可以由发生化学位移变化的残基来确定(图 5-6)。

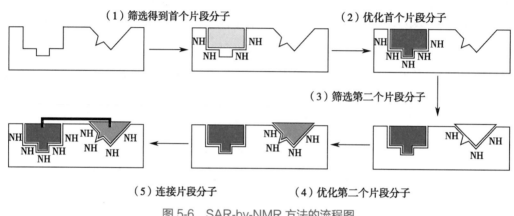

图 5-6　SAR-by-NMR 方法的流程图

SAR-by-NMR 方法的基本流程如下:

(1)筛选得到首个片段分子:通过监测 ^{15}N 标记的靶蛋白中的酰胺基团的化学位移变化,筛选出能与靶蛋白结合的第一个片段分子。由于片段分子和蛋白质结合后,蛋白质结合位点的局部化学环境会发生改变,因此通过二维 ^{15}N-^{1}H HSQC 谱中 ^{15}N 或 ^{1}H 的化学位移变化可以检测到是否有片段分子和蛋白质结合。同时片段分子和蛋白质的结合常数可以通过化学位移变化和片段分子浓度的关系测得,结合位点也可以由发生化学位移变化的原子核来确定。

(2)优化首个片段分子:对得到的首个片段分子的类似物进行筛选,测定结合常数,通过构效关系(SAR)对其进行优化。

(3)筛选第二个片段分子:在第一个片段分子饱和的状态下,采用和第一步相同的方法筛选出与前一结合位点相邻的亚位点结合的第二个片段分子,筛选时第一个先导分子可以存在于体系中,也可以不在。

(4)优化第二个片段分子:确证第二个片段分子与蛋白质的结合位点,对第二个片段分子在该位点的结合进行筛选和优化。

(5)连接片段分子:在选定 2 个分子片段后,用多维 NMR 技术或 X 射线单晶衍射测定蛋白质和 2 个配体复合物的完整的三维空间结构,得到 2 个片段分子在靶蛋白上的确切的结合位置及其空间取向。最后,基于上述三维结构设计恰当的连接桥将 2 个片段连接起来,使得到的分子和靶蛋白结合时保持各自独立时的结合位置及其空间取向，最终筛选得到一个高亲和性的配体。

在寻找 FK506 结合蛋白（FK506 binding protein，FKBP）小分子配体的过程中，雅培公司的 Fesik 等即采用该方法找到 FK506 结合蛋白的抑制剂（图 5-7）。他克莫司 5-4（tacrolimus，FK506）是一个免疫抑制剂，在与 FKBP 结合后可以抑制钙调磷酸酶（calcineurin），阻止 T 细胞活化。在研究 FKBP 激动剂小分子配体中，第一轮筛选化合物库时发现化合物 5-5（K_d=2μmol/L）的活性最高，故不经优化直接作为第一个配体。酰胺的化学位移变化证实化合物 5-5 的哌啶酸部分结合位点与 FK506 的哌啶酸部分结合位点一致。接着在化合物 5-5 饱和的条件下筛选与相邻位点结合的片段分子，通过对化合物库的进一步筛选得到具有弱结合的化合物 5-6；在对 5-6 的类似物筛选时得到了化合物 5-7（K_d=0.1mmol/L）。基于 NMR 结果建立的 5-5/5-7/FKBP 三元复合物模型显示，5-5 中的羧酸甲酯基与 5-7 中对羟基苯甲酰基上

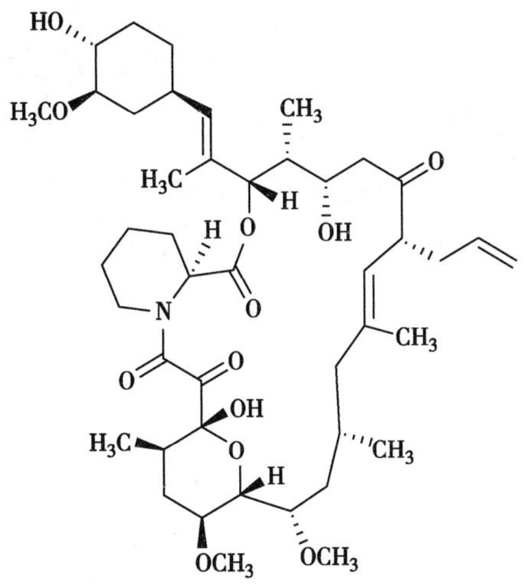

5-4

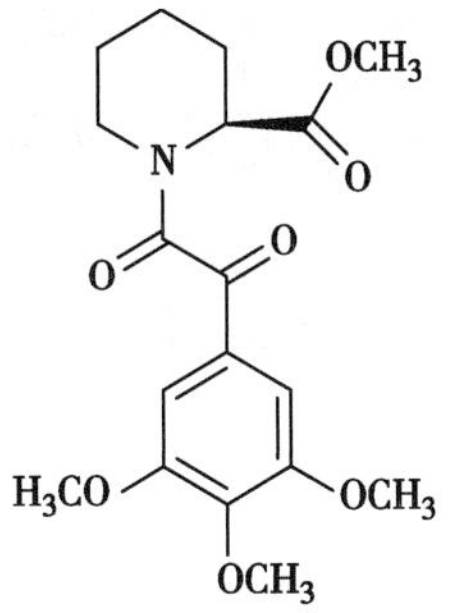

5-5
K_d=2μmol/L

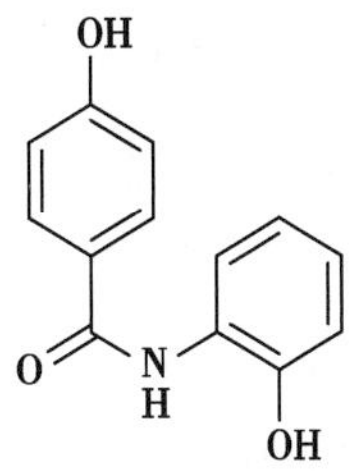

5-6
K_d=0.8mmol/L

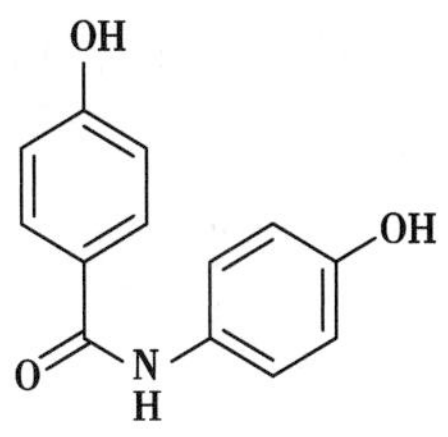

5-7
K_d=0.1mmol/L

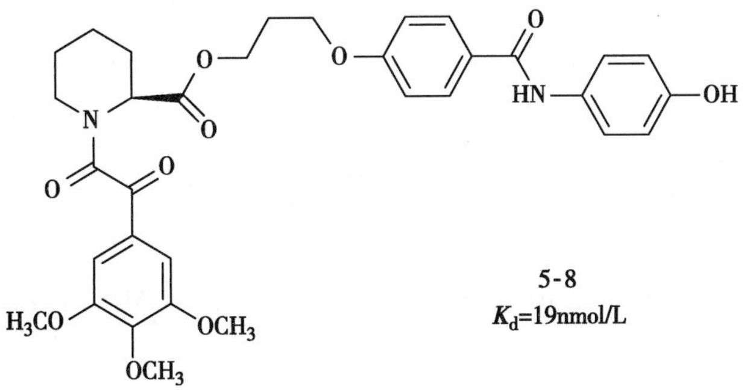

5-8
K_d=19nmol/L

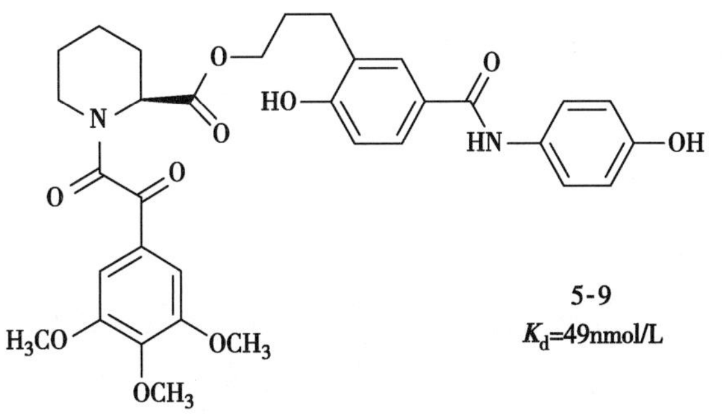

5-9
K_d=49nmol/L

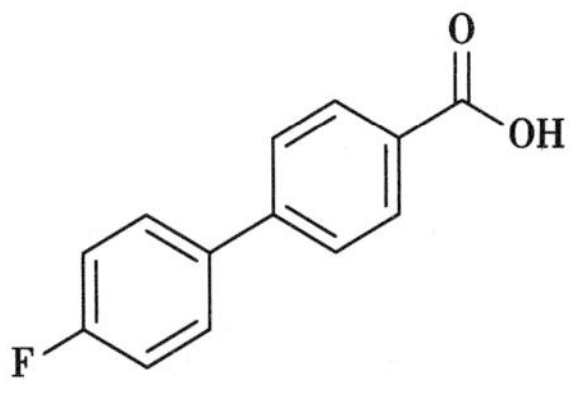

5-10
K_d=300μmol/L
LE=0.30

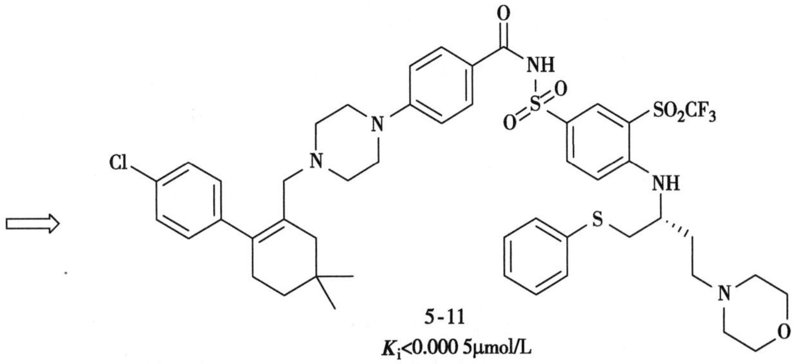

5-11
K_i<0.000 5μmol/L
LE=0.20

图 5-7　FK506 结合蛋白抑制剂及 Bcl-xL 抑制剂的发现

的羟基所处的位置相邻,故将化合物 5-5 与化合物 5-7 通过不同长度的连接臂进行连接,得到活性最佳的化合物 5-8(K_d=19nmol/L)。此外,以另一种方式进行连接的化合物 5-9 的活性也达到 49nmol/L。NOE 实验证实化合物 5-5 与化合物 5-9 中的哌啶酸部分和三甲氧基苄基作用在 FKBP 的同一位点,与蛋白质形成疏水相互作用。

同样是基于 SAR-by-NMR 策略,雅培的研究者在数年后将筛选得到的片段 5-10 经过数轮优化得到 Bcl-xL 抑制剂 5-11(ABT-263)。他们将较低活性的片段小分子进行连接,得到一组 nmol/L 级别活性的化合物,为先导化合物的发现策略提供全新的思路。

^{15}N-^{1}H HSQC NMR 技术对分子间的弱相互作用有很好的灵敏度,并能提供配体结合模型的详细结构信息。但是该技术需要知道靶蛋白的确切的 NMR 三维结构,而且需要较大量的 ^{15}N 标记的靶蛋白(>200mg),所以该方法适合于数量较少的化合物库的筛选。

虽然片段的 ^{15}N-^{1}H HSQC NMR 检测方法能够直观地给出结构(特别是分子结合位点)方面的信息,但是依然存在一些不足,如这项技术要求分辨率很高的核磁共振测定仪器(600MHz 以上)和大量 ^{15}N 标记的高纯蛋白质(200mg 以上)、蛋白质的相对分子量需要在 40kDa 以下且主链的氨基酸残基结构已经明确、片段分子必须具有很好的溶解度。这些要求一定程度上限制了核磁共振技术在药物研究方面的应用。但是,随着检测技术的革新,这项技术的应用将更加广泛并日趋成熟,成为基于片段的药物设计的主要技术手段之一。

5.3.3.2 检测配体的筛选

检测配体的筛选(LDBS)原理是化合物在强磁场辐射下核跃迁为激发态后缓慢回到基态并释放相应的能量,不同核的弛豫时间(relaxation time)不同。弛豫时间的长短与分子大小有相关性,当药物与靶蛋白结合后成为大分子,则弛豫时间缩短。

饱和转移差谱(STD)方法属于检测配体的筛选方法。该方法可以确定配体与蛋白质结合的实际部位,并可以从多个化合物的混合物中直接确定能结合到受体上的化合物及其结合力。其基本原理是蛋白质等生物大分子含有许多质子,这些质子之间存在偶极 - 偶极相互作用,造成自旋扩散效应,当选择性地照射蛋白质中的一部分质子时,该质子的相干就会通过自旋扩散效应传递到整个蛋白质中,并且通过分子间相互作用传递到与蛋白质结合的配体上,这部分结合态配体与其游离态配体发生化学交换,最终使得游离态的配体信号被部分饱和,将经选择性照射的 NMR 谱和未经选择性照射的 NMR 谱做差谱,就可以明确地筛选出能与蛋白质结合的小分子(图 5-8)。

具体操作时一般选择性地连续照射蛋白质的甲基信号而使其饱和,经由蛋白质分子的弛豫,最终传递到结合位点的小分子配体;这个小分子随后离去,但由于小分子弛豫较慢,饱和信号在较长的时间内(约秒级)被保留,新的小分子不断进入结合位点并重复这一过程,最终检测的是大量被饱和的小分子信号,而不结合靶蛋白的小分子信号强度不变。照射谱图与无照射的参考谱图相减(可通过相位循环完成),即得到饱和转移差谱(图 5-8)。也就是说,结合到靶蛋白上的小分子信号较强,而不结合的小分子则没有信号。小分子信号的强弱可以关联到小分子和蛋白质的结合和解离速率、饱和转移的效率、复合物中小分子和蛋白质之间的空间距离等。通过小分子与靶蛋白不断结合和解离的过程,小分子信号得到有效放大。STD 的检测范围为 10^{-6}~10^{-3}mol/L 的相互作用,更为微弱的作用力难以有效地将饱和信号从蛋白质传递给小分子,而过强的作用力导致小分子和靶蛋白的解离过程较为困难,小分子的饱和信号得不到有效放大。当前配体筛选普遍采用的蛋白质浓度仅为几 μmol/L,而小分子片段的浓度约为几百 μmol/L~mmol/L,每个样品约含 10 个小分子片段,大大降低蛋白质的消耗。STD 方法不需要知道靶蛋白的三维结构,并可以推测配体的结合部位,但与 ^{15}N-^{1}H HSQC NMR 相比,提供的相互作用的结构信息量较少,难以定量获取。

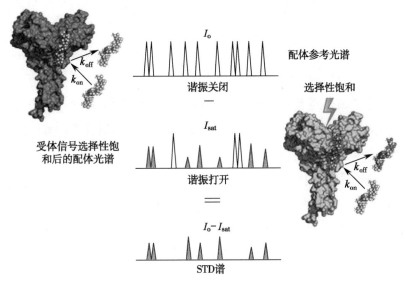

图 5-8 STD 的基本原理示意图

WaterLOGSY 是另外一种检测配体的 NMR 方法,该方法通过 NOE 效应测定与靶标结合的分子,对药物初筛非常有效(图 5-9)。

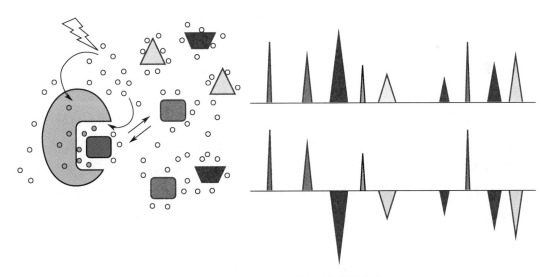

图 5-9 WaterLOGSY 的基本原理示意图

与 STD 不同的是,WaterLOGSY 方法选择性饱和的是水分子而不是蛋白质上的质子。由于大量的水分子通过与蛋白质的相互作用而停留在蛋白质表面,所以当选择性饱和照射水分子时,饱和信号会转移到蛋白质上,再经自旋扩散,饱和进一步转移到整个配体 - 蛋白质复合物,通过结合态和游离态配体的化学交换,饱和转移到游离态配体(图 5-9)。对于结合到蛋白质的小分子而言,选择性地翻转水信号至 –Z 轴,通过蛋白质 - 水分子间 NOE 或蛋白质上的活泼氢化学交换传递到靶蛋白,继而传递到结合位点的小分子配基。以上 NOE 效应为主要贡献,符号为正,而来源于小分子 - 水复合物之间的 NOE 效应贡献较小,符号为负,总的 NOE 为正。而对于不结合到蛋白质的小分子而言,其 NOE 信号为负。简而言之,由于磁饱和的水分子直接转移磁自旋能量到自由态配体,产生正的 NOE,使得谱图信号往往为负值;而结合态配体通过水传递到蛋白质而产生负的 NOE,使得谱图信号为正值。即能与蛋白质结合的配体的 NMR 信号与不能结合的配体的 NMR 信号符号相反,从而得以筛选出能与蛋白质发生相互作用的配体。WaterLOGSY 方法与 STD 有相似之处,都是可以很直观地观察到配体与靶蛋白的结合情况。

在进行配体初筛选时,为了提高数据的可信度,可以每个混合样品采集 STD 和 WaterLOGSY 2 套谱图。Vernalis 公司的研究人员在收集了配体混合物的 WaterLOGSY 和 STD 谱图后,发现若 2 个或 2 个以上的谱图都证实小分子结合到蛋白质表面,则解析出蛋白质 - 命中物复合体的晶体结构的可能性大大增加。多种方法的交叉验证可以有效排除假阳性结果,集中力量研究多种方法都确认的配体命中物也能尽量避免遇到配体和靶标的非特异性结合。

在前述 USP7 抑制剂的研究中,就分别采用 STD 和 WaterLOGSY 方法,在 200μmol/L 化合物 5-1 及 10μmol/L USP7 浓度下验证片段分子与蛋白质的结合。配体粗筛一般仅能回答小分子配体是否与靶标结合,命中率一般也可作为靶标的可药性的一个依据。通常配体筛选命中率在 2%~8%,太低的命中率很可能意味着蛋白质表面没有适当的小分子结合腔穴,而太高的命中率则意味着非特异性结合的存在。

5.3.4　质谱检测

质谱(MS)可以通过精确检测分子离子峰来确定各种复合物的形成,包括小分子片段与靶蛋白、核酸等靶标形成的复合物。质谱技术的高灵敏度可以精确地检测片段分子与靶标分子之间的弱结合力,虽然无法像核磁共振技术与 X 射线晶体学技术那样提供分子之间的结构信息,但是可以通过对设备电压及离子源的调整检测出片段分子与靶标分子之间的结合强度。由于其不依赖靶标分子的晶体结构,所以在针对一些很难得到三维结构的靶标分子的药物研究方面有较为广泛应用。质谱图谱可以提供质荷比和离子强度,结合这 2 个方面的信息就可以判断哪个片段与靶标相结合及两者之间的亲和力。质谱方法对解离常数在 nmol/L~mmol/L 的活性片段均可以进行测定。在进行基于质谱的片段筛选时,首先将靶标与片段混合物一起温育,阴性对照实验不使用蛋白质;而后超滤将游离的配体与保留在上清液中的靶标 - 配体复合物分离;再使用 90% 甲醇水溶液将靶标 - 配体复合物解离;最后通过 LC-MS 对释放的配体进行定量,与对照样品相比,目标样品中大量富集的片段被视为结合物(图 5-10)。

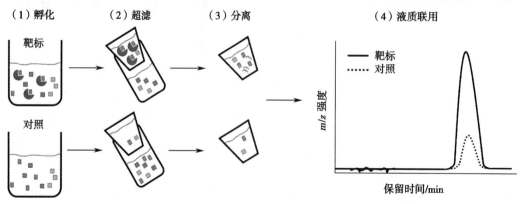

图 5-10　片段的质谱技术检测的一般流程

与其他检测方法相比,基于质谱的筛选有独特的优势:①不需要对片段或靶标做任何标记,原则上做标记通常会对片段与靶标之间的结合作用产生不同程度的影响;②与核磁共振及 X 射线衍射方法相比,质谱检测只需要 μg 数量级的靶标分子,因为质谱有较高的灵敏度;③质谱的检测速度快、自动化程度高;④质谱检测对靶标、片段的纯度要求较低,由于片段分子之间的反应、化合物降解、纯度不够所造成的影响都可以通过质谱检测出来。

但基于质谱的筛选也存在一定的劣势:①设备昂贵;②作为一种间接评估化合物与生物大分子的手段,质谱检测并不能给出具体的结合位点信息;③受限于样品处理速度与数据处理速度,质谱检测通量相对较低。

Swayze 等开发了名为 SAR-by-MS 的先导化合物开发策略,基本流程包括:①筛选一组结合至 RNA 亚结构域的分子片段,并鉴定结合靶标的片段分子。MS 可鉴定结合在靶标不同部位的片段分子与靶标形成的三元复合物。②化学合成最感兴趣的目标片段分子及其衍生物。③使用质谱重新筛选化合物。从结合中观察到的变化,获得 RNA 靶结构的信息。例如,如果简单的化学变化使 2 个片段分子从可同时存在的结合物转变为彼此竞争,则意味着这 2 个片段分子在结合位点上占据重叠的空间。④以第三步的信息为引导,将若干片段分子拼接为完整的高亲和分子。基于此策略,研究者开发了细菌 23S rRNA 1061 结构域的新型配体(图 5-11):首先通过质谱筛选,研究者得到 D- 氨基酸类衍生物(A 系列:5-12~5-17)与喹喔啉 -2,3- 二酮(B 系列:5-18~5-23)2 个系列的苗头片段分子,苗头片段分子的活性水平在 100μmmol/L 左右;随后研究者通过 A 系列 -B 系列 -U1061A 三元复合物的竞争实验观测到 2 个系列的化合物的最佳距离为 3~4 个原子,通过刚性连接最终得到靶标亲和力提高 20 倍的先导化合物 5-24(K_d=6.5μmol/L)。

类似的,Ockey 等基于 SAR-by-MS 策略,在分析已知抑制剂与靶蛋白的非共价复合物结构的基础上,构建了一种新型溶基质蛋白酶(stromelysin)抑制剂。此外,Hoan Vu 等提出一种原生质谱技术(native mass spectrometry)用于识别蛋白质并同时找到结合物,并利用技术鉴定了抗疟原虫的靶标和具有体外抗疟活性的天然产物。

5.3.5 X 射线单晶衍射检测

X 射线单晶衍射技术与核磁共振技术一样能够非常直观地给出片段分子与靶蛋白结合的结构信息。这项技术有助于发现靶标分子中新的作用位点,对深入的生物学机制研究及众多先导物的发现产生重要作用。

X 射线单晶衍射技术筛选分子片段的方法主要包括:①共结晶或浸泡法进行配体与靶蛋白的复合物晶体生长;②X 射线衍射数据收集,之后通过分析晶体结构中的电子密度图,确定与靶蛋白结合的片段。

Hartshorn 等发展了一种称为 Pyramid 法的高通量 X 射线单晶衍射片段分子筛选方法。他们以 p38 MAP 激酶、CDK2、凝血酶、核糖核酸酶 A 和 PTP1B 5 个靶蛋白为例,采用晶体浸泡法从片段分子混合溶液中获取复合物晶体。片段分子混合物由结构多样并含有药物分子中常见功能团的 2~8 个分子组成,浸泡时间为 1~24 小时,以确保浸泡在晶体中的化合物可以接近蛋白质的活性位点。由于片段分子对蛋白质结合位点的亲和力较低,故选取较高的浸泡浓度(25~200mmol/L);同时为了保证在这种苛刻的条件下对晶体的损坏降至最低,在筛选实验之前对浸泡方案进行优化。而后对晶体复合物的结构进行解析并测定命中小分子片段的酶抑制活性,最终得到一系列低亲和力(但不意味着弱结合)、作用模式明确的小分子片段。这些低亲和力的小分子经过片段生长可以优化为潜在的先导化合物。

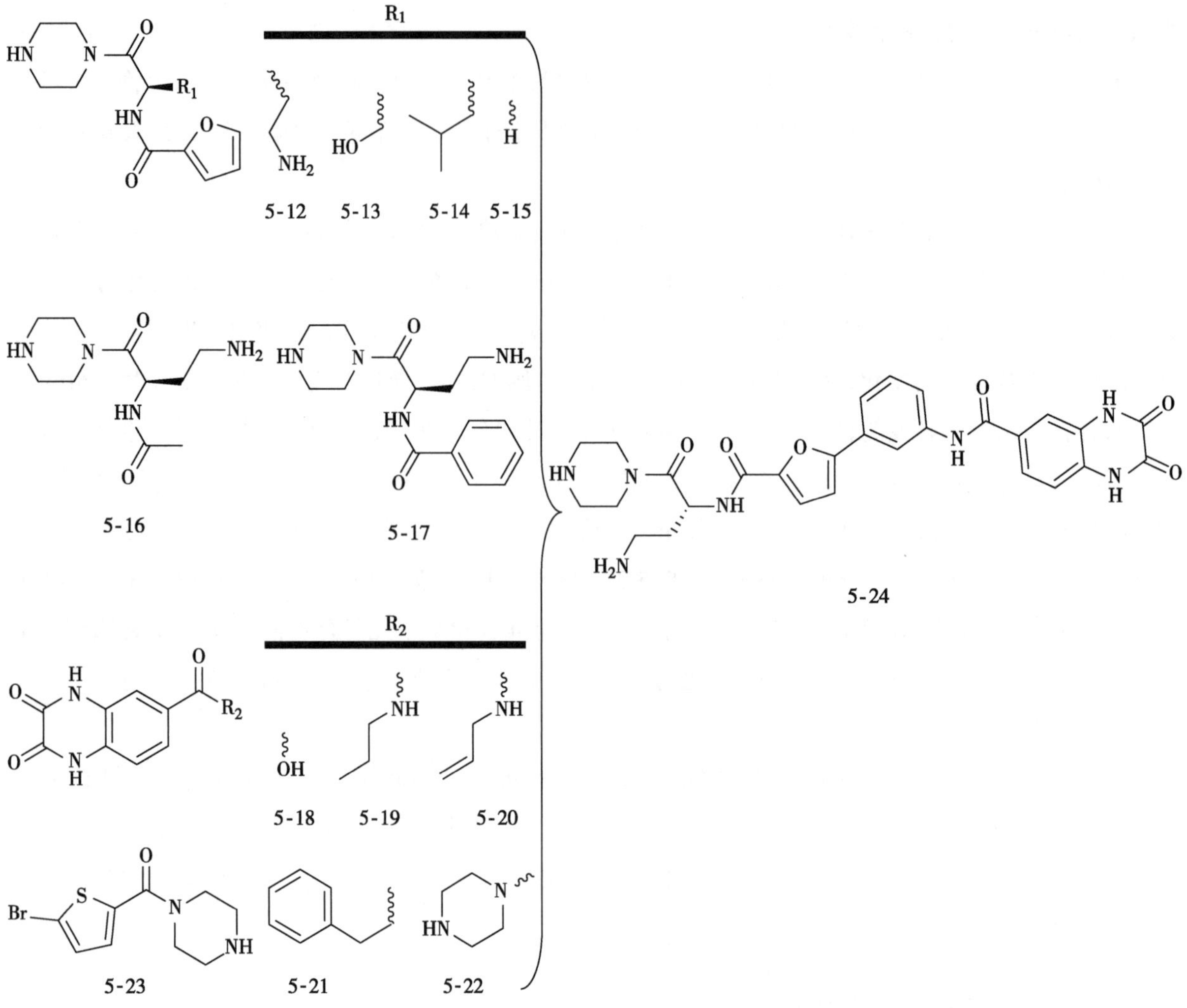

图 5-11　基于 SAR-by-MS 策略对先导化合物的开发

X 射线单晶衍射技术能够提供分子间氢键、分子内氢键及成键原子间的键长、键角、扭角等准确可靠的结构信息,为片段分子的改造和新药设计提供合理的建议,能极大地缩短获得先导化合物和药物分子活性构象所需的时间。但是,应用此项方法也有较高的要求。首先,该方法需要提供 10~50mg 纯度在 95% 以上的靶蛋白,而且化合物在 mmol/L 级浓度时能够溶解;其次,并不是所有靶蛋白都适合进行 X 射线单晶衍射分析,如有些结构难以进行晶体生长或难以获得很好的衍射,如膜蛋白;最后,尽管过去的几年获得蛋白质结晶和共结晶化合物的速度有很大的提高,但结晶仍然是一个经验技术,需要不断尝试多种条件。

5.3.6　计算机辅助片段检测

许多计算机方法也被用于 FBDD 的不同阶段。如可以通过虚拟筛选技术发现有潜在活性的片段分

子,为下一步运用其他更为精确的检测方法进行粗筛;对于未知结合方式的片段分子,也可以预测其结合
模式,为下一步的优化提供依据。计算机辅助片段分子设计与筛选方法主要包括 5 个关键步骤:①构建
多样性的片段库;②针对确定的靶标进行基于分子对接的虚拟筛选;③将确定的片段通过相关软件(如
LigBuilder)采用包括生长、连接、合并在内的策略生成先导化合物;④通过生物学实验验证这些化合物
的结合力或活性;⑤通过实验技术(共晶、核磁共振等)或者计算机技术(分子对接、动力学模拟等)验证
先导化合物的结合模式(图 5-12)。

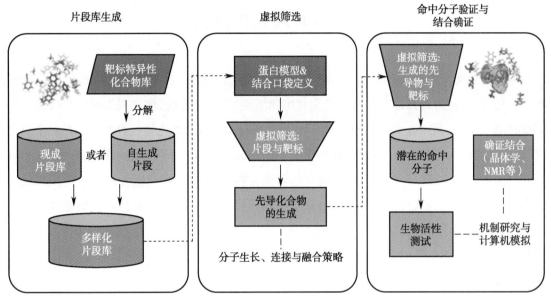

图 5-12　计算机辅助的片段药物设计策略流程

为兼顾计算机片段分子设计的结构多样性和可合成性,Batiste 等开发了自动从头配体设计方法
AutoCouple(图 5-13,彩图见 ER-5-1):将头部基团与商业可获得的合成砌块耦合,在保持头部基团与靶
标的关键作用的同时滤去与靶标有反应性的化合物,根据连续静电溶剂化力场计算的结合能对化合物
进行排序。这种方法的重点在于通过虚拟耦合对化学实体进行多样性导向的生成。在应
用实例中,作者通过合成约 50 个原始片段的衍生物,获得对 CBP 溴结构域具有 nmol/L 级
效价且对 BRD4 溴结构域具有高选择性的化合物。通过 X 射线晶体学确认了结合模式,荧
光标记验证了细胞中的结合靶标。

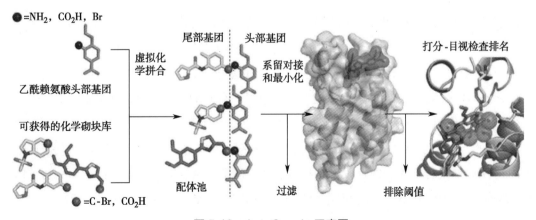

图 5-13　AutoCouple 示意图

与实验型的片段筛选法相比,计算机虚拟片段分子筛选方法的超高通量与低成本是其巨大的优势。通过与实验方法相结合,可以构建结构多样、溶解性与成药性好的片段。但在使用计算机辅助片段分子筛选与结构优化时,尽管计算机可以轻松生成数以百万计的建议,但其综合可行性却经常被忽略。为了解决该问题,Chevillard 等发展了在线工具 Growing via Merging(www.kolblab.org/scubidoo/pingui),它基于可靠的有机化学反应对苗头化合物进行衍生并得到亲和力更强的化合物。

5.4　从片段到先导结构

将片段分子优化成为先导结构是 FBDD 的重点与难点。通过上述筛选方法获得的片段分子活性通常较低,因而需对其进行修饰、改造,以提高其生物活性、改善类药性,使之成为先导化合物。将小分子命中物的结合能(K_d 或 IC_{50} 等)从 10μmol/L 优化到 10nmol/L 量级的先导化合物并不是一个简单的过程,需要耗费大量的人力与物力,数以百计甚至千计的小分子被合成、活性测试、结构分析,这个过程被不断循环。因此,在 FBDD 研究的早期,药物化学者认为将 10mmol/L 量级的片段分子优化成最终的先导化合物是一个非常庞大和极具挑战性的高风险工作,但是随着一系列从片段筛选出发的小分子药物进入临床试验期,人们逐渐认识到在大量的结构研究基础上的片段小分子优化实际上是行之有效的,也可以说 FBDD 的后期研究和 SBDD 有高度重合。

整体而言,从片段到先导化合物最主要有 3 种策略:①片段生长法(fragment-growing)。在靶标的结合部位空腔内确定好一个合适的片段后,各类取代基可以随后被加载到片段上。通过片段的生长可以提高受体 - 配体的结合能力,从而增加原有片段分子成为先导结构的可能性。②片段连接法(fragment-linking)。多个片段同时结合在靶标同一腔穴的不同区域,通过引入连接臂将这些彼此分开的片段连接在一起,生成一个对结合腔穴有更强潜在结合能力的新分子。③片段的自组装(fragment-merging)。在结合位点有一个已知的活性化合物,同时,1 个或者多个片段可以结合在同一结合位点的其他区域,这种情况下,通过引入具有反应活性的基团,通过在原位反应将已知活性的化合物与这些片段分子连接起来,有效增加受体和配体的结合能力。

5.4.1　片段生长法

片段生长法又称为片段优化法。如图 5-14 所示,活性片段与靶蛋白结合在靶蛋白的其中一个活性腔穴中,可以通过质谱、核磁共振或 X 射线单晶衍射技术确定其结合模式。由于片段的分子量小、结合力弱,根据靶标结合位点的结构特点,可以在片段分子的基础上进行相应的化学处置,如引入合适的基团或其他小分子片段,使其变成结构更大、更复杂的分子。得到的新分子可以在靶蛋白的活性位点或者毗邻的区域产生其他相互作用,增强其与靶蛋白的结合力,从而提高化学分子的活性、改善其理化性质。这种结构改造的方法又称为片段分子的结构演化,后期还可以根据一些类药性原则继续进行结构改造。

Chino 等用内部化合物库中的片段化合物对磷酸二酯酶 10A(phosphodiesterase 10A,PDE10A)的 X 射线共晶结构进行分析(图 5-15a),发现化合物 5-25 的吡唑并嘧啶环占据 PDE10A 活性位点的一部分并与 Gln726 发生氢键相互作用,且化合物 5-25 显示出良好的配体效率(LE=0.39),这意味着该化合物是一个理想的苗头片段分子。X 射线共晶结构显示化合物 5-25 不与 Tyr[693] 相互作用,在以前的研究中发现 Tyr[693] 对提高 PDE10A 的选择性很重要。为了获得与 Tyr[693] 相互作用的化合物,采用片段生长法在吡唑吡啶环的 5 位引入杂芳烃,得到化合物 5-26。化合物 5-26 和 PDE10A 酶的 X 射线共晶结构表明(图 5-15b),化合物 5-26 的三唑并嘧啶单元可以如期填充 PDE10A 酶的选择性口袋,同时化合物 5-26 的三唑并嘧啶环上 4 位的氮与 Tyr[693] 形成氢键。最后研究者对化合物 5-26 的三唑并嘧啶核和吡唑并嘧啶核上的取代情况展开构效关系研究,得到活性最佳的化合物 5-27(IC_{50}=2nmol/L)(图 5-15)。彩图见 ER-5-2。

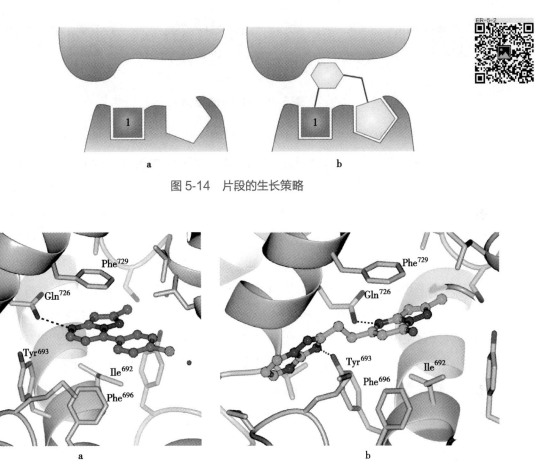

图 5-14　片段的生长策略

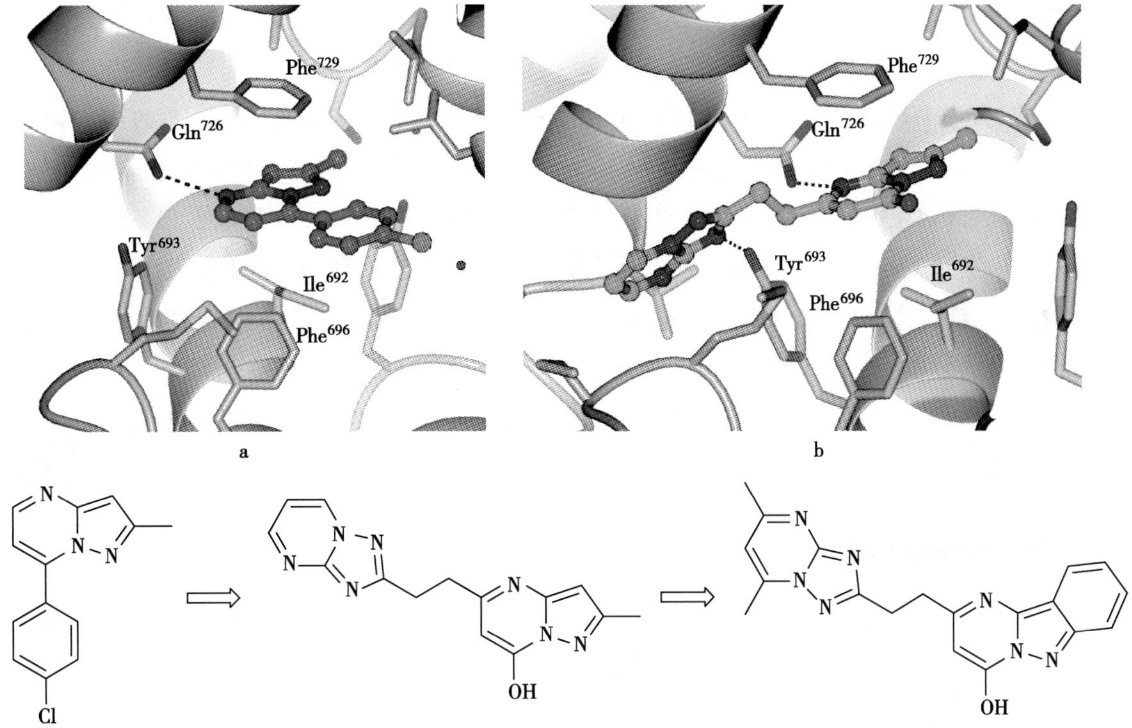

5-25
LE = 0.39

5-26

5-27
IC_{50}= 2.0nmol/L

图 5-15　化合物 5-27 的优化过程

5.4.2　片段连接法

如图 5-16 所示,当 2 个不同的片段分子分别结合在靶蛋白的不同位点时,如果这 2 个结合位点在空间上的距离足够近,就可以通过一个合适的连接桥将 2 个片段分子连接起来。因为每个片段都可以与受体结合,当将片段连接起来后,可以发挥加和效应,产生活性更高的先导化合物。另一种情况是如果 2 个片段的空间距离很近,那么片段之间会有重合的地方。当几个片段分子与靶标的结合位点相同时,可融合分子的结构特点设计新的分子。新分子结构中具有不同片段分子的结构单元可增强其与靶蛋白之间的结合力、提高生物活性,同时合理规避现有的专利保护。

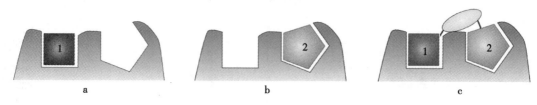

图 5-16　片段的连接策略

前述采用 SAR-by-NMR 策略发现 FKBP 小分子抑制剂的方法就是一种典型的片段连接。雅培公司的 Szczepankiewicz 等也采用类似的片段连接方法发现了 PTP1B 抑制剂。他们首先从 10 000 个化合物中通过 NMR 筛选确定了 PTP1B 的非选择性竞争抑制剂 5-28(图 5-17),同时 PTP1B 介导的对硝基苯基磷酸酯(pNPP)水解实验表明,二芳基草酰胺酸 5-28 与 PTP1B 的活性位点结合,可作为 pTyr 模拟物用于苗头化合物的发现。用萘胺代替二甲基苯胺得到的化合物 5-29 可以在活性位点占据更多的空间,活性得到进一步的提高(K_i=39μmol/L);化合物 5-29 与蛋白质复合物的晶体结构发现 5-29 结合到酶的"开放"形式,其中 WPD 环(Trp179-Ser187)保留一个类似于未被占用的酶的构象;5-29 结构中的苯甲酸羧酸基团与 Arg221 发生相互作用,苯环与 Gln262 侧链发生疏水接触。这些关键的相互作用稳定酶的开放形式,并阻止 WPD 环的关闭。此外,5-29 中的萘环与 Tyr46 之间的疏水相互作用也有助于结合(图 5-17a)。以化合物 5-29 与蛋白质的晶体复合物为指导,在萘环的 4 位上引入含二酰氨基链,得到化合物 5-30,活性提高近 40 倍(K_i=1.1μmol/L)(图 5-17b)。在此基础上,再次利用 NMR 筛选法来鉴定第二个位点的配体,发现特异性地与非催化位点结合的片段 5-31(K_d>1 000μmol/L)。将化合物 5-30 与片段 5-31 相连接最终得到对 PTP1B 具有较强抑制活性、较高选择性的化合物 5-32(K_i=22nmol/L)(图 5-17c)。彩图见 ER-5-3。

5.4.3　片段的自组装

如图 5-18 所示,在片段筛选过程中,结合在不同活性位点的 2 个片段上含有可以相互反应的基团,在靶蛋白的催化作用下,片段之间可以自发反应,连接成为一个具有更高活性的分子。靶蛋白在整个过程中起到选择片段并催化连接的作用。

Congreve 等发明的动态组合 X 射线晶体学技术(dynamic combinatorial X-ray crystallography,DCX)就属于片段自组装的一种类型。DCX 是在动态组合化学(DCC)的基础上发展起来的,DCC 融合组合化学与分子自组装过程的特点,2 个相互间具有反应活性的片段分子通过与模板如蛋白质的识别而连接成新的分子,其中连接 2 个片段的化学键是可逆性的,通过在片段库中不断优化、富集片段而得到热力学优势的与模板结合强度高的分子。DCC 法的不足之处是通常需要过量的模板蛋白质存在,以便能观察到平衡效应,所获得的分子结构可以通过比较 HPLC 或质谱谱图实验前后的变化进行鉴定。DCX 是在靶蛋白晶体存在的状态下,通过 X 射线衍射观察动态组合化学库中的二元复合物的形成,来寻找先导化合物。

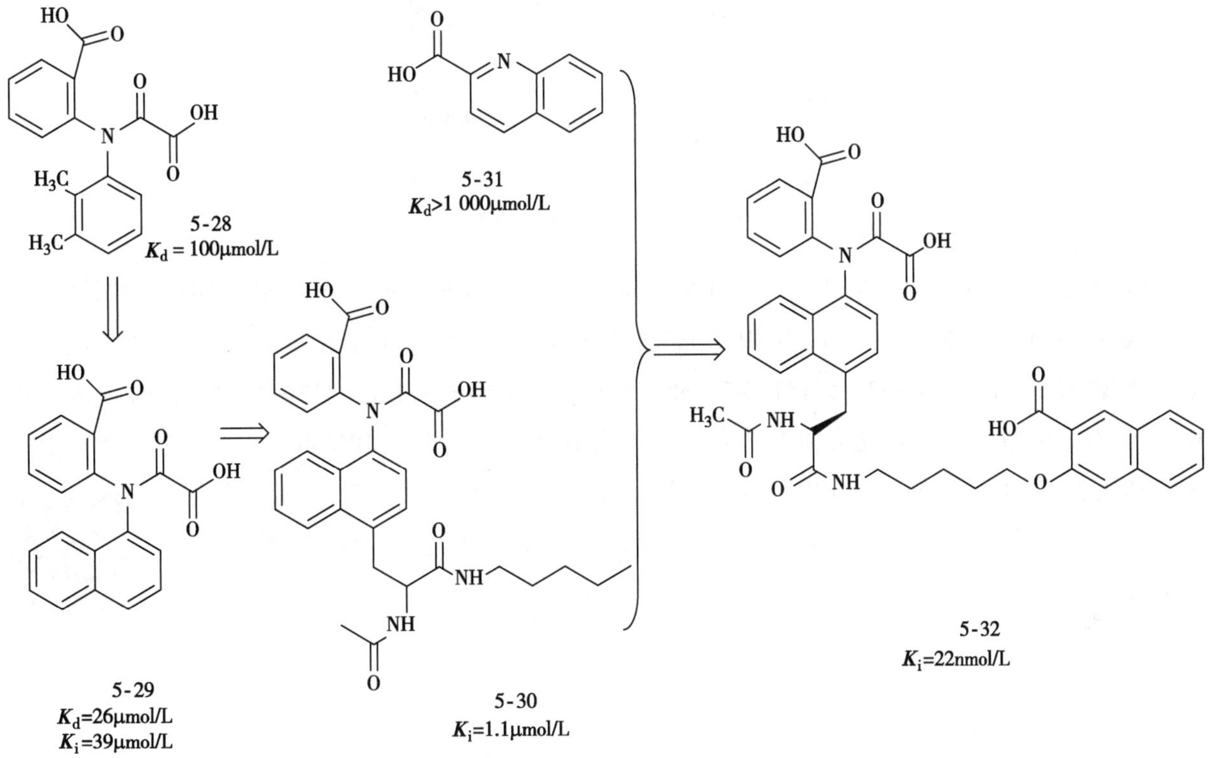

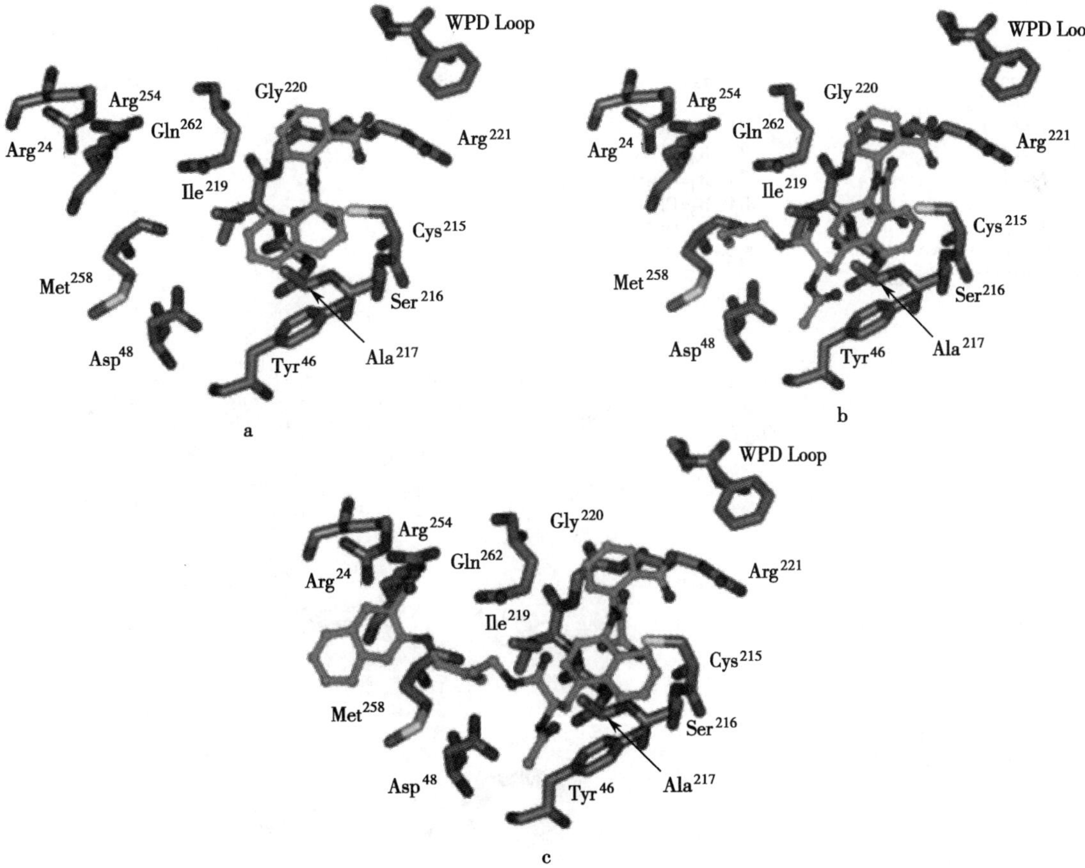

图 5-17　PTP1B 抑制剂的优化

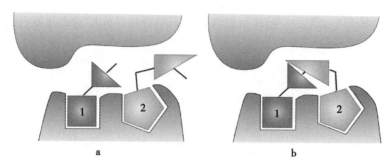

图 5-18　片段的自组装策略

Congreve 等通过已报道的吲哚酮类 CDK2 抑制剂进行 DCX 概念的验证。该吲哚酮类抑制剂可以拆分成芳基肼和靛红 2 个片段,肼和羰基形成腙的反应是可逆反应,很适合用于动态组合库的构建。实验开始先选取一系列肼(5-33)和靛红(5-34)化合物(图 5-19,彩图见 ER-5-4)在含 20%DMSO 的水溶液中进行 30 个模型反应实验,化合物 5-33 和 5-34 结构中含有多种能与 CDK2 的 ATP 结合位点的亲脂性腔穴形成非键作用的官能团。在模型实验证实 48 小时内所有模型反应都有反应产物形成后,反应物的竞争实验也显示能形成所有可能的腙产物。接下来进行 CDK2 晶体存在下的反应考察。首先用晶体分别在含有 A5 和 B(1-5)2 个片段分子的溶液中依次进行浸泡,ATP

DMSO/H₂O（20%）
室温，48小时

5-33

A1: $R_1=R_2=R_3=H$
A2: $R_1=Cl$
A3: $R_2=Cl$
A4: $R_3=Cl$
A5: $R_3=SO_2NH_2$
A6: $R_1=Cl$; $R_3=SO_2Me$
除指定情况外，其他R=H

5-34

B1: $R_4=NO_2$
B2: $R_4=Cl$
B3: $R_4=SO_3H$
B4: $R_5=CF_3$
B5: $R_4=OCF_3$
除指定情况外，其他R=H

5-35

5-36
$IC_{50}=30nmol/L$

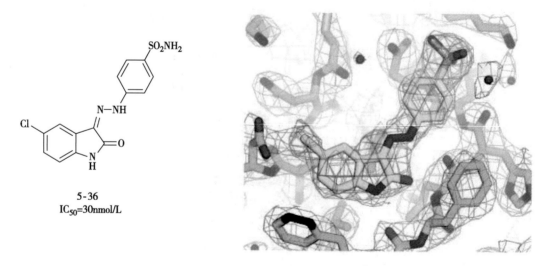

图 5-19　基于动态组合法的片段自组装示例

结合腔穴的电子密度图显示,除 A5+B4 外,其他所有产物都能与 CDK2 结合,能结合的产物都显示出对 CDK2 的抑制活性,IC_{50} 为 30nmol/L。进一步的实验也证实化合物 A5B4 不能与 CDK2 结合,故而没有抑制活性。之后,在晶体与片段分子 A(1-6) 和 B2 的混合溶液浸泡后得到 A5B2(5-36) 的复合物,在与 A(1-6) 和 B(1-5) 的混合溶液浸泡后同样得到 A5B2(5-36) 与 CDK2 的复合物。结果说明 5-36 与 CDK2 的结合具有热力学优势,该实验证实可通过 DCX 方法于原位产生与靶蛋白结合的小分子配体。DCX 弥补了通常 DCC 法的不足,它可以在混合物的情况下,通过 X 衍射电子密度图来确定片段分子的结合模式,同时所需要的蛋白质量也非常少。

5.5 优势与不足

基于片段的药物设计技术是在综合随机筛选和基于结构的药物设计的两者优点的基础上发展起来的。通过对片段化合物库的随机筛选发现活性片段,然后采用基于结构的药物设计方法获得片段分子与靶蛋白结合的三维结构,从而在复合物结构信息的基础上进行理性设计、优化由此产生的活性小分子,直至获得先导化合物或候选化合物。

与传统的随机筛选方法相比,FBDD 至少具有以下几个方面的优点:

首先,尽管 FBDD 通过筛选较少数量的片段化合物,却探索了更大的化学空间。①片段分子具有结构多样性,一般含有 12 个左右的"非氢原子",组成的化合物分子数量大概在 10^7 个;与之相比,用于传统的高通量筛选的化合物库中的分子一般具有 30 个左右的"非氢原子",由它们组成的化合物分子数量则高达 10^{60} 个。②收集、维护和筛选几千个片段库要比数百万的大分子数据库更加容易,这使得企业和学术机构都能去做先导物的发现工作。通常高通量筛选的化合物库的容量为 $1 \times 10^5 \sim 1 \times 10^6$ 个化合物,但对应于该类分子量的化合物库可能的化学空间而言,仅覆盖非常小的一部分。如果探索较小分子量的片段化合物的化学空间,仅筛选很小一部分片段就可以达到探索类似化合物的空间范围的效果。据估计,分子量 <160Da 的可合成的分子约为 13.9×10^6 个。很显然,1 000 个分子片段库与高通量筛选库相比,所能探索的化学空间更为广泛,而且从药物研发的成本来说也更为经济。

其次,FBDD 有更高的概率发现苗头片段分子。很显然,对于一个靶标而言,小片段自身虽然只有较少的蛋白质相互作用(弱结合),但其优势在于可以结合到蛋白质腔穴的一个亚位点;而对于较大的分子,即使有一部分可以与靶蛋白结合,其他地方的不匹配仍将抵消结合,从而使较复杂的分子不易成为苗头化合物被发现。另外,小片段也可以结合到一个靶蛋白的多个位点或者多个不同的蛋白质腔穴,因此以片段为起点筛选可以提高命中率。命中的片段如果能通过一定的方法连接或组合成一个复杂度相当的大分子,即达到药物尺寸,则很可能成为靶标的潜在药物,发挥与靶标之间的尽可能多的相互作用。

此外,FBDD 可以发现具有更高的结合效率和更好的成药性的分子。筛选得到的类药分子通常不一定是最优结合的分子且分子较大。当优化分子时,分子内的多种因素影响结合能的提高和成药性,使先导化合物的结构优化非常困难。然而,FBDD 方法发现的片段通常具有较高的配体效率(结合能与重原子数目比),可以在获得的结构信息的基础上,以配体效率为指导方向,快速优化分子,得到的分子也具有较好的结合能。除此之外,片段的尺寸小、溶解度高,通常具有更好的药物属性,后期易于结构优化,更有潜力成为药物分子(图 5-20)。

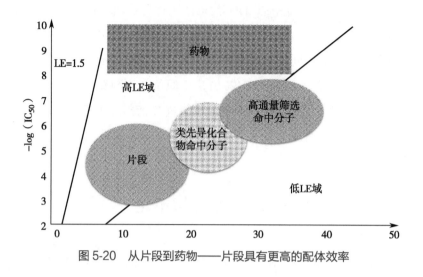

图 5-20　从片段到药物——片段具有更高的配体效率

　　FBDD 方法的另一个优势是对于复杂的靶标,HTS 方法往往找不到理想的苗头化合物。例如,涉及蛋白质 - 蛋白质相互作用的靶标,其结合口袋的腔穴通常是平坦的,化合物很难结合上去。而这时,FBDD 方法则可以先识别弱结合的片段及能同时结合多个蛋白质、多个位点的片段。如通过 NMR 方法则可以进行片段筛选,进一步指导片段优化,形成潜在的药物分子。

　　FBDD 方法的一个明显的不足是要求测定片段分子生物活性的方法的敏感度较高。在生物活性筛选过程中,片段分子由于分子结构简单,很难像类药分子一样与靶蛋白形成如氢键、疏水等作用,所以一般生物活性较低。但是其平均原子的靶蛋白结合力与类药分子是相当的,所以需要利用灵敏的仪器探测出片段分子与靶蛋白之间的微弱的结合强度并细致地分析其结合模式。

5.6　基于片段的药物设计案例

　　随着计算机技术等的发展,FBDD 在 hit-to-lead 方面分别产生了不少成功的应用。目前,已有 30 多个候选药物进入临床,包括 3 个已经成功上市的药物(表 5-2)。

表 5-2　部分基于 FBDD 方法成功进入临床试验或已被 FDA 批准上市的药物

药物名称	研发公司	靶标	研发进程	化学结构
维莫非尼	Plexxikon	BRAF-V600E	已批准上市	

药物名称	研发公司	靶标	研发进程	化学结构
厄达替尼	Johnson & Johnson，Astex	FGFR1-FGFR4	已批准上市	
维奈克拉	AbbVie，Genentech	BCL-2	已批准上市	
吡昔替尼	Plexxikon	FMS，KIT 和 FLT3-ITD	Ⅲ期临床试验	
拉那倍司他	Astex Pharmaceuticals，AstraZeneca，Lilly	BACE1	Ⅲ期临床试验	
AT7519	Astex	CDK1，CDK2，CDK4，CDK5 和 CDK9	Ⅱ期临床试验	

续表

药物名称	研发公司	靶标	研发进程	化学结构
AT9283	Astex	Aurora 和 JAK2	Ⅱ期临床试验	
AZD5363	AstraZeneca, Astex	AKT	Ⅱ期临床试验	
LY2886721	Lilly	BACE1	Ⅱ期临床试验	
LY517717	Lilly, Protherics	FXA	Ⅱ期临床试验	
NVP-AUY922	Novartis, Vernalis	HSP90	Ⅱ期临床试验	
奥那司匹	Astex	HSP90	Ⅱ期临床试验	

续表

药物名称	研发公司	靶标	研发进程	化学结构
ABL001	Novartis	BCR-ABL	I 期临床试验	
ABT-737	AbbVie	BCL-2 和 BCL-X$_L$	I 期临床试验	
ASTX660	Astex	XIAP 和 cIAP1	I 期临床试验	
AT13148	Astex	AKT，S6K1 和 ROCK	I 期临床试验	
BCL201	Vernalis，Servier，Novartis	BCL-2	I 期临床试验	

续表

药物名称	研发公司	靶标	研发进程	化学结构
DG051	deCODE Genetics	LTA4H	Ⅰ期临床试验	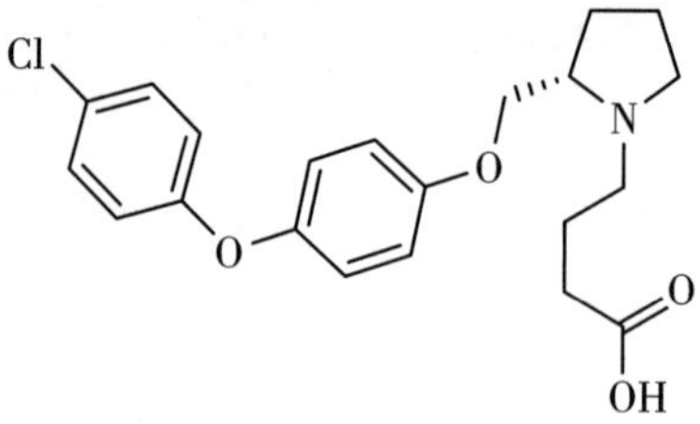
IC-776	Lilly,ICOS	LFA1	Ⅰ期临床试验	结构未公开
LP-261	Locus Pharmaceuticals	Tubulin	Ⅰ期临床试验	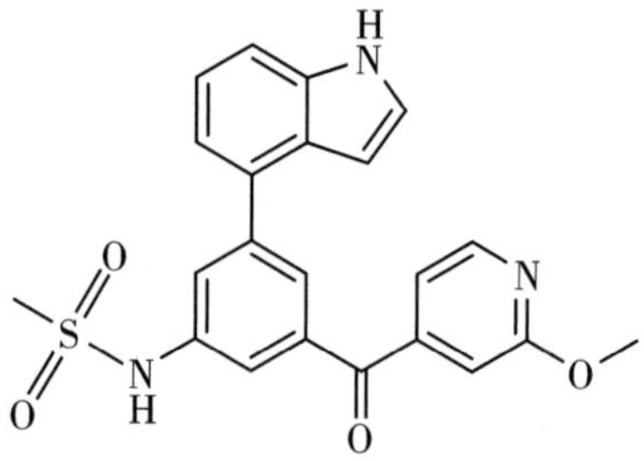
PF-06650833	Pfizer	IRAK4	Ⅰ期临床试验	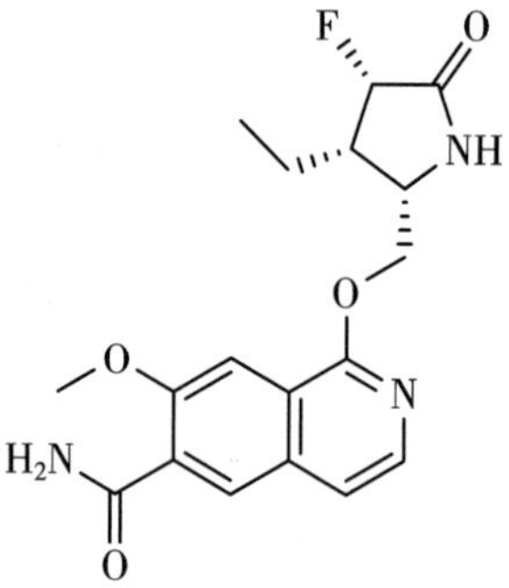
PLX-5568	Plexxikon	RAF	Ⅰ期临床试验	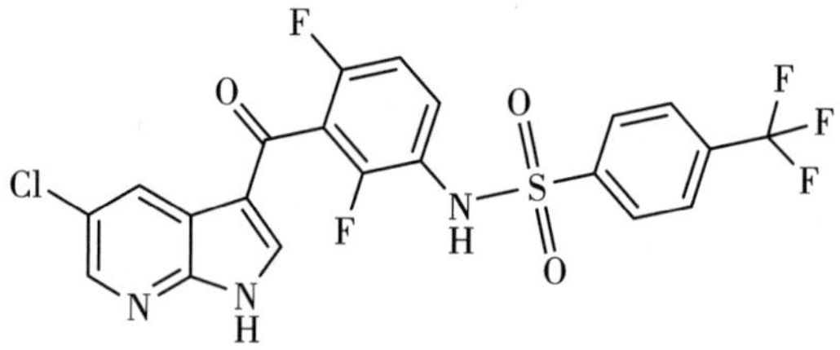
SGX-393	SGX Pharmaceuticals	BCR-ABL	Ⅰ期临床试验	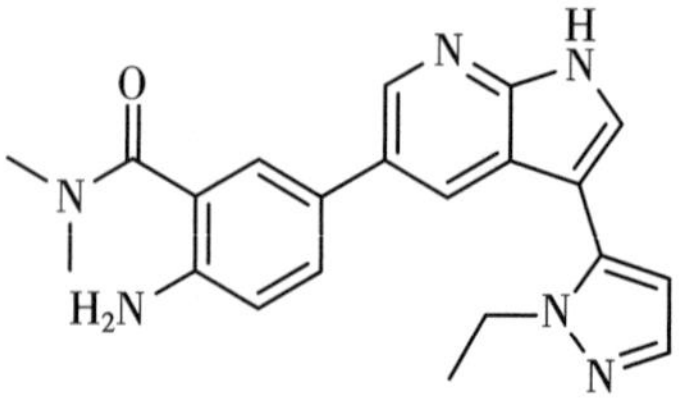
SNS-314	Sunesis Pharmaceuticals	Aurora	Ⅰ期临床试验	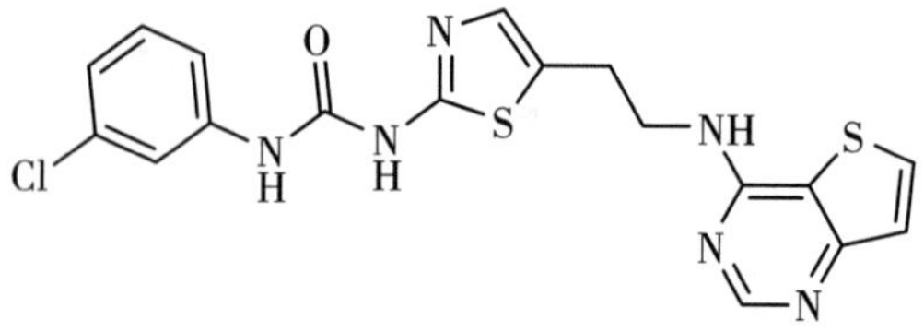

续表

　　FBDD 方法加快苗头化合物的发现,最有名的例子即成功上市的维莫非尼(vemurafenib,5-38)。维莫非尼是第一个成功的经 FBDD 方法开发并被批准上市的 BRAF-V600E 激酶抑制剂,用于治疗黑色素瘤。最初通过片段库的筛选发现的片段是针对丝氨酸 / 苏氨酸 - 蛋白激酶 PIM1。通过一系列的优化,最终得到维莫非尼(图 5-21)。这个成功的案例从最初的片段筛选到 FDA 批准维莫非尼上市仅仅花了 6 年的时间。

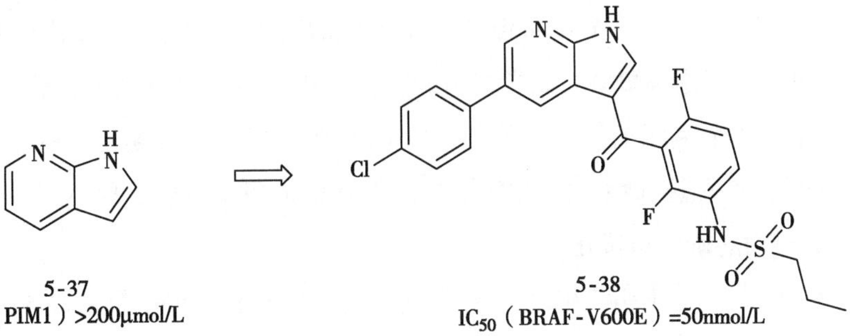

5-37　　　　　　　　　　　　　　　　　　　5-38
IC$_{50}$(PIM1)>200μmol/L　　　　　IC$_{50}$(BRAF-V600E)=50nmol/L

图 5-21　从活性片段到上市药物维莫非尼

　　除此之外,FBDD 方法还为化学生物学提供有效的方法来修饰蛋白质的行为和探索生物学效应,推动了化学生物学的发展。其中,典型的案例是通过 FBDD 方法寻找 KRAS 的潜在位点。KRAS 是一个小的 GTP 酶,很早之前就被认为是很多癌症发生的主要驱动子。已经有很多团队通过 FBDD 方法识别出 KRAS 的多个位点,以及能结合这些位点的片段分子。从这些片段分子出发,已经成功优化出不少具有细胞激活功能的探针分子。FBDD 方法是化学生物学上寻找新的小分子结合腔穴的强有力的工具,一旦结合腔穴确定,片段筛选就可以筛出潜在结合的化合物分子。

　　下面通过对 FBDD 在药物研发中的成功应用案例进行分析,介绍如何具体实施从片段筛选到结构优化。

5.6.1　BRAF 抑制剂维莫非尼

　　黑色素瘤从全球范围来看并不是一种常见的恶性肿瘤,但其 3%~5% 的年增长率使其成为近年来发病率增长最快的恶性肿瘤之一。据统计有 82% 的痣样黑色素瘤患者、66% 的普通黑色素瘤患者体内存在 BRAF 蛋白突变,而逾 90% 的 BRAF 蛋白突变是由于 BRAF 激酶的第 600 号氨基酸残基缬氨酸突变为谷氨酸,由此导致 BRAF 的活性激增,下游 MEK-ERK 信号通路持续激活,从而促进肿瘤的发生与转移。维莫非尼是一种 BRAF^{V600E} 的选择性抑制剂,用于晚期黑色素瘤的治疗,于 2011 年 8 月 17 日被美国 FDA 批准上市,这也是首个基于 FBDD 策略研制成功的药物。

5.6.1.1　苗头化合物的获得

　　21 世纪初,基于大规模化合物库的高通量筛选帮助人们找到诸如喹唑啉类、氨基嘧啶类、羟基吲哚类等具有良好的激酶抑制活性的化合物,但是这其中并没有具有 BRAF 抑制活性的化合物。Tsai 等采取与传统通过高通量筛选获得先导化合物不同的骨架发现手段,选取包含 20 000 个化合物的片段库(分子量范围在 150~350Da、少于 8 个氢键受体与供体、含较少的可旋转键、水溶性较好),在 200μmol/L 浓度下测试其对 5 种结构确定的不同激酶的抑制活性,并选取其中至少抑制 3 种激酶的化合物用于后续研究。结果发现,其中的 238 个化合物在 200μmol/L 浓度下对 PIM1、FGFR1 和 BRAF 3 种激酶的抑制率大于 30%。

为了避免较高的筛选浓度所导致的假阳性结果,随后将这 238 个化合物与 PIM1、FGFR1 和 BRAF 3 种激酶中的至少 1 种进行共结晶分析,并获得百余个晶体复合物的数据。尤其是丝氨酸 / 苏氨酸激酶 PIM1 提供获得低亲和力化合物复合物结构的良好系统,其中包括发现 7- 氮杂吲哚与 ATP 结合腔穴结合。尽管 7- 氮杂吲哚与 ATP 的嘌呤结合位点结合,但其结合模式多样,这也导致其对 PIM1 的低亲和力($IC_{50}>200$μmol/L)。为了提高化合物的亲和性,合成一系列单取代 7- 氮杂吲哚,其中 3- 苯胺基氮杂吲哚(5-39)的活性提高(PIM1 $IC_{50} \approx 100$μmol/L),在 PIM1 激酶的 ATP 结合腔穴具有单一且稳定的分子取向与结合模式。同时,与其他激酶家族成员结构的比较发现,3- 苯胺基氮杂吲哚代表一种激酶抑制剂的通用骨架,其分子中的 2 个氮原子与激酶铰链区的 DFG 链形成 2 个氢键,芳香环上其他位置的取代修饰可能提升化合物的活性和选择性。由此确定 3- 苯胺基氮杂吲哚的分子骨架。

5.6.1.2 先导物的确定与优化

在化合物 5-39 的苯环 3 位上引入甲氧基(5-40)可将对 FGFR1 的抑制活性提高 50 倍($IC_{50}=1.9$μmol/L),这一结果也验证了上述预测,主要原因可能是甲氧基中的氧原子与 DFG 结构域形成新的氢键,提升了配体效率。基于对结构多样的多种激酶结构信息的分析,为了提升小分子与 BRAF 激酶的特异性结合,对化合物 5-40 进行下一步优化:尝试在苯环的 3 位、4 位引入取代苯基、芳香并环、聚乙二醇链等片段,发现在苯环 3 位的取代基取向可以与蛋白质结合腔穴更好地相契合;在苯环 3 位的取代基中,发现引入磺酰胺基可以与 Asp^{594} 形成新的氢键,于是就磺酰胺基上的取代基展开研究,尝试苯环及取代苯环、芳香并环及其取代物、不同长度的脂肪链及脂肪环,最后选定正丙基取代片段,优选得到化合物 PLX-4720(5-41)。PLX-4720 中的 2 个处于间位的氟原子使苯环与吲哚杂环处于相互垂直的取向,磺酰胺基与 Asp^{594} 形成氢键,正丙基深入疏水腔穴形成疏水相互作用(图 5-22,彩图见 ER-5-5)。PLX-4720 的活性与选择性也确实得到较大程度的提高 [IC_{50}(BRAF^{V600E})=13nmol/L,IC_{50}(BRAF 野生型)=160nmol/L]。

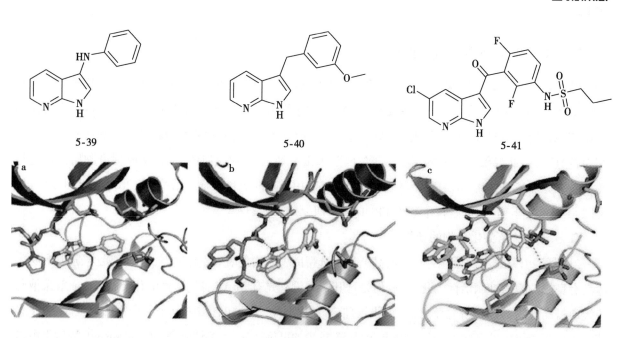

图 5-22 从骨架到结构优化过程的小分子与各激酶 ATP 结合腔穴结合的晶体结构图
a. PIM1 与 5-39 的结合;b. FRFR1 与 5-40 的结合;c. BRAF^{V600E} 与 5-41(PLX-4720)的结合

5.6.1.3　维莫非尼的确定

在对先导化合物 PLX-4720 进行进一步的结构优化中，发现 PLX-4720 的 5 位氯原子距离激酶上的邻近氮原子之间仍有一定的空间，因此以氯原子为锚点对化合物进行生长，尝试不同的带有极性取代基的芳香及脂肪片段组合，最终以氯苯基取代原来的氯原子，得到化合物 PLX-4032（5-38）。PLX-4032 对 BRAF^{V600E} 突变的黑色素瘤细胞株的 IC$_{50}$ 为 60~450nmol/L，并被最终命名为维莫非尼。虽然维莫非尼（LE=0.31，IC$_{50}$=31nmol/L）的配体效率与靶标抑制活性相较 PLX-4720（LE=0.4，IC$_{50}$=13nmol/L）有所下降，但是其药动学性质提高了。

共晶结构解析了维莫非尼与 BRAF^{V600E} 蛋白的结合模式（图 5-23，彩图见 ER-5-6）。晶体结构显示 BRAF^{V600E} 为一个二聚体，其中每个单体蛋白质均以"DFG-in"构象存在。一个单体的 R^{509} 和另一个单体蛋白质的 αC- 螺旋的羧基端之间的相互作用构成二聚体的界面。维莫非尼仅与一个单体蛋白质结合，这种诱导契合和构象选择的机制是

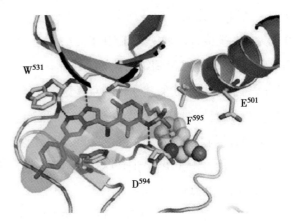

图 5-23　维莫非尼与 BRAF^{V600E} 结合模式图

维莫非尼对突变型 BRAF 激酶具有高度选择性的基础。Apo 单体蛋白质也采取"DFG-in"的构象，部分原因是 V600E 突变通过与 K^{507} 的离子相互作用稳定这种构象。相比之下野生型 BRAF 则以"DFG-out"构象呈现，这也就解释了点突变导致的 BRAF-V600E 活化机制。

维莫非尼的口服生物利用度良好，Ⅲ期临床试验结果表明与应用达卡巴嗪组相比，维罗非尼组患者死亡或疾病进展的风险降低 73%，并延长无进展生存期，毒性也在可接受的范围内，因此维罗非尼于 2011 年 8 月 17 日获美国 FDA 批准上市。

5.6.2　Bcl-Abl 酪氨酸激酶抑制剂阿思尼布

慢性粒细胞白血病（CML）是一种影响血液及骨髓的恶性肿瘤，它的特点是产生大量不成熟的白细胞，这些白细胞在骨髓内聚集，不但能够抑制骨髓的正常造血，而且会通过血液向全身扩散，导致患者出现贫血、易出血、易感染及器官浸润等。目前慢性粒细胞白血病的病因仍未明确，但费城染色体被认为与该病密切相关。*Bcl-Abl1* 融合基因的过度表达活化一系列下游的信号通路，使白细胞的分化、生长和存活等功能失调，最终导致 CML。

以伊马替尼（imatinib）、达沙替尼（dasatinib）、尼洛替尼（nilotinib）和博舒替尼（bosutinib）等药物为代表，靶向 Bcl-Abl1 癌蛋白的 ATP 结合位点的酪氨酸激酶抑制剂（TKI）已将 CML 转化为一种慢性的可控制的疾病。然而，一些患者的 Bcl-Abl1 蛋白的 ATP 结合位点在治疗过程中发生突变，阻碍药物与腔穴结合，从而产生耐药性。因此，临床急需对耐药 Bcl-Abl1 蛋白的抑制剂的研发。

阿思尼布（asciminib，ABL001）是一种新型的选择性 Bcl-Abl1 抑制剂，与传统的 ATP 竞争性酪氨酸激酶抑制剂（TKI）不同，阿思尼布靶向 Bcl-Abl1 的肉豆蔻酰基结合位点，这一全新的机制使得其对于突变型 Bcl-Abl1 癌蛋白也有抑制作用。

5.6.2.1 早期研究:变构抑制剂 GNF2 的发现

2003 年,Kuriyan 和 Superti-Furga 等报道肉豆蔻酰基通过与 Bcl-Abl1 蛋白结构域的 C lobe 区内的肉豆蔻酸结合位点相结合,导致 Bcl-Abl1 的变构激活。肉豆蔻酸结合位点为 ABL 激酶的变构位点,其结构如图 5-24 所示(彩图见 ER-5-7,红色为 αI'- 螺旋,氨基酸残基 E518-K527;黄色为肉豆蔻酰基底物),在激酶结构域的底部有一个由 4 个 α- 螺旋共同组成的疏水的肉豆蔻酰基结合腔穴,αI'- 螺旋如同盖子一样位于腔穴的顶部。理论上,通过与变构位点作用而抑制 Bcl-Abl1 激

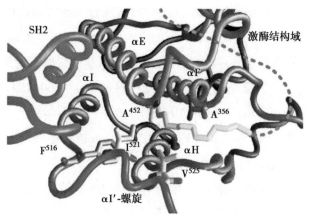

图 5-24 激酶结构域的肉豆蔻酰基结合腔穴

酶活性的药物将比 ATP 竞争性 TKI 抑制剂更具选择性,具有抵抗突变的活性,不会对靶外的激酶抑制而可以很好地耐受。

作为一种研发 Bcl-Abl1 抑制剂的新方法,Adrian 等使用差异性细胞毒性筛选,从杂环化合物库中筛选出 N- 苯基嘧啶 -4- 胺衍生物对 Bcl-Abl1 显示显著的选择性。随后进行一系列的优化改造以提高细胞活性,最终得到化合物 GNF-2(5-42)。GNF-2 对 Bcl-Abl1 依赖的细胞显示出有效且高选择性的抗增殖活性,IC_{50} 为 138nmol/L,并且在 10μmol/L 对非转染 Bcl-Abl1 基因细胞无抑制作用。GNF-2 的构效关系分析表明,CF_3O—基团和 $CF_3OC_6H_4NH$—中的—NH—基团对活性有重要影响。在突变研究中发现,将 Abl1 的肉豆蔻酰结合腔穴内的氨基酸突变对 GNF-2 的活性有调节作用,从而推测 GNF-2 与 Abl1 肉豆蔻酰结合腔穴结合。随后,利用核磁共振和 X 射线结晶学证实了这一假设,证明 GNF-2 与肉豆蔻酸结合腔穴结合,从而在变构位点上抑制 Abl1 激酶的活性。之后,尝试利用 GNF-2 作为先导物进行优化,尽管也发现结构多样的 Bcl-Abl1 抑制剂,但在这一系列化合物中没有发现适合临床开发的候选药物。

5.6.2.2 阿思尼布的发现

为了针对 Abl1 激酶的肉豆蔻酸酯结合腔穴发现新的配体,研究者尝试使用 NMR 光谱进行片段筛选。由于只关注 Abl1 的变构抑制剂的筛选,因此实验中使用伊马替尼阻断 ATP 结合腔穴,筛选与 ABL1 伊马替尼复合物结合的化合物。通过对大约 500 个分子片段的筛选,鉴定出 30 个苗头化合物。苗头化合物的解离常数通过 NMR 直接滴定法进行测定,即测定 Abl1- 伊马替尼复合物的一维 ^1H 光谱中的化学位移变化,或者通过与衍生自 GNF-2 的工具药的竞争性结合来确定。这其中测得苗头化合物 5-43 的 K_d 为 6μmol/L ± 1.0μmol/L,该片段分子具有良好的亲和力和适宜的分子量,配体效率很高。因此,接下来以片段分子 5-43 为苗头化合物进行结构优化(图 5-25)。

肉豆蔻酸酯是 Abl1 激酶的肉豆蔻酰基结合腔穴的天然配体。研究人员首先除去化合物 5-43 中的甲酯部分,并用脂肪族碳链(在肉豆蔻酸酯配体中存在)取代合成化合物 5-44。所得的化合物 5-44 保留原始片段 5-43 的亲和力(K_d=4μmol/L),但在细胞测定中没有显示出活性。之后研究者基于多个结晶片段的晶体结构进行相似性和药效基团搜索,并将产生的结果与肉豆蔻酸酯的构象相对接,筛选出化合物 5-45,它具有中等强度的亲和力(K_d=6μmol/L),但仍然没有细胞活性。前期对 GNF-2 的构效关系研究发

现连接在苯胺对位的 CF_3O—基团对抑制活性至关重要,因此研究者在此位置引入 CF_3O—基团,得到化合物 5-46,该化合物显示出细胞抑制活性($GI_{50}=8\mu mol/L$)。

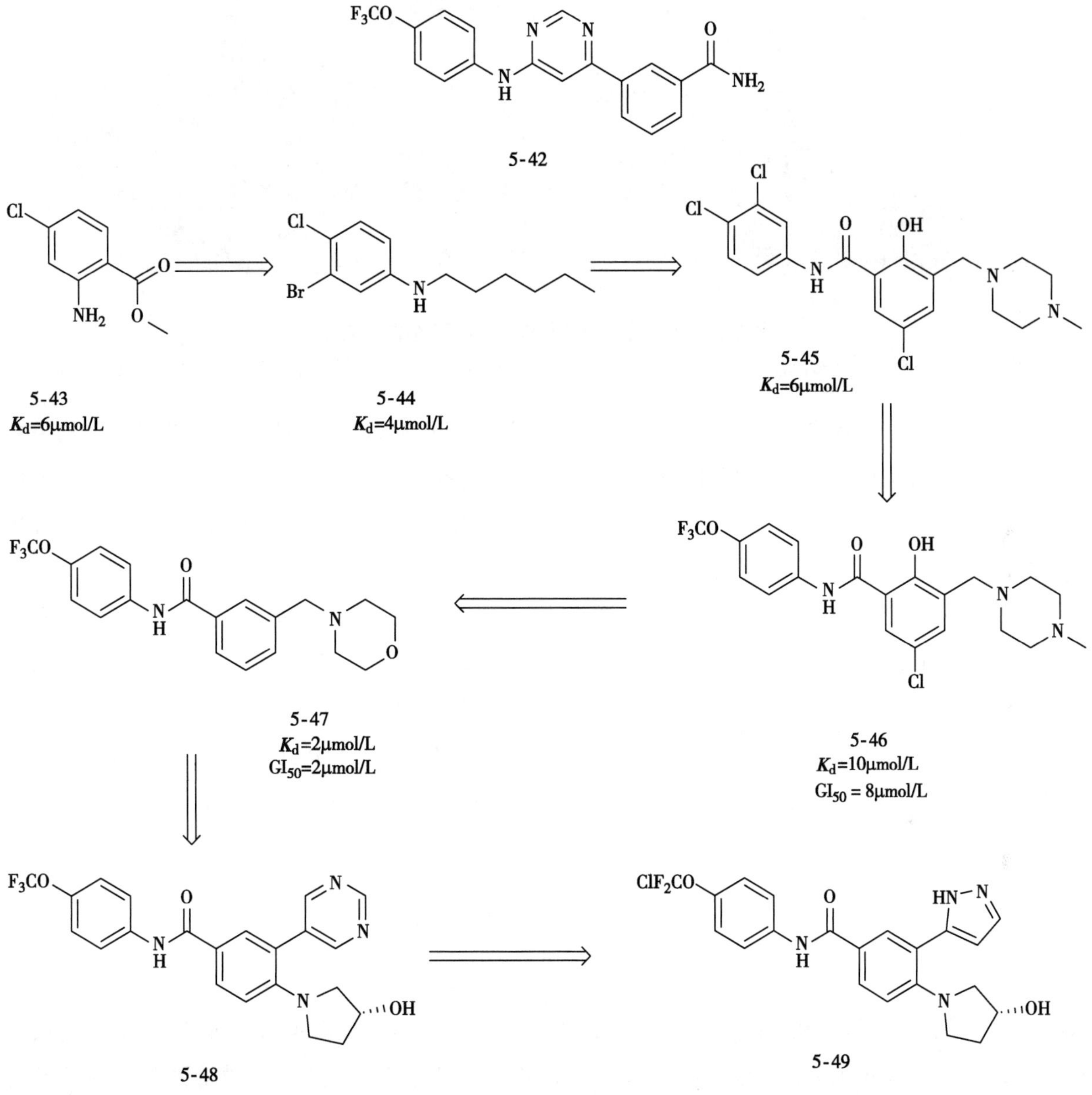

图 5-25　阿思尼布的优化过程

对化合物 5-46 进一步优化得到化合物 5-47,晶体结构显示化合物 5-47 结合在 Abl1-imatinib 复合物的肉豆蔻酸酯结合腔穴中。值得注意的是,化合物 5-47 的 CF_3O—基团深深地结合在狭窄的亲脂通道中,因此该基团所在芳香环的另一个取代基只能在 CF_3O—基团的对位(图 5-26a)。尽管化合物 5-47 中酰胺键的羰基不与蛋白质发生任何相互作用,但—NH—参与水介导的与丙氨酸 452 和谷氨酸 481 上骨架羰基的氢键相互作用。化合物 5-47 的晶体结构显示芳环的电子云密度更有利于配体与蛋白质的结合,然而 N-甲基吗啉取代基是无序的,仅在腔穴内与蛋白质发生微弱的相互作用。化合物 5-47 可以以2 种不同的结合方式使电子密度最佳化,其中在一种结合方式下吗啉环指向溶剂,而在另一种结合方式下吗啉环翻转近 180°,沿肉豆蔻通道出口处结合(图 5-26b)。彩图见 ER-5-8。

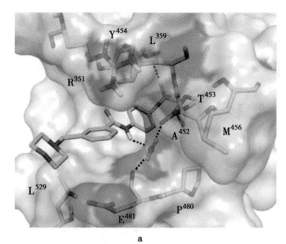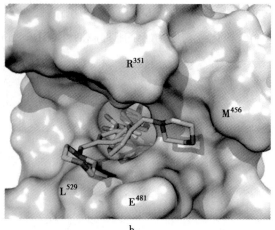

图 5-26　化合物 5-47 与肉豆蔻酸脂的结合模式

a. 化合物 5-47 与肉豆蔻酸酯结合腔穴结合的晶体结构；b. 化合物 5-47 与肉豆蔻酸酯结合腔穴结合的 2 种构象

化合物 5-47 的共晶结构揭示 2 种不同的结合模式，这表明通过更好地填充由吗啉环交替构象揭示的肉豆蔻通道出口，可以增加化合物的亲和力。因此研究者在化合物 5-47 的苯环上引入另一个取代基，最终优化得到化合物 5-48。而临床候选药物阿思尼布（asciminib）（ABL001，5-49）也最终由化合物 5-48 优化而来。

阿思尼布在致癌融合蛋白 Bcl-Abl1 驱动增殖的白细胞中表现出强大的抗增殖活性，并且至关重要的是这种活性在 Bcl-Abl1 突变的细胞中仍然得以维持，而这些突变可使目前可用的 CML 治疗药物无效。阿思尼布的体外活性在 CML 鼠模型中转化为抗肿瘤活性，可作为治疗 CML 的潜在药物。阿思尼布目前已进入临床试验用于治疗 CML，其作为候选药物单一用药或与 ATP 竞争性 TKI 联合用药都展现出很好的药效，且具有良好的安全性与耐受性。阿思尼布未来的发展值得期待。

5.7　小结与展望

基于片段的药物设计在片段库的设计、检测手段、先导化合物的发现策略方面与传统的药物设计有明显的不同，具有更加突出的优势：片段库涵盖的化学空间更广，筛选的分子数量更少，发现活性化合物的概率更大，合成的化合物活性更高。而且随着技术的不断进步，检测片段与靶蛋白之间的弱结合作用变得越来越容易，推动了 FBDD 的飞速发展。FBDD 还与 CADD 技术相结合，运用分子模拟的手段指导药物设计，获得极大的成功，各种基于片段的药物设计软件也相继开发上市，如 Chemical Computing Group 开发的 Molecular Operating Environment（MOE）等。

虽然 FBDD 方法已逐渐成为药物研发的主流，但其未来的发展仍将面临不小的挑战：首先，片段库的质量是关键，需要保证片段具有良好的理化性质且片段尽可能的小，满足较大的化学空间需求；其次，FBDD 方法需要改善和提高的地方是开发更多的方法、技术来监控和识别片段与靶蛋白的结合，只有更为方便和准确地识别发生弱作用的片段，才能更好地基于片段进行药物设计；最后一点也最重要的，是如何将片段优化到先导化合物，在充分利用片段连接、片段融合和片段生长等技术的前提下还要不断开发新的方法来提高优化设计的效率和成功率。

目前,深度学习逐渐成为化学信息学中的一种常见工具,并且已经充分应用于全新分子设计。鉴于骨架在药物化学研究中的重要性,将深度学习应用于基于骨架的药物设计是一个具有潜力的研究方向。尽管如此,目前对这一方向的研究并不充分。Li 等最早将基于图的深度分子生成模型应用于骨架衍生化的任务,并且发现模型能够成功学习到特定骨架上侧链的分布情况。尽管该模型能够应用于骨架衍生化,但其功能较为局限,仍需进一步的优化和拓展。

Nature Reviews Drug Discovery 杂志在 2016 年刊文对 20 年来 FBDD 方法的发展及未来展望进行综述。*Journal of Medicinal Chemistry* 杂志在 2017 刊文对 2015—2016 年发表在该杂志上的 FBDD 技术的最新发展进行点评。基于片段的药物设计在工业界和学术界都得到广泛应用,已成为近 15 年来发展最快的新药研究新技术。片段筛选需要的小分子库规模更小、筛选效率更高,将在中小型制药公司、高等院校和研究机构获得广泛应用。应用这一方法发现了许多具有高活性和良好药动学性质的先导化合物,其中有些已进入临床研究阶段,相信未来将会有更多的基于片段设计的药物进入临床试验并最终上市。

5.8　常用软件与工具

在基于片段的药物设计中常用到的软件和计算工具见表 5-3。

表 5-3　在基于片段的药物设计中常用到的软件和计算工具

程序	程序特性	网址
ACFIS Server	核心片段可以从活性分子中产生;碎片可以生长到连接点;能量计算将用于确定碎片匹配	http://chemyang.ccnu.edu.cn/ccb/server/ACFIS/
AutoT&T v2.0	对多轮优化作业进行改进,以提供更高的速度;可以在几个引线之间执行结构交叉;在线服务器可用	http://www.sioc-ccbg.ac.cn/software/att2/
e-LEA3D	可以选择片段或片段组合以适合 QSAR 模型或给定蛋白质的结合腔穴;可以使用用户指定的标准执行虚拟筛选。在线服务器可用	http://chemoinfo.ipmc.cnrs.fr
eMolFrag	可以从给定的一组分子制备非冗余的片段文库;该算法既可以作为独立软件使用,也可以作为 Web 服务器使用	www.brylinski.org/emolfrag
eSynth	化学上可行的分子可以从分子碎片中重构出来;可以生成具有所需的活性轮廓的不同分子集合	www.brylinski.org/esynth
Flux	将类药分子进行伪逆合成分析;新分子将通过随机搜索算法和基于配体的相似性评分来生成	http://pubs.acs.org/doi/abs/10.1021/ci0503560
FTMap	数以亿计的有机小分子的位置作为探针被取样;使用详细的能量表达式对探测姿势进行评分;结合热点由多种探针类型的簇识别	http://ftmap.bu.edu/publications.php
iScreen	云计算 Web 服务器;蛋白质制备工具用于估计配体结合袋的大小;包括的对接模式是标准的、水中的、pH 环境、与柔性对接	http://iscreen.cmu.edu.tw/intro.php

续表

程序	程序特性	网址
LigBuilder 2	将分析设计的化合物的合成可及性;将定量评估蛋白质表面结合袋的可药性;选择满足某些类药物标准的片段来构建新的化合物	http://pubs.acs.org/doi/abs/10.1021/ci100350u
NovoFLAP	构建块是片段库中的 1 300 个片段;该方法结合进化算法和基于配体的评分函数	http://pubs.acs.org/doi/abs/10.1021/ci100080r
MED-SuMo	MED-SuMo 片段数据库可用于填充结合位点;MED-Portion 化学部分跳跃是这种方法的主要策略	http://medit-pharma.com/index.php?page=fragment-based-approach
molBLOCKS	molBLOCKS 是一套程序,用于分解分子集、聚类产生的片段,并发现丰富的目标分子	http://compbio.cs.princeton.edu/molblocks
S4MPLE	可以同时对接多个分子;采样基于混合遗传算法;能量计算采用 AMBER 力场	http://pubs.acs.org/doi/abs/10.1021/ci300495r
SHAFTS	3D 分子相似性计算使用混合相似性度量和标记的化学基;在基于配体的虚拟筛选中,实验确定的构象不需要模板	http://pubs.acs.org/doi/abs/10.1021/ci200060s

（张亮仁,刘振明）

参 考 文 献

［1］FERREIRA L G, ANDRICOPULO A D. From protein structure to small-molecules: recent advances and applications to fragment-based drug discovery. Current topics in medicinal chemistry, 2017, 17 (20): 2260-2270.

［2］SHUKER S B, HAJDUK P J, MEADOWS R P, et al. Discovering high-affinity ligands for proteins: SAR by NMR. Science, 1996, 274 (5292): 1531-1534.

［3］VELVADAPU V, FARMER B T, REITZ A B. Chapter 7-Fragment-based drug discovery//WERMUTH C G, ALDOUS D, RABOISSON P, et al. The practice of medicinal chemistry. 4th ed. San Diego: Academic Press, 2015: 161-180.

［4］JENCKS W P. On the attribution and additivity of binding energies. Proceedings of the national academy of sciences of the United States of America, 1981, 78 (7): 4046-4050.

［5］NAKAMURA C E, ABELES R H. Mode of interaction of beta-hydroxy-beta-methylglutaryl coenzyme A reductase with strong binding inhibitors: compactin and related compounds. Biochemistry, 1985, 24 (6): 1364-1376.

［6］DILLER D J. The synergy between combinatorial chemistry and high-throughput screening. Current opinion in drug discovery & development, 2008, 11 (3): 346-355.

［7］LOGING W, HARLAND L, WILLIAMS J B. High-throughput electronic biology: mining information for drug discovery. Nature reviews drug discovery, 2007, 6 (3): 220-230.

［8］ERLANSON D A, BRAISTED A C, RAPHAEL D R, et al. Site-directed ligand discovery. Proceedings of the national academy of sciences of the United States of America, 2000, 97 (17): 9367-9372.

［9］MALY D J, CHOONG I C, ELLMAN J A. Combinatorial target-guided ligand assembly: identification of potent subtype-selective c-Src inhibitors. Proceedings of the national academy of sciences of the United States of America, 2000, 97 (6): 2419-2424.

［10］BOEHM H J, BOEHRINGER M, BUR D, et al. Novel inhibitors of DNA gyrase: 3D structure based biased needle screening, hit validation by biophysical methods, and 3D guided optimization. A promising alternative to random screening. Journal of medicinal chemistry, 2000, 43 (14): 2664-2674.

［11］NIENABER V L, RICHARDSON P L, KLIGHOFER V, et al. Discovering novel ligands for macromolecules using X-ray crystallographic screening. Nature biotechnology, 2000, 18 (10): 1105-1108.

［12］HANN M M, LEACH A R, HARPER G. Molecular complexity and its impact on the probability of finding leads for drug discovery. Journal of chemical information and computer sciences, 2001, 41 (3): 856-864.

［13］EKSTROM J L, PAULY T A, CARTY M D, et al. Structure-activity analysis of the purine binding site of human liver glycogen phosphorylase. Chemistry & biology, 2002, 9 (8): 915-924.

［14］HARTSHORN M J, MURRAY C W, CLEASBY A, et al. Fragment-based lead discovery using X-ray crystallography. Journal of medicinal chemistry, 2005, 48 (2): 403-413.

［15］CHESSARI G, WOODHEAD A J. From fragment to clinical candidate—a historical perspective. Drug discovery today, 2009, 14 (13-14): 668-675.

［16］LAMOREE B, HUBBARD R E. Current perspectives in fragment-based lead discovery (FBLD). Essays in biochemistry, 2017, 61 (5): 453-464.

［17］TEAGUE S J, DAVIS A M, LEESON P D, et al. The design of leadlike combinatorial libraries. Angewandte chemie-international edtion in Englis, 1999, 38 (24): 3743-3748.

［18］SCHUFFENHAUER A, RUEDISSER S, MARZINZIK A L, et al. Library design for fragment based screening. Current topics in medicinal chemistry, 2005, 5 (8): 751-762.

［19］FATTORI D. Molecular recognition: the fragment approach in lead generation. Drug discovery today, 2004, 9 (5): 229-238.

［20］LEACH A R, HANN M M, BURROWS J N, et al. Fragment screening: an introduction. Molecular biosystems, 2006, 2 (9): 430-446.

［21］CONGREVE M, CARR R, MURRAY C, et al. A 'rule of three' for fragment-based lead discovery? Drug discovery today, 2003, 8 (19): 876-877.

［22］NEUMANN T, JUNKER H D, SCHMIDT K, et al. SPR-based fragment screening: advantages and applications. Current topics in medicinal chemistry, 2007, 7 (16): 1630-1642.

［23］BAURIN N, ABOUL-ELA F, BARRIL X, et al. Design and characterization of libraries of molecular fragments for use in NMR screening against protein targets. Journal of chemical information and computer sciences, 2004, 44 (6): 2157-2166.

［24］EGLEN R M, REISINE T, ROBY P, et al. The use of alphascreen technology in HTS: current status. Current chemical genomics, 2008, 1: 2-10.

［25］BOLLAG G, TSAI J, ZHANG J Z, et al. Vemurafenib: the first drug approved for BRAF-mutant cancer. Nature reviews drug discovery, 2012, 11 (11): 873-886.

［26］ARTIS D R, LIN J J, ZHANG C, et al. Scaffold-based discovery of indeglitazar, a PPAR pan-active anti-diabetic agent. Proceedings of the national academy of sciences of the United States of America, 2009, 106 (1): 262-267.

［27］MCGOVERN S L, HELFAND B T, FENG B, et al. A specific mechanism of nonspecific inhibition. Journal of medicinal chemistry, 2003, 46 (20): 4265-4272.

［28］DAY Y S, BAIRD C L, RICH R L, et al. Direct comparison of binding equilibrium, thermodynamic, and rate constants determined by surface-and solution-based biophysical methods. Protein science, 2002, 11 (5): 1017-1025.

［29］O'DOWD C R, HELM M D, ROUNTREE J S S, et al. Identification and structure-guided development of pyrimidinone based USP7 inhibitors. ACS medicinal chemistry letters, 2018, 9 (3): 238-243.

[30] PELLECCHIA M, SEM D S, WUTHRICH K. NMR in drug discovery. Nature reviews drug discovery, 2002, 1 (3): 211-219.

[31] HAJDUK P J, GERFIN T, BOEHLEN J M, et al. High-throughput nuclear magnetic resonance-based screening. Journal of medicinal chemistry, 1999, 42 (13): 2315-2317.

[32] HAJDUK P J, GREER J. A decade of fragment-based drug design: strategic advances and lessons learned. Nature reviews drug discovery, 2007, 6 (3): 211-219.

[33] PETROS A M, DINGES J, AUGERI D J, et al. Discovery of a potent inhibitor of the antiapoptotic protein Bcl-xL from NMR and parallel synthesis. Journal of medicinal chemistry, 2006, 49 (2): 656-663.

[34] TSE C, SHOEMAKER A R, ADICKES J, et al. ABT-263: a potent and orally bioavailable Bcl-2 family inhibitor. Cancer research, 2008, 68 (9): 3421-3428.

[35] PELLECCHIA M, BERTINI I, COWBURN D, et al. Perspectives on NMR in drug discovery: a technique comes of age. Nature reviews drug discovery, 2008, 7 (9): 738-745.

[36] CONGREVE M, AHARONY D, ALBERT J, et al. Application of fragment screening by X-ray crystallography to the discovery of aminopyridines as inhibitors of beta-secretase. Journal of medicinal chemistry, 2007, 50 (6): 1124-1132.

[37] MURRAY C W, CALLAGHAN O, CHESSARI G, et al. Application of fragment screening by X-ray crystallography to beta-secretase. Journal of medicinal chemistry, 2007, 50 (6): 1116-1123.

[38] MAYER M, MEYER B. Characterization of ligand binding by saturation transfer difference NMR spectroscopy. Angewandte chemie-international edtion in English, 1999, 38 (12): 1784-1788.

[39] MAYER M, MEYER B. Group epitope mapping by saturation transfer difference NMR to identify segments of a ligand in direct contact with a protein receptor. Journal of the American chemical society, 2001, 123 (25): 6108-6117.

[40] UNIONE L, GALANTE S, DIAZ D, et al. NMR and molecular recognition. The application of ligand-based NMR methods to monitor molecular interactions. Medchemcomm, 2014, 5 (9): 1280-1289.

[41] DALVIT C, PEVARELLO P, TATO M, et al. Identification of compounds with binding affinity to proteins via magnetization transfer from bulk water. Journal of biomolecular NMR, 2000, 18 (1): 65-68.

[42] HUBBARD R E, DAVIS B, CHEN I, et al. The SeeDs approach: integrating fragments into drug discovery. Current topics in medicinal chemistry, 2007, 7 (16): 1568-1581.

[43] HOFSTADLER S A, SANNES-LOWERY K A. Applications of ESI-MS in drug discovery: interrogation of noncovalent complexes. Nature reviews drug discovery, 2006, 5 (7): 585-595.

[44] KEMPEN E C, BRODBELT J S. A method for the determination of binding constants by electrospray ionization mass spectrometry. Analytical chemistry, 2000, 72 (21): 5411-5416.

[45] CHAN D S, WHITEHOUSE A J, COYNE A G, et al. Mass spectrometry for fragment screening. Essays in biochemistry, 2017, 61 (5): 465-473.

[46] 任景, 李健, 石峰, 等. 基于片段的药物发现方法进展. 药学学报, 2013, 1 (1): 14-24.

[47] SWAYZE E E, JEFFERSON E A, SANNES-LOWERY K A, et al. SAR by MS: a ligand based technique for drug lead discovery against structured RNA targets. Journal of medicinal chemistry, 2002, 45 (18): 3816-3819.

[48] OCKEY D A, DOTSON J L, STRUBLE M E, et al. Structure-activity relationships by mass spectrometry: identification of novel MMP-3 inhibitors. Bioorganic&medicinal chemistry, 2004, 12 (1): 37-44.

[49] VU H, PEDRO L, MAK T, et al. Fragment-based screening of a natural product library against 62 potential malaria drug targets employing native mass spectrometry. ACS infectious diseases, 2018, 4 (4): 431-444.

[50] JHOTI H, CLEASBY A, VERDONK M, et al. Fragment-based screening using X-ray crystallography and NMR spec-

troscopy. Current opinion in chemical biology, 2007, 11 (5): 485-493.

[51] SKARZYNSKI T, THORPE J. Industrial perspective on X-ray data collection and analysis. Acta crystallographica section D: biological crystallography, 2006, 62 (Pt 1): 102-107.

[52] BATISTE L, UNZUE A, DOLBOIS A, et al. Chemical space expansion of bromodomain ligands guided by in silico virtual couplings (autocouple). ACS central science, 2018, 4 (2): 180-188.

[53] CHEVILLARD F, RIMMER H, BETTI C, et al. Binding-site compatible fragment growing applied to the design of beta2-adrenergic receptor ligands. Journal of medicinal chemistry, 2018, 61 (3): 1118-1129.

[54] REES D C, CONGREVE M, MURRAY C W, et al. Fragment-based lead discovery. Nature reviews drug discovery, 2004, 3 (8): 660-672.

[55] CHINO A, SEO R, AMANO Y, et al. Fragment-based discovery of pyrimido [1, 2-b] indazole PDE10A inhibitors. Chemical & pharmaceutical bulletin, 2018, 66 (3): 286-294.

[56] SZCZEPANKIEWICZ B G, LIU G, HAJDUK P J, et al. Discovery of a potent, selective protein tyrosine phosphatase 1B inhibitor using a linked-fragment strategy. Journal of the American chemical society, 2003, 125 (14): 4087-4096.

[57] CONGREVE M S, DAVIS D J, DEVINE L, et al. Detection of ligands from a dynamic combinatorial library by X-ray crystallography. Angewandte chemie-international edtion in English, 2003, 42 (37): 4479-4482.

[58] OPREA T I, DAVIS A M, TEAGUE S J, et al. Is there a difference between leads and drugs? A historical perspective. Journal of chemical information and computer sciences, 2001, 41 (5): 1308-1315.

[59] WENLOCK M C, AUSTIN R P, BARTON P, et al. A comparison of physiochemical property profiles of development and marketed oral drugs. Journal of medicinal chemistry, 2003, 46 (7): 1250-1256.

[60] ERLANSON D A, FESIK S W, HUBBARD R E, et al. Twenty years on: the impact of fragments on drug discovery. Nature reviews drug discovery, 2016, 15 (9): 605-619.

[61] WINTER J J, ANDERSON M, BLADES K, et al. Small molecule binding sites on the Ras: SOS complex can be exploited for inhibition of Ras activation. Journal of medicinal chemistry, 2015, 58 (5): 2265-2274.

[62] TSAI J, LEE J T, WANG W, et al. Discovery of a selective inhibitor of oncogenic B-Raf kinase with potent antimelanoma activity. Proceedings of the national academy of sciences of the United States of America, 2008, 105 (8): 3041-3046.

[63] 郭宗儒. 以 FBDD 方法首创的维罗非尼. 药学学报, 2014, 49 (4): 566-568.

[64] BOLLAG G, HIRTH P, TSAI J, et al. Clinical efficacy of a RAF inhibitor needs broad target blockade in BRAF-mutant melanoma. Nature, 2010, 467: 596-599.

[65] HANTSCHEL O, NAGAR B, GUETTLER S, et al. A myristoyl/phosphotyrosine switch regulates c-Abl. Cell, 2003, 112 (6): 845-857.

[66] ADRIAN F J, DING Q, SIM T, et al. Allosteric inhibitors of Bcr-abl-dependent cell proliferation. Nature chemical biology, 2006, 2 (2): 95-102.

[67] LECUN Y, BENGIO Y, HINTON G. Deep learning. Nature, 2015, 521 (7553): 436-444.

[68] LI Y B, ZHANG L R, LIU Z M. Multi-objective de novo drug design with conditional graph generative model. Journal of cheminformatics, 2018, 10 (1): 33.

第6章 基于骨架迁越的药物分子设计

6.1 骨架迁越的概念与发展

6.1.1 骨架迁越概念的提出

药物骨架是药物分子的核心架构,一方面作为支撑结构,与药效基团连接,提供药效团特征所需的三维空间结构,产生活性;另一方面分子骨架也可能是与靶标结合的要素之一,直接影响药物分子的活性。药物分子的优化既包含药效团特征的重组,改善药物与靶标的结合能力;又包括药物分子骨架的改变,优化药物的活性、成药性和结构新颖性。骨架迁越方法是通过对已知活性分子的骨架结构进行变换,获得骨架不同,但具有相似生物活性的分子的一种途径,是一种重要的药物分子设计策略。

骨架迁越(scaffold hopping)的概念是 Schneider 于 1999 年首次提出的,骨架迁越是"发现骨架结构显著不同,但具有相同或相似生物功能的活性分子"的一种方法。基于这样的理念,Schneider 提出一种通过"化学高级模板搜索"(chemically advanced template search,CATS)实现骨架迁越的方法。在该方法中,利用计算化学策略,基于配体的相似性,即化合物的二维拓扑结构和药效团特征,通过虚拟筛选发现新骨架结构的化合物,实现骨架迁越。在药物化学中,具有相似生物活性的分子结构或片段称为广义的生物电子等排体。因此,骨架迁越在本质上也是广义的生物电子等排方法。

在 Schneider 提出这一概念之前,骨架迁越已在药物化学领域中有广泛的应用。经典的药物化学结构改造策略如生物电子等排体替换、关环和开环等方法在维持关键药效结构特征不变的情况下,对分子骨架实行创造性的再设计或系统的结构变化,获得全新骨架结构的活性化合物,即是早期一些通过骨架迁越发现药物的例证。

吗啡(morphine,6-1)是从鸦片中分离得到的生物碱,1925 年 Robinson 等解析了其化学结构,后来经全合成确认了化学结构。吗啡是 μ 受体激动剂,具有非常强的镇痛活性,但是结构复杂,对其进行拆环,采用不同的简化方式获得结构简单、易于合成的新骨架结构的镇痛药,如喷他佐辛(pentazocine,6-2)和曲马多(tramadol,6-3)等(图 6-1)。

H₁ 受体拮抗剂的研究起始于 20 世纪 30 年代,在临床上作为抗变态反应药。1949 年发现非尼拉敏(pheniramine,6-4)是 H₁ 受体拮抗剂,但拮抗活性较弱,随后发现类似物氯苯那敏(chlorphenamine,6-5),对 H₁ 受体的竞争性拮抗作用显著增强,应用于临床。将该类化合物在双芳基处进行环合得到三环类抗组胺药阿扎他定（azatadine，6-6）和氯雷他定（loratadine，6-7），提高对 H_1 受体的拮抗活性，并降低副作用（图 6-1）。

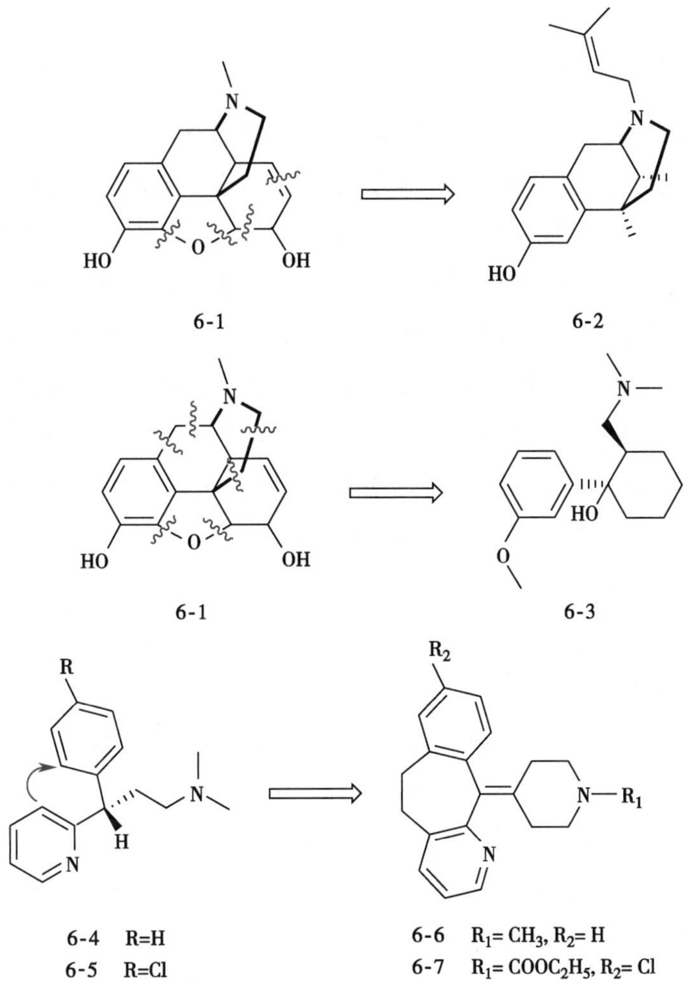

图 6-1　经典骨架迁越示例

21 世纪以来，骨架迁越方法已经成为药物化学领域中非常重要的研究手段，成为拓展药物分子化学结构空间的重要方法，这与现代药物研发的趋势和需求是一致的，即通过探索全新的化学空间，提高发现新药的质量和成功率。通过高通量筛选获得苗头化合物，或基于已有药物在动物水平或临床应用中获得的生物信息发现新的先导结构是药物化学研究的起点。在此基础上，采用经典的药物化学策略或计算机辅助方法，对活性化合物的骨架结构进行系统的结构改造，以期获得骨架新颖独特的候选药物，是药物化学的重要研究内容。在先导物的发现和优化过程中，骨架迁越策略已成为重要手段。阿斯利康公司统计 2016 年和 2017 年进入临床的候选药物，发现其中 43% 的候选药物的苗头化合物来源于已知活性化合物，这些苗头化合物优化为候选药物的过程中，骨架迁越策略发挥了重要作用。

实现骨架迁越的方式大体上可分为 2 种：一种是传统药物化学中的骨架迁越方法，该方法是依据广义的生物电子等排原理，经结构变换如开环、关环、环链转换等手段实现骨架结构的变换；另一种是计算机辅助药物分子设计方法，该方法通过对分子结构的物理与化学性质、电性特征、二维和 / 或三维拓扑结构特征采用描述符进行表征，依据相似性原理，经计算比对，发现骨架结构不同的活性化合物。

这一方法主要是计算化学领域的研究人员结合药物化学发展的需求,逐渐发展和完善起来的骨架迁越方法。随着人工智能在药物化学领域中的应用,这一方法会得到进一步的扩展和应用。关于计算机辅助骨架迁越的原理和方法可参考有关专著,本章重点介绍药物化学中的骨架迁越原理和方法。

6.1.2　骨架结构的确定方法

骨架(scaffold, framework)是指一个分子的核心结构,通常代表该类分子的化学结构类型(chemotype),它表征化合物的特定形状,是赋予分子中的功能基团以特定空间排布的支撑结构。然而,在实际应用中,对于同一个(或同一系列)分子,往往因为研究者关注的重点不同,确定的骨架结构往往不同。通常情况下,人们倾向于将影响活性的关键结构片段定义为骨架结构。由于骨架结构确定的随意性,就会给骨架迁越概念和方法的应用带来困惑。因此,在药物分子设计中,需要一个简单易行的确定骨架结构的原则,为药物研究和知识产权保护提供结构基础,也为讨论和应用骨架迁越方法提供研究对象。

1924 年,Eugene A.Markush 在他的专利申请中以“一类化合物的通式结构”作为权利要求保护,后来称为“马库什结构”(Markush structure)。马库什结构通常是依据中心母核结构,对一类相关联的化合物结构进行概括性描述,通常只用于知识产权的申请和保护。

1969 年,Cram D.J. 提出刚性的环系结构可以作为骨架结构,使得环上的取代基放置在具有特定几何构型的空间内,以便研究取代基及其空间排布对物理与化学性质的影响。依据该定义,药物化学研究者仍然不能对于任何一个指定的分子定义出一致的骨架结构。

迄今表征化合物的骨架结构有以下数种形式,包括马库什结构(Markush structure)、最大共有结构(maximum common substructure)、BM 骨架结构(Bemis and Murcko molecular framework)、CSK 骨架结构(cyclic skeleton graph framework)、简化的 CSK 骨架结构(reduced CSK graph framework)和骨架树(scaffold tree)等。

用上述方法表征抗肿瘤药维莫德吉(vismodegib)的骨架结构如图 6-2 所示。在这些骨架表征形式中,马库什结构可能因人而异,对于同一系列化合物,由于研究者希望保护的结构范围不同,定义的马库什结构可能具有较大的不同。最大共有结构依赖选取的活性化合物的结构,用于提取最大共有结构的活性化合物不同,获得的共有结构则不同。

与马库什结构和最大共有结构相比,BM 骨架结构则具有一定的客观性。BM 骨架结构是去除化合物中的所有取代基,只保留分子结构中的环系结构及环系之间的连接基团所得。依据这一规则获得的表征形式为骨架结构确定的一致性奠定基础。在这一基础上,讨论与骨架结构相关的问题,如骨架结构的多样性和化合物库的结构多样性等,有了共同的结构基础,也使得讨论骨架迁越更具有可行性。

依据 BM 骨架结构的产生规则,生成维莫德吉的 BM 骨架结构(图 6-2c)和 CSK 骨架结构(图 6-2d)。在 BM 骨架结构中,去除分子结构中的所有侧链,保留环系及环系之间的连接基团,且保留原子类型和化学键类型;将 BM 骨架进一步简化,去除原子类型和化学键类型,只保留环系的形状及它们之间的连接方式,给出分子的 CSK 骨架结构。此外,将 CSK 骨架结构进一步简化,以节点代替环系,可获得简化的 CSK 骨架结构(图 6-2e)。

BM 骨架结构表征形式显然不适用于没有环系结构的分子。此外,若取代基也是环系结构时(药效团结构片段是环系的组成部分在已有药物中时见),如何认定适宜的骨架结构是需要具体事例具体分析的,可参考相关文献。

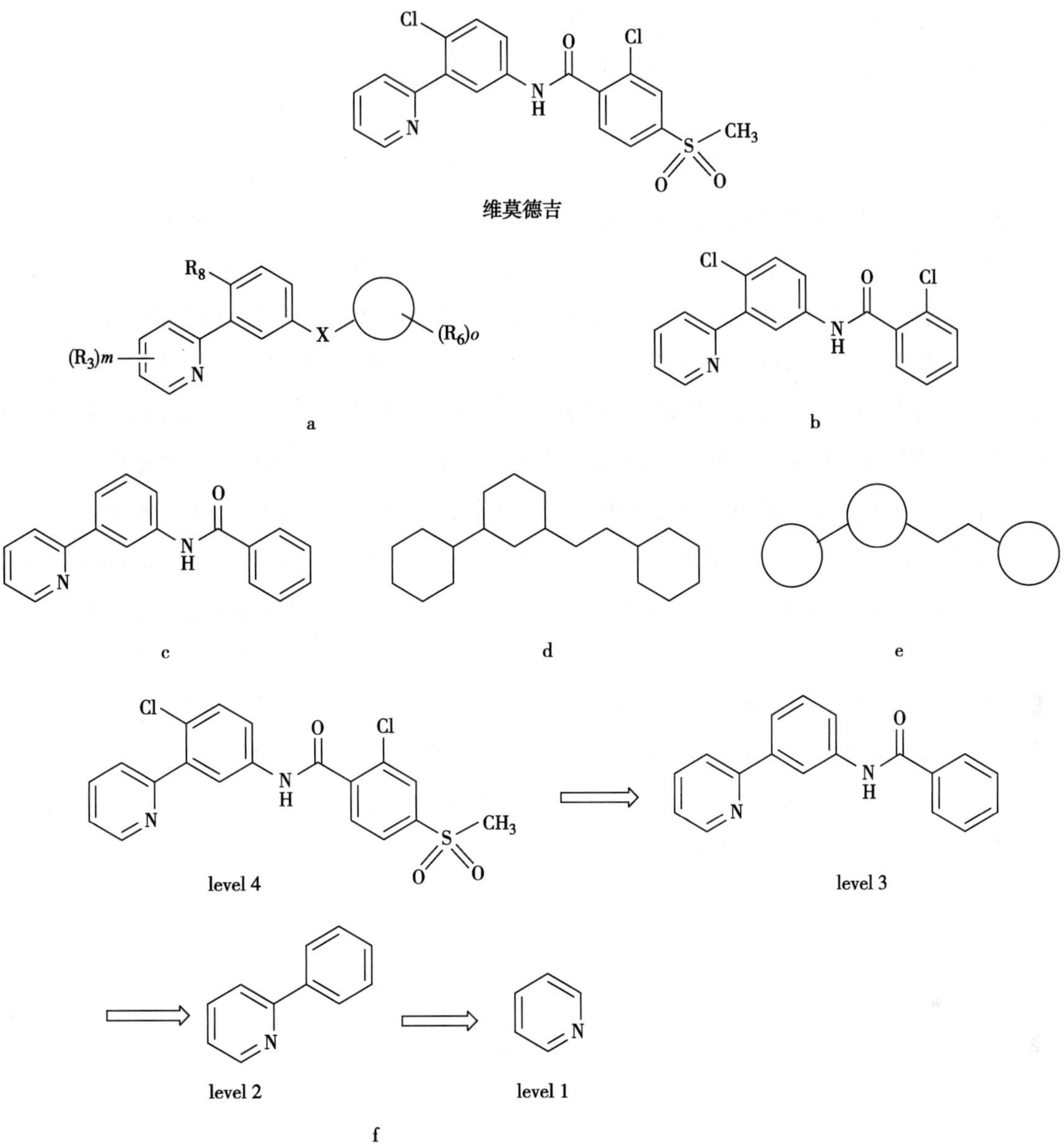

图 6-2　抗肿瘤药维莫德吉的分子骨架表征形式
a. 马库什结构；b. 最大共有结构（MCS）；c. BM 骨架结构；
d. CSK 骨架结构；e. 简化的 CSK 骨架结构；f. 骨架树

　　骨架树的表征形式是从 BM 分子骨架结构出发，依据优先切割原则，依次去除分子骨架结构中的环系，直到只留下一个环系结构，定义为 level 1 骨架，含有 2 个环系结构的骨架则定义为 level 2 骨架，以此类推。骨架树方法提供一系列的骨架结构，不同层次的骨架结构包含的结构信息不同。因而，采用不同层次的骨架结构分析化合物结构的多样性和 / 或差异性，其结果也会不同。一般而言，采用较小的骨架结构如 level 2 骨架结构分析多样性，化合物的骨架多样性会较低；采用较大的骨架结构如 BM 骨架结构，由于含有较多的结构信息，化合物的骨架多样性会较高。

6.1.3　基于 BM 骨架和 CSK 骨架的骨架迁越

由于骨架结构的表征形式较多，研究者可依据研究目的选择适宜的骨架表征方法。在计算化学领域,广泛采用 BM 骨架结构和 CSK 骨架结构对化合物库进行数据分析,或通过虚拟筛选发现新骨架结构。这样不仅有利于计算机依据优先规则,自行产生一致的骨架结构,也为研究结果的比对提供一个相对有效的判断基础。

对于药物化学研究者而言,讨论和应用骨架迁越策略时也可采用 BM 骨架和 CSK 骨架进行表述。对于给定的活性化合物,这些骨架结构易于确认。由于 BM 骨架结构包含原子类型和键级信息,因此骨架迁越的范围更为广泛,例如,骨架结构上原子类型的变换和键级的变化均可认为是骨架迁越,但是这种迁越获得的骨架结构之间的差异性小、结构新颖性和可专利性有限。例如,抗精神分裂症药氯氮平(clozapine,6-8)、喹硫平(quetiapine,6-9)和奥氮平(olanzapine,6-10)是多巴胺 D_2 受体和 5-羟色胺受体(5-HT$_{2A}$)拮抗剂(图 6-3a)。这些化合物是采用杂环生物电子等排体替换方法产生不同结构的化合物,它们的拓扑结构相同或相似,基于 BM 骨架结构,可认为是一种骨架迁越,但结构差异性较小。

相对而言,由于 CSK 骨架只包含分子结构的二维拓扑结构特征,不包含原子类型和键级信息,骨架迁越意味着分子拓扑结构的变化,是环系类型(ring framework)和化学结构类型(chemotype)的转换,骨架结构差异性较大,是严格意义上的骨架迁越。例如,选择性 5-羟色胺再摄取抑制剂(SSRI)是一类非常重要的抗抑郁药,通过与 5-HT 重吸收转运蛋白相结合,抑制神经细胞对 5-HT 的再摄取,提高其突触间隙中的 5-HT 浓度,产生抗抑郁活性。其中氟西汀(fluoxetine,6-11)、西酞普兰(citalopram,6-12)、舍曲林(sertraline,6-13)和帕罗西汀(paroxetine,6-14)的关键药效团特征为 2 个苯环及碱性氮原子在空间的排布(图 6-3b)。这些化合物的拓扑结构(CSK)显著不同,化合物结构类型差异性大。但是这些骨架结构能够满足药效团结构片段及其在空间的排布,是骨架迁越的典型例证。

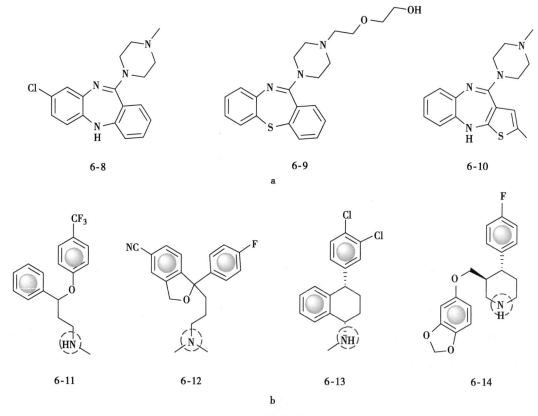

图 6-3　骨架迁越示例

a. 基于 BM 骨架的迁越;b. 基于 CSK 骨架的迁越

骨架迁越是基于配体设计发现先导物和先导结构优化的一种重要策略。相似性原则是基于配体设计的理论基础,即相似结构的分子可产生相似的生物活性。然而,基于结构相似性与活性相似性之间的关系,可产生如下 4 种类型的分子(图 6-4):第一种为结构和活性均相似,但结构相似度较高、结构新颖性不强,通常定义为 me too 化合物;第二种为结构差异性较大,然而具有预期的相似的生物活性,称为活性类似物;第三种为结构和活性均差异性较大,这种情况不是相似性原则关注的化学空间;第四种为结构相似、活性相反(拮抗剂)或无活性的化合物,出现活性断崖(activity cliff),可称为结构类似物。骨架迁越是获得活性类似物的一种重要策略,实现结构不相似、活性相似是骨架迁越的目标。当然,如果结构变化较小,骨架迁越获得的活性化合物通常为 me too 化合物。

总之,骨架迁越是基于已知活性化合物(苗头化合物、先导化合物、药物)对骨架结构进行变换,探索结构新颖但活性类似的化学空间的一种药物分子设计策略。骨架迁越的基本目的和直接结果是获得全新骨架结构的活性化合物。在此结构基础上,可实现如下目的:①获得有利的知识产权保护;②获得预期的生物学活性或进一步提高活性;③改善选择性;④改善物理与化学性质及药动学性质;⑤降低对代谢酶的诱导或抑制作用及脱靶效应造成的毒副作用;⑥简化合成,提高活性化合物的易得性。

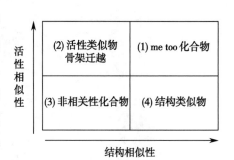

图 6-4　依据相似性原则产生的 4 种类型分子

6.2　骨架迁越的原理与方法

6.2.1　骨架迁越的原理

骨架迁越表明,骨架结构不同的分子能够与同一靶蛋白结合,产生预期的药理活性。因此,我们从蛋白质和小分子结构 2 个层面分析骨架迁越的结构基础和依据。

对活性化合物的骨架结构多样性进行分析,发现每个靶蛋白可与多个不同骨架结构的化合物结合,这种现象称为靶标的杂泛性(target promiscuity)。蛋白质结构具有柔性和可塑性,在不同结构类型分子的诱导下,可采取不同的构象与配体分子产生结合,即通过诱导契合产生结合。受体蛋白的杂泛性导致其可容纳配体结构的多样性,这为设计不同结构类型的分子作用于同一靶标提供结构基础和依据。显然,蛋白质结构的杂泛性是骨架迁越的结构基础和依据。

如图 6-5 所示,帕罗西汀、西酞普兰和舍曲林与 5-羟色胺转运体复合物的晶体结构很好地阐释了这些结构差异显著的 SSRI 与蛋白质结合的结构基础。这些 SSRI 中的碱性氮原子可与 Asp^{98} 或 Tyr^{95} 形成静电相互作用,是关键的特征性结合(图 6-5a~c);在疏水性 A 区,芳环的结合取向基本一致,与 Tyr176 形成 π-π 疏水性结合;但是在 B 区,结合取向则有较大的变化,蛋白质与小分子之间发生明显的诱导契合,Phe^{341} 和 Phe^{335} 随着小分子结构的不同,氨基酸侧链的取向具有显著性差异(图 6-5d)。与帕罗西汀的结合方式比较,在舍曲林的结合中(图 6-5e),2 个苯丙氨酸的芳环显著性向腔内移动;在西酞普兰的结合中(图 6-5f),Phe^{335} 的侧链向内移动,而 Phe^{341} 的侧链则向外移动,以容纳对氰基苯环。彩图见 ER-6-1。

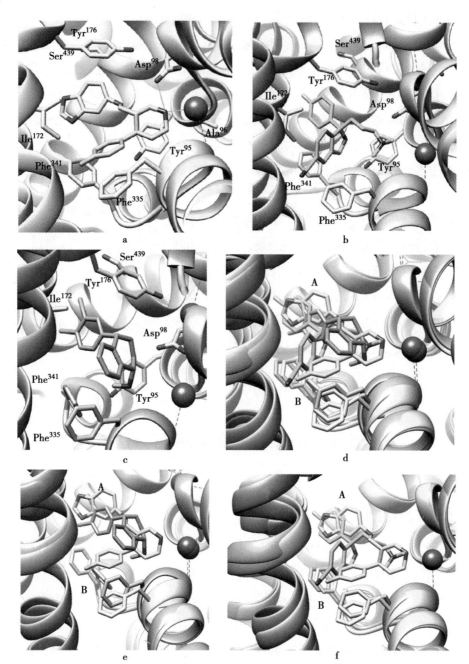

图 6-5　5- 羟色胺转运体可容纳结构多样的小分子抑制剂的结构基础

a. 帕罗西汀(黄色,PDB:5I6X)的结合模式;b. 西酞普兰(蓝色,PDB:5I73)的结合模式;c. 舍曲林
(粉色,PDB:6AWO)的结合模式;d~f 帕罗西汀与西酞普兰及舍曲林的结合模式比较

　　药物分子可看作是由药效团特征结构片段和骨架结构组成的。药效团特征是药物分子与靶标结合呈现特定的生物活性所必需的结构特征,如电性特征、极性特征、疏水与亲水特征、形状特征和体积大小;而骨架结构为药效团特征提供必要的结构支撑和所需的空间排布。在多数情况下,骨架结构本身也参与结合,既是骨架结构,也是药效团特征结构。拓扑结构不同的骨架结构在三维结构上仍可满足药效团特征所需的空间排布,产生预期的药理活性。也就是说,不同结构类型的分子由于具有相同的药效

团特征及空间排布,可呈现相似的生物活性。由此可见,不同结构类型的分子可呈现相同的药效团是骨架迁越的另一个基础和依据。

如图 6-6 所示,DPP-4 抑制剂西格列汀(sitagliptin,6-15)、替格列汀(teneligliptin,6-16)、安奈格列汀(anagliptin,6-17)和奥格列汀(omarigliptin,6-18)骨架的拓扑结构不同,然而这些化合物均能采取相同的结合取向,与 DPP-4 结合腔中的关键氨基酸结合。分子结构中的碱性氮原子是特征性药效团结构,与 S2 结合腔中的 Glu^{205} 和 Glu^{206} 形成氢键或盐桥键。碱性氮原子左侧的基团位于 S1 疏水腔,并与 Ser^{630} 形成氢键作用;其右侧的基团则位于体积较大的疏水性 S2E 结合腔。这些骨架结构不同的 DPP-4 抑制剂具有相似的药效团特征,因而均可与 DPP-4 结合,产生降血糖作用。

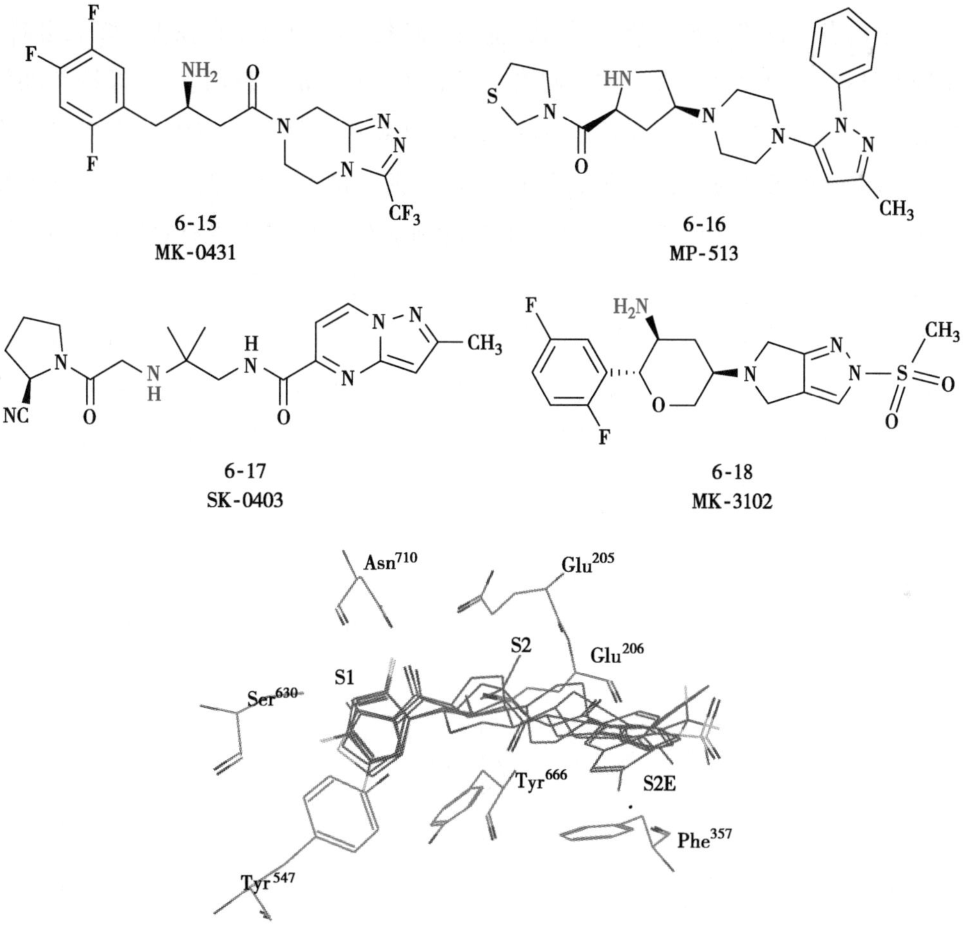

图 6-6　DPP-4 抑制剂列汀类降血糖药物与靶标的结合模式

综上所述,蛋白质结构的杂泛性和小分子结构共有的药效团特征是骨架迁越的结构基础和依据,为在药物分子设计中实现骨架迁越提供可行性。

6.2.2　骨架迁越的药物化学方法

骨架迁越的切入点是基于已知的构效关系(SAR)推断出对活性贡献显著的结构特征,即药效团;或对没有 SAR 信息的苗头化合物作出某种药效团的设定,在此基础上保留药效特征结构片段,利用有机化学知识对分子中起支撑作用的骨架结构进行变换,设计新结构化合物。随着结构生物学和计算化学的发展，小分子与蛋白质的结合模式越来越多地被解析，为骨架迁越提供模板，使得骨架迁越更具有现实性和直观性，提高骨架迁越的有效性和成功率，是目前药物化学研究者常常采用的骨架迁越思路。下面我们将用实例阐述骨架迁越的药物化学方法。

6.2.2.1　杂环骨架的生物电子等排体替换

在大多数药物分子结构中至少含有 1 个环系结构，而且多数情况下骨架结构为杂环体系。采用杂环的生物电子等排体进行骨架变换，是一种比较直观和易行的方法，获得的骨架结构与起始活性化合物的结构差异性小、新颖性不强。然而，这种骨架替换对于化合物的活性、物理与化学性质及 ADME 等性质仍然会产生很显著的影响，因此在药物分子设计中被广泛使用。

(1) COX-2 抑制剂：环氧合酶（COX）是花生四烯酸代谢途径中的关键酶，有 COX-1 和 COX-2 这 2 个亚型，参与炎症的发生过程。20 世纪 90 年代，生物学研究提示 COX-1 存在于大多数组织中，是参与正常生理作用的结构酶，其功能是合成前列腺素来调节细胞的正常生理功能，对胃肠道黏膜起保护作用。COX-2 是一个诱导酶，在生理状态下，体内的大多数组织中检测不到 COX-2，在炎症因子的诱导下可以大量表达，继而促进各种前列腺素的合成，介导疼痛、炎症和发热等反应。相比于 COX-1/COX-2 非选择性抑制剂，COX-2 选择性抑制剂可能是对胃肠道的刺激性更小、抗炎更有效的药物，因此 COX-2 选择性抑制剂的研究得到广泛关注。DuP-697（6-19）是杜邦公司发现的第一个 COX-2 选择性抑制剂，对 COX-2 抑制活性的 K_i=0.3μmol/L，对 COX-1 抑制活性的 K_i=5.3μmol/L，对 COX-2 呈现出选择性。构效关系表明，噻吩环作为骨架结构，处于顺式构型的 2 个苯环和苯环上的甲砜基是该类化合物的药效团特征。在此基础上，采用多种杂环体系替换噻吩骨架，维持甲砜基或磺酰胺基取代的苯环与另一芳环处于顺式构型，获得多个 COX-2 选择性抑制剂（图 6-7）。

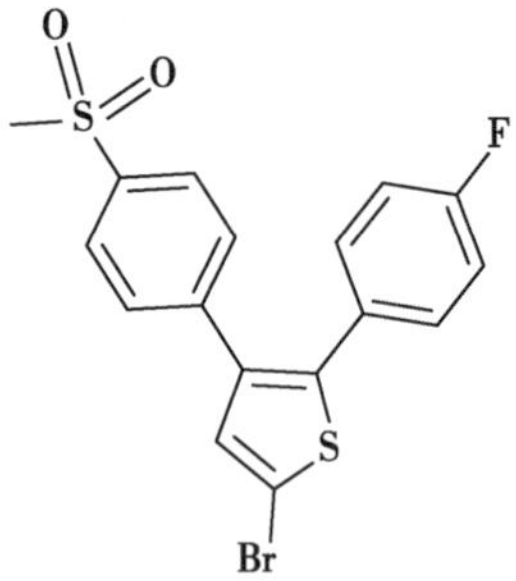

6-19

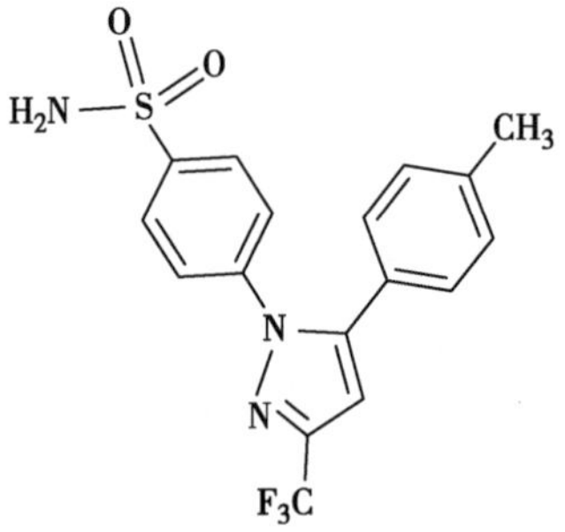

6-20

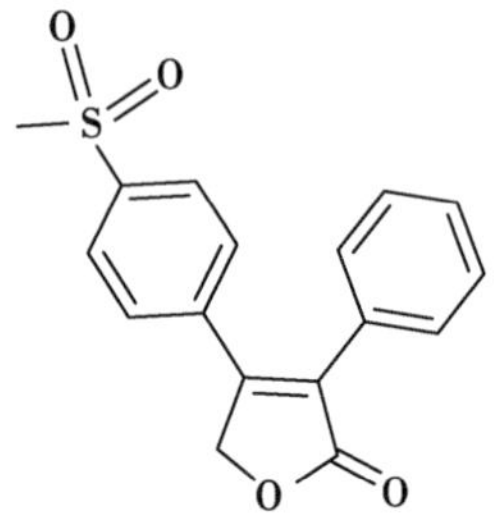

6-21

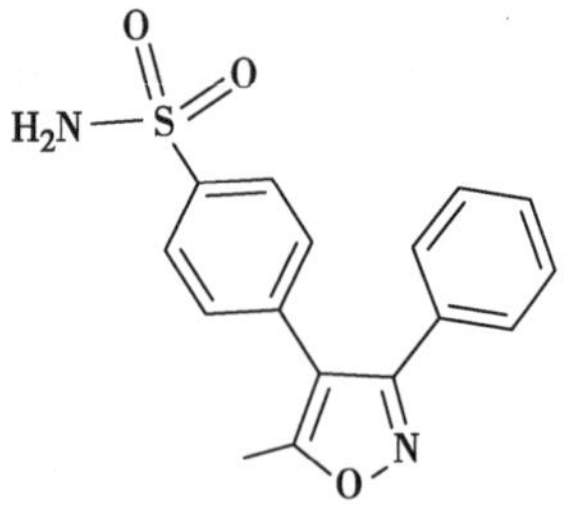

6-22

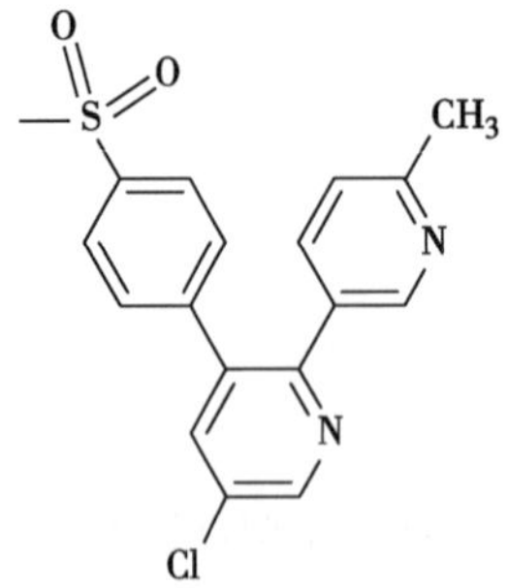

6-23

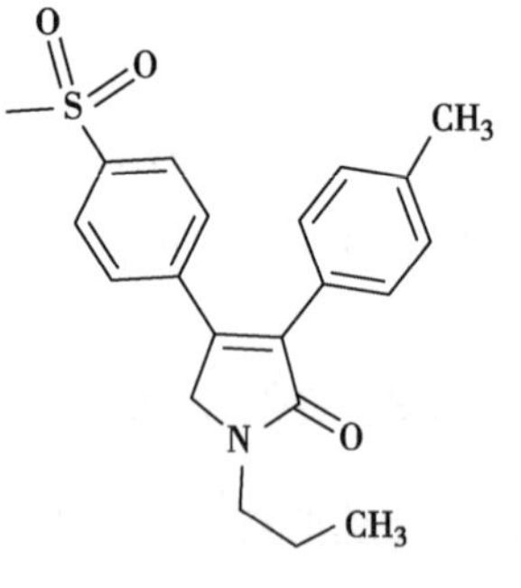

6-24

图 6-7　COX-2 抑制剂的结构

以吡唑环替换噻吩环,设计合成新骨架结构的 COX-2 抑制剂,获得塞来昔布(celecoxib,6-20),抑制活性 IC_{50} 分别为 0.04μmol/L(COX-2)和 15.0μmol/L(COX-1),于 1999 年被 FDA 批准上市,用于治疗骨关节炎和风湿性关节炎。

以五元内酯环作为骨架结构,优化得到罗非昔布(rofecoxib,6-21)。相比塞来昔布,罗非昔布对 COX-2 呈现出更好的选择性,对全血来源的 COX-1/COX-2 抑制作用的比值,塞来昔布为 6.3,罗非昔布为 38,于 1999 年经 FDA 批准上市。但是,后来发现罗非昔布可引发心肌梗死而造成患者死亡,于 2004 年 9 月撤市。研究发现,正是由于罗非昔布的高选择性,减少前列环素(PGI_2)等抑制血小板聚集和舒张血管的作用,增加发生心肌梗死和脑卒中的风险。

采用相同的骨架迁越策略,以异噁唑环和吡啶环替换噻吩环,分别得到伐地考昔(valdecoxib,6-22)和依托考昔(etoricoxib,6-23),均于 2002 年上市,但同样由于心血管方面的安全性考虑而被撤市。

艾瑞昔布(imrecoxib,6-24)是我国自主研发的 COX-2 选择性抑制剂。以吡咯烷酮为母核结构,优化 3 个环系结构上的取代基,综合评价候选化合物的药效、选择性、药代和安全性评价结果,获得艾瑞昔布,于 2011 年 5 月被批准上市,用于治疗骨关节炎。

这些 COX-2 选择性抑制剂含有不同的杂环作为骨架结构,但具有相同的药效团特征,因而均对 COX-2 具有显著的抑制活性;然而,由于杂环骨架的不同,导致这些药物对 COX-1 和 COX-2 的抑制活性显示出差异性,即抑制活性的强度和选择性比值不同,这可能是导致该类药物的安全性不同的原因之一。

(2)5-HT₃ 受体拮抗剂:5- 羟色胺受体 3($5-HT_3$)多分布于肠道中,肿瘤化疗或放疗引起的呕吐与该受体激活相关,$5-HT_3$ 受体拮抗剂可降低肿瘤化疗引起的呕吐反应(图 6-8)。GSK 研发的格拉司琼(granisetron,6-25)是吲唑类 $5-HT_3$ 受体拮抗剂,将吲唑环分别替换为吲哚环和苯并咪唑酮骨架,得到托烷司琼(tropisetron,6-26)和伊他司琼(itasetron,6-27)。3 个化合物的骨架结构不同,但具有相同的药效团特征,即含碱性氮原子的桥环与苯并五元杂环骨架,因此呈现出相同的生物活性,并作为新药上市。

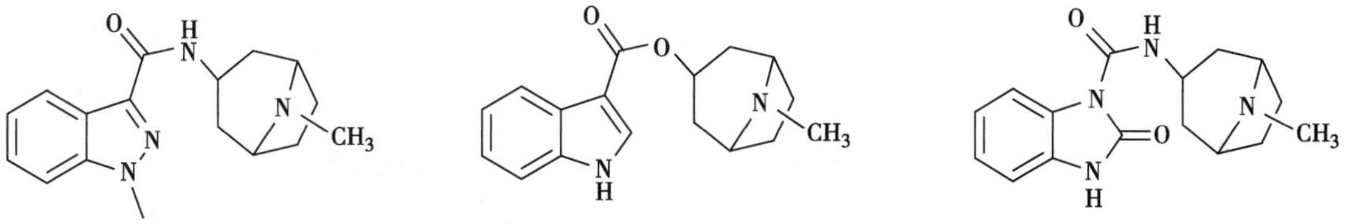

6-25　　　　　　　　　　6-26　　　　　　　　　　6-27

图 6-8　采用杂环生物电子等排体替换获得 5-HT₃ 受体拮抗剂

(3)苏氨酸 / 酪氨酸激酶抑制剂:苏氨酸 / 酪氨酸激酶(TTK)在肿瘤细胞中高表达,TTK 抑制剂是潜在的抗肿瘤药。Paul 等发现吡唑[1,5-a][1,3,5]三嗪骨架类化合物(6-28)具有很强的抑制活性($IC_{50} = 1.4nmol/L$),但是药动学研究发现该类化合物的血浆暴露量较低(图 6-9)。去除三嗪中的 1 个氮原子,以嘧啶环代替三嗪环,转换为吡唑[1,5-a]嘧啶骨架类化合物(6-29 和 6-30)。比较化合物 6-28 与化合物 6-30 的结合模式,可以看出三嗪环中的该氮原子并未参与结合,因此用嘧啶环代替三嗪结构片段(图 6-9,彩图见 ER-6-2,蓝色为化合物 6-28,黄色为化合物 6-30,PDB:4ZEG),化合物仍然维持显著的抑制活性,而且降低化合物极性,有利于提高化合物的跨膜能力。

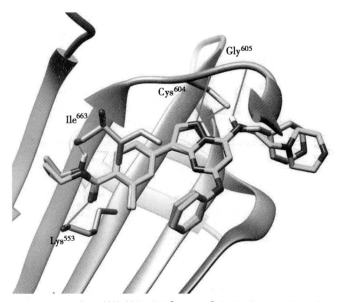

6-28 IC$_{50}$=1.4nmol/L
HCT：IC$_{50}$=14nmol/L

6-29 n=1，X=CH；IC$_{50}$=2.5nmol/L
HCT：IC$_{50}$=3nmol/L

6-30 n=2，X=N；IC$_{50}$=3.0nmol/L

6-31 IC$_{50}$=1.7nmol/L
HCT：IC$_{50}$=2nmol/L

图 6-9　杂环替换获得吡唑[1,5-a]嘧啶骨架 TTK 抑制剂

此外,该杂环体系的碱性要强于三嗪并吡唑骨架,进而可提高该化合物在酸性条件下的溶解度及生物利用度。结果表明,化合物 6-29 在细胞水平的活性显著强于化合物 6-28,小鼠口服后的血浆暴露量提高。对该类化合物进一步优化,得到候选化合物(CFI-402257,6-31),进入临床前研究。

(4) 酪氨酸激酶 2 抑制剂:酪氨酸激酶 2(TYK2)属于 JAK(Janus kinase)激酶家族,是非受体酪氨酸激酶,在细胞因子调控的信号通路中具有重要作用。TYK2 抑制剂是自身免疫病和癌症的潜在治疗药物。高通量筛选发现苗头化合物(6-32)对 TYK2 具有抑制活性(IC$_{50}$ = 650nmol/L)(图 6-10)。分子对接发现 3- 氨基吲唑环能够与 TYK2 的 ATP 结合腔的铰链区结合,噻唑环侧链伸向开口处,没有与激酶结合。去除噻唑环侧链,得到化合物 6-33,抑制活性略有提高,提示 3- 氨基吲唑环是一个适宜的 TYK2 抑制剂骨架结构。但该化合物具有细胞毒性和光敏毒性,推测可能是由于 3 位的碱性氨基导致上述毒性。为此,以嘧啶酮环替换骨架中稠合的苯环,羰基可与氨基形成分子内氢键,降低氨基的碱性,得到 3- 氨基 - 吡唑并嘧啶酮骨架结构。化合物 6-34 不仅保持抑制活性,也显著降低细胞毒性和光敏毒性。进而优化 5 位和 7 位侧链,得到化合物 6-35,对 TYK2 的抑制活性达到 nmol/L 的水平,并且具有较好的口服生物利用度(F=67%)。

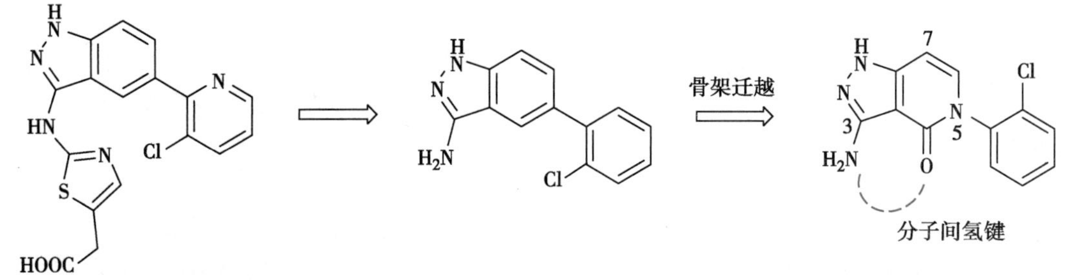

6-32 Tyk：IC$_{50}$=650nmol/L   6-33 Tyk：IC$_{50}$=280nmol/L   6-34 Tyk：IC$_{50}$=370nmol/L

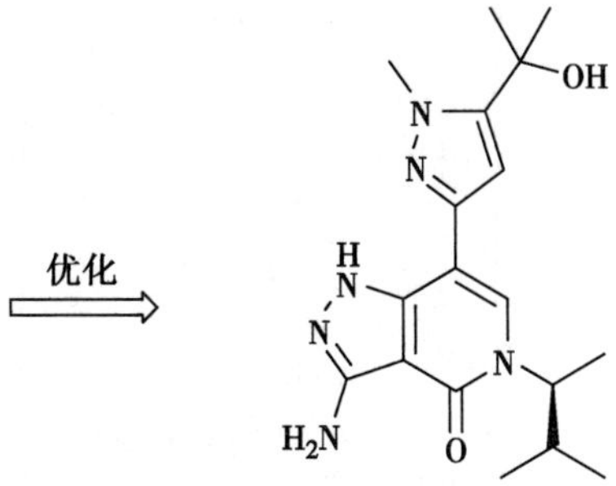

骨架迁越

分子间氢键

优化

6-35 Tyk：IC$_{50}$=2.1nmol/L

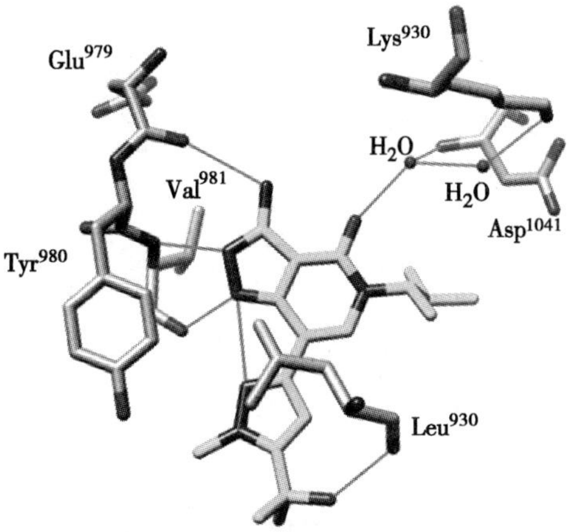

图 6-10　杂环替换获得 TYK2 抑制剂

化合物 6-35 与 TYK2 复合物的晶体结构（图 6-10，彩图见 ER-6-3）表明，3- 氨基吡唑并嘧啶酮骨架与 TRK2 形成重要的氢键作用，其中的羰基通过水分子介导与 Lys^{930} 和 Asp^{1041} 形成氢键。提示嘧啶酮骨架不仅降低苗头化合物的毒性，还对化合物与 TYK2 的结合具有贡献，是一个成功的骨架迁越。

（5）辣椒素受体 1 拮抗剂：辣椒素受体 1（TRPV1）是一种瞬时受体电位离子通道，在疼痛信号转导通路中具有调控作用。TRPV1 拮抗剂是潜在的镇痛药。化合物 6-36 对 TRPV1 具有显著的抑制活性，但是其代谢稳定性差（图 6-11）。研究结果推测，在肝微粒体的作用下喹啉环发生氧化代谢，生成 2 个氧化代谢产物。变换喹啉环中的 N 原子位置，考察不同取代模式的喹啉环对活性和代谢稳定性的影响，发现化合物 6-37 的代谢稳定性有所改善，但是活性降低。对喹啉环进一步修饰，获得 2- 氨基喹啉取代的化合物 6-38，抑制活性显著提高，但是仍可发生氧化代谢和 II 相代谢，代谢位点仍然在喹啉环部分。因此，考虑在芳环上引入氮原子可以降低喹啉环的碱性，阻断代谢位点，获得喹喔啉类化合物 6-39，保持

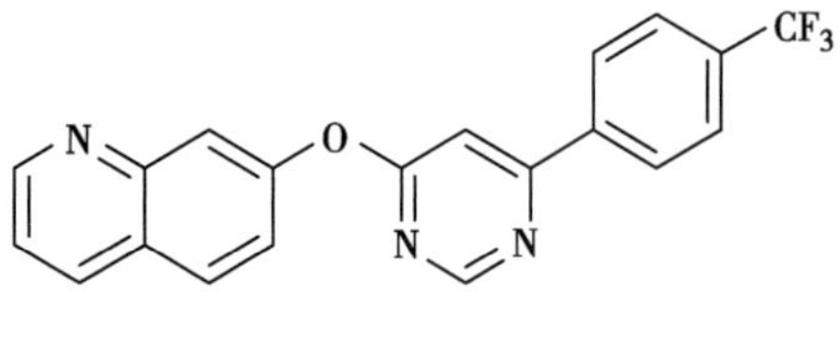

化合物 6-36

rTRPV1(CAP)：IC$_{50}$=7.4nmol/L
rTRPV1(acid)：IC$_{50}$=8.0nmol/L
HLM Cl$_{int}$：250μl/(min·mg)

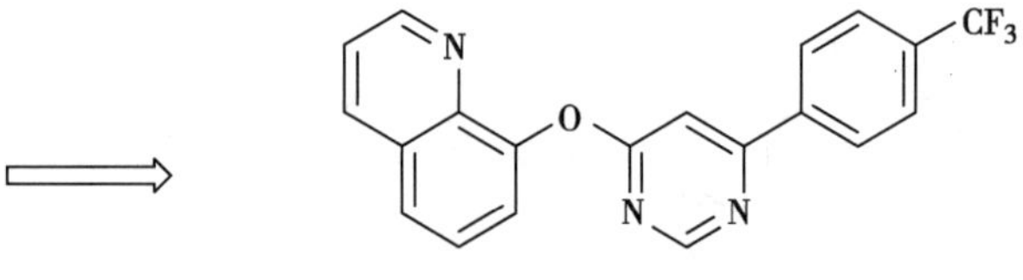

化合物 6-37

rTRPV1(CAP)：IC$_{50}$=15nmol/L
rTRPV1(acid)：IC$_{50}$>4 000nmol/L
HLM Cl$_{int}$：135μl/(min·mg)

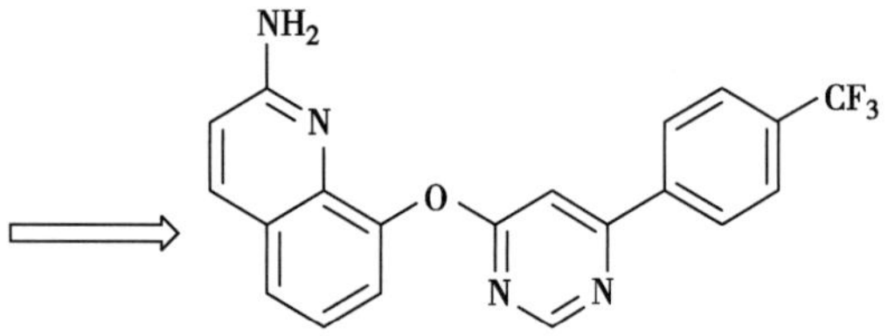

化合物 6-38

rTRPV1(CAP)：IC$_{50}$=11nmol/L
rTRPV1(acid)：IC$_{50}$=62nmol/L
HLM Cl$_{int}$：183μl/(min·mg)

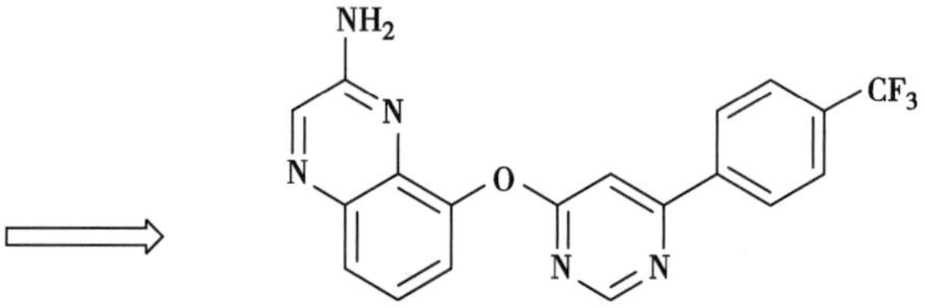

化合物 6-39

rTRPV1(CAP)：IC$_{50}$=63nmol/L
rTRPV1(acid)：IC$_{50}$=16nmol/L
HLM Cl$_{int}$：<14μl/(min·mg)

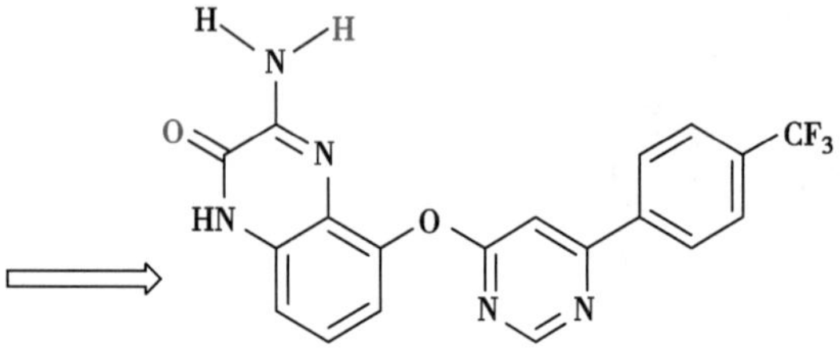

化合物 6-40

rTRPV1(CAP)：IC$_{50}$=0.64nmol/L
rTRPV1(acid)：IC$_{50}$=0.57nmol/L
HLM Cl$_{int}$：<14μl/(min·mg)

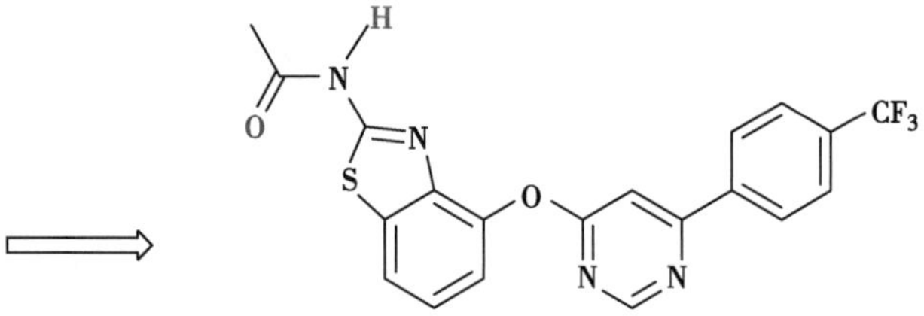

化合物 6-41

rTRPV1(CAP)：IC$_{50}$=0.9nmol/L
rTRPV1(acid)：IC$_{50}$=0.5nmol/L
HLM Cl$_{int}$：<5μl/(min·mg)

图 6-11 杂环替换获得 TRPV1 拮抗剂

活性,也提高对肝微粒的代谢稳定性。有趣的是,在动物体内实验中,该化合物的清除率很高,但是仍然显示明显的体内活性,推测代谢产物仍有活性,为此合成喹喔啉酮类化合物 6-40,抑制活性显著提高,达到 10^{-10}mol/L 水平,并且具有良好的代谢稳定性。采用乙酰胺取代的苯并噻唑环替换喹喔啉酮环,得到化合物 6-41,仍然维持显著的抑制活性,且代谢稳定性进一步改善。选择化合物 6-40 和 6-41 进行进一步的成药性评价,发现 6-41 在大鼠、狗和猴中均可口服吸收,生物利用度为 23%~52%。在体内药效学实验中,该化合物也显示抑制疼痛的活性,作为候选药物进入临床研究。

在该先导物优化的过程中,为了阻断可能的代谢位点,对先导结构中的喹啉环进行一系列的杂环替换,提高代谢稳定性。同时,通过构效关系和代谢产物分析,获得重要的药效基团,即喹喔啉酮类结构和乙酰氨基苯并噻唑,提供氢键供体和受体及其在空间上类似的排布,显著提高化合物的抑制活性。

6.2.2.2 稠合成环与开环的骨架迁越

6.2.2.2.1 假环的骨架迁越

分子内形成氢键成为假环体系,以模拟化合物的环状结构,是骨架迁越的一种方法。采用假环结构替换稠环,既可保证关键结构片段在空间的位置,获得结构新颖性,也可简化化合物的合成。

(1)磷酸二酯酶 5 抑制剂:磷酸二酯酶 5(PDE5)是环鸟苷酸(cGMP)的水解酶,抑制 PDE5 活性,提高细胞内的 cGMP 水平,导致平滑肌松弛。PDE5 抑制剂可用于治疗男性勃起功能障碍等疾病。Ukita 等发现化合物 6-42 对 PDE5 具有显著的抑制活性(图 6-12,IC_{50} = 1.0nmol/L),但选择性不高,对 PDE6 的抑制会导致视觉障碍,而且该化合物还有严重的毒性,改变骨架结构类型有望提高选择性。以 6-42 为先导化合物,用喹啉环替换喹啉酮,得到化合物 6-43,维持对 PDE5 的活性和选择性,但分子量较大(为 629Da)、疏水性强(clog$P$ = 7.42),不利于口服吸收。经拆环操作,骨架由稠环变为单环结构,得到二芳基

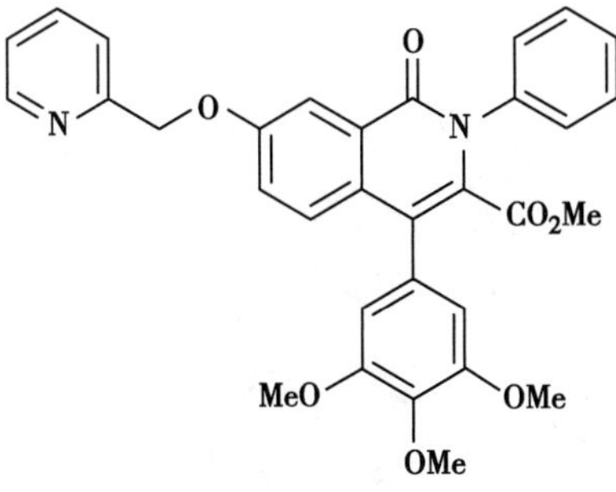

6-42
PDE5:IC_{50}=1.0nmol/L
选择性:PDE6/PDE5=650

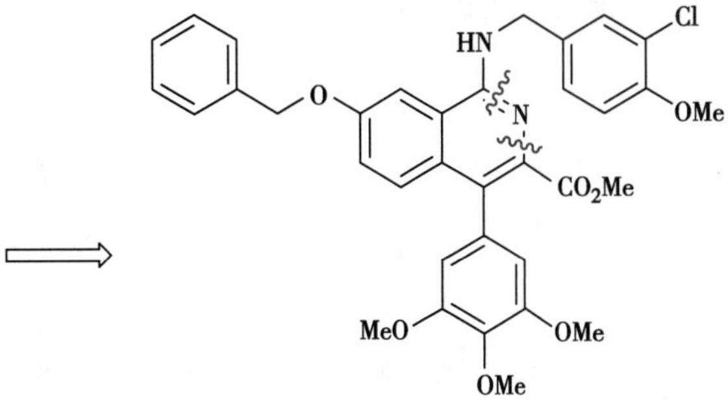

6-43
PDE5:IC_{50}=3.5nmol/L
PDE6:IC_{50}>10 000nmol/L

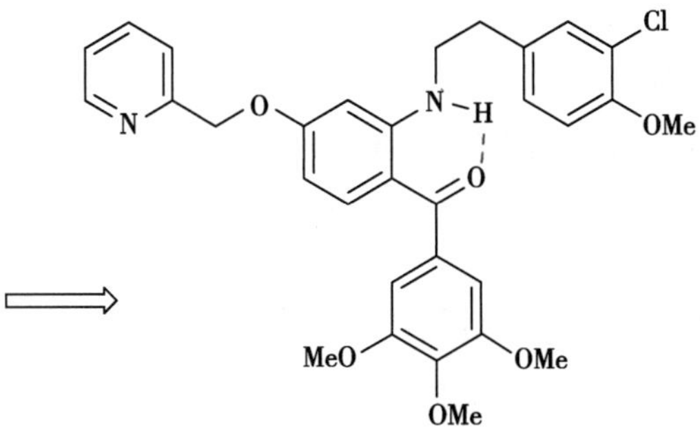

6-44
PDE5:IC_{50}=0.66nmol/L
选择性:PDE6/PDE5=18 000
clog$P$=5.33

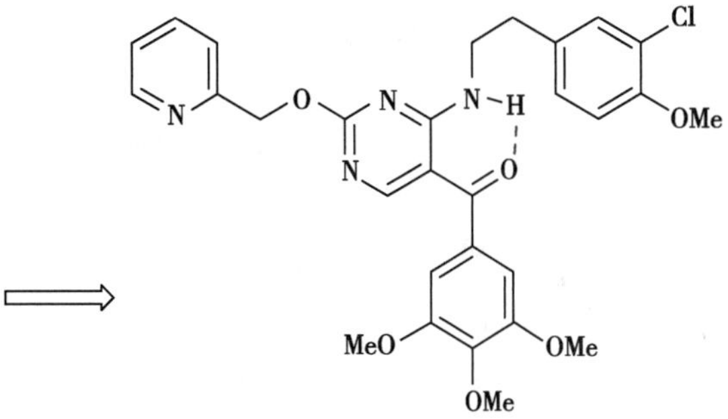

6-45
PDE5:IC_{50}=0.13nmol/L
选择性:PDE6/PDE5=2 400
clog$P$=4.58

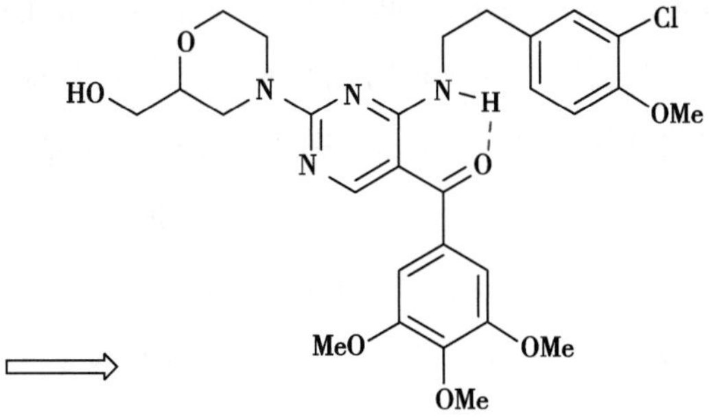

6-46
PDE5:IC_{50} = 1.8nmol/L
选择性:PDE6/PDE5=2 800
EC_{30}=11nmol/L

图 6-12　假环体系的骨架迁越

酮类化合物 6-44,该化合物的分子内氢键形成假环,模拟稠环结构。该假环结构显著提高对 PDE5 的抑制活性和选择性,是一个成功的假环迁越例证。在此基础上,用嘧啶环替换苯环得到化合物 6-45;并变换侧链基团,以降低化合物的脂溶性,提高溶解度,得到化合物 6-46,具有适宜的抑制活性、选择性及物理与化学性质,因而显示较强的药效作用。

　　(2)KDR 和 Flt-1 双靶标抑制剂:化合物 PTK787(6-47,图 6-13)是 KDR 和 Flt-1 双靶标抑制剂,将酞嗪环剖裂成为邻胺基苯甲酰胺类化合物(6-48),因分子内氢键形成假环,模拟酞嗪的双环结构,是一个新结构类型的双靶标抑制剂,该化合物的活性和选择性与 PTK878 类似。对该类化合物进一步结构修饰,获得 AMG706(6-49),进入临床研究。

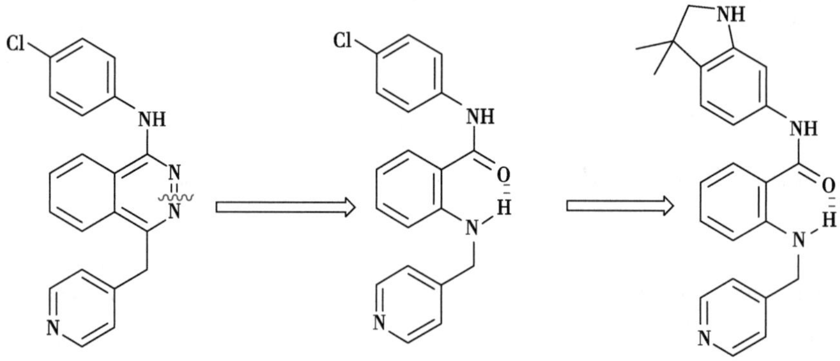

$$KDR:IC_{50}=0.037\mu mol/L \qquad KDR:IC_{50}=0.02\mu mol/L$$
$$Flt:IC_{50}=0.077\mu mol/L \qquad Flt:IC_{50}=0.18\mu mol/L$$

图 6-13　分子内氢键形成假环体系获得新骨架结构的激酶抑制剂

6.2.2.2.2　稠合成环的骨架迁越

　　如果分子中存在分子内氢键,常常采用环状结构模拟分子内氢键,锁定化合物的结合构象,可显著提高化合物的结合能力。分子内氢键常常是设计关环衍生物的重要提示。此外,稠合关环增加分子骨架的刚性,可增加分子的疏水性结合;然而,刚性增强可能导致化合物的溶解度降低,不利于吸收。稠合关环可显著提高化合物的结构新颖性。

　　(1)辣椒素受体 1 拮抗剂:辣椒素受体 1(TRPV1)拮抗剂是潜在的镇痛药。普筛发现化合物(6-50,图 6-14)可抑制 TRPV1,IC_{50} 为 17nmol/L,但溶解度和生物利用度低,且代谢不稳定。采用杂环替换策略将哌嗪环替换为苯环,得到联芳基类化合物(6-51),IC_{50} 为 14nmol/L,抑制活性保持,且提高化学和代谢稳定性。对化合物 6-51 中的苯环 B 进行构效关系研究,发现在邻位引入羟基得到化合物 6-52,IC_{50} 为 43nmol/L,将羟基甲基化后活性显著降低,提示分子内氢键形成对结合活性可能很重要。因此,模拟邻羟基苯甲酰胺的假环结构,设计了喹唑啉类化合物(6-53),该类化合物的药效学和药动学均得到显著改善,IC_{50} 为 1.1nmol/L,半衰期为 8.1 小时,生物利用度为 99%,成为新的先导结构进入先导结构优化阶段。

　　(2)LpxC 去乙酰化酶抑制剂:LpxC 去乙酰化酶[UDP-3-O-(R-3-hydroxymyristoyl)-N-acetylglucosamine deacetylase,LpxC]是一种金属依赖性水解酶,催化 UDP-3-O-(R-3- 羟基十四酰基)-N- 乙酰葡萄糖胺去乙酰化,转化为 UDP-3-O-(R-3- 羟基十四酰基)葡萄糖胺。LpxC 只在革兰氏阴性菌中表达,是一个潜

6-50　　　　6-51　　　　6-52

6-53

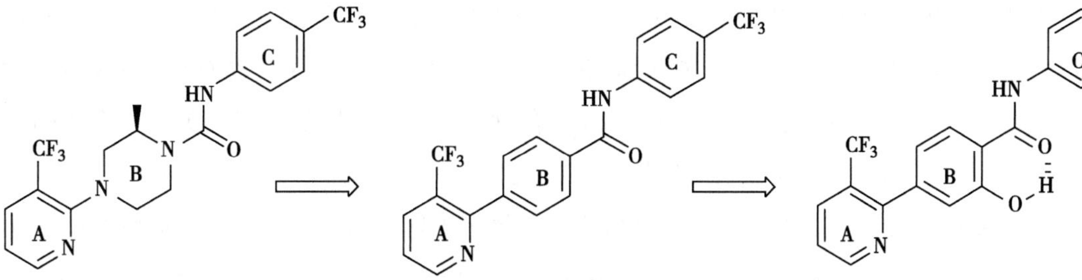

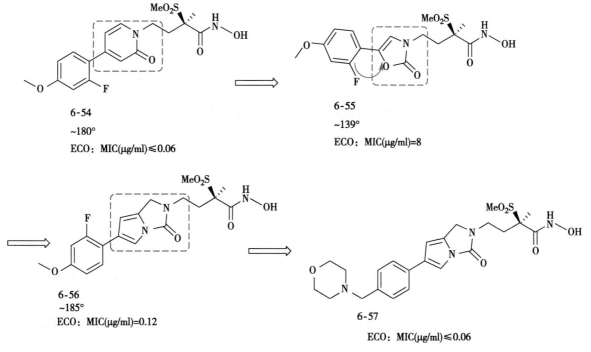

图 6-14　关环策略改善 TRPV1 拮抗剂的药效学和药动学性质

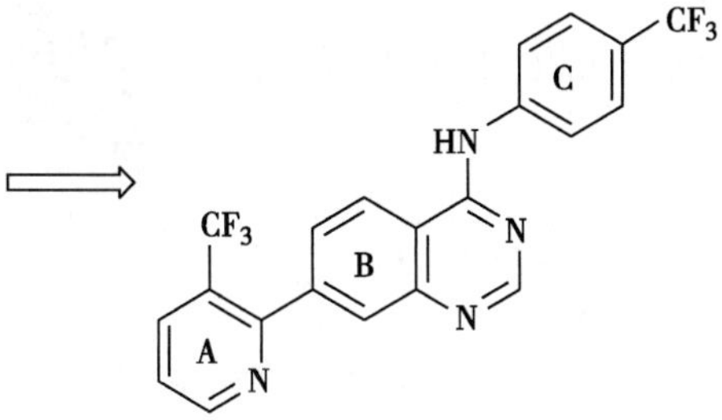

在的抗革兰氏阴性菌药物靶标。含有吡啶酮骨架结构的化合物(6-54,图 6-15)具有显著的抑菌活性，Surivet 等以该化合物为研究起点,经骨架迁越得到噁唑酮类化合物(6-55),但却失去抑菌活性。经分析结构中的嘧啶酮骨架上的 2 个取代结构片段即取代苯环和羟肟酸之间存在一定的夹角,发现这 2 个化合物中取代基团的夹角有较大的差异,化合物 6-54 的夹角约为 180°,6-55 的夹角约为 139°,提示头端和尾端的夹角处于近平面时可能对活性有利。因此,采用稠合策略将噁唑酮结构转换为吡咯并咪唑酮骨架结构,得到化合物 6-56,在该化合物中头端和尾部的夹角约为 185°,活性显著提高,与化合物 6-54 类似。在此基础上对尾部修饰,活性进一步提高,获得新的先导化合物 6-57,成药性有待进一步优化。

6-54
~180°
ECO：MIC(μg/ml)≤0.06

6-55
~139°
ECO：MIC(μg/ml)=8

6-56
~185°
ECO：MIC(μg/ml)=0.12

6-57

ECO：MIC(μg/ml)≤0.06

图 6-15　LpxC 去乙酰化酶抑制剂

　　(3) FER 酪氨酸激酶抑制剂:FER 酪氨酸激酶是一个潜在的抗肿瘤药靶标。三共制药公司通过高通量筛选发现甲酰胺取代的吡啶类苗头化合物(6-58,IC$_{50}$ = 480nmol/L)。初步的构效关系研究发现在吡啶环的 5 位引入氰基后显著提高抑制活性(6-59),但该化合物的生物利用度低。采用关环稠合策略将甲酰胺锁定在结合构象,得到吡啶并哒嗪酮衍生物(6-60),提高了活性。稠合关环,增加分子结构的刚性,化合物 6-60 的溶解度降低。但是由于减少分子结构中的氢键供体数目,增强化合物的透膜能力,化合物 6-60 的生物利用度提高。分子对接表明(图 6-16,彩图见 ER-6-4,蓝色为化合物 6-60,金色为化合物 6-59,PDB:6JMF),化合物 6-59 与双环骨架类化合物 6-60 具有相同的结合模式,这种稠合方式不仅锁定甲酰胺的结合构象,而且增强骨架结构与结合腔中的 Met636 的形状匹配,提高疏水性结合作用,对化合物的结合贡献显著。

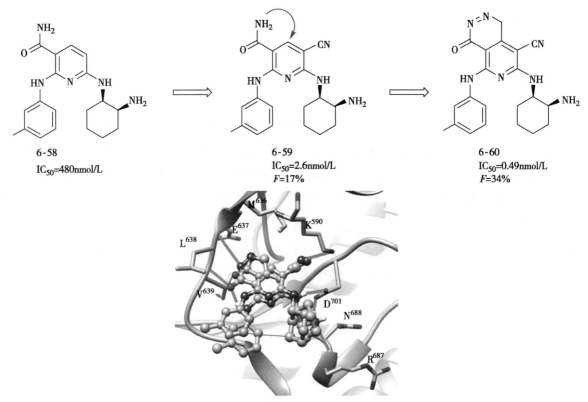

图 6-16　稠合关环获得 FER 酪氨酸激酶抑制剂

　　(4) TrkA 抑制剂:TrkA 受体酪氨酸激酶信号通路与许多癌症的发生相关,TrkA 抑制剂是潜在的抗肿瘤药。AZ-23(6-61,图 6-17)是阿斯利康早期发现的 TrkA 抑制剂,具有显著的抑制活性。AZ-23 与TrkA 复合物的晶体结构表明,嘧啶环作为骨架结构,支撑着氨基吡唑和氟代吡啶药效基团,与 TrkA 结合,考虑可以扩展该核心骨架的结构多样性。采用 2 种途径稠合成环,得到含有嘌呤骨架(path a,6-62)和吡啶并咪唑骨架(path b,6-63)的衍生物,2 种结构类型的化合物均有显著的抑制活性。分子对接表明(图 6-17),它们的结合方式与 AZ-23 一致,稠环结构很好地模拟嘧啶环的结合取向,满足氨基吡唑和氟代吡啶的空间需求,获得预期的抑制活性。彩图见 ER-6-5,粉色为化合物 6-62,黄色为化合物 6-63,蓝色为化合物 AZ-23。

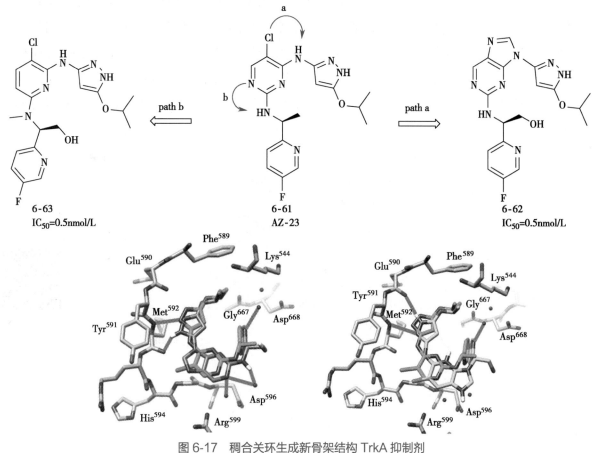

图 6-17　稠合关环生成新骨架结构 TrkA 抑制剂

a. 化合物 6-62；b. 化合物 6-63 与 AZ-23（PDB：4AOJ）的结合模式比较

6.2.2.2.3　链环转换的骨架迁越

用环状结构如饱和环系和芳香环系替换分子结构中的柔性链,增加化合物结合构象的概率,可显著降低分子结合过程中的熵损失,对结合活性可产生显著的影响。减少分子结构中的柔性键数目还有利于提高分子的透膜能力及化合物的吸收。采用链环转换方式,骨架结构变化显著,新颖性强。

（1）视黄酸类药物：全反式视黄酸（6-64,图 6-18）作用于 RAR,诱导上皮细胞分化,临床用于治疗早幼粒细胞白血病和痤疮。但是共轭多烯结构导致化学稳定性低,在室温下容易聚合成高分子而失效。视黄酸类化合物的药效团特征为一端是大体积的疏水性结构,另一端为酸性基团,中间共轭链作为连接基团。全反式视黄酸中间的连接链关环,以苯环作为连接链,得到他米巴罗汀（tamibarotene,6-65）,由于酰胺键存在 p-π 共轭,中间连接链模拟共轭多烯,简化合成,提高化学稳定性。他米巴罗汀对 RAR 具有很强的激动活性,于 2005 年上市,用于治疗白血病。

9-顺式视黄酸（6-66）是全反式视黄酸的异构体,是 RXR 激动剂,临床用于治疗皮肤病和卡波西肉瘤,化学稳定性也较低。采用同样的策略,共轭多烯链转换为 1,1-二苯乙烯骨架结构,得到贝沙罗汀（bexarotene,6-67）,提高对 RXR 的活性和选择性及其化学稳定性。贝沙罗汀于 2000 年上市,临床用于治疗银屑病和其他皮肤病。

（2）JAK3 选择性抑制剂：JAK 酪氨酸激酶在多种细胞因子的信号通路中均有调控作用,JAK3 选择性抑制剂是潜在的有效治疗肿瘤和风湿性关节炎的药物。化合物 6-68（图 6-19）对 JAK3 具有一定的选择性,对连接链脲基中的氮原子甲基化得到化合物 6-69,抑制活性显著降低。但是,利用吡啶环作为连接链锁定构象,得到化合物 6-70,抑制活性提高。嘧啶环替换吡啶环,化合物 6-71 维持相当的抑制活性和选择性。进一步结构修饰嘧啶环的 2 位,得到化合物 6-72,显著提高对 JAK3 的抑制活性和选择性,是新结构类型的 JAK3 选择性抑制剂先导结构。分子对接结果(图 6-19)显示,化合物 6-68 与6-72 的结合取向一致,嘧啶环成功地替换脲基连接链。彩图见 ER-6-6,金色为化合物 6-68,蓝色为化合物 6-72。

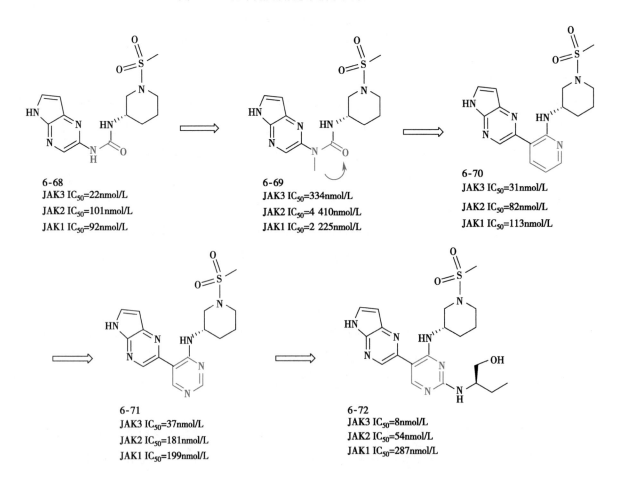

图 6-18 链环转换获得视黄酸类药物

6-68
JAK3 IC$_{50}$=22nmol/L
JAK2 IC$_{50}$=101nmol/L
JAK1 IC$_{50}$=92nmol/L

6-69
JAK3 IC$_{50}$=334nmol/L
JAK2 IC$_{50}$=4 410nmol/L
JAK1 IC$_{50}$=2 225nmol/L

6-70
JAK3 IC$_{50}$=31nmol/L
JAK2 IC$_{50}$=82nmol/L
JAK1 IC$_{50}$=113nmol/L

6-71
JAK3 IC$_{50}$=37nmol/L
JAK2 IC$_{50}$=181nmol/L
JAK1 IC$_{50}$=199nmol/L

6-72
JAK3 IC$_{50}$=8nmol/L
JAK2 IC$_{50}$=54nmol/L
JAK1 IC$_{50}$=287nmol/L

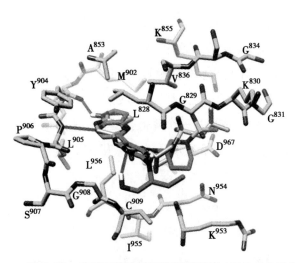

图 6-19　嘧啶环替换脲基连接链获得 JAK3 选择性抑制剂

6.2.2.2.4　切割开环的骨架迁越

如果分子结构中的环系过多,可能会由于分子的刚性过大或疏水性过强,导致化合物的溶解度和其他 ADME 性质不良。通过开环策略,既可获得新颖骨架结构的化合物,也可改善分子的类药性和活性,简化化合物的合成。

(1)缓激肽 B1 受体拮抗剂:缓激肽(BK)B1 受体拮抗剂是潜在的治疗慢性疼痛和炎症的候选药物。研究中发现 2,3- 二氨基吡啶类 BK B1 受体拮抗剂(6-73,图 6-20)。由于 2,3- 二氨基吡啶是富电子体系,易于发生氧化代谢,活性代谢产物给进一步的研发带来困难。采用切割策略去除吡啶环,以环丙氨基酸酰胺作为骨架,获得化合物 6-74。在化合物 6-74 中,以羰基氧原子代替吡啶环系中的 N 原子,在羰基的 α 位引入环丙基,环丙基中的碳原子具有 sp^2 杂化特征,与吡啶环系中的 sp^2 杂化碳原子类似,环丙基部分模拟吡啶的平面不饱和特征;此外,骨架结构中羰基的 π 键与环丙基中的 C—C 键可发生超共轭效应,锁定骨架结构的平面性特征,因而整个分子的空间构型与化合物 6-73 相近。化合物 6-74 的抑制活性达到 63nmol/L,活性仅下降 5 倍,但是药动学性质得到显著改善。进一步结构修饰,获得高活性的化合物 6-75,K_i 达到 1.8nmol/L。

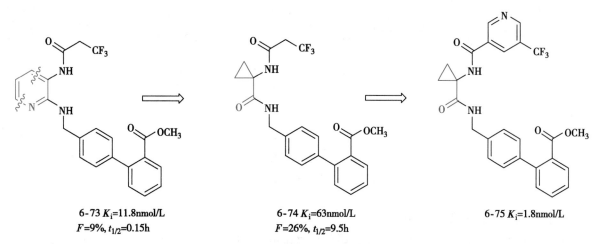

6-73 K_i=11.8nmol/L
F=9%, $t_{1/2}$=0.15h

6-74 K_i=63nmol/L
F=26%, $t_{1/2}$=9.5h

6-75 K_i=1.8nmol/L

图 6-20　环丙氨基酸酰胺替换二氨基吡啶实现骨架迁越

(2) 联苯双酯和双环醇：木脂素类化合物五味子丙素(6-76，图 6-21）具有保肝和降低氨基转移酶的作用，在全合成过程中将亚甲二氧基和甲氧基的位置调换，打开八元环，得到合成中间体联苯双酯(6-77)，活性强于五味子丙素，临床用于降低氨基转移酶并保护肝脏。联苯双酯是对称性分子，固体的晶格能高(熔点为 180℃)，导致溶解度差。将其中的 1 个酯基还原为羟甲基，降低对称性和晶格能(熔点为 137℃)，提高溶解度，改善药动学性质，成为另一个降低氨基转移酶的新药，即双环醇(6-78)。其相比于五味子丙素，去除手性中心，简化结构，活性和药动学性质均有改善。

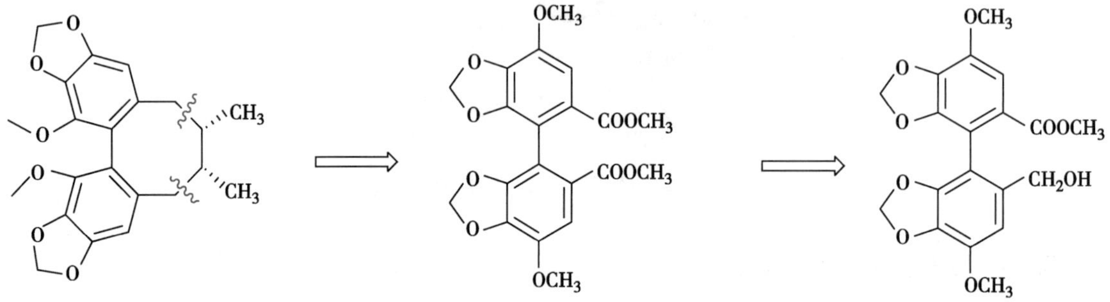

6-76　　6-77　　6-78

图 6-21　从五味子丙素到双环醇

(3) σ 受体拮抗剂：σ 受体(σR)是非 GPCR 类跨膜蛋白，调控体内钙离子的稳态平衡，是潜在的 AD 和抗肿瘤药靶标。去甲苯并吗啡烷类化合物 6-79(图 6-22)对 σ_1R 亚型具有显著的抑制活性，并且强于对 σ_2R 亚型的抑制活性，呈现选择性。简化骨架结构，去除吗啡烷结构中的亚甲基，得到苯并氮杂䓬骨架类化合物 6-80；进一步去除 1 个亚甲基，得到四氢异喹啉类化合物 6-81；去除亚乙基，得到异吲哚啉骨架类化合物 6-82。这些化合物均显示很强的抑制活性，并且具有较高的选择性，易于合成，为进一步的结构优化提供良好的研究起点。

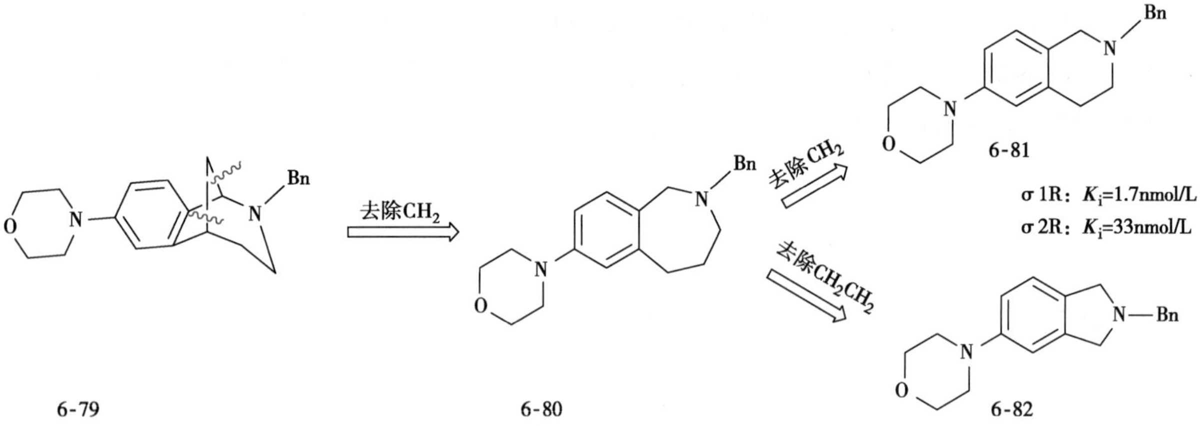

6-81
σ 1R：K_i=1.7nmol/L
σ 2R：K_i=33nmol/L

6-79
σ 1R：K_i=16.5nmol/L
σ 2R：K_i=562nmol/L

6-80
σ 1R：K_i=6.1nmol/L
σ 2R：K_i=81nmol/L

6-82
σ 1R：K_i=5.9nmol/L
σ 2R：K_i=166nmol/L

图 6-22　切割开环获得结构简化的 σ 受体拮抗剂

6.2.2.3　环系转换的骨架迁越

开环和关环方式同时应用于分子结构修饰，获得新骨架结构的化合物，其二维拓扑结构特征与起始化合物具有较大的差异，发生环系转换或环系重组，结构新颖性强，对化合物的活性、物理与化学性质及

ADME 可产生显著的影响。

(1) MK2 抑制剂：MK2 抑制剂是潜在的抗肿瘤药。Velcicky 课题组将先导化合物(6-83，图 6-23)中的嘧啶酮环打开，并且将五元环和六元环互换位置，保留酰胺基团，得到化合物(6-84)，活性略有降低；进而将酰胺基团锁定在二氢异喹啉酮环系中，显著提高化合物的活性，获得抑制活性为 84nmol/L 的新结构化合物(6-85)。

6-83　　6-84　　6-85

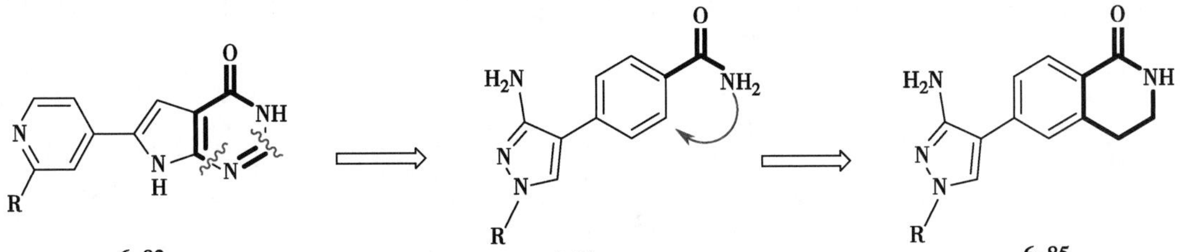

图 6-23　开环 / 关环获得新骨架结构的 MK2 抑制剂

(2) 果糖 -1,6- 二磷酸酶抑制剂：果糖 -1,6- 二磷酸酶(FBP)是糖异生路径中的关键酶，在糖尿病患者及动物模型中 FBP 的活性增强，促进内源性葡萄糖的合成增加，导致血糖水平升高。FBP 抑制剂是潜在的降血糖药。模拟 FBP 变构位点底物 AMP 的结构，设计了化合物 6-86，对 FBP 具有一定的抑制活性。嘌呤环 C8 位的脂肪醚链用呋喃环锁定构象，得到衍生物 6-87，抑制活性提高 10 倍。晶体结构表明，嘌呤环中嘧啶环的氮原子并未参与结合，去除氮原子，得到苯并咪唑骨架类抑制剂 6-88，抑制活性又提高 10 倍，这可能是由于去除氮原子后减少结合过程中不利的去溶剂化能，提高结合活性。切割开环，用噻唑环替换咪唑环，降低分子量，保留关键结合基团氨基，得到候选药物 MB05032(6-89)，该化合物以磷酸二酰胺前药的形式(CS-917)进入临床研究(图 6-24)。但是由于代谢不稳定性及代谢产物的毒性，停止了临床研究。

6-86
IC_{50}=15μmol/L

6-87
IC_{50}=1.2μmol/L

6-88
IC_{50}=0.09μmol/L

6-89
IC_{50}=0.025μmol/L

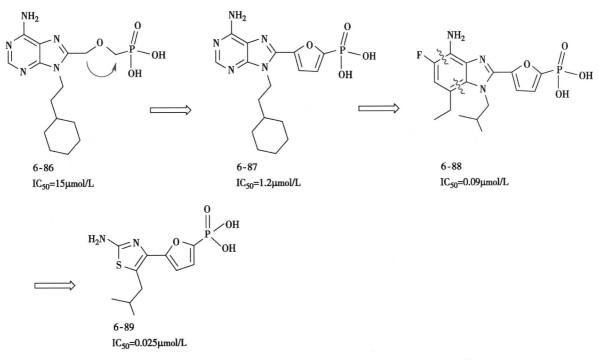

图 6-24　由 AMP 模拟物经关环 / 开环获得新骨架结构的 FBP 抑制剂

6.2.2.4　优势骨架结构

优势骨架结构(privileged structure)是指能够与多种受体和靶标发生结合的结构骨架,骨架经适当的修饰可呈现不同的生物活性,由 Evans 于 1988 年提出。Bemis 和 Murcko 分析了 5 210 个药物分子,发现其中的 32 个 CSK(cyclic skeleton)骨架覆盖近 50% 的药物分子,提示这些骨架结构可与多种靶蛋白结合,与特定的药效基团连接可呈现不同的生物活性,这些优势骨架的拓扑结构特征如图 6-25 所示。我们看到,优势骨架结构通常含有 2~3 个环系,柔性键数目较少,但是其中也包括甾体类五环稠合骨架

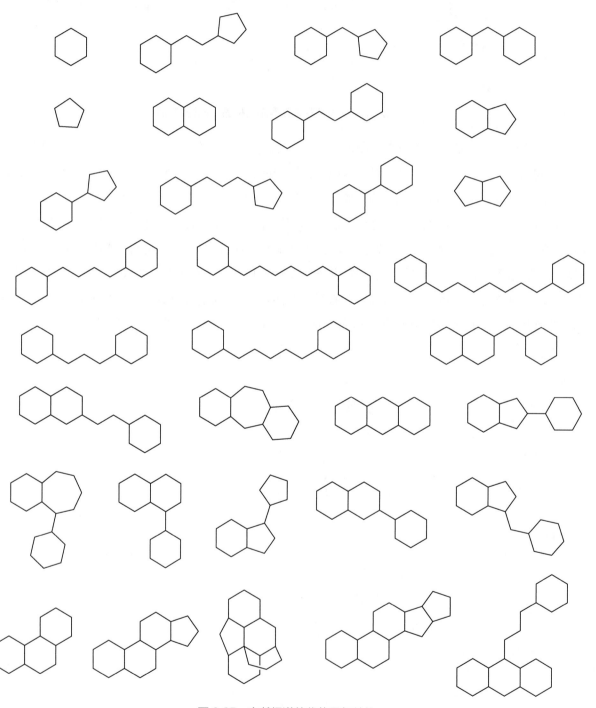

图 6-25　文献报道的优势骨架结构

结构或者柔性键数目达到 7 个的骨架结构。这些骨架在不同类型的药物分子中出现,提示这些骨架不仅可满足多种靶标对骨架结构的空间要求,也具有较好的类药性。因此,以优势结构作为分子骨架是药物分子设计中的一个常用策略。事实上,前述示例中,针对多种功能不同的靶标,采用骨架迁越策略获得的新骨架结构,多数具有优势骨架结构的特征。

(1)苯并氮䓬类骨架:苯并氮䓬类骨架中最为常见的是 1,4- 苯并二氮䓬 -2- 酮,是许多镇静、催眠和治疗神经精神系统疾病药物的骨架结构,如作用于 GABA_A 受体苯二氮䓬位点的地西泮(diazepam,6-90);此外,该骨架结构上可连接的取代基位点较多,且易于引进结构多样的侧链基团,为构建多种多样的药效团提供可行性。如图 6-26 所示,这些化合物均有苯并二氮䓬酮类骨架,但是取代基团的位置和类型不同,这些化合物的作用靶标和生物活性不同,体现了该骨架结构的优势。地伐西匹(devazepide,6-91)是胆囊收缩素 A 受体拮抗剂,具有促胃肠道蠕动和解除消化道痉挛的作用;氯达西卡(lodazecar,6-92)是调血脂药;L-73582(6-93)是钾通道阻滞剂,可用于治疗心律失常;化合物 6-94 可抑制 MDM2 和抑癌基因 *p53* 的结合,产生抗肿瘤活性。其他苯并䓬酮类骨架如图 6-27 所示。

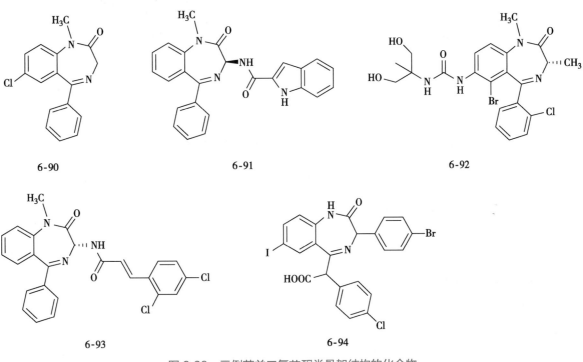

图 6-26　示例苯并二氮䓬酮类骨架结构的化合物

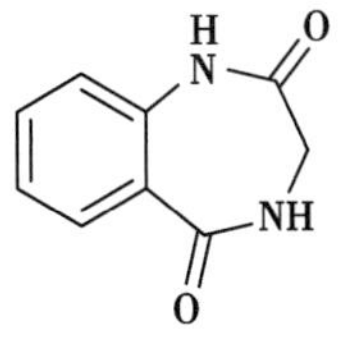

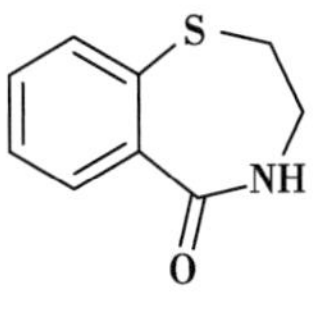

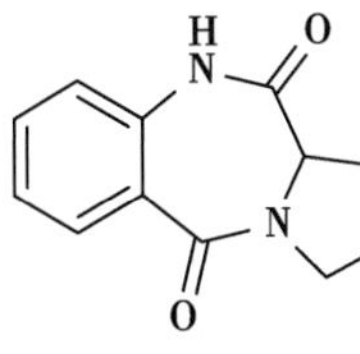

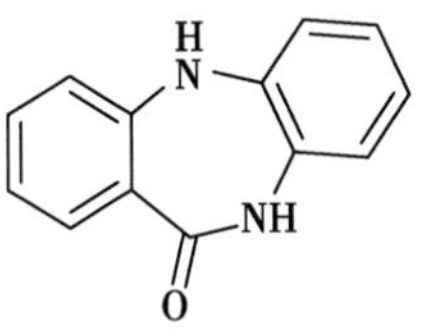

图 6-27　其他常见的苯并䓬酮类骨架结构

(2)1,4- 二氢吡啶骨架:最为常见的含有 1,4- 二氢吡啶骨架结构的药物为钙通道阻滞剂,包括氨氯地平(amlodipine,6-95)、西尼地平(cilnidipine,6-96)等一批抗高血压和治疗心绞痛的药物。该类骨架分子通常4位为取代的苯环,3位和5位取代基的结构变化较大。此外,还有其他生物活性的化合物,如化合物6-97是钙通道激活剂;UK-74505(6-98)为血小板活化因子受体拮抗剂,可治疗感染性休克(图6-28)。

6-95

6-96

6-97

6-98

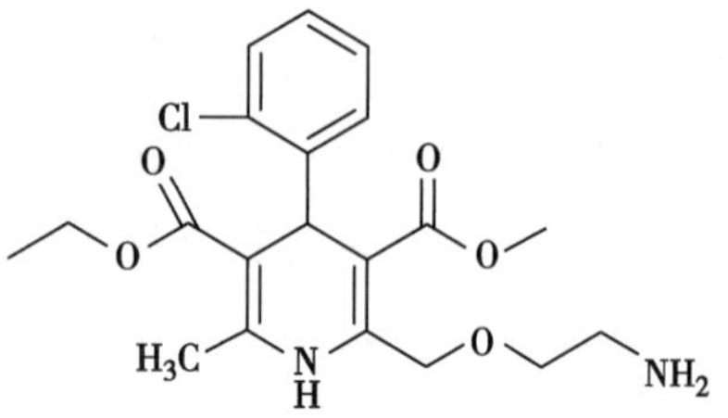

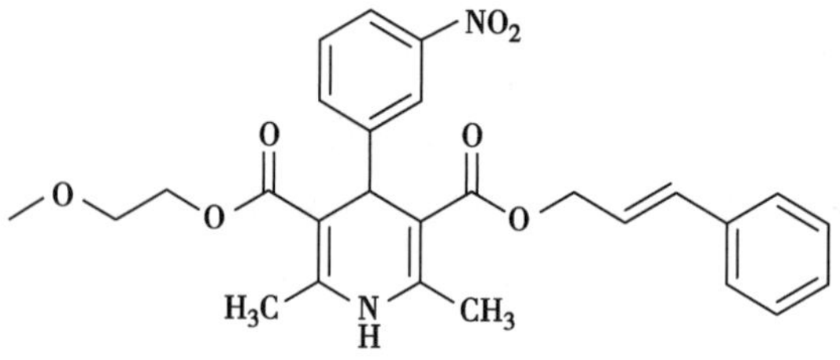

图6-28 1,4-二氢吡啶骨架结构药物和活性化合物

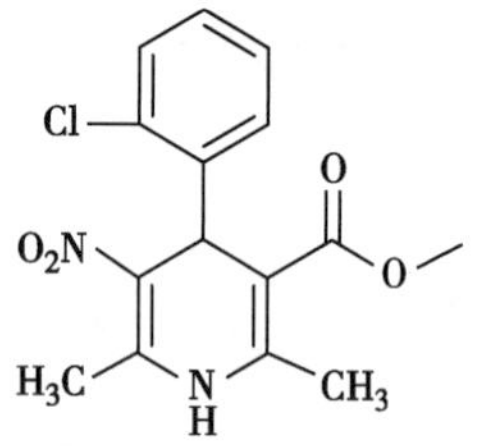

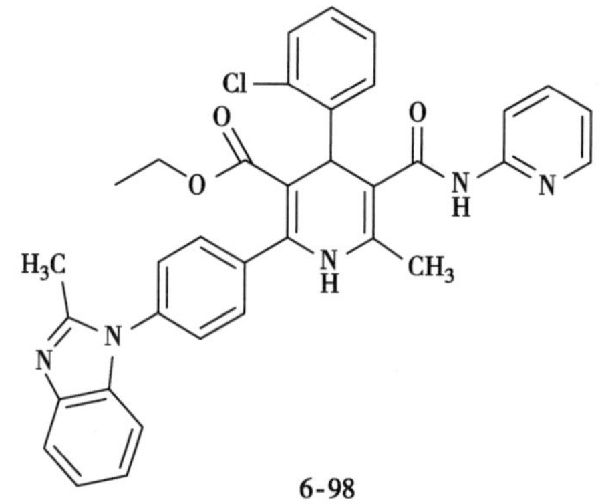

(3)嘌呤环模拟物:蛋白激酶是研制靶向药物的重要靶标,该类靶向药物用于治疗肿瘤和免疫系统疾病等。到2020年1月,已有52个激酶抑制剂被批准上市,其中46个药物用于肿瘤的治疗。激酶以ATP为底物,催化受体蛋白的磷酸化,启动信号转导。许多激酶抑制剂占据ATP结合腔,模拟ATP的结构,是ATP的竞争性结合抑制剂。已知的激酶抑制剂含有多种杂环骨架,模拟嘌呤环结合于ATP结合位点。文献总结了激酶抑制剂的部分优势骨架结构,如图6-29所示。

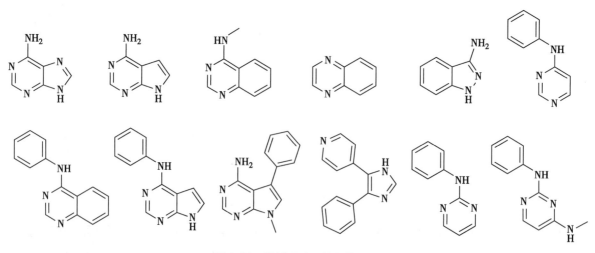

图6-29 模拟嘌呤环的优势骨架

图 6-30 列举了部分激酶抑制剂的结构,这些化合物均含有模拟嘌呤环的优势骨架结构。这些优势骨架与结构多样的药效团结构片段结合,构成结构丰富多样的激酶抑制剂。伊马替尼(imatinib,6-99)为氨基嘧啶类化合物,抑制 Bcr-Abl 激酶活性,是第一个靶向性抗肿瘤药,于 2001 年上市,用于治疗慢性粒细胞白血病;吉非替尼(gefitinib,6-100)含有 4- 氨基喹唑啉类骨架结构,是 EGFR 激酶抑制剂,于 2003 年上市,用于治疗非小细胞肺癌;巴瑞替尼(baricitinib,6-101)为吡咯并嘧啶骨架类化合物,抑制 JAK1/2 活性,于 2018 年上市,用于治疗类风湿关节炎;阿可替尼(acalabrutinib,6-102)含有咪唑并吡嗪类骨架结构,是 BTK 激酶抑制剂,于 2017 年上市,用于治疗套细胞淋巴瘤;2019 年上市 5 个激酶抑制剂,包括 TRK 激酶抑制剂恩曲替尼(entrectinib,6-103)、FGFR 激酶抑制剂厄达替尼(erdafitinib,6-104)、CSF1R 抑制剂吡昔替尼(pexidartinib,6-105)、JAK2 激酶抑制剂菲卓替尼(fedratinib,6-106)和 BTK 激酶泽布替尼(zanubrutinib,6-107)。多数激酶抑制剂均可口服给药,提示优势骨架结构具有类药性,经结构优化,可获得 PK 性质适宜的药物。

6.2.2.5 大环骨架结构

大环小分子药物是当前药物研发的一个新策略。已有的大环类药物(环肽和大环内酯)与通常的小分子药物的性质不同(如超出类药 5 原则的范围),在成药性较差的靶标(如蛋白质 - 蛋白质相互作用)的药物研究中,大环化合物得到关注。大环药物的分子量在 500~1 000Da 范围内,弥补常规小分子药物尺寸小、结合强度不够的不足,而环状结构限制分子构象,降低结合过程中的熵损失;此外,成环还可缩小表面积,有利于形成分子内氢键,有助于分子过膜。大环化合物改变分子的柔性、形状和表面积,有利于改善分子的过膜性、稳定性和对靶标的选择性,形成大环小分子药物是骨架迁越的又一发展。

(1)间变性淋巴瘤激酶抑制剂——洛拉替尼:间变性淋巴瘤激酶(anaplastic lymphoma kinase,ALK)是发生间变性淋巴瘤、炎性肌纤维细胞瘤和非小细胞肺癌的关键酶。克唑替尼(crizotinib,6-108)是以 ALK 为靶标的治疗非小细胞肺癌(NSCLC)的首创性口服药物,于 2001 年上市,对 ALK 有强效抑制活性,细胞活性 IC_{50} 为 80nmol/L。肺癌脑转移导致患者的生存率显著降低,长期使用克唑替尼出现耐药性,并且不能进入脑组织,对肿瘤转移患者无效。对克唑替尼进行结构改造,得到化合物 6-109,对突变 ALK 激酶的抑制活性没有改善。ALK 激酶与 6-109 的共晶结构(图 6-31a)显示,化合物 6-109 呈现“U”型结合构象,氟代苯环与三氮唑环在空间上靠近,可以将空间上接近的 2 个芳环连接成大环结构,以固定该活性构象。优化环系的大小、连接原子的类型,得到选择性抑制 ALK 激酶的十二元环类药物洛拉替尼(lorlatinib,6-110),于 2018 年被批准上市。比较开链化合物 6-109 与洛拉替尼的结合模式(图 6-31c),可以看出两者的关键药效结构片段与靶标的结合模式基本一致,但洛拉替尼酰胺连接链还参与水分子介导的氢键作用(Lys^{1150} 和 His^{1124},图 6-31b),对结合产生有利的贡献。彩图见 ER-6-7。

与克唑替尼比较,洛拉替尼对野生型 ALK 激酶的抑制活性提高 62 倍,对临床中出现的所有突变株的活性提高 40~825 倍;洛拉替尼能够透过血脑屏障,生物利用度达 100%。通过大环策略改造克唑替尼,锁定化合物的结合构象,降低化合物的溶剂可及表面积,不仅降低结合过程中的熵损失和去溶剂化能消耗、增强结合力,还提高化合物透过血脑屏障的能力,是大环骨架类化合物特点的成功示范。

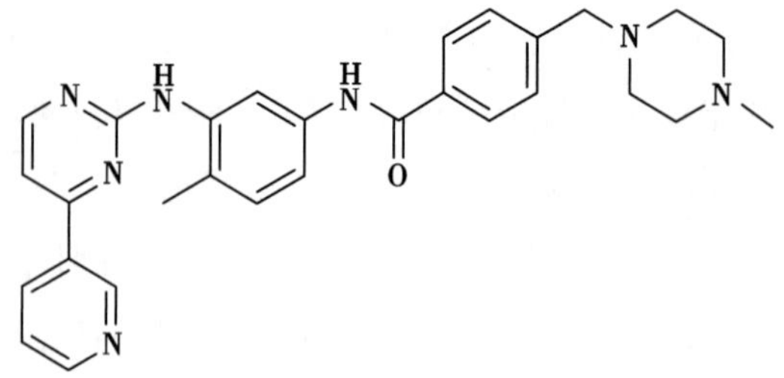

图 6-30　部分激酶抑制剂的结构

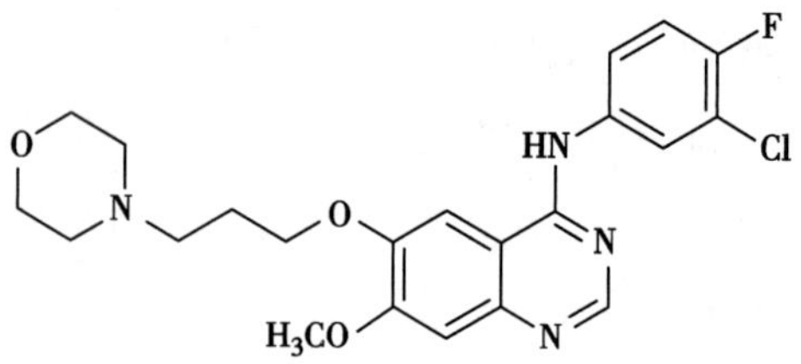

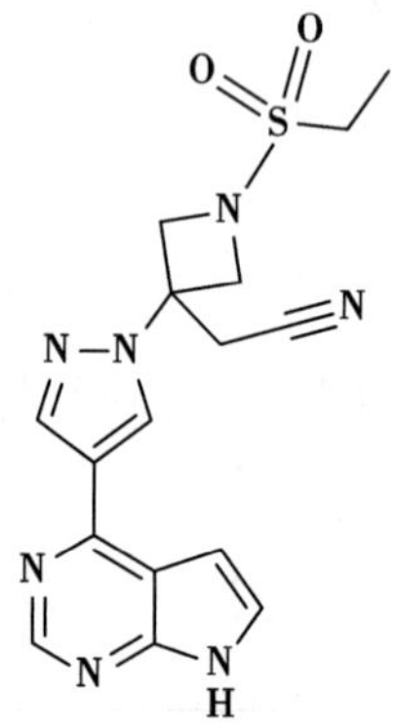

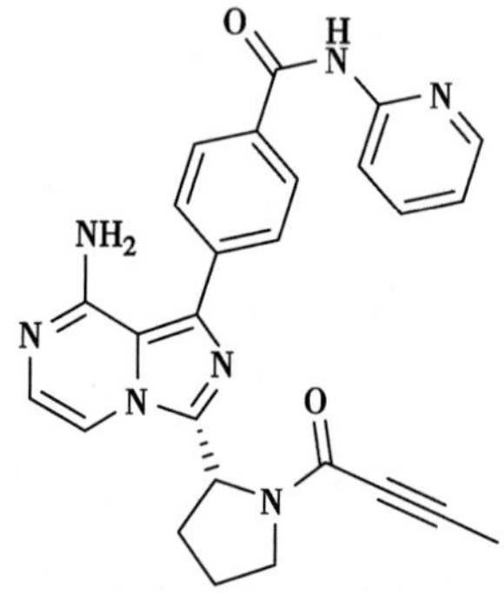

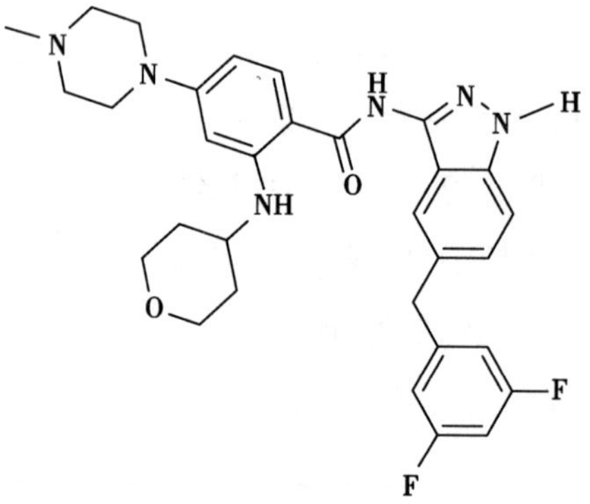

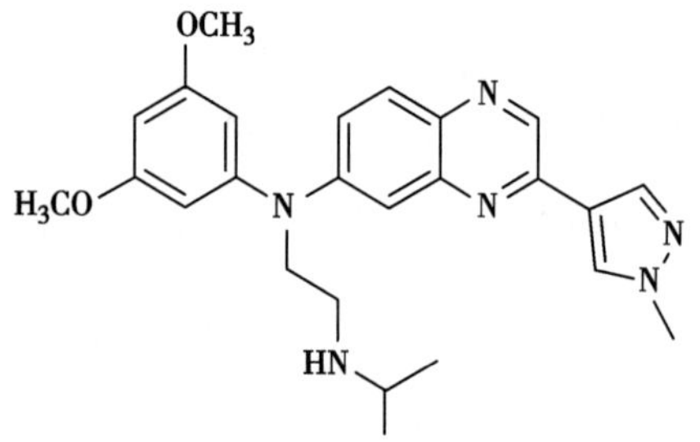

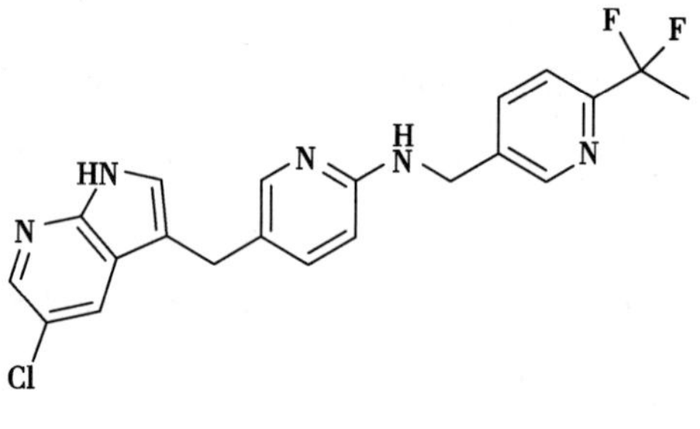

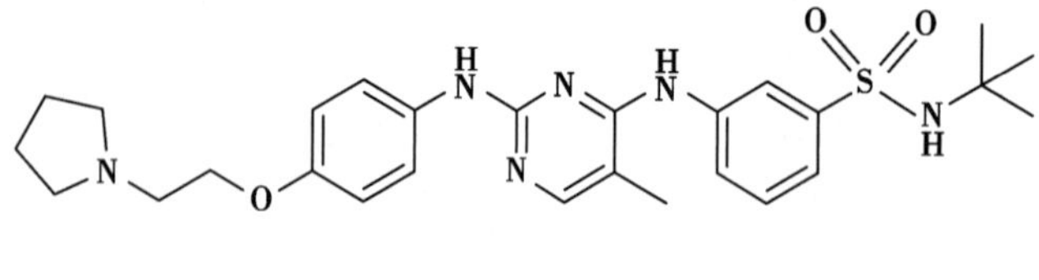

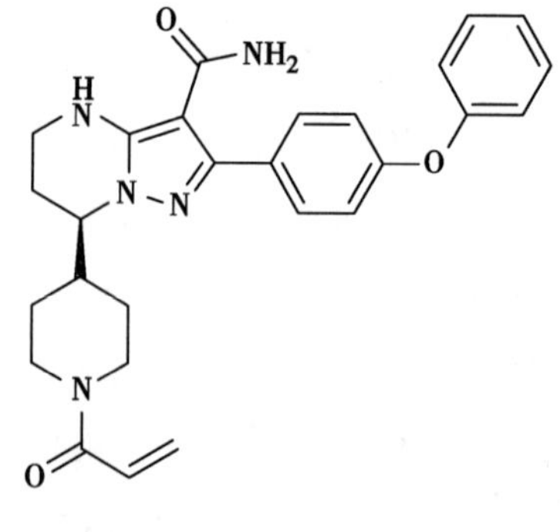

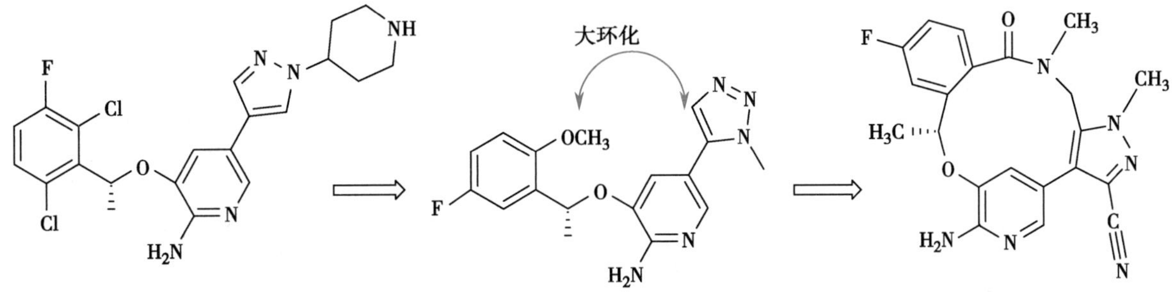

6-108　　　　6-109　　　　6-110

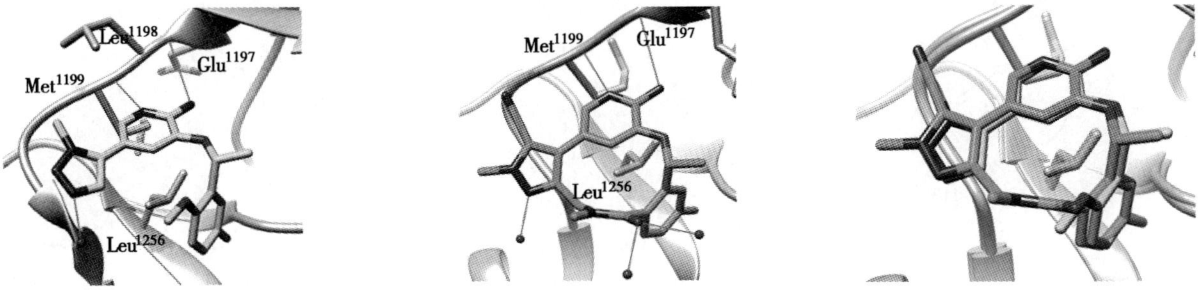

a　　　　b　　　　c

图 6-31　由克唑替尼到大环类衍生物洛拉替尼的发现
a. 化合物 6-109 与 ALK 复合物的晶体结构（4CNH）；b. 洛拉替尼 -ALK 复合物的晶体结构（4CLI）；c. 2 个晶体结构叠合图

（2）西美瑞韦：抗丙肝药物西美瑞韦也是大环化合物，上市于 2013 年，作用靶标是丙型肝炎（简称丙肝）病毒的蛋白酶 NS3。NS3 的功能是裂解结构性原蛋白，裂解产物六肽（6-111，IC_{50} = 71μmol/L）是 NS3 抑制剂。以化合物 6-111 为起点，去除结构中极性大、对结合贡献小的 P5 和 P6 结构片段，同时对其他 4 个结构片段进行修饰，得到化合物 6-112（IC_{50} = 14μmol/L），活性略有提高，结构的非肽化提高化合物的稳定性。用脲基代替分子结构中的 P4 片段，并对 P1、P2、P3 结构区域进行修饰，获得化合物 6-113（IC_{50} = 5nmol/L），对 NS3 的抑制活性达到 nmol/L 的水平。结构生物学表明，6-113 的环戊基与 C 端的乙烯基在空间上接近，可将环戊基侧链与乙烯基融合，连接生成十五元环类大环化合物，并对侧链进行优化，得到化合物 6-114（西鲁瑞韦，ciluprevir，IC_{50} = 3nmol/L），进入临床研究，但由于出现心脏毒性而终止研发。后来以环戊基替换吡咯烷环，构建十四元环骨架结构，优化侧链结构和酸性基团，得到高活性和选择性的 NS3 蛋白酶抑制剂，即抗丙肝药物西美瑞韦（simeprevir，6-115，K_i = 0.36nmol/L）（图 6-32）。

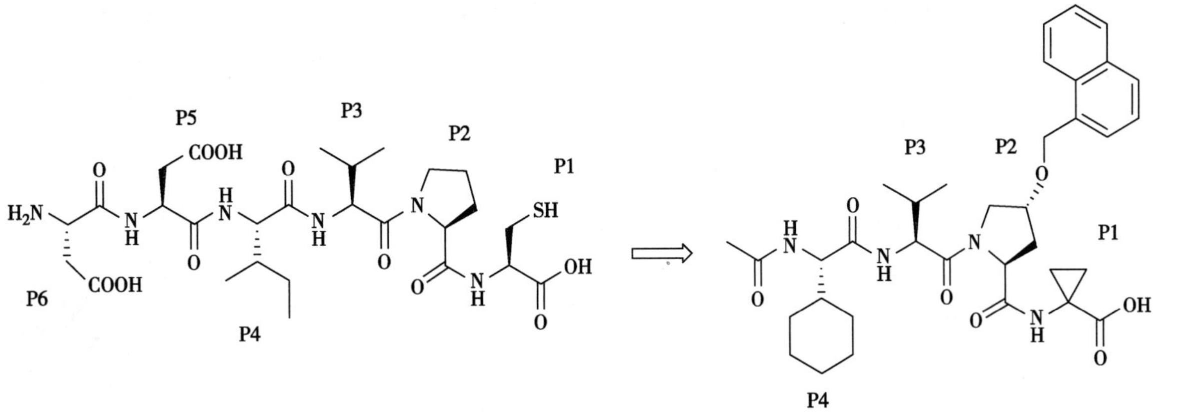

6-111　　　　6-112

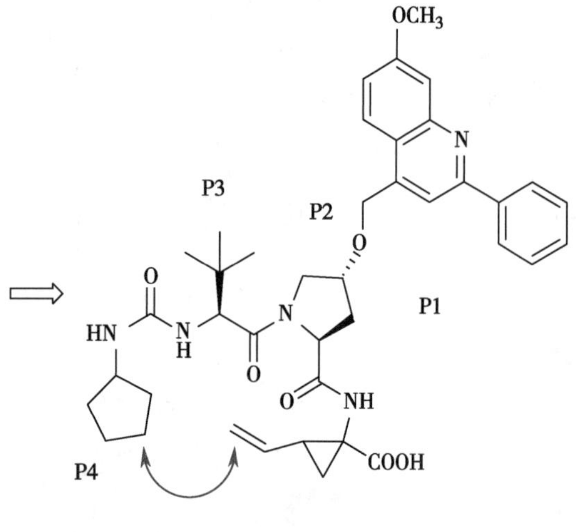

6-113

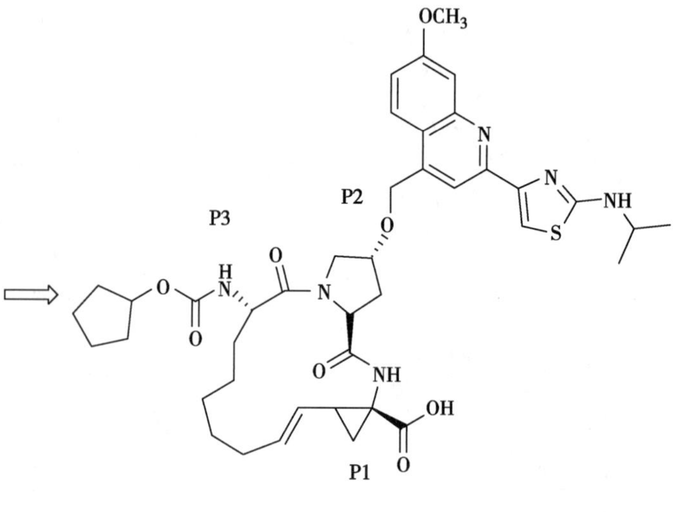

6-114

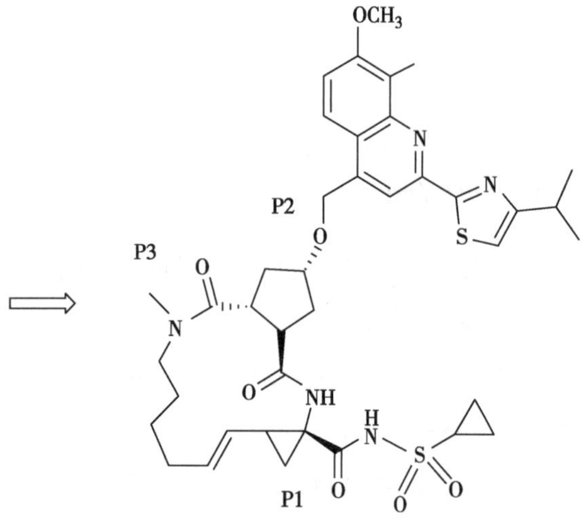

6-115

图 6-32　由六肽抑制剂演化为大环化合物西美瑞韦

(3) 凝血因子 FⅪa 蛋白酶抑制剂：凝血因子 FⅪa 蛋白酶在凝血和血栓形成中扮演重要角色，FⅪa 抑制剂是潜在的出血风险较低的抗血栓药。BMS 公司通过先导化合物优化，得到化合物 6-116，对 FⅪa 有显著的抑制活性（K_i = 1.9nmol/L），体外促凝血时间活性（aPTT）为 $EC_{1.5x}$ = 5.2μmol/L。

共晶结构（图 6-33a）显示，化合物 6-116 结构中的多个杂原子参与到与 FⅪa 酶活性中心的氢键结合，产生高抑制活性。此外，分子结构中的 2 个苯环在空间上接近，确定为可形成大环的位点。以化合物 6-116 为先导，去除其中的 1 个苯环，以链状结构作为连接基团，优化环系的大小及类型，获得十三元环化合物 6-117，抑制活性和体外凝血活性均显著提高（K_i = 0.16nmol/L；aPTT：$EC_{1.5x}$ = 0.27μmol/L）。

化合物 6-117 与 FⅪa 的共晶结构（图 6-33b）显示，含有反式双键的链状连接基团既模拟芳环的结合作用，又能够锁定化合物的结合构象，大环化合物的结合取向与开链化合物一致，维持了关键药效结构片段的结合作用。然而，化合物 6-117 的口服生物利用度较低，仍需进一步进行结构优化。彩图见 ER-6-8。

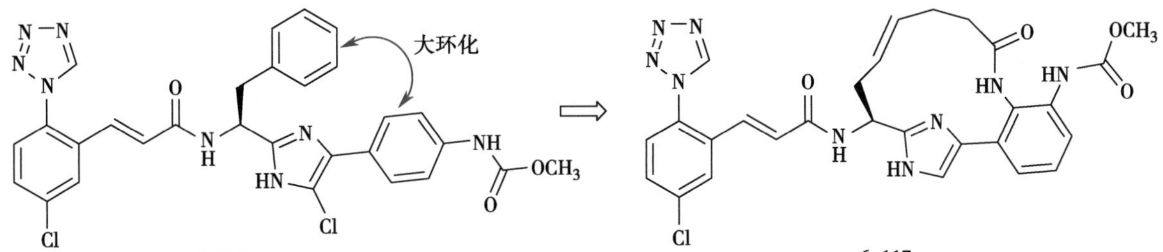

图 6-33　FXⅠa 蛋白酶大环结构抑制剂

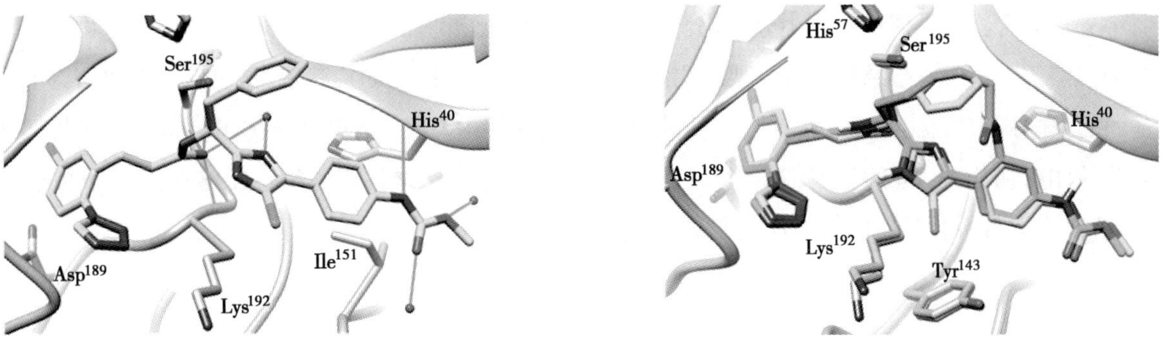

a. 化合物 6-116 复合物的晶体结构（PDB：4X6O）；b. 化合物 6-117 复合物的晶体结构（5TKU）

由上述实例可见，对于成药性较低、具有挑战性的药物靶标，构建大环骨架结构化合物是提高活性和改善成药性的一个重要策略。借助化合物与蛋白质复合物的共晶结构，指导成环位点的选择、连接环系大小和性质的优化，可提高结构改造的合理性和优化效率。

6.2.3　骨架迁越的计算化学方法

采用计算化学方法，描述分子的相似性，基于相似性原理，系统探索已知活性配体分子的结构改造，获得结构骨架不同的活性化合物，是实现骨架迁越的另一基本方法和重要途径。随着计算机辅助分子设计在药物化学领域的普及和应用，计算机辅助骨架迁越方法也发展迅速。

在靶标结构信息缺乏和只有较少的活性化合物的情况下，基于化学结构的 2D 指纹图谱的相似性对化合物库进行虚拟筛选，发现新骨架结构的活性化合物，在先导物发现的早期阶段应用较为普遍。采用的算法包括 ECFP4、FCFP4、MACCS、TGT、Tripos Unity、BCI、Daylight 和 MDL 等。这种方法实际上是利用计算机进行结构特征相似性搜索，发现分子形状和电性特征相类似的化合物。Schneider 早期发展的化学高级模板搜索（CATS）方法是将化合物的二维拓扑结构与药效团特征相结合的搜索方法。米贝拉地尔（mibefradil，6-118）是 T 型钙通道阻滞剂，研究者以米贝拉地尔（$IC_{50}=1.71\mu mol/L$）为研究起点，采用 CATS 方法搜索化合物库，获得 12 个高分化合物。利用 T 型 Ca^{2+} 通道表达的 HEK293 细胞，用荧光检测方法测定这 12 个化合物对细胞 Ca^{2+} 内流的阻滞活性。发现 9 个化合物有显著阻滞 Ca^{2+} 内流的活性（$IC_{50}<10\mu mol/L$），获得新型的钙通道阻滞剂氯哌莫齐（clopimozide，6-119），其 $IC_{50}<1\mu mol/L$。与起始结构相比，该化合物的结构显著不同，且具有更强的阻滞活性（图 6-34）。

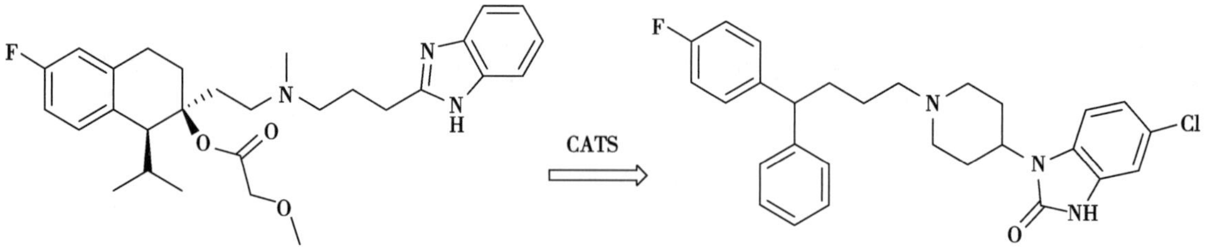

图 6-34　以米贝拉地尔为起点获得氯哌莫齐

小分子化合物的晶体结构或小分子化合物与靶蛋白复合物的晶体结构可作为小分子化合物三维立体结构的来源。基于三维结构进行骨架结构替换,不仅包含骨架结构的形状信息,也提供骨架结构上取代基团的空间排布信息。基于三维结构进行骨架替换的软件主要有 SHOP 和 ReCORE 等。由于骨架迁越与药效团密切相关,基于药效团搜寻方法进行虚拟筛选,也是一种常用的骨架迁越方法,常用的软件有 Catalyst 等。计算化学中的骨架迁越方法还可参考相关文献。

6.3　基于骨架迁越的药物分子设计案例

6.3.1　降血糖药阿格列汀的发现

胰高血糖素样肽 -1(GLP-1)是一种主要由肠道 L 细胞分泌的激素,属于一种肠降血糖素(incretin),其生理功能是促进胰岛 β 细胞分泌胰岛素,抑制胰岛 α 细胞分泌胰高血糖素,还可以通过中枢神经系统抑制食欲。GLP-1 在血液中容易被二肽基肽酶 -4(peptidyl-dipeptidase-4,DPP-4)降解,半衰期只有几分钟。因此,DPP-4 抑制剂可以维持血液中的 GLP-1 水平,是新机制的治疗 2 型糖尿病的药物。

高通量筛选发现黄嘌呤类化合物 6-120 对 DPP-4 具有抑制活性(IC$_{50}$=2μmol/L),活性不高,但结构新颖,以该化合物作为苗头化合物开展结构改造(图 6-35)。对黄嘌呤骨架上的取代基进行变换,以 2-氰基苄基替换 2- 氯苄基、以 3- 氨基哌啶环替换哌嗪环,获得化合物 6-121,具有显著的抑制活性,IC$_{50}$ 为 5nmol/L,活性提高 400 倍,其中哌啶环上的氨基为 R 构型时活性强于 S 构型。化合物 6-121 与 DPP-4 复合物的晶体结构(图 6-36a)表明,苯环上的氰基与 Arg^{125} 形成氢键作用,哌啶环上的 NH$_2$ 与 Glu^{205} 和 Glu^{206} 通过离子键结合,这些结合作用对化合物 6-121 的抑制活性贡献显著。此外,嘌呤环上的 6 位羰基与 Tyr^{631} 形成氢键作用,对化合物的 6-121 结合力亦有贡献。为了提高化合物的类药性,去除分子结构中未参与结合的杂原子,研究者采用喹啉酮环替换黄嘌呤骨架,设计了喹啉酮类化合物 6-122,推测该类骨架结构仍然可以满足 DPP-4 抑制剂的药效团特征。

研究结果表明,化合物 6-122 仍然具有非常强的抑制活性,IC$_{50}$ 为 10nmol/L,采用杂环替换策略进行骨架迁越是成功的。然而,化合物 6-122 对 CYP450 和 hERG 均有抑制作用,不适宜作为候选化合物。推测这种不利的作用可能是与分子的亲脂性较强有关,因此采用切割策略去除稠合的苯环,设计了新骨架结构嘧啶酮(6-123)和嘧啶二酮类化合物(6-124),2 种类型的化合物均获得抑制活性很强的候选化合物。嘧啶酮类化合物 6-123 对 DPP-4 的抑制活性 IC$_{50}$ 为 6nmol/L,且具有较好的代谢稳定性;嘧啶二酮类化合物 6-124 的 IC_{50} 为 7nmol/L。化合物 6-123 和 6-124 对 CYP450 未显示抑制作用,且对 hERG 没有抑制活性。临床前实验表明,化合物 6-124 的口服生物利用度高(犬,68%;猴,87%),半衰期适宜,可口服每日 1 次,选定化合物 6-124(阿格列汀,alogliptin)作为候选药物进入临床研究。阿格列汀于 2010 年在日本上市,2013 年 FDA 批准在美国上市。

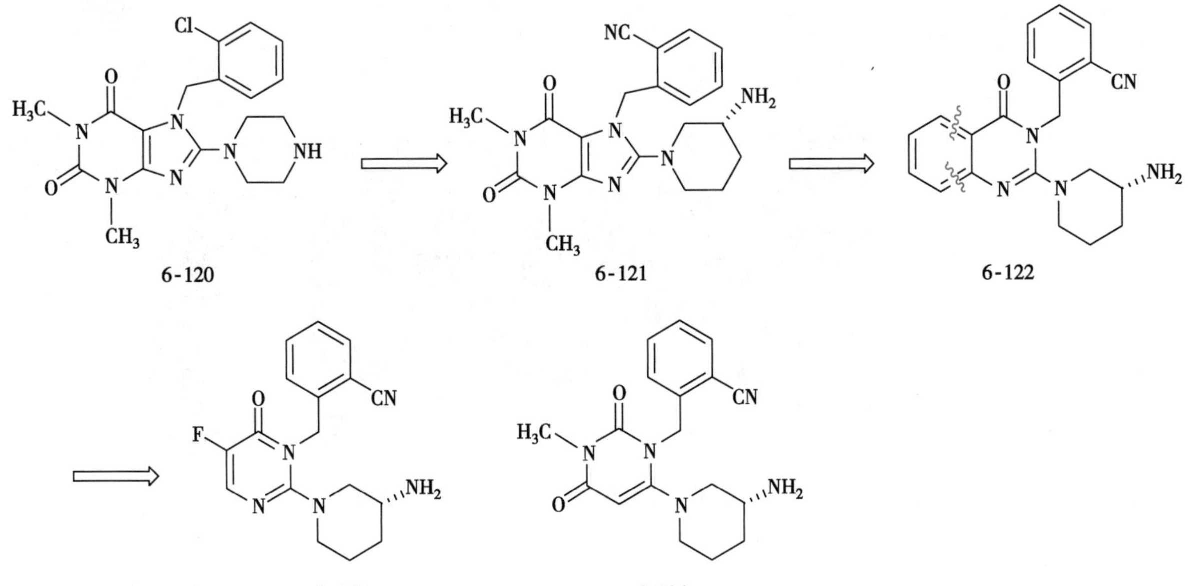

图 6-35　DPP-4 抑制剂阿格列汀的发现

化合物 6-123 和 6-124 的结合方式(图 6-36b 和图 6-36c)表明,嘧啶酮和嘧啶二酮作为骨架结构,所得的化合物仍然满足活性必需的药效团特征,骨架中的酮羰基与 Tyr^{631} 形成氢键作用,并且作为支撑结构,保证药效团特征片段 2- 氰基苯基和 3- 氨基哌啶环与 DPP-4 发生有效结合。在阿格列汀的发现过程中,研究者综合利用杂环替换和切割开环的骨架迁越方法,获得结构简化、高活性、具有成药性和易于合成的 DPP-4 抑制剂。复合物的晶体结构进一步证明这种骨架迁越的合理性。彩图见 ER-6-9。

6.3.2　抗肿瘤药芦卡帕利的发现

聚腺苷二磷酸核糖聚合酶[poly(ADP-ribose)polymerase,PARP]广泛存在于真核细胞中,至少存在 17 种亚型。PARP-1 和 PARP-2 以 NAD^+ 为底物,对底物蛋白进行多聚 ADP 核糖基化修饰[poly(ADP-ribosyl)ation,PARylation],调控细胞的生理功能。PARP-1 和 PARP-2 均含有 DNA 结合域,能够与受损的 DNA 结合,参与 DNA 的损伤修复过程。其中 PARP-1 在细胞内含量高,在 DNA 损伤修复中发挥重要作用,是研究最为深入的一个亚型。研究表明,PARP-1 抑制剂可显著增加肿瘤对化疗药物的敏感性。此外,PARP-1 和 BRCA1/2 存在合成致死性(synthetic lethality),BRCA1/2 突变的卵巢癌和乳腺癌对 PARP-1 抑制剂更敏感。PARP-1 是重要的抗肿瘤药靶标。

PARP-1 的内源性底物为烟酰胺腺嘌呤二核苷酸(NAD^+),NAD^+ 中的烟酰胺结构与 PARP-1 催化域结合腔中的关键氨基酸残基 Gly^{863}、Ser^{904} 和 Tyr^{907} 形成氢键网络和 π-π 相互作用。因此,在 PARP-1 抑制剂的设计中,均保留分子结构中的酰胺基团。事实上,烟酰胺(6-125)对 PARP-1 具有一定的抑制

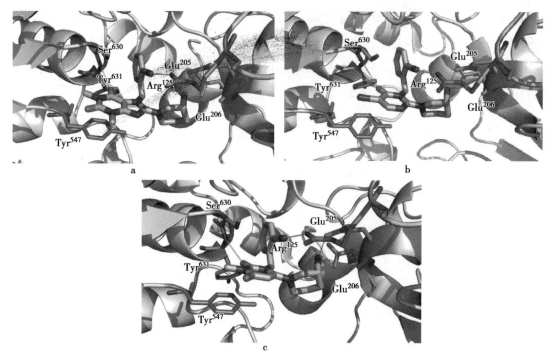

图 6-36　化合物 6-121、6-123 和 6-124 的结合模式

a. 化合物 6-121（PDB：3GOD）；b. 化合物 6-123（PDB：3GOG）；c. 化合物 6-124（PDB：3GOB）

活性（$IC_{50}=210\mu mol/L$）。此外，发现 3- 氨基苯甲酰胺（6-126）对 PARP-1 具有抑制活性，是最早发现的 PARP-1 抑制剂，该化合物可提高 DNA 甲基化试剂的细胞毒性作用（图 6-37，PF_{50} 表示化合物在细胞水平对替莫唑胺的增敏活性）。

Newcastle 大学的 White 等发现苯并咪唑类化合物（6-127）具有很高的 PARP-1 抑制活性，K_i 为 95nmol/L，该化合物可看作是 3- 氨基苯甲胺经环合策略所得的新骨架先导结构。尤其值得注意的是，苯并咪唑环中的 N 原子与酰胺基团中的氢原子可形成分子内氢键，锁定化合物中的胺甲酰基构象，模拟烟酰胺在 PARP-1 结合腔中结合所需的 S-trans 构象，因此显著提高该类化合物的结合活性。在苯并咪唑的 2 位引入取代的苯环，进一步提高该类化合物的活性，如化合物 6-128 的抑制活性 K_i 达到 nmol/L 的水平。分子对接（PDB：4DQY）显示化合物 6-128 与 PARP-1 的结合方式如图 6-38 所示（彩图见 ER-6-10）。苯并咪唑的 4 位胺甲酰基与 Gly^{863} 和 Ser^{904} 形成氢键网络；苯并咪唑环与 Tyr^{907} 形成 π-π 相互作用；苯并咪唑环的 1 位—NH 通过水分子介导与 Glu^{988} 形成氢键而增强结合力，2 位苯基与 Tyr^{907} 形成 π-π 相互作用。

虽然苯并咪唑类化合物对 PARP-1 在酶学水平的抑制活性很强，但是该类化合物的溶解度较差，导致成药性差。为了改善该类化合物的物理与化学性质，同时提高化合物的结构新颖性，Newcastle 的研究者采用关环策略，采用氮杂七元环模拟分子内氢键作用，将伯酰胺转变成环内酰胺键，得到全新结构骨架的三环类化合物 6-129、6-130 和 6-131，这些三环类化合物均显示出显著的 PARP-1 抑制活性。采用分子对接（PDB：4DQY）分析化合物 6-131 与 PRAR-1 的结合方式（图 6-39，彩图见 ER-6-11），七元环内酰胺与 Gly^{863} 及 Ser^{904} 残基形成氢键作用，吲哚母核及 C-2 苯环与 Tyr^{907}、Tyr^{889}、Tyr^{896} 存在 π-π 堆积作用，吲哚环的 1 位—NH 通过水分子介导与 Glu^{988} 形成氢键作用，与苯并咪唑类化合物 6-128 的结合方式一致，可见这里采用关环策略达到骨架迁越的目的。

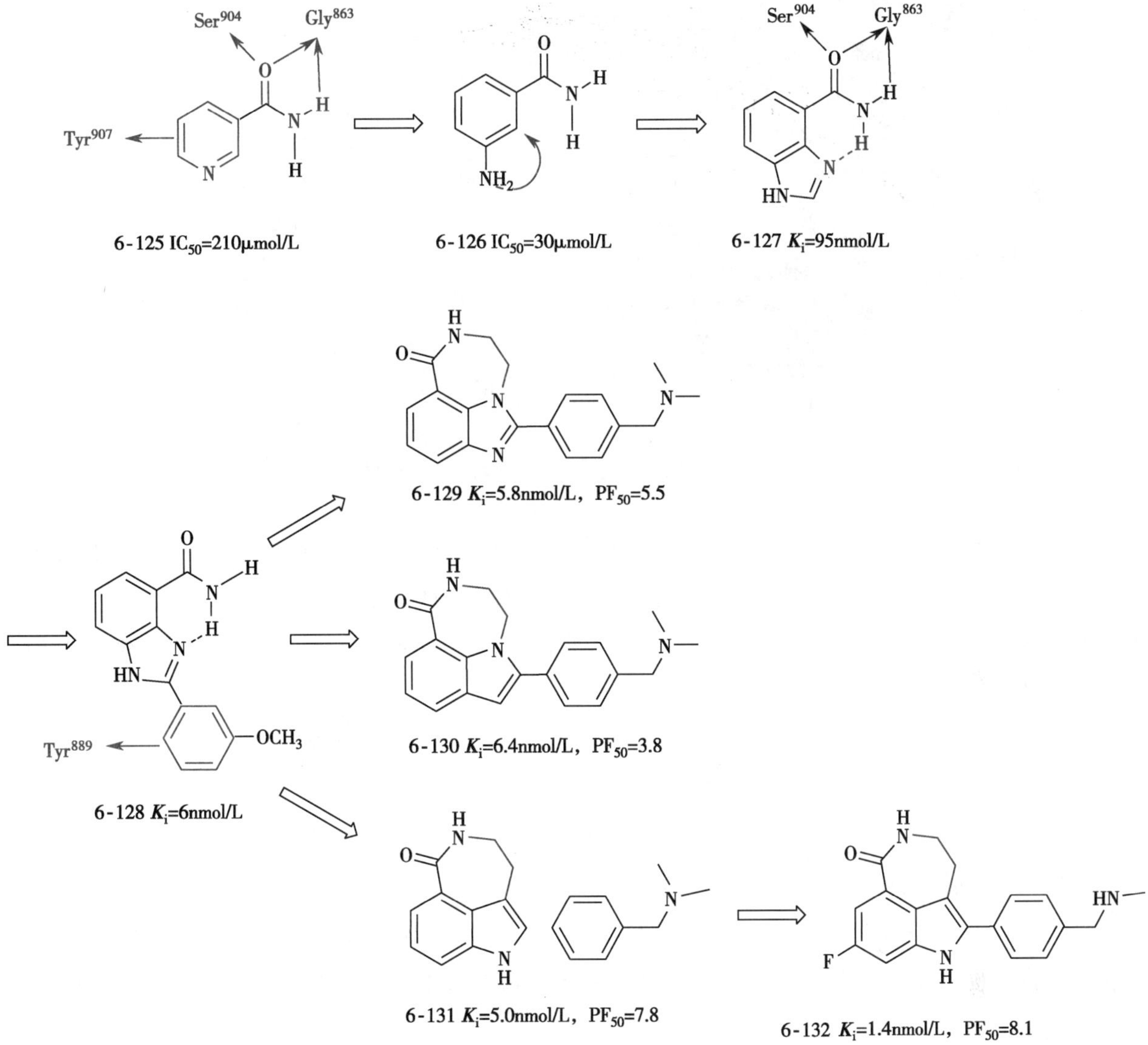

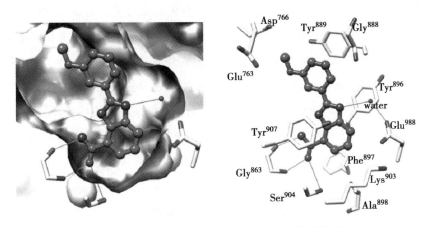

Ser904
Gly863
Tyr907
6-125 IC50=210μmol/L
6-126 IC50=30μmol/L
6-127 Ki=95nmol/L
6-129 Ki=5.8nmol/L，PF50=5.5
Tyr889
6-128 Ki=6nmol/L
6-130 Ki=6.4nmol/L，PF50=3.8
6-131 Ki=5.0nmol/L，PF50=7.8
6-132 Ki=1.4nmol/L，PF50=8.1

图 6-37　从 3- 氨基苯甲酰胺骨架迁越发现 PARP-1 抑制剂芦卡帕尼

Asp766
Tyr889
Gly888
Glu763
Tyr896
water
Glu988
Tyr907
Phe897
Gly863
Lys903
Ser904
Ala898

图 6-38　化合物 6-128 与 PARP-1 的结合模式

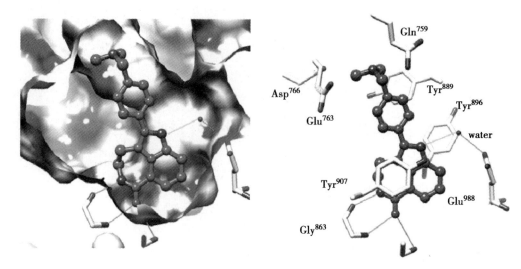

图 6-39 化合物 6-131 与 PRAR-1 的结合模式

虽然 3 个系列的三环类化合物在酶学水平的抑制活性相当,但在细胞水平的活性有一定的差异。在细胞水平对化疗药物替莫唑胺的增敏活性评价中,化合物 6-131 的增敏活性最强。因此,对吲哚并内酰胺类骨架结构 6-131 进行系统的构效关系研究,获得芦卡帕利(rucaparib,AG014699,6-132),于 2016年被 FDA 批准上市,用于卵巢癌的治疗。

6.3.3 NF-κB 诱导激酶抑制剂的研究

NF-κB 诱导激酶(NIK)是 NF-κB 信号通路中的一个关键调控蛋白,激活 NIK 可增加对 IKKα 激酶的磷酸化,进而调控其下游通路。抑制 NIK 是自身免疫病如系统性红斑狼疮的潜在治疗策略。苯并氧杂䓬类化合物(6-133)对 NIK 具有显著的抑制活性($IC_{50} = 1.4nmol/L$),但是体内活性不理想。结构中包括分子内氢键构成的假环体系,该分子骨架是一个四环体系,刚性强,可能是其药代性质较差的原因之一。晶体结构及构效关系发现,三环体系中的氧原子对活性没有影响。考虑切割氧杂七元环系,增加骨架的柔性,将化合物 6-133 中的咪唑环替换为吡唑环,可有利于通过 C-N 偶联反应快速构建衍生物。化合物 6-134 显示出抑制活性,但有所下降;将侧链环合,得到化合物 6-135 和 6-136,酶学活性和细胞水平的抑制活性均显著提高。然而,在肝细胞的作用下,代谢稳定性差。分析代谢产物的主要代谢途径有 2 个,一个是谷胱甘肽(GSH)与炔基的共轭加成,另一个是甲酰胺的水解。考虑到吡啶环具有较强的拉电子能力,用苯环替换吡啶环,可降低谷胱甘肽(GSH)对炔基的共轭加成风险。化合物 6-137 仍然具有显著的抑制活性,并且细胞水平的活性略有提高。代谢产物分析表明,GSH 对炔基的加成产物显著降低,但是甲酰胺的水解仍然会导致代谢清除率很高。采用其他杂环替换吲唑环,调控甲酰胺所在芳环的电性,改变甲酰胺的水解能力,获得化合物 6-138。该化合物的代谢稳定性得到显著改善,降低甲酰胺的水解产物,提高溶解度,大鼠的口服生物利用度达到 97%。

将化合物 6-133 和 6-136 的晶体结构叠合(图 6-40,彩图见 ER-6-12)表明,2 个化合物的结合取向基本一致,但是化合物 6-136 中的 2 个芳环之间的二面角为 19°,三环化合物 6-133 则近平面。这个柔性骨架不仅可改善成药性,还为甲酰胺基取代的咪唑环和丙炔醇 2 个关键活性结构基团提供更好的空间配置,有利于提高活性。

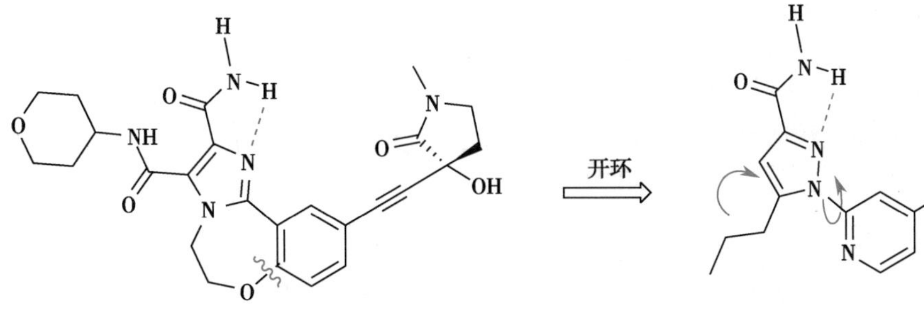

6-133
酶：IC$_{50}$=1.5nmol/L

开环

6-134
酶：IC$_{50}$=16nmol/L
细胞：IC$_{50}$=2.1μmol/L

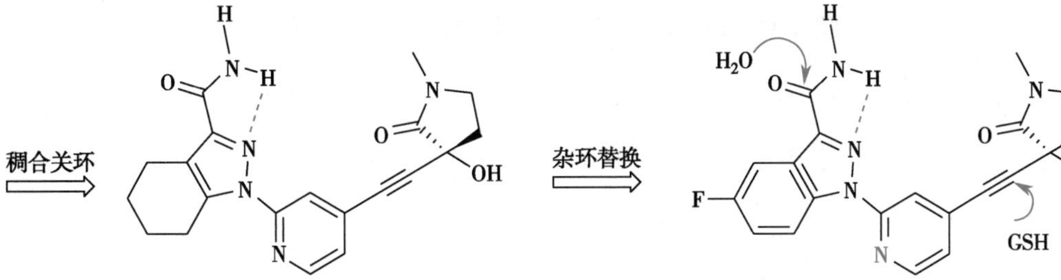

稠合关环

6-135
酶：IC$_{50}$=0.86nmol/L
细胞：IC$_{50}$=0.084μmol/L

杂环替换

6-136
酶：IC$_{50}$=0.17nmol/L
细胞：IC$_{50}$=0.22μmol/L

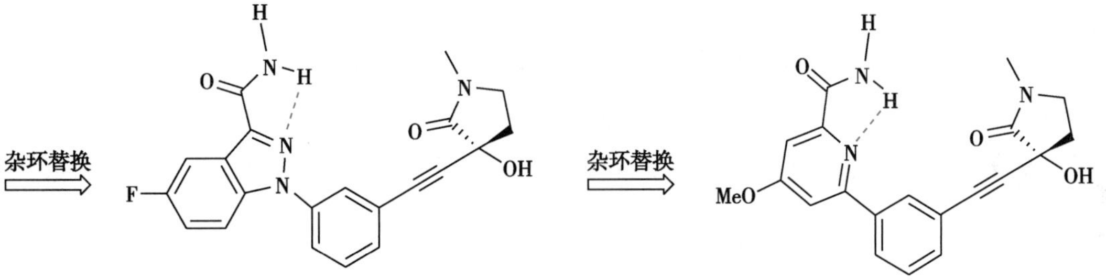

杂环替换

6-137
酶：IC$_{50}$=0.27nmol/L
细胞：IC$_{50}$=0.039μmol/L

杂环替换

6-138
酶：IC$_{50}$=023nmol/L
细胞：IC$_{50}$=0.034μmol/L

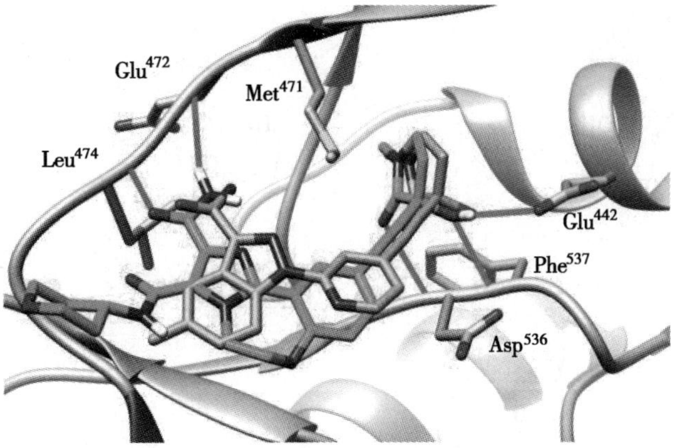

图 6-40 多种骨架迁越方式相结合获得新结构的 NIK 抑制剂

6.3.4　$S1P_1$ 受体激动剂的研究

鞘氨醇（sphingosine，6-139，图 6-41）是脂代谢通路中的一种重要的内源性物质，在鞘氨醇激酶（SK1/2）的作用下生成鞘氨醇 -1- 磷酸酯（S1P，6-140），作用于 S1P 受体的多个亚型（$S1P_{1\sim5}$），调控心血管、免疫系统和神经系统的生理功能。S1P 受体激动剂可用于治疗多发性硬化症、风湿性关节炎和银屑病等免疫性疾病。

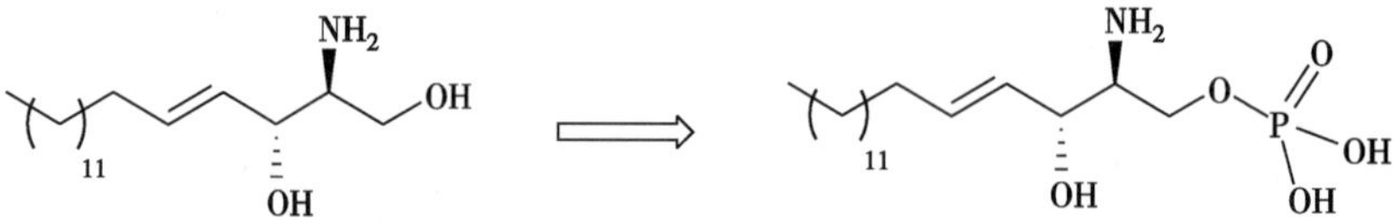

6-139　　6-140

图 6-41　鞘氨醇磷酸化生成活性磷酸 -1- 鞘氨醇酯

从冬虫夏草菌中分离出的天然产物多球壳菌素（ISP-1，6-141）具有很强的免疫抑制活性，在大鼠皮移植模型中的活性为环孢菌素的 10~100 倍，但是该化合物的水溶解度差、治疗窗窄。对 ISP-1 进行一系列的结构简化，将含有 3 个手性中心的极性头部转换为氨基丙二醇结构，去除手性中心，并将疏水性的尾端还原为脂肪链，得到化合物 6-142。与 ISP-1 相比，化合物 6-142 活性增强，毒性降低。用苯环替换脂肪链，锁定疏水性尾端的构象，并考察苯环与极性头部间的适宜距离，得到 FTY720（芬戈莫德，fingolimod，6-143），溶解度增加，活性和安全性均改善。芬戈莫德是一个前药，需要在体内经 SK1/2 催化发生磷酸化，生成化合物 6-144，与 S1P 受体的多个亚型（1、3、4 和 5）结合发挥药效（图 6-42）。这一活化过程与内源性鞘氨醇的活化过程类似。有趣的是，后来发现天然产物 ISP-1 的作用靶标不是 S1P 受体，而是丝氨酸棕榈酰转移酶（SPT），芬戈莫德基本无 SPT 结合活性，这是由于从 ISP-1 到芬戈莫德的优化过程是基于体内活性评价结果实现的，而不是基于靶标的结构改造。芬戈莫德是第一个上市（2010 年）的 $S1P_1$ 受体激动剂。由于芬戈莫德的选择性差，除亚型 2 外，对其他 4 个亚型均有激动活性，并且半衰期过长（7 天），在临床中表现出副作用，尤其是可导致心律失常。此后，基于芬戈莫德的结构进行骨架迁越，提高选择性，尤其是降低对 $S1P_3$ 的激动活性，缩短半衰期，得到众多结构类型的 $S1P_1$ 受体激动剂。

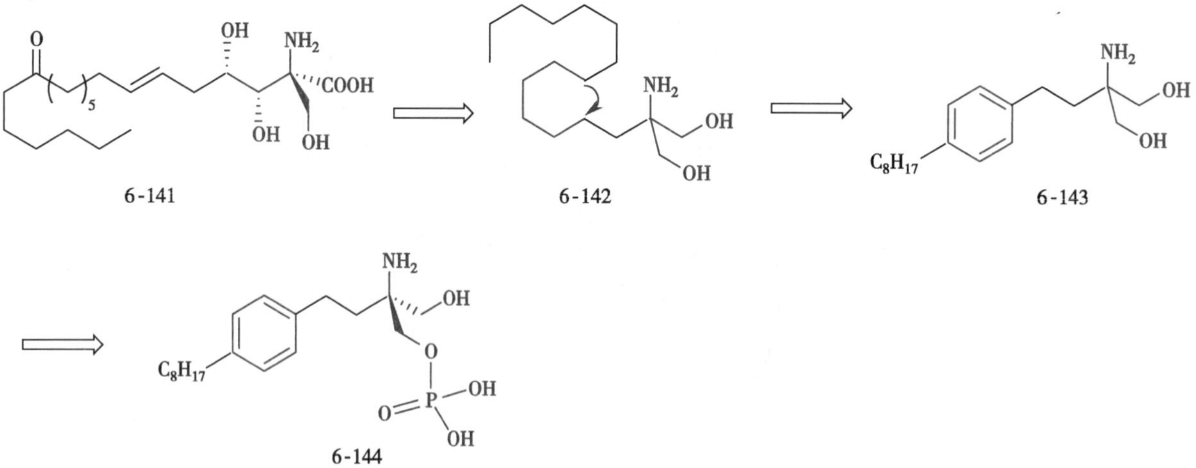

6-141　　6-142　　6-143　　6-144

图 6-42　芬戈莫德的发现

将 FTY720 的极性头部进行构象锁定，引入环戊烷结构片段，去除不必要的羟甲基，得到化合物 6-145（图 6-43），对 $S1P_1$ 具有激动活性。进一步链环转换，疏水性尾端引入四氢萘结构，得到化合物 6-146（BMS986104），对亚型 1、4、5 具有选择性，进入临床研究。

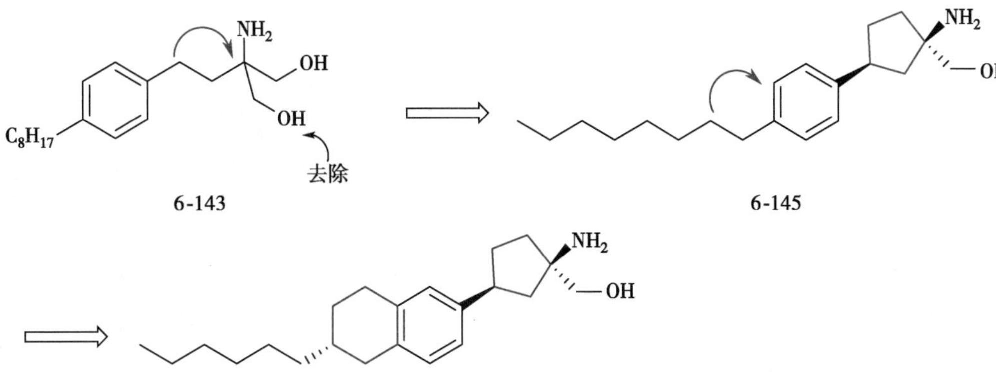

6-143　6-145　6-146

图 6-43　链环转换实现极性头部骨架迁越

FTY720 的疏水性长脂肪链是该类化合物结构改造的关注点，用结构多样的苯环或杂环对疏水性尾部结构进行构象限制，获得结构丰富的 $S1P_1$ 受体激动剂（图 6-44）。KRP203（6-147）是诺华公司研制的氨基丙二醇类 $S1P_1$ 受体激动剂前药，苄醚取代的苯环替换疏水性长链，显著提高选择性，对 $S1P_1$ 和 $S1P_5$ 具有选择性，进入临床研究。IMMH-002（6-148）是我国研制的 $S1P_1$ 受体激动剂，含有噁唑环系的二芳基片段作为疏水性尾部，进入临床研究，用于治疗免疫性疾病。

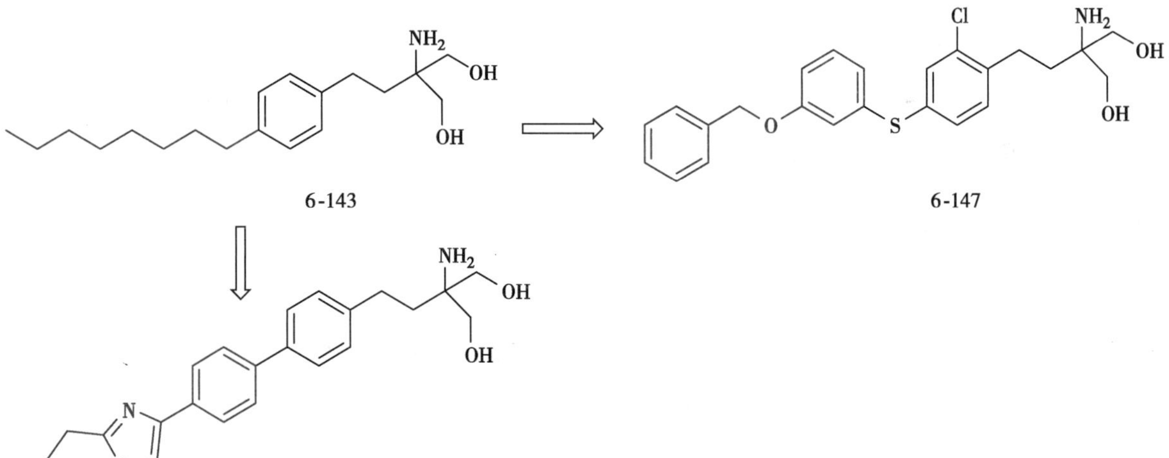

6-143　6-147　6-148

图 6-44　链环转换实现疏水性尾部骨架迁越

以 FTY720 为代表的氨基丙二醇类 $S1P_1$ 受体激动剂需经体内活化，这个活性过程具有种属差异性，给临床研究带来较大的挑战。利用羧酸代替氨基醇，获得 $S1P_1$ 受体直接激动剂，不需要活化，可直接与 $S1P_1$ 受体结合。以吖丁啶羧酸替换氨基丙二醇，得到化合物 6-149（图 6-45），对 $S1P_1$ 受体具有显著的结合活性和选择性。维持该极性羧酸结构，结合高通量筛选发现的苗头化合物，以 3，5- 二苯基取代噁二唑作为疏水性尾部，获得化合物 6-150，对 $S1P_1$ 受体的结合活性和选择性显著提高。部分其他结构多样的高活性和高选择性直接激动剂如图 6-46 所示，其中 BAF312（西尼莫德，siponimod，6-153）于

2019 年上市,用于治疗多发性硬化症。

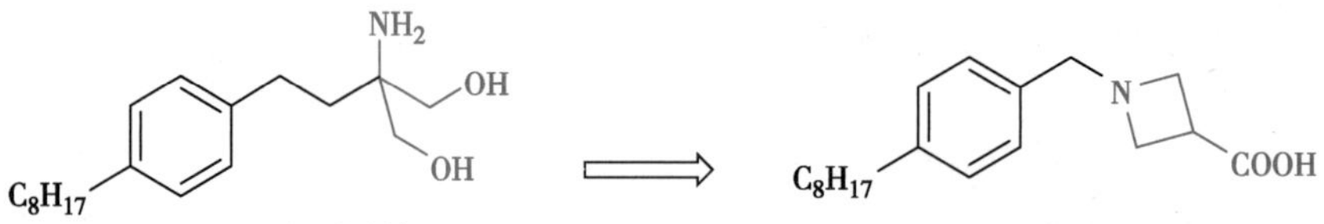

6-143

6-149
S1P$_1$ IC$_{50}$=18nmol/L
S1P$_3$ IC$_{50}$=4 900nmol/L
ED$_{50}$=5.2mg/kg

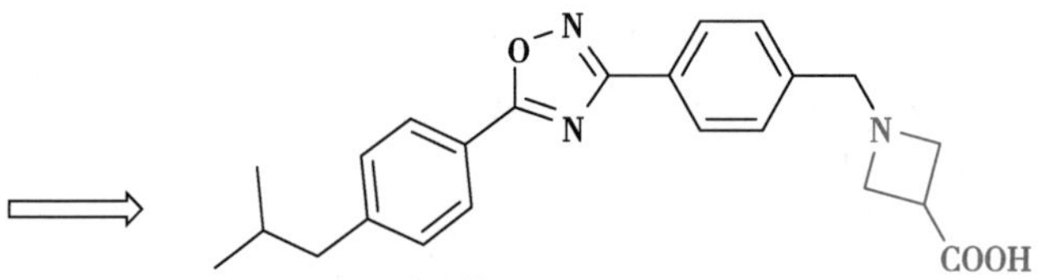

6-150
S1P$_1$ IC$_{50}$=0.3nmol/L
S1P$_3$ IC$_{50}$=12 000nmol/L
ED$_{50}$=0.03mg/kg

图 6-45　S1P$_1$ 受体直接激动剂

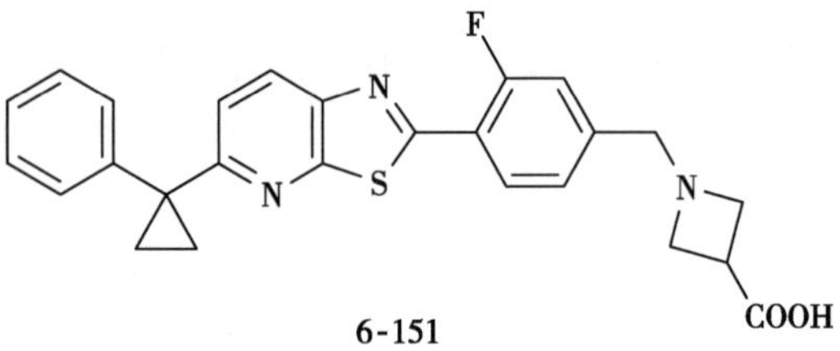

6-151
S1P$_{1,5}$

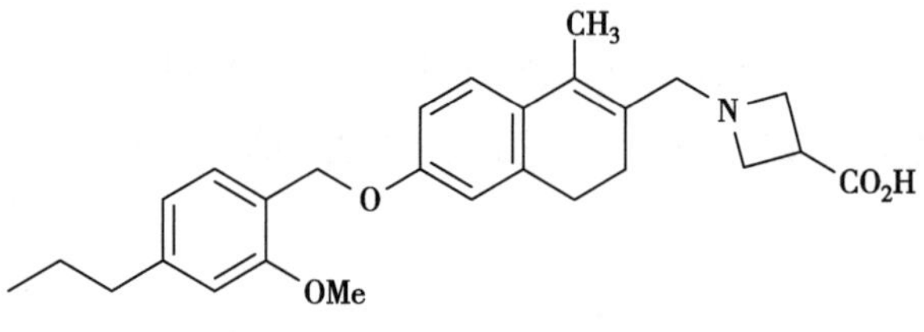

6-152
S1P$_{1,5}$

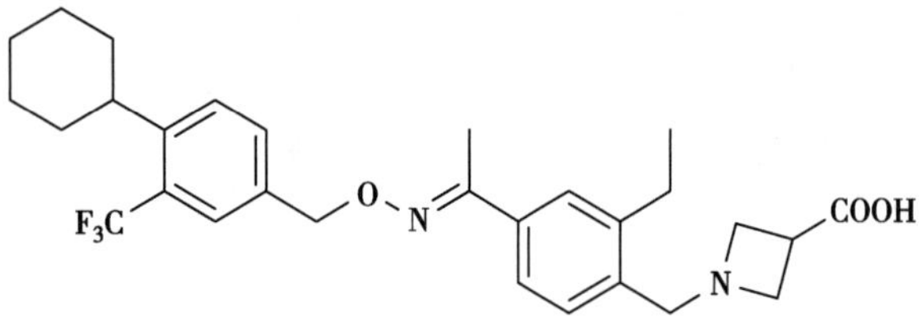

6-153
S1P$_{1,5}$

图 6-46　S1P$_1$ 受体直接激动剂

（徐柏玲　郭宗儒）

参 考 文 献

[1] SCHNEIDER G, NEIDHART W, GILLER T, et al. "Scaffold-hopping" by topological pharmacophore search: a contribution to virtual screening. Angewandte chemie-international edition, 1999, 38 (19): 2894-2896.

[2] GATES M, TSCHUDI G. The synthesis of morphine. Journal of the American chemical society, 1956, 78 (7): 1380-1393.

[3] SUN H, TAWA G, WALLQVIST A. Classification of scaffold-hopping approaches. Drug discovery today, 2012, 17 (7-8): 310-324.

［4］尤启冬. 药物化学. 3 版. 化学工业出版社, 2015.

［5］BROWN D G, BOSTRÖM J. Where do recent small molecule clinical development candidates come from？ Journal of medicinal chemistry, 2018, 61 (21): 9442-9468.

［6］NATHAN B. Scaffold Hopping in Medicinal Chemistry: Methods and Principles in Medicinal Chemistry. Boschstr, Wiley-VCH Verlag GmbH & Co. KGaA: 2013.

［7］MARKUSH EA. Pyrazoilone dye and process of making the same: US1506316[P/OL]. 1924-08-26[2020-7-23]. https:// patents. google. com/US1506316.

［8］REICH H J, CRAM D J. Macro rings. XXXVII. Multiple electrophilic substitution reactions of [2. 2] paracyclophanes and interconversions of polysubstituted derivatives. Journal of the American chemical society, 1969, 91 (13): 3527-3533.

［9］WAGENER M, GASTEIGER J. The determination of maximum common substructures by a genetic algorithm: application in synthesis design and for the structural analysis of biological activity. Angewandte chemie-international edtion in English, 1994, 33 (11): 1189-1192.

［10］NICOLAOU C A, TAMURA S Y, KELLEY B P, et al. Analysis of large screening data sets via adaptively grown phylogenetic-like trees. Journal of chemical information and computer sciences, 2002, 42 (5): 1069-1079.

［11］BEMIS G W, MURCKO M A. The properties of known drugs. 1. Molecular frameworks. Journal of medicinal chemistry, 1996, 39 (15): 2887-2893.

［12］XU Y J, JOHNSON M. Algorithm for naming molecular equivalence classes represented by labeled pseudographs. Journal of chemical information and modeling, 2001, 41 (1): 181-185.

［13］SCHUFFENHAUER A, ERTL P, ROGGO S, et al. The scaffold tree-visualization of the scaffold universe by hierarchical scaffold classification. Journal of chemical information and modeling, 2007, 47 (1): 47-58.

［14］KOCH M A, SCHUFFENHAUER A, SCHECK M, et al. Charting biologically relevant chemical space: a structural classification of natural products (SCONP). Proceedings of the national academy of sciences of the United States of America, 2005, 102 (48): 17272-17277.

［15］CASES M, GARCIA S R, HETTNE K, et al. Chemical and biological profiling of an annotated compound library directed to the nuclear receptor family. Current topics in medicinal chemistry, 2005, 5 (8): 763-772.

［16］ROBERTS G, MYATT G J, JOHNSON W P, et al. Leadscope: software for exploring large sets of screening data. Journal of chemical information and computer sciences, 2000, 40 (6): 1302-1314.

［17］LANGDON S R, BROWN N, BLAGG J. Scaffold diversity of exemplified medicinal chemistry space. Journal of chemical information and modeling, 2011, 51 (9): 2174-2185.

［18］HU Y, STUMPFE D, BAJORATH J. Computational exploration of molecular scaffolds in medicinal chemistry. Journal of medicinal chemistry, 2016, 59 (9): 4062-4076.

［19］MAGGIORA G M. On outliers and activity cliffs-why QSAR often disappoints. Journal of chemical information and modeling, 2006, 46 (4): 1535.

［20］STUMPFE D, DIMOVA D, BAJORATH J. Systematic assessment of scaffold hopping versus activity cliff formation across bioactive compound classes following a molecular hierarchy. Bioorganic & medicinal chemistry, 2015, 23 (13): 3183-3191.

［21］HU Y, BAJORATH J. Global assessment of scaffold hopping potential for current pharmaceutical targets. Medchemcomm, 2010, 1 (5): 339-344.

［22］HU Y, BAJORATH J. Quantifying the tendency of therapeutic target proteins to bind promiscuous or selective compounds. PLoS one, 2015, 10 (5): e0126838.

［23］COLEMAN J A, GOUAUX E. Structural basis for recognition of diverse antidepressants by the human serotonin transporter. Nature structural & molecular biology, 2018, 25 (2): 170-175.

［24］郭宗儒. 药物设计策略. 北京: 科学出版社, 2012.

［25］KUSHWAHA R N, HAQ W, KATTI S B. Sixteen-years of clinically relevant dipeptidyl peptidase-IV (DPP-IV) inhibitors for treatment of type-2 diabetes: a perspective. Current medicinal chemistry, 2014, 21 (35): 1-33.

［26］KIM D, WANG L P, BECONI M, et al.(2R)-4-oxo-4-[3-(trifluoromethyl)-5, 6-dihydro [1, 2, 4] triazolo [4, 3-a] pyrazin-7 (8H)-yl]-1-(2, 4, 5-trifluorophenyl) butan-2-amine: a potent, orally active dipeptidyl peptidase IV inhibitor for the treatment of type 2 diabetes. Journal of medicinal chemistry, 2005, 48 (1): 141-151.

［27］YOSHIDA T, AKAHOSHI F, SAKASHITA H, et al. Discovery and preclinical profile of teneligliptin (3-[(2S, 4S)-4-[4-(3-methyl-1-phenyl-1H-pyrazol-5-yl) piperazin-1-yl] pyrrolidin-2-ylcarbonyl] thiazolidine): a highly potent, selective, long-lasting and orally active dipeptidyl peptidase IV inhibitor for the treatment of type 2 diabetes. Bioorganic & medicinal chemistry, 2012, 20 (19): 5705-5719.

［28］WATANABE Y S, YASUDA Y, KOJIMA Y, et al. Anagliptin, a potent dipeptidyl peptidase IV inhibitor: its single-crystal structure and enzyme interactions. Journal of enzyme inhibition and medicinal chemistry, 2015, 30 (6): 1-8.

［29］BIFTU T, SINHA R R, CHEN P, et al. Omarigliptin (MK-3102): a novel long-acting DPP-4 inhibitor for once-weekly treatment of type 2 diabetes. Journal of medicinal chemistry, 2014, 57 (8): 3205-3212.

［30］郭宗儒. 药物创制范例简析. 北京: 中国协和医科大学出版社, 2018.

［31］PENNING T D, TALLEY J J, BERTENSHAW S R, et al. Synthesis and biological evaluation of the 1, 5-diarylpyrazole class of cyclooxygenase-2 inhibitors: identification of 4-[5-(4-methylphenyl)-3 (trifluoromethyl)-1H-pyrazol-1-yl] benzenesulfonamide (Sc-58635, celecoxib). Journal of medicinal chemistry, 1997, 40 (9): 1347-1365.

［32］PRASIT P, WANG Z, BRIDEAU C, et al. The discovery of rofecoxib,[MK 966, VIOXX®, 4-(4′-methylsulfonylphenyl)-3-phenyl-2 (5H)-furanone], an orally active cyclooxygenase-2 inhibitor. Bioorganic & medicinal chemistry letters, 1999, 9 (13): 1773-1778.

［33］FUNK C D, FITZGERALD G A. COX-2 inhibitors and cardiovascular risk. Journal of cardiovascular pharmacology, 2007, 50 (5): 470-479.

［34］TALLEY J J, BROWN D L, CARTER J S, et al. 4-[5-Methyl-3-phenylisoxazol-4-yl]-benzenesulfonamide, valdecoxib: a potent and selective inhibitor of COX-2. Journal of medicinal chemistry, 2000, 43 (5): 775-777.

［35］FRIESEN R W, BRIDEAU C, CHAN C C, et al. 2-Pyridinyl-3-(4-methylsulfonyl) phenylpyridines: selective and orally active cyclooxygenase-2 inhibitors. Bioorganic & medicinal chemistry letters, 1998, 8 (19): 2777-2782.

［36］郭宗儒. 抗炎药物的研制——环氧合酶的适度抑制策略. 药学学报, 2005, 40 (11): 967-969.

［37］LIU Y, LAUFER R, PATEL N K, et al. Discovery of pyrazolo [1, 5-a] pyrimidine TTK inhibitors: CFI-402257 is a potent, selective, bioavailable anticancer agent. ACS medicinal chemistry letters, 2016, 7 (7): 671-675.

［38］YOGO T, NAGAMIYA H, SETO M, et al. Structure-based design and synthesis of 3-amino-1, 5-dihydro-4H-pyrazolopyridin-4-one derivatives as tyrosine kinase 2 inhibitors. Journal of medicinal chemistry, 2016, 59 (2): 733-749.

［39］LAZZARA P R, MOORE T W. Scaffold-hopping as a strategy to address metabolic liabilities of aromatic compounds. RSC medicinal chemistry, 2020, 11 (1): 18-29.

［40］DOHERTY E M, FOTSCH C, BANNON A W, et al. Novel vanilloid receptor-1 antagonists: 2. structure-activity relationships of 4-oxopyrimidines leading to the selection of a clinical candidate. Journal of medicinal chemistry, 2007, 50 (15): 3515-3527.

［41］SAKAMOTO T, KOGA Y, HIKOTA M, et al. Design and synthesis of novel 5-(3, 4, 5-trimethoxybenzoyl)-4-aminopyrimidine derivatives as potent and selective phosphodiesterase 5 inhibitors: scaffold hopping using a pseudo-ring by intramolecular hydrogen bond formation. Bioorganic & medicinal chemistry letters, 2014, 24 (22): 5175-5180.

［42］FUJISAKA Y, YAMADA Y, YAMAMOTO N, et al. Phase 1 study of the investigational, oral angiogenesis inhibitor motesanib in Japanese patients with advanced solid tumors. Cancer chemotherapy and pharmacology, 2010, 66 (5):

935-943.

［43］ FURET P, BOLD G, HOFMANN F, et al. Identification of a new chemical class of potent angiogenesis inhibitors based on conformational considerations and database searching. Bioorganic & medicinal chemistry letters, 2003, 13 (18): 2967-2971.

［44］ ZHENG X, HODGETTS K J, BRIELMANN H, et al. From arylureas to biarylamides to aminoquinazolines: discovery of a novel, potent TRPV1 antagonist. Bioorganic & medicinal chemistry letters, 2006, 16 (19): 5217-5221.

［45］ SURIVET J P, PANCHAUD P, SPECKLIN J L, et al. Discovery of novel inhibitors of LpxC displaying potent in vitro activity against gram-negative bacteria. Journal of medicinal chemistry, 2020, 63 (1): 66-87.

［46］ TANIGUCHI T, INAGAKI H, BABA D, et al. Discovery of novel pyrido-pyridazinone derivatives as FER tyrosine kinase inhibitors with antitumor activity. ACS medicinal chemistry letters, 2019, 10 (5): 737-742.

［47］ WANG T, LAMB M L, BLOCK M H, et al. Discovery of disubstituted imidazo [4, 5-b] pyridines and purines as potent TrkA inhibitors. ACS medicinal chemistry letters, 2012, 3 (9): 705-709.

［48］ SANDA T, KUWANO T, NAKAO S, et al. Antimyeloma effects of a novel synthetic retinoid Am80 (tamibarotene) through inhibition of angiogenesis. Leukemia, 2005, 19 (6): 901-909.

［49］ BOEHM M F, ZHANG L, BADEA B A, et al. Synthesis and structure-activity relationships of novel retinoid X receptor-selective retinoids. Journal of medicinal chemistry, 1994, 37 (18): 2930-2941.

［50］ 郭宗儒. 天然产物的结构改造. 药学学报, 2012, 47 (2): 144-157.

［51］ DE VICENTE J, LEMOINE R, BARTLETT M, et al. Scaffold hopping towards potent and selective JAK3 inhibitors: discovery of novel C-5 substituted pyrrolopyrazines. Bioorganic & medicinal chemistry letters, 2014, 24 (21): 4969-4975.

［52］ ZHAO H. Scaffold selection and scaffold hopping in lead generation: a medicinal chemistry perspective. Drug discovery today, 2007, 12 (3-4): 149-155.

［53］ WOOD M R, SCHIRRIPA K M, KIM J J, et al. Cyclopropylamino acid amide as a pharmacophoric replacement for 2, 3-diaminopyridine. Application to the design of novel bradykinin B1 receptor antagonists. Journal of medicinal chemistry, 2006, 49 (4): 1231-1234.

［54］ LINKENS K, SCHMIDT H R, SAHN J J, et al. Investigating isoindoline, tetrahydroisoquinoline, and tetrahydrobenzazepine scaffolds for their sigma receptor binding properties. European journal of medicinal chemistry, 2018, 151: 557-567.

［55］ VELCICKY J, FEIFEL R, HAWTIN S, et al. Novel 3-aminopyrazole inhibitors of MK-2 discovered by scaffold hopping strategy. Bioorganic & medicinal chemistry letters, 2010, 20 (3): 1293-1297.

［56］ DANG Q, LIU Y, CASHION D K, et al. Discovery of a series of phosphonic acid-containing thiazoles and orally bioavailable diamide prodrugs that lower glucose in diabetic animals through inhibition of fructose-1, 6-bisphosphatase. Journal of medicinal chemistry, 2011, 54 (1): 153-165.

［57］ ERION M D, DANG Q, REDDY M R, et al. Structure-guided design of AMP mimics that inhibit fructose-1, 6-bisphosphatase with high affinity and specificity. Journal of the American chemical society, 2007, 129 (50): 15480-15490.

［58］ EVANS B E, RITTLE K E, BOCK M G, et al. Methods for drug discovery: development of potent, selective, orally effective cholecystokinin antagonists. Journal of medicinal chemistry, 1988, 31 (12): 2235-2246.

［59］ ROSKOSKI R. Properties of FDA-approved small molecule protein kinase inhibitors: a 2020 update. Pharmacological research, 2020, 152: 104609.

［60］ GHOSE A K, HERBERTZ T, SALVINO J M, et al. Knowledge-based chemoinformatic approaches to drug discovery. Drug discovery today, 2006, 11 (23-24): 1107-1114.

［61］ MALLINSON J, COLLINS I. Macrocycles in new drug discovery. Future medicinal chemistry, 2012, 4 (11): 1409-1438.

［62］ GIORDANETTO F, KIHLBERG J. Macrocyclic drugs and clinical candidates: what can medicinal chemists learn from their properties？Journal of medicinal chemistry, 2014, 57 (2): 278-295.

[63]　MARSAULT E, PETERSON M L. Macrocycles are great cycles: applications, opportunities, and challenges of synthetic macrocycles in drug discovery. Journal of medicinal chemistry, 2011, 54 (7): 1961-2004.

[64]　郭宗儒. 大环小分子药物. 药学学报, 2020, 56 (6): 1098-1109.

[65]　DRIGGERS E M, HALE S P, LEE J, et al. The exploration of macrocycles for drug discovery-an underexploited structural class. Nature reviews drug discovery, 2008, 7 (7): 608-624.

[66]　CUI J J, TRAN-DUBÉ M, SHEN H, et al. Structure based drug design of crizotinib (PF-02341066), a potent and selective dual inhibitor of mesenchymal-epithelial transition factor (c-MET) kinase and anaplastic lymphoma kinase (ALK). Journal of medicinal chemistry, 2011, 54 (18): 6342-6363.

[67]　JOHNSON T W, RICHARDSON P F, BAILEY S, et al. Discovery of (10R)-7-amino-12-fluoro-2, 10, 16-trimethyl-15-oxo-10, 15, 16, 17-tetrahydro-2H-8, 4-(metheno) pyrazolo [4, 3-h][2, 5, 11]-benzoxadiazacyclotetradecine-3-carbonitrile (PF-06463922), a macrocyclic inhibitor of anaplastic lymphoma kinase (ALK) and c-ros oncogene 1 (ROS1) with preclinical brain exposure and broad-spectrum potency against ALK-resistant mutations. Journal of medicinal chemistry, 2014, 57 (11): 4720-4744.

[68]　郭宗儒. 由蛋白底物到丙肝药物西米匹韦. 药学学报, 2014, 49 (9): 1353-1356.

[69]　RABOISSON P, DE KOCK H, ROSENQUIST Å, et al. Structure-activity relationship study on a novel series of cyclopentane-containing macrocyclic inhibitors of the hepatitis C virus NS3/4A protease leading to the discovery of TMC435350. Bioorganic & medicinal chemistry letters, 2008, 18 (17): 4853-4858.

[70]　PINTO D J P, SMALLHEER J M, CORTE J R, et al. Structure-based design of inhibitors of coagulation factor Ⅺa with novel P1 moieties. Bioorganic & medicinal chemistry letters, 2015, 25 (7): 1635-1642.

[71]　CORTE J R, FANG T, OSUNA H, et al. Structure-based design of macrocyclic factor Ⅺa inhibitors: discovery of the macrocyclic amide linker. Journal of medicinal chemistry, 2017, 60 (3): 1060-1075.

[72]　HU Y, STUMPFE D, BAJORATH J. Recent advances in scaffold hopping. Journal of medicinal chemistry, 2017, 60 (4): 1238-1246.

[73]　VOGT M, STUMPFE D, GEPPERT H, et al. Scaffold hopping using two-dimensional fingerprints: true potential, black magic, or a hopeless endeavor？Guidelines for virtual screening. Journal of medicinal chemistry, 2010, 53 (15): 5707-5715.

[74]　RIPPHAUSEN P, NISIUS B, PELTASON L, et al. Quo vadis, virtual screening？A comprehensive survey of prospective applications. Journal of medicinal chemistry, 2010, 53 (24): 8461-8467.

[75]　GEPPERT H, VOGT M, BAJORATH J. Current trends in ligand-based virtual screening: molecular representations, data mining methods, new application areas, and performance evaluation. Journal of chemical information and modeling, 2010, 50 (2): 205-216.

[76]　GARDINER E J, HOLLIDAY J D, O'DOWD C, et al. Effectiveness of 2D fingerprints for scaffold hopping. Future medicinal chemistry, 2011, 3 (4): 405-414.

[77]　SHODA M, HARADA T, KOGAMI Y, et al. Identification of structurally diverse growth hormone secretagogue agonists by virtual screening and structure-activity relationship analysis of 2-formylaminoacetamide derivatives. Journal of medicinal chemistry, 2004, 47 (17): 4286-4290.

[78]　WANG Z, LU Y, SEIBEL W, et al. Identifying novel molecular structures for advanced melanoma by ligand-based virtual screening. Journal of chemical information and modeling, 2009, 49 (6): 1420-1427.

[79]　AHLSTRÖM M M, RIDDERSTRÖM M, LUTHMAN K, et al. Virtual screening and scaffold hopping based on GRID molecular interaction fields. Journal of chemical information and modeling, 2005, 45 (5): 1313-1323.

[80]　BERGMANN R, LILJEFORS T, SØRENSEN M D, et al. SHOP: receptor-based scaffold hopping by GRID-based simi-

larity searches. Journal of chemical information and modeling, 2009, 49 (3): 658-669.

［81］ MAASS P, SCHULZ-GASCH T, STAHL M, et al. Recore: a fast and versatile method for scaffold hopping based on small molecule crystal structure conformations. Journal of chemical information and modeling, 2007, 47 (2): 390-399.

［82］ LAUFKÖTTER O, STURM N, BAJORATH J, et al. Combining structural and bioactivity-based fingerprints improves prediction performance and scaffold hopping capability. Journal of cheminformatic, 2019, 11 (1): 1-14.

［83］ HESSLER G, BARINGHAUS K-H. The scaffold hopping potential of pharmacophores. Drug discovery today: technologies, 2010, 7 (4): e263-e269.

［84］ SCHUFFENHAUER A. Computational methods for scaffold hopping. WIREs Computational molecular science, 2012, 2 (6): 842-867.

［85］ ZHANG Z Y, WALLACE M B, FENG J, et al. Design and synthesis of pyrimidinone and pyrimidinedione inhibitors of dipeptidyl peptidase IV. Journal of medicinal chemistry, 2011, 54 (2): 510-524.

［86］ BOSI E, ELLIS G C, WILSON C A, et al. Alogliptin as a third oral antidiabetic drug in patients with type 2 diabetes and inadequate glycaemic control on metformin and pioglitazone: a 52-week, randomized, double-blind, active-controlled, parallel-group study. Diabetes obesity & metabolism, 2011, 13 (12): 1088-1096.

［87］ GIBSON B A, KRAUS W L. New insights into the molecular and cellular functions of poly (ADP-ribose) and PARPs. Nature reviews molecular cell biology, 2012, 13 (7): 411-424.

［88］ PURNELL M R, WHISH W J. Novel inhibitors of poly (ADP-ribose) synthetase. Biochemical journal, 1980, 185 (3): 775-777.

［89］ WHITE A W, ALMASSY R, CALVERT A H, et al. Resistance-modifying agents. 9. synthesis and biological properties of benzimidazole inhibitors of the DNA repair enzyme poly (ADP-ribose) polymerase. Journal of medicinal chemistry, 2000, 43 (22): 4084-4097.

［90］ FERRARIS D V. Evolution of poly (ADP-ribose) polymerase-1 (PARP-1) inhibitors. From concept to clinic. Journal of medicinal chemistry, 2010, 53 (12): 4561-4584.

［91］ 赵海龙, 曹冉, 徐柏玲. PARP-1 抑制剂的研究进展. 中国科学：化学, 2015, 45 (9): 892-910.

［92］ BLAQUIERE N, CASTANEDO G M, BURCH J D, et al. Scaffold-hopping approach to discover potent, selective, and efficacious inhibitors of NF-κB inducing kinase. Journal of medicinal chemistry, 2018, 61 (15): 6801-6813.

［93］ MENDELSON K, EVANS T, HLA T. Sphingosine 1-phosphate signalling. Development, 2014, 141 (1): 5-9.

［94］ BLAHO V A, HLA T. An update on the biology of sphingosine 1-phosphate receptors. Journal of lipid research, 2014, 55 (8): 1596-1608.

［95］ FUJITA T, HIROSE R, YONETA M, et al. Potent immunosuppressants, 2-alkyl-2-aminopropane-1, 3-diols. Journal of lipid research, 1996, 39 (22): 4451-4459.

［96］ KIUCHI M, ADACHI K, KOHARA T, et al. Synthesis and immunosuppressive activity of 2-substituted 2-aminopropane-1, 3-diols and 2-aminoethanols. Journal of medicinal chemistry, 2000, 43 (15): 2946-2961.

［97］ ADACHI K, CHIBA K. FTY720 story. Its discovery and the following accelerated development of sphingosine 1-phosphate receptor agonists as immunomodulators based on reverse pharmacology. Perspectives medicinal in chemistry, 2007, 1: 11-23.

［98］ ZHU R, SNYDER A H, KHAREL Y, et al. Asymmetric synthesis of conformationally constrained fingolimod analogues-discovery of an orally active sphingosine 1-phosphate receptor type-1 agonist and receptor type-3 antagonist. Journal of medicinal chemistry, 2007, 50 (25): 6428-6435.

［99］ DHAR T G M, XIAO H Y, XIE J, et al. Identification and preclinical pharmacology of BMS-986104: a differentiated S1P1 receptor modulator in clinical trials. ACS medicinal chemistry letters, 2016, 7 (3): 283-288.

［100］ YANG M G, XIAO Z, DHAR T G M, et al. Asymmetric hydroboration approach to the scalable synthesis of ((1R, 3S)-1-

amino-3-((R)-6-hexyl-5, 6, 7, 8-tetrahydronaphthalen-2-yl) cyclopentyl) methanol (BMS-986104) as a potent S1P1 receptor modulator. Journal of medicinal chemistry, 2016, 59 (24): 11138-11147.

[101]　XIAO Q, HU M W, CHEN S, et al. S1P1-selective agonist prodrug IMMH002 is phosphorylated in rats to form an S-configured enantiomer: synthesis, verification, and biological activity of the in vivo active metabolite. Bioorganic & medicinal chemistry letters, 2020, 30 (11): 127141.

[102]　HALE J J, LYNCH C L, NEWAY W, et al. A rational utilization of high-throughput screening affords selective, orally bioavailable 1-benzyl-3-carboxyazetidine sphingosine-1-phosphate-1 receptor agonists. Journal of medicinal chemistry, 2004, 47 (27): 6662-6665.

[103]　LI Z, CHEN W R, HALE J J, et al. Discovery of potent 3, 5-diphenyl-1, 2, 4-oxadiazole sphingosine-1-phosphate-1 (S1P1) receptor agonists with exceptional selectivity against S1P2 and S1P3. Journal of medicinal chemistry, 2005, 48 (20): 6169-6173.

[104]　DYCKMAN A J. Modulators of sphingosine-1-phosphate pathway biology: recent advances of sphingosine-1-phosphate receptor 1 (S1P1) agonists and future perspectives. Journal of medicinal chemistry, 2017, 60 (13): 5267-5289.

第7章　基于体内代谢研发新药

药物代谢(metabolism)是指药物进入体内后,在体内各种酶的作用下,发生一系列的生物转化(biotransformation)反应,使药物的化学结构发生变化的过程。药物代谢是机体对药物产生作用的过程。在药物代谢过程中,大部分药物经体内代谢后失活和排出体外,但是有些药物却因在体内发生代谢后产生具有新化学结构的代谢物,可使原有的活性得到保留,或使药物得到活化,或产生其他新的药理作用。这样的代谢物可以成为新的药物分子或先导化合物,进行新药研发。研究药物的代谢过程和发现活性代谢产物也是新药发现的重要途径之一。通过药物代谢的研究发现新的药物已有许多成功的先例。而对药物代谢的规律有了更多的了解后,药物化学家们可以合理利用药物代谢作为研究策略研发新药。

7.1　基于体内代谢的药物发现原理

7.1.1　药物代谢与代谢产物

基于体内代谢的药物发现和药物设计是指通过研究药物在体内的代谢过程和产物,发现具有活性的代谢物,继而再经过结构修饰发现新药,或基于代谢机制设计药物的策略。

药物是进入人体的一类外源性化合物,药物对机体产生作用,即药效;同时,由于机体对自身的保护和防御,对于进入体内的药物视作外来异物,力图排出体外。药物进入体内后主要以2种方式消除:一种是不经代谢而直接以原型药物排出体外;另一种是被体内的酶代谢后以代谢物的形式排出体外。药物的代谢与其化学结构密切相关。

药物进入体内后经历2步代谢反应——Ⅰ相和Ⅱ相代谢反应。第一步反应称为Ⅰ相生物转化反应,主要是在各类酶的催化下发生氧化、还原、水解等,其主要功能是通过代谢转化在药物结构中引入极性基团。参与Ⅰ相生物转化反应的催化酶有多种,主要有各种氧化还原酶、水解酶等,其中细胞色素P450酶是最主要的氧化还原酶,参与体内70%以上的药物代谢,主要分布在肝脏和小肠中,此外在心、肺、肾和脑等组织中也有少量分布。第二步反应称为Ⅱ相生物转化反应。在此反应中,药物中的极性基团或其Ⅰ相代谢物中引入的极性基团与内源性的小分子极性物质如葡糖醛酸、硫酸、谷胱甘肽、甘氨酸等轭合,形成水溶性加大的轭合物排出体外。参与催化Ⅱ相生物转化反应的酶主要有葡糖醛酸转移酶、

谷胱甘肽 -*S*- 转移酶、*N*- 乙酰基转移酶、磺基转移酶等。

由于药物代谢产生新的化合物，通常情况下药物经过生物转化会失去或降低活性，即代谢失活；但是部分新产生的化合物可能会有与原有药物不同的生物活性，或保留原有药物的活性，这一过程称为代谢活化。

代谢后产生的具有药理活性的代谢产物称为活性代谢物（active metabolite），当其与母体分子具有相同的药理作用时，需要特别关注其参与给定剂量的母体化合物总药理活性的贡献，以及其在作用部位的相对浓度和后延（持续）作用时间。产生药物毒副作用的药物代谢产物也是一种活性代谢产物，只不过是代谢产物产生不同于治疗作用的不良反应。另外一种产生药物活性代谢物的代谢是前药代谢，药物母体分子本身不具有活性，经体内转化而产生活性产物，这种活性产物又称为反应性代谢物（reactive metabolite）。利用体内生物转化作用产生的活性代谢物作为先导化合物用于新药的发现研究，或直接用作新药；或利用反应性代谢物的原理设计前体药物，已成为新药研究与开发的重要手段之一，并已有不少成功的实例。

7.1.2 基于体内代谢发现新药的发展

基于代谢产物发现先导化合物最早可以追溯到磺胺类药物的发现。偶氮化合物百浪多息（prontosil，7-1）在体外抑菌实验中无活性，但是注射到动物体内可以抑制葡萄球菌感染。百浪多息是偶氮类染料，研究人员最初认为百浪多息结构中的偶氮基团是染料的生色基团，可能也是使其产生抑菌作用的有效基团。但是在构效关系研究中发现，只有含磺酰胺基团的偶氮染料才有抗菌作用，而没有磺酰胺基团的偶氮染料则无抗菌活性，因此推测百浪多息在体内偶氮键断裂分解产生的对氨基苯磺酰胺是其产生抗菌作用的活性结构。1935 年又对合成的对氨基苯磺酰胺进行研究，发现其在体内外均有抑菌作用，随后从服用百浪多息的患者的尿液中分离出对乙酰氨基苯磺酰胺，由于乙酰化是体内代谢的常见反应，从而确定对氨基苯磺酰胺（7-2）才是这类化合物的有效基本结构。此后，磺胺类药物的研究得以迅速发展，到 1946 年共合成 5 500 余种对氨基苯磺酰胺类磺胺衍生物，其中有 20 余种曾经在临床上得以应用（图 7-1）。磺胺类药物的发现和应用在药物化学史上是一个重要的里程碑，不仅奠定了化学治疗的理论基础，同时也提供了可以基于代谢寻找新药的可能。

磺胺类药物属于本身没有活性，在体内代谢转变后呈现活性。人们在研究药物代谢的过程中发现有一类药物本身就有活性，经代谢作用活性进一步提高或产生新的药理作用。这类药理活性更强的代谢产物可以作为先导化合物，也可以直接作为药物。解热镇痛药非那西丁（phenacetin，7-3）在体内通过氧化代谢发生 *O*- 脱乙基，生成对乙酰氨基酚（paracetamol，7-4）（图 7-2），其解热镇痛作用强于非那西丁，而且避免了非那西丁可使血红蛋白生成亚铁血红蛋白的不良反应。对乙酰氨基酚又称为扑热息痛，已成为现在常用的重要的解热镇痛药。这样一类药物的发现，使得人们意识到可以通过药物代谢产物研究发现活性更高、安全性更好的药物。

此后，在药物代谢的研究过程中发现部分化合物本身具有药理活性，而代谢产物产生新的药理作用。例如，抗炎药保泰松（phenylbutazone，7-5）在体内发生氧化代谢，主要有 2 个产物——苯环的羟基化和丁基的 ω-1 羟基化。苯环的对位羟基化生成羟基保泰松，也称为羟布宗（oxyphenbutazone，7-6），抗炎活性强于保泰松，因而羟布宗作为新的抗炎药上市，无须体内的肝脏转化。有趣的是羟基化丁基取代的

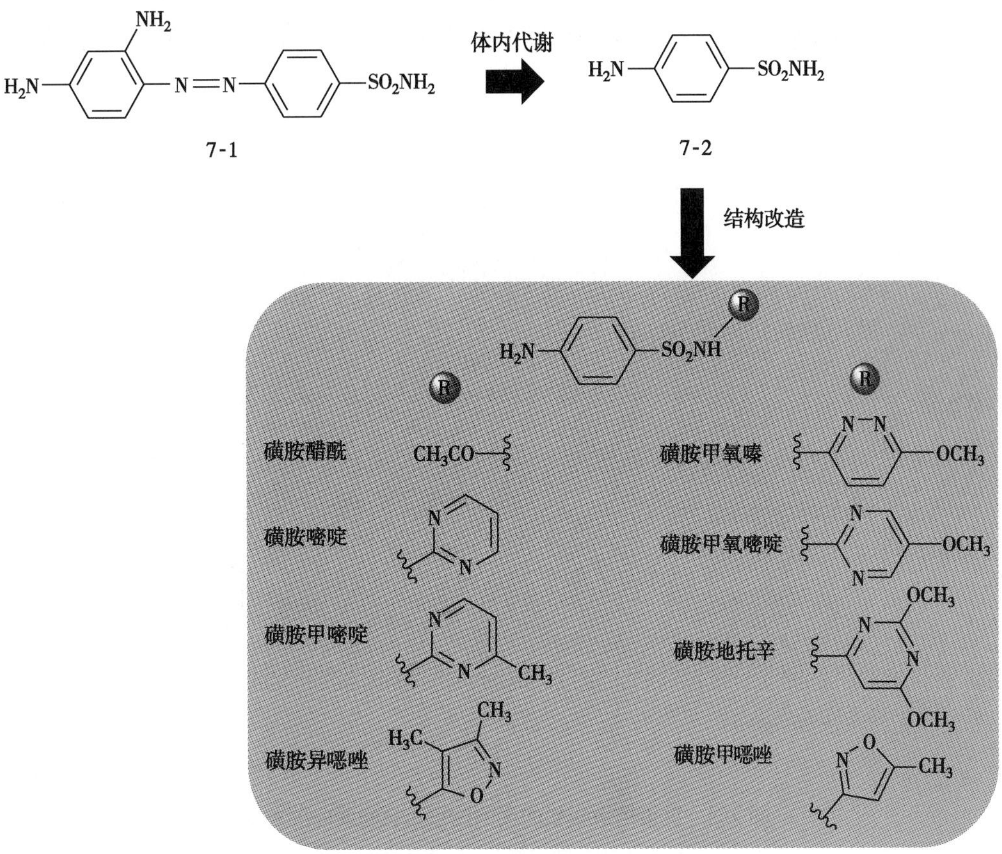

图 7-1　基于代谢发现磺胺类抗菌药物的过程

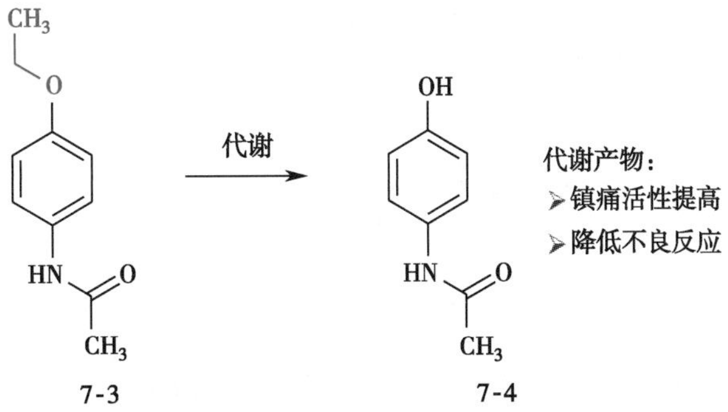

图 7-2　解热镇痛药对乙酰氨基酚的发现

保泰松(7-7)产生新的药理作用,可促进尿酸排泄,因而具有治疗痛风的潜在用途,以该化合物作为先导物研制出抗痛风药磺吡酮(sulfinpyrazone,7-8)(图 7-3)。磺吡酮的药物发现过程指导药物研发人员可以通过药物代谢产物研究获得具有全新药理作用的药物。

　　近年来,基于药物代谢策略设计成功的另一个案例则是具有抗血栓作用的格雷类药物的发现。最早科学家们希望寻找抗炎药替诺立定(tinoridine,7-9)的衍生物,研究其构效关系时发现,当噻吩环无取代基时抗炎或镇痛作用下降,而具有抗血小板和抗血栓形成的活性作用,由此发现新的先导化合物噻氯匹定(ticlopidine,7-10)。然而患者在服用噻氯匹定后,少数患者出现严重的血液病,包括白细胞减少症、血小板减少症、粒细胞缺乏症和全血细胞减少症,而该毒性与噻氯匹定结构中苄位亚甲基的氧化代谢产物有关。因此通过对其苄位进行结构修饰,引入羧酸甲酯结构得到 PCR4099(7-11),进一步通过手性拆分获得右旋异构体氯吡格雷(clopidogrel,7-12)(图 7-4),抗血栓活性与安全性均得到大幅提高。

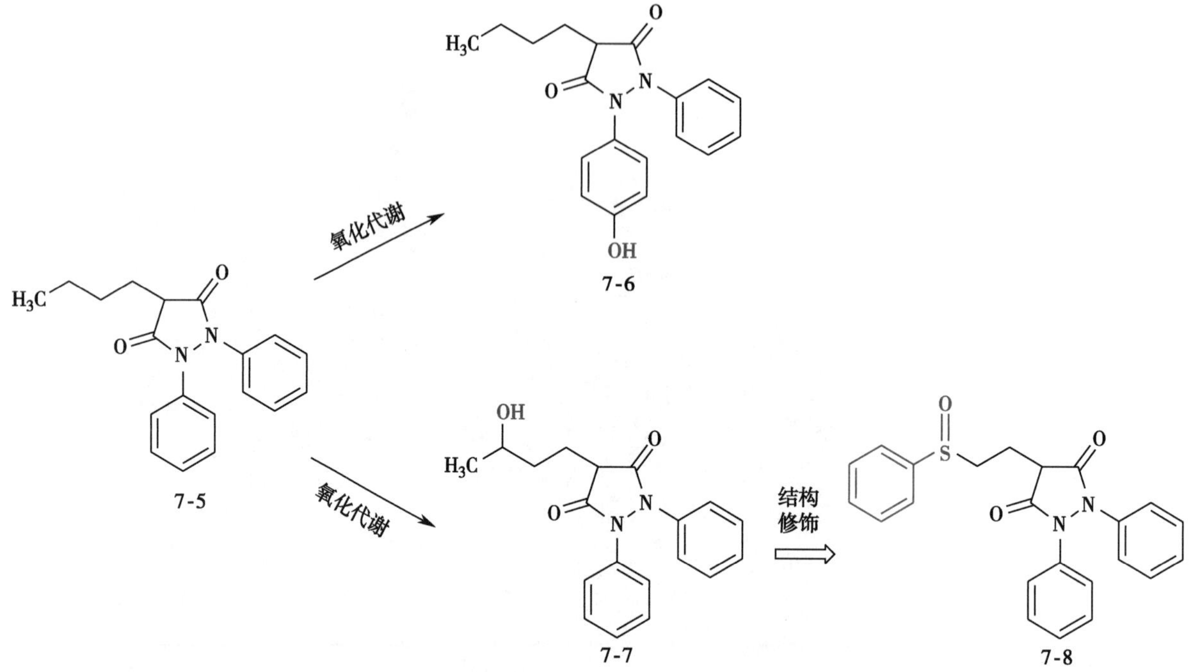

图 7-3　抗炎药保泰松的代谢过程和抗痛风药的发现

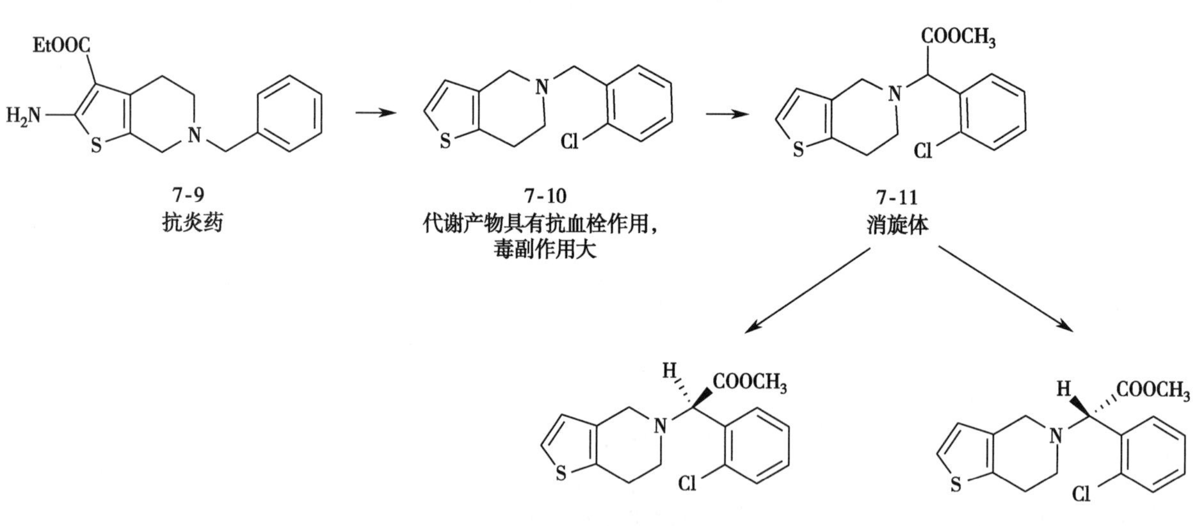

图 7-4　氯吡格雷的发现过程

　　而氯吡格雷在体外是没有活性,属于前药,需要经代谢转化成活性代谢产物 7-15,作用于血小板靶标并产生抗血小板聚集活性。这一代谢活化过程直到近年来才被人们研究发现,如图 7-5 所示。因此氯吡格雷属于生物前药,该概念我们将在后面的章节中详细介绍。氯吡格雷的发现启示人们基于药物代谢的研究可以避免代谢过程中的毒副产物的生成,从而获得安全可靠的药物。

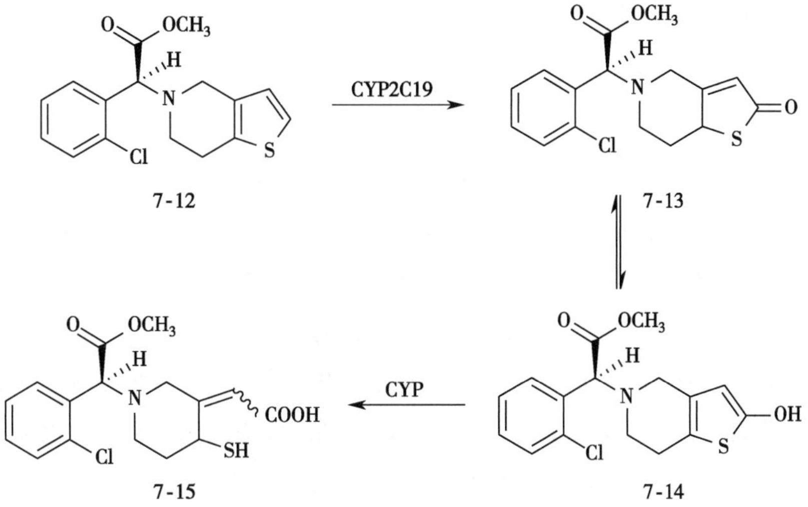

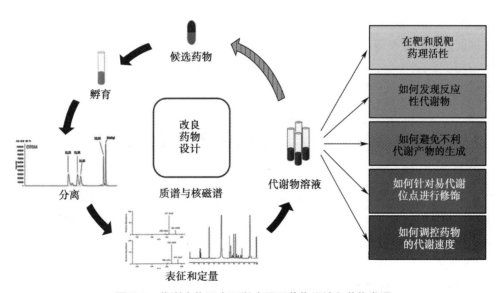

图 7-5　氯吡格雷活性代谢物的产生过程

　　虽然通过体内药物代谢发现新药的方法早就为人们所知,但是在 20 世纪初该方法并没有得到广泛的利用,其主要原因有 3 点:一是难以快速检测和表征代谢产物;二是不少代谢产物难以通过传统的化学合成方法快速获得;三是难以预测化合物是否能形成具有药理活性的代谢产物。但是随着 20 世纪90 年代中后期科学技术的发展,尤其是高效液相色谱(HPLC)、质谱(MS)和核磁共振(NMR)等技术变革使得代谢物的结构解析变得更加高效和灵敏,从而有利于支持基于药物代谢的药物发现工作。此外,生物转化学科的研究方法的发展及其分析技术的进步使得制药工业从利用生物转化方法进行临床候选药物的研究开发,发展到主动经构效关系(SAR)和试错反馈(trial and error)进行新药的发现研究,使得整个制药行业开始重视对药物代谢的研究,各企业纷纷组建药物代谢研究部门,重点关注代谢产物对机体的影响,也为基于代谢产物研究和开发新药的发展提供基础(图 7-6)。

图 7-6　代谢产物研究可以应用于药物设计和药物发现

7.1.3　活性代谢物与新药发现研究

活性代谢物在新药研究中具有重要作用,包括:①活性代谢物可以直接作为药物;②可以通过代谢活化改变药物的药动学性质;③可以阐明药物的毒性,减少损失。而从药物设计的角度我们可以利用有效的活性代谢物开发新药,或者避免毒性代谢产物的生成,从而提高药物的安全性。

首先,通过对活性代谢物的研究,可以直接发现新药。新药开发是一个投入高、风险大的行业,如今在新药开发明显放缓的时代,将有前景的活性代谢物作为新药推向市场是很好的选择,活性代谢物相较于原药一般有更好的药动学和药效学特征,甚至有更低的不良反应。此外,将活性代谢物作为药物服用,可减轻体内药物代谢的负担,更适合代谢功能不足的患者使用。从药物经济学考虑,及时发现活性代谢物也能使得新药研究得到更完整的专利保护。通过利用代谢活化策略可优化药物的药动学性质。药物常常由于不良反应或理化性质不佳限制了使用范围,人们可以根据代谢活化的原理合理改造药物,使得其在体内可以代谢成原药发挥药效。而前药就是利用这种原理的药物设计策略。这种策略目前广泛应用于新药研究中,以减少不良反应,从而提高使用范围。而通过对活性代谢物的研究可以阐明药物的毒性。一些药物本身没有太大的不良反应,但其代谢物却能引发一些器质性病变,从而使得用药风险变大,甚至由于不良反应而被撤市。因此,在临床前如果能阐明所有活性代谢物的药动学、药效学特征,可以有效减少这些用药风险。如何从药物设计的角度,通过结构改造降低代谢物的毒性也是近年来的研究热点。

在药物发现过程中,通过筛选候选化合物的活性代谢物,发现具有优势、可开发性的候选药物,其有如下优点:①改进的药效学;②改进的药动学;③较低概率的药物-药物相互作用;④较少变化的药动学和/或药效学;⑤改进的总体安全状况;⑥改进的物理与化学特性(如溶解度)。

基于活性代谢物寻找新药,一方面使得新药研发的成本降低;另一方面又为开发新药开辟新的方向,甚至增加适应证。许多活性代谢物表现出良好的药动学和药效学特征,可以指导合理用药,甚至可以直接发展成新药。在人们越来越重视药物的安全性和药品研发费用也越来越高的时代,合理运用活性代谢物往往能使得药物发现工作事半功倍。同时,活性代谢物各项参数的阐明也有助于化合物结构的变化和优化。

7.2　基于代谢的药物发现方法

通过药物代谢研究发现新的药物已有许多成功的先例。而对药物代谢的规律有了更多的了解后,可以有意识地利用药物代谢研究的知识去理性地设计和开发药物。在本章节中除阐述基于生物转化发现新药的方法外,还讨论避免代谢及利用代谢设计新药的策略。

7.2.1　利用药物的活性代谢物开发新药

通过药物代谢学研究发现,很多药物在体内的代谢物仍具有活性,利用这些活性代谢物作为药物使用可以避免原有药物的某些副作用。药物的活性代谢物直接作为药物可减轻体内代谢的负担,有些药物更适合老年人使用。

抗组胺药特非那定(terfenadine,7-16)是从中枢抑制剂研究中发现的一个新型的选择性外周组胺 H_1 受体拮抗剂,临床应用中发现特非那定会诱发某些患者产生心律失常。进一步研究表明特非那定具有阻滞心脏快速延迟整流钾离子通道(hERG)的作用,引起心脏 Q-T 间期延长甚至诱发尖端扭转型室性心动过速(TdP),产生药源性心律失常的不良反应,已从市场上撤销。但特非那定在体内会被代谢成羧酸化合物(7-17),该代谢产物也有较强的抗组胺活性。由于代谢产物具有羧酸基团,不会阻滞心脏快速延迟整流钾离子通道(抑制 hERG 蛋白往往含有碱性基团),产生像特非那定一样的心脏不良反应,之后被开发为新的抗组胺药非索非那定(fexofenadine,7-17)上市(图 7-7)。

7-16　7-17

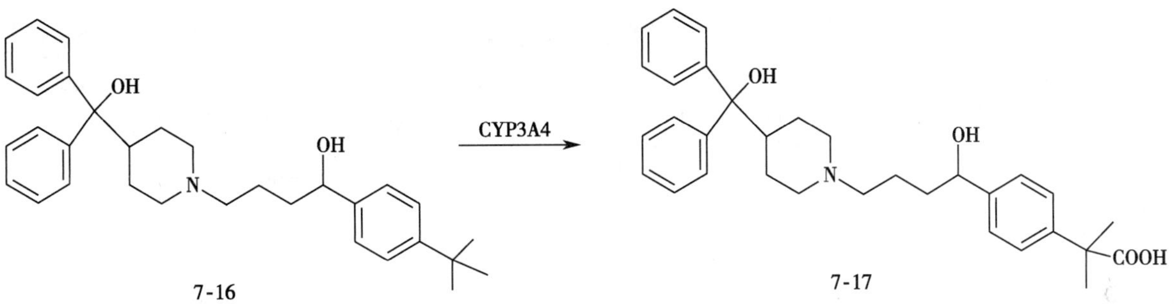

图 7-7　抗组胺药非索非那定的发现

抗抑郁药丙米嗪(imipramine,7-18)在体内发生 *N*- 去甲基化,代谢生成地昔帕明(desipramine,7-19),其抗抑郁作用强于丙米嗪,成为新的抗抑郁药。研究发现其他抗抑郁药也会发生侧链 *N*,*N*- 二甲氨基经 *N*- 去甲基化代谢产生活性代谢物的活化过程,从而由阿米替林(amitriptyline,7-20)得到去甲替林(nortriptyline,7-21)。其他抗抑郁药如普罗替林(protriptyline,7-22)、马普替林(maprotiline,7-23)和氟西汀(fluoxetine,7-24)的胺基均为单甲基化,也是类似的活化过程(图 7-8)。

7-18　7-19　7-20　7-21　7-22　7-23　7-24

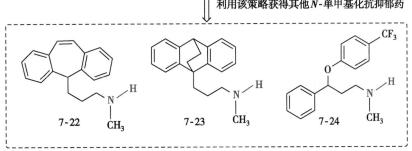

图 7-8　抗抑郁药的代谢活化

维生素 D_3(vitamin D_3,7-25)是人体骨骼和牙齿发育不可缺少的外源性物质,进入体内后需经肝脏和肾脏 2 次羟基化代谢为活性较强的 1α,25- 二羟基维生素 D_3(骨化三醇)才发挥促进钙、磷吸收及助骨骼钙化的作用。因此,1α,25- 二羟基维生素 D_3 称为活性维生素 D_3,它可直接进入血液循环作用于靶器官,被认为是在肝脏和肾脏分泌的激素,而维生素 D_3 则被视为激素的前体。一般情况下,在儿童及成年人中,肝及肾中的羟化酶活性足以转化维生素 D_3 为所需的活性维生素 D_3。然而在老年人及肾功能障碍患者中,由于 1α- 羟化酶的活性低下或丧失,简单地补充维生素 D_3 难以转变为所需的活性维生素 D_3。基于此目的,研究人员在维生素 D_3 的结构中事先引入 1α- 羟基,得到 1α- 羟基维生素 D_3,即阿法骨化醇(alfacalcidol,7-26),其在进入体内后在肾脏进行 25- 羟基化代谢,进一步转化为 1α,25- 二羟基维生素 D_3(骨化三醇,7-27),适合老年人补钙(图 7-9)。

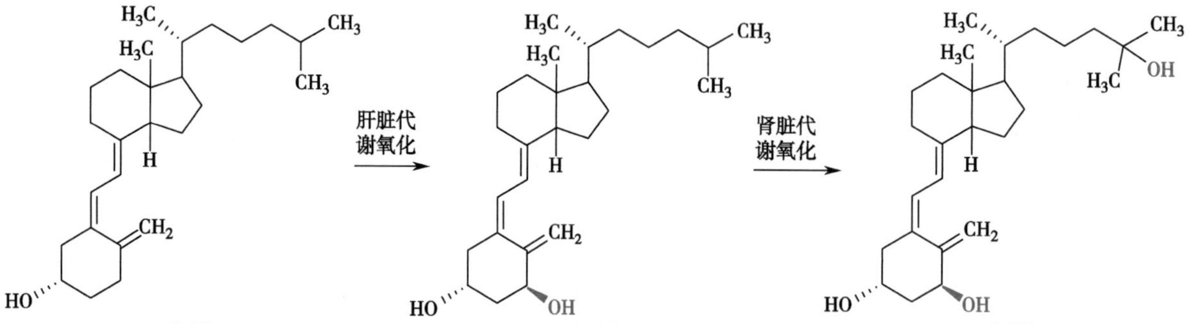

图 7-9 维生素 D_3 体内氧化代谢生成活性羟基化药物

同样是针对老年人及肝肾功能不良患者,镇静药奥沙西泮也是利用代谢活化原理设计所得的药物。地西泮(diazepam,7-28)在体内肝脏经过 N- 去甲基(7-29)和 3 位羟基化 2 步代谢后得到 N- 去甲 -3- 羟基地西泮,该代谢物仍具镇静、催眠、抗焦虑活性,后经开发成奥沙西泮(oxazepam,7-30)上市(图 7-10)。奥沙西泮的作用与地西泮相似,但作用较弱、半衰期短、清除快,适用于老年人及肝肾功能不良者。

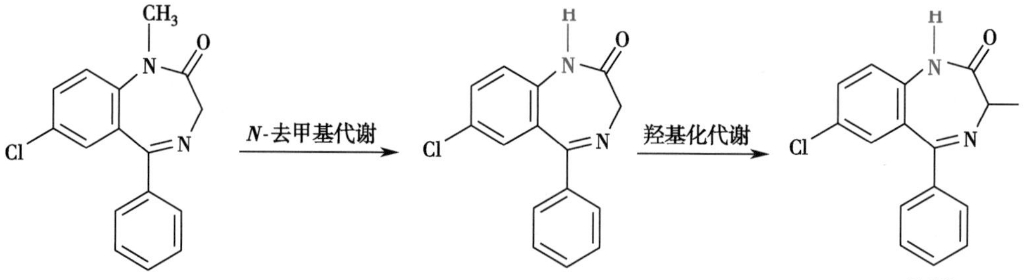

图 7-10 抗抑郁药的代谢活化

7.2.2 利用代谢活化反应进行前药设计

在已知药物的结构上进行变化可得到一些适宜的药动学性质,同时使该药物在体内代谢后生成原来的药物而发挥作用,这一研究方法称为前药设计(prodrug design)或药物的潜伏化(drug latentiation),已成为新药研究中普遍使用的方法。

前药(prodrug)是指一类在体外无活性或活性较小,在体内经酶或非酶作用释放出活性物质而产生药理作用的化合物。前药可以分为两大类：一类是载体前药（carrier prodrug），另一类是生物前药（bioprecursor prodrug）。载体前药是有生物活性的原药与某种化学基团、片段或分子经共价键形成暂时性键合，形成的新化学实体本身无活性或活性低于原药，在体内适当的时刻和部位经过水解反应裂解掉暂时的转运基团，复生成原药。生物前药虽然也是新化学实体，但不是由原药与其他基团或片段的暂时性共价键合形成的，本身是无活性的化合物，经体内代谢酶的催化反应生成新的活性物质而呈现作用。载体前药与生物前药之间的主要区别如表 7-1 所示。

表 7-1　载体前药与生物前药之间的主要区别

特点	载体前药	生物前药
组成	原药 + 基团、片段或载体	无活性的化合物，无载体
亲脂性	变化较大	变化较小
活化反应	水解或其他反应	氧化、还原或其他反应
催化作用	化学作用或酶解	只是酶催化

7.2.2.1　载体前药设计原理

药物的作用强弱取决于分子的药效学性质，也与其理化性质和药动学性质是否完善、合理有关。很多药物虽有较强的体外活性，但因存在溶解性和不良气味与味道的理化性质缺陷，以及胃肠道吸收、组织和器官的特异性分布等药动学缺陷，限制药效的发挥。为了改善药物的这些问题，1958 年 Alberts 提出前药的概念，系指需经过体内生物转化产生能与受体结合的物质药物。Harper 等于 1959 年提出药物的潜伏化原理。药物的潜伏化是将母体药物进行衍生化，进入体内后在酶或非酶的作用下释放出原有的母体药物。前药和药物的潜伏化从原理上来讲是一致的，在实际应用过程中没有严格的区分。

载体前药的设计是将有活性的药物（称为原药或母体药物）经过化学修饰转变为非活性的化合物，后者在体内经酶或化学作用生成原药而发挥药理作用。在化学修饰的过程中，引入的与母体药物相结合的化学基团、片段或分子称为载体。

7.2.2.2　载体前药设计策略

将既有药物设计成载体前药有多个方面的目的，一般都是基于药剂学、药动学或毒理学等方面的考虑。通过引入化学载体将原药结构加以暂时性的改变，以克服某些方面的不足，如改变药物的物理与化学性质，或提高药物对靶部位的作用选择性，或改善药物在体内的吸收、分布、转运与代谢等药动学过程，或延长作用时间，或提高生物利用度，或降低毒副作用，或提高化学稳定性，或增加水溶性及改善药物的不良气味，或消除特殊味道及不适宜的制剂性质等多种目的。

前药的特征一般包括 3 个方面：第一，前药应无活性或活性低于原药；第二，原药与载体一般以共价键连接，但到体内可断裂形成原药，此过程可以是简单的酸、碱水解过程或酶促转化过程；第三，一般希望前药在体内产生原药的速率应是快速的，以保障原药在靶位有足够的药物浓度。但当修饰原药的目的是延长作用时间时，则可设计代谢速率缓慢的前药。

前药设计的中心问题是选择恰当的载体，并根据机体组织中的酶、受体、pH 等条件的差异，使在生理条件下能释放原药。制备前药的方法有多种，要依原药和载体分子的结构而定。一般来说，醇类羟基是在体内容易发生氧化代谢的基团,药物设计中常常将羟基形成酯、缩醛或缩酮、醚等,可延长药物的半衰期,改变药物的溶解度及生物利用度等方面的性质。具有羧基的药物因极性较大而易解离,口服给药时常对胃肠道产生刺激性且不易吸收,因此具有羧基的药物常通过形成酯、酰胺进行修饰。如布洛芬(ibuprofen)对胃肠道有刺激性,与 2- 吡啶甲醇成酯后得到布洛芬吡甲酯,刺激性大为改善。胺类可采用形成酰胺、亚胺、偶氮、氨甲基化等形式;羰基类则可通过席夫碱、肟、缩醛或缩酮等的形成来制备前药。图 7-11 列出原药功能基和前药的具体例子。

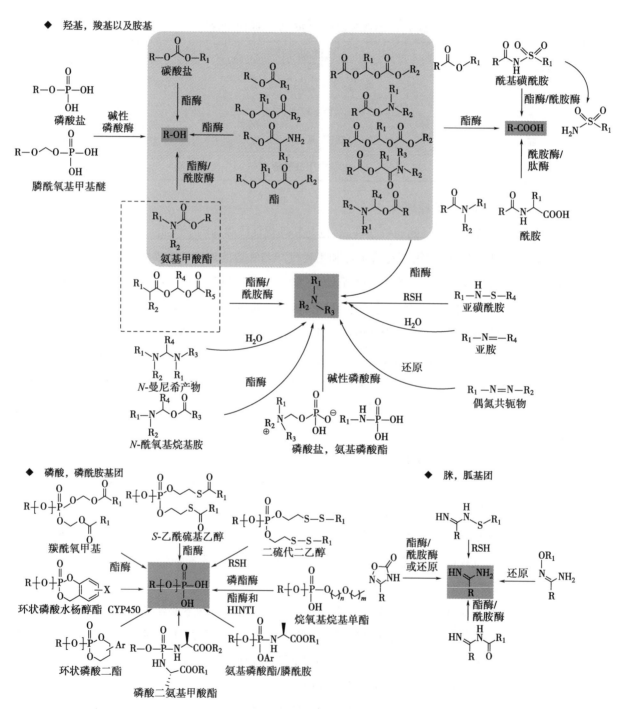

图 7-11　载体前药设计类型

7.2.2.3 载体前药的作用

7.2.2.3.1 改善药物的吸收,提高药动学性质

药物具有合适的解离度和脂水分配系数才能被充分吸收,达到较大的生物利用度。对生物利用度低的药物,为了提高其口服吸收率,可设计成前药,调整其脂水分配系数,从而改善吸收。含羧基或羟基的药物极性较大,脂溶性差,不易透过生物膜,因而吸收差,一般口服吸收率不高。制成酯或者酰胺衍生物可增大脂溶性,改善吸收。

(1)针对含羧基药物进行前药修饰:血管紧张素转换酶(ACE)抑制剂具有降压作用,其中卡托普利(captopril)作为口服抗高血压药虽已得到广泛的应用,但希望找到活性更强的 ACE 抑制剂。其中依那普利拉(enalaprilat,7-31)原药虽然具有较强的活性,但消化道吸收很差,口服无降压作用。其结构中的苯丁氨酸的羧基易和氨基形成内盐,使极性增加,口服难以吸收。根据这一性质,将苯丁氨酸的羧基与乙醇形成乙酯,得到的依那普利(enalapril,7-32)在人体胃肠道内吸收良好,吸收后在肝脏被酯酶水解,以原药依那普利拉的形式发挥降压作用。但是如果将依那普利拉的 2 个羧基都进行乙酯化保护(图 7-12),则水解较困难,口服给药的降压作用很弱。

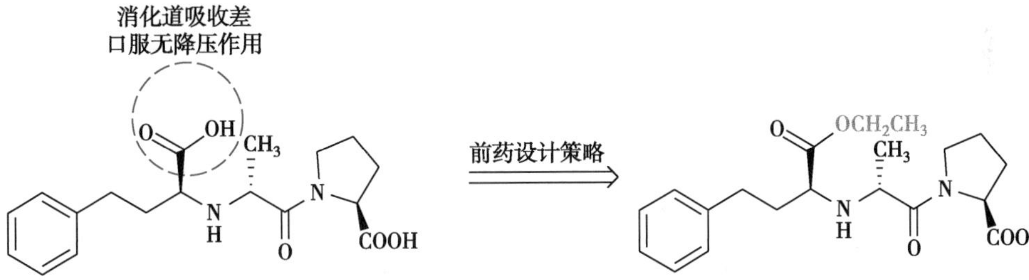

图 7-12 依那普利的发现

坎地沙坦(candesartan,7-33)是血管紧张素 Ⅱ 受体拮抗剂,为抗高血压药。分子中含有 2 个酸性基团——羧基和四氮唑基,由于极性大而吸收较差,因而考虑将羧基制成酯类前药,得到坎地沙坦酯(candesartan cilexetil,7-34),增加脂溶性,提高口服生物利用度,为长效抗高血压药。该前药的结构特征是将坎地沙坦的羧酸与水合乙醛、环己醇碳酸单酯形成双酯结构,该双酯结构在体内极易发生级联水解反应,快速转化成坎特沙坦而发挥作用(图 7-13)。

利用羧酸、水合醛类与另一分子羧酸形成双酯类前药,这种双酯类前药在结构上不是很稳定,在体内易发生级联水解反应,可以很快将原药释放到体内,在许多抗生素中应用广泛。例如,青霉素、头孢菌素、四环素、林可霉素和红霉素等可经过酯化作用,降低原药的极性,增加药物的脂溶性,有利于提高穿越生物膜的能力,因而提高口服生物利用度和抗菌活性。经酯化后的前药只有水解后才能呈现活性,因此可以制备双酯以达到容易水解的目的。例如,氨苄西林(ampicillin,7-35)的亲脂性较差,口服用药只吸收 30%~40%,将极性基团羧基酯化,制成匹氨西林(pivampicillin,7-36)、巴氨西林(bacampicillin,7-37)、仑氨西林(lenampicillin,7-38)和酞氨西林(talampicillin,7-39)。这 4 种前药的设计原理是相同的,每个前药分子中至少有 2 个酯键,而且是缩醛或缩酮型酯,因而体内的酯水解酶只要水解掉 1 个酯键,形成不稳定的中间体便可迅速分解出原药氨苄西林(图 7-14)。

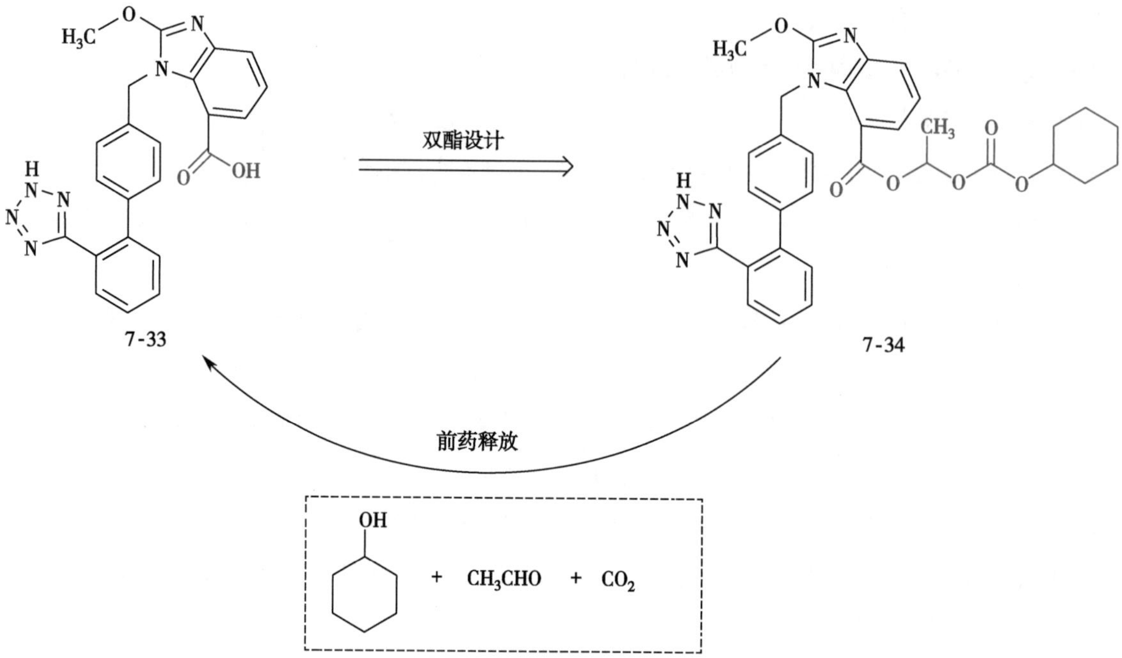

图 7-13　坎地沙坦酯的研发及其体内释放过程

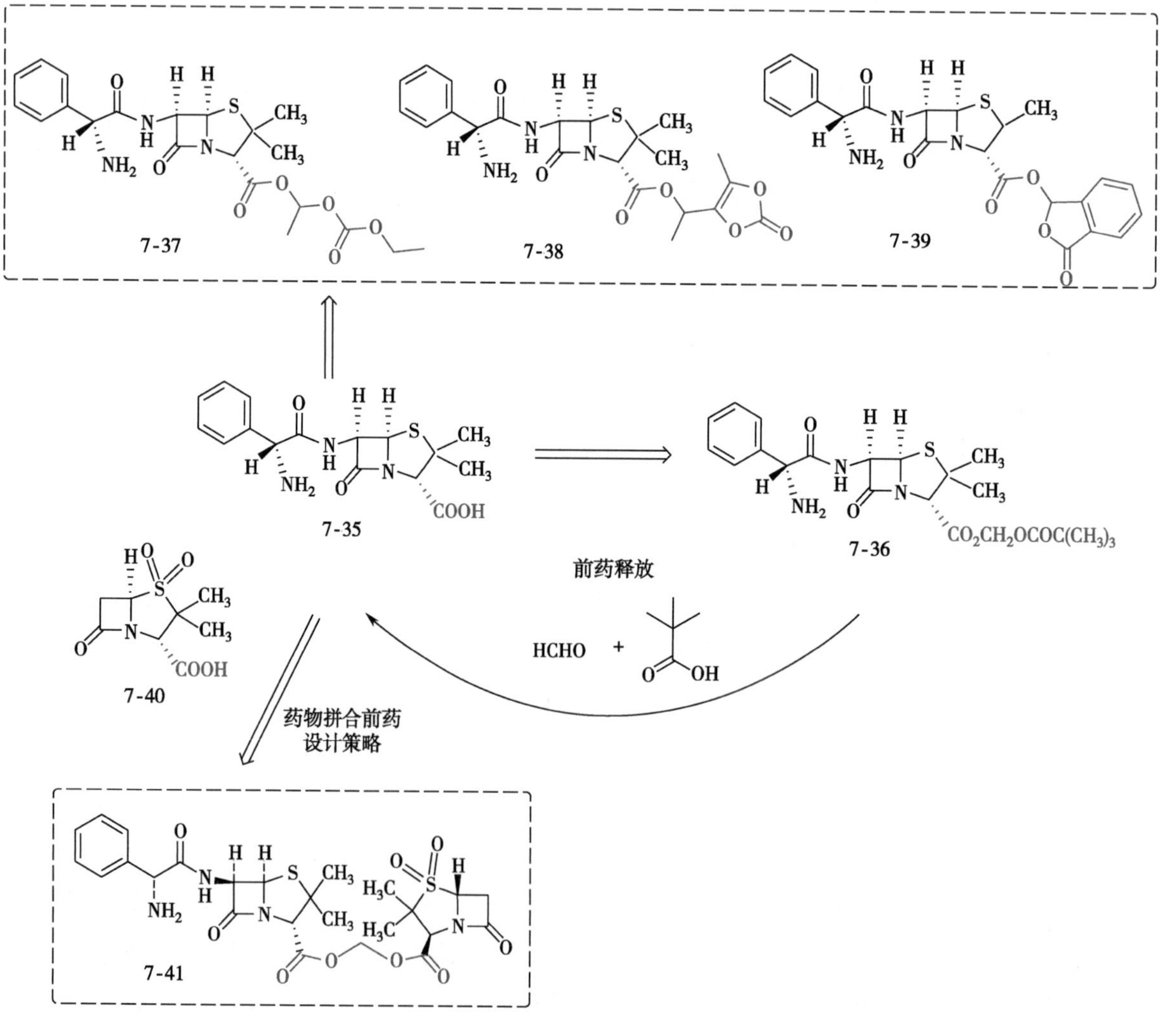

图 7-14　青霉素类前药

氨苄西林(7-35)与舒巴坦(7-40)分别是细菌转肽酶和 β- 内酰胺酶抑制剂,都含有羧基,两者与甲醛水合物共同形成混合酯舒他西林(sultamicillin,7-41)。舒他西林口服后可迅速吸收,在体内非特定酯酶的作用下使其水解,得到有较高血药浓度的氨苄西林和舒巴坦。

(2)针对含氨基或羟基药物进行前药修饰:氟尿嘧啶酯或脲类前药的亲脂性高于原药氟尿嘧啶,口服或直肠给药吸收迅速,并于血浆中迅速水解生成原药,从而提高这种抗肿瘤药的生物利用度。如卡莫氟(carmofur,7-43)在体内缓慢释放出氟尿嘧啶(7-42)而发挥抗肿瘤作用,抗瘤谱广,化疗指数大(图 7-15)。

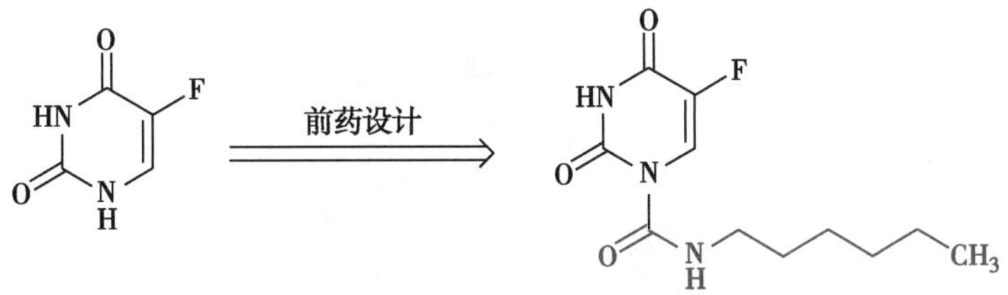

图 7-15　通过构建酰胺前药设计获得抗肿瘤药卡莫氟

对乙酰氨基酚(7-45)的生物利用度较低,酚羟基被酯化成舒马他莫(7-44)或丙帕他莫(7-46)可以提高生物利用度(图 7-16)。

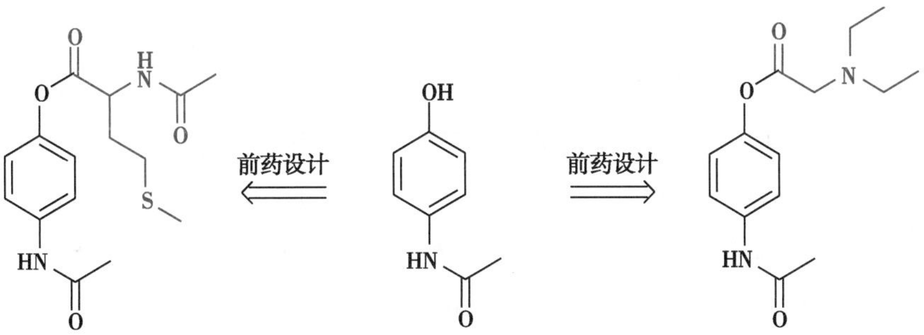

图 7-16　基于羟基引入酯基设计获得前药丙帕他莫和舒马他莫

(3)双前药设计:抗血栓药 Ⅱ b/ Ⅲ a 糖蛋白受体拮抗剂的药效团为空间适当排布的碱性基团(如脒基)和酸性基团(如羧基),为精氨酸 - 甘氨酸 - 天冬氨酸三肽片段(RGD)的模拟物(7-47)。由于羧基和脒基间形成内盐,导致口服生物利用度很低,作为抗血栓药只能静脉注射使用。西拉非班(sibrafiban,7-48)是将羧基酯化、脒基氧化成羟脒基的前药,避免生成内盐,口服吸收后在体内羟脒被还原、酯基被水解成活化形式(RGD 的模拟物)而起效,所以西拉非班是双前药(图 7-17)。

7.2.2.3.2　控释性前药

控释和缓释药物主要依靠制剂方式实现,但用化学方法制成前药也可以达到控制原药释放发挥作用的目的。将原药用长碳链脂肪酸如癸酸等酯化生成强亲脂性前药,溶解于植物油中通过肌内注射给药,形成油性储库缓慢将药物释放到血液循环中,并迅速被酯酶水解释放出原药。例如,抗精神病药氟奋乃静(fluphenazine,7-49)的羟基被酯化成前药癸氟奋乃静(7-50),进入血液后会释放出原药,作用时间比氟奋乃静长 9~20 倍(图 7-18)。

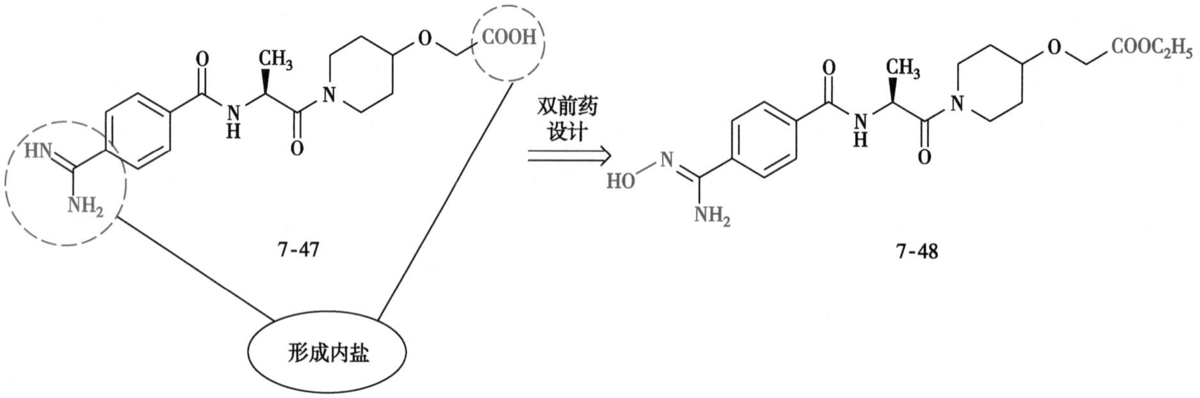

7-47　7-48

图 7-17　针对多个极性基团进行双前药设计

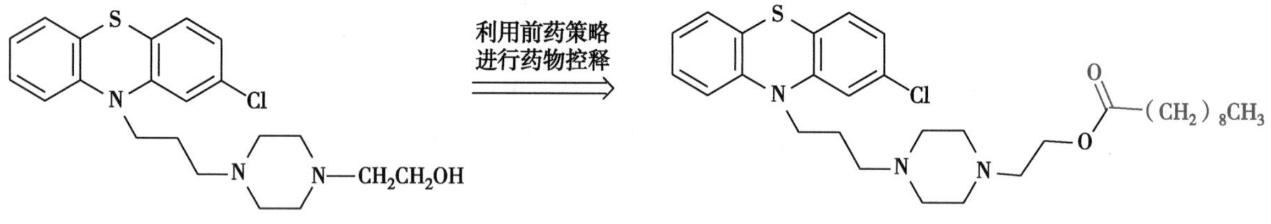

7-49　7-50

图 7-18　基于控释目的设计前药癸氟奋乃静

7.2.2.3.3　**改善水溶性**

许多药物在水中的溶解度较低，难以制备成水溶性制剂。一般可以通过结构修饰制成水溶性的盐类使溶解度增大，符合制剂要求。对于不能成盐的药物还可以用更复杂的方法设计前药以改善其溶解性。其中，在临床上将化合物制成琥珀酸酯是一种有效策略。如青蒿素（artemisinin，7-51）因分子中含有特异性的过氧键，作用于疟原虫的含铁辅基，是强效抗疟药，但口服生物利用度较低，将内酯的羰基还原成羟基成双氢青蒿素（7-52）仍保持抗疟作用。用该羟基作为“把手”，制成琥珀酸单酯（青蒿琥酯，artesunate），其钠盐（7-53）可溶于水制成注射液。青蒿琥酯是双氢青蒿素的前药（图 7-19）。

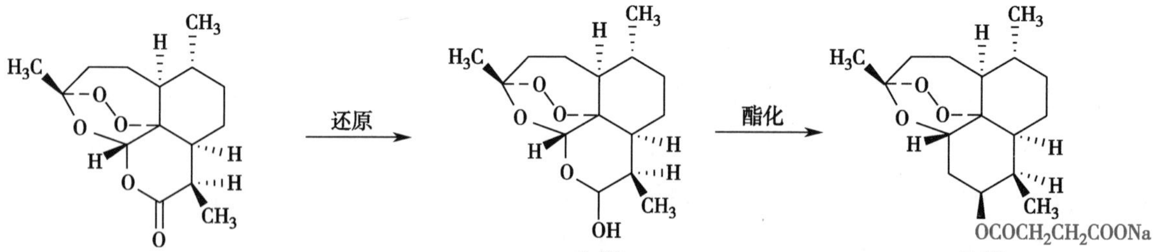

7-51　7-52　7-53

图 7-19　青蒿琥酯提高药物的溶解度

同样，为了增加泼尼松龙（prednisolone，7-54）的水溶解度，将其 21 位羟基制成琥珀酸单酯（7-55）。然而琥珀酸酯也存在一定的缺陷，如在药物最佳稳定 pH 范围内的溶解度提升有限，并且在溶液中的化学稳定性不足，以及琥珀酸酯在体内不完全转化为母体药物，这些特性限制了其作为前药载体基团的使用。磷酸酯基团相较于琥珀酸酯所形成的前药更稳定，并且在体内可以通过碱性磷酸酶进行快速定量的生物转化。磷酸酯前药可以直接与原药或通过较短的链相连，以甲醛的形式释放出来。泼尼松龙磷酸单酯(7-56)相较于琥珀酸单酯具有更优的溶解度。

而近年来也有很多获批的药物通过构建磷酸酯前药来提高药物的溶解度，如磷丙泊酚钠(lusedra，fospropofol disodium，7-57)、福司氟康唑(fosfluconazole，7-58)和磷酸特地唑胺(tedizolid phosphate，7-59)，通过引入磷酸酯提高药物的溶解度(图 7-20)。

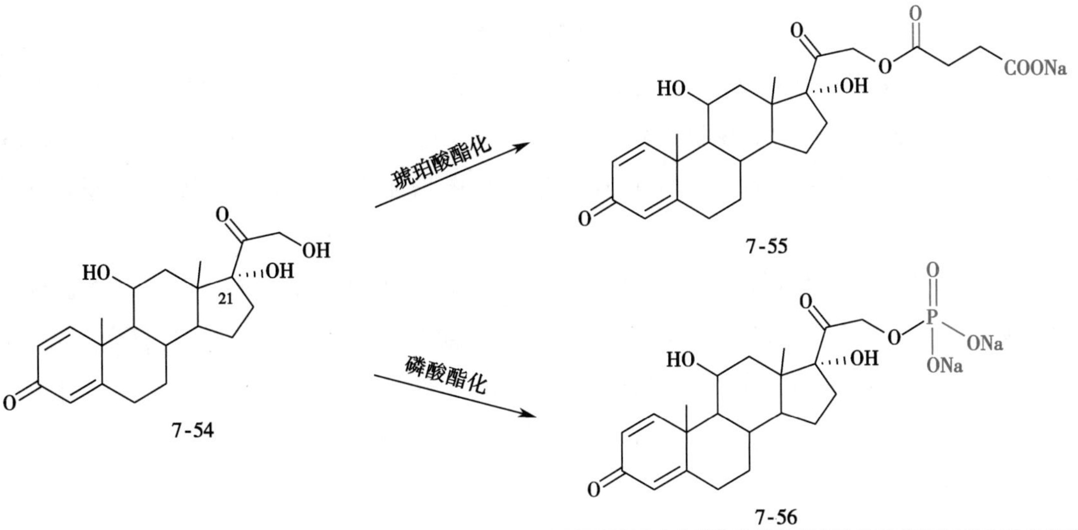

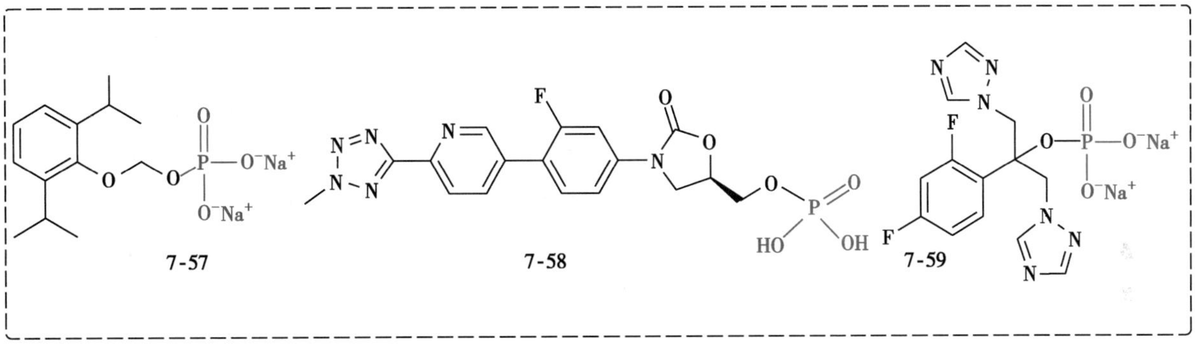

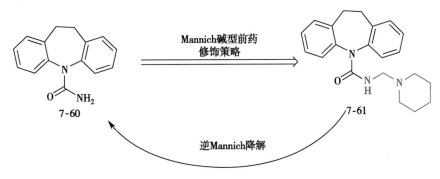

图 7-20　引入磷酸酯基团来提高溶解度

此外，酰胺类化合物可制成 Mannich 碱型前药，也可以增加水溶解度。例如，卡马西平(carbamaze-pine，7-60)在 Mannich 碱水溶液中的溶解度增加 1 万倍。进入体内后，这些 Mannich 碱型前药会在体内发生逆 Mannich 降解释放出原药而发挥作用(图 7-21)。

图 7-21　Mannich 碱型前药修饰策略

7.2.2.3.4　减低毒性和不良反应

增加药物的选择性可直接或间接降低药物的毒副作用,而前药设计是降低毒性的一种有效的方法之一。而该部分的前药设计策略可以分为2类,一类是针对药物中含有的极性、刺激性较大的基团对其进行酯化或酰胺化保护,从而降低药物的毒性;另一类则是利用靶部位特定蛋白质进行生物定点激活,从而提高对靶标的选择性。

(1)极性、刺激性基团的酯化保护:羧酸和酚类变成酯后通常降低毒性,在体内酯被水解再生成原药。非甾体抗炎药的羧基会引起消化道溃疡,因而阿司匹林、双氯芬酸(diclofenac)、氟芬那酸(flufenamic acid)、吲哚美辛(indomethacin)和托美丁(tolmetin)被酯化成前药,毒性和刺激性均降低,在体内水解后起效。氨基同样是药物中最常见的基团,它是药物与受体相互作用的基团,但芳香伯胺类药物的毒性一般较大。对氨基进行酰胺化修饰,可降低毒副作用,增加药物的组织选择性,延长药物作用时间,并增加药物的化学稳定性。

吲哚美辛(7-62)有非常强的镇痛与消炎作用,口服用药的主要副作用是对胃肠道的刺激性,主要是与抑制环氧合酶和前列腺素合成有关。为了消除口服吲哚美辛的不良反应,制成其羟乙酸酯的衍生物阿西美辛(acemetacin,7-63),体外或局部用药有很弱的抑制前列腺素合成的作用,但口服无胃肠道刺激性,却可产生与原药相同的药效,主要原因在于吸收后可以迅速水解生成吲哚美辛(图 7-22)。

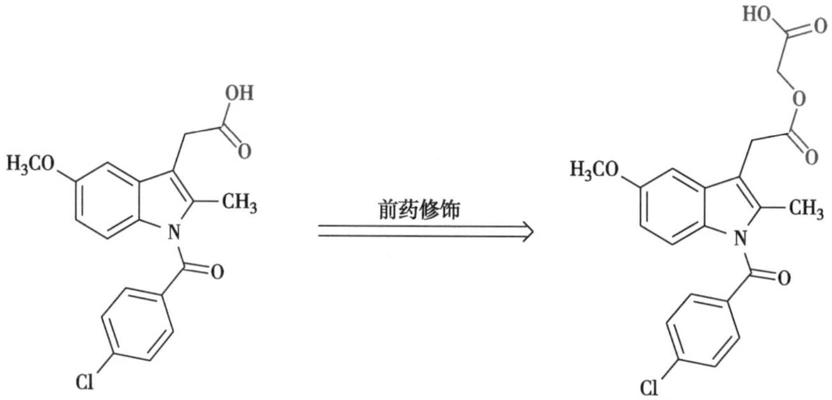

图 7-22　前药阿西美辛的设计

(2)提高作用部位的特异性:理想的药物应当选择性地转运和富集于作用部位,而不在或较少分布和储积于其他组织或器官中,因此提高药物向作用部位的特异性分布是增加药效、降低毒副作用的重要措施。为了提高部位特异性,在设计前药时一般采用的方法包括增大或减小分子的体积、改变溶解度或亲水性、引入或去除离子、改变化合物的 pK_a、引入适当的稳定性或易变性基团,以及引入可向特定组织或器官中转运的载体等。

可的松(cortisone,7-64)的 21 位羟基与葡萄糖缩合生成糖苷,化合物 7-65 相较于原药的体积和极性均有所提高,因而降低穿透生物膜的能力,不能被吸收。在小肠中这类甾体糖苷不会被酶水解,但在大肠中可被细菌的糖苷酶水解出原药,可在大肠内呈现抗炎作用(图 7-23)。

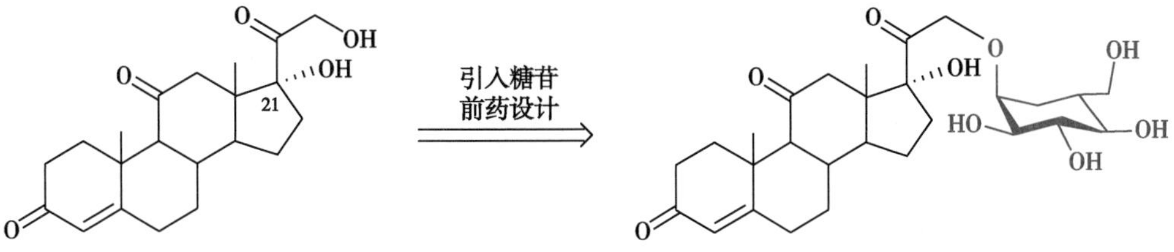

图 7-23　通过引入糖苷键提高化合物的组织部位特异性

　　根据组织或器官的生物化学或组织学特征,可设计向某部位选择性转运或活化的前药。例如,为穿越血脑屏障增加向中枢神经系统的分布,宜引入亲脂性基团。多巴胺是中枢神经的重要递质,可用于改善帕金森病的症状,但多巴胺不能穿越血脑屏障。L- 多巴胺(7-66)穿越血脑屏障的能力虽优于多巴胺,但多巴脱羧酶并非特异性地存在于脑内,而且多巴胺在穿越血脑屏障时也不充分。为了克服这些缺陷,可通过设计多巴胺的前药来提高其脂溶性。多巴胺的 2 个酚羟基可以被新戊酸酰化成强疏水性酯,有利于透过血脑屏障,氨基被 *N*- 甲基二氢烟酸酰化得到前药 7-67,增加疏水性。进入中枢后,被氧化成 *N*- 甲基烟酰胺类化合物(7-68),该季铵化合物难以透过血脑屏障离开中枢,停留于脑内,并被脑内的酯酶和酰胺酶催化水解,释放出原药多巴胺(图 7-24)。

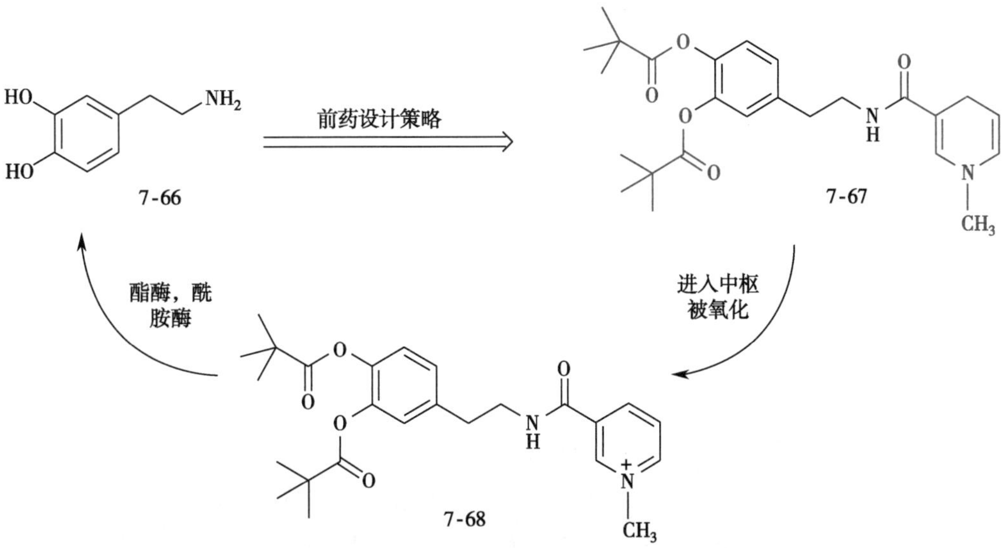

图 7-24　利用血脑屏障设计用于治疗帕金森病的药物

　　可尔特罗(colterol,7-69)是 β 肾上腺素受体拮抗剂,可解除平滑肌痉挛。但在体内很容易被儿茶酚 -*O*- 甲基转移酶快速甲基化代谢,酚羟基代谢转化为单甲醚化合物而失活。将可尔特罗制成双对甲基苯甲酸酯类前药比托特罗(bitolterol,7-70),可避免酚羟基的甲基化,而且比托特罗可选择性地富集于肺中,在肺脏的酯酶作用下水解出可尔特罗,激活肺和支气管细胞中的腺苷酸环化酶和拮抗 β 肾上腺素受体,因而解除气管平滑肌痉挛(图 7-25)。

　　肾脏有 2 种活性较高的酶——*N*- 脱酰基酶和 L-γ- 谷氨酰转肽酶,因此我们可以利用这 2 个高表达的蛋白质设计用于治疗肾脏疾病的前药。*N*- 乙酰 -γ- 谷氨酰磺胺甲噁唑(7-71)在肾脏脱酰酶的作用下生成 γ- 谷氨酰化合物(7-72),进而在 L-γ- 谷氨酰转肽酶的催化下释放出原药磺胺甲噁唑

(sulfamethoxazole, 7-73), 因而是特异性的肾脏抗感染药(图 7-26)。

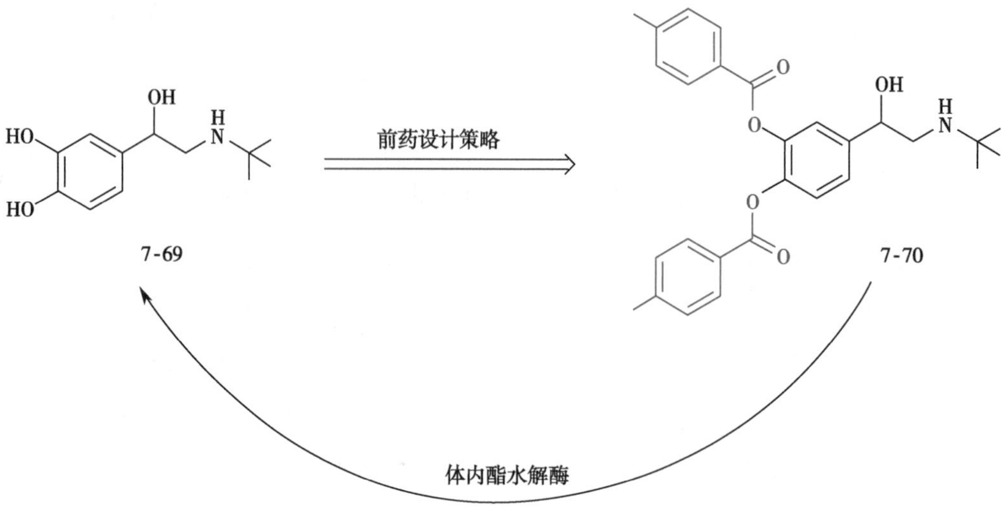

7-69　　7-70

图 7-25　比托特罗的设计

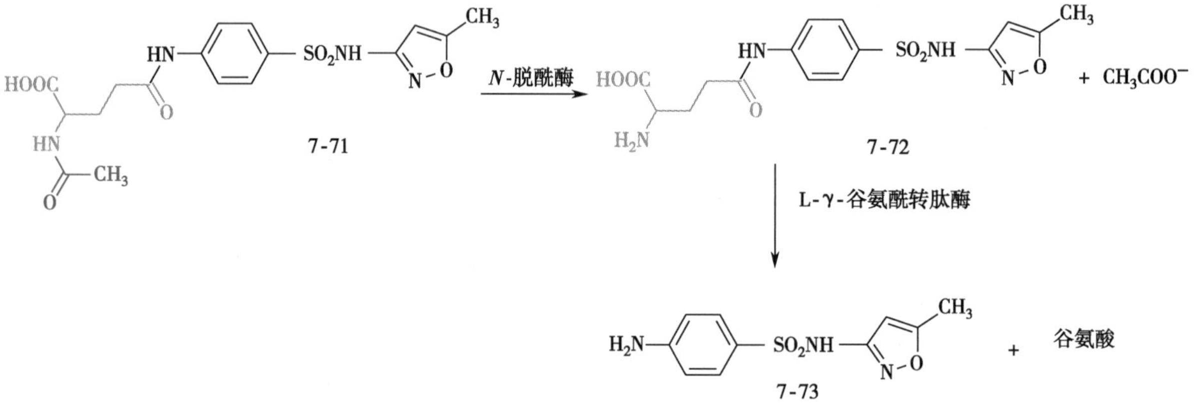

7-71　　7-72　　7-73

图 7-26　N- 乙酰 -γ- 谷氨酰磺胺甲噁唑的释放过程

(3) 选择性地靶向肿瘤细胞的前药设计: 近年来, 前药设计策略在抗肿瘤药中的应用较多。与正常组织相比, 肿瘤具有独特的肿瘤标志物, 因此设计靶向这些肿瘤标志物的前药是较好的药物研究策略。无活性的前药在不损伤正常组织的情况下, 经肿瘤标志物转化成母体药物释放到肿瘤细胞内, 从而发挥药理活性。迄今, 人们已开发出多种可以特异性地靶向肿瘤细胞的前药设计策略。靶向肿瘤组织特有的宏观特征, 即以肿瘤微环境为靶标是一种有效的肿瘤治疗策略。与正常组织相比, 肿瘤组织具有独特的组织结构和代谢特征。研究表明, 肿瘤细胞处于酸性环境和较高的氧化还原稳态, 所以基于肿瘤微环境的低 pH、高浓度的活性氧化物(reactive oxygen species, ROS) 和谷胱甘肽(glutathione, GSH) 可以分别设计 pH 敏感型前药、ROS 激活型前药和 GSH 响应型前药。

肿瘤细胞外的 pH 比正常细胞低, 这种 pH 水平差异为选择性地靶向肿瘤治疗提供基础。肿瘤细胞的能量代谢与正常细胞显著不同, 无论氧气供应是否充足, 大部分肿瘤细胞都保持较高的糖酵解速率。在缺氧环境中, 缺氧诱导因子(hypoxia inducible factor, HIF) 激活碳酸酐酶Ⅸ和Ⅻ, 催化二氧化碳和水可逆性地生成碳酸, 碳酸扩散到细胞膜外, 导致 H^+ 在肿瘤微环境中聚集。一般而言, 肿瘤细胞可以通过异

常的代谢重组及一些蛋白质的调控维持酸性微环境的稳态,所以基于肿瘤细胞和正常细胞微环境的 pH
差异,设计 pH 敏感型前药以靶向肿瘤细胞,是提高药物特异性的有效手段。

　　将酸敏感性基团与抗肿瘤药相结合以靶向酸性微环境已被广泛应用于 pH 敏感型前药的设计
中,其中腙或亚胺是最常见的酸敏感性基团。阿多索比星(aldoxorubicin,7-74)是抗肿瘤药多柔比星
(doxorubicin,7-75)的腙类衍生物,其含有酸敏感性腙类连接链和马来酰亚胺部分(图 7-27)。利用马来
酰亚胺结构易与巯基发生迈克尔加成的特点,在静脉注射给药后,前药的马来酰亚胺部分与内源性人血
清白蛋白(human serum albumin,HSA)的 34 位半胱氨酸快速结合,之后在肿瘤细胞的酸性微环境中使
腙键断裂,多柔比星从白蛋白载体中释放出来。阿多索比星在多种肿瘤模型中表现出优于多柔比星的
活性,并且没有剂量限制性毒性,目前该前药正处于治疗软组织肉瘤的Ⅲ期临床试验中。

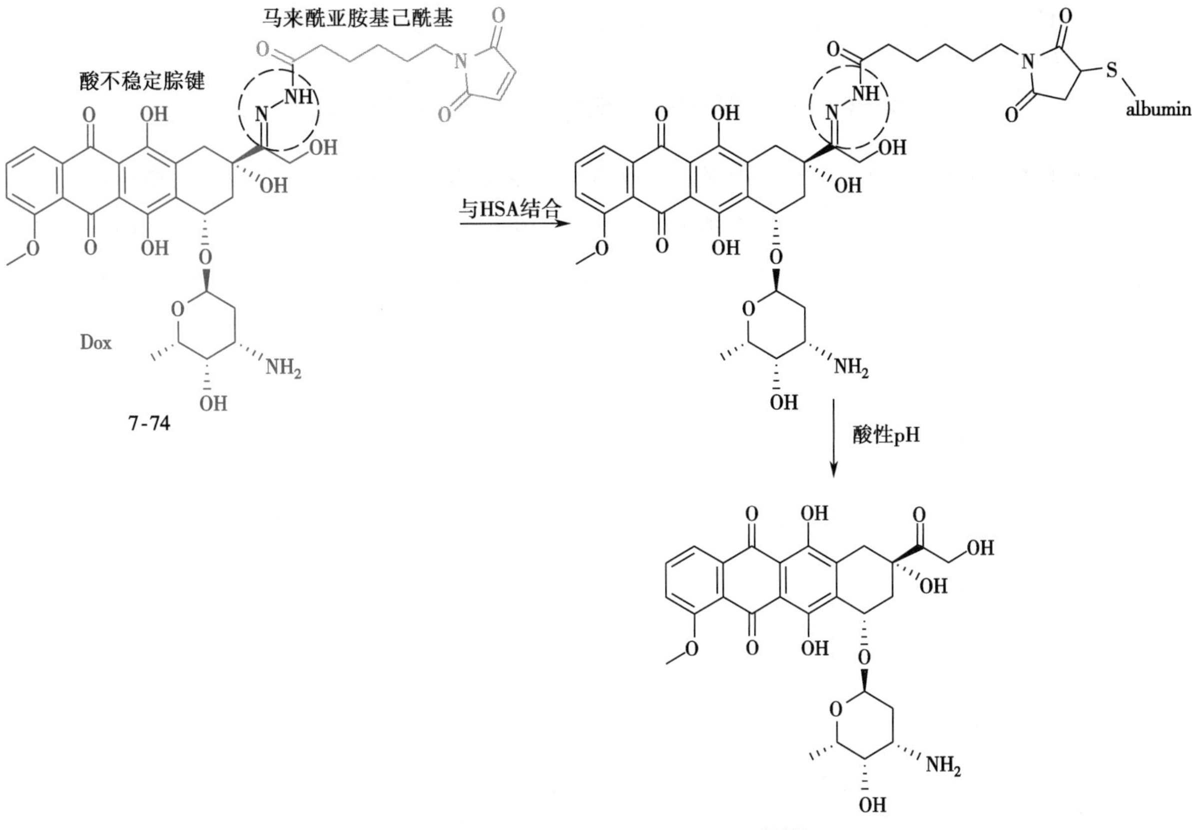

图 7-27　多柔比星前药阿多索比星及其在肿瘤酸微环境中释放示意图

　　相比于正常细胞,肿瘤细胞处于较高的氧化应激水平,因此基于肿瘤细胞和正常细胞微环境中
ROS 水平的差异,可以设计 ROS 激活型前药来达到选择性地靶向肿瘤细胞的目的。

　　目前已有诸多抗肿瘤药的 ROS 激活型前药被报道,从结构上看它们大多由 ROS 触发基团、连接链
和抗肿瘤药这三部分组成。其中硼酸及其酯类是最常见的 ROS 触发基团,其可以被 H_2O_2 选择性地氧
化,而 H_2O_2 是细胞中含量最丰富和稳定性最高的 ROS。其实在很早之前苯硼酸及其酯类这类触发基团
就被应用于 ROS 探针的设计中,用于细胞内 H_2O_2 成像。

　　Peng 等首次将硼酸及其酯类应用到 ROS 激活型前药的设计中,设计了 ROS 激活的氮芥前药(7-76),
前药中的苯硼酸酯间的 C—B 键被肿瘤细胞中高浓度的 H_2O_2 氧化断裂,由苯硼酸酯转化为苯酚(7-77),

而连接链 4- 羟基苄基经过 1,6- 消除直接从氮芥分子上脱去，最终释放出氮芥(7-78)，从而杀伤肿瘤细胞。该前药大大降低氮芥对正常细胞的毒性，具有较好的肿瘤选择性(图 7-28)。

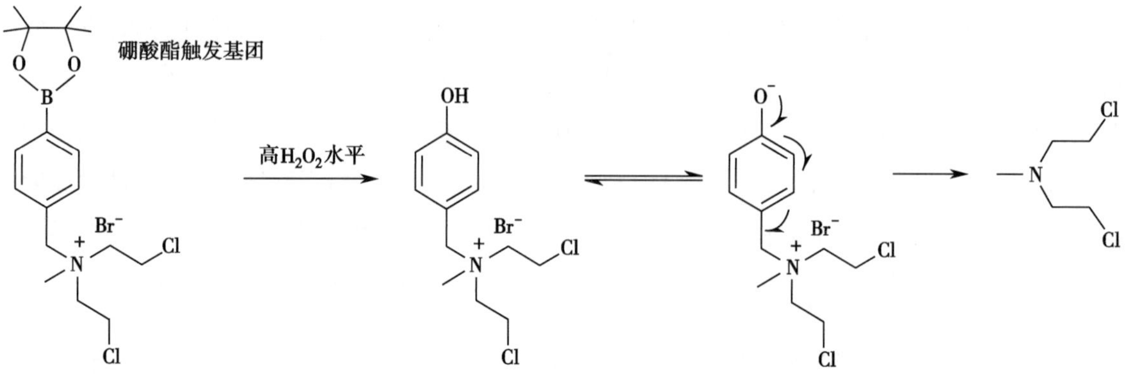

7-76　7-77　7-78

图 7-28　氮芥前药及其在肿瘤高 ROS 微环境中释放示意图

选择性雌激素受体调节剂被开发用来治疗具有雌激素受体的乳腺癌。抗雌激素药物(他莫昔芬，tamoxifen，7-79)与激素受体结合，从而抑制癌细胞增殖。他莫昔芬可以被细胞色素 P450 酶同时代谢为 4- 羟基他莫昔芬(4-hydroxytamoxifen，7-80)和 endoxifen(7-81)，基于这 2 个代谢产物设计获得硼酸酯前药 7-82 及 7-83 作为潜在的抗肿瘤药(图 7-29)。

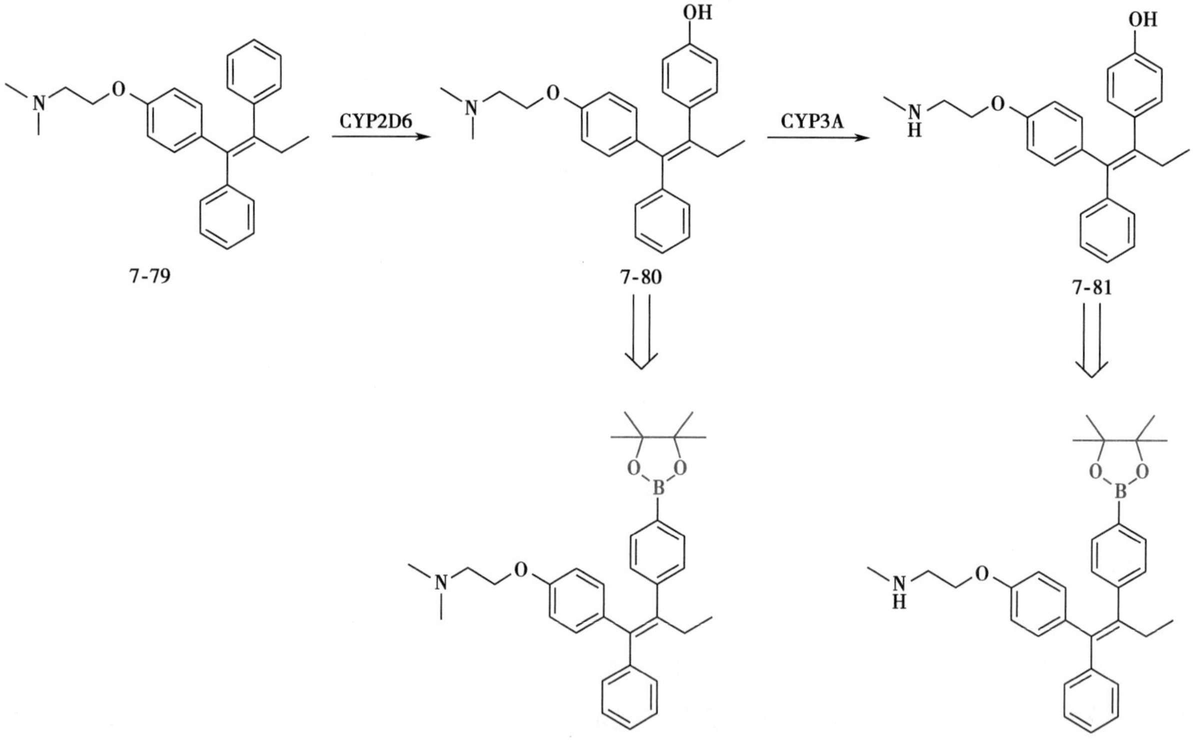

7-79　7-80　7-81　7-82　7-83

图 7-29　他莫昔芬的氧化代谢产物及硼酸酯前药

除硼酸及其酯类外，1,3- 噻唑烷 -2- 酮也被认为是较好的 ROS 触发基团，并且已经应用于 ROS 激活型前药的设计(图 7-30)。1,3- 噻唑烷 -2- 酮与母体药物相连的 C—N 键会被肿瘤细胞内高浓度的

H_2O_2 水解,从而释放出具有羧酸结构的母体药物。

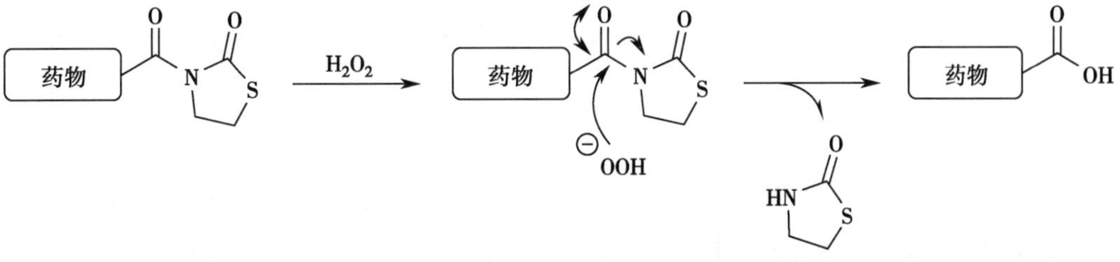

图 7-30　触发基团为 1,3- 噻唑烷 -2- 酮的前药及其在肿瘤高 ROS 微环境中的释放机制

谷胱甘肽(glutathione,GSH)是细胞内抗氧化系统的重要组成部分,其具有高亲核性的巯基,可以作为抗氧化物质使细胞免受自由基、ROS 和亲电试剂的损伤。游离的 GSH 主要以还原形式存在,当其被氧化时,GSH 被转化为氧化形式谷胱甘肽二硫化物(GSSG),并且其氧化还原状态取决于还原和氧化形式的谷胱甘肽(GSH/GSSG)的相对量。如前文所述,肿瘤细胞内的 ROS 水平异常升高,导致其为了继续保持增殖分化的能力,抗氧化系统会相应地调整至较高的氧化还原状态,以维持肿瘤细胞内较高的氧化还原稳态。因此相比于正常细胞,肿瘤细胞表现出较高的 GSH 水平。所以基于肿瘤细胞和正常细胞微环境 GSH 水平的差异,设计 GSH 响应型前药是特异性地靶向肿瘤细胞的一种有效策略。

JS-K(7-84)是一种基于二氧代二氮烯鎓的一氧化氮(nitric oxide)供体前药(图 7-31),通过与肿瘤细胞中的 GSH 发生亲核取代反应而脱去芳基,然后进行自发水解,最终释放出 NO。其在多种肿瘤模型中显示出有效的抗肿瘤活性,目前作为抗肿瘤候选药物处于临床前研究。

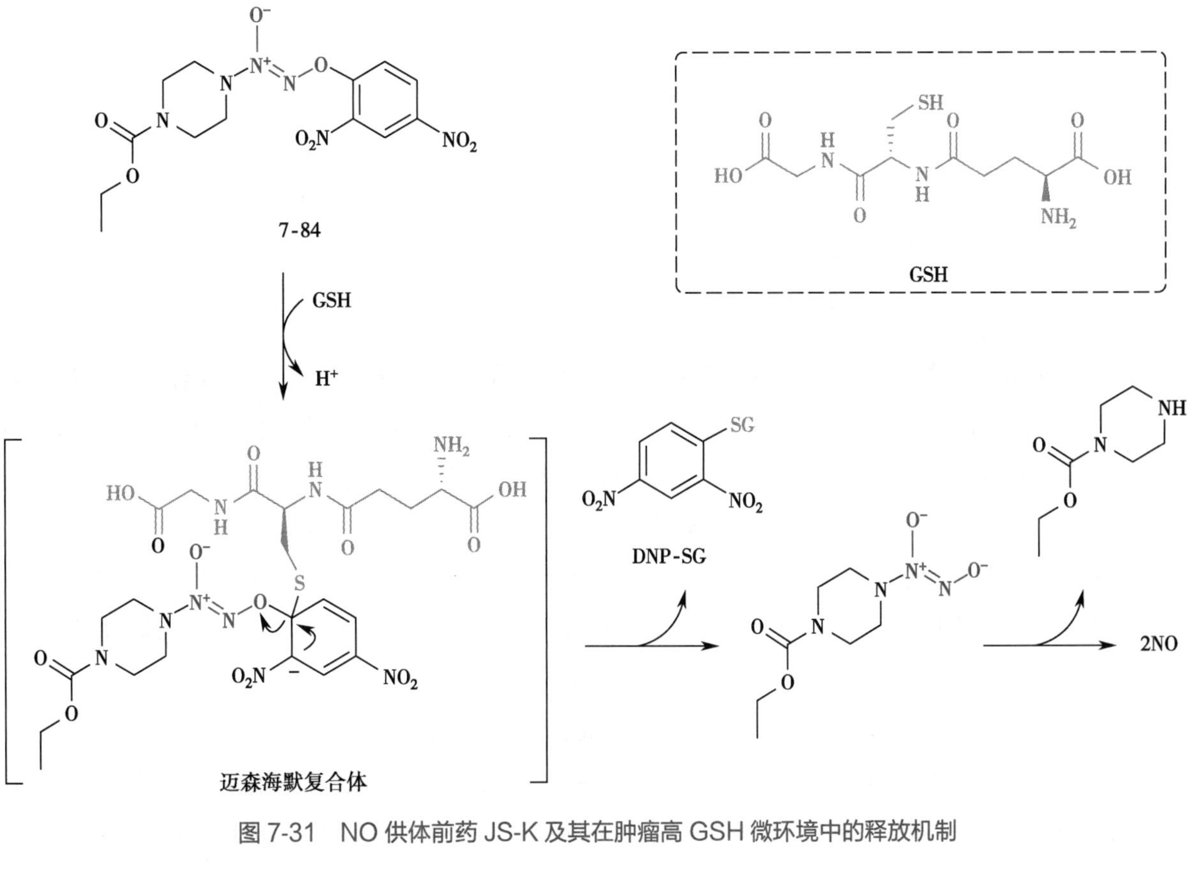

图 7-31　NO 供体前药 JS-K 及其在肿瘤高 GSH 微环境中的释放机制

酶是具有生物催化功能的活性大分子,在细胞调节中发挥重要作用。研究表明,一些特定的酶在肿瘤细胞中的表达水平高于其在正常组织中的表达水平,这些酶主要是一些水解酶和氧化还原酶,包括基质金属蛋白酶(matrix metalloproteinase,MMP)、组织蛋白酶 B(cathepsin B)、β- 葡糖醛酸糖苷酶(β-glucuronidase)及 NQO1 酶[NAD(P)H quinone dehydrogenase 1]等。基于这些肿瘤细胞特异性高表达的酶设计可被这些酶激活释放的靶向性前药,这是一种有效提高选择性的手段。

肿瘤增殖、转移和血管生成通常会导致 MMP 高度表达,MMP 属于 Zn^{2+} 和 Ca^{2+} 依赖的蛋白水解酶家族。通过将 MMP 敏感的肽段与母体药物结合,设计靶向肿瘤细胞的 MMP 激活的前药。如 Cap-ProCitGly~HofTyrLeu-Dox(7-85)是 MMP 激活的多柔比星前药(图 7-32),其可以选择性地靶向肿瘤组织,且对正常组织的毒性较低。该前药在 MMP-2、MMP-9 和 MMP-14 的水解作用下将前药在六肽的中间断裂,产生三肽 - 多柔比星缀合物 HofTyrLeu-Dox,其通过进一步的蛋白质水解作用,最终在肿瘤中释放出多柔比星。临床前研究表明,MMP 激活的多柔比星前药具有更好的治疗效果,且其骨髓毒性远低于多柔比星。

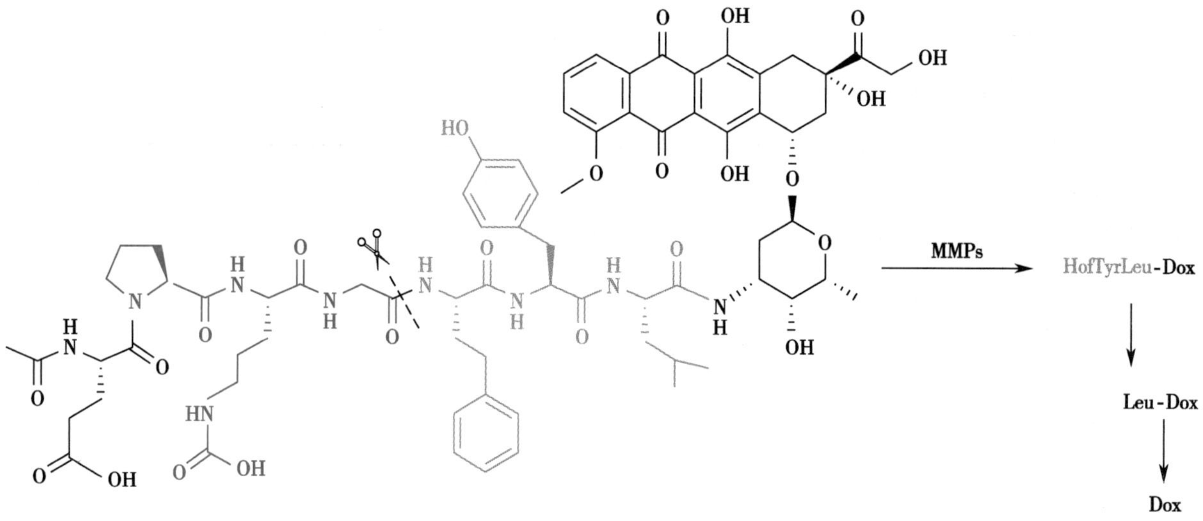

7-85

图 7-32　多柔比星前药及其被 MMP 激活的释放机制

β- 葡糖醛酸糖苷酶属于糖苷水解酶家族,主要作用是水解葡萄糖苷键。与正常组织相比,其在多种肿瘤组织(如乳腺癌、肺癌和胃癌)中的表达水平提高。目前已有诸多 β- 葡糖醛酸糖苷酶激活的蒽环类药物的前药被报道,但临床试验中显示这些前药在人体内很容易被降解,不能进行进一步的开发。最近,具有较长半衰期的 β- 葡糖醛酸糖苷酶激活的多柔比星前药(7-86)被报道出来(图 7-33),其由 β- 葡糖醛酸糖苷酶触发基团葡糖醛酸、人血清白蛋白(HSA)结合基团马来酰亚胺通过聚乙二醇与多柔比星连接组成。前药在静脉给药后,与载体 HSA 结合,延长半衰期,到达肿瘤组织中,被 β- 葡糖醛酸糖苷酶催化糖苷键断裂释放出多柔比星,从而靶向杀死肿瘤细胞。

此外,氧化还原酶也可以作为肿瘤靶向性前药激活转化的靶标。目前已有诸多 NQO1 酶激活的抗肿瘤前药被报道,它们都是以三甲基醌丙酸作为 NQO1 酶触发基团,通过连接链与抗肿瘤药相连。例如,三甲基醌丙酸与氟尿嘧啶相连形成的前药(7-87),其三甲基醌丙酸部分被 NQO1 酶选择性地还原为

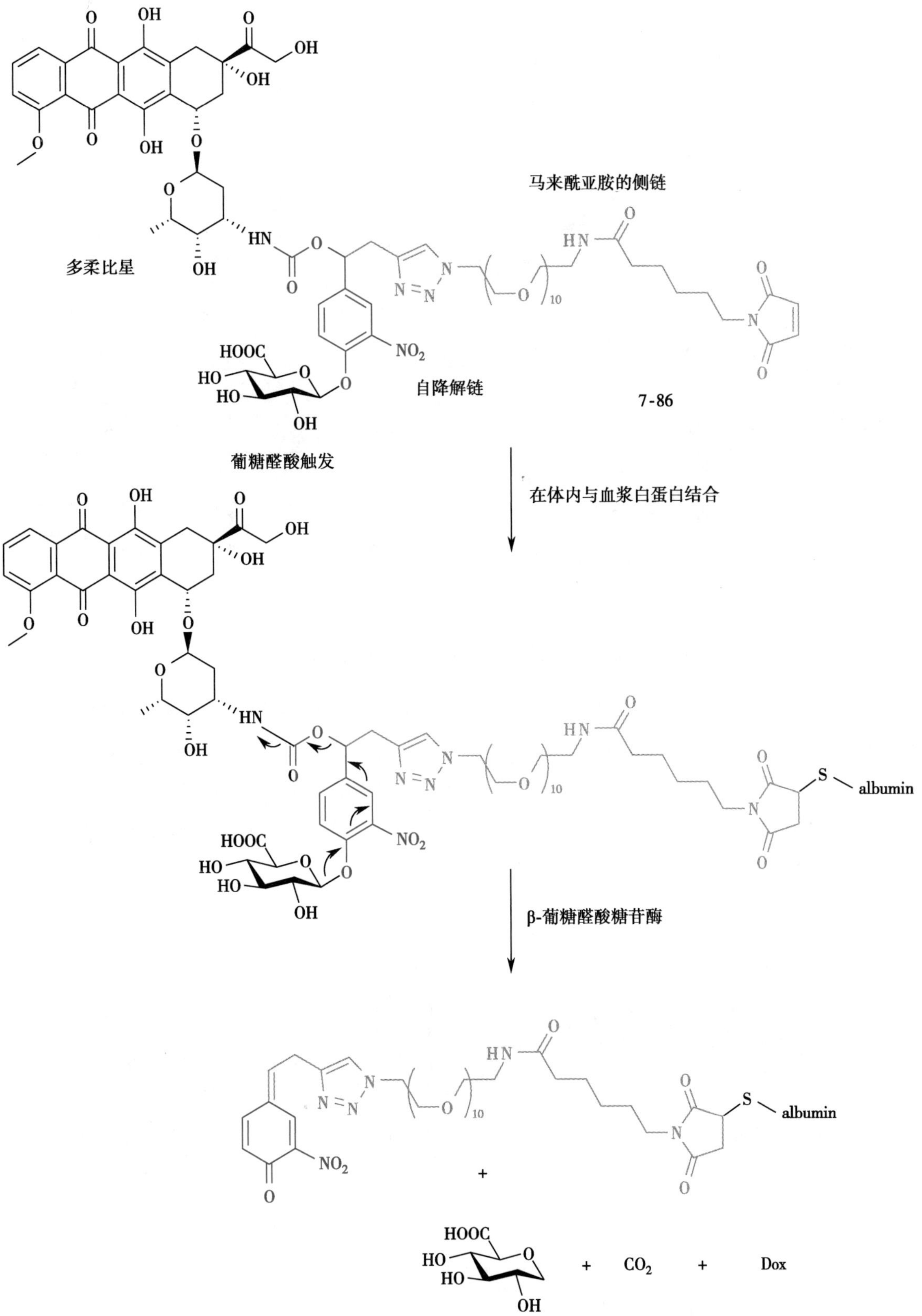

图 7-33 多柔比星前药及其被 β- 葡糖醛酸糖苷酶激活的释放机制

对苯二酚,随后环化成为内酯,连接链经过 1,6- 消除最终在肿瘤细胞中释放出氟尿嘧啶,从而选择性地杀伤肿瘤细胞(图 7-34)。

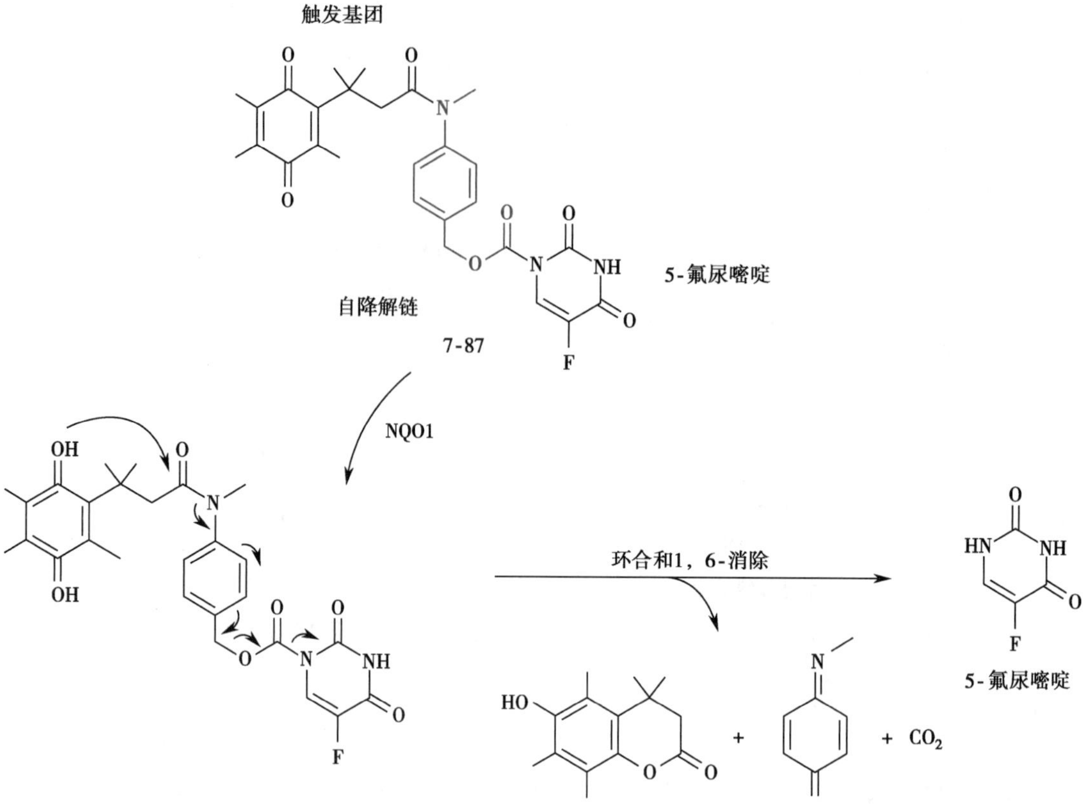

触发基团

5-氟尿嘧啶

自降解链

7-87

NQO1

环合和1，6-消除

5-氟尿嘧啶

+ CO_2

5-氟尿嘧啶

图 7-34　氟尿嘧啶前药及其被 NQO1 酶还原激活的释放机制

为了提高肿瘤靶向性，有时可以利用多个酶活化机制设计前药。卡培他滨（capecitabine，7-88）是氟尿嘧啶的前药，实际上是将氟尿嘧啶转变成氟胞嘧啶后再转化成氨基甲酸酯的结构。通过前药设计后的卡培他滨可以口服给药，进入体内后通过 3 种酶级联生物转化生成活性原药氟尿嘧啶。卡培他滨从肠道吸收，并在肿瘤中发生生物转化，因此避免全身毒副作用。口服卡培他滨后氟尿嘧啶的生物利用度几乎为 100%，并且氟尿嘧啶在 1.5~2 小时内达到 C_{max}（图 7-35）。

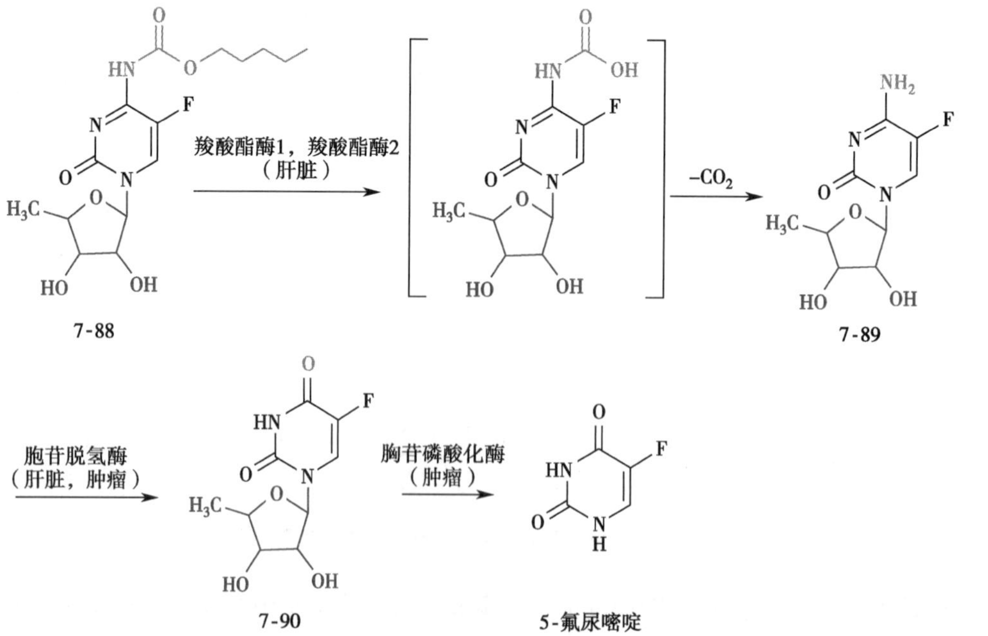

羧酸酯酶1，羧酸酯酶2
（肝脏）

$-CO_2$

7-88

7-89

胞苷脱氢酶
（肝脏，肿瘤）

胸苷磷酸化酶
（肿瘤）

7-90

5-氟尿嘧啶

图 7-35　利用多个酶活化机制设计前药卡培他滨

7.2.2.4　生物前药

生物前药不是在已有的活性母体药物的结构上进行修饰得到的前药,而是利用体内代谢活化过程,使原本无活性的化合物转变成有药效的药物。机体对外源性物质的生物转化特别是 I 相代谢反应遵循一般的规律,所生成的代谢活化产物是生物前药作为药物的依据。应用活性代谢物的概念可以预测药物的命运,犹如有机合成中构建复杂分子的逆分析原理,生物前药的设计是由活性代谢物逆推而成的,在体内经 I 相代谢反应的氧化、还原、裂解、转化、水合 - 脱水等单个反应或级联反应生成具有活性的药物。

7.2.2.4.1　基于氧化活化的生物前药设计

药物代谢中的氧化反应包括失去电子、脱氢反应和加氧反应。参与氧化反应的药物代谢酶种类较多,主要有 CYP450 酶系、单加氧酶、过氧化物酶等。

利用氧化代谢设计前体药物以改善药物的活性及生物利用度在很多药物的研究中都有应用。药物分子中的芳环含有羟基,可能会造成分子间氢键缔合,降低水溶性。因此,利用代谢氧化策略设计前体药物,避免羟基的存在,可以提高药物分子的生物利用度。抗病毒药阿昔洛韦(acyclovir,7-91)具有良好的抗病毒作用,但是由于分子间发生氢键缔合,口服生物利用度只有 20%。因此通过设计其前体药物获得地昔洛韦(desciclovir,7-92),该化合物的晶格能低,水溶性提高 18 倍,生物利用度提高 5 倍,口服吸收好,毒副作用小,进入体内后被黄嘌呤氧化酶作用转化为阿昔洛韦而产生活性(图 7-36)。

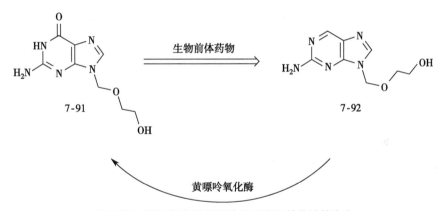

图 7-36　基于氧化活化设计阿西洛韦前药地昔洛韦

7.2.2.4.2　基于还原活化的生物前药设计

非甾体抗炎药舒林酸(sulindac,7-93)为亚砜基药物,在体内可逆性地还原成硫醚(7-94)或不可逆性地氧化成砜(7-95)(图 7-37)。舒林酸本身无活性,只有还原成硫醚才可以抑制环氧合酶和血小板聚集,呈现出抗炎作用。

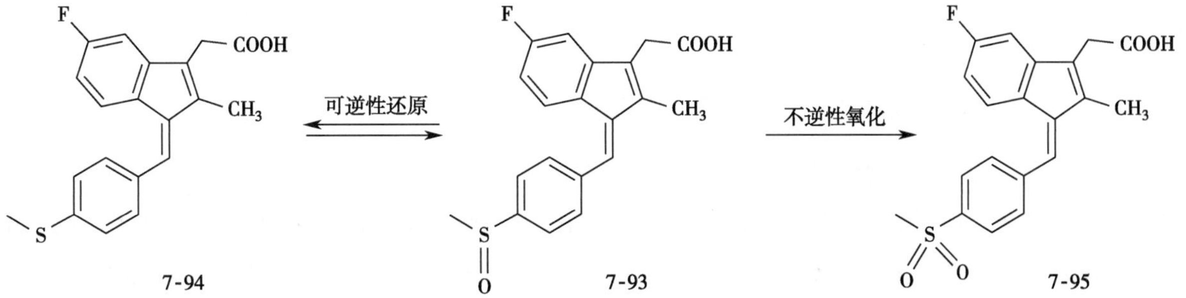

图 7-37　非甾体抗炎药舒林酸

质子泵抑制剂类抗消化道溃疡药奥美拉唑（omeprazole，7-96）是通过抑制 H^+，K^+-ATP 酶而阻止各种因素引起胃壁细胞分泌胃液的。奥美拉唑本身对 H^+，K^+-ATP 酶无抑制活性，但在胃壁细胞的酸性微环境中变成环状亚磺酰胺（7-98），后者具有一定的亲电性，可与 H^+，K^+-ATP 酶的—SH 形成二硫化物（7-99），使 H^+，K^+-ATP 酶失活。图 7-38 是奥美拉唑在体内的活化过程。

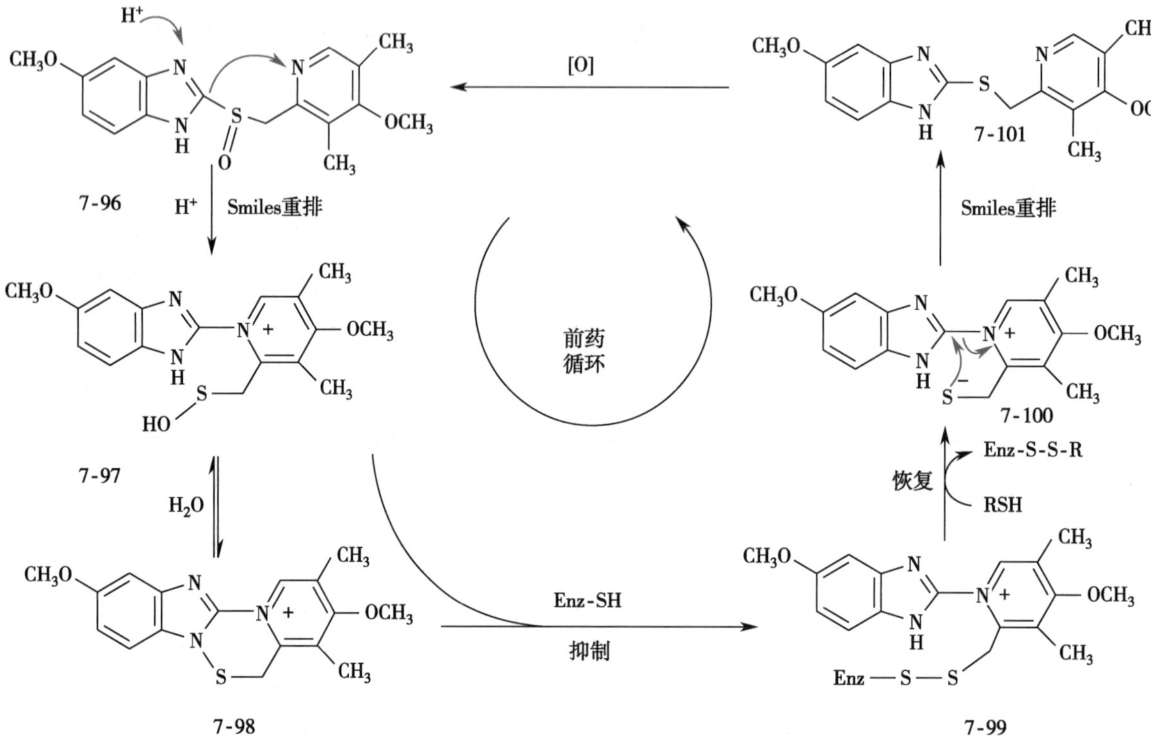

图 7-38 奥美拉唑的活化过程

奥美拉唑及兰索拉唑、泮托拉唑等作为 H^+，K^+-ATP 酶抑制剂的生物前药，其特点是吡啶环的弱碱性趋向于有微酸性的胃壁细胞中，在酸性介质下经重排、还原及分子内亲核取代反应生成活性物质吡啶鎓盐，被封闭在胃壁细胞中，而上述活化过程较少在中性粒细胞中发生，因此"拉唑"类药物可认为是部位特异性转运和活化的前药。

7.2.2.4.3 基于其他类型活化的生物前药设计

叔胺类 N- 脱烷基化代谢过程是某些生物前药的机制所在，例如，氨基二苯酮类及肽基二苯酮类在体内经 N- 脱烷基化可发生关环反应，生成具有镇静和安定作用的苯二氮䓬类化合物，因而它们也是生物前药。例如，化合物 7-102 在体内经 N- 去甲基和环化作用生成三唑仑（triazolam，7-103），是超短时镇静催眠药（图 7-39）。

7.2.3 利用药物代谢避免药物蓄积的副作用

在药物结构中有意识地设计一些片段，使药物在发挥作用后易于代谢消除，避免蓄积中毒，这种方法称为软药（soft drug）设计。软药是指一类本身有治疗效果或生物活性的化学实体，当在体内起作用后，经可预料的和可控制的代谢作用转变成无活性和无毒性的化合物，而且这种代谢作用一般是简单的一步反应。软药指对代谢作用脆弱，容易被代谢失活的药物。软药与前药不同，前药是无活性的化合物

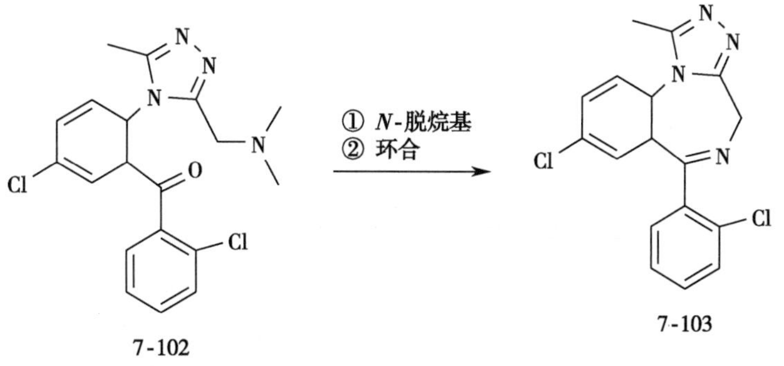

图 7-39　利用叔胺类 *N*- 脱烷基化代谢设计超短时镇静催眠药

被代谢活化,软药是活性药物被代谢失活,两者在设计原理上是完全相反的理念。

对软药的设计,要求药物本身应有药理活性,而且有比较高的氧化态结构或接近最终代谢阶段,因而在呈现药效后,只经过简单一步的体内反应就会变成低活性或无活性的代谢产物,这样的软药在药动学、药效学和毒理学等方面有容易控制的特点,减少药物的毒副作用,提高安全性和治疗指数。

7.2.3.1　内源性物质作为天然的软药

内源性物质如皮质激素、性激素等甾体激素或多巴胺和 γ- 氨基丁酸等神经递质可认为是天然的软药。因为这些内源性物质在进行生理和生化功能后,机体会迅速而高效地将其代谢失活,避免蓄积或生成活性中间产物而持续作用,这个特点是生物进化的结果。如果由这类天然的内源性化合物制成软药,使用的剂量或浓度接近体内正常水平,就不会在呈现药效的同时或以后引起不良反应。这类软药的设计是将内源性物质与化学给药系统(chemical delivery system)相结合,赋予该软药控释于特异性部位和局部作用的特效,以达到较高的治疗指数。

以氢化可的松(7-104)为例,虽然其是内源性糖皮质激素,但长期应用会引起皮肤萎缩和胸腺退化等副作用。为了减少副作用,提高选择性,氢化可的松可与化学转释系统相连,获得本身无活性的衍生物。这种衍生物只在皮肤停留,经化学作用慢慢释放出氢化可的松,机体迅速、完全地使其失活而不产生蓄积和不良反应。例如,其 3- 螺噻唑烷衍生物(7-105),因为不存在 α,β- 不饱和酮的结构,失去氢化可的松与受体的特异性结合亲和力。实验表明,氢化可的松乙酸酯 -3- 螺噻唑烷的治疗窗为氢化可的松乙酸酯的 6.8 倍,表明以转释形式在局部释放氢化可的松,降低全身不良反应。转释的化学过程是螺噻唑烷环的分步水解,首先开环生成巯基化合物,与蛋白质中半胱氨酸的巯基反应生成二硫键,固定于转释部位,就地水解得到氢化可的松,如图 7-40 所示。

7.2.3.2　软性类似物

软性类似物(soft analog)是指在结构上与已知的有效药物类似,但存在特定的代谢敏感位点。这类药物一旦呈现作用后,迅速经一步反应代谢成无活性的化合物,避免产生不良反应。代谢敏感位点一般是容易水解的酯键。例如,具有生物活性的软性季铵盐在起效后被化学或酶促水解,酯基断裂,失去季铵离子而失效。

肌肉松弛药阿曲库铵(atracurium,7-106)在其季铵氮原子的 β 位上有吸电子基团取代,使其由非特异性血浆酯酶催化的酯水解反应,迅速代谢为无活性的代谢物季铵羧酸(7-107);同时在体内生理条件下可发生非酶性的霍夫曼消除反应,生成无活性的代谢物 *N*- 甲基四氢罂粟碱(7-108)(图 7-41)。半衰期仅 30 分钟,迅速代谢为无活性的代谢物,避免对肝、肾酶催化代谢的依赖性,解决了其他神经肌肉阻

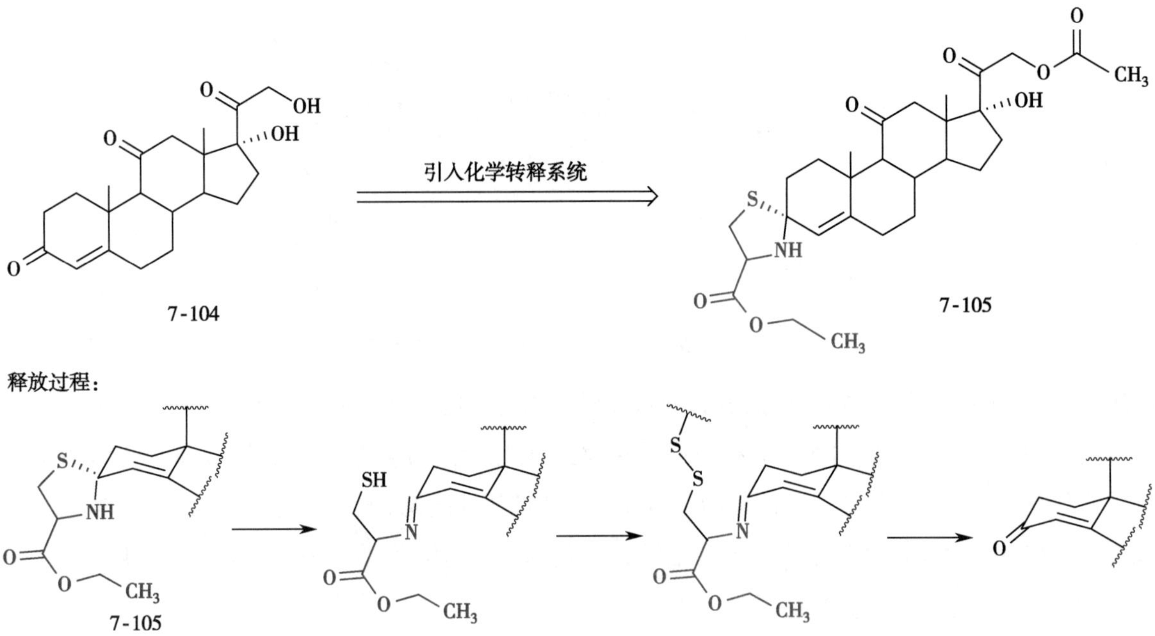

图 7-40　引入化学转释基团设计 3- 螺噻唑烷衍生物及其释放原理

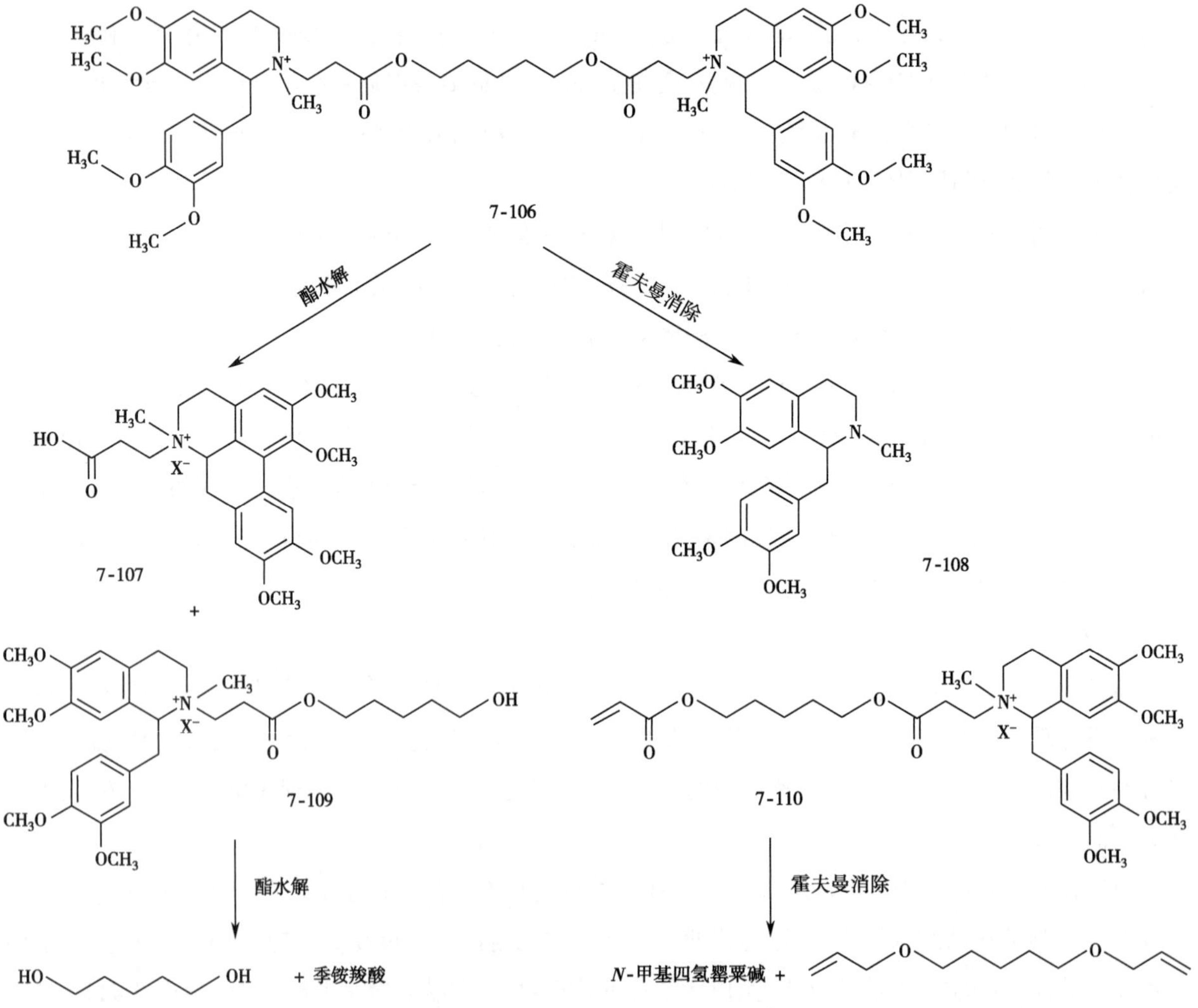

图 7-41　阿曲库铵的代谢失活过程

滞剂常见的蓄积中毒问题。

美托洛尔(7-111)的软性类似物是艾司洛尔(7-112),属超短效选择性 β 受体拮抗剂。分子中存在易于水解的酯键,在细胞内被酯酶降解,血药浓度 t_{max} 约在 5 分钟,血浆消除半衰期仅 9.2 分钟,分布半衰期为 2 分钟,临床适用于手术前后或术中及其他紧急状况下迅速控制室上性心动过速、心房颤动或心房扑动的心律失常等(图 7-42)。

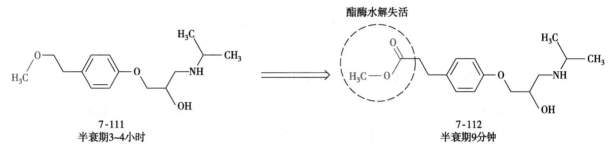

图 7-42　软性类似物艾司洛尔的设计

7.2.3.3　活化软性化合物

另一类软药称为活化软性化合物(activated soft compound),设计原理是在无活性和无毒性化合物的结构中加入药效团,赋予化合物一定的药理活性。这类化合物不是已知药物的结构类似物,在体内起效后,药效团转变成无效基团,成为无活性和无毒性化合物。

活化软性化合物通常没有特定的结构要求或限制,因为设计时并不是希望软药整体分子与受体作用,只是将活化基团释放到靶部位上。例如,设计局部应用的 N- 氯胺类抗菌药物,可以将氨基酸、氨基醇酯、酰胺或酰亚胺等作为母体,合成的 N- 氯胺化合物是可产生氯离子的稳定化合物,在进入细菌细胞壁前后可释放出氯离子,产生杀菌作用和原来的胺(图 7-43)。

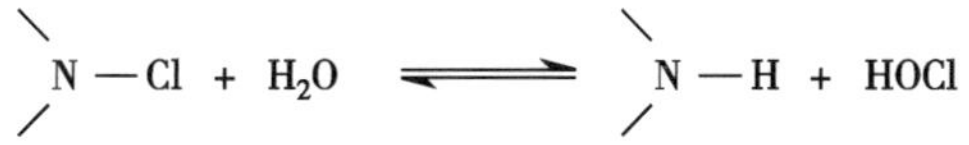

$$\backslash N—Cl\ +\ H_2O \rightleftharpoons \ \backslash N—H\ +\ HOCl$$

$$HOCl \rightleftharpoons Cl^+\ +\ OH^-$$

图 7-43　局部应用的 N- 氯胺抗菌药物的释放原理

通常的氯胺化合物因稳定性较差,难以作为抗菌药物。但在 α- 碳上无氢原子的酰胺或氨基酸 N- 氯代化合物则有较低的产氯离子势能,因而腐蚀性较低,如化合物 7-113~7-115 可作为抗菌药物(图 7-44)。

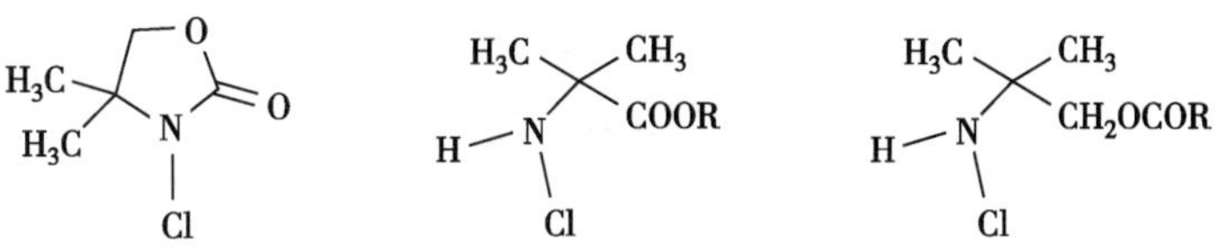

7-113　　　　　　7-114　　　　　　7-115

图 7-44　N- 氯代抗菌药物的结构式

软性烷化剂(soft alkylating agent)也属于活化软性化合物,其结构特征是脂肪酸或芳香酸醇酯的醇基部分,α- 碳上有卤素原子。这种 α- 卤代酯是比较弱的烷化剂,有可能在转运到肿瘤细胞的过程中不因较强的烷化作用对机体成分发生无选择性的烷基化作用。此外,软性烷化剂作为活化酯,因水解而失活,所以毒性低于常规使用的烷化剂。例如,己酸氯甲醇酯(7-116)具有明显的抗白血病活性,但毒性较小,在体内水解生成毒性较小的己酸(7-117)(图 7-45)。

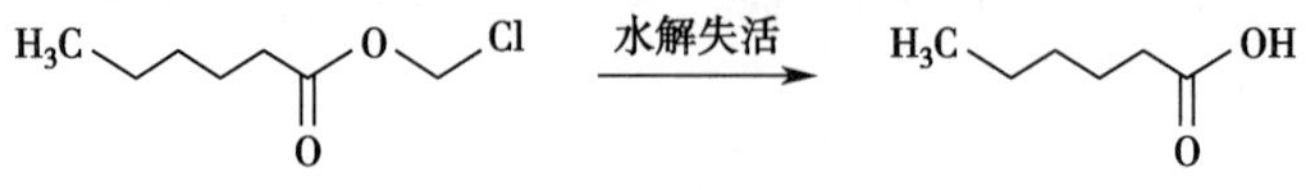

图 7-45 软性烷化剂己酸氯甲醇酯

7.2.4 利用首过效应避免局部用药的全身副作用

首过效应(first pass effect)又称第一关卡效应、首关效应。所有口服药物的吸收均须透过胃肠壁,然后进入门静脉。有些药物几乎无代谢作用发生,有些则在胃肠壁或肝脏内被广泛代谢、消除,发生首过效应。首过效应使代谢增强,吸收减少,治疗效应下降。在药物设计时,对于某些局部给药,我们可以利用首过效应原理进行药物设计,从而避免带来的全身副作用。

糖皮质激素在早期被发现是最有效的抗炎药,可有效控制哮喘症状。但因其具有广泛的全身副作用(肾上腺抑制、骨质疏松及生长抑制),使糖皮质激素在治疗哮喘方面的应用受到很大的限制。现在选用易被肝脏代谢失活的糖皮质激素来控制哮喘症状,通常采用吸入给药,给药剂量极小,且药物集中在肺部吸收,并与相应的受体结合,从而产生抗炎作用。吸入后滞留在口腔和气管内的大部分药物通过胃肠道吸收或通过肺进入血流的部分经过肝脏被代谢失活,使其全身副作用极小,有较高的治疗指数。如倍氯米松(beclomethasone,7-118)可生成丙酸倍氯米松(beclomethasone dipropionate,7-119),供吸入给药;而丙酸倍氯米松在肝脏可水解成无活性的倍氯米松,可避免糖皮质激素的全身副作用(图 7-46)。

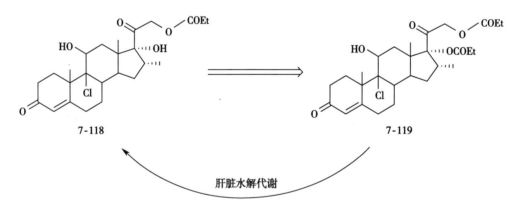

图 7-46 利用首过效应避免糖皮质激素的全身副作用

7.2.5 改变易代谢的结构,增加药物的代谢稳定性

药物分子中的某些基团易受代谢影响而使分子失去活性,为了使这些药物保持活性,常改变一些结构,使其难于代谢失活。要提高药物的代谢稳定性,需对药物的结构进行修饰,首先要明确代谢的特定位点。过去需要预测可能的代谢位点,然后围绕可能的代谢位点来合成类似物抵抗这些位点的代谢,但

现在已经开发出代谢物结构推测的高通量方法。目前已有多种提高化合物代谢稳定性的成功策略,如引入氟原子或氘氢封闭代谢位点、引入其他基团封闭代谢位点、去除易代谢的官能团、环化、改变环的大小、改变手性、降低亲脂性和替换不稳定的基团。这种新药研究方法称为硬药(hard drug)设计。硬药是指不能被机体代谢的化合物;或者不易被机体代谢,需要经过多步氧化或其他反应才能使其失活的药物。

(1)引入氟原子封闭代谢位点:为了提高化合物的代谢稳定性,针对其代谢特点开发出一系列通过改变主要代谢途径的先导化合物结构优化策略。其中,封闭代谢位点就是有效策略之一。而氟原子是最常用的封闭基团,在所有可能的封闭基团中,由于氟原子的体积较小,对分子大小的影响最小。此外,C—F 键(98~115kcal/mol)相较于 C—H 键(89~110kcal/mol)、C—Cl 键(74~97kcal/mol)及 C—CH$_3$ 键(77~101kcal/mol)具有更高的强度、更为牢固。通过引入氟原子可以降低药物的代谢速率,同时可以提高药物的渗透率、pK_a 性质及溶解度。在设计基于机制的酶抑制剂(mechanism-based inhibitor,MBI)时,通过引入氟原子成功设计出多个候选药物。而且含氟化合物的代谢可以是广泛的,可以通过多个连续的步骤进行处理,最终可以释放出分子量低、结构简单的含氟化合物。

丁螺环酮(buspirone,7-120)的主要代谢酶是 CYP3A4,常见的代谢位点之一是嘧啶的 5 位羟基化,在嘧啶的 5 位引入氟原子得到的化合物(7-121)在体外与 CYP3A4 酶孵化的 $t_{1/2}$ 从 4.6 分钟延长至 52 分钟,且对作用靶标 5-HT$_{1A}$ 受体的活性没有显著降低。伊布利特(ibutilide,7-123)是用于近期发作的心房颤动或心房扑动逆转成窦性心律的药物,其主要代谢酶是 CYP1A,代谢位点在分子中长链烷的端基碳上,将其氟代后得到的化合物 7-124 和 7-125 的代谢稳定性较原药提高 4~20 倍(图 7-47)。

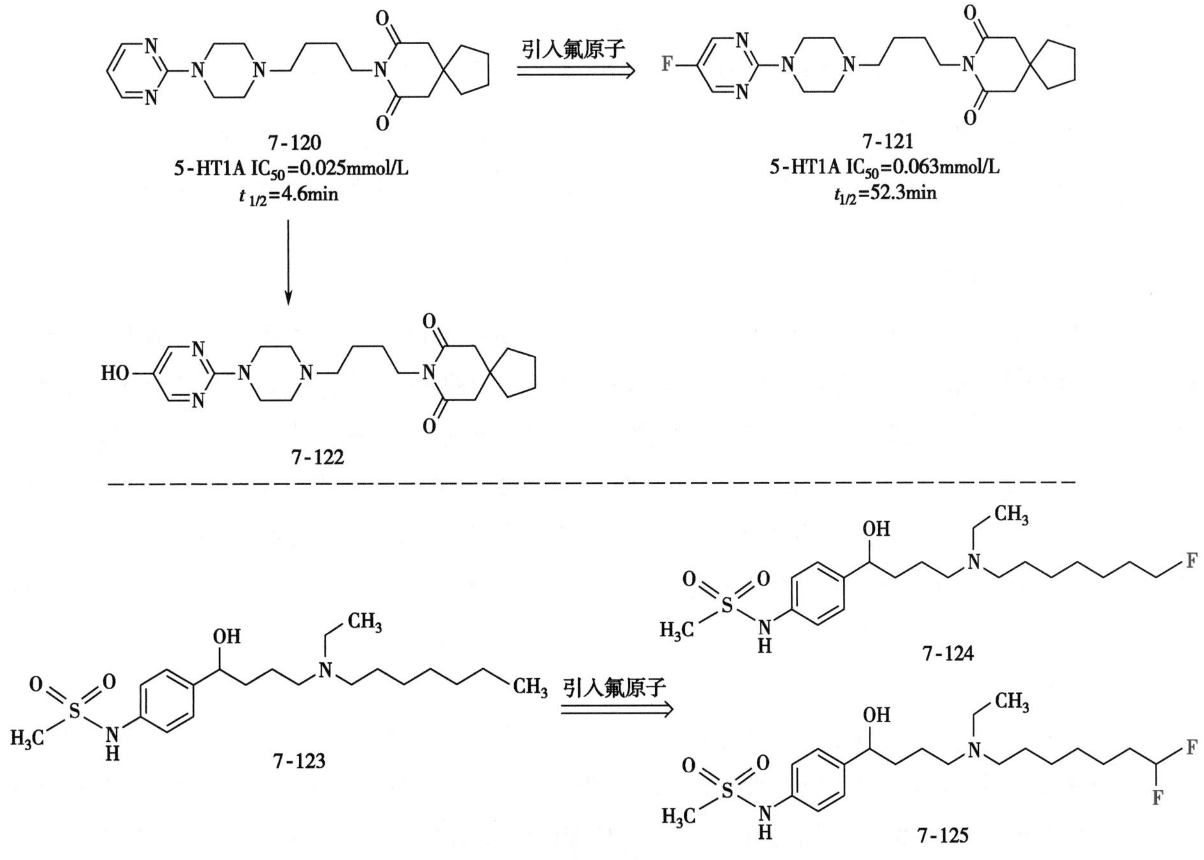

7-120
5-HT1A IC$_{50}$=0.025mmol/L
$t_{1/2}$=4.6min

引入氟原子

7-121
5-HT1A IC$_{50}$=0.063mmol/L
$t_{1/2}$=52.3min

7-122

7-123　引入氟原子

7-124

7-125

图 7-47　通过引入氟原子提高药物的代谢稳定性

（2）在易代谢位点引入氘原子：作为最轻的元素，氢、氘和氚是氢元素的同位素，共同占据元素周期表的领衔位置。氘（deuterium，D）是普通氢（protium，H）原子的一种稳定同位素，其天然丰度约为0.015 6%。氢和氘原子仅仅相差 1 个中子，但两者具有最大的相似性。通过用氘原子替换药物分子中的氢原子形成氘代药物，可以最大限度地保持药物分子的几何尺寸与分子性质，进而具有相似的生物学活性。同时，相比于 C—H 键，C—D 键更短（短约 0.005Å），因而其键能更强；同时，因为 D 重于氢原子，C—D 键的伸缩振动频率更低，所以 C—D 键断裂的活化能更高、反应速率更慢（$k_H > k_D$）。对于很多涉及C—H 键活化断裂代谢的药物分子，在其代谢位点或异构位点处引入氘原子则可能提高分子的化学和代谢稳定性，降低化合物的毒性。

当一个药物有 2 种或 2 种以上的代谢途径时，在其主要代谢位点引入氘原子，有可能导致其代谢转换，即一种代谢途径减弱而另一种代谢途径增强。如安替比林（7-126）的主要代谢是 3 位上的甲基被氧化成羟甲基（7-127），只有少量的 N- 去甲基化代谢物；而 3 位上的甲基被氘代甲基取代后为化合物7-128，发生 N- 去甲基化代谢生成化合物 7-129 成为主要途径，3 位的 N- 去甲基化代谢变得难以发生（图 7-48）。

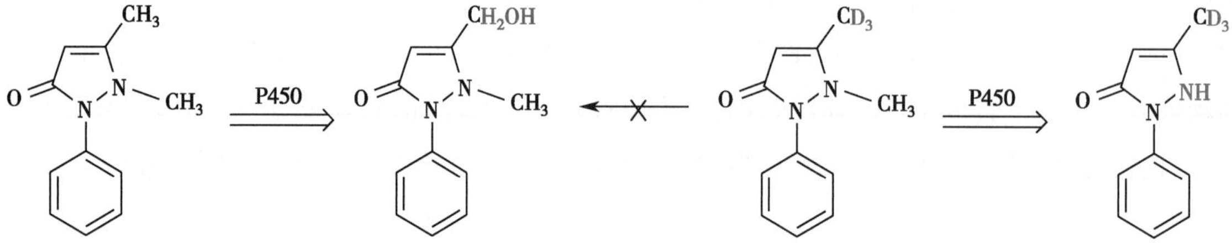

图 7-48　在安替比林的药物易代谢位点引入氘原子而改变其代谢产物

基于氘代药物的研究策略，在现有活性分子或药物的基础上发现性质更优的氘代药物，在 21 世纪初引起人们的广泛关注。2017 年 4 月，首个氘代药物——氘代丁苯那嗪（deutetrabenazine）获得美国FDA 批准，用于治疗亨廷顿舞蹈症引发的异常不自主运动。还有 BMS-986165、VX-984 等多个氘代药物处于不同的临床研究阶段。

氘代丁苯那嗪的非氘代母体药物是丁苯那嗪（tetrabenazine，7-130）。丁苯那嗪的半衰期仅为 6.5 小时，代谢速率较快。第一步是发生在肝脏的还原反应，将分子中的环己酮部分转化成环己醇，速率很快，与分子中的 2 个甲氧基无关。这一步的代谢产物是 1 对对映异构体（R- 构型化合物和 S- 构型化合物），均具有活性，这 2 个代谢物的血药浓度累积暴露量（AUC）直接关系到药效，非常重要。第二步是 2 个甲氧基的氧化去甲基反应。氧化去甲基反应首先发生甲基的氢原子和碳原子之间的共价键氧化断裂，是该反应的限速步骤。这一步的去甲基化代谢产物共有 4 个，但都失去活性，所以去甲基反应的速率会对药效产生影响。在氘代丁苯那嗪分子中，这 2 个甲基上的 6 个氢原子都被氘原子取代，所以氘代甲基的氧化去甲基速率会慢一些。

根据这些代谢研究的结果我们可以推测，氘代丁苯那嗪（7-131）进入体内之后会出现以下变化：因为有同位素效应，第二步代谢反应的速率会有所降低，这样一来，活性代谢物 7-132 和 7-133 在血液中的浓度就会有所提高（因为第一步代谢反应没有同位素效应，速率不变），所以达到同样药效所需的用药剂量就可以降低。只要用一半剂量的氘代丁苯那嗪就可以达到与丁苯那嗪基本相当的代谢物 7-132 和

7-133 的血药浓度累积暴露量,提高该药的耐受性,有显著性差异(图 7-49)。

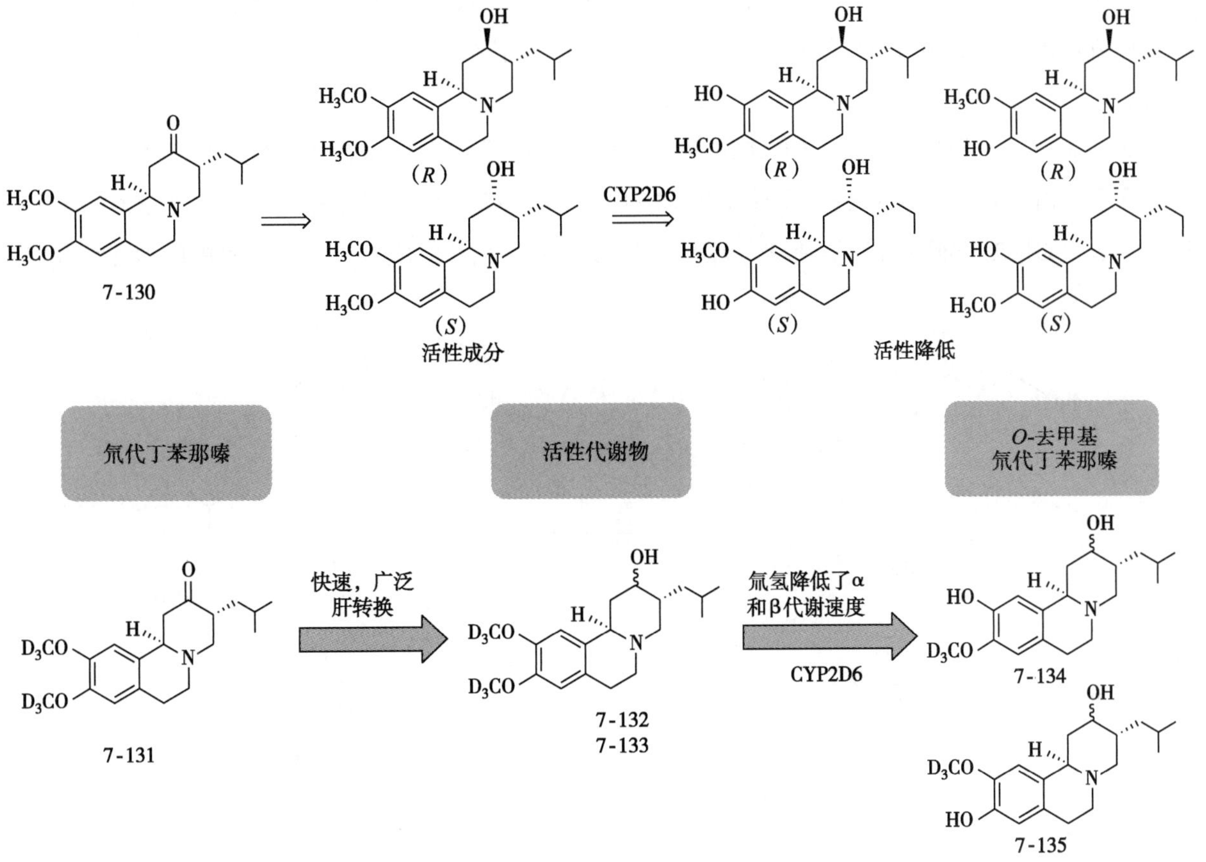

图 7-49　氘代丁苯那嗪通过对甲氧基进行氘代降低甲氧基的代谢速率

(3) 去除易代谢的官能团:去除易代谢的官能团能够提高代谢稳定性。例如,将阿片受体激动剂(7-136)的易代谢的甲氧基上的甲基去掉,化合物 7-137 的稳定性提高 4 倍;进一步将易代谢的 N- 烯丙基除掉获得化合物 7-138,其稳定性大大提高,但活性稍有降低;将分子中的苯环与吡啶拼合得到化合物 7-139,其活性和稳定性均得到提高(图 7-50)。

5- 脂氧合酶抑制剂(7-140)分子中的甲氧基易代谢而不稳定,将甲氧基以酰胺基团替代后得到化合物 7-141,其代谢稳定性和吸收均得到提高(图 7-51)。

(4) 环化:对于易代谢的基团,通过引入环结构减弱代谢。神经激肽拮抗剂 NK$_2$(7-142)易于发生 N-去甲基化,对肝微粒体的稳定性 $t_{1/2}$<10 分钟;若将甲基和周围的结构进行环化组合获得化合物 7-143,不仅对 NK$_2$ 的活性得到保持,且其在肝微粒体内的代谢稳定性得到提高,$t_{1/2}$ 约为 30 分钟。进一步通过改变环上的其他取代基和环的结构提高代谢稳定性,特别是将环缩小后效果明显。化合物 7-144 的代谢稳定性进一步提高 2 倍,$t_{1/2}$ 约为 70 分钟。同时,将末端苯环还原为饱和环己烷时(7-145),发现活性和稳定性均无太多变化。对 7-145 进行手性拆分,得到一对对映异构体,其中 S- 构型化合物 7-146 具有良好的活性,但是稳定性较差。进一步将 S- 构型化合物 7-146 中的环己烷替换为环丙基后得到 S- 构型化合物 7-147,其稳定性得到大幅提高,$t_{1/2}$ 约为 120 分钟。这是由于脂溶性降低导致与代谢酶的结合力降低,因为代谢一般都有亲脂性结合口袋。最后将吗啉基团替换为磺酰胺哌嗪基获得化合物 7-148,该化合物目前正处于 I 期临床研究(图 7-52)。

（5）替换不稳定的基团：将先导化合物中的易代谢基团改变成稳定基团，提高代谢稳定性。例如，在化合物 7-149 分子中有 1 个易被代谢的哌啶环，用哌嗪（7-150）替代则可以大大提高代谢稳定性（图 7-53）。

将硫姆林（tiamulin，7-151）的侧链用氨基甲酸酯基团取代得到化合物 7-152，提高其代谢稳定性，其抗菌谱更广、活性更强，但代谢速率仅为硫姆林的 1/10（图 7-54）。

（6）针对 II 相代谢反应进行结构修饰的策略：药物或其代谢产物与葡糖醛酸结合是药物代谢中最常见的反应。葡糖醛酸具有可离解的羧基（pK_a=3.2）和多个羟基，通常呈半缩醛的环状形式，无生物活性，易溶于水。葡糖醛酸能与含羟基、羧基、氨基、巯基的小分子结合，形成 O-、N-、S- 葡糖醛酸糖苷结合物。

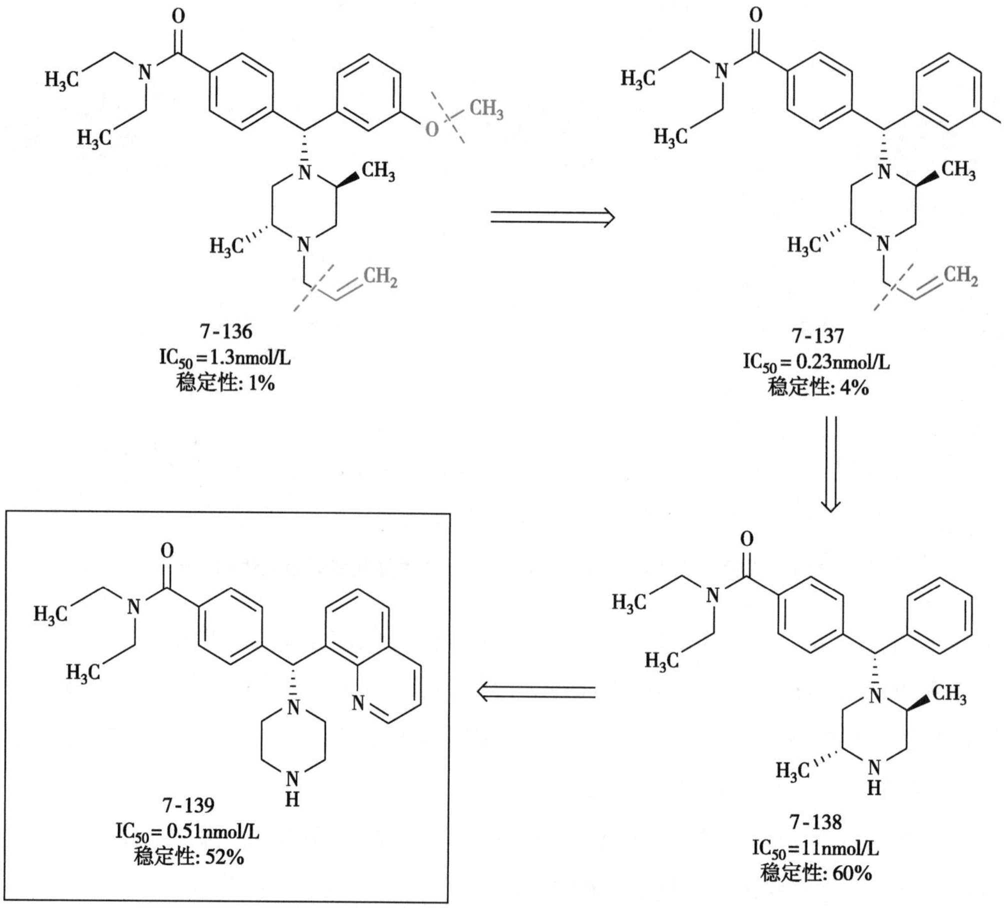

图 7-50　通过去除易代谢的官能团以提高化合物的代谢稳定性

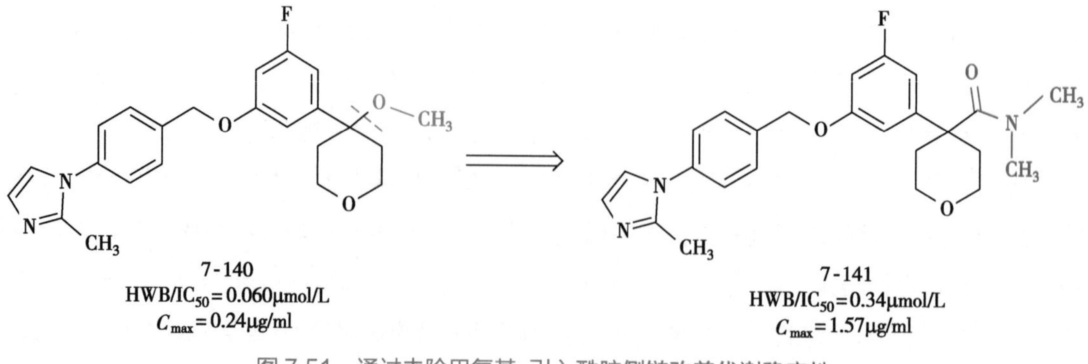

图 7-51　通过去除甲氧基，引入酰胺侧链改善代谢稳定性

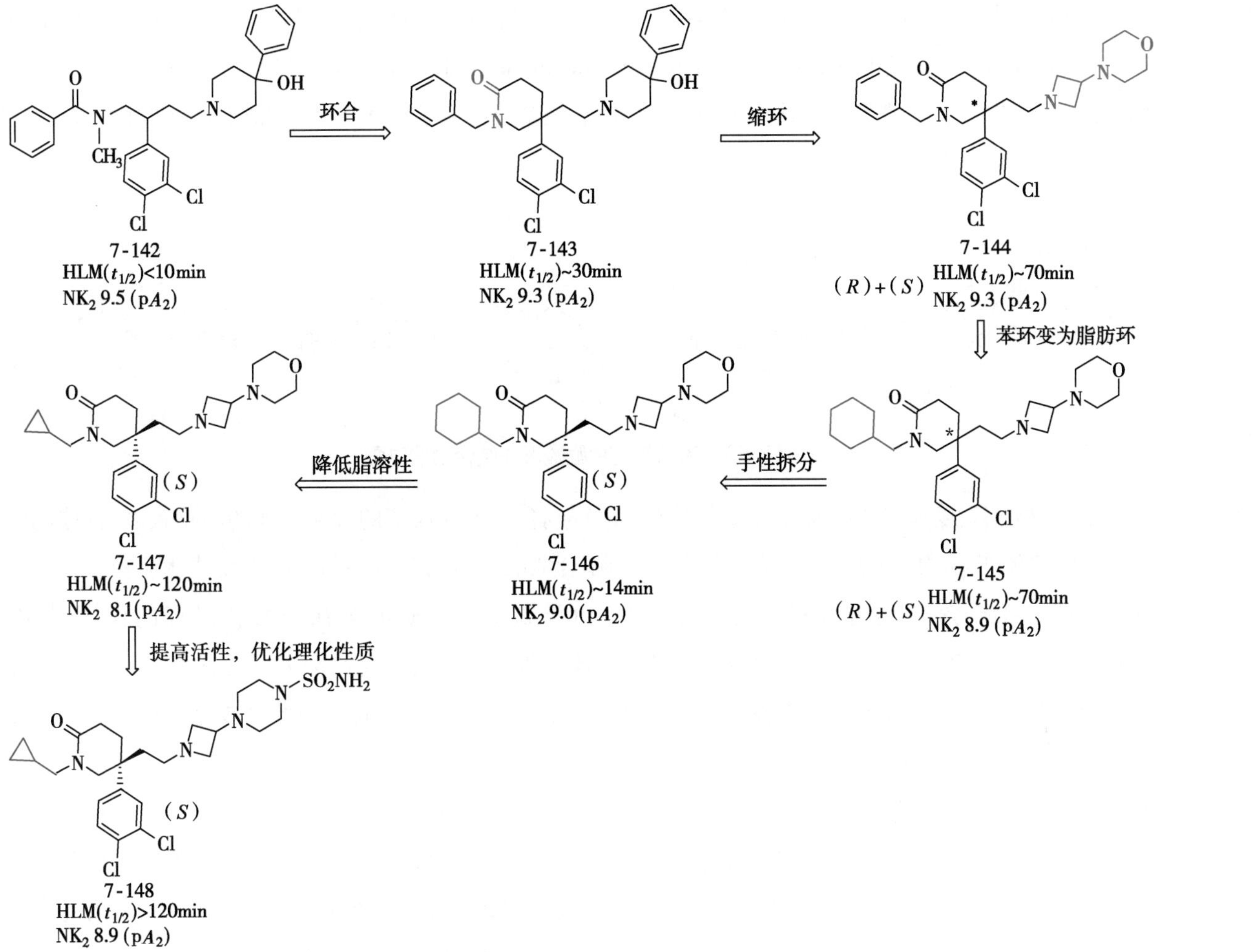

图 7-52　通过环化策略提高代谢稳定性

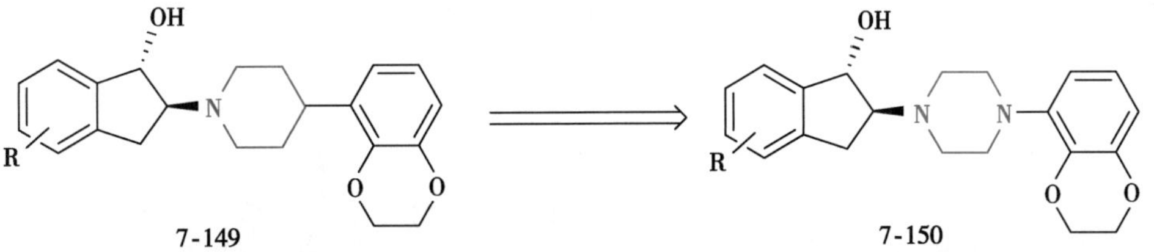

7-149　　　　7-150

R=5-F 生物利用度　7%
R=6-F 生物利用度　8%
R=5,6-diF 生物利用度　5%

R=5-F 生物利用度　65%
R=6-F 生物利用度　46%
R=5,6-diF 生物利用度　51%

图 7-53　用哌嗪替代哌啶提高化合物的代谢稳定性

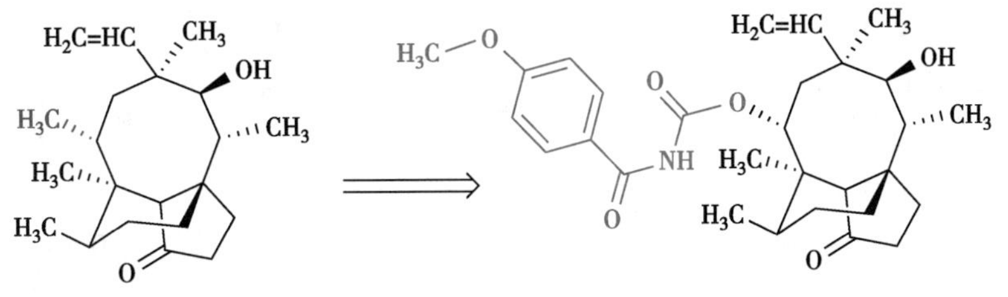

7-151　　　　7-152

图 7-54　引入氨基甲酸酯提高化合物的代谢稳定性和活性

药物与葡糖醛酸(7-153)形成结合物的过程分 2 步进行。葡糖醛酸(glucuronic acid)首先生成尿苷 -5- 二磷酸 -α-D- 葡糖醛酸(uridine diphosphate glucuronic acid, UDPGA)(7-154),它是葡糖醛酸的活化形式,然后药物(HXR)在肝微粒体中 UDP- 葡萄糖醛酸基转移酶的作用下生成葡糖醛酸结合物(7-155)。反应式如图 7-55 所示。

7-153　　7-154　　7-155

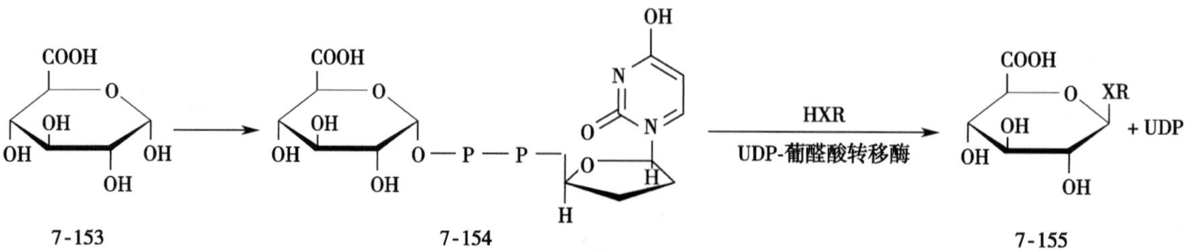

图 7-55　药物与葡糖醛酸形成结合物的过程

由于含羟基、羧基的药物及可通过官能团代谢得到含羟基和羧基的代谢产物的药物较多,且体内的葡糖醛酸来源丰富,故与葡糖醛酸结合形成 *O*- 葡糖苷酸的结合物是这些药物的主要代谢途径。

吗啡(7-156)在体内可被胃肠道迅速吸收,由于肠壁及肝脏的葡糖醛酸化过程的作用,仅有 30%~40% 作为具有生物活性的游离型吗啡进入机体。吗啡在体内主要代谢为不具有生物活性的 3- 葡糖醛酸吗啡(7-157),而在 C-6 位上发生葡糖醛酸化的比例较低。对 C-6 位葡糖醛酸化产物进行研究发现,吗啡 -6- 葡糖苷酸(morphine glucuronide, 7-158)对阿片受体有很强的亲和力,并且该分子具有较大的极性,所以该代谢产物比吗啡进入脑脊液的速度慢。此外,因构象的变化,吗啡 -6- 葡糖苷酸(7-158)的中枢作用却优于吗啡,镇痛作用比吗啡强数倍,在临床上作为阿片类药物使用,可用于中至重度疼痛的治疗(图 7-56)。与吗啡制剂相比,吗啡 -6- 葡糖苷酸注射液的镇痛活性更强,维持时间更长,耐受性更好,可有效改善恶心、呕吐、呼吸抑制等不良反应,目前正处于Ⅲ期临床研究中。

针对Ⅱ相代谢稳定性提高的药物的结构修饰主要有引入吸电子基团和空间位阻、酚羟基变成环脲或硫脲及将酚羟基转变为前药。在芳环羟基的邻位引入吸电子基团能减少酚羟基与葡糖醛酸结合,例

7-156　　7-158

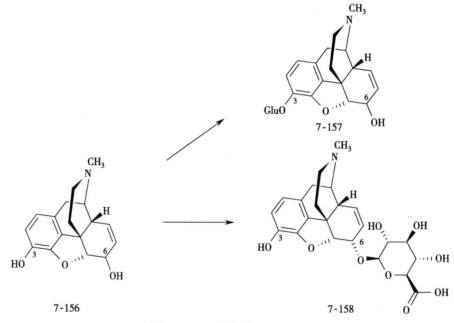

图 7-56　吗啡的Ⅱ相代谢产物

如,苯酚类化合物引入氯原子(7-159),通过其吸电子和空间位阻减少其与葡糖醛酸结合(图 7-57);同样在酚羟基的邻位引入氰基(7-160),也可以减少与葡糖醛酸结合(图 7-58)。

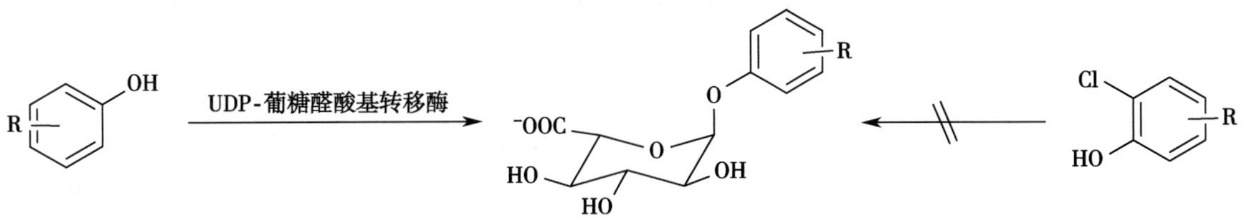

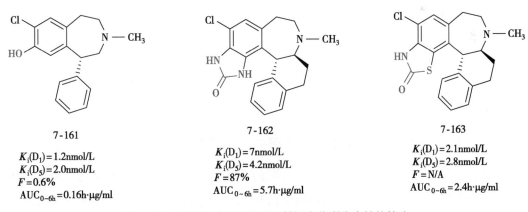

图 7-57　苯酚类化合物引入氯原子可减少与葡糖醛酸结合

葡糖醛酸结合

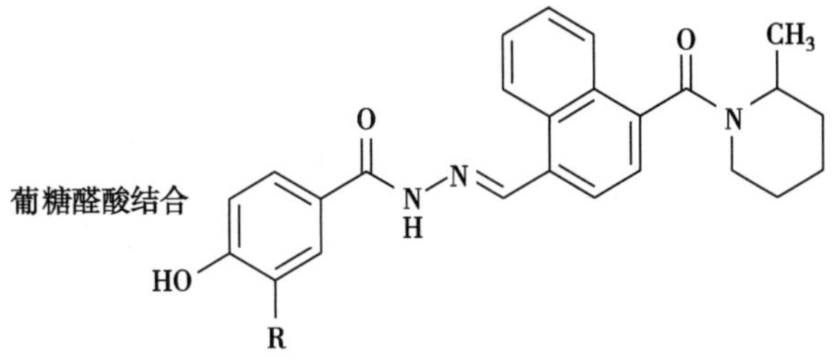

R		hGluR 亲和性 nmol/L	代谢清除率 pmol/(min·mg)
7-159	Cl	8	267
7-160	CN	12	65

图 7-58　酚羟基的邻位引入氰基可减少与葡糖醛酸结合

酚羟基用环脲或硫脲取代也能减少与葡糖醛酸结合,例如,多巴胺 D_1/D_5 受体拮抗剂(7-161),当用环脲(7-162)或硫脲(7-163)替代酚羟基时,其代谢稳定性可以提高,吸收度和 AUC 也均可以提高,且活性不变(图 7-59)。

7-161
$K_i(D_1) = 1.2nmol/L$
$K_i(D_5) = 2.0nmol/L$
$F = 0.6\%$
$AUC_{0\sim6h} = 0.16h\cdot\mu g/ml$

7-162
$K_i(D_1) = 7nmol/L$
$K_i(D_5) = 4.2nmol/L$
$F = 87\%$
$AUC_{0\sim6h} = 5.7h\cdot\mu g/ml$

7-163
$K_i(D_1) = 2.1nmol/L$
$K_i(D_5) = 2.8nmol/L$
$F = N/A$
$AUC_{0\sim6h} = 2.4h\cdot\mu g/ml$

图 7-59　环脲或硫脲取代酚羟基提高代谢稳定性的策略

甲苯磺丁脲(tolbutamide,7-164)由 CYP2C9 代谢,其代谢位点在苄位甲基,为最主要的消除机制,代谢生成无活性的 7-165。结构相似的氯磺丙脲(7-166)采用氯原子取代甲基。与甲苯磺丁脲(7-164)相比,氯磺丙脲(7-166)的代谢稳定性增加,清除率降低[为 0.030ml/(min·kg)],半衰期更长(约为 33 小时);甲苯磺丁脲的清除率为 0.22ml/(min·kg),半衰期约 5 小时,大大增加其作用持续时间。CYP 的机制是自由基而不是亲电反应,氯原子的作用是阻止代谢发生。

双氯芬酸(diclofenac,7-167)由于邻位的取代基占位,由 CYP2C9 代谢主要生成 4- 羟基双氯芬酸

（7-168）。在人体内的药物半衰期大约为 1 小时,代谢（氧化）清除率相对较高,并且代谢产物可以被氧化代谢成毒性的对亚胺醌（7-169）。而在化合物 7-167 的基础上,将氯原子移位获得化合物芬氯酸（7-170）,可以提高化合物的代谢稳定性,4 位卤素的取代使得其代谢稳定,半衰期超过 20 小时（图 7-60）。

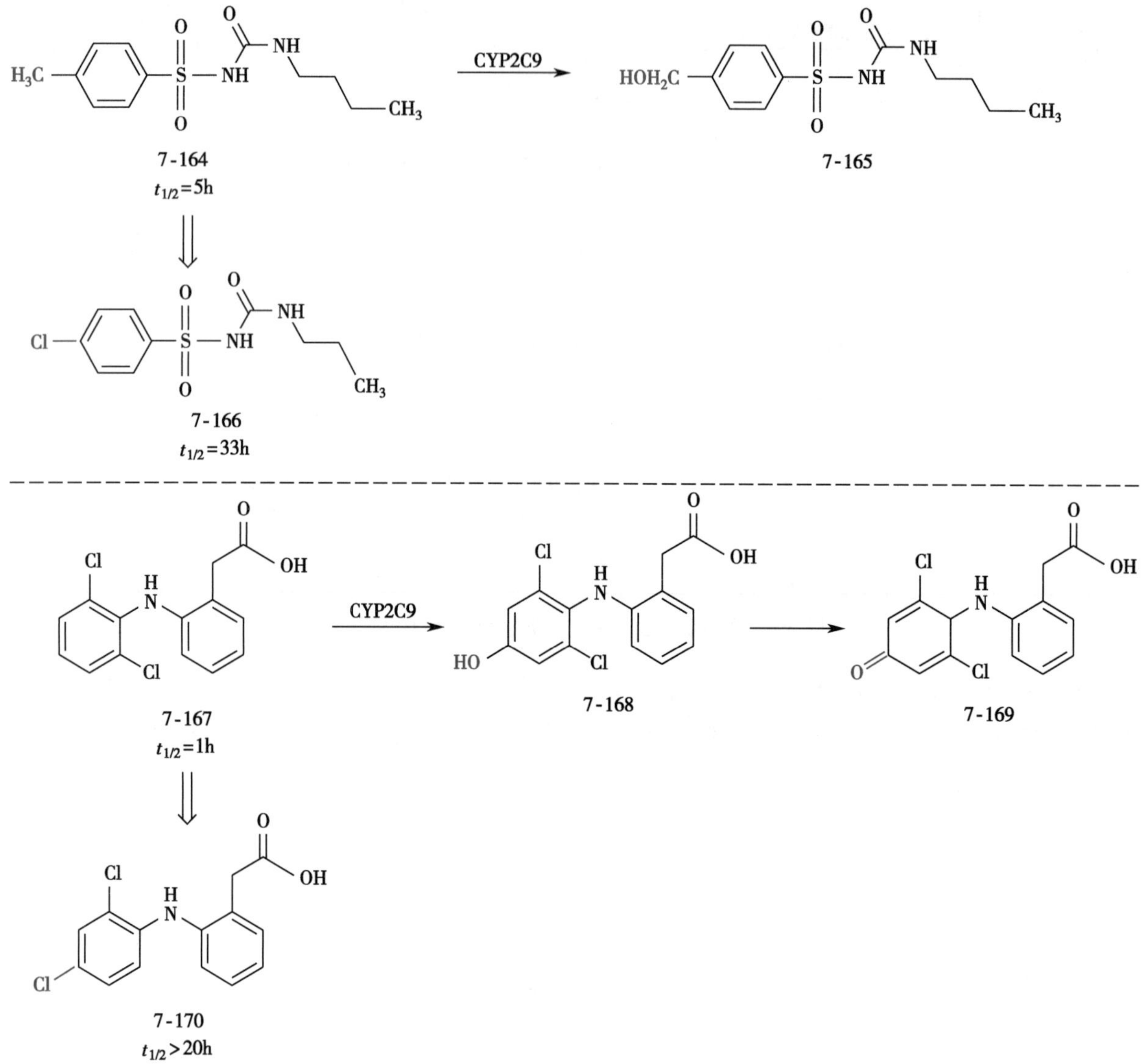

图 7-60　氯磺丁脲及芬氯酸通过引入氯原子提高代谢稳定性

在设计部分 β 受体拮抗剂时也利用了药物代谢的策略。β 受体拮抗剂的心脏选择性与苯氧丙醇胺骨架的苯环 4 位取代基相关,美托洛尔（metoprolol,7-171）的代谢主要发生在苄基和甲氧基上,这种氧化主要由 CYP2D6 来完成。对于美托洛尔,其很容易被 CYP2D6 代谢,因此美托洛尔的清除率高,体内的首关清除率达到 50%,生物利用率低,在微粒体中的 V_{max} 为 0.46nmol/（L·min）及半衰期较短（3.5~6 小时）。Manoury 等认为在这个易代谢位点引入大体积基团可以起到提高稳定性和增加对心脏的选择性的作用,通过引入环丙甲基,获得代谢稳定性更优的药物倍他洛尔（betaxolol,7-172）。除立体位阻作用外,环丙基上的氢比烃基上的氢稳定性更优,使得倍他洛尔有更好的药动学性质,其半衰期为 16~22 小时,微粒体中的 V_{max} 为 0.07nmol/（L·min）,首关清除率为 15%（图 7-61）。

与 CYP2D6 和 CYP2C9 的区域选择性相比,在人体内的肝细胞色素 P450 中最丰富的 CYP3A4 酶

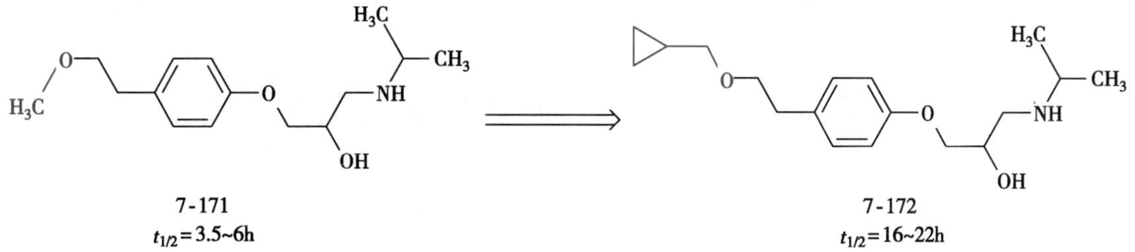

图 7-61　基于代谢稳定性研究发现倍他洛尔

在 N- 脱烃基和烯丙基或苄基的碳氧化的催化反应区域选择性较小。封闭主要代谢位点,大大延长半衰期,减少给药次数和总给药量,且减少代谢酶基因的多态性影响。

钙通道阻滞剂地尔硫䓬(diltiazem,7-173)代谢广泛,由 CYP3A4 代谢,至少有 5 个不同的途径,包括脱乙酰基(7-174)、N- 去甲基(7-175)、O- 去甲基(7-176)、环羟基化和形成酸。尽管临床广泛使用,但相对作用时间较短。通过对代谢过程进行研究,发现可以增加末端氮的碱性来稳定氮原子的电子密度。因为氧化到 N- 去甲基和醛产物(占代谢总数的 84%)的第一步是由氮原子的电子密度决定的,这种稳定氮原子的电子云密度尤为重要。用 N- 吡咯烷基衍生物(7-177)证明仲胺稳定性的重要性,通过提高碱性和立体位阻来增加代谢稳定性。该例也说明即使是脆弱的烷基取代胺基团可以提高药物稳定性(图 7-62)。

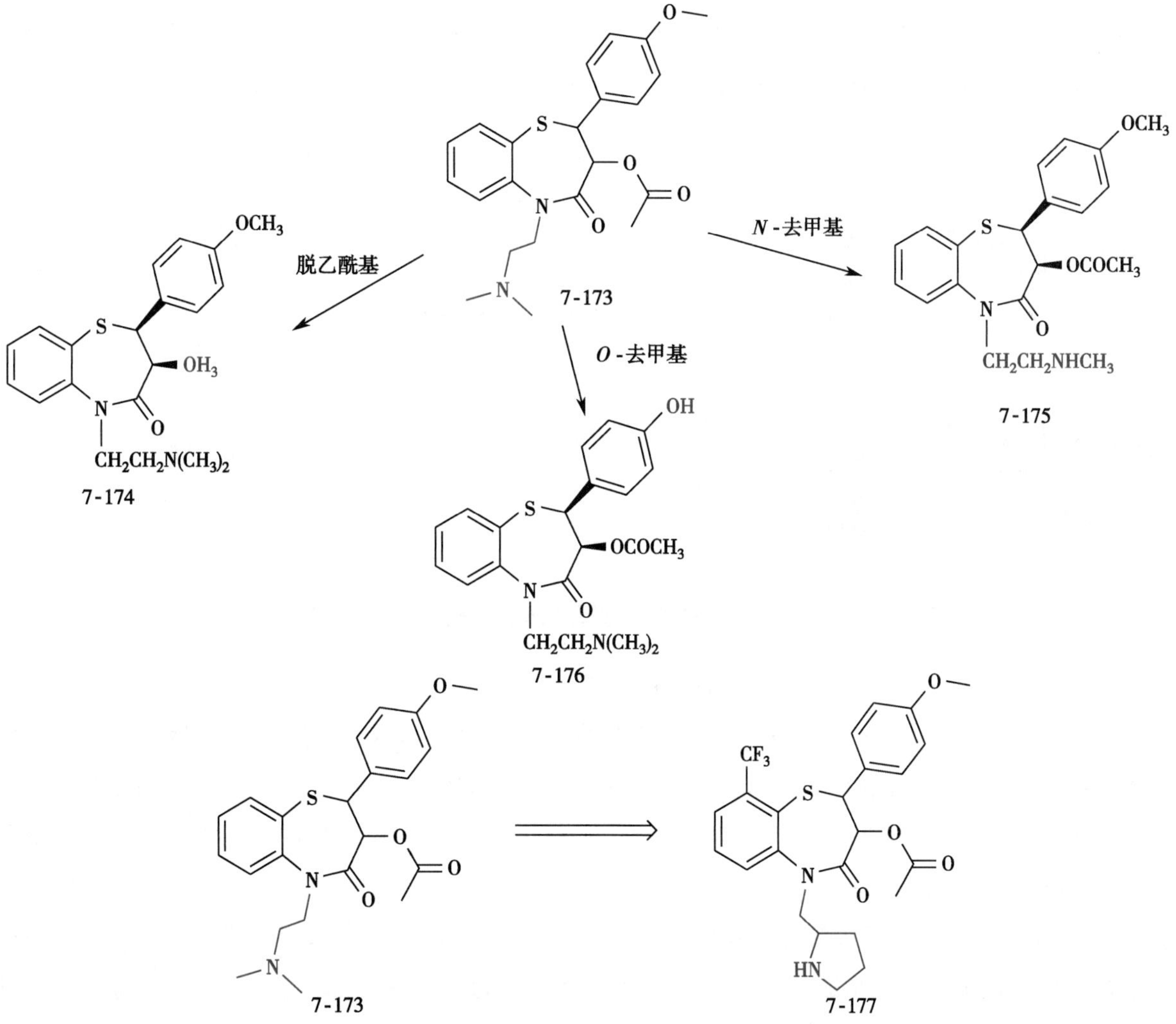

图 7-62　针对地尔硫䓬的代谢稳定性进行结构改造

7.3　基于体内代谢研发新药案例

7.3.1　抗丙肝药物索非布韦和抗新型冠状病毒药物瑞德西韦的发现

核苷类药物在肿瘤、感染性疾病(病毒如 HSV、HIV、HBV、HCV 或真菌感染)等领域应用广泛,其作用靶标多为 DNA 聚合酶或 RNA 逆转录酶。核苷类药物一般模拟天然核苷的结构,竞争性地作用于酶活性中心,嵌入正在合成的 DNA 或 RNA 链中,干扰核酸代谢。核苷类药物进入细胞后在酶的作用下经 3 步磷酸化,得到具有生物活性的三磷酸衍生物而发挥药效,其中单磷酸化是限速步骤,因此通常在核苷类药物中直接引入单磷酸或磷酸酯基团。

早期的设计是将核苷药物修饰成磷酸或磷酸酯衍生物,但因其极性大而难以通过细胞膜,加上磷氧键的代谢稳定性较差等限制了其应用。为解决类药性问题,在该类药物设计中广泛采用前药策略。ProTide 前药技术是核苷类药物领域应用最成功的技术之一(图 7-63),其设计原理是将核苷磷酸 / 磷酸类药物分别通过磷脂键 / 磷酰胺键(芳基模块 / 氨基酸酯基模块)与极性基团连接形成磷脂 / 磷酰胺前药,通过掩蔽极性基团来降低分子的极性、增加透膜性,当前药吸收进入体内后再经特定的酶水解释放原型药物。本章节我们将围绕 2 个具有代表性的药物索非布韦和瑞德西韦展开介绍。

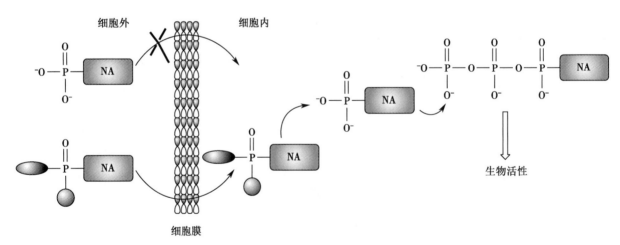

图 7-63　ProTide 前药技术是提高单磷酸基团药物透膜性的有效策略

7.3.1.1　ProTide 策略在药物设计中的应用

首先,我们先来了解一下 ProTide 技术。该技术最早可追溯到 20 世纪 80 年代,旨在将磷酸极性基团隐蔽而使药物在生理 pH 条件下呈中性,进而增加药物的吸收。ProTide 技术的关键就是对核苷和核苷酸的母体结构在糖羟基的位置上用磷酸化的方式引入芳氧基和氨基酸(如 L- 丙氨酸)而形成磷酰氨酸酯,即芳氧基磷酰胺三酯(aryloxy phosphoramidate triesters)。ProTide 前药进入体内后,主要经组织蛋白酶 A(cathepsin A)将氨基酸酯水解为氨基酸,在生理 pH 条件下,氨基酸中的羧基负离子进攻磷酸酯的磷原子,同时芳基离去形成五元环,水分子使五元环中间体进一步开环,开环产物在磷脂酶 / 磷酰胺酶的作用下氨基酸水解释放单磷酸原药,后经 2 步磷酸化得到具有生物活性的三磷酸化核苷衍生物

(图 7-64)。一般而言,该类化合物有 3 个基本修饰点:①芳基取代基有卤素取代基或强吸电子基团,离去能力好,容易发生分子内亲核取代,形成活泼的五元环内酯,进而水解开环并在酶的催化下给出磷酸前药;②氨基酸侧链以直链为最佳选择,其立体化学对生物活性至关重要(L- 构型比 D- 构型的活性更好),α- 氨基酸(如 L- 丙氨酸)的效果最为明显;③酯基中以伯、仲烷基或苄基最为合适。该技术从这 3 个方面入手易于进行构效关系研究,挖掘出药效最佳的临床药物。

ProTide 技术是一种具有结构多样性的前药策略:氨基酸的类别(D/L)、手性(R/S)中心及羧酸酯取代基,芳环上的修饰及其取代基,磷原子上的手性(S_p/R_p)等结构变化均会影响前药的脂水分配系数,从而影响其吸收及水解酶的活性和特异性,影响其释放速率。因此,通过调整和优化这些非药效特异性的结构特征,可以获得理想的磷酰氨酸酯前药。

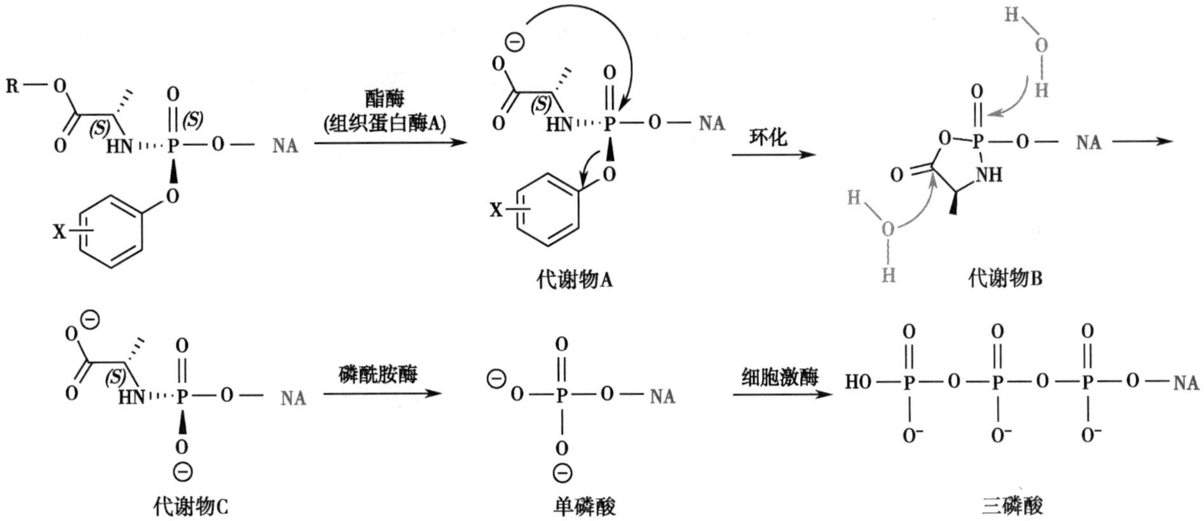

图 7-64 ProTide 前药技术体内降解释放原药的机制

核苷分子用磷酰氨酸酯结构模块修饰早有报道。1991 年英国 Cardiff 大学的 McGuigan 团队报道将氟代脱氧胸苷(FDT)连接磷酰氨酸酯合成的化合物 7-178 提高抗 HIV 活性。随后将齐多夫定(zidovudine)制成化合物 7-179,R 代表不同的天然氨基酸取代基,细胞实验表明活性显著强于齐多夫定,而且对缺乏胸苷激酶的耐药株有效,提示预构的一磷酸基的有效性。同样,司他夫定(stavudine)的磷酰氨酸酯前药 7-180 对感染 HIV 细胞的抑制活性,特别是对缺少腺苷激酶的细胞的抑制活性显著强于原药司他夫定(图 7-65)。

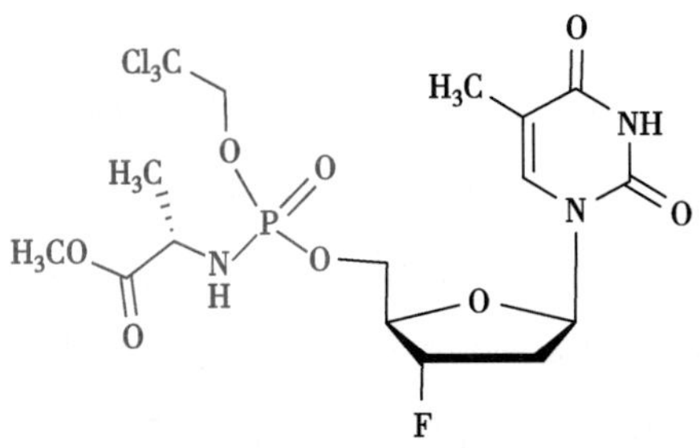

7-178

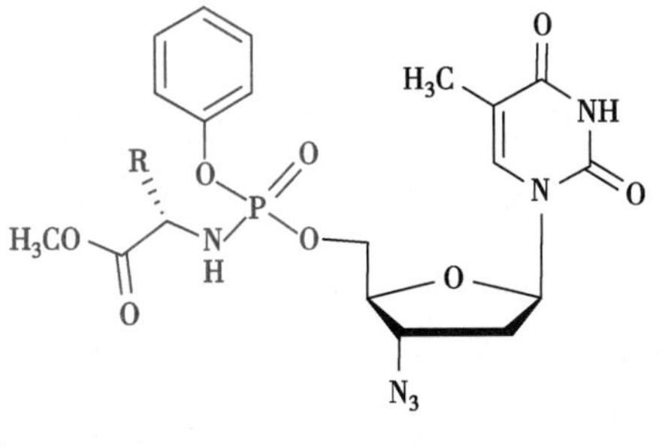

7-179

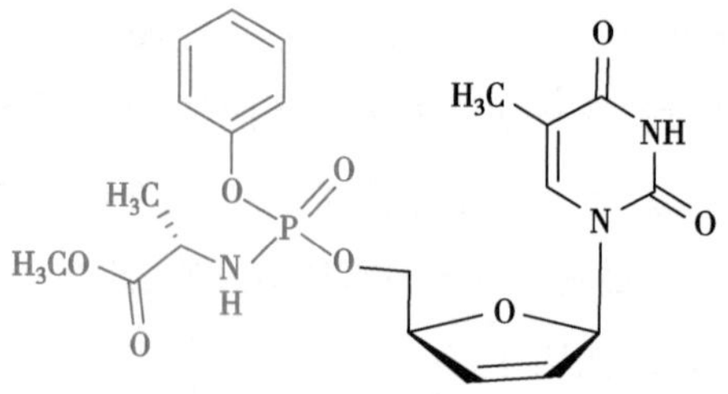

7-180

图 7-65　早期利用磷酰氨酸酯结构模块设计的抗 HIV 药物

　　McGuigan 研究组遂将核苷类化合物的磷酰氨酸酯化技术称为 ProTide 方法（ProTide approach），对各个治疗领域应用的核苷经一磷酸化后修饰成磷酰氨酸酯。这个平台技术用于抗 HCV 药物的研究，将体外无活性的 5′- 叠氮腺苷（7-181，EC_{50}>100μmol/L）磷酰氨酸酯化成前药（7-182），活性提高到 EC_{50} = 0.22μmol/L。对 HCV 具有弱抑制活性的甲基鸟苷（7-183）制成鸟苷磷酰氨酸酯（7-184），活性提高了 2 个数量级（图 7-66）。

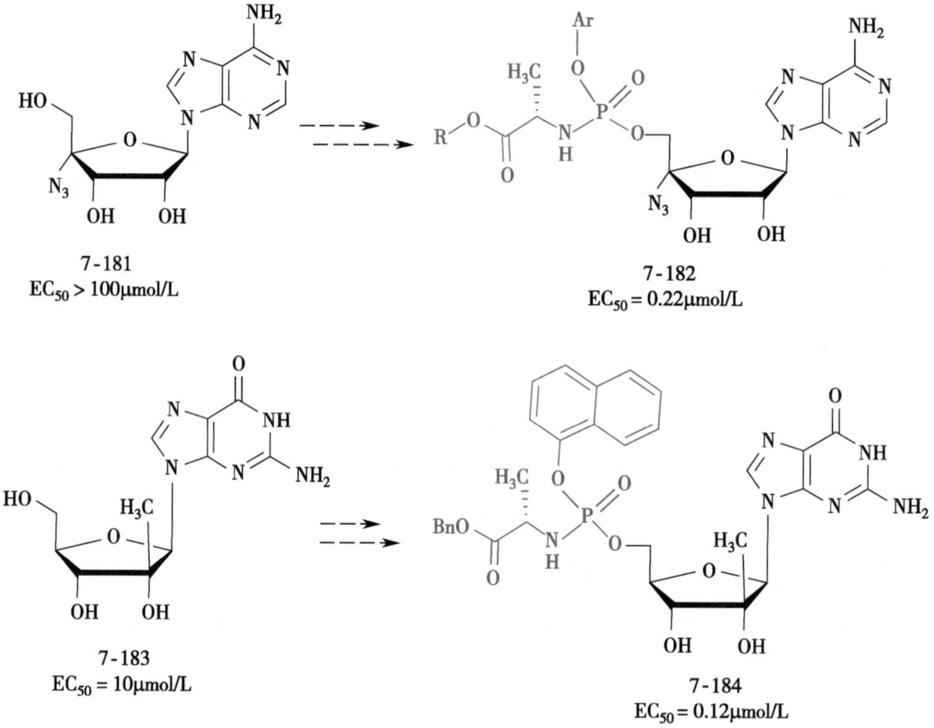

7-181
EC_{50} > 100μmol/L

7-182
EC_{50} = 0.22μmol/L

7-183
EC_{50} = 10μmol/L

7-184
EC_{50} = 0.12μmol/L

图 7-66　通过 ProTide 技术提高化合物的抗 HCV 活性

　　ProTide 策略应用于抗肿瘤药，McGuigan 教授等将容易发生耐药的吉西他滨（gemcitabine，7-185）分子中加入 ProTide 化学装置，得到的化合物 7-186 显示强效的体外活性，而且不像吉西他滨依赖脱氧腺苷激酶的活化，也不需要核苷转运蛋白的辅助（前药的过膜机制是被动扩散）。此外，化合物 7-186 也不被胞苷脱氨酶代谢降解，动物实验显示对移植的胰腺癌可显著缩小肿瘤体积，现处于 Ⅱ 期临床研究中。

　　一些致病菌如结核分枝杆菌合成 DNA 时，需要依赖黄素的胸苷酸合成酶参与，而哺乳动物没有这个酶。核苷类抑制剂 7-187 经磷酰氨酸酯修饰获得前药 7-188，提高了抗菌活性（图 7-67）。

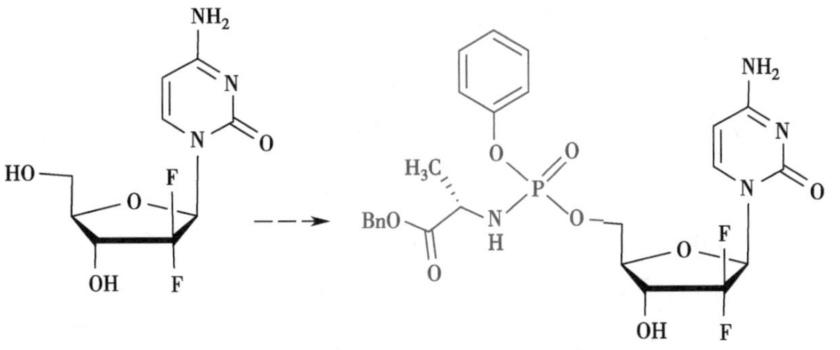

7-185　　7-186

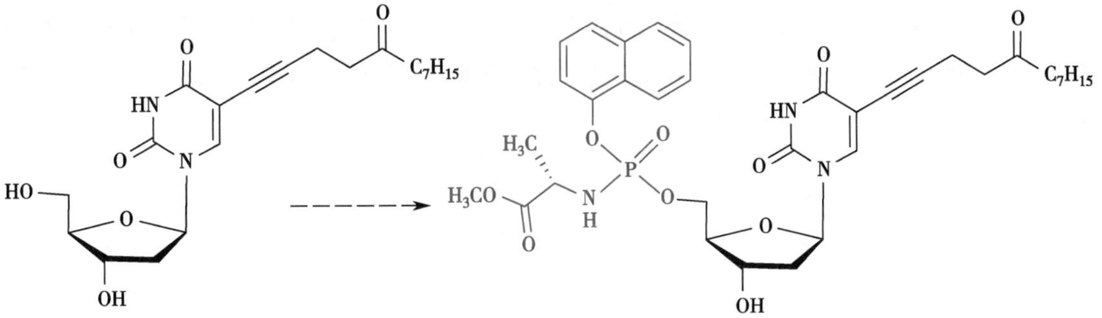

7-187　　7-188

图 7-67　ProTide 策略在抗肿瘤药和抗菌药物中的应用

7.3.1.2　索非布韦

2013 年 12 月 FDA 批准美国吉利德科学（Gilead Sciences）公司研发的治疗丙肝（HCV）的口服药物索非布韦（sofosbuvir，7-189）（图 7-68）上市，成为该年度获批的最重要的新药之一，并很快成为全球重磅药物。索非布韦的抗 HCV 作用是通过抑制 NS5B RNA 聚合酶，阻止病毒的 RNA 链复制，对多种 HCV 基因型有治疗效果，特别是基因 1 型，单独应用或与 NS5A 蛋白酶抑制剂合用，丙肝患者服用 12 周持续病毒学应答率达到 95% 以上，临床效果显著，以至于默克的格拉瑞韦（grazoprevir）/ 艾尔巴韦（elbasvir）和施贵宝的达拉他韦（daclatasvir）失去 FDA 的“突破性药物”资格，使其他抗丙肝药物黯然失色。

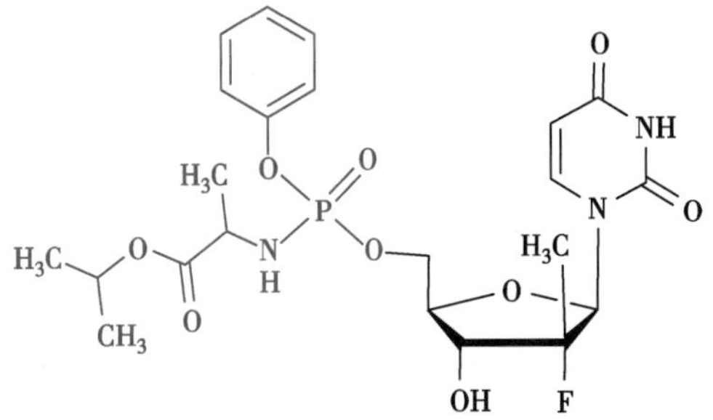

7-189

图 7-68　索非布韦的结构式

索非布韦是尿嘧啶核苷类似物的前药，分子式为 $C_{22}H_{29}FN_3O_9P$，相对分子量为 529.45Da，溶解度为 0.824mg/ml，log$P$ 为 1.63，极性表面积（PSA）为 152.7Å^2。口服生物利用度为 92%，血浆蛋白结合率为 62%~65%，半衰期（$t_{1/2}$）为 0.4 小时，活性代谢物的 $t_{1/2}$ 为 27 小时。每次 400mg，口服，每日 1 次。这样一组良好的物理与化学性质及主要药动学数据提示研发者在构建和优化分子结构的过程中，对成药性和代谢活化的活性进行精心研究。

(1) 先导化合物的发现：对于抗丙肝药物的开发，在 2000 年以前就已经有了不少报道，但是一直未能取得重大进展。Pharmasset 的科学家在前人研究的基础上决定以核苷类似物作为主要研究方向，经过不懈的努力，在 2003 年他们获得第一个比较有效的化合物 NHC（7-190，图 7-69），主要针对病毒的

RNA 聚合酶,尽管其活性比较低,但是作为第一个筛选出的有效化合物,仍然给了大家极大的鼓舞。

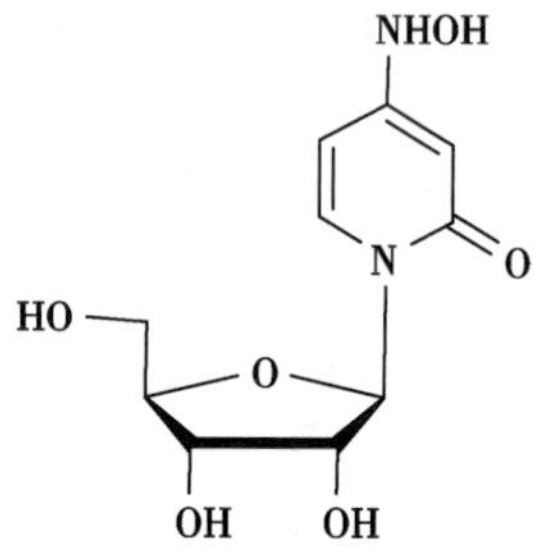

Pharmasset 随后对公司内部的化合物库进一步展开筛选,但是并没有能够得到突破。直到一个氟取代的化合物 FdC(7-191)进入人们的视线,其 EC_{90} 在 0.1~200μmol/L,优于利巴韦林($EC_{90} = 100$μmol/L)和 NHC($EC_{90} = 5$μmol/L)(动物实验中,FdC 活性的种属差异比较大),而且研究结果显示 7-191 需在细胞内三磷酸化后,即生成 FdC-TP 才是一个有效的 RNA 聚合酶抑制剂,会被细胞的 RNA 聚合酶识别。在动物实验中,并未观察到 FdC 有明显的毒副作用,因此 FdC 值得进行深入研究。对 FdC 进行结构改造,发现另外 2 个化合物 2′-C-Me-cytidine(PSI-6206, 7-192)和 PSI-6300(7-193)。活性测试显示,7-193 要优于 7-191 和 7-192,7-192 对 S282T 突变酶存在抗药性(图 7-70)。

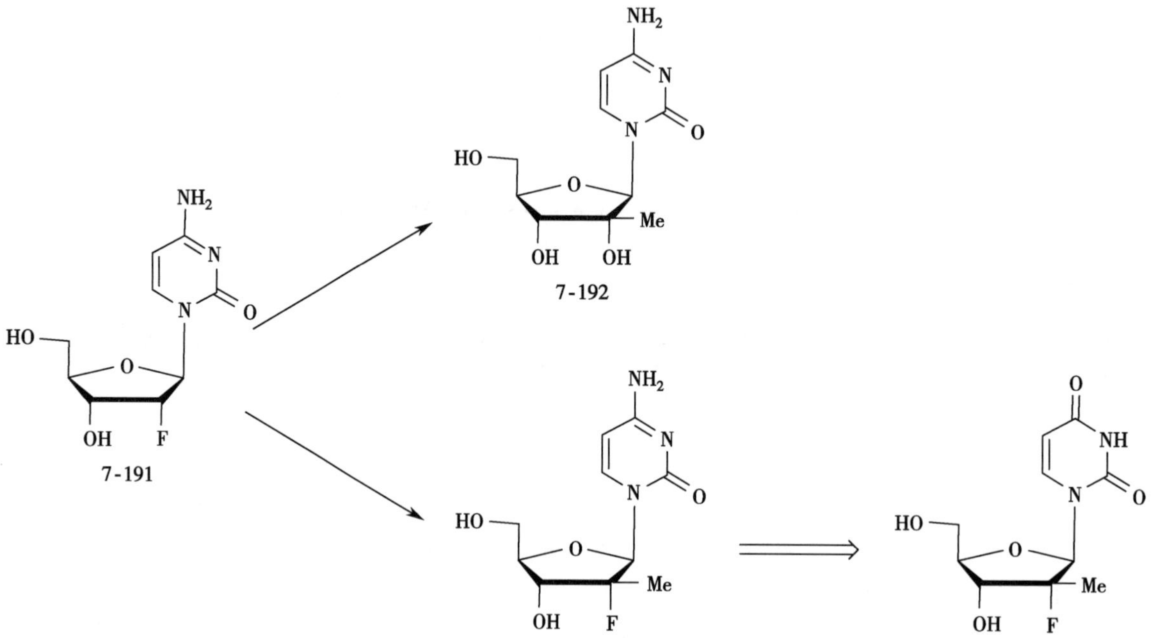

图 7-69　苗头化合物 NHC

图 7-70　先导化合物的发现

出于药物的安全性与高效性考虑,挑选化合物 7-193 展开进一步的研究。首先通过研究肝细胞对化合物的作用,预测化合物在体内的转化过程,以便进一步优化结构和完善成药性。将 ^{3}H 标记的化合物 7-193 与人肝细胞温孵,在不同的时间点检测肝细胞中化合物的转化,发现化合物 7-193 在脱氧胞苷激酶(dCK)的催化下生成一磷酸胞苷(7-195),继之可被胞(尿)苷一磷酸激酶(YMPK)催化生成二磷酸胞苷(7-196),再经核苷二磷酸激酶(NDPK)催化生成活化形式的三磷酸胞苷(7-197),7-197 对 NS5B 产生抑制作用(图 7-71)。7-193 也可被肝细胞中的胞苷脱氨酶氧化脱氨生成尿苷(7-194),后者不能被 dCK 磷酸化生成一磷酸尿苷(7-198),提示胞苷脱氨是个失活过程。所以,碱基为胞嘧啶的核苷类药物具有代谢不稳定性。

然而,一磷酸胞苷类似物(7-195)经脱氨生成的一磷酸尿苷(7-198)在肝细胞内可发生二磷酸和三磷酸化,生成的三磷酸尿苷(7-200)具有较高的酶抑制活性,$K_i = 0.42$μmol/L;而且一磷酸尿苷(7-198)可

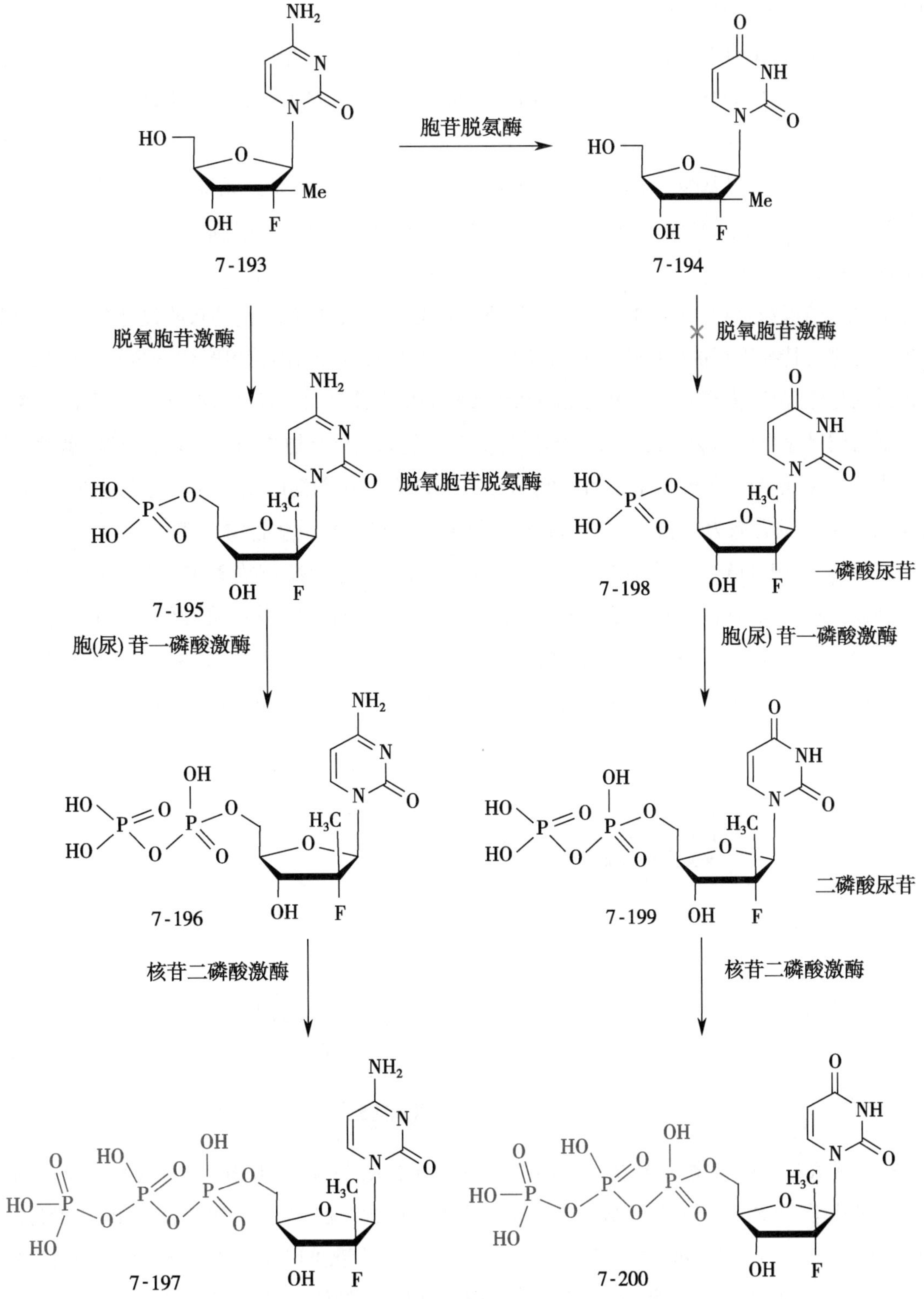

图 7-71　化合物 7-185 在肝细胞中的代谢失活和代谢活化

在肝细胞中长时间存留,半衰期$(t_{1/2})=38$ 小时。这些性质成为研发一磷酸尿苷类药物的重要依据。化合物 7-195 的代谢研究提供的设计策略是以一磷酸尿苷(7-198)为研发对象,因为它避免胞苷的脱氨作用,也预构了一磷酸尿苷骨架,为生成活化产物三磷酸尿苷(7-200)提供磷酸基的"接口"。不过化合物一磷酸尿苷(7-198)的磷酸基还存在 2 个酸根,极性强而不利于过膜吸收,药效学和药动学发生冲突,需要制成前药掩蔽极性基团加以解决。

（2）基于 Protide 策略设计获得索非布韦：核苷酸结合蛋白是由 HINT1（human histidine triad nucleotide binding protein 1）编码的具有多功能的蛋白质，结构中含有保守的组氨酸三元体结构域 His-aa-Hisaa-His-aa-aa（aa 代表疏水性氨基酸残基），具有水解核苷酸磷酰胺键的特性，例如可将 AMP-Lys 或 AMP-Ala 水解成 AMP 和对应的氨基酸。由于 HINT1 主要分布在肝、肾和中枢神经系统中，而且药物经口服用药在胃肠道吸收后首先进入肝脏，因此可设计含有磷酰胺片段的前药，首先在肝脏中代谢活化，成为肝靶向的治疗药物。

为提高一磷酸尿苷（7-198）的成药性，因此进一步通过引入 ProTide 前药策略设计药物。利用该组织和生化的靶向特征进行前药修饰，经酰胺键和酯键连接不同的基团或片段，组合成掩蔽性基团，以耐受消化道的化学环境，提高对血浆中的酯酶和酰胺酶的稳定性。而一旦进入肝细胞，经肝脏首关效应，被上述蛋白质迅速裂解掉磷酰胺键和酯键连接的基团，复原成化合物 7-198，在肝细胞内"就地"发生 2 次磷酸化，生成活性的三磷酸尿苷。文献也曾报道过磷酰氨酸酯前药的设计，具有能够促进前药在肝细胞内释放、提高抗病毒效力的能力。据此设计了结构模式为 7-201 的化合物类型。

前药结构 7-201 的分子中含有 3 个可变动基团：R_1 代表与磷酸形成的酯基，是在肝细胞中的离去基团，生成的醇或酚应有较低的肝毒性；R_2 代表 α- 氨基酸的不同侧链，其性质为在进入肝脏前该磷酰胺键稳定，进入肝脏后水解断裂；R_3 代表氨基酸酯化的基团，也是调节分子的稳定性和可逆性转变的基团。在优化过程中通过 R_1、R_2 和 R_3 的广泛变换和组合，实现在肝细胞中抗 HCV 效力的最大化（图 7-72）。

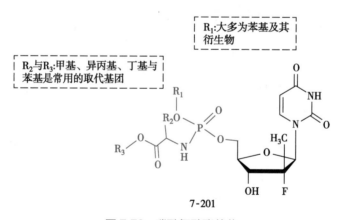

图 7-72　磷酰氨酸酯前药

通过合成大量的衍生物，得到初步的 SAR 结论。对于 R_2 与 R_3 基团，甲基、异丙基、丁基与苯基是常用的取代基团，而 R_1 基团的取代基大多为苯基及其衍生物。而进一步的实验表明，R_2 位置为常见的天然氨基酸侧链，如 H（甘氨酸）、异丙基（缬氨酸）、异丁基（亮氨酸）、甲硫乙基（甲硫氨酸）、苄基（苯丙氨酸）等，评价化合物的活性和毒性。结果表明，S- 构型的甲基为最佳基团（即天然的丙氨酸）。对于 R_1 与 R_3 基团的确定也是颇费周折，将 R_2 固定为甲基，变换 R_1 为苯基、4- 氟或 4- 氯苯基，R_3 为甲基、乙基、异丙基和环己基，考察磷酸酯基不同的取代苯基与氨基酸上不同的烷酯基酯键的组配对活性和安全性的影响。结果表明，当 R_3 为异丙基或甲基、R_1 为无取代或卤素取代的苯基等 7 个化合物有较优良的选择性活性。

前药的成药性要求口服后在胃和肠道中是稳定不变的，吸收到血液中也以不变的前药形式转运；

也就是说,在胃肠道和血液中前药的化学性质和和代谢性质应是稳定的。当进入肝脏后,应能够迅速裂解掉羧酸酯基、磷酸酯的(取代的)苯基,以及经磷酰胺连接的丙氨酸,游离出 5'- 磷酸 -β-D- 脱氧 -2'- 氟 -2'-*C*- 甲基尿苷(7-198)。科学家挑选出 7 个高选择性的候选化合物进行动物实验(7-201a~7-201g),测定它们在胃液、肠液和血浆中的存留水平,发现它们是稳定存在的,半衰期($t_{1/2}$)>15 小时;在人肝 S9 组分中则迅速裂解出化合物 7-198。这 7 个受试物中,化合物 7-201a、7-201b 和 7-201g 的体外活性、在非靶组织中的稳定性和在肝细胞中生成化合物 7-198 的速率等表现优良,下一步是通过体内实验评价这 3 个化合物,以优选出候选药物。

为实现前药对丙肝患者的疗效,应在人体内满足如下要求:①口服吸收;②耐受胃酸、胃液,在胃中稳定;③耐受肠液,在肠道中稳定;④在血液中稳定;⑤在肝细胞内迅速裂解掉前药的修饰基团,暴露出化合物 7-198;⑥化合物 7-198 在肝细胞中迅速而尽可能多地生成三磷酸尿苷(7-200)。化合物 7-201a、7-201b 和 7-201g 最后形成的活化结构虽然相同,但因修饰成前药的结构不同,使得药代行为(吸收速率和吸收量、进入肝细胞的速率和药量、转化成活性形式的速率和水平等)存在差异,因而只靠体外实验的数据不能预判体内的效果。Pharmasset 公司通过灌胃一定剂量的受试物给大鼠、犬和猴,动态测定血浆中前药的 C_{max} 和 AUC,用 LC-MS/MS 测定处死动物后肝脏中的前药和三磷酸尿苷(7-200)的总量(7-200 的含量是抗 HCV 活性的指标)。结果表明,化合物 7-201b 在 3 种实验动物中释放和转化成活性产物最多,应是治疗效果最佳的前药;并且在后续的安全性实验中,化合物 7-201b 在高剂量下也未表现出毒性。基于化合物 7-201b 具有良好的 HCV 抑制活性、安全性、药动学参数与较长的半衰期,确定其为候选药物(图 7-73)。

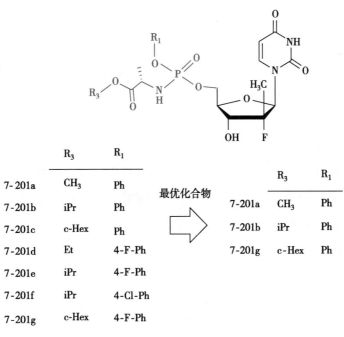

	R₃	R₁
7-201a	CH$_3$	Ph
7-201b	iPr	Ph
7-201c	c-Hex	Ph
7-201d	Et	4-F-Ph
7-201e	iPr	4-F-Ph
7-201f	iPr	4-Cl-Ph
7-201g	c-Hex	4-F-Ph

最优化合物

	R₃	R₁
7-201a	CH$_3$	Ph
7-201b	iPr	Ph
7-201g	c-Hex	Ph

图 7-73 候选化合物的结构式

对化合物 7-201b 进行临床试验,Ⅰ期临床试验显示出其具有良好的安全性与药动学参数,并且可以每日 1 次给药,患者的耐受程度也很高,是一个成功的药物。但是,对于化合物 7-201b 来说,其磷原子是一个手性原子,因此形成具有不同手性的混合物。之后的研究发现 S- 构型的化合物才具有活性,

此 *S*- 构型的化合物就是索非布韦(7-189)(图 7-74)。索非布韦对 HCV NS5B RdRp 具有很强的抑制作用,其 $EC_{90} = 0.42\mu mol/L$,且对所有基因型的 HCV 均有活性。在 2013 年,FDA 批准索非布韦上市。

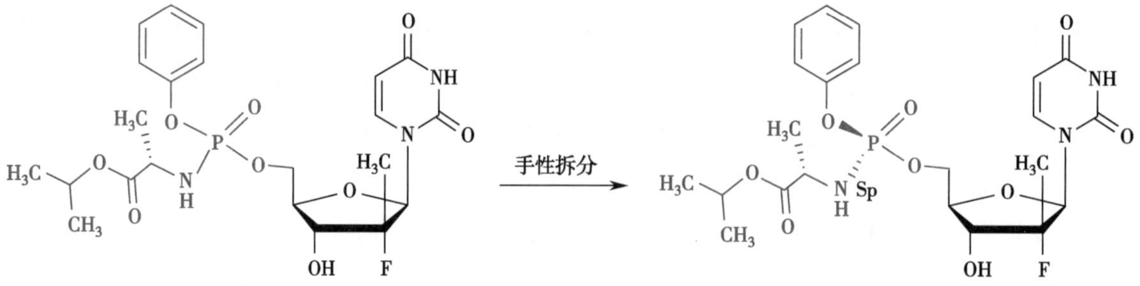

图 7-74　手性拆分获得 *S*- 构型的索非布韦

(3)索非布韦的活化机制:经实验研究,证明索非布韦多层次的活化过程为,①在肝脏酯酶或羧肽酶的作用下丙氨酸酯水解生成丙氨酸,丙氨酸的羧基负离子自动进攻磷酰基,使磷酸苯酯的苯氧基携带负电荷离去(释出苯酚),形成环状磷酸和丙酸的"混酐";②在生理 pH 7.4 环境下,环状混酐水解开环;③ HINT1 催化水解磷酰胺键,释出丙氨酸,生成一磷酸尿苷类似物;④一磷酸尿苷类似物经二磷酸和三磷酸化,成为活化形式,抑制 HCV 的 RNA 聚合酶(图 7-75)。

(4)基于 ProTide 策略设计索非布韦的优势

1)前药在靶细胞中特异性地转化为活性形式:药物在体内的吸收、分布、代谢、排泄(ADME)是个复杂的过程,其中重要而且最难驾驭的环节是体内分布,基于靶标设计的药物临床适应证往往是"打哪儿指哪儿",难以做到"指哪儿打哪儿",如许多抗肿瘤药。

肝脏是口服药物吸收后的首站,利用肝细胞中的特异性或非特异性蛋白激活前药是设计肝靶向药物的策略之一。索非布韦利用前述的 HINT1 蛋白催化水解磷酰胺键,在肝细胞中生成一磷酸物,并且在肝细胞内三磷酸化而活化,就地抑制感染细胞中 HCV 的 RNA 聚合酶,因而提高选择性作用,减少不良反应。磷酰胺键的化学和代谢稳定性显著强于磷脂键,磷脂键在血浆内容易被酯酶水解,而磷酰氨酸酯型的索非布韦则稳定性高。

2)掩蔽负电荷的载体丙氨酸、异丙醇和苯酚未见不良反应:前药索非布韦在肝脏活化相继释放出异丙醇、L- 丙氨酸和苯酚,虽然文献报道苯酚可经葡糖醛酸糖苷化和 CYP 氧化代谢成对苯二酚,但索非布韦在动物和人体研究中未见与此相关的不良反应。

3)核苷的活性是核心:前药的修饰目的是成药性,索非布韦实现两者的最佳匹配。在研发索非布韦之前或同时,许多核苷类药物应用 ProTide 技术制成磷酰氨酸酯前药,但都没有获得特别满意的结果,目前只有索非布韦可认为是核苷的结构与 ProTide 化学元件的组装达到完美的案例。自建立 ProTide 技术平台的近 20 年来,对许多核苷类药物进行探索,目前上市的只有索非布韦,也说明存在一定的运气。

7.3.1.3　瑞德西韦

2020 年,新型冠状病毒肺炎(COVID-19)席卷全球,目前没有特异性地靶向 SARS-CoV-2 并将其"杀死"的特效药,治疗通常通过维持患者机体的稳态平衡,然后靠患者自身的免疫系统来杀灭新型冠

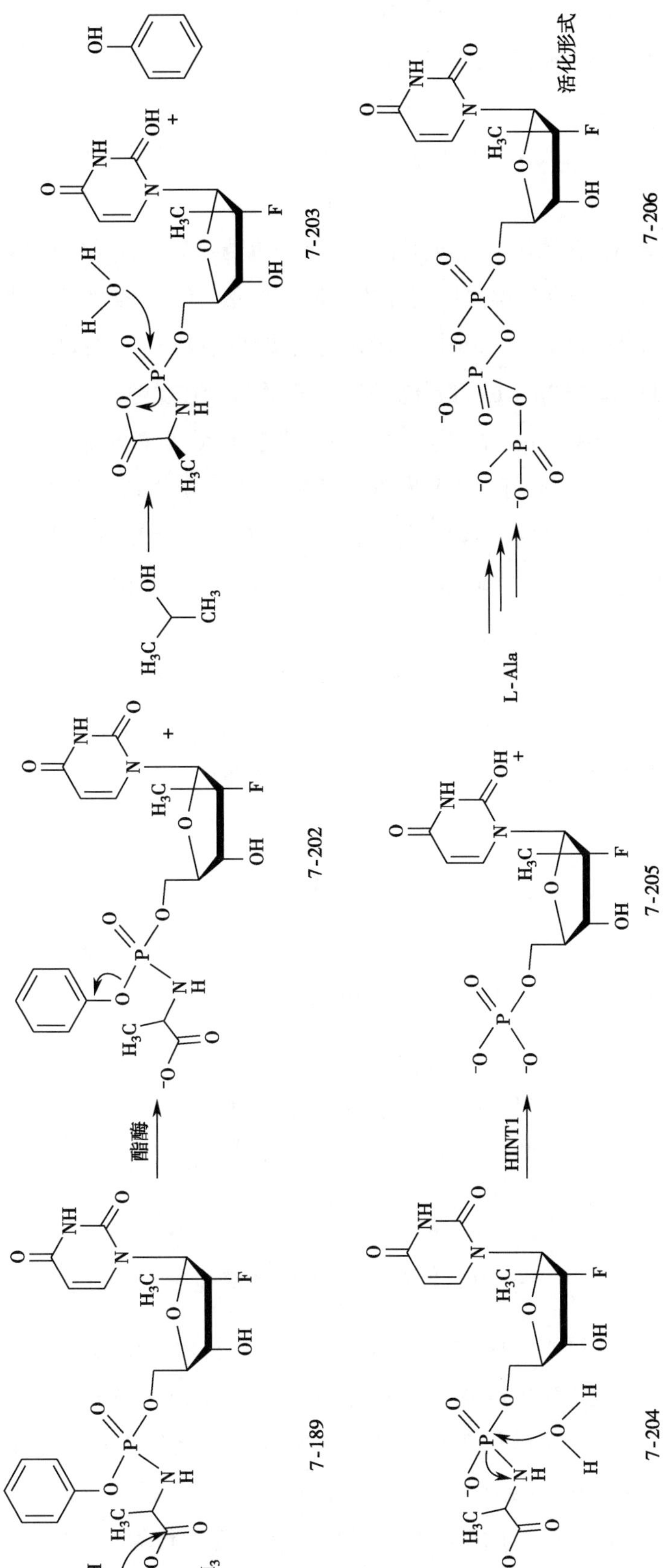

图 7-75　索非布韦的活化过程

状病毒。由于新型冠状病毒的传染性强、传播速度快、致死率较高,因此针对该病毒的药物研发显得尤为迫切。在与新型冠状病毒 SARS-CoV-2 的对抗中,瑞德西韦(remdesivir)一直是人们关注的热点,尤其是最近随着其国内外临床结果的报道,更是将该药物推向一个高潮。多项正在进行中的国际Ⅲ期临床试验正在评价它用于治疗导致 COVID-19 的新型冠状病毒感染在不同患者人群、配方及与其他疗法联合使用时的安全性和有效性。它已获得全球多个监管机构的批准,包括欧盟和日本。而这个药物同样是利用 ProTide 技术设计获得的。

(1)先导化合物的发现:吉利德科学公司凭借其在抗病毒药物研发领域中积累的丰富经验和雄厚的技术实力,2010 年开始着手研究抗埃博拉病毒的药物。研究人员在 P4 实验室中筛选了 1 000 多个核苷类化合物,研究它们对埃博拉病毒感染的人微血管内皮细胞(EBOV-HMVEC)的抑制活性,发现衍生物 7-207 的抑制活性($EC_{50} = 0.78\mu mol/L$)最佳。核苷类药物很少在戊糖的 1′ 位进行取代,主要原因是其化学稳定性比较差。如 7-208 在 pH<7 的溶液中 N—C 苷键断裂,释放出腺嘌呤。但是研究发现,戊糖与核苷以 C—C 键相连时则稳定较好而不易断裂。研究表明,当 7 位氮原子去掉后,得到杀结核菌素(tubercidin,7- 去氮腺苷,7-209),杀结核菌素在细胞内三磷酸化后成为 RNA 依赖的 RNA 聚合酶底物,可掺入 RNA 链中,产生细胞毒活性。在此基础上,将 7 位氮原子移到 4 位得到的 4- 氮杂 -7,9- 去氮腺苷(4-aza-7,9-dideazaadenosine,7-210)具有与衍生物 7-209 相当的抗肿瘤细胞毒活性,提示 C—C 核苷 7-210 也是 RNA 依赖的 RNA 聚合酶底物,可作为核苷的抗代谢物,而 7-210 的 C-C 核苷键比 7-209 的 N—C 核苷键更稳定。基于 7-210 的结构,通过在 1′ 位引入氰基获得衍生物 7-207,这种以 C—C 键连接戊糖和核苷的模式所获得的化学结构具有良好的稳定性(图 7-76)。

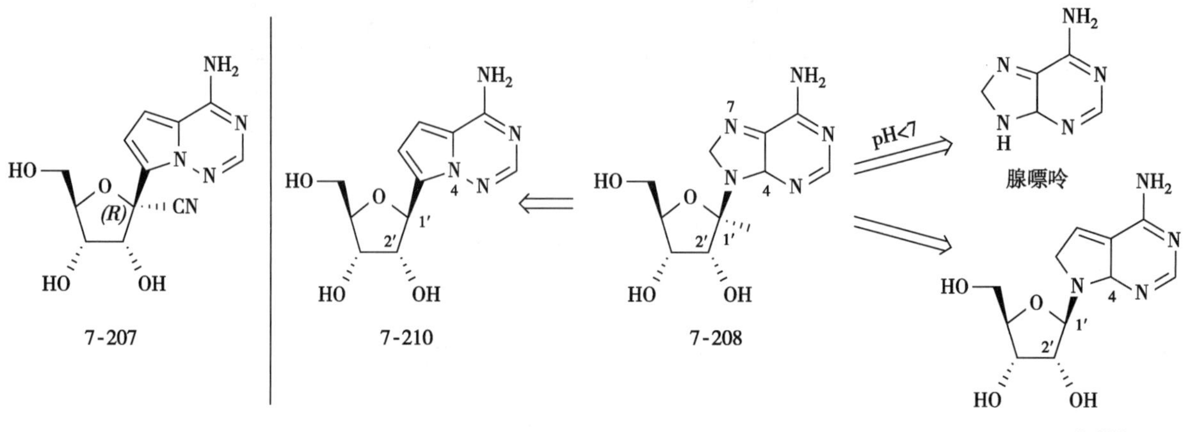

图 7-76　先导化合物 7-207 的发现

(2)侧链的修饰:由核苷类药物的抗病毒机制可知,核苷类药物掺入 RNA 链中抑制病毒复制需要经过三磷酸化过程。其中第一次磷酸化是限速步骤,这一步对病毒的抑制作用强度的影响最大,所以研究者可以在戊糖的 5′ 位引入一个磷酸化基团,预设第一次磷酸化,既往研究均表明这种方式的磷酸化有利于第二和第三次磷酸化的发生,从而发挥出抗病毒活性。但是进行第一次磷酸化后的产物含有 2 个负电荷,化合物的亲水性增强,不利于衍生物的跨膜转运和细胞内传输。借鉴索非布韦的研究历程,索非布韦在制备成磷酰氨酸酯前药后取得重大突破,故此时研究者也参照这种处理方式,制备相应的磷酰氨酸酯前药,用于掩蔽负电荷的极性,设计合成一系列化合物,并测定衍生物对易感染埃博拉病毒

(EBOV)、呼吸道合胞病毒(RSV)和丙型肝炎病毒(HCV)细胞的半数抑制浓度 EC_{50},同时也评价了这些化合物(7-211)对正常细胞的半数抑制浓度 CC_{50},作为初步的安全性指标(图 7-77)。

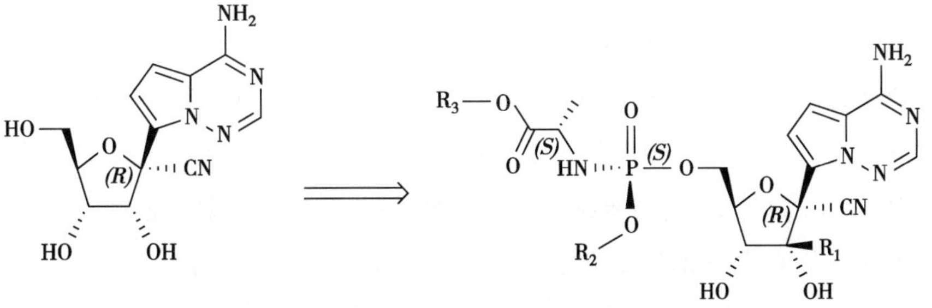

7-207　　　　7-211

化合物	R_1	R_2	R_3	EC_{50}/(μmol/L)			CC_{50}/(μmol/L)		
				EBOV cells	RSV cells	HCV cells	HEP-2 cells	Huh-7 cells	MT4 cells
7-211a	H	Ph	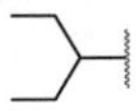	3.9	1.1	6.9	>100	>44	>32
7-211b	CH_3	Ph	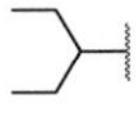	12	>50	0.37	>50	>44	1.4
7-211c	CH_3	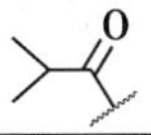	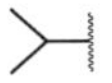	40	>20	0.31	>95	>51	7.8

图 7-77　基于先导化合物 7-207 进行磷酰氨酸酯的设计并对其毒性及活性进行评价

通过构效关系研究,发现先导化合物 7-211a 对埃博拉病毒和呼吸道合胞病毒的抑制活性强,并且对人体正常细胞的作用很弱,提示有较高的选择性。值得提及的是 7-211b 和 7-211c 对丙型肝炎病毒的活性显著强于 7-211a,这是因为糖苷 2′- 甲基取代更有利于与丙型肝炎病毒聚合酶的结合,索非布韦的戊糖片段就是 2′- 甲基 -2′- 氟取代。分子模拟也显示 2′- 甲基取代有利于与 HCV 的结合,而不利于与 EBOV 和 RSV 聚合酶的结合。由于磷酰氨酸酯的磷原子为手性中心,前药 7-211a 是 1∶1 的差向异构体混合物,经分离得到纯净的 *R*- 异构体和 *S*- 异构体(7-212 和 7-213),抑制埃博拉病毒的活性 EC_{50} 均为 53nmol/L,都高于混合物 7-211a。后来选定 7-213 作为候选化合物的原因是其具有广谱的抗病毒活性和制备过程中较好的结晶性(图 7-78)。

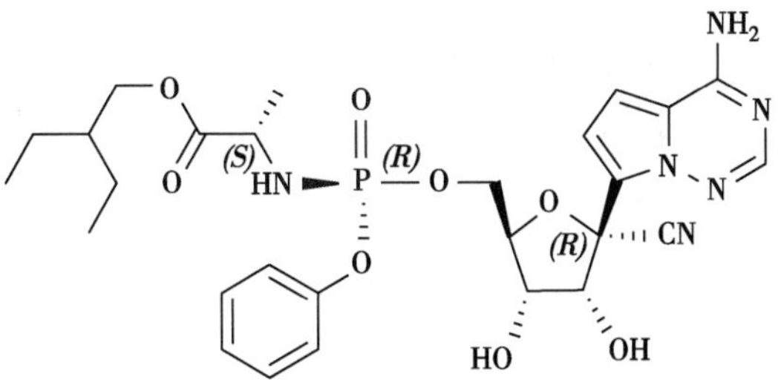

7-212

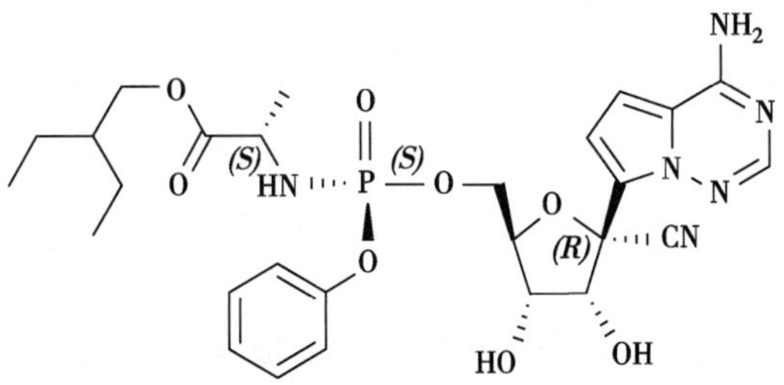

7-213

图 7-78　化合物 7-211a 的异构体的结构

(3) 候选药物瑞德西韦的发现:7-213 的药动学研究是在猕猴中进行的,一方面是由于猕猴的病理生理学与实际的人类疾病相似;另一方面是由于啮齿动物的血浆中含有高表达的磷酸酯酶,导致 7-213

快速进行血浆代谢。用猕猴进行药动学实验表明，口服给药后的首关效应明显、生物利用度低，而且感染埃博拉病毒后的患者不宜口服用药，因此最终选择静脉滴注的方式给药。猕猴静脉滴注 7-213 后，7-213 在血液中迅速分解为一磷酸核苷，并且在 2 小时内迅速分布在外周血单核细胞中，最终形成三磷酸核苷 GS-443902（7-214）发挥药效。例如，给猕猴静脉滴注 10mg/kg 7-213 后，血浆中的 7-214 浓度为体外抑制埃博拉病毒 IC_{50} 的数倍，且可维持 24 小时，半衰期长达 14 小时，故推测每日给药 1 次即可维持有效治疗水平。在 I 期临床试验中，给志愿者静脉滴注 7-213 后表现出良好的药动学性质，且副作用少，将剂量由 150mg 增大到 225mg 也未见明显的不良反应，对成人和婴儿患者治疗 14 天后血液和脑脊髓中的埃博拉病毒消失，故将 7-213 命名为瑞德西韦（remdesivir）（图 7-79）。

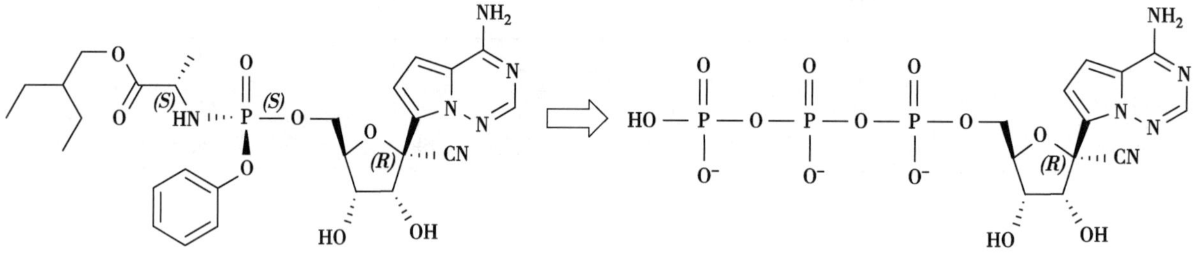

图 7-79　瑞德西韦及其发挥药效的三磷酸形式 GS-443902

（4）瑞德西韦的作用机制：瑞德西韦发挥药效的部分是它的三磷酸形式（7-214），该分子可以与 ATP 竞争性地通过共价相互作用掺入引物链中，使得部分双链 RNA 模板插入 RdRp 的中间通道中，阻止链的延长，从而抑制病毒复制。中国科学院上海药物研究所联合浙江大学、北京协和医院等多家单位解析得到新型冠状肺炎病毒 RNA 复制酶晶体复合物的结构。对比分析其他多种 RNA 病毒，包括脊髓灰质炎病毒、丙型肝炎病毒和流行性感冒病毒等，其活性中心高度相似，显示 RNA 复制酶在基因复制过程中的相似机制，该复合物结构为广谱抗病毒药的研发提供结构基础。然而，这个共晶结构是单磷酸瑞德西韦与 RdRp 复合物的晶体结构，而不是三磷酸形式，研究过程中并未能够获得三磷酸形式的晶体结构（图 7-80，彩图见 ER-7-1）。

瑞德西韦在体内发挥药效的过程与索非布韦类似，首先经组织蛋白酶 A（cathepsin A）将氨基酸酯水解为氨基酸，在生理 pH 条件下氨基酸中的羧基负离子进攻磷原子，同时芳基离去形成五元环，水分子使五元环中间体进一步开环，开环产物在磷脂酶 / 磷酰胺酶的作用下氨基酸水解释放单磷酸原药，后经 2 步磷酸化得到具有生物活性的三磷酸化衍生物。

2020 年 8 月，美国 FDA 收到瑞德西韦（remdesivir）的新药申请（NDA），用于治疗 COVID-19 患者；并于此前在美国获得治疗重度 COVID-19 住院患者的紧急使用许可。

7.3.2　抑制胆固醇吸收药物依折麦布的发现

依折麦布是通过抑制肠道吸收胆固醇的作用机制降低体内胆固醇的首创性药物，在该药物的研究过程中采用基于药物代谢的设计理念。

（1）作用靶标：人体内的胆固醇来源有 2 个途径，即自身合成和膳食摄取。体内近 2/3 的胆固醇是自身合成的，由乙酰辅酶 A 经 30 多个酶催化的生化反应生成；其余部分来自膳食，经肠吸收进入

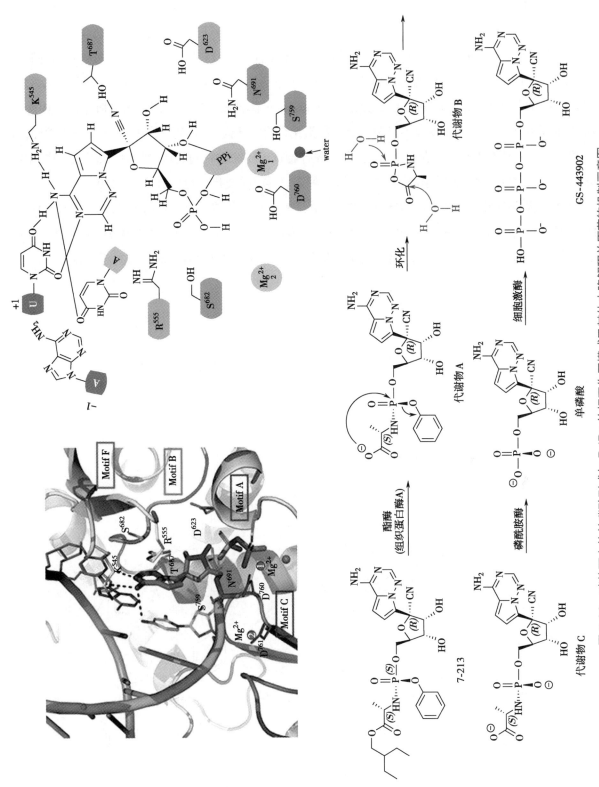

图 7-80 瑞德西韦的单磷酸形式与 RdRp 的相互作用模式及其体内降解释放原药的机制示意图

肝脏。负责胆固醇吸收的一个蛋白质是酰化辅酶 A 胆固醇酰基转移酶(acylcoenzyme A cholesterol acyltransferase, ACAT)。ACAT 是微粒体酶,负责将游离型胆固醇转变为脂肪酸胆固醇酯。抑制 ACAT 可以降低胆固醇的肠内吸收,减少胆固醇从膳食中的摄取量,降低血浆中的胆固醇水平。此外,ACAT 来源的胆固醇酯还参与动脉斑块的形成,所以 ACAT 抑制剂可减缓动脉硬化的进程。

(2)苗头化合物和向先导物的演化:经随机筛选发现化合物 7-215 在体外对 ACAT 有一定的抑制作用,因此选其作为苗头化合物,通过结构变换和构效关系研究得到化合物 7-216,活性有所提高,7-216 对 ACAT 的抑制活性 IC$_{50}$ = 0.9μmol/L,大鼠灌胃 50mg/kg,可降低高胆固醇饲料大鼠肝脏中的胆固醇酯 80%,但血浆中的胆固醇水平变化不显著。分析苗头化合物的结构,有 8 个可旋转键,分子过于柔性,这对提高活性构象体是不利的。在由 7-216 演化成先导物(hit-to-lead)的过程中,采用构象限制策略,用不同的成环方式,合成二氢茚胺类化合物 7-217 及 2 种四氢异喹啉类化合物 7-218 和 7-219。

这 3 类构象限制性化合物仍然具有活性,其中骨架为二氢茚胺的化合物(7-217,R = OH)对 ACAT 的抑制活性显著提高(IC$_{50}$ = 50nmol/L),降低肝脏胆固醇酯水平达 88%。苗头化合物 7-216 的另一种构象限制体是非稠合性杂环,即以氮杂环丁烷为骨架的分子 7-220,但其只有微弱的抑制活性(图 7-81)。

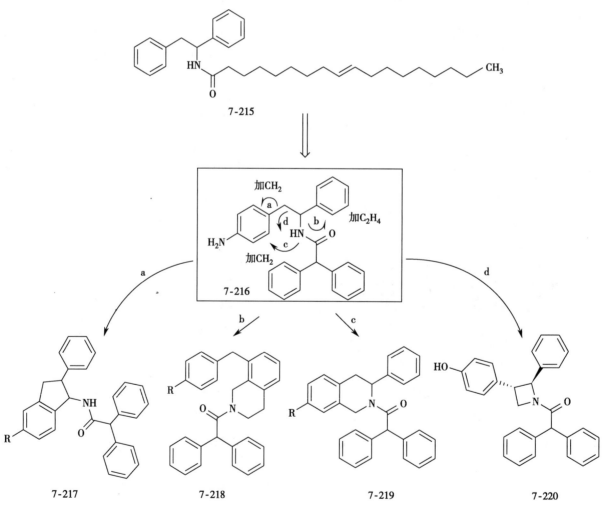

图 7-81　苗头化合物 7-216 及先导化合物 7-217~7-220 的发现

化合物 7-220 是经苯乙酸乙酯与亚胺缩合生成 β- 内酰胺(7-221),再经还原而生成的。反应中,缩合的初始产物可发生立体选择性的酰化反应,生成副产物 7-222。测定中间体 7-221 和副产物 7-222 的活性,发现 7-222 虽然对 ACAT 的抑制活性较弱($IC_{50}=7\mu mol/L$),却可以降低体内的肝脏胆固醇酯水平,而且也降低血浆中的胆固醇浓度,而 7-220 和 7-221 的体内活性很弱,反应副产物 7-222 的偶然发现成为研究的转折点(图 7-82)。

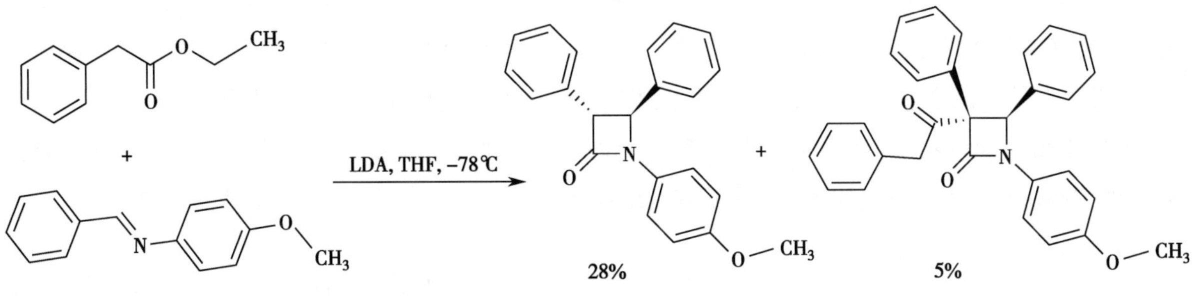

图 7-82　基于合成反应发现副产物 7-222 在体内对肝脏胆固醇酯具有下调作用

将 7-222 作为新的苗头化合物,合成一系列衍生物,重点考察 C-3 位取代基对活性的影响。结果表明,芳烷基取代的活性更强而且是必要的,换成 3- 烷基取代则失去活性。化合物 SCH 48461(7-223)虽然在体外对 ACAT 的抑制活性很弱($IC_{50}=26\mu mol/L$),但体内降胆固醇活性很强,在灌胃 1~2mg/kg 的剂量下对仓鼠、大鼠、犬和猴都能显著降低肝脏胆固醇酯和血浆中的胆固醇水平。体外与体内活性不一致的现象在新药研究中时有发生,一般应以体内活性为重要依据。同时体内外活性的不一致也预示着可能其有代谢活化的过程,可以开展对代谢产物的研究,以便获得活性更优的化合物(图 7-83)。

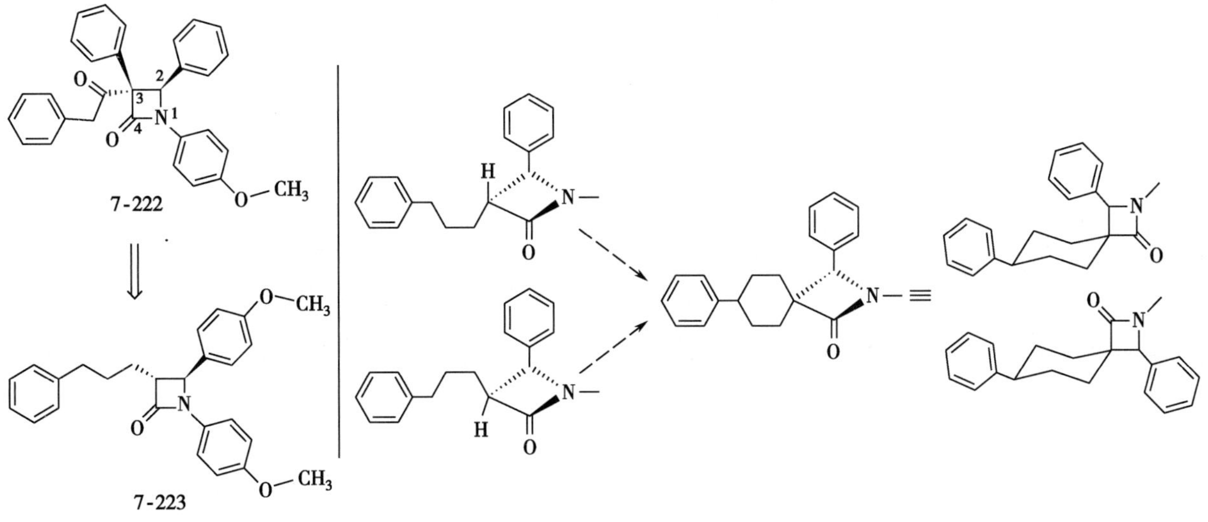

图 7-83　化合物 SCH 48461 的发现

(3)先导物的优化:由于 7-223 的体内活性高,将其作为先导化合物,并以降低体内胆固醇作为药效学指标进行结构优化。为此,对各个取代基的位置进行系统性考察,经动物实验评价,得到结构与活性构效关系的要点为 1 位的苯环是必须的,若被烷基、芳烷基或芳酰基代替,则失去活性;苯环上有或没有取代基、取代基的性质和在芳环上所处的位置对活性的影响较小;4 位的羰基是必要的,还原成亚甲基则失去活性;3 位的芳烷基的构型很重要,C-3 为 R- 构型的活性强于 S- 构型。链的碳原子数对活性的影响次序为 3>4>2,所以 3 个碳原子为最佳。在化合物 7-223 的 3 位侧链中引入双键,E- 构型化合物(7-224)的活性(50mg/kg,降低胆固醇 18%)明显低于 Z- 构型化合物(7-225)(50mg/kg,降低胆固醇95%),提示顺式双键的活性强于反式构型,说明 3 位侧链上苯环的空间走向和位置不同,可影响与受体蛋白的结合方式,活性相差较大。

根据 3R 和 3S 的立体化学及其活性,推测分子与靶标结合时的构象,3 位侧链无论是 R- 构型或 S-构型,苯环在空间上处于大致相同的结合位置。3 位碳原子双取代后由于位阻原因,使苯环偏离结合位置而活性降低。按照这个模型合成的顺式和反式螺环化合物应当符合这种构象模型。

实际上反式化合物 7-226 的降低胆固醇活性强于化合物 7-223,而顺式螺环化合物 7-227 没有活性,其他螺环化合物也是反式的活性强于顺式(图 7-84)。

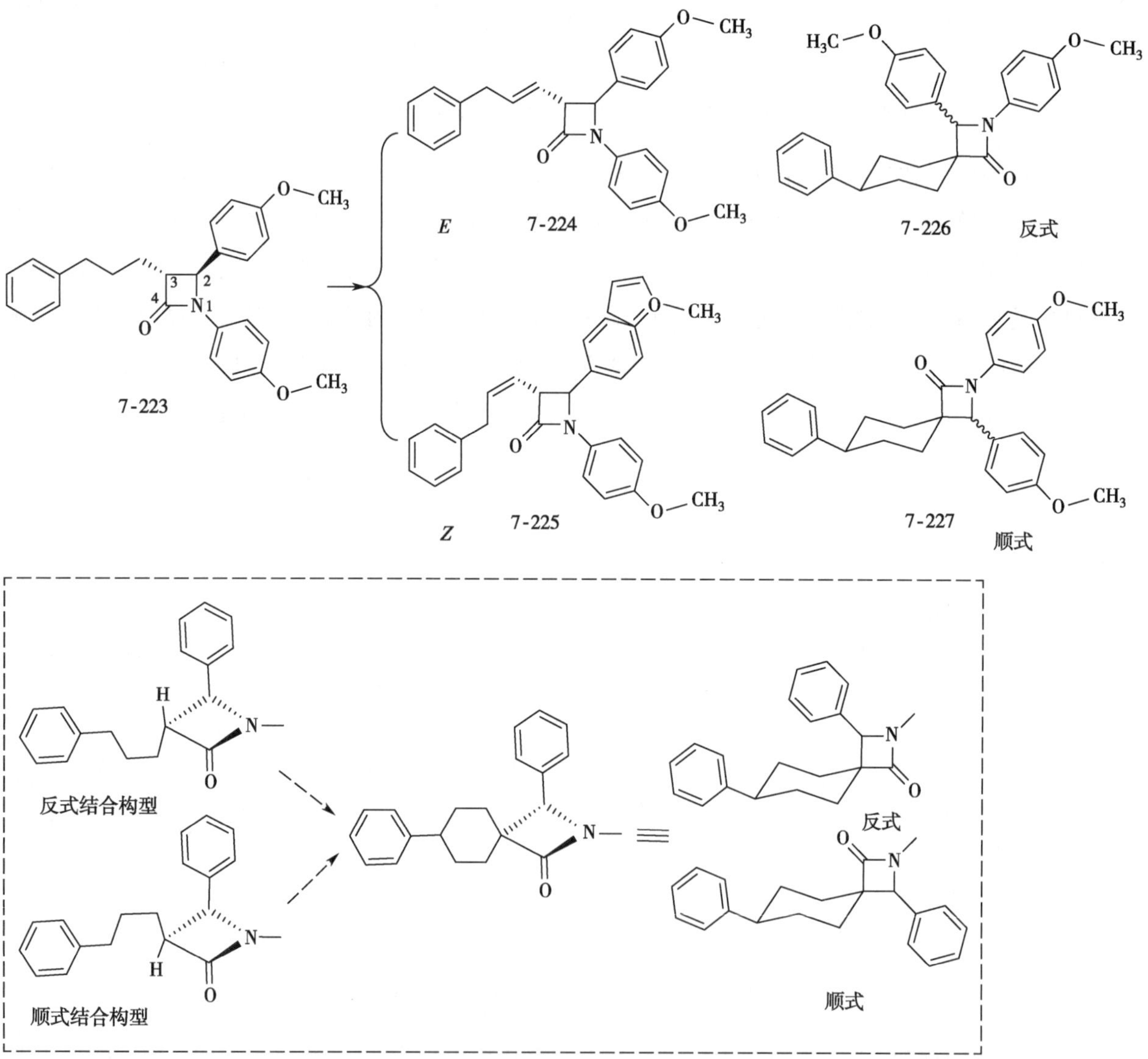

图 7-84   对先导化合物 7-223 进行结构优化并考察构型对活性的影响

2 位的苯环是必须的,S- 构型强于 R- 构型。4- 甲氧苯基是重要的药效团特征,甲氧基变换到 2 位或 3 位或换成其他基团均降低活性,但 4- 甲氧基更换成 4- 羟基仍有活性,推论 4- 羟基是 4- 甲氧基的活化形式。甲氧基若被不能形成氢键的原子或基团取代，则失去活性。

对于内酰胺环进行考察，当中心环开环（化合物 7-228）、还原羰基成氮杂环丁烷（化合物 7-229）时均失去活性；将中心环扩环成五元 γ- 内酰胺或其他五元杂环仍有活性，但活性弱于四元环。例如，五元环 γ- 内酰胺（7-230）、噁唑烷酮（7-231）、β- 环磺酰胺（7-232）等虽然有活性，但都低于 β- 内酰胺环（图 7-85）。

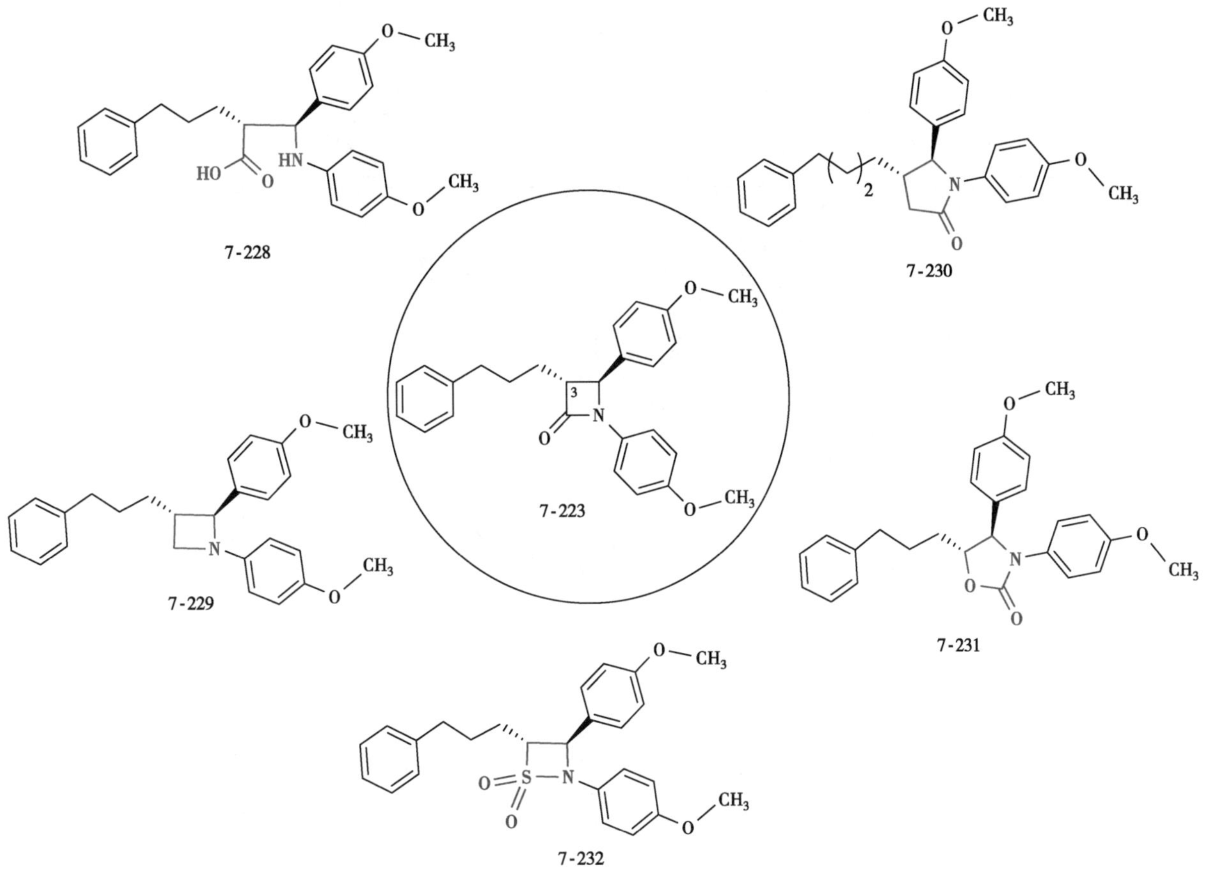

图 7-85　基于化合物 7-223 对其中心环进行结构改造

（4）利用药物代谢原理进行结构微调和候选化合物的确定：根据上面的优化结果和构效关系，可以认为化合物 7-223 是个里程碑式的化合物，是比较理想的候选药物。但是 7-223 在实验动物体内发生多个部位代谢，需要证明哪些代谢产物为活性成分。为此设计了用 ^{3}H 标记的化合物 7-223 和用 ^{14}C 标记的胆固醇，用肠套管和胆道改道的大鼠模型评价代谢产物的活性及 7-223 或其活性代谢产物的作用部位。结果表明 2 位苯基上的甲氧基被代谢为羟基（化合物 7-233）是一个活性代谢产物，还证明 7-223 和 7-233 的作用靶标是肠壁和肠腔处促进胆固醇吸收的转运蛋白，而不是 ACAT 酶，这也解释了为什么对 ACAT 的抑制作用与降低胆固醇没有相关性。化合物 7-223 还可能有其他氧化代谢产物，为此合成一系列氧化产物如 1 位的 4- 羟基苯基化合物（7-234 和 7-235）、3 位苯丙基的对位羟基化合物（7-236）、苯环 α- 碳的羟基化（R- 构型和 S- 构型）化合物（7-237 和 7-238）与羰基化合物（7-239）。在化合物 7-234～7-239 中，侧链上有 S- 羟基的化合物 7-216 的活性最佳（图 7-86）。

根据上述构效关系，再对 1 位和 3 位的苯基进行不同的取代，得到化合物 7-240，2 位苯环的对位

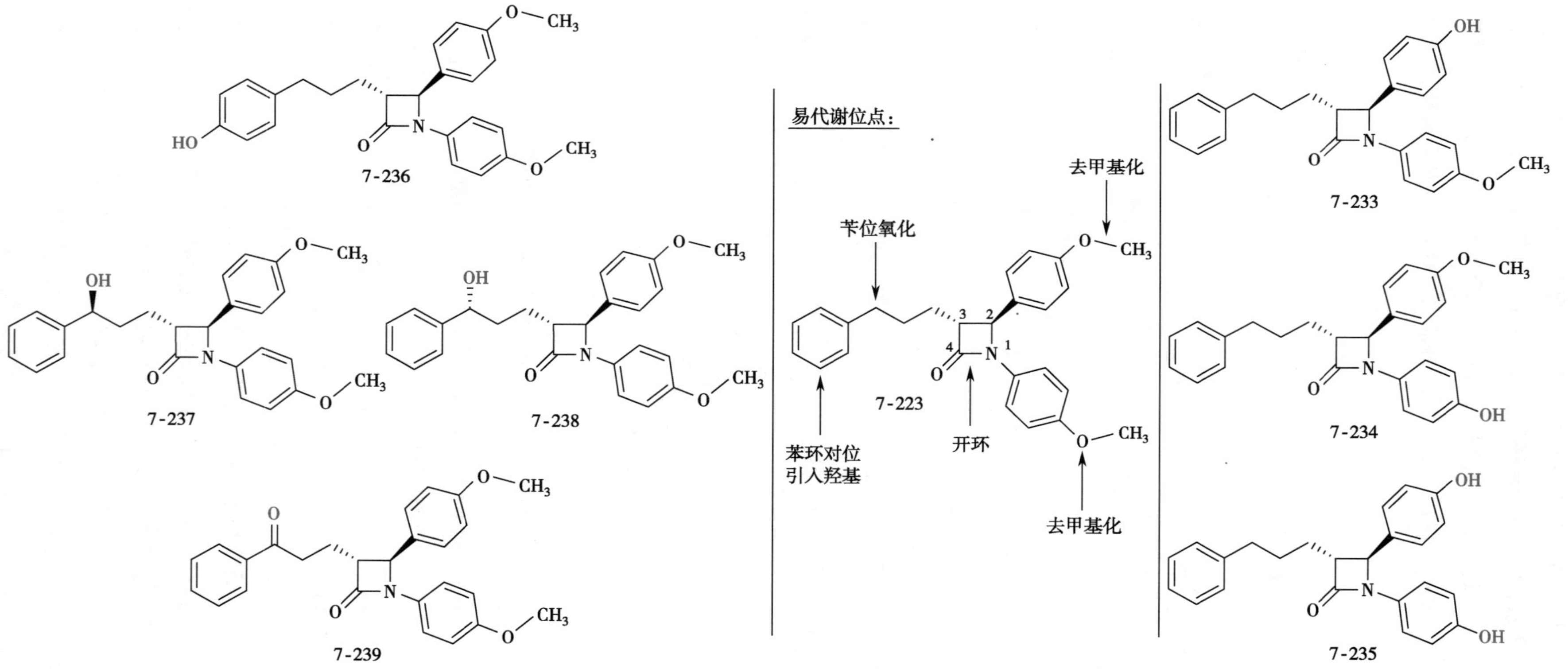

图 7-86　利用药物代谢原理对进行结构微调和候选化合物的确定

酚羟基(7-233)和 3 位侧链苯环 α 位 S- 构型"预制"的羟基(7-237)不仅是化合物 7-223 的代谢产物,而且也是活性的重要基团。为阻止 1 位和 3 位苯环的代谢作用,化合物 7-240 的结构中还引入可阻止代谢的氟原子,7-240 的化学结构和构型使药效学和药动学性质达到最佳配置,口服生物利用(F)为 35%~65%,血浆蛋白结合率为 90%,半衰期($t_{1/2}$)为 19~30 小时,肾脏排泄 11%、粪排泄 78%。因而作为候选化合物,命名为依折麦布(ezetimibe)进入临床研究(图 7-87)。

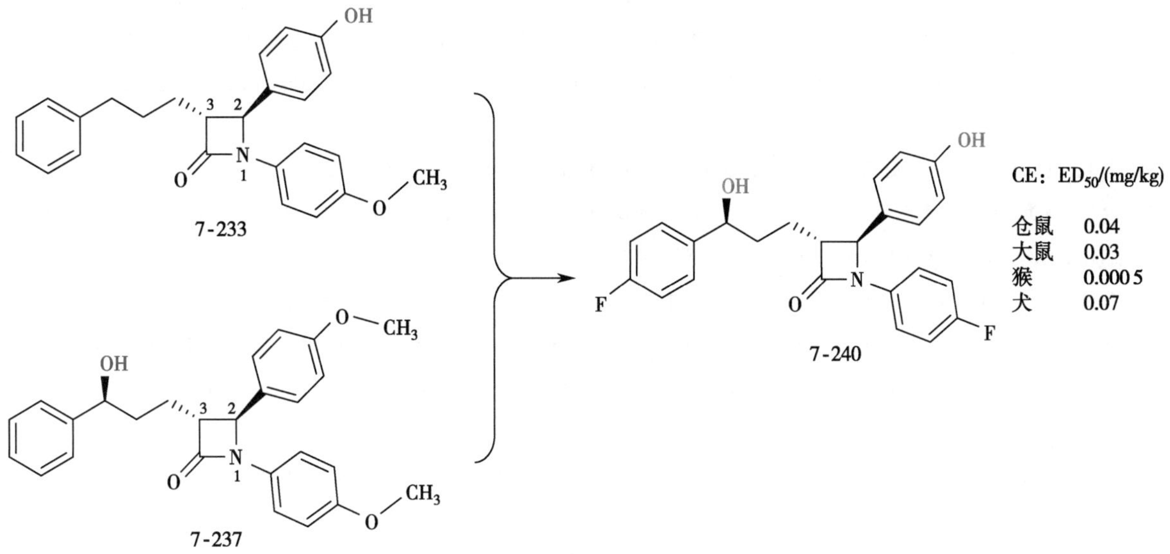

图 7-87　依折麦布的发现

经过 I、II 和 III 期临床研究,依折麦布于 2002 年被批准上市,临床用于阻止机体对膳食中胆固醇的吸收,可单剂应用或与他汀或贝特类药物合用,用于治疗高胆固醇血症。

(卞金磊　孙铁民　李志裕)

参 考 文 献

[1] FURA A, SHU Y Z, ZHU M S, et al. Discovering drugs through biological transformation: role of pharmacologically active metabolites in drug discovery. Journal of medicinal chemistry, 2004, 47 (18): 4339-4351.

[2] 尤启冬. 药物化学. 3 版. 北京:化学工业出版社, 2016.

[3] HINSON J A. Reactive metabolites of phenacetin and acetaminophen: a review. Environmental health perspectives, 1983, 49: 71-79.

[4] European Food Safety Authority and European Medicines Agency. Joint statement of EFSA and EMA on the presence of residues of phenylbutazone in horse meat. EFSA journal, 2013, 11 (4): 3190.

[5] UNDERWOOD M. Diagnosis and management of gout. British medical journal, 2006, 332 (7553): 1315-1319.

[6] YUSUF S, ZHAO F, MEHTA S R, et al. Effects of clopidogrel in addition to aspirin in patients with acute coronary syndromes without ST-segment elevation. New England journal of medicine, 2001, 345 (7): 494-502.

[7] CLOSE S L. Clopidogrel pharmacogenetics: metabolism and drug interactions. Drug metabolism and drug interactions, 2011, 26 (2): 45-51.

[8] CERNY M A, KALGUTKAR A S, OBACH R S, et al. Effective application of metabolite profiling in drug design and

discovery. Journal of medicinal chemistry, 2020, 63 (12): 6387-6406.

［9］赵冯. 活性代谢物及其在新药研发中的作用. 中国药师, 2011, 14 (2): 272-275.

［10］ZHANG Z P, TANG W. Drug metabolism in drug discovery and development. Acta pharmaceutica sinica B, 2018, 8 (5): 721-732.

［11］郭宗儒. 药物化学总论. 4 版. 北京: 科学出版社, 2019.

［12］MEEVES S G, APPAJOSYULA S. Efficacy and safety profile of fexofenadine HCl: a unique therapeutic option in H1-receptor antagonist treatment. Journal of allergy and clinical immunology, 2003, 112 (Suppl 4): S69-S77.

［13］CARLBERG C, MOURIÑO A. New vitamin D receptor ligands. Expert opinion on therapeutic patents, 2003, 13 (6): 761-772

［14］MAESTRO M A, MOLNÁR F, CARLBERG C. Vitamin D and its synthetic analogs. Journal of medicinal chemistry, 2019, 62 (15): 6854-6875.

［15］HARPER N J. Drug latentiation. Journal of medicinal chemistry, 1958, 1 (5): 467-500.

［16］RAUTIO J, MEANWELL N A, DI L, et al. The expanding role of prodrugs in contemporary drug design and development. Nature reviews drug discovery, 2018, 17 (8): 559-587.

［17］LEBLANC J M, DASTA J F, PRUCHNICKI M C, et al. Impact of disease States on the pharmacokinetics and pharmacodynamics of Angiotensin-converting enzyme inhibitors. Journal of clinical pharmacology, 2006, 46 (9): 968-980.

［18］NAKA T, KUBO Y, NISHIKAWA K. A new class of diacidic nonpeptide angiotensin Ⅱ receptor antagonists: candesartan cilexetil. Drug design discovery, 1999, 16 (2): 95-108.

［19］WELLER T, ALIG L, BERESINI M, et al. Orally active fibrinogen receptor antagonists. 2. Amidoximes as prodrugs of amidines. Journal of medicinal chemistry, 1996, 39 (16): 3139-3147.

［20］MATOS C, CHAIMOVICH H, LIMA J L, et al. Effect of liposomes on the rate of alkaline hydrolysis of indomethacin and acemetacin. Journal of pharmaceutical sciences, 2001, 90 (3): 298-309.

［21］WALKER S B, KRADJAN W A, BIERMAN C W. Bitolterol mesylate: a beta-adrenergic agent. Chemistry, pharmacokinetics, pharmacodynamics, adverse effects and clinical efficacy in asthma. Pharmacotherapy, 1985, 5 (3): 127-137.

［22］MAGNAN S D, SHIROTA F N, NAGASAWA H T. Drug latentiation by gamma-glutamyl transpeptidase. Journal of medicinal chemistry, 1982, 25 (9): 1018-1021.

［23］WEBER C E, KUO P C. The tumor microenvironment. Journal of surgical oncology, 2012, 21 (3): 172-177.

［24］LU H S, FORBES R A, VERMA A. Hypoxia-inducible factor 1 activation by aerobic glycolysis implicates the Warburg effect in carcinogenesis. Journal of biological chemistry, 2002, 277 (6): 23111-23115.

［25］PATEL A, SANT S. Hypoxic tumor microenvironment: opportunities to develop targeted therapies. Biotechnology advances, 2016, 34 (5): 803-812.

［26］KRATZ F. DOXO-EMCH (INNO-206): the first albumin-binding prodrug of doxorubicin to enter clinical trials. Expert opinion on investigational drugs, 2007, 16 (6): 855-866.

［27］KRATZ F, FICHTNER I, GRAESER R. Combination therapy with the albumin-binding prodrug of doxorubicin (INNO-206) and doxorubicin achieves complete remissions and improves tolerability in an ovarian A2780 xenograft model. Investigational new drugs, 2012, 30 (4): 1743-1749.

［28］KRATZ F, AZAB S, ZEISIG R, et al. Evaluation of combination therapy schedules of doxorubicin and an acid-sensitive albumin-binding prodrug of doxorubicin in the MIA PaCa-2 pancreatic xenograft model. International journal of pharmaceutics, 2013, 441 (1-2): 499-506.

［29］MARRERO L, WYCZECHOWSKA D, MUSTO A E, et al. Therapeutic efficacy of aldoxorubicin in an intracranial xenograft mouse model of human glioblastoma. Neoplasia, 2014, 16 (10): 874-882.

［30］CHANG M C, PRALLE A, ISACOFF E Y, et al. A selective, cell-permeable optical probe for hydrogen peroxide in living cells. Journal of the American chemical society, 2004, 126 (47): 15392-15393.

［31］ DICKINSON B C, CHANG C J. A targetable fluorescent probe for imaging hydrogen peroxide in the mitochondria of living cells. Journal of the American chemical society, 2008, 130 (30): 9638-9639.

［32］ CHEN Y Z, SHI X M, LU Z L, et al. A fluorescent probe for hydrogen peroxide in vivo based on the modulation of intramolecular charge transfer. Analytical chemistry, 2017, 89 (10): 5278-5284.

［33］ LIPPERT A R, VAN DE BITTNER G C, CHANG C J. Boronate oxidation as a bioorthogonal reaction approach for studying the chemistry of hydrogen peroxide in living systems. Accounts of chemical research, 2011, 44 (9): 793-804.

［34］ KUANG Y, BALAKRISHNAN K, GANDHI V, et al. Hydrogen peroxide inducible DNA cross-linking agents: targeted anticancer prodrugs. Journal of the American chemical society, 2017, 133 (48): 19278-19281.

［35］ JIANG Q, ZHONG Q, ZHANG Q, et al. Boron-based 4-hydroxytamoxifen bioisosteres for treatment of de novo tamoxifen resistant breast cancer. ACS medicinal chemistry letters, 2012, 3 (5): 392-396.

［36］ ZHANG C D, ZHONG Q, ZHANG Q, et al. Boronic prodrug of endoxifen as an effective hormone therapy for breast cancer. Breast cancer research and treatment, 2015, 152 (2): 283-291.

［37］ ZHONG Q, ZHANG C D, ZHANG Q, et al. Boronic prodrug of 4-hydroxytamoxifen is more efficacious than tamoxifen with enhanced bioavailability independent of CYP2D6 status. BMC cancer, 2015, 15: 625.

［38］ PEREZ C, MONSERRAT J P, CHEN Y, et al. Exploring hydrogen peroxide responsive thiazolidinone-based prodrugs. Chemical communications, 2015, 51 (33): 7116-7119.

［39］ MONOSTORI P, WITTMANN G, KARG E, et al. Determination of glutathione and glutathione disulfide in biological samples: an in-depth review. Journal of chromatography B, 2009, 877 (28): 3331-3346.

［40］ PASTORE A, FEDERICI G, BERTINI E, et al. Analysis of glutathione: implication in redox and detoxification. Clinica chimica acta, 2003, 333 (1): 19-39.

［41］ ORTEGA A L, MENA S, ESTRELA J M. Glutathione in cancer cell death. Cancers, 2011, 3 (1): 1285-1310.

［42］ MACIAG A E, HOLLAND R J, ROBERT CHENG Y S, et al. Nitric oxide-releasing prodrug triggers cancer cell death through deregulation of cellular redox balance. Redox biology, 2013, 1 (1): 115-124.

［43］ ANDRESEN T L, JENSEN S S, JORGENSEN K. Advanced strategies in liposomal cancer therapy: problems and prospects of active and tumor specific drug release. Progress in lipid research, 2005, 44 (1): 68-97.

［44］ ROH M R, ZHENG Z L, KIM H S, et al. Differential expression patterns of MMPs and their role in the invasion of epithelial premalignant tumors and invasive cutaneous squamous cell carcinoma. Experimental and molecular pathology, 2012, 92 (2): 236-242.

［45］ HU Z L, JIANG X J, ALBRIGHT C F, et al. Discovery of matrix metalloproteases selective and activated peptide-doxorubicin prodrugs as anti-tumor agents. Bioorganic & medicinal chemistry letters, 2010, 20 (3): 853-856.

［46］ CHENG T C, ROFFLER S R, TZOU S C, et al. An activity-based near-infrared glucuronide trapping probe for imaging β-glucuronidase expression in deep tissues. Journal of the American chemical society, 2012, 134 (6): 3103-3110.

［47］ DE GRAAF M, BOVEN E, SCHEEREN H W, et al. Beta-glucuronidase-mediated drug release. Current pharmaceutical design, 2002, 8 (15): 1391-1403.

［48］ LEGIGAN T, CLARHAUT J, RENOUX B, et al. Synthesis and antitumor efficacy of a β-glucuronidase-responsive albumin-binding prodrug of doxorubicin. Journal of medicinal chemistry, 2012, 55 (9): 4516-4520.

［49］ SHIN W S, HAN J, VERWILST P, et al. Cancer targeted enzymatic theranostic prodrug: precise diagnosis and chemotherapy. Bioconjugate chemistry, 2016, 27 (5): 1419-1426.

［50］ ZHANG X, LI X, LI Z H, et al. An NAD (P) H: Quinone oxidoreductase 1 responsive and self-immolative prodrug of 5-fluorouracil for safe and effective cancer therapy. Organic letters, 2018, 20 (12): 3635-3638.

［51］ RAUTIO J, KUMPULAINEN H, HEIMBACH T, et al. Prodrugs: design and clinical applications. Nature reviews drug discovery, 2008, 7 (3): 255-270.

［52］ KRENITSKY T A, HALL W W, DE MIRANDA P, et al. 6-Deoxyacyclovir: a xanthine oxidase-activated prodrug of acyclovir. Proceedings of the national academy of sciences of the United States of America, 1984, 81 (10): 3209-3213.

［53］ DUGGAN D E, HOOKE K F, NOLL R M, et al. Comparative disposition of sulindac and metabolites in five species. Biochemical pharmacology, 1978, 27 (19): 2311-2320.

［54］ LINDBERG P, NORDBERG P, ALMINGER T, et al. The mechanism of action of the gastric acid secretion inhibitor omeprazole. Journal of medicinal chemistry, 1986, 29 (8): 1327-1329.

［55］ LAHTI R A, GALL M. Conversion of N-alkylaminobenzophenones to benzodiazepines in vivo. Journal of medicinal chemistry, 1976, 19 (8): 1064-1067.

［56］ PECH B, CHETONI P, SAETTONE M F, et al. Preliminary evaluation of a series of amphiphilic timolol prodrugs: possible evidence for transscleral absorption. Journal of ocular pharmacology and therapeutics, 1993, 9 (2): 141-150.

［57］ JOHNSON B M, SHU Y-Z, ZHUO X L, et al. Metabolic and pharmaceutical aspects of fluorinated compounds. Journal of medicinal chemistry, 2020, 63 (12): 6315-6386.

［58］ MACKENZIE A R, MARCHINGTON A P, MIDDLETON D S, et al. Structure-activity relationships of 1-alkyl-5-(3, 4-dichlorophenyl)-5-{2-[(3-substituted)-1-azetidinyl] ethyl}-2-piperidones. 1. Selective antagonists of the neurokinin-2 receptor. Journal of medicinal chemistry, 2002, 45 (24): 5365-5377.

［59］ MANOURY P M, BINET J L, ROUSSEAU J, et al. Synthesis of a series of compounds related to betaxolol, a new beta 1-adrenoceptor antagonist with a pharmacological and pharmacokinetic profile optimized for the treatment of chronic cardiovascular diseases. Journal of medicinal chemistry, 1987, 30 (6): 1003-1011.

［60］ MA H, JIANG W-R, ROBLEDO N, et al. Characterization of the metabolic activation of hepatitis C virus nucleoside inhibitor beta-D-2′-Deoxy-2′-fluoro-2′-C-methylcytidine (PSI-6130) and identification of a novel active 5′-triphosphate species. Journal of biological chemistry, 2007, 282 (41): 29812-29820.

［61］ MURAKAMI E, NIU C, BAO H, et al. The mechanism of action of beta-D-2′-deoxy-2′-fluoro-2′-C-methylcytidine involves a second metabolic pathway leading to beta-D-2′-deoxy-2′-fluoro-2′-C-methyluridine 5′-triphosphate, a potent inhibitor of the hepatitis C virus RNA-dependent RNA polymerase. Antimicrobial agents and chemotherapy, 2008, 52 (2): 458-464.

［62］ SOFIA M J, BAO D, CHANG W, et al. Discovery of a β-d-2′-deoxy-2′-α-fluoro-2′-β-C-methyluridine nucleotide prodrug (PSI-7977) for the treatment of hepatitis C virus. Journal of medicinal chemistry, 2010, 53 (19): 7202-7218.

［63］ PERRONE P, DAVERIO F, VALENTE R, et al. First example of phosphoramidate approach applied to a 4′-substituted purine nucleoside (4′-azidoadenosine): conversion of an inactive nucleoside to a submicromolar compound versus hepatitis C virus. Journal of medicinal chemistry, 2007, 50 (22): 5463-5470.

［64］ GARDELLI C, ATTENNI B, DONGHI M, et al. Phosphoramidate prodrugs of 2′-C-methylcytidine for therapy of hepatitis C virus infection. Journal of medicinal chemistry, 2009, 52 (17): 5394-5407.

［65］ SIEGEL D, HUI H C, DOERFFLER E, et al. Discovery and synthesis of a phosphoramidate prodrug of a pyrrolo [2, 1f] [triazin-4-amino] adenine C nucleoside (GS-5734) for the treatment of Ebola and emerging viruses. Journal of medicinal chemistry, 2017, 60 (5): 1648-1661.

［66］ CLADER J W. The discovery of ezetimibe: a view from outside the receptor. Journal of medicinal chemistry, 2004, 47 (1): 1-9.

第8章 共价结合药物的研究

大多数传统药物与靶标的结合是通过非共价键的方式,通常是以静电相互作用、氢键、范德华力及疏水作用与靶标结合的,往往是可逆的。共价结合药物(covalent drug)是指一类以药物或其代谢产物通过分子中的某些基团(常为亲电基团)与靶标(通常是靶标上的亲核基团)产生共价结合并发挥药理活性的药物,其结合通常是不可逆的。然而,由于既往共价结合药物的选择性较差,非特异性结合和脱靶效应难以避免,使其临床应用受限。同时,药物与靶标通过共享电子的方式形成牢固的共价键后会产生更多严重的不良反应,甚至毒性反应,一向为药界所忌讳和诟病。

但是,回顾药物的发展历史会发现很多成功的药物如阿司匹林(aspirin)、卡托普利(captopril)、氯吡格雷(clopidogrel)、奥美拉唑(omeprazole)等都是通过共价键作用与靶标结合的,它们的共价结合性质大多是在成药后通过对作用机制的研究才被揭示的。共价结合药物与靶标持久结合,产生更强的生物学效应,临床使用中也可产生较高的效能,并降低给药剂量和频率。同时,它与靶蛋白的紧密结合也能降低不佳的药动学性质带来的成药难度,具有极高的研究价值和广阔的应用前景。

8.1 非共价结合药物与共价结合药物的区别

不论是共价结合药物还是非共价结合药物,与靶标的特异性结合是其发挥药理或毒理作用的基础与前提。共价结合药物与非共价结合药物的最大区别在于在药物与靶标的结合过程中,是否通过化学反应形成稳定的共价键(图 8-1a)。

如图 8-1b 所示,药物靶标(E)与抑制剂(I)首先基于形状互补和化学互补的原则产生结合,通过静电相互作用、氢键、范德华力及疏水作用等相互作用力与靶标结合形成复合物 E·I,k_1 为结合速率常数,k_{-1} 为解离速率常数,结合强度可以用解离平衡常数($K_i = k_{-1}/k_1$)表征。

对于可逆的非共价结合药物,复合物 E·I 的形成即可产生药理作用,K_i 即结合过程中药物对靶标的解离常数。大多数药物均是通过这种可逆的非共价键与靶标产生结合的,例如,2004 年获 FDA 批准上市的抗肿瘤药厄洛替尼(erlotinib)与其靶标 EGFR 的结合即为这一模式。厄洛替尼与药物靶标的结合模式可以代表大多数传统的小分子抑制剂的结合方式,结合过程中主要通过分子性状与蛋白质结合空腔的化学互补,在疏水相互作用的驱动下,经范德华力的特征匹配后形成稳固的氢键作用网络,实现药

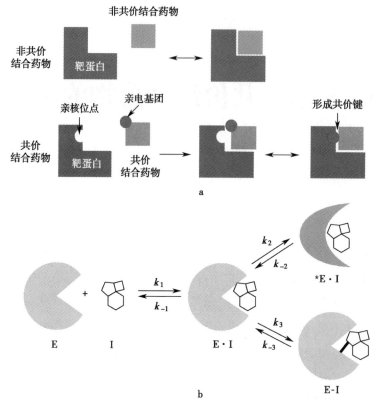

图 8-1　非共价键结合药物与共价键药物结合过程

a. 非共价结合药物与共价结合药物的结合示意图；b. 不同类型药物结合过程的参数表征

物的高结合活性，是典型的 E·I 非共价结合模式（图 8-2）。

若 E·I 生成后会诱导靶标产生构象的大幅变化，则又可生成构象变化的复合物 *E·I。虽然这种复合物仍通过非共价结合而产生，但是其结合强度相比 E·I 有所提高，构象变化的过程可通过反应速率常数 k_2 及逆反应速率常数 k_{-2} 表征。若 k_2 很大而 k_{-2} 很小，则表明 I 与 E* 的结合能力较强，*E·I 的解离需要越过较高的能垒。对于长滞留时间药物（或称"慢速解离药物"）而言，其 k_2 要远大于 k_{-2}。例如，2007 年获得 FDA 批准的抗肿瘤药拉帕替尼（lapatinib）与其靶标 HER2 的结合即属于这一类型的结合模式。拉帕替尼与通过非共价键的方式与药物靶标 HER2 结合后，引起 HER2 蛋白构象的大幅改变，通过形成更稳定的结合模型而发挥药效，属于 *E·I 类非共价结合模式（图 8-2）。彩图见 ER-8-1。

对于共价结合药物，当抑制剂 I 中含有的亲电基团接近药物靶标 E 活性口袋中的亲核基团时，I 与 E 间可以通过化学反应产生共价结合，生成 E-I，若逆反应速率常数 $k_{-3}=0$，则 I 就被称为不可逆共价抑制剂。例如，2017 年获得 FDA 批准的抗肿瘤药奈拉替尼（neratinib）是一种不可逆的 pan-HER 激酶抑制剂，它通过其分子结构中的 α,β- 不饱和双键与 HER2 蛋白的 Cys797 形成不可逆共价结合而发挥其药效，此类共价键的形成是不可逆的，属于 E-I 类共价结合模式。若 $k_{-3}>0$，则 I 与 E 之间的共价结合是可逆的。例如，奥利司他（orlistat）与其靶标 P2Y12 的可逆共价结合是由于靶标中的 Tyr2343 与奥利司他化学结构中的内酰胺环产生化学反应，使得奥利司他的内酰胺环开环后变为羧基，最后通过羧基与 Tyr2343 形成氢键相互作用而起效。

虽然共价结合和非共价结合的化学本质不同，但从产生的药理效果而言，对于长滞留时间药物（或称"慢速解离药物"）因其 k_2 要远大于 k_{-2}，若发生解离须要越过很高的能垒，其与靶标结合的持久性与

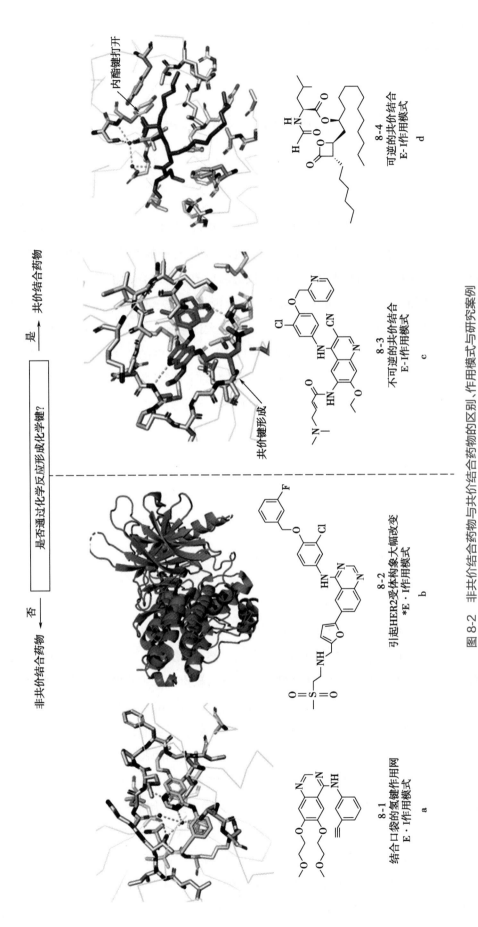

图 8-2　非共价结合药物与共价结合药物的区别、作用模式与研究案例

a. 厄洛替尼通过疏水作用、范德华力与氢键相互作用，结合于 EGFR (PDB:4HJO);b. 拉帕替尼结合于 HER2 后引起蛋白质构象大幅变化，绿色为与帕替尼结合后的 HER2 构象，蓝色为 HER2 apo 构象 (PDB:3BBT,3BCE)，颜色标记见彩图;c. 奈拉替尼化学结构中的 α,β- 不饱和双键与 HER2 蛋白的 Cys797 形成不可逆共价键相互作用 (PDB:2JIV);d. 奥利司他化学结构中的内酯胺环打开，与 P2Y12 蛋白的 Tyr2343 形成氢键相互作用，属于可逆共价键相互作用共价结合模式图 (PDB:2PX6)

共价结合的效果几乎无本质区别。例如,甲氨蝶呤(methotrexate)就属于"慢速解离药物",虽与靶标不是通过共价结合,但其效果是不可逆的。

8.2　共价结合药物的发展

8.2.1　从偶然发现到主动设计

在过去的药物研发中,共价结合药物一直没有得到足够的重视,主要有以下 2 个方面的原因:

(1)非特异性共价结合。由于共价结合药物需要化学键的形成,往往需要药物本身具有较高反应活性的亲电基团,并与靶标上具有亲核性的基团产生化学反应后形成共价结合,因此如何选择性地结合于特定的靶标并避免亲电基团的泛结合效应是共价结合药物能否成功的关键之一。历史上有许多共价结合药物虽然具有一定的治疗活性,但由于非特异性共价结合极大地限制了其进一步的临床应用。例如,抗肿瘤的氮芥类药物应该是人们最早对共价结合药物的认识,其结构中的 β- 氯乙胺可在体内形成高度活泼的碳正离子,可以与生物大分子(如 DNA、RNA、酶等)中的亲核基团产生共价结合并使其丧失活性,进而发挥抗肿瘤作用。由于这种共价结合是非特异性的,这类药物在实际应用中往往存在不良反应强、治疗效率低等缺点。

氮芥类药物的结构

(2)共价结合药物由于"半抗原化"(haptenization)蛋白或脱靶效应(off-target)等原因产生相应的毒性。即共价结合药物与靶标的作用时间持久且难以解离,或者在代谢过程中容易产生共价结合的活性中间体且较难排出体外,因此容易产生多种毒副作用。例如,在 20 世纪 70 年代早期,人们发现对乙酰氨基酚经过代谢能形成与肝蛋白共价结合的高活性中间体,从而产生肝毒性。因此,很久以来人们都认为共价结合药物的研发伴随着巨大的风险,并对其敬而远之。然而,随着对一些临床上使用频繁的药物进行作用机制的深入研究,人们发现一些成功的药物事实上都与靶蛋白发生共价结合,但这些药物都并非研发者们基于这一特性而主动设计的,它们成为共价结合药物大多都出于偶然。

在药物研究的早期,大多数药物分子是通过基于表型的活性筛选得到的,研究过程中仅验证药物分子的药效活性,对其具体的作用机制并不清楚。其中不乏很多极其成功的药物研发典范,这些药物经过时间的考验,使其药效、安全性、毒副作用等得到充分的证明。随着生物学技术的不断发展,越来越多的"老药"的作用机制被研究阐明,其中就包括很多通过共价结合而发挥作用的药物。从 1990 年开始,共价结合药物的设计逐渐转变为基于结构的药物设计的一部分内容,根据蛋白质靶标的腔穴结构有针对性地设计高特异性反应单元,实现共价结合药物的研究合理化(图 8-3)。

1899 年上市的阿司匹林(aspirin)在临床上已使用了 100 多年,但其与靶标共价结合的作用机制在 20 世纪 70 年代才被阐明。阿司匹林通过将环氧合酶(COX)非催化域口袋中的丝氨酸残基乙酰化,从

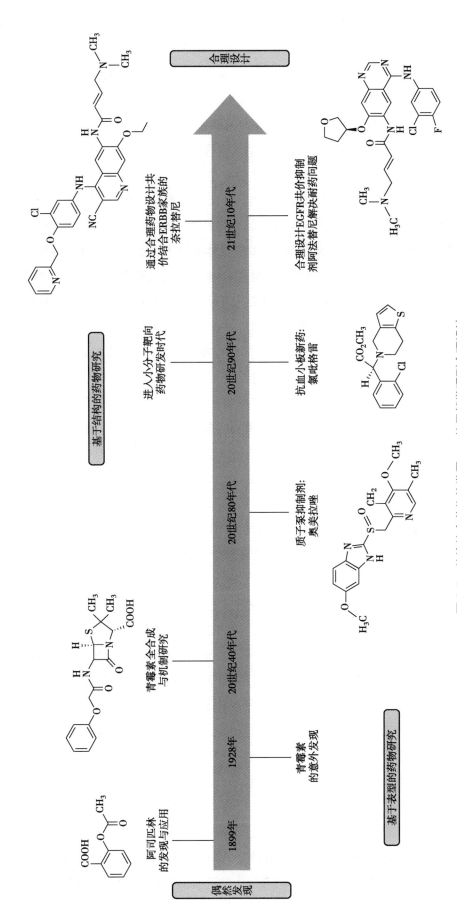

图 8-3　共价结合药物的发展——从偶然发现到合理设计

而抑制环氧合酶的活性(图 8-4)。阿司匹林的成功是药物研发历史上的奇迹之一,这种独特的生物学作用迄今无可替代。1928 年偶然发现的青霉素(penicilin)属于 β- 内酰胺类抗生素,也是一类重要的共价抑制剂,其 β- 内酰胺结构能与青霉素结合蛋白(penicillin binding protein,PBP)活性口袋内的丝氨酸共价结合,发生开环酰化反应,从而抑制细菌细胞壁的合成。1989 年上市的奥美拉唑(omeprazole)作为质子泵(proton pump)抑制剂的作用机制在 1991 年才被阐明,它在体外并无活性,但在胃酸的酸性条件下可以通过一系列反应形成含有次磺酰胺结构的代谢产物,从而与 H^+,K^+-ATP 酶(H^+,K^+-ATPase)的 Cys^{813} 巯基共价结合,形成二硫键结构,抑制质子泵的活性,从而发挥其抗溃疡功效(图 8-4)。另一个形成二硫键的经典药物为 1998 年问世的抗血小板聚集药氯吡格雷(clopidogrel),它的作用机制同样也是在其上市之后才被阐明的。氯吡格雷分子经体内的细胞色素 P450 氧化、重排、水解等一系列体内反应后,生成含有巯基的开环产物,选择性地与 P_2Y_{12}-ADP 受体上的半胱氨酸残基反应生成二硫键,从而改变受体构象,抑制该受体的活性并阻断血小板聚集(图 8-4)。从以上药物研究案例中可以看出,在药物研究的早期,往往更加注重药物表型的研究,在确证其药效学活性及安全性后才逐渐研究具体的作用机制。因此,这类药物的共价结合机制都是偶然发现的,并非合理的药物设计,具有随机性。

随着药物研究水平的提高,共价结合药物特有的结合方式和药效特点引起人们的再次关注,研究人员开始考虑如何通过提高共价结合药物与靶标的结合特异性来减少因其泛结合产生的非特异性和脱靶效应等缺陷。2005 年,Robertson 对 FDA 橙皮书(FDA orange book)中的药物进行研究,发现在上市药物的靶标中有 71 个属于酶类,而其中 19 个酶类药物靶标是通过共价结合的作用模式,证明共价结合药物已经逐渐成为一类主要的药物作用类型。更重要的是,越来越多的共价抑制剂是通过基于结构的药物设计得到的,其结合的共价键机制是研究人员有意而为之。近几年陆续有多个共价抑制剂被批准上市,在抗肿瘤、抗病毒、糖尿病治疗等多个领域内显现出它的独特优势,即疗效更为持久、治疗剂量更低、不易产生耐药性等。例如,2011 年获得 FDA 上市许可的特拉匹韦(telaprevir),通过共价键与丙型肝炎病毒 NS3/4A 蛋白酶(HCV NS3/4A protease)催化口袋中的 Ser^{1138} 形成半缩酮(图 8-5c),从而抑制其蛋白酶活性,实现抗丙型肝炎病毒作用(图 8-5)。特拉匹韦在与 HCV 丝氨酸蛋白酶结合时,首先通过结构的形状匹备占据酶的分子结合空腔,形成适宜的化学形状匹配与氢键相互作用网络(图 8-5a);继而分子结构中的活性酮羰基与空间位置较近的 Ser^{1138} 通过化学反应形成稳定的共价键(图 8-5b),进一步增强其结合活性,K_i 达到 7nmol/L,是共价结合药物设计的范例(具体的药物发现过程详见本节 8.6.1)。彩图见 ER-8-2。

另外一个经典案例是 2013 年上市的表皮生长因子受体(EGFR)抑制剂阿法替尼(afatinib),其结构中的丙烯酰胺基团与表皮生长因子受体活性口袋中的半胱氨酸残基发生迈克尔加成反应形成共价键,克服了第一代抑制剂吉非替尼(gefitinib)、厄洛替尼(erlotinib)等药物在临床上出现的耐药问题,同时对非耐药性表皮生长因子受体也表现出良好的活性(图 8-6,彩图见 ER-8-3)。阿法替尼的设计与研发更多地参考第一代抑制剂的结合模式,首先需使设计的药物分子结构占据 EGFR 的分子结合空腔,随后引入 α,β- 不饱和双键在适宜的空间距离特异性地与 EGFR 蛋白的 Cys^{797} 形成共价结合,使其抑制活性 IC_{50} 达到 0.5nmol/L,同时对突变体 EGFR L858R、EGFR L858R/T790M 和同源性较高的 HER2 均有较好的抑制活性,成为非常成功的抗肿瘤药。以上 2 个成功的例子证明共价结合药物具有很大的潜力,它们的研发过程也为共价结合药物的设计提供宝贵的经验。

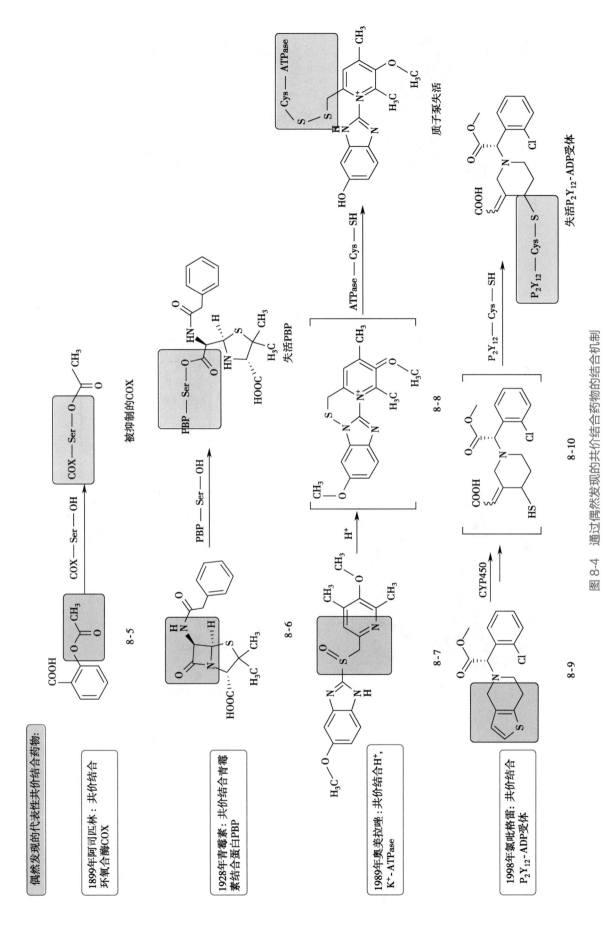

图 8-4　通过偶然发现的共价结合药物的结合机制

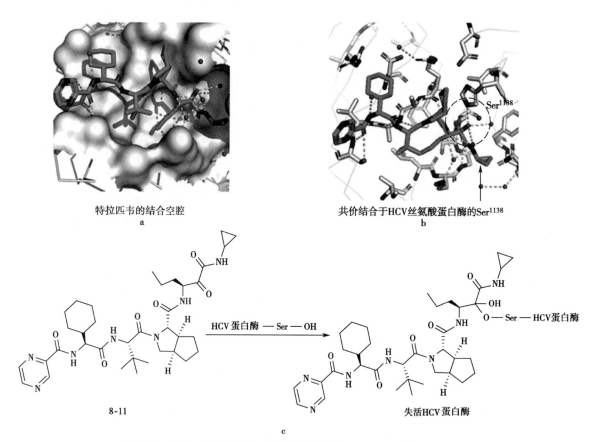

特拉匹韦的结合空腔
a

共价结合于HCV丝氨酸蛋白酶的Ser¹¹³⁸
b

图 8-5　特拉匹韦的结合空腔、共价结合位点和作用机制（PDB：4G5J）

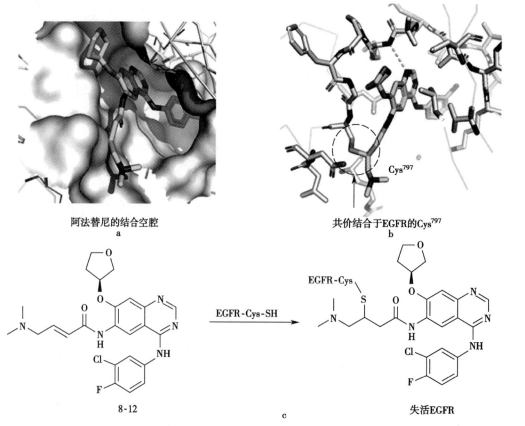

阿法替尼的结合空腔
a

共价结合于EGFR的Cys⁷⁹⁷
b

图 8-6　阿法替尼的结合空腔、共价结合位点和作用机制（PDB：3SV6）

8.2.2　天然产物的共价结合形式

天然产物是药物研发的宝库,统计表明目前成功的上市药物中有 60% 来源于天然产物,或是受到天然产物类结构的启发后进行结构修饰而得到的。不少天然产物也存在 α,β- 不饱和内酰胺、α,β- 不饱和内酯、氮杂环丙烷、环氧结构和环烯酮等结构,这些结构使得它们能与特定的蛋白质共价结合,发挥抑制剂的作用,也为共价结合药物的研发提供有价值的物质基础(图 8-7)。

图 8-7 列出一些近年来报道的具有共价结合特征的天然产物,如具有 α,β- 不饱和大环内酰胺结构的微囊藻毒素 -LR(microcystin-LR),可以与丝氨酸 / 苏氨酸蛋白磷酸化酶(PP1、PP2A)上的半胱氨酸残基发生迈克尔加成反应;而具有类似结构的 pyrrolidine A 也是通过 α,β- 不饱双键的共价结合机制对早幼粒细胞白血病细胞 HL-60 具有 0.1μmol/L 级的细胞毒性;洋地黄毒苷元(digtitoxigenin)是强心苷家族中的一员,它的心脏毒性与 α,β- 不饱和内酯环结构有直接关系;Wortmannin 是细胞内磷脂酰肌醇 -3- 激酶(PI3K)的共价抑制剂,可与催化口袋中的赖氨酸(Lys[802])残基发生共价结合反应;化合物 eriocalyxin B 和冬凌草素甲(oridonin)具有环外亚甲基环戊酮的活性结构,可以与半胱氨酸残基共价结合,抑制核转录因子 -κB(nuclear factor-kappa B,NF-κB)的信号转导,具有广泛的生物活性;其余的天然产物如连氮霉素 A(azinomycin A)、奥利司他(orlistat)和磷霉素(fosfomycin)等均是通过不同的亲电基团与靶标产生共价结合而起效的。

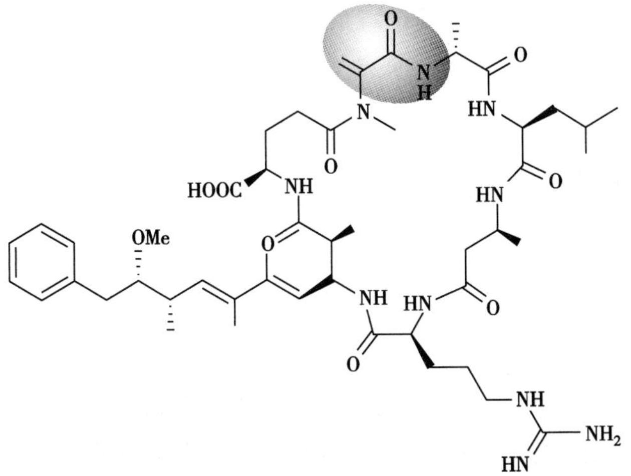

8-13

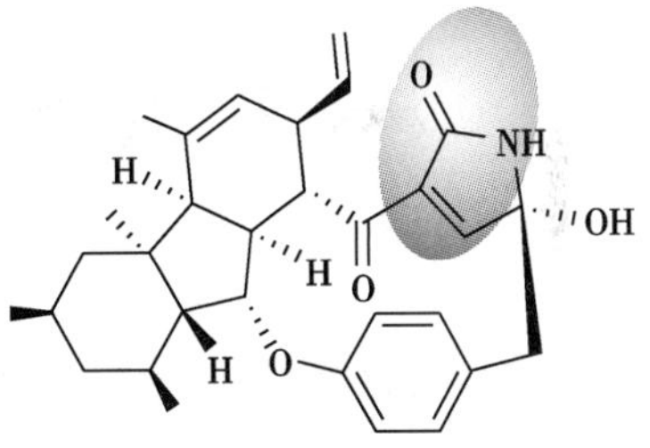

8-14

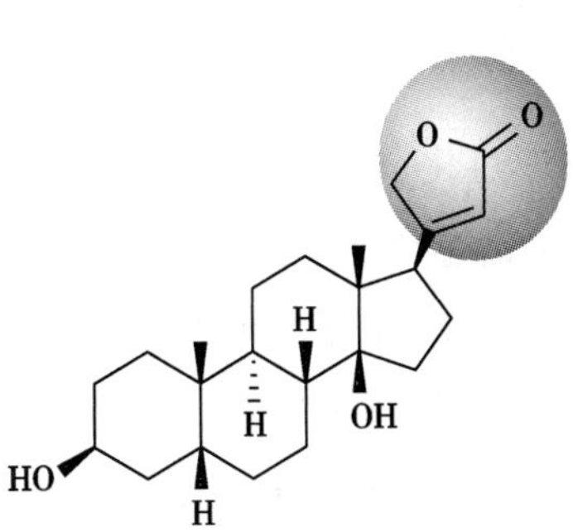

8-15

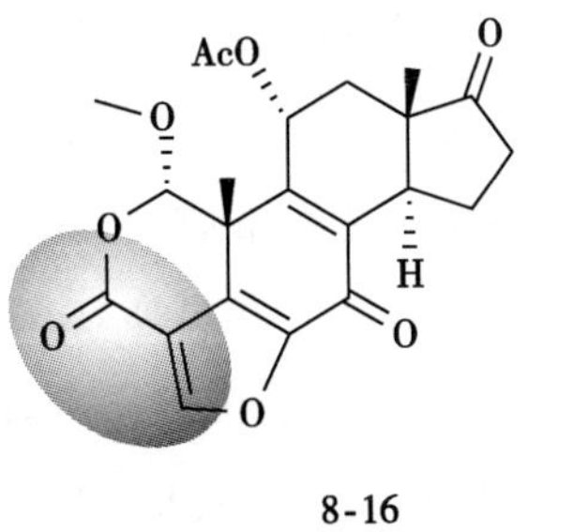

8-16

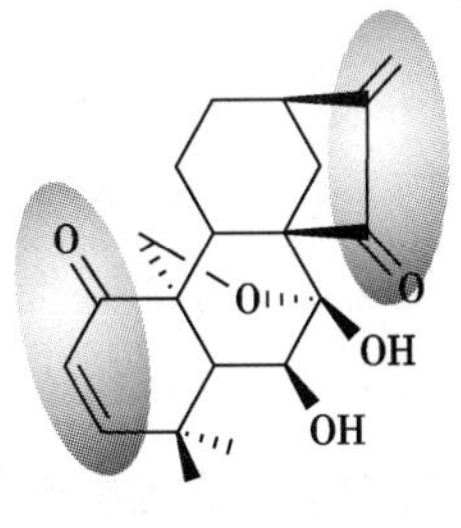

8-17

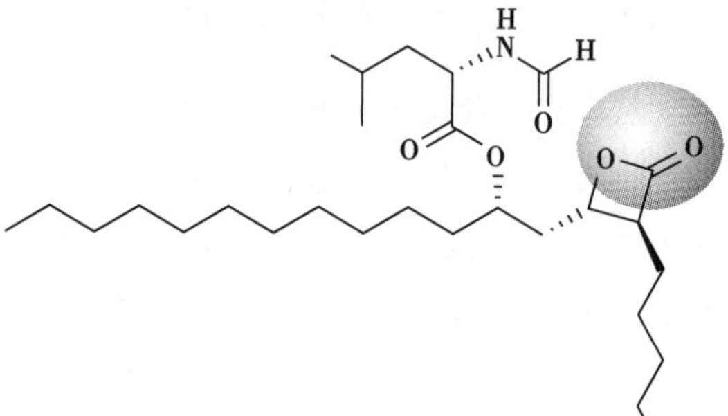

图 8-7　具有不同类型亲电基团的天然产物的化学结构

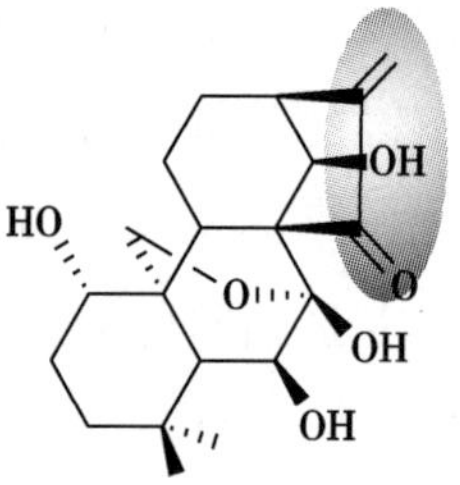

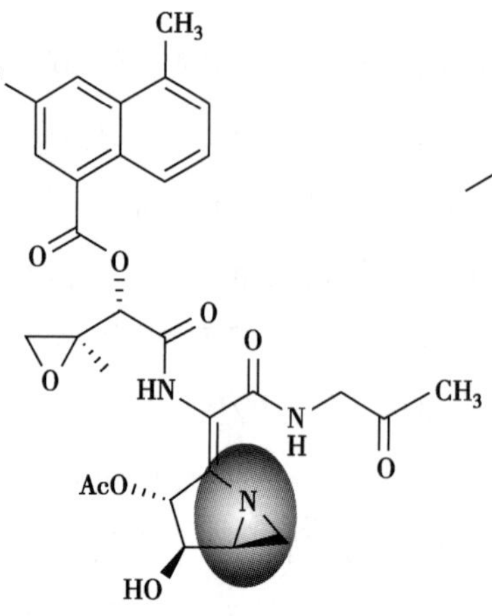

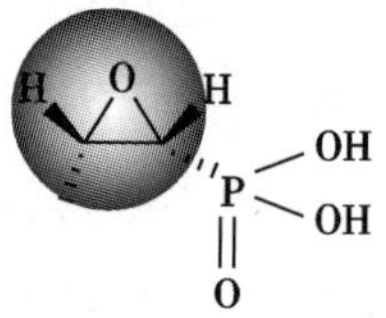

上述天然产物因其本身具有高毒性或低选择性等缺点,有些并不适合直接用作药物,但它们独特的结构类型却能给共价抑制剂的研发带来诸多灵感,研究中可以通过药物化学手段进行结构优化/简化,降低毒性并提高其活性和选择性,是一类重要的先导化合物来源,在共价结合药物的发展中扮演关键的角色。

8.3　共价结合药物的原理和结构特征

8.3.1　共价结合药物的化学反应原理

共价抑制剂与靶标的结合分为 2 步(图 8-8):第一步是非共价结合复合物的形成。具体过程为药物分子(I)和靶蛋白(E)通过化学形状相互匹配,包含静电作用、范德华力、氢键等相互作用形成非共价复合物(E·I)。在此过程中,药物分子中具有亲电活性的基团,即"弹头基团"(warhead)逐渐接近靶蛋白的亲核基团,为接下来共价键的形成做好空间定位的准备。第二步是产生共价键,形成共价结合复合物。药物分子中的亲电基团(弹头基团)和靶蛋白中的亲核基团通过化学反应产生共价键,形成共价结合复合物 E-I。其中,K_i 为非共价结合的平衡解离常数,k_2 为共价键生成的反应速率常数(k_2 通常也可以表示为 k_{inact}),k_{-2} 为共价键解离的反应速率常数(图 8-8)。根据 k_{-2} 是否为 0,可将共价结合药物分为不可逆(irreversible)共价结合药物(k_{-2} 为 0)和可逆(reversible)共价结合药物(k_{-2} 不为 0)。不可逆共价结合药物中形成的共价键不可断裂,可长时间稳定存在;可逆共价结合药物大多通过靶蛋白上的高活性亲核基团与药物分子的亲电基团产生化学反应,破坏药物分子本身的化学结构后形成稳定的相互结合。

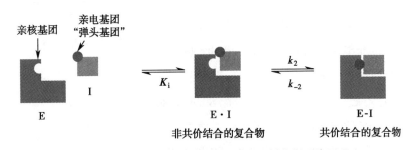

图 8-8　共价结合药物的作用过程及其化学反应原理

对于非共价抑制剂而言,由于不会发生化学反应产生新的化学键,故 $k_2 = 0$。共价抑制剂中,可逆共价抑制剂的 k_2 和 k_{-2} 均不为 0,共价复合物稳定存在的时长取决于 k_{-2}, k_{-2} 越大则药物的作用时间越短, k_{-2} 越小则药物的作用时间越长。而对于不可逆共价抑制剂而言,抑制剂可以对靶标产生完全而永久的抑制作用,故该过程中 $k_{-2} = 0$。值得注意的是,一旦未与靶标结合的抑制剂被机体清除,作为靶标的蛋白质可以通过再生(re-synthesis)而恢复活性。因此,共价结合药物对靶标的结合能力不仅取决于共价复合物的滞留时间(residence time),还与靶蛋白的再生速率(re-synthesis rate)有关,在实验测试过程中具有一定的难度和挑战性。

8.3.2　共价结合药物的活性测试原理

对于非共价抑制剂而言,抑制剂和靶标通过氢键、范德华力、疏水作用等方式结合形成非共价复合物。对于非共价抑制剂与靶标结合能力的定量表征,通常是在封闭系统(指靶标和配体的总浓度恒定并且不会随着时间改变的体系)中测定其半数抑制浓度 IC_{50} 和平衡解离常数 K_d(equilibrium dissociation constant)。其中,对于竞争性抑制剂而言,抑制常数 K_i 是表征抑制剂结合强度的常用参数。K_i 的动力学测定过程可以采用如下方法(图 8-9):根据米氏方程(Michaelis-Menten equation)所提出的模型,在竞争性抑制剂存在的情况下,反应速率 $v = v_{max}[S]/[[S]+K_m(1+[I]/K_i)]$。其中,$v_{max}$ 为最大反应速率,$[S]$ 为底物浓度,$[I]$ 为竞争性抑制剂浓度,K_m 为米氏常数。由 $1/v$ 随 $[I]$ 变化的曲线可知,随着底物浓度的变化,该曲线恒过定点 P,且该定点的横坐标为 $-K_i$,由此可以即可求得 K_i。

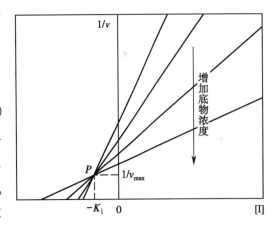

图 8-9　非共价结合药物的抑制常数 K_i 的测定

而共价结合药物在和靶标经过第一步非共价结合后,分子中的亲电基团会与靶标中的亲核部分发生化学反应,也就是第二步的共价结合,这是共价结合药物所特有的。通常情况下,共价结合药物的活性取决于如下 2 个参数:①非共价结合过程中的 K_i;②共价键形成过程中的 k_2(图 8-8)。因此,不同于非共价结合药物,共价结合药物的活性评价更加复杂。同时,共价结合药物的 IC_{50} 会受抑制剂与蛋白质作用时间长短的影响,如果给予足够长的作用时间,在抑制剂浓度高于靶蛋白浓度的情况下,理论上即可实现对于靶蛋白的完全抑制,由此测定的 IC_{50} 或 K_d 等参数常常无法正确表征共价抑制剂和靶标的结合能力,需要采取不同的方式对其活性进行表征。

在共价结合药物的构效关系研究中,需要同时考量非共价结合过程中的 K_i 和共价键形成过程中的 k_2。因此,观测速率常数(k_{obs})是共价抑制动力学表征的常用参数,根据前述共价结合模型(图 8-1),定义 $k_{obs} = k_2 [I]/(K_i + [I])$。Singh 等对抑制剂与酪氨酸激酶共价结合过程中的观测速率常数进行测定,根据观测速率常数随抑制剂浓度变化的曲线(图 8-10),k_2 即为抑制剂浓度达到最大时的速率常数,而 K_i 即为速率常数为 $k_2/2$ 时曲线所对应的抑制剂浓度,比值 k_2/K_i 代表共价抑制过程的二级速率常数,k_2/K_i 越大,往往意味着共价结合药物的活性越强。例如,在脂肪酸酰胺水解酶(FAAH)的共价抑制

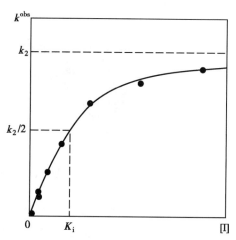

图 8-10　共价抑制过程中的观测速率常数 k_{obs} 随抑制剂浓度 [I] 变化的曲线

剂的研发过程中,辉瑞公司的研究人员通过基于结构的构效关系研究,以 PF-750(8-21)为先导化合物,通过结构优化提高共价结合第一步反应中的 K_i,在 k_2 反应速率不改变的情况下,得到活性更强、选择性更优的 PF-3845(8-22)。在 PF-3845 的结构中,吡啶取代的脲作为亲电基团参与共价结合,相比于早期的 FAAH 共价抑制剂 URB597(8-23)活性提高 10 倍(图 8-11,彩图见 ER-8-4)。

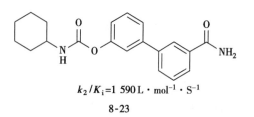

$k_2/K_i = 791 L \cdot mol^{-1} \cdot S^{-1}$

8-21

结构优化

$k_2/K_i = 14\,310 L \cdot mol^{-1} \cdot S^{-1}$

8-22

$k_2/K_i = 1\,590 L \cdot mol^{-1} \cdot S^{-1}$

8-23

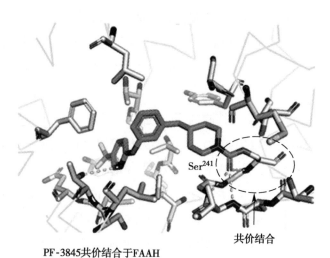

PF-3845共价结合于FAAH

优化 k_2/K_i
提高共价结合药物的活性与选择性

图 8-11　FAAH 抑制剂的优化过程及其结合模式图(PDB:2WAP)

在共价结合药物中,k_2 与 K_i 不仅决定于药物本身的活性,还与药物的选择性和药动学性质息息相关。具有高选择性的共价结合药物往往需要足够强的 K_i 来促使药物可以特异性地结合于预想的药物靶标,同时还需要足够长的滞留时间以保证共价键化学反应的发生。不仅如此,高选择性的共

价结合药物也需要第二步共价结合过程中的 k_2 足够大,以确保共价结合药物在被清除之前发生共价结合反应。然而,在实际的药物研发中,需要综合考虑 K_i 与 k_2 的平衡关系,如果共价结合药物的"弹头基团"的亲电性过强(k_2 过高),则会与体内多种具有亲核性的蛋白质发生非特异性反应,往往会引起严重的脱靶效应和毒副作用。因此,如何平衡 K_i 与 k_2 之间的关系是共价结合药物研发过程中的关键。

8.3.3　共价结合药物的特征

相比于非共价结合药物,共价结合药物展现出药物化学家所希望的一些特质,主要包括与靶标的结合更加紧密、作用时间更久、更加高效和受药动学参数的限制较少等。但鉴于其结合特征,共价结合药物也更容易出现选择性低、脱靶效应和毒副作用等问题。

8.3.3.1　有效性

药物研究中的一个主要挑战是如何在不过度增加分子量的前提下,将药效和选择性同步提升。若不通过增加分子量而增加额外的结合作用力,非共价结合的药物活性提升会受到极大的限制。这一概念可以通过配体效率(ligand efficiency,LE)来评述。配体效率是指配体中每个原子对结合能的贡献,是药物优化过程中的重要参数。通过药物化学手段优化分子结构来提高化合物的配体效率的能力是有限的,药物分子达到一定的配体效率后,很难继续通过结构优化提升其活性。Kuntz 等通过对超过 160 个酶 - 抑制剂复合物的研究发现,小分子中每增加 1 个非氢原子,其与酶的结合自由能就会提升 1.5kcal/mol。但对于含有超过 10 个非氢原子的抑制剂,继续增加非氢原子对于结合能无显著提升。

然而,越来越多的研究表明共价抑制剂的合理设计与应用可以突破这一瓶颈。共价结合方式可以极大地提升化合物的活性和结合效率,从而产生不可逆的甚至永久的结合,这是非共价抑制剂所不能做到的。同时共价抑制剂常常有较低的分子量,这也给提升包括吸收、分布、代谢、排泄(ADME)等药动学性质留出空间。共价抑制剂较高的效能和抑制剂与靶标的非平衡结合机制息息相关,这种结合机制使得共价抑制剂不再需要与浓度较高的内源性配体竞争,因此仅需少量的共价抑制剂即可产生所需的抑制活性。从图 8-8 的共价结合机制可知,共价结合药物的活性提升可以来源于 2 个方面:①提高第一步非共价结合过程中的分子亲和力,即优化 K_i;②提高第二步共价结合过程中亲电基团与亲核基团的反应活性,即优化 k_2。因此,共价结合药物的亲和力优化需要同时考虑药物分子本身的非共价结合部分和共价结合部分。例如,2013 年获 FDA 批准上市的全球首个小分子布鲁顿酪氨酸激酶(BTK)抑制剂类抗肿瘤新药伊布替尼(ibrutinib)也是通过共价结合的药物研究经典案例(图 8-12)。伊布替尼的化学结构可以分为非共价结合部分和共价结合部分,非共价结合部分通过有效占据 BTK 靶标的底物结合空腔实现第一步的非共价结合(得到优异的 K_i),随后"弹头基团"与 BTK 的 Cys^{481} 共价结合(适宜的 k_2),不可逆地抑制 BTK 的活性,使其抑制活性 IC$_{50}$ 达到 0.5nmol/L。

8.3.3.2　选择性

由于小分子药物的分子量较低,在体内起效过程中不可避免地存在脱靶效应(结合于非靶蛋白),脱靶效应往往是药物毒副作用产生的原因之一。在药物设计的过程中,除提高药物分子的药效活性外,增强药物分子的选择性和特异性也是成功的关键。若共价结合药物能与药物靶标特异性地结合,加上其不可逆的作用机制,相比于非共价结合药物往往具有更高的选择性。但如何设计高选择性的共价结合药物是此类药物研发过程中面临的最大难题之一。

以共价结合药物的作用过程为例(图 8-8),首先是提升第一步中非共价结合的平衡常数 K_i,足够高的 K_i 可以确保药物分子与特定靶标选择性地结合并且滞留足够的时间以形成共价结合;其次是第二步中的反应速率常数 k_2 的合理优化极其重要,合理的 k_2 可以保证药物分子在被代谢之前发生共价结合反应,同时避免由于过高的亲电性而导致的脱靶效应。共价结合药物的"弹头基团"(亲电基团)在空间位置上必须足够靠近靶蛋白的亲核基团,否则共价键的形成需要消耗额外的能量或者无法发生。影响 K_i 和 k_2 的因素各不相同,对于 K_i 而言,小分子需要与靶蛋白通过形状和性质的互补而产生非共价结合。对于 k_2 而言,它取决于共价抑制剂的亲电基团是否出现在靶标的亲核基团的合适位置、共价抑制剂的亲电基团是否具有合理的内在反应活性、氨基酸残基的反应活性高低,以及某种氨基酸残基是否在整个蛋白质家族中具有同源性等多种因素。如图 8-12 所示,在伊布替尼(ibrutinib)与靶标 BTK 的结合过程中,首先通过药物分子中的非共价区域结合至 BTK 靶标的 ATPase 结合位点,随后分子结构中的"弹头基团"出现在距离靶标亲核基团 Cys[481] 合适的空间位置,因此会发生特异性的共价结合,使得伊布替尼的选择性大幅提升。彩图见 ER-8-5。

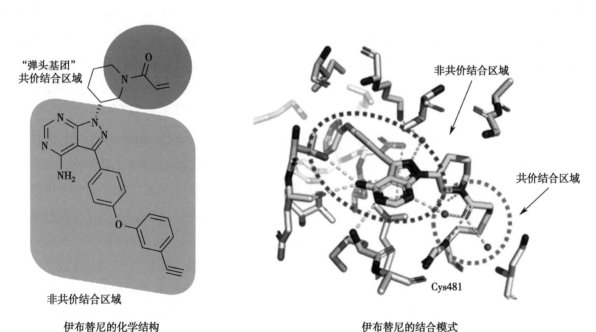

"弹头基团"共价结合区域	非共价结合区域
非共价结合区域	Cys481
伊布替尼的化学结构	伊布替尼的结合模式

图 8-12　伊布替尼的化学结构及其与 BTK 激酶蛋白的结合模式(PDB:5P9J)

8.3.3.3　药效学

药物的药效学性质非常重要,决定药物能否具有合适的给药剂量和频率。对于药物分子本身而言,需要具有良好的半衰期,以保证药物可以长时间起效;对于靶蛋白而言,其活性再生速率也对药效有很大的影响。共价结合药物对于靶标的共价修饰通常是不可逆的,靶标活性的恢复依赖靶蛋白的再生。在这种结合机制下,即使未结合的抑制剂被机体清除,对靶标的长效抑制作用仍将持续,这种特性可以适当降低共价抑制剂的给药剂量和频率。例如,虽然奥美拉唑本身的半衰期较短(1~2 小时),进入体内后苯并咪唑环上的氮原子被胃酸质子化发生分子内 Smiles 重排,形成次磺酰胺(或次磺酸),然后与 H⁺,

K⁺-ATP 酶上 Cys813 和 Cys892 的巯基共价结合,形成二硫化的酶 - 抑制剂复合物而阻断胃酸分泌。但由于其与作用靶标 H⁺, K⁺-ATP 酶(H⁺, K⁺-ATPase)形成共价结合物的再生速率较慢(约为 54 小时),在服用奥美拉唑后,通过共价结合的机制可以对于胃酸分泌产生长效的抑制作用。同时,奥美拉唑的几个重要特性使其具备独特的作用机制:①奥美拉唑是亲脂性的,使其很容易穿透细胞膜;②奥美拉唑是一种弱碱,在体内易在酸性隔室内聚集;③奥美拉唑在酸性溶液中非常不稳定,其在 pH 1 的条件下半衰期约为 2 分钟,而在 pH 7.4 的条件下半衰期约为 20 小时。值得注意的是,奥美拉唑也是一种前药型共价结合药物,在靶细胞的酸性条件空间内累积并转化为活性结构(图 8-13)。

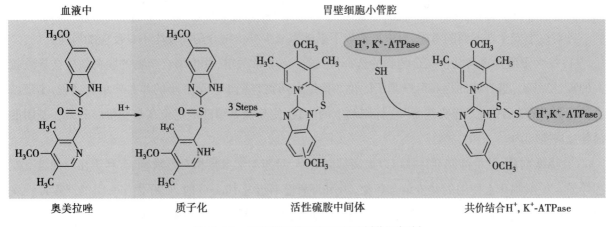

图 8-13　奥美拉唑的活化原理及其作用机制

8.3.3.4　潜在风险

近年来,共价结合药物的发展取得巨大的进步,很多成功的药物已经获得批准进入市场,且被证明是安全有效的,其中也不乏销售量较大的明星药物。然而,由于共价结合药物的"弹头基团"具有一定的亲电反应活性,在药物研究中也被视为"双刃剑"。合理的共价基团设计有利于药物更好地与靶蛋白结合,但同时不合理的亲电基团或对于靶标的持久抑制往往也会带来很多潜在的风险。药物研发人员对共价结合药物,尤其是不可逆共价结合药物在一些疾病领域的使用仍应采取谨慎的态度,需要对其安全性进行深入的研究和实验。

对共价结合药物的安全性考虑主要包括以下 2 个方面:①脱靶效应。共价抑制剂可能与其他非靶蛋白进行共价结合,从而影响正常生理功能。对于不可逆抑制剂来说,一旦靶蛋白被其共价灭活,相应蛋白质的生理功能只能通过合成新的蛋白质来恢复。而对于可逆抑制剂,与靶蛋白结合后其解离的速率也远远低于非共价结合药物。因此,脱靶效应是所有共价结合药物的研发中需要攻克的重要难题。②免疫毒性。即化合物与蛋白质结合后形成抗原,激发免疫毒性。根据"半抗原假说",由于药物分子很小,不足以引起免疫反应。然而,药物与蛋白质共价结合后,这些药物 - 蛋白质加合物可能成为抗原从而激发免疫反应,但目前尚不清楚是什么因素决定个体对这一类抗原的免疫耐受和对免疫反应的易感性。

共价结合药物的安全性始终是悬在药物研发人员头上的一柄利剑,2015 年发生过 2 起严重的共价结合药物的临床试验死亡案例,其中包括用于抗肥胖治疗的甲硫氨酸氨肽酶 2(type 2 methionine aminopeptidase, MetAP2)抑制剂贝洛拉尼(beloranib, ZGN-433, 8-23)和用于治疗神经性疼痛的脂肪酰胺水解酶(fatty acid amide hydrolase, FAAH)抑制剂 BIA 10-2474(8-24)。尽管现有的研究结果尚不能证明临床死亡案例是此类化合物的共价结合机制导致的,但仍在不断地给共价结合药物的研发敲响警钟。

8-23　　　　　　　　　　　　　　　　　　　　　　8-24

针对以上安全性方面的考虑,可以采取以下措施来减少共价结合药物发生不良反应的风险:

(1)最大限度地提高共价结合药物的选择性:这一点非常关键,共价结合药物的脱靶效应会导致较大的毒性风险。选择性的提高可以基于优化共价结合药物与靶蛋白第一步的非共价结合过程,实现结合的特异性;随后优化“弹头基团”在抑制剂上的位置,使其能更精准地定位在与靶蛋白的亲核基团的最佳反应空间内。

(2)降低剂量:共价抑制剂往往可以提高抑制效率,对药动学参数相对不敏感,有利于在低剂量下发挥药效。一般临床上使用的共价结合药物,当用药剂量不超过 10mg/d 时,如肝损伤一类的严重毒性发生的可能性会大大降低。而用药剂量 >50mg/d 时,严重不良反应的发生率显著增加。

(3)尽量避免产生活性代谢产物:活性代谢产物一方面改变其母体药物的结构,从而影响与选定的靶蛋白的结合,存在降低药效的可能性;另一方面活性代谢产物也可能与非靶蛋白共价结合,产生毒性,因此应尽量减少候选药物出现活性代谢物。例如,β 受体拮抗剂普拉洛尔(practolol)在体内发生 O- 去烷基化后会被氧化成亚胺 - 醌的活性代谢中间体,此代谢中间体可以与多种蛋白质发生不可逆共价结合,导致临床上发生特质性硬化性腹膜炎,普拉洛尔也因此而被撤出市场。洛尔类药物的这种不良反应称为特质性药物毒性(idiosyncratic drug toxicity, IDT),有些被撤市,有的加黑框(警戒结构)。但在后续的药物优化中,改变这种结构特征得到比索洛尔(bisoprolol)、美托洛尔(metoprolol)和阿替洛尔(atenolol),通过多引入 1 个亚甲基的结构修饰而封闭其代谢位点,无法生成次甲基 - 醌式活性代谢中间体,成功地避免该毒性作用(图 8-14)。

虽然还有其他一些降低风险的措施,如优先选择可逆共价抑制剂,但是目前还没有足够的证据证明除上述 3 种外的其他措施能有效且普遍地降低风险。因此,一般来说,高选择性、低剂量、不产生代谢活性产物的共价结合药物能表现出与传统非共价结合药物相媲美的安全性,同时还能提供显著的治疗优势。

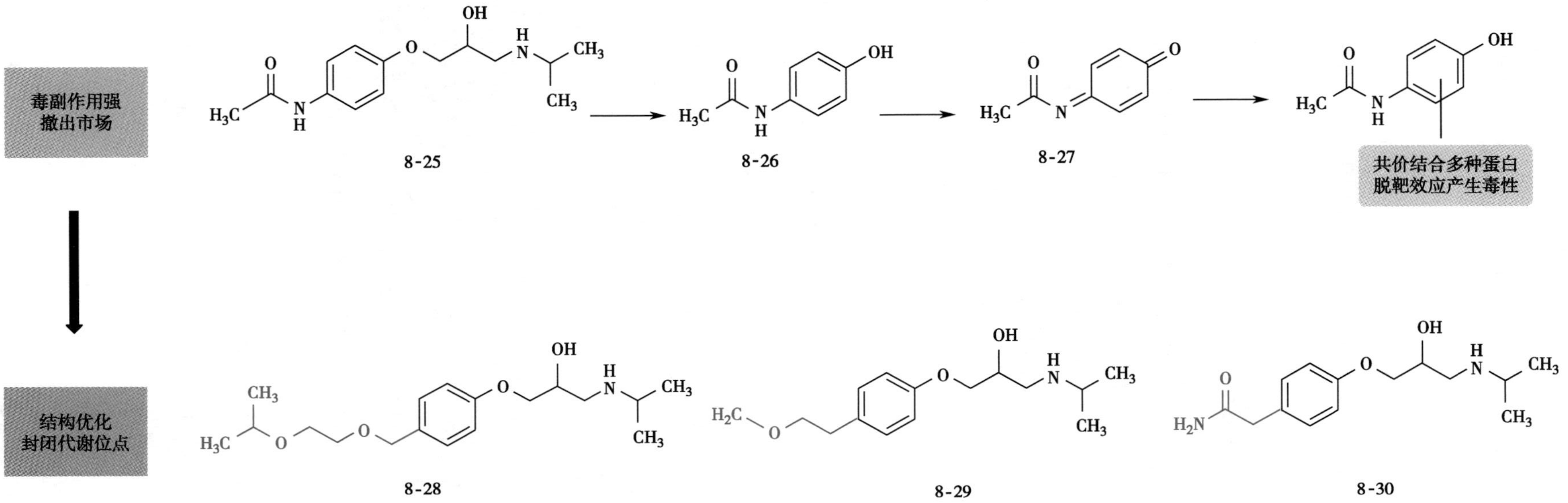

图 8-14　普拉洛尔的活性代谢物导致毒副作用，结构优化封闭活性代谢位点

8.4　共价结合药物的类型

根据共价结合药物与靶标的作用是否可逆、与药物产生共价结合的氨基酸残基类别,以及共价结合过程中所发生的反应类型等方面可将共价结合药物从配体的亲电基团和受体的亲核基团 2 个角度进行分类阐述。

8.4.1　共价结合药物的亲电基团

共价结合药物与靶标的共价结合分为可逆和不可逆 2 种情况,据此可将它们分类为可逆抑制剂和不可逆抑制剂。可逆抑制剂的亲电基团主要包括醛类、酮类、α- 酮基酰胺类、腈类和硼酸类等,该类基团的主要作用靶标包括 20S 蛋白酶体(20S proteasome)、丝氨酸蛋白酶(serine protease)、半胱氨酸蛋白酶(cysteine protease)和二肽基肽酶 4(dipeptidyl peptidase-4)等;不可逆抑制剂的亲电基团主要包括丙烯酰胺类、环氧化物类、α- 卤代酮类、氮丙啶类、乙烯基砜类和活化乙炔类(如炔基酰胺、炔基酯)等,其中最为常用的迈克尔受体(Micheal acceptor)丙烯酰胺类结构是相对较弱的亲电基团(图 8-15)。

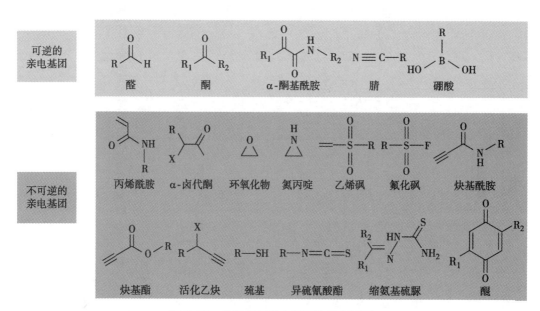

图 8-15　共价抑制剂中常用的亲电基团

8.4.2　蛋白质中可形成共价结合的氨基酸残基

在不同的靶蛋白中,半胱氨酸(Cys)、赖氨酸(Lys)、丝氨酸(Ser)和苏氨酸(Thr)是常见的能与药物产生共价结合的氨基酸残基。除此之外,酪氨酸(Tyr)、谷氨酸(Glu)和组氨酸(His)等氨基酸残基也有与之产生共价结合的抑制剂分子报道。

8.4.2.1　半胱氨酸的巯基

半胱氨酸(cysteine)的巯基具有适宜的亲核活性,是蛋白质中一类最常见的可发生共价反应的基团。半胱氨酸侧链的巯基的 pK_a 在 2.5~11.1,即使是非催化域的半胱氨酸巯基的 pK_a 也在 7.4~9.1。巯基的去质子化也相对容易(在 $pK_a \approx 8.6$ 即可实现),去质子化后的巯基亲核活性大幅提升,此时的巯基具有较大的原子轨道半径和较强的 sp^3 杂化空轨道,使其在 20 个必需氨基酸中亲核性最强。催化域的活性半胱氨酸的亲核性更强,更易发生共价结合反应。由于半胱氨酸自身独特的属性,使其广泛地存在于各类蛋白酶、泛素连接酶、磷酸酶等蛋白质的活性结合位点中。也许正因半胱氨酸的反应活性较高,为避免不必要的非特异性反应的发生,天然状态下半胱氨酸的含量相对较低,丰度仅为 1.9%。根据其结合机制,半胱氨酸的共价结合也分为不可逆和可逆,其过程主要通过迈克尔加成反应进行。如图 8-16 所示,通过丙烯酰胺类结构与半胱氨酸形成共价结合往往是不可逆的结合类型,但通过 α 位含有氰基的丙烯酰胺进行共价结合的过程是可逆的(为逆迈克尔反应)。

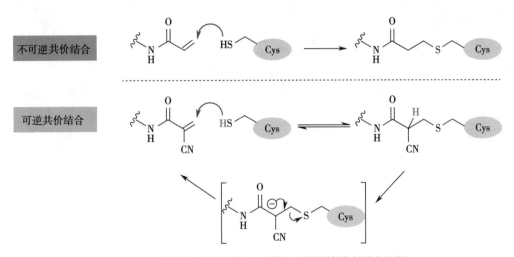

图 8-16　半胱氨酸参与的不可逆和可逆共价结合反应机制

　　对于共价结合药物的研发而言,催化域的半胱氨酸残基活性过高,很难设计具有特异性的小分子抑制剂,但非催化域的半胱氨酸具有适宜的亲核性,是共价结合药物设计过程中的理想结合位点。许多成功的共价结合药物的研发案例均是通过靶向半胱氨酸残基而实现的,例如,EGFR 共价抑制剂阿法替尼(afatinib)是共价结合药物设计的经典案例(结合模式见本章 8.2.1,图 8-6)。有趣的是,非催化域的半胱氨酸常会发生突变,如经典的 EGFR(C797S)突变中,797 位的半胱氨酸突变限制了共价结合药物的设计;但是有些蛋白质中也会发生有利于共价结合药物设计的突变,如 K-Ras(G12C)和 p53(Y220C)的突变提供新的结合位点。图 8-17,药物研发人员利用 K-Ras(G12C)的突变特点,巧妙地设计了共价抑制剂 ARS-853,其可以通过 α,β- 不饱和双键有效地结合至突变位点 Cys^{12},不仅成为具有全新作用机制的 K-Ras 抑制剂,也克服了因突变而产生的耐药问题。彩图见 ER-8-6。

8.4.2.2　赖氨酸的氨基

　　和半胱氨酸类似,鉴于赖氨酸(lysine)独特的化学结构,也是一类常见的可形成共价结合的氨基酸残基。相比于半胱氨酸,赖氨酸作为共价反应残基具有在生物体内含量高的优势(5.8% *vs* 1.9%)。在大多数蛋白质中,赖氨酸存在于蛋白质表面或其活性中心。存在于蛋白质表面的赖氨酸在生理条件下呈现完全质子化的状态($pK_a \approx 10.8$),亲核能力较弱;而处于活性中心的赖氨酸残基的 $pK_a \approx 5.7$,表现出较好的亲核反应活性,处于活性中心的赖氨酸对蛋白质的功能活性往往起到重要作用。在现有的研究案

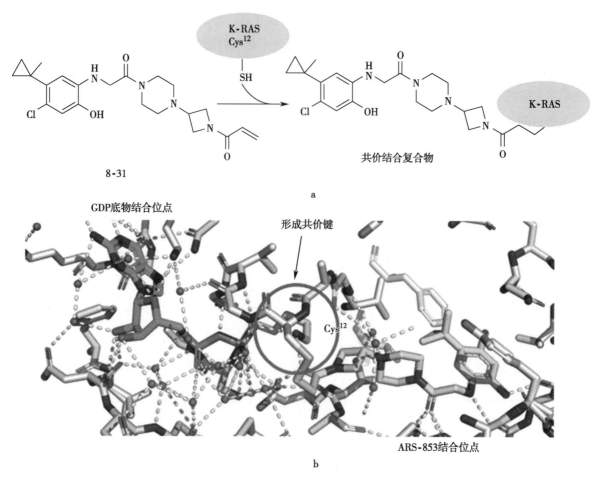

8-31

a

共价结合复合物

GDP底物结合位点

形成共价键

Cys¹²

ARS-853结合位点

b

图 8-17　以半胱氨酸的巯基作为反应位点的研究案例

a. K-Ras 抑制剂 ARS-853 的化学结构及其与 Cys¹² 发生共价反应的通式；

b. ARS-853 共价结合位点与 GDP 底物结合位点（PDB:5F2E）

例中，通过发生迈克尔加成反应而形成共价结合药物多发生于半胱氨酸，而以赖氨酸作为反应位点进行共价抑制剂的研发案例较少，主要原因可能是由于赖氨酸独特的 ε- 氨基结构（较长的侧链使其构象自由度较高）和较弱的亲核性（相比于半胱氨酸）。正因如此，与赖氨酸形成共价键的药物多为偶然发现，而非主动设计得到的。例如，磷脂酰肌醇 -3- 激酶（PI₃K）的抑制剂 wortmannin 与催化口袋中的赖氨酸残基（Lys⁸³³）发生共价结合，从而不可逆地抑制酶活性（图 8-18a、图 8-18b，彩图见 ER-8-7）。其结构类似物索诺利塞（sonolisib，图 8-18c）目前处于 Ⅱ 期临床试验，用于结肠直肠癌和胶质细胞瘤的治疗。

8.4.2.3　丝氨酸与苏氨酸的羟基

丝氨酸与苏氨酸广泛地存在于多种蛋白酶和水解酶的活性位点，扮演关键的催化氨基酸残基的角色。在蛋白质的活性位点，丝氨酸与苏氨酸的侧链羟基可以被邻近的氨基酸残基活化，形成 "catalytic triads" 的三元催化中心，极大地提升其亲核性。例如，抗病毒药特拉匹韦（telaprevir）和波普瑞韦（boceprevir）是丙型肝炎病毒 NS3-4A 蛋白酶（HCV NS3-4A protease）的不可逆抑制剂，其结构中的酮羰基与蛋白酶催化域口袋中的活性丝氨酸发生共价结合（图 8-5），不可逆地抑制蛋白酶的活性，用于丙肝的治疗。然而，非催化域的丝氨酸与苏氨酸的亲核性较弱、反应活性较低，常常需要 "活化" 才能形成共

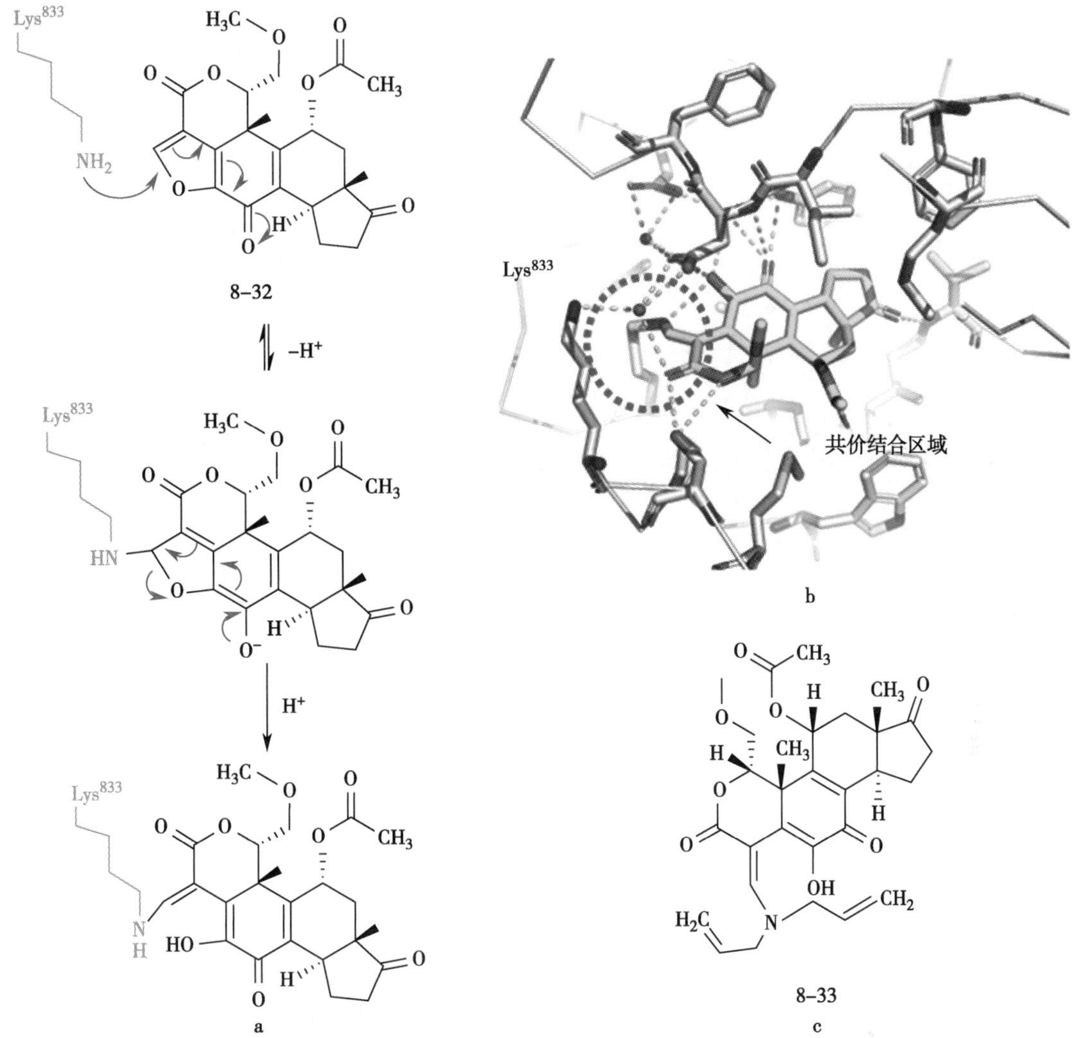

8-32

−H+

a

b

共价结合区域

8-33

c

图 8-18 以赖氨酸的氨基作为反应位点的研究案例

a. wortmannin 与 PI3K 蛋白中的 Lys[833] 形成共价结合的反应机制;

b. wortmannin 与 PI3K 蛋白的结合模式图(PDB:1E7U);c. 赛诺利塞的化学结构

价结合反应,针对此类氨基酸残基设计共价结合药物的难度较大,相比于半胱氨酸和赖氨酸,成功的研发案例也相对较少。有趣的是,本章 8.2.1 介绍的传奇药物阿司匹林就是共价结合于非催化域的丝氨酸的案例之一,其通过与环氧合酶(COX)的非催化域口袋中的丝氨酸(Ser530)残基共价结合而起效。另一个成功的案例是奥利司他(orlistat),它在与脂肪酸合成酶(fatty acid synthase)形成共价结合的过程中,酶的活性中心通过形成"Ser[2308]-His[2481]-Asp[2338] 三元体结构",增强 Ser[2308] 羟基中氧原子的亲核能力,促进其对奥利司他(orlistat)的亲核进攻,进而形成稳定的共价结合(图 8-19,彩图见 ER-8-8)。

苏氨酸的侧链与丝氨酸仅相差 1 个甲基,故理论上能活化丝氨酸的"三元体结构",也能活化苏氨酸。例如,通过研究硼替佐米(bortezomib)与 20S 蛋白酶体的晶体结构后分析发现,20S 蛋白酶体的 Asp[17] 和 Lys[33] 增强 Thr1 中 γ-OH 的亲核能力,促进硼替佐米与蛋白酶体的共价结合,最终不可逆地抑制蛋白酶体的活性(图 8-20,彩图见 ER-8-9)。

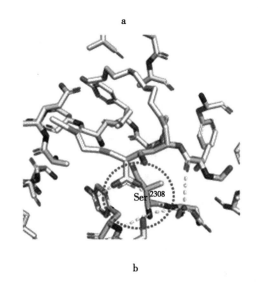

图 8-19　以丝氨酸的羟基作为反应位点的研究案例

a. 奥利司他的共价结合模式图（Ser²³⁰⁸-His²⁴⁸¹-Asp²³³⁸ 三元体结构）；

b. 奥利司他与靶蛋白的结合模式（PDB：2PX6）

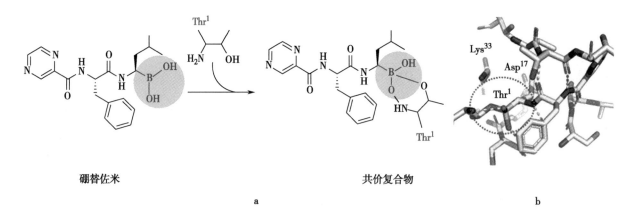

图 8-20　以苏氨酸的羟基作为反应位点的研究案例

a. 硼替佐米的共价结合反应模式图；

b. 硼替佐米与靶蛋白 20S 蛋白酶体的结合模式（PDB：5LF3）

但上述成功案例均是偶然发现的共价结合药物类型,其结合于丝氨酸的共价结合机制都是药物已经成功上市后才发现的,并非通过药物设计得到。由于丝氨酸与苏氨酸本身较弱的亲核性,在针对此类氨基酸残基位点设计共价结合药物时往往需要具有较强的亲电结构,使得设计通过共价结合于丝氨酸/苏氨酸的药物极具挑战性。

8.4.2.4 其他可以发生共价结合的氨基酸残基类型

除上述常见的共价结合氨基酸类型外,还有包括酪氨酸(Tyr)、组氨酸(His)、谷氨酸(Glu)、天冬氨酸(Asp)、甲硫氨酸(Met)等多种不同结构类型的氨基酸残基均可以发生共价结合反应。本章将一些常见的"弹头基团"及其相应的氨基酸反应类型总结归纳于表 8-1。

表 8-1 常见的"弹头基团"、结构式及其靶向的氨基酸残基

"弹头基团"	结构式	靶向的氨基酸	特点
烯丙酰胺	（结构式）	Cys	共价结合药物设计最常用的结构类型,上市药物最多
丙炔酰胺	（结构式）	Cys	
反丁烯二酸酯	（结构式）	Cys	代谢不稳定,设计中常用于改善动力学选择性
丙炔腈类	（结构式）	Cys	反应活性高,可通过改变 R 基调整活性
杂原子取代的烯和炔	（结构式）Het = Heteroaryl	Cys	上市药物中出现的结构类型
炔丙基酰胺及其类似物	（结构式）	Cys	研究较少,应用特点未知
含离去基团的缺电子杂环(S_NAr)	结构类型较多	Cys,Lys,Tyr	上市药物中出现的结构类型
芳基磺酰双环丁二醇及其类似物	ArO_2S（结构式）	Cys	合成难度高,活性可由不同的芳基取代物调控
卤代烷,α-卤代的甲胺/酯/酮	（结构式）X = C, N, O	Cys	上市药物中出现的结构类型

续表

"弹头基团"	结构式	靶向的氨基酸	特点
环氧化物		Cys,Lys,His	上市药物中出现的结构类型
氮杂环丙烷		Cys,Glu,Asp	上市药物中出现的结构类型,常用于 DNA 烷基化
硝基烷烃类		Cys	潜在的亲电基团,形成氮羧酸互变异构体
α-氰基丙烯酸,α-氰基烯酮	X = C, N	Cys,His	可逆反应,可用于调控药物的滞留时间,上市药物中出现的结构类型
醛,酮		Cys,Lys	可逆反应,上市药物中出现的结构类型
杂原子取代的乙炔		Cys	可逆反应,上市药物中出现的结构类型
氨腈		Cys	可逆反应
异硫氰酸酯	R—N=C=S	Cys,Lys	与 Cys 反应速率快,可逆;与 Lys 反应不可逆
乙烯砜,乙烯磺胺		Lys,Cys	偏向于与 Lys 反应
磺酰氟		Lys,Tyr	化学生物学中常用,反应活性受 R 基的影响较大
磺酰亚胺氟		Lys,Tyr	较磺酰氟的反应活性低,活性可由 R 基调控
芳基氟磺酸		Lys,Tyr,Ser	易水解,反应活性较低
活性酯		Lys	上市药物中出现的结构类型
N-乙酰-N-烷基磺胺类		Lys	易与蛋白质表面暴露的 Lys 反应

续表

"弹头基团"	结构式	靶向的氨基酸	特点
2-羰基芳基硼酸	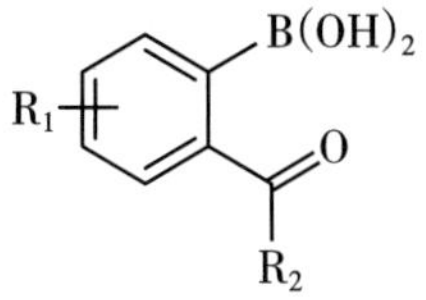	Lys	可逆反应,形成稳定的席夫碱
N-甲基异噁唑	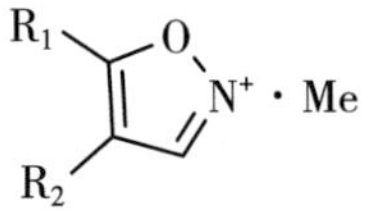	Glu,Asp,Cys	在中性条件下稳定性不佳
氧杂吖丙啶	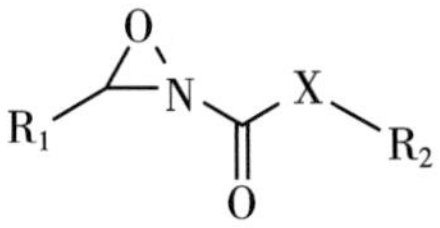 $X = O, N$	Met	氧化还原反应机制

8.4.3 共价结合药物的反应类型

共价结合药物与相应靶标发生的结合反应大致可分为以下 3 种类型(表 8-2):

(1)第一类:取代反应,包括烷基化、酰化反应等。例如,贝洛拉尼(beloranib),其结构中的环氧基团可使甲硫氨酸氨肽酶 2(MetAP2)催化口袋中的组氨酸残基的氮原子烷基化,从而抑制酶活性;肥胖症治疗药物奥利司他(orlistat)的 β-内酯可以酰化胰脂肪酶(pancreatic lipase)的 Ser2308 残基,从而使它失活;抗肿瘤药硼替佐米(bortezomib)结构中的硼原子可与 20S 蛋白酶体(20S proteasome)催化口袋中的 Thr1 的羟基共价结合形成硼酸酯,从而对 20S 蛋白酶体产生抑制作用。取代反应多见于可逆共价结合药物类型。

(2)第二类:加成反应,包括迈克尔加成、酮基加成、Pinner 反应等。例如,抗肿瘤药奈拉替尼(neratinib)的丙烯酰胺结构能与酪氨酸激酶(tyrosine kinase)的 Cys[805] 残基发生迈克尔加成反应;抗丙肝药物波普瑞韦(boceprevir)和特拉匹韦(telaprevir)的 α-酮基酰胺结构可与丙型肝炎病毒 NS3-4A 蛋白酶中的 Ser[139] 残基形成半缩酮;降血糖药维格列汀(vildagliptin)的氰基可与二肽基肽 4(DPP-4)催化口袋中的 Ser[630] 残基发生 Pinner 反应,生成脒酯。

(3)第三类:形成二硫键的反应。代表为抗胃酸分泌药奥美拉唑等质子泵抑制剂,以及抗血小板凝集药氯吡格雷。

表 8-2 共价抑制剂与靶标的反应类型举例

反应类型		代表性药物的结构	靶蛋白及活性氨基酸	上市时间
取代反应	烷基化反应	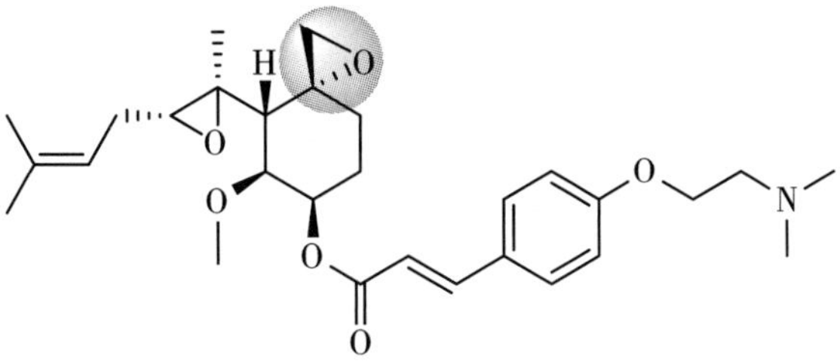 贝洛拉尼	甲硫氨酸氨肽酶 2、His218-N	临床试验失败

续表

反应类型		代表性药物的结构	靶蛋白及活性氨基酸	上市时间
取代反应	酰化反应	奥利司他	胰脂肪酶、Ser²³⁰⁸-OH	2000 年
	形成硼酸酯	硼替佐米	20S 蛋白酶体、Thr¹-OH	2008 年
加成反应	迈克尔加成	奈拉替尼	酪氨酸激酶、Cys⁸⁰⁵-SH	2017 年
	形成缩酮	替拉瑞韦	NS3-4A 蛋白酶、Ser¹³⁹-OH	2011 年
	Pinner 反应	维格列汀	二肽基肽酶 4、Ser⁶³⁰-OH	2007 年

续表

反应类型		代表性药物的结构	靶蛋白及活性氨基酸	上市时间
形成二硫键反应	形成二硫键	奥美拉唑	H^+, K^+-ATP 酶、Cys^{813}-SH	1988 年

8.5 共价结合药物的设计

长久以来,分子结构中的亲电反应基团常被认为是药物开发中的"雷区"。在传统的药物设计过程中,总会建议研究人员规避环氧、吖啶、迈克尔受体等具有高反应活性的亲电结构。主要是因为这些亲电结构可能会与多种生物大分子相互作用,产生脱靶效应并引起严重的毒副作用。虽然早期的很多成功药物(如阿司匹林、青霉素、氯吡格雷等)均是通过共价结合,但它们的共价作用机制都是偶然发现的,并非在研究之初设计得到的,其成功具有很大的偶然性,是不可复制的。随着科学技术的不断发展,共价结合药物的研发慢慢进入人们的视野,在抗肿瘤、抗病毒、糖尿病治疗等多个领域内显现出非共价结合药物难以企及的优势,如疗效更持久、治疗剂量更低、不易产生耐药性等。但相比于非共价结合药物,共价结合药物涉及多步级联反应,同时需要规避脱靶效应、免疫毒性、活性代谢物等问题,在药物的合理设计中更具挑战性。

通常来讲,药物的发现始于 1 个或多个生物学靶标的识别和确证,随后开展苗头化合物和先导化合物的发现,继而对先导化合物进行药效学和药动学方面的修饰优化,最终药物得以诞生。共价结合药物的一般设计策略也是基于这种思路,但由于其结构的特殊性及作用方式的不同,因此在共价结合药物的设计策略会有一些需要特别注意的地方。

通过前述(本章 8.3.1)对于共价抑制剂的叙述,我们知道不可逆共价抑制剂分子主要分为非共价结合的主结构区域与包含亲电基团的"弹头基团"(warhead)两部分。进入体内后,药物分子的主结构与目标靶蛋白结合位点先形成非共价相互作用,随后亲电性弹头与目标亲核氨基酸残基发生不可逆共价结合。而共价化合物的设计主要考虑的就是对非共价作用的主结构部分(改变 K_i)和具有亲电反应活性的弹头部分(改变 k_2)的修饰和优化。

常见的共价结合药物的设计策略主要包括以下 3 个关键步骤(图 8-21):首先,利用结构生物学和生物信息学技术确定靶蛋白中可能成为反应位点的亲核性氨基酸,如半胱氨酸(Cys)、丝氨酸(Ser)、赖氨酸(Lys)、组氨酸(His)和苏氨酸(Thr)等;其次,针对靶蛋白,确定一个已知结合强度的非共价抑制剂作为出发点;最后,根据亲核氨基酸残基的位置和性质,在非共价抑制剂中引入弹头基团(如丙烯酰胺等迈克尔受体结构),得到共价结合的抑制剂。这里主要涉及 K_i 和 k_2 的优化,其中针对抑制剂的"弹头基团"与亲核性氨基酸的空间取向,可以进行逐步的调整,以此提高特定的反应活性和选择性,这种方式的成功与否可以通过检测 k_2 的变化来确定。另外,通过调整非共价亲和力(如氢键、离子键、疏水作用等),也可以在优化 K_i 的基础上改善抑制剂的活性和选择性。

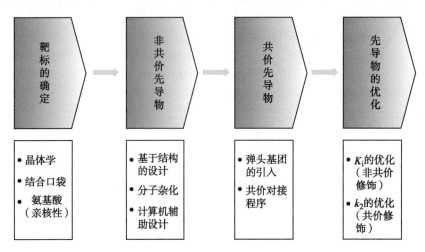

图 8-21 共价抑制剂的发现及合理设计的整体过程

8.5.1 基于结构的共价结合药物设计

基于结构的药物设计(structure-based drug design,SBDD)是指以生物大分子靶标的结构信息及相应的配体与靶标的作用关系为基础的药物设计策略。研究过程主要基于蛋白质的三维结构和药物分子的化学特征,通过化学分子与蛋白质结构的合理匹配进行有针对性的药物设计。

8.5.1.1 利用配体特征——形成配位结合的含硼药物

硼是原子序数为 5 的非金属元素,它的化学性质与药物中常见的碳、氧、氮、硫等元素不同。在基态下,硼含有 5 个电子,以 $1s^2 2s^2 2p^1$ 分布,有 1 个空 p 轨道可以接受电子,使其具有亲电性(图 8-22)。因此,含硼的抑制剂常能与靶蛋白中的亲核基团共价结合形成配位键。目前已经上市的含硼药物很少,主要有 2 类:一类是以硼替佐米(bortezomib)及伊沙佐米(ixazomib)为代表的硼酸类化合物;另一类是以他伐硼罗(tavaborole)及克立硼罗(crisaborole)为代表的硼唑类化合物。

本节以他伐硼罗为例来介绍含硼药物的设计思路。他伐硼罗是亮氨酰 tRNA 合成酶(LeuRS)的抑制剂,用于治疗真菌感染引起的灰指甲。单次使用 0.2ml 5% 溶液后,可在血液中检测到 3.54ng/ml。半衰期为 7.07 小时,药物主要通过肾脏代谢清除。亮氨酰 tRNA 合成酶负责将亮氨酸连接到对应的 tRNA 上,形成亮氨酰 -tRNA 复合物,是蛋白质合成的一个重要步骤。它的催化反应分为 2 步,首先在合成口袋生成亮氨酰 -AMP 复合物,然后在编校口袋确认结构正确后将亮氨酰基团转移到 tRNA 上,生成亮氨酰 -tRNA 复合物 tRNA^{Leu}(图 8-23)。而他伐硼罗靶向编校口袋,抑制第二步反应(图 8-24)。

在最早的研究中,由于缺乏三维晶体结构的信息,研究人员设想从底物的结构中设计模拟物,因而通过拼合设计了假底物抑制剂 8-38(图 8-25)。随后以腺嘌呤为骨架变换 N6 和 N9 的连接基团,合成超过 1 000 个分子的组合物化合物库,发现的若干有活性的化合物均含有二苯基硼酯的结构(苗头化合物 8-39),进一步的构效关系研究表明硼元素是活性的必需基团。为了改变嘌呤类母核的结构,将其骨架简化为喹啉,发现活性仍得以保持(结构简化物 8-40)。通过分析苯硼酸喹啉酯的结构发现,硼原子外层的电子空轨道可与 8- 羟基喹啉中氧原子的孤对电子发生配位结合,形成五元环氮硼内酯,因此将喹啉

a

8-34

8-35

8-36

8-37

b

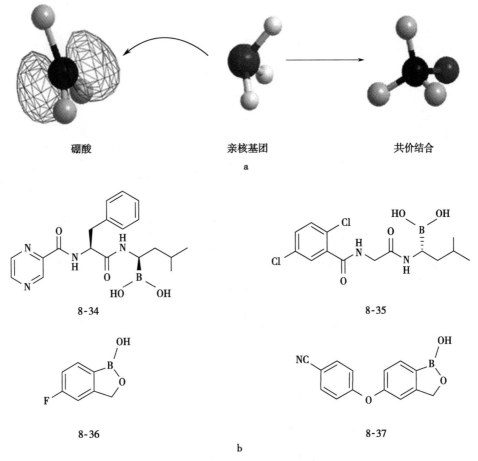

图 8-22　利用配体特征形成配位结合的含硼类药物

a. 硼的空 p 轨道接受亲核基团的电子的示意图及其结合模式图；

b. 代表性含硼药物的化学结构

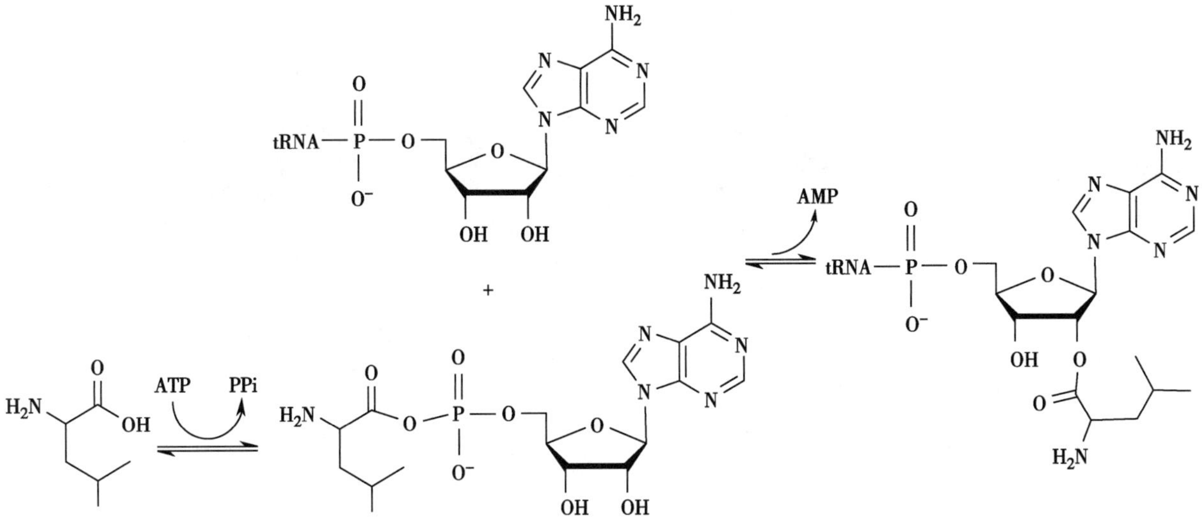

图 8-23　LeuRS 催化形成亮氨酰 -tRNA 复合物的步骤

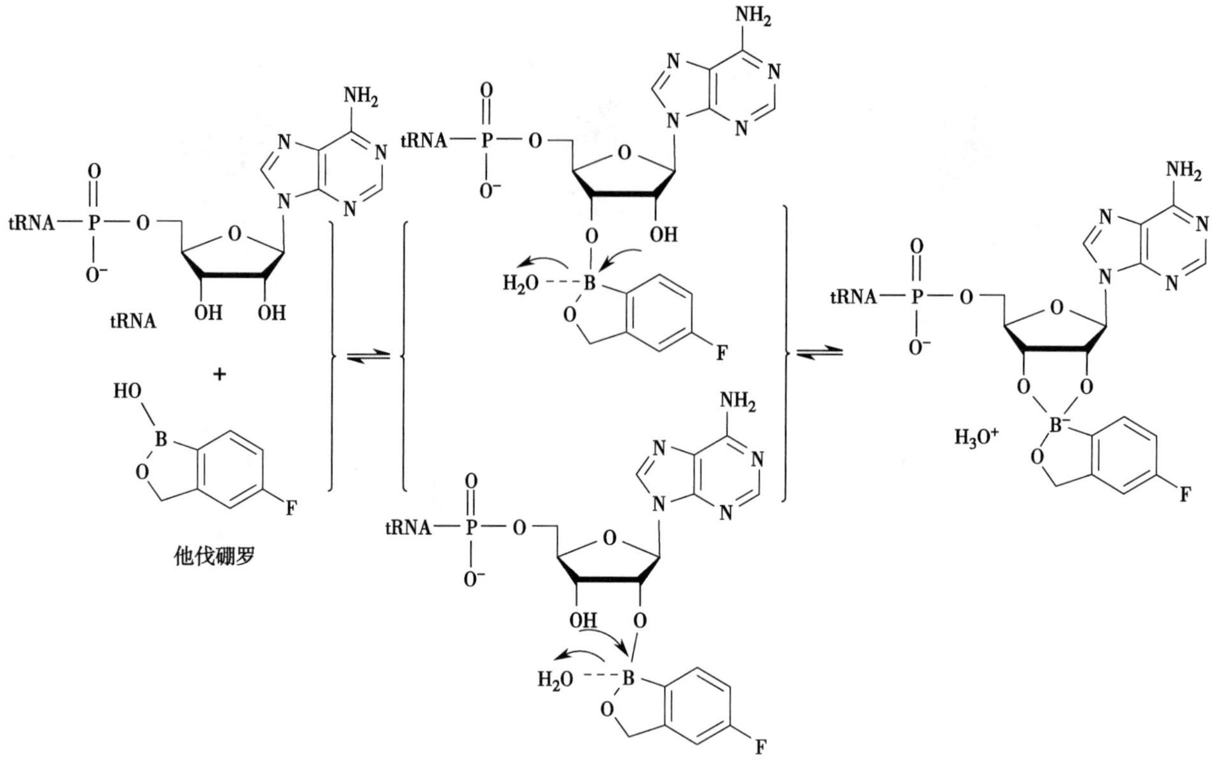

图 8-24 他伐硼罗与 tRNA 共价结合的机制

环进行骨架迁越得到 α- 吡啶甲酸的母核产物（图 8-24，化合物 8-41）。进一步的结构优化通过将羧基用亚甲基替换、氮原子用 sp² 杂化碳等排体置换（吡啶换成苯环），并以 C—B 共价键替换 N → B 配位键，去掉 1 个苯环以满足 3 价硼的结合，得到图 8-25 中化合物 8-42 的母核结构，最终通过研究不同的取代基团得到他伐硼罗（图 8-25，化合物 8-43）。

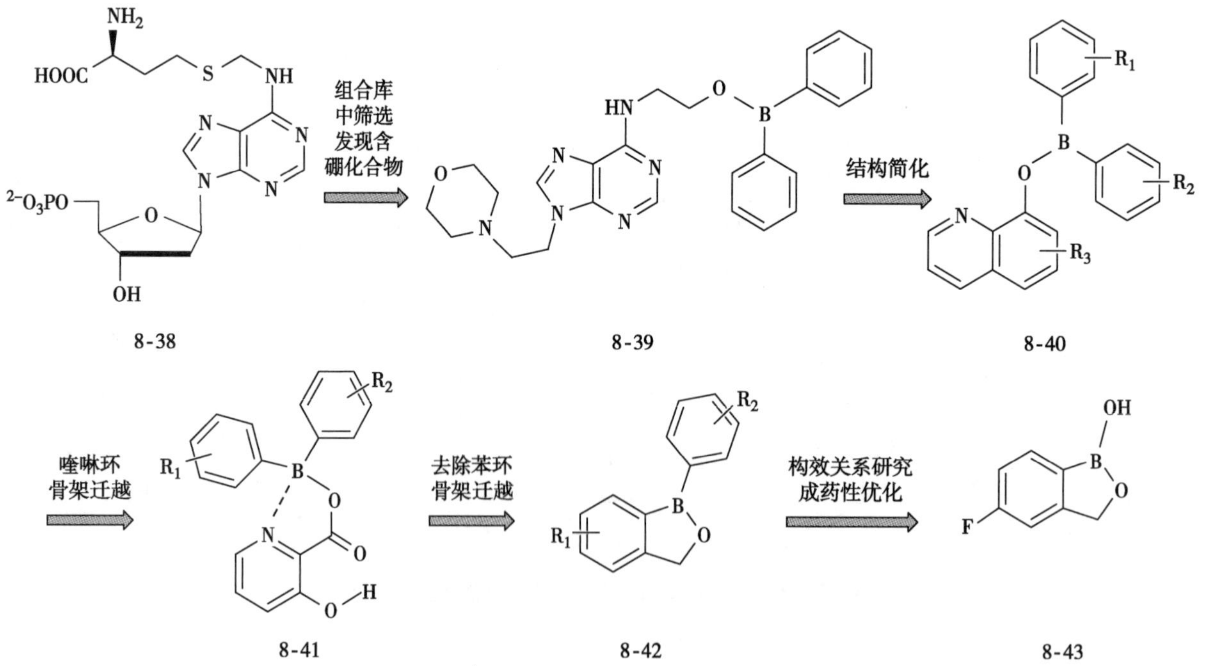

图 8-25 他伐硼罗的发现与结构优化过程

共晶结构显示他伐硼罗与位于编校口袋内的 tRNA 末端的顺式二醇形成一个螺环加合物,硼原子变为四面体结构,将 tRNA 锁定在编校口袋内,阻断 tRNA 被氨酰化后向核糖体转移,从而抑制蛋白质合成(图 8-24 和图 8-26)。值得一提的是,尽管人源与真菌的亮氨酰 tRNA 合成酶具有高度同源性,但是他伐硼罗对真菌亮氨酰 tRNA 合成酶的亲和力为人源的 1 000 倍以上,具有较好的选择性。彩图见 ER-8-10。

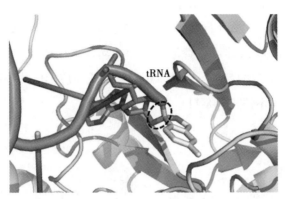

绿色为亮氨酰 tRNA 合成酶,橙色为 tRNA;黄色为他伐硼罗,粉色为硼原子(颜色标记见彩图);
虚线圆圈表示新生成的共价键。

图 8-26　他伐硼罗 -tRNA 复合物与亮氨酰 tRNA 合成酶复合物的晶体结构(PDB:2V0G)

含硼药物的种类很少,他伐硼罗的发现与确证是基于结构的共价结合药物设计的代表。在他伐硼罗的结构优化中,研究人员围绕硼原子的共价结合机制,通过基于结构的构效关系研究逐步简化化合物的结构,不断利用骨架迁越策略,在保持活性的基础上获得结构简单、构效关系明确、成药性优异的含五元硼氧环的化合物他伐硼罗。

8.5.1.2　利用底物的结构特征和迈克尔加成反应——替尼类共价结合药物的设计

迈克尔受体是经典的亲电性"弹头基团"之一,已有 10 多种含有迈克尔受体的药物被批准上市或处于临床研究中,在目前的研究中主要应用于激酶抑制剂的开发。本节我们以布鲁顿酪氨酸激酶(Bruton tyrosine kinase,BTK)的共价抑制剂为例,介绍含有迈克尔受体的不可逆共价抑制剂的研发过程。

BTK 是非受体型酪氨酸激酶 Tec 家族的一员,在 B 细胞抗原受体(B cell antigen receptor,BCR)信号通路激活过程发挥关键的作用,在 B 细胞淋巴瘤中出现 BTK 的高表达及 B 细胞抗原受体信号通路和核转录因子 -κB(nuclear factor-kappa B,NF-κB)等其他信号通路的过度激活。BTK 的表达伴随着 B 细胞生长分化的全过程,除浆细胞外,B 细胞的其他阶段都会有该酶的表达,同时它还影响下游的多种信号通路。BTK 抑制剂的开发也因此成为 B 细胞淋巴瘤的潜在治疗策略。蛋白激酶以 ATP 作为天然底物,催化底物蛋白质的磷酸化,而不同激酶的 ATP 结合域都具有相似的空间结构和特性,所以开发 BTK 的选择性抑制剂是一项非常有挑战性的工作。通过对该酶的晶体学研究发现,在其铰链区的 ATP 结合域附近存在一个半胱氨酸残基 Cys[481],这一结构特征使得特异性的不可逆 BTK 抑制剂的开发成为可能。

第一个 BTK 抑制剂伊布替尼于 2013 年被 FDA 批准上市,成为靶向 BTK 的首创性新药,并用于 B 细胞淋巴瘤的治疗。在研究之初,针对 BTK 设计选择性抑制剂缺乏指导,只能通过高通量筛选寻找苗头化合物。经过基于 FRET 和结合实验的高通量筛选后,发现 PCI-29732 对 BTK 表现出较好的抑制作用,在 10μmol/L 的测试浓度下可以实现对 BTK 活性的 100% 抑制(IC$_{50}$=8.2nmol/L)。然而在后续的研究中发现,PCI-29732 对其他多种激酶蛋白均有较强的抑制作用(对 Abl、EGFR、CSK、Kit、Fgr、Lck、Yes、Hck 等均有抑制作用),选择性很差。为了解决这一问题,研究人员通过分析 BTK 的底物结合口袋,将其与其他激酶的结合位点进行对比分析,并使用对接模拟等手段推测 PCI-29732 的结合位点,发现 BTK 结合口袋中的 Cys^{481} 与 PCI-29732 结构中的环戊烷在空间上相互接近,且 Cys^{481} 并不在其余蛋白质的底物结合位点广泛存在。因此,合理设计共价结合位点不仅可以进一步提高抑制剂的活性,也有可能会实现对 BTK 的选择性。随后,通过引入不同类型的迈克尔受体并进行构效关系研究后发现活性最好的抑制剂为 PCI-32765(IC$_{50}$=0.5nmol/L),即伊布替尼。后续的晶体结构证实伊布替尼结构中的丙烯酰胺结构和 BTK 中的 Cys^{481} 的巯基可以发生迈克尔加成反应形成共价键,从而实现对 BTK 的选择性抑制(图 8-27,彩图见 ER-8-11)。

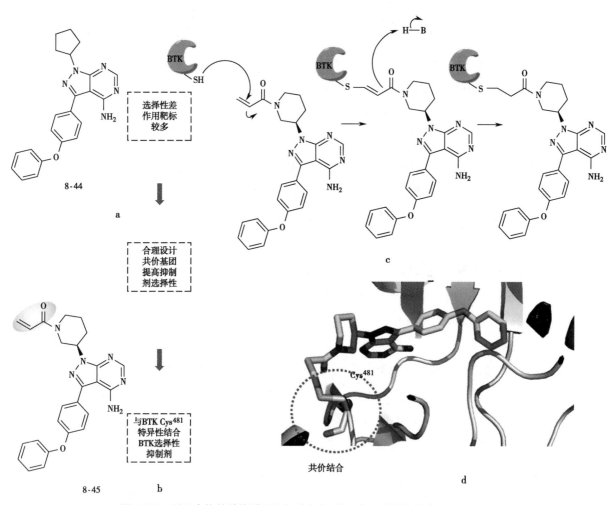

图 8-27　利用底物的结构特征和迈克尔加成反应形成共价结合的研究案例

a. 非选择性抑制剂 PCI-29732 的化学结构;b. 选择性 BTK 抑制剂 PCI-32765;
c. 伊布替尼的共价结合原理;d. 伊布替尼晶体复合物的作用模式(PDB:5P9J)

体外实验表明,在 B 细胞抗原受体信号通路激活的 DOHH2 细胞系中,伊布替尼和 BTK 不可逆共价结合后,可以抑制 Tyr^{223} 位点的自磷酸化、底物磷脂酶 Cγ(phospholipase Cγ)及其下游 ERK 的磷酸化,IC$_{50}$ 分别为 11nmol/L、29nmol/L 和 13nmol/L,同时可减少 Bcl-2 等的表达,共同诱导肿瘤细胞凋亡。给药 24 小时后,体内的绝大部分伊布替尼被清除,但是 BTK 的阻滞程度无明显降低,充分显示出共价结合药物的优势。体内实验证明,伊布替尼可有效抑制外周血、淋巴结及骨髓中的肿瘤细胞增殖和激活。给药期间,外周血及组织中的慢性淋巴细胞白血病(CLL)细胞的 B 细胞抗原受体信号通路和 NF-κB 细胞通路出现快速持续下调。伊布替尼独特的结构设计和其不可逆共价作用机制不仅取得商业上的巨大成功,同时也使更多的药物化学家将目光转向不可逆激酶抑制剂的研究中来。

虽然伊布替尼对于 BTK 有良好的活性和选择性,但是它同时也对 EGFR 和除 BTK 以外的 Tec 家族蛋白质产生抑制作用,从而导致一些不良反应(如出血、皮疹、腹泻和心房颤动等)及耐药性的出现。为克服这些缺点,第二代 BTK 抑制剂逐渐被开发出来。FDA 于 2017 年正式批准阿卡替尼(acalabrutinib)上市,主要适应证是套细胞淋巴瘤与自身免疫病。相比伊布替尼,阿卡替尼在细胞与生化层面上均有更高的选择性,对 EGFR、ITK、JAK3、HER2 和 Tec 家族的活性进一步减弱,对 BTK 的选择性进一步提高,增强临床安全性,改善临床应用效果。目前还有几种处于临床研究阶段的布鲁顿酪氨酸激酶共价抑制剂,如司培替尼(spebrutinib)正在类风湿关节炎、CLL 和淋巴瘤的 Ⅱ 期临床试验中;ONO-4059 对易复发难治性 B 细胞恶性肿瘤有良好的安全性,正在 Ⅱ 期临床研究中;HM-71224 能改善关节炎的症状,目前处于 Ⅰ 期临床研究中(图 8-28)。

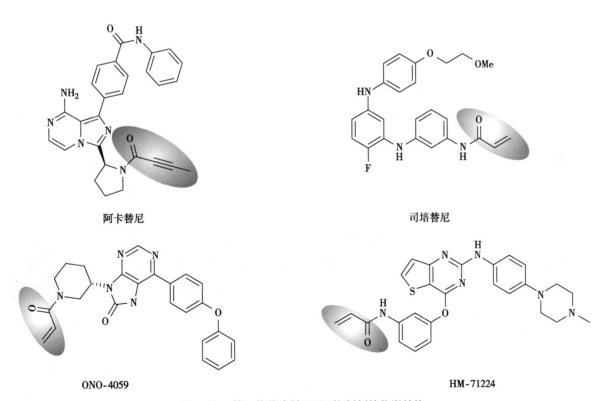

阿卡替尼

司培替尼

ONO-4059

HM-71224

图 8-28　第二代代表性 BTK 抑制剂的化学结构

从 BTK 抑制剂的研发过程中,我们可以看到深入分析蛋白质结构的重要性。瞄准不同蛋白质间结构的微小差异,通过合理的结构修饰与改造可以大幅提升抑制剂的选择性。基于结构的共价结合药物设计更要聚焦于蛋白质的三维晶体结构,综合非共价结合区域与共价结合区域,引入最适宜的结构片段,最终获得高活性、高选择性的药物分子。

8.5.2　基于天然产物的共价结合药物研究策略

天然产物类药物历史悠久,具有结构新颖、药理活性多样等特点,是药物研发的大宝库,也是新药创制过程中的全新药物的重要来源,很多成功的药物均是来源于天然产物,如紫杉醇、喜树碱、吗啡等。据统计,临床上有约 50% 的药物直接或间接地来源于天然产物。然而,大多数天然产物存在药理活性较弱、特异性较低和类药性较差等缺点,往往需要大量的结构优化工作,如从水杨酸到阿司匹林、从吗啡到美沙酮等药物的研究都凝聚了药物化学工作者的汗水与努力。天然产物的研究工作多从表型出发,首先找到天然产物的主要功能活性,随后在活性确证后开始靶标垂钓、机制验证等工作。同时还需要根据天然产物的结构特点对其进行有针对性的结构优化,提高其活性与特异性,改善其理化性质和成药性。在共价结合药物的研究中,天然产物也占据半壁江山,其独特的结构特征也为共价结合药物的研发提供许多思路。本节以抗肿瘤药卡非佐米(carfilzomib)为例,简要介绍天然产物类共价结合药物的研发历程。卡非佐米是美国 Onys 公司开发的一种全新的蛋白酶体抑制剂,于 2012 年获 FDA 加速审批后上市,主要用于治疗多发性骨髓瘤(曾接受过 2 种或 2 种以上的过往治疗方案)。

卡非佐米是以活性天然产物环氧霉素(epoxomicin)为先导物进行结构优化而得到的。环氧霉素是一种来源于微生物的具有环氧酮结构的天然线性多肽,最早是在 1990 年由百时美施贵宝(BMS)公司从编号为 Q996-17 的放线菌菌株中分离得到的。在起初的研究中,环氧霉素在体内外都表现出很强的抗肿瘤活性(IC_{50} 为低 nmol/L 级别),但 BMS 的研究人员在传统药物化学思路的影响下,认为环氧霉素具有不稳定的环氧酮结构和较差的类药性,因此直接放弃环氧霉素项目的开发。幸运的是,耶鲁大学的 Crews 研究小组对环氧霉素很感兴趣,他们推测环氧霉素很可能是通过其环氧结构与蛋白质共价结合。在随后的研究中,Crews 研究小组利用生物素标记的环氧霉素分子探针确证其作用靶标为蛋白酶体 β1、β2i 和 β5i 亚基,并且对其他蛋白酶无抑制(如木瓜蛋白酶、糜蛋白酶和胰蛋白酶等)。进一步的晶体复合物研究表明蛋白酶体中的 Thr1(氧原子的孤对电子)可以进攻环氧霉素的羰基结构,形成半缩醛结构的复合物。随后 Thr1 继续进攻此复合物中的环氧基团,最终生成含有吗啉环的共价结合产物,阐明了环氧霉素的作用机制(图 8-29,彩图见 ER-8-12)。在当时的研究背景下,常见的化合物结构类型(醛肽类、烯砜肽类、硼酸类等)的脱靶效应严重,除可与蛋白酶体共价结合外,还可以与其他具有亲核基团的蛋白酶结合(如丝氨酸蛋白酶、半胱氨酸蛋白酶等),毒副作用严重,疗效较差。环氧霉素的发现及其机制的确证表明可以通过与具有独特 Thr1 结构的蛋白酶体特异性结合,实现选择性的共价调控,具有成药的潜力,值得后续进行深入的成药性开发。

环氧霉素的结构优化集于两部分(图 8-30):共价结合区域的环氧酮部分和非共价结合区域的四肽部分,根据与蛋白质的结合模式可分为 P1~P4 共 4 个结合口袋。由于环氧霉素独特的共价结合机制,环氧酮结构作为“弹头基团”是其共价结合的必需基团,其中环氧结构为 *2R*- 构型的活性更强,因此此部分不宜进行改造。非共价结合区域是共价结合药物结合的第一步,需要进行深入的研究。首先第一步的研究为探索肽链长度与活性的关系,结果表明肽链长度为四肽时活性和选择性均最佳,延长或缩短肽链长度均导致活性下降(8-46,IC_{50}=50~150nmol/L)(图 8-30)。第二步的研究是在此肽链长度的基础上改造 R1~R4 的取代基。通过引入不同的脂肪侧链和疏水片段后发现,R2 和 R4 的取代基为芳香环取代时活性普遍较好,R1 和 R3 的异丁基改变后活性均下降,因此在第二步中得到的化合物 YU-101

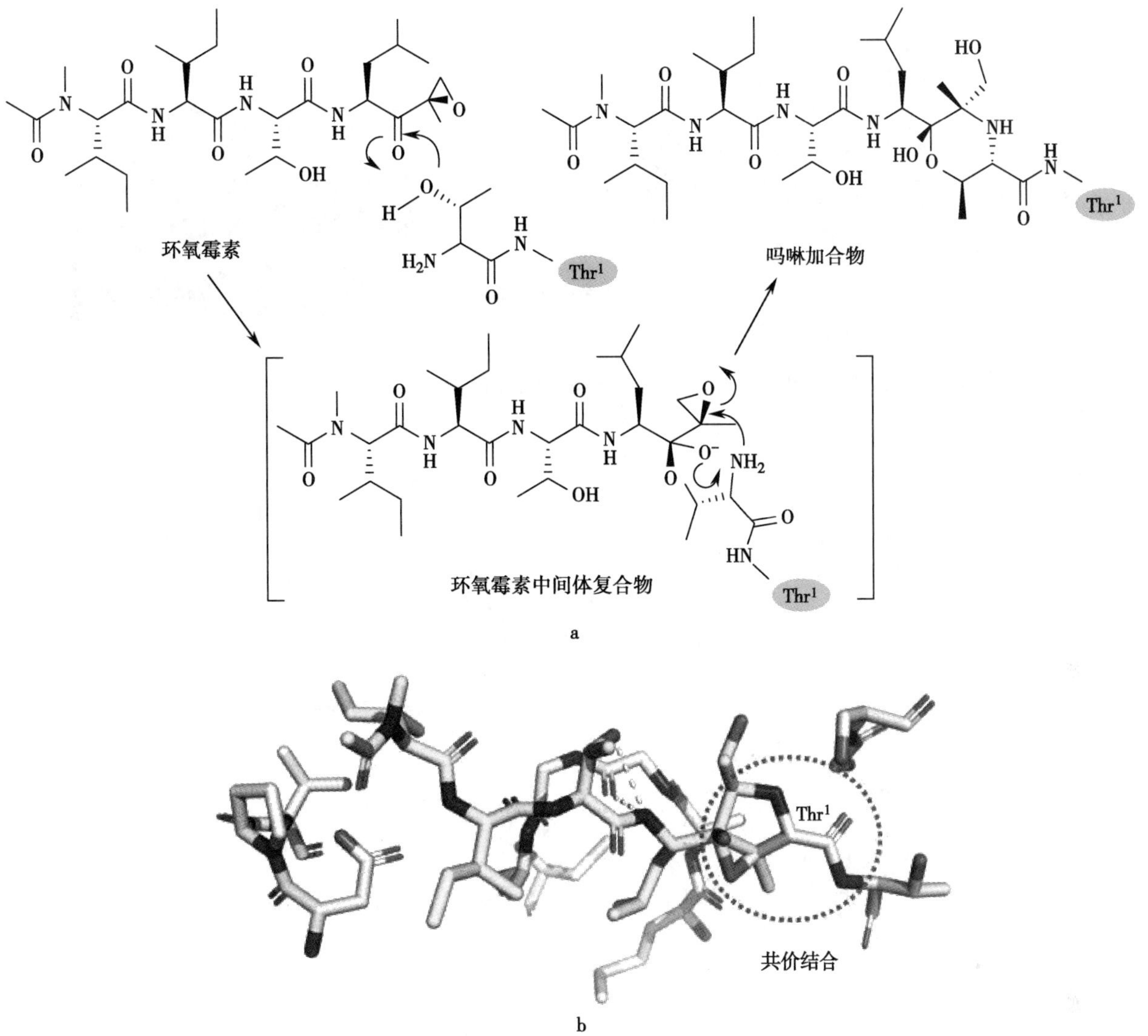

图 8-29　基于天然产物的共价键结合药物研究案例

a. 环氧霉素与蛋白酶体 Thr[1] 发生共价结合的作用原理；b. 环氧霉素在晶体复合物中的结合位点（PDB：1G65）

（IC$_{50}$=5~12nmol/L）的活性提高 10 倍，同时表现出较好的选择性。虽然 YU-101 的活性较优且表现出良好的体内抗炎活性，但在后续的成药性评价中发现其水溶性很差，难以成药。因此第三步的优化中通过引入吗啉环，合成得到活性保持且水溶性大幅提升的化合物 PR-171，即后来的卡非佐米（carfilzomib），并作为候选化合物开始临床研究（图 8-30）。最终，卡非佐米因其独特的共价结合方式实现对蛋白酶体的高选择性和强结合力，克服了第一个蛋白酶体抑制剂硼酸二肽类药物硼替佐米（bortezomib）在用药过程中的脱靶作用和毒副作用，作为第二代蛋白酶体抑制剂被 FDA 批准上市。彩图见 ER-8-13。

　　对天然产物的作用机制与结构功能的深入研究对药物研发过程常有重要的启发。从卡非佐米的研发历程我们可以看到，天然产物往往因其独特的化学结构和作用机制可以成为良好的苗头化合物或先导化合物。在共价结合药物的设计中，通过阐明天然产物的作用机制，明确其亲电性"弹头基团"与共价结合作用位点后，通过结构改造，逐步优化非共价结合部分可以发现活性更强的化合物，再通过进一步的成药性优化将其推进至临床研究，最终获得新药。

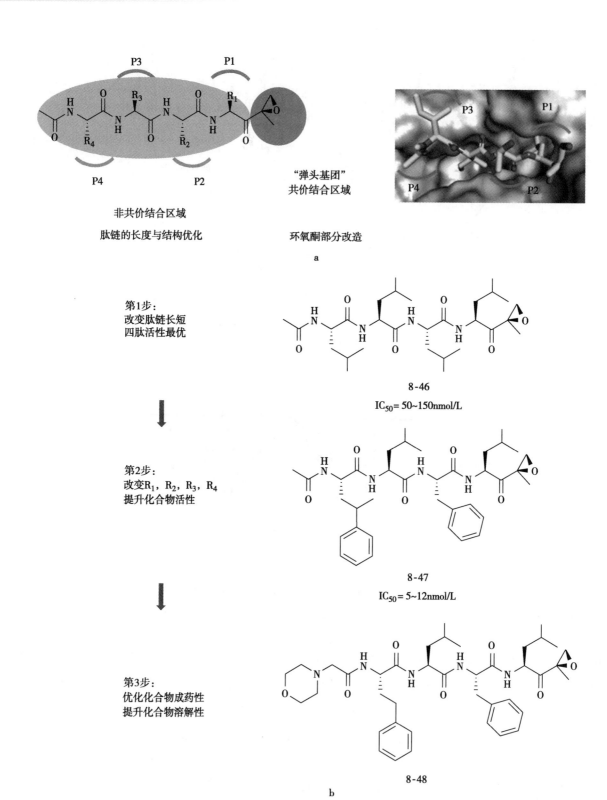

图 8-30　环氧霉素非共价结合区域的优化过程

a. 环氧霉素的结构优化思路及其结合口袋(PDB:1G65);b. 卡非佐米的结构优化过程

8.5.3　基于计算机模拟进行分子对接的共价结合药物设计策略

随着计算科学的飞速发展,计算机辅助药物设计(CADD)成为药物研究过程中的重要工具,目前通过计算机模拟药物分子与靶蛋白之间的相互作用过程已变得十分普遍。其中,分子对接(molecular docking)是一种基于结构的药物设计方法,通过研究小分子配体与受体生物大分子之间的相互作用,预测其结合模式和亲和力。分子对接方法在酶学研究及药物设计领域中有广泛的应用,目前已有很多成功的药物研发案例是 CADD 驱动的研究成果,但多为非共价结合药物类型。考虑到共价键的形成与作用类型,设计共价键的算法相比于非共价键具有一定的难度。由于缺少有效处理共价化合物的计算方法,对于共价化合物的计算准确性远不如非共价化合物。截至目前,已经有多种计算机辅助药物设计(CADD)软件用于药物开发的过程中,使用较为广泛的共价对接程序包括 AutoDock4、CovDock、FITTED、GOLD、ICM-Pro 和 MOE 等。其基本的实验流程如图 8-31 所示,首先需要进行对接模拟前的结构准备工作,包括小分子化合物库的准备和受体结构的准备;随后通过不同的算法进行共价结合的构象搜索和打分评价,输出合理的结合模式供研究人员进一步分析;最终还是需要靠药物研究人员的判断,进行后续的分子结构设计。

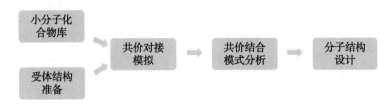

图 8-31　通过计算机模拟进行分子对接的药物设计基本流程

虽然 CADD 作为药物研发工具已十分普遍,但目前共价对接程序的技术还不是很成熟,应用很局限。值得欣慰的是,越来越多的研究人员开始应用各类共价对接与分子模拟方法来开展共价抑制剂的合理设计。本节以真核翻译起始因子 4E(eIF4E)共价抑制剂的发现为例,简述基于计算机模拟进行分子对接的共价结合药物设计方法。eIF4E 结合于 mRNA 5′ 末端的 m7GTP 帽子结构域,加速蛋白质的转录与翻译过程,在肿瘤增殖与转移过程中扮演关键的角色。早期的抑制剂均为带有负电基团的鸟嘌呤类似物,它们虽表现出一定的抑制活性,但其细胞膜透过性极差,很难成药(图 8-32a)。Taunton 等通过研究 eIF4E 的晶体结构,发现可以基于共价抑制剂的设计来解决以上问题。如图 8-32 所示,在 eIF4E 抑制剂结合口袋的位置存在一个裸露于蛋白质表面的 Lys[162],可以提供合适的共价结合锚定位点。基于此结构特征,Taunton 等首先通过研究 Lys[162] 在不同晶体结构中的构象变化,初步确定其亲核反应活性,随后通过比对分析选定共价对接筛选所需的受体晶体结构(图 8-32b)。基于结合口袋的特征与化学环境,设计了一类具有磺酰氟亲电结构的小分子化合物库,随后使用 DOCK 软件中的 DOCKovalent 模块进行共价对接筛选,并分析可以发生共价结合的分子类型及其结合模式,最终通过活性测试得到具有抑制活性的虚拟筛选化合物 8-49,LC-MS/MS 分析和共晶复合物也确定此化合物是通过共价结合于 Lys[162] 而起效的(图 8-32c)。后续的结构优化工作通过在非共价结合区域继续引入适宜的结构片段进一步提升其抑制活性(化合物 8-51 的 k_2/K_i 为 0.002 6L·μmol^{-1}·min^{-1},化合物 8-53 的 k_2/K_i 为 0.33L·μmol^{-1}·min^{-1},提高了 100 多倍)。随着共价对接技术的不断成熟,将会大大降低抑制剂的筛选成本,提升筛选效率,加速新药研发进程。彩图见 ER-8-14。

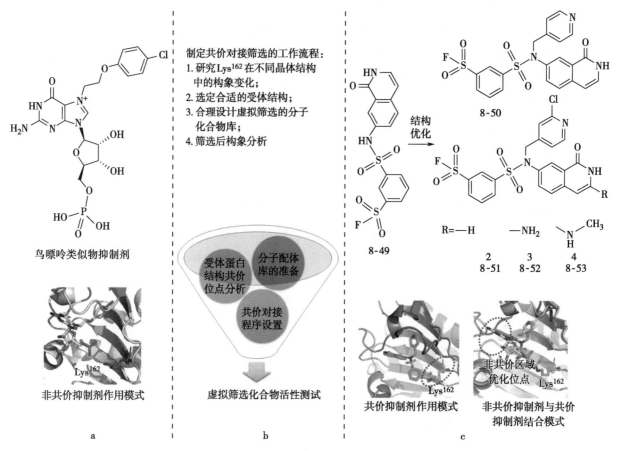

图 8-32 基于共价对接筛选合理设计 eIF4E 小分子抑制剂

a. 非共价抑制剂鸟嘌呤类似化合物的结构及其作用模式图（PDB:4DT6）;b 基于共价对接的虚拟筛选流程;c. 虚拟筛选苗头化合物及其结构优化、结合模式分析［绿色为虚拟筛选化合物 1(8-49)，黄色为鸟嘌呤类似物抑制剂，蓝色为 Lys[162] 残基侧链（PDB:6U09），颜色标记见彩图］

8.5.4 针对药物研发的实际问题——"需求驱动"的设计策略

以共价作用与靶蛋白结合的药物相较于非共价结合药物,由于其特殊的结合方式与药动学性质,可以实现给药浓度大幅降低、有效作用时间大幅增加,在疾病治疗方面有特殊的优势。下面我们将介绍几种用共价抑制剂解决特殊需求的设计策略,说明共价抑制剂如何有效解决非共价抑制剂难以克服的难题。

8.5.4.1 针对耐药突变的共价结合药物设计

靶标的突变直接影响与非共价抑制剂通过形状互补和化学互补的相互作用,从而产生耐药性。而共价抑制剂与靶标的结合不完全依赖这种互补性质,对一些耐药突变的靶标仍具有抑制活性。这是因为耐药突变通常仅影响蛋白质 - 抑制剂的非共价复合物形成的平衡常数（第一步）而并不影响共价键的生成（第二步）,其中表皮生长因子受体（EGFR）抑制剂的研发历程就是一个典型的代表（图 8-33）。

肺癌是世界上最常见的恶性肿瘤之一,而其中非小细胞肺癌占 80%,有生长分裂快、扩散转移相对较晚等特点。我国的非小细胞肺癌患者其表皮生长因子受体基因发生突变的概率较大,对于绝大多数晚期肺癌患者,服用第一代 EGFR 抑制剂厄洛替尼(erlotinib)和吉非替尼(gefitinib)9~13 个月后即会出现明显的获得性耐药反应,其原因是蛋白质发生 T790M 的耐药突变。面对此种情况,往往急需针对耐药突变的新药。

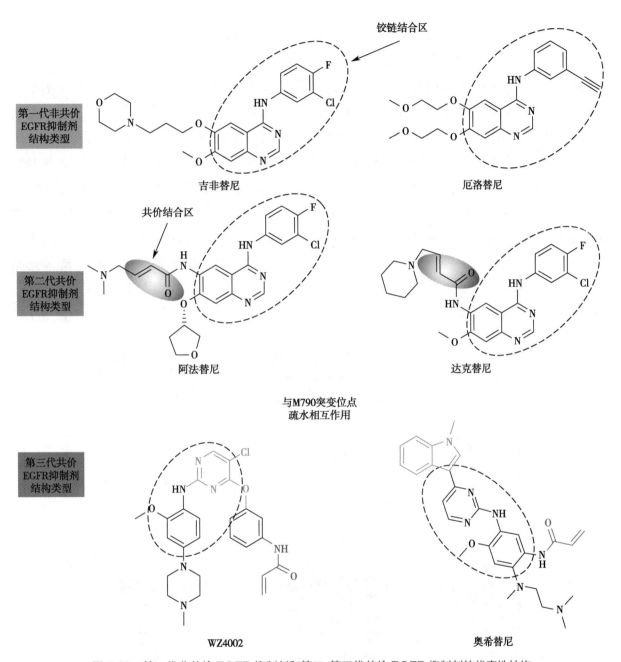

图 8-33 第一代非共价 EGFR 抑制剂和第二、第三代共价 EGFR 抑制剂的代表性结构

获得性耐药中发生突变的 Thr790 在 EGFR 活性口袋中扮演"看门人"(gatekeeper)的角色(具体作用模式见第 4 章中的 4.2.3.1.3),它位于口袋入口处,对于化合物的结合有重要影响。EGFR 与第一代 EGFR 抑制剂的共晶结构显示,T790M 型突变使得 Thr790 与第一代 EGFR 抑制剂之间的一个非常重要的氢键作用消失,导致活性大幅丧失。基于此,第二代 EGFR 抑制剂阿法替尼(afatinib)、达可替尼(dacomitinib)等被陆续开发,这类不可逆共价抑制剂的设计主要基于 EGFR 活性口袋的结构分析,选择

性地结合于一个高度保守的半胱氨酸 Cys[797]。通过引入亲电性迈克尔加成活性基团,与 EGFR 的保守氨基酸 Cys[797] 中的巯基形成共价键(图 8-16),这一过程是不可逆的,从而局部有效药物浓度大幅升高并提供持续的封锁效应,因此能进一步增强对肿瘤细胞的抑制作用。由于它和 EGFR 结合的方式异于传统的非共价结合,在某些耐药机制如 T790M 突变存在的情况下仍保持活性,从而克服了第一代表皮生长因子受体抑制剂出现的耐药问题,同时对非耐药性表皮生长因子受体也表现出良好的活性。

　　然而,进一步的研究表明第二代表皮生长因子受体抑制剂对于野生型和突变型表皮生长因子受体有同样的亲和力,但第二代 EGFR 抑制剂由于缺乏对野生型 EGFR 的选择性而导致毒副作用和较窄的治疗窗,最终只被批准用于携带 EGFR 激活突变的非小细胞肺癌。为了克服第二代 EGFR 共价抑制剂对野生型 EGFR 无选择性的问题,第三代选择性 EGFR 共价抑制剂应运而生。以首个第三代选择性 EGFR 共价抑制剂 WZ4002 为例,通过研究晶体结构的作用模式表明,WZ4002 除能与 Cys[797] 发生共价结合外,还可以与发生突变的 T790M 位点产生疏水相互作用,进一步提高抑制剂对突变蛋白的选择性,降低其对野生型蛋白的活性,这也是第三代抑制剂与第二代抑制剂的重要区别。其余第三代 EGFR 共价抑制剂还包括奥希替尼(osimertinib,AZD9291)、罗西替尼(rociletinib)、那扎替尼(nazartinib)和艾维替尼(avitinib)等。此类抑制剂在临床中均用于表皮生长因子受体(T790M)阳性肿瘤的治疗,它们的特点是对突变型 EGFR 有更高的选择性,其中与 Met[790] 形成的重要的疏水作用是提高选择性的关键因素(图 8-34,彩图见 ER-8-15)。

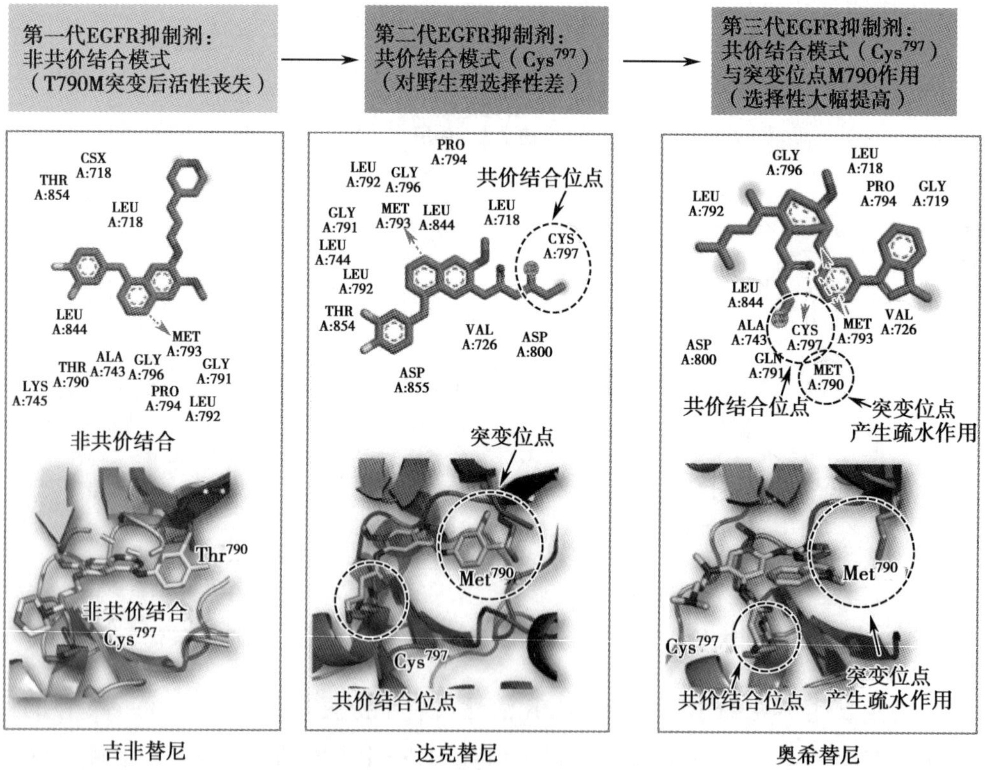

图 8-34　EGFR 抑制剂的研发历程

　　从第一代至第三代 EGFR 抑制剂的研发历程可以看出,共价结合药物可以有效解决既往抑制剂的耐药突变问题,同时还可以"将计就计"地利用靶蛋白产生突变的自身属性,通过抑制剂的结构改造并合理设计分子片段选择性地与突变位点产生相互作用,进一步提高抑制剂对突变蛋白和野生型蛋白的选择性。

8.5.4.2　结构优化用以调节药物的滞留时间

药物 - 靶标二元复合物的滞留时间(residence time)是指药物作用于其靶标的总时间,可通过药物 - 靶标二元复合物的解离半衰期(dissociative half-time)来测定。滞留时间是药物在体内发挥药效的预测器、决定子。只有当药物与它们的靶标结合时,药物才能发挥药效,因此大多数情况下较长的滞留时间对药物发挥药理学作用是非常有利的,可以延长药物的作用时间(但在特定的靶标和疾病模型中,如心血管药物,需要严格控制药物的滞留时间以避免潜在的毒副作用)。滞留时间直接决定用药的频率和剂量,很大程度上也会影响药物的药效,是药物发现过程中需要重点关注的关键指标。在共价结合药物的研究过程中,由于其在大部分情况下是不可逆结合机制,为了避免脱靶效应与毒副作用,对滞留时间的研究格外重要。

近年来,发现一些能够根据需求来有效调整共价抑制剂的滞留时间的化学方法,其中多以引入可逆反应基团为主。本节以引入 α- 氰基丙烯酰胺类结构进行可逆共价抑制剂的合理设计为例,简介结构改造策略在调控药物的滞留时间方面的应用。如图 8-35 所示,在 BTK 可逆共价抑制剂的设计过程中,在原有抑制剂的结构基础上,通过在丙烯酰胺的 α 位上引入氰基不仅可以通过提高迈克尔受体的亲电性来增加与 Cys 的反应活性,同时也可以大幅提高 α-H 的酸性,使得较弱的迈克尔加成逆反应可以在生理条件下发生。更重要的是,通过改造 β 位基团的位阻大小,而可以实现对 α-H 脱除速率的调控,进而选择性地调节迈克尔加成逆反应的速率,影响药物的滞留时间。在具体的设计过程中,在 BTK 不可逆共价抑制剂的结构基础上,通过在 α 位引入氰基实现可逆调控,随后在 β 位分别引入不同空间位阻的疏水基团后发现,β 位基团的位阻越大,处于酶口袋中心的药物分子上的 α-H 越难脱除,迈克尔加成的逆反应速率越低,滞留时间越长(图 8-35b)。如表 8-3 所示,不可逆共价抑制剂(表 8-3 中的化合物 8-57)在 4 小时和 20 小时的测试中发现其可以 100% 占据 BTK 蛋白,表现出持续的抑制活性。而 α 位引入氰基的可逆共价抑制剂(表 8-3 中的化合物 8-54、8-55 和 8-56)均表现出一定程度的解离,其中 β 位为小位阻的甲基取代时(表 8-3 中的化合物 5-54),20 小时后蛋白质结合位点仅剩余 8% 的抑制剂分子,抑制活性几乎丧失;而 β 位为叔丁基取代时(表 8-3 中的化合物 8-56),20 小时后仍有 55% 的抑制剂分子可以保持抑制活性,大幅提升可逆共价抑制剂的滞留时间。彩图见 ER-8-16。

表 8-3　通过不同的化学结构调整药物的滞留时间

化合物	占比 /%	
	4 小时	20 小时
8-54	75	8
8-55	80	30
8-56	85	55
8-57	100	100

从以上案例研究中不难发现,具有丙烯酰胺类结构并通过迈克尔加成反应的共价结合药物可以通过调节 α 位吸电子基团的吸电子能力和 β 位基团的空间位阻大小的方法,实现对丙烯酰胺类"弹头基团"的亲电性调控,最终达到调控药物在靶标的滞留时间的目的。

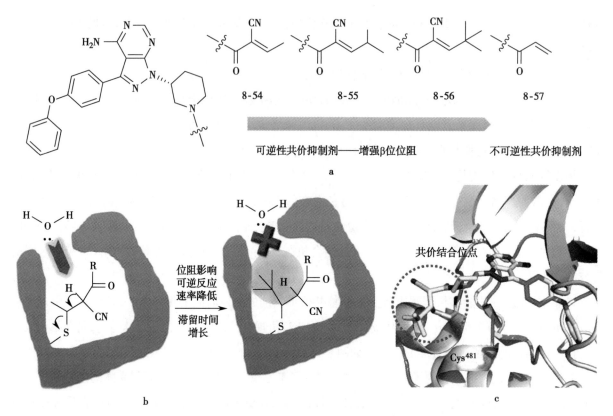

图 8-35　结构优化用以调节药物滞留时间的研究案例

a. 设计 BTK 的可逆共价抑制剂及其结构修饰；b. 增加 β 位阻影响可逆反应速率，
调控抑制剂滞留时间的作用模式图；c. 化合物 8-56 的晶体结构作用模式（PDB：4YHF）

8.5.4.3　难于靶向蛋白的抑制剂设计

蛋白质 - 蛋白质相互作用（protein-protein interaction，PPI）是生物信息调控的主要实现方式，在生命过程中发挥重要作用，同时也涉及很多疾病的发病过程。在传统药物的发现过程中，药物靶标通常为酶或受体，针对蛋白质 - 蛋白质相互作用的抑制剂研究相对不多。这主要是因为蛋白质 - 蛋白质相互作用的接触面较大（通常为 1 500~3 000Å），而蛋白质 - 小分子作用的接触面为 300~1 000Å，难以实现对蛋白质 - 蛋白质相互作用的有效抑制。蛋白质 - 蛋白质相互作用时接触面往往比较平坦，缺乏明显的口袋，使得小分子的设计很难找到合适的结合位点。另外，蛋白质 - 蛋白质相互作用过程缺乏底物设计模板（或内源性配体），使得抑制剂的设计难以开展。

半胱氨酸蛋白酶（cysteine protease）是一种蛋白水解酶，它对于许多特定蛋白质的水解作用是参与许多生命过程的关键步骤。作为蛋白质 - 蛋白质相互作用的一种，半胱氨酸蛋白酶抑制剂的发现也存在同样的问题，而共价抑制剂的出现为此提供一种新的思路和方式。组织蛋白酶 K（cathepsin K，CatK）是参与骨再生和骨再吸收的一种关键的半胱氨酸蛋白酶。研究表明，抑制 CatK 是一种骨质疏松症的潜在治疗方法。最初，人们普遍认为它难以成为一个有效的药物靶标，原因是结合口袋非常平坦，并且处于一种溶剂暴露的状态，而在这种情况下，非共价抑制剂几乎不可能作用于结合位点上。

半胱氨酸蛋白酶在其催化中心含有一个起催化作用的半胱氨酸残基（Cys[25]），天然产物 E-64 可以与这个催化半胱氨酸残基反应，从而共价抑制半胱氨酸蛋白酶的活性。CatK 与 E-64 复合物的晶体结构揭示 E-64 中的环氧结构受到 Cys[25] 硫原子的亲核进攻，发生开环后形成 C—S 共价键（图 8-36a）。天然产物 E-64 的分子机制研究不仅明确 CatK 作为骨质疏松症的治疗靶标,也为靶向 CatK 进行合理药物设计提供明确的蛋白质作用位点。由于 CatK 靶蛋白具有比较平坦的表面特征,更加凸显共价结合的策略对抑制剂活性提升的重要性。在这些研究结果的基础上,研究者们根据 CatK 靶标中的分子结合位点与 Cys^{25} 的亲核位点,开发了更多的共价抑制剂,研究较为深入的有奥达卡替(odanacatib),它含有一个可以和 Cys^{25} 反应的氰基弹头,是 CatK 的选择性可逆共价抑制剂(图 8-36b)。从 CatK 共价抑制剂的研究过程可以看出,针对难于靶向的药物靶标,找到适宜的亲核反应基团并设计共价抑制剂是一种有效的研发策略。但不幸的是,奥达卡替在用药过程中也增加心房颤动和脑卒中的风险,2016 年 9 月默沙东宣布停止其临床开发。彩图见 ER-8-17。

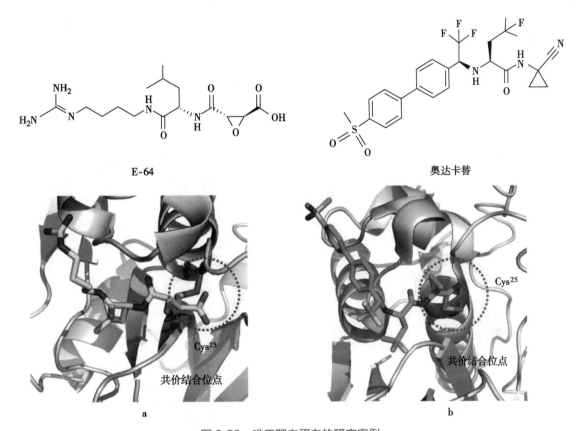

图 8-36　难于靶向蛋白的研究案例

a. E-64 的化学结构及其与 CatK 的复合物的晶体结构(PDB:1ATK),黄色结构为 E-64;

b. 奥达卡替的化学结构及其与 CatK 的复合物的晶体结构(PDB:5TDI),绿色结构为奥达卡替(颜色标记见彩图)

8.5.5　共价变构抑制剂的设计

变构效应是指某种不直接涉及蛋白质活性的物质,通过与蛋白质活性位点以外的其他位点(变构位点)相结合,从而引起蛋白质分子的构象变化并导致蛋白质活性改变的现象。变构效应作为蛋白质不同口袋之间进行通信的一种基本过程,是一种有效且普遍存在的功能活性调控机制。变构抑制剂是不结合于底物作用位点的一大类抑制剂,它们通过作用于全新的非底物结合位点(变构位点),通过引起蛋白质的构象变化而影响蛋白质的功能。K-Ras 是参与许多信号转导途径的 GTP 酶,与多种类型癌症的发展有关。它的 G12C 突变体与直肠癌和肺癌直接相关,是临床常见的耐药突变型蛋白,这种突变改变蛋白质构象,使它处于持续活化的状态,导致底物竞争性抑制剂无法结合而失效。为了特异性地抑制这一突变型 K-Ras 蛋白,合理设计共价变构抑制剂的策略发挥重要作用。如图 8-37 所示,研究人员以前期高通量筛选得到 8-58 的结构为苗头化合物,通过构效关系研究得到活性进一步提升的 ARS-853 系列化合物,随后通过骨架迁越得到唑啉系列母核化合物,进一步优化后得到的 ARS-1620 其活性相比 ARS-853 提高 10 倍($K_{obs}=1\,100 L\cdot mol^{-1}\cdot s^{-1} \pm 200 L\cdot mol^{-1}\cdot s^{-1}$)。ARS-1620 能够与 K-Ras 突变后的 Cys 发生迈克尔加成的特异性反应,从而共价抑制 K-Ras(G12C)。进一步的共晶复合物研究发现,这类共价抑制剂其实结合在一个全新的"变构位点"中,而 G12C 的突变正位于这一变构口袋中。ARS-1620 结合导致的变构效应干扰开关 I 和 II 结构域的构象,将蛋白质稳定在失活的构象中,从而起到抑制作用

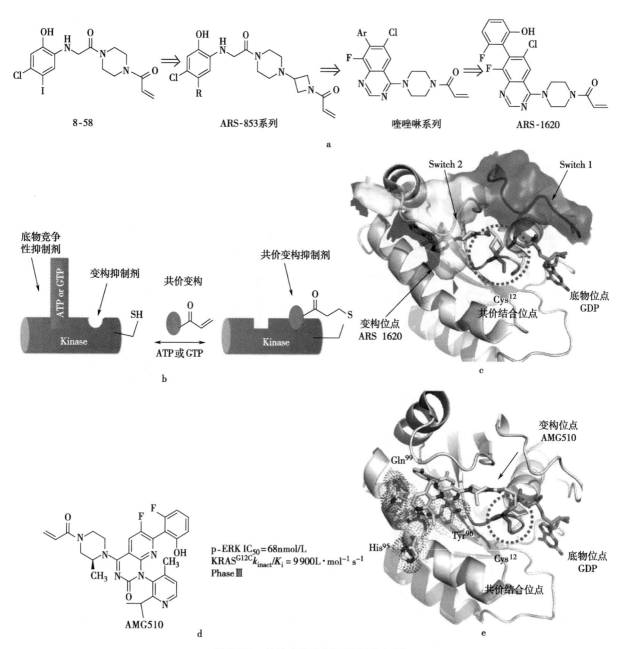

图 8-37　共价变构抑制剂的研究案例

a. ARS-1620 的结构优化过程;b. 共价变构抑制剂的作用模式图及其与底物竞争性抑制剂和变构抑制剂的区别;c. ARS-1620 的共价变构结合模式图(PDB:5V9U);d. AMG 510 的化学结构;e. AMG 510 的共价变构结合模式图(PDB:6OIM)

（图 8-37c）。在这之前,此变构位点在 K-Ras 的研究中从未发现过。目前另外一个具有高活性的 K-Ras 共价变构抑制剂为 Amgen 公司研发的 AMG 510,相比 ARS-1620 活性提高近 10 倍(图 8-37d)。AMG 510 与 ARS-1620 具有相似的结合模式,通过结合至 K-Ras 的变构位点后与 Cys^{12} 形成共价结合。不同的是,AMG 510 结构中的异丙基更多地占据由 His^{95}、Tyr^{96} 和 Gln^{99} 组成的隐藏的结合口袋,使其靶标活性和细胞活性提高数倍(图 8-37e)。基于 AMG 510 良好的药理学特性及其显著的抗肿瘤活性、优异的生物药剂学特性和临床前毒理学模型中出色的耐受性,Amgen 公司于 2018 年开始 AMG 510 的临床开发。目前,AMG 510 已经推进至Ⅲ期临床研究并表现出一定的治疗潜力。彩图见 ER-8-18。

共价变构抑制剂的设计及其结合位点的确证依赖蛋白质晶体结构的解析。变构结合位点往往是未知的,基于变构位点设计的抑制剂很可能成为首创性药物分子,因此在研发过程中具有很大的挑战性。随着变构抑制剂研究的逐渐成熟,现在已经发展出不少可以预测变构位点的方法(具体内容见第 4 章中的 4.2.4)。相信在这些技术的辅助下,合理设计共价变构抑制剂能成为克服蛋白质耐药突变或具有全新作用机制的有效的研发策略。

8.5.6　前药型共价结合药物的设计

前药设计是药物研发中的重要策略,其设计的目的包括:①改善药物在体内的吸收、分布、转运和代谢等药动学过程,提高药物的生物利用度;②提高药物的稳定性和溶解度;③提高药物对靶部位作用的选择性,降低其毒副作用;④改善药物的性状;等等。设计过程需要通过结构改造,将原药改造成无活性的前药,在用药过程中通过某种触发机制后释放原药而发挥药效。在共价结合药物的研究中,通过合理设计前药型共价结合药物可以有效保护共价结合药物中的"弹头基团",减少不必要的脱靶效应,同时也能提高药物的成药性,实现更好的理化性质与药效。如本章 8.3.3 中提到的奥美拉唑,也属于前药型共价结合药物,其结构本身在中性条件下并无活性,然而在胃部的酸性环境中会转化成具有共价结合能力的活性中间体,最终发生共价结合。但奥美拉唑的前药特征属于偶然发现,在目前的研究中,更多的前药型共价结合药物的设计聚焦于改造其"弹头基团"的结构,旨在提高药物的特异性、降低因共价结合而产生的脱靶效应、优化药动学性质等。

转录因子 STAT3 是一种致癌基因,在肿瘤的迁移、生长和免疫逃逸过程中扮演关键的角色,研究认为抑制 STAT3 的活性是研发潜在抗肿瘤药的新策略。肉盘菌内酯(galiellalactone)是一种真菌的活性代谢物,最早被发现可以抑制 IL-6/STAT3 信号通路,随后被确证可以通过直接结合 STAT3 而阻止其与 DNA 的结合。肉盘菌内酯具有迈克尔反应受体,可以共价结合于 STAT3 的 Cys^{468} 而发挥活性。然而,肉盘菌内酯的结构并不稳定、口服有效性差,限制了其进一步的临床应用。研究人员为了解决这一问题,针对肉盘菌内酯的 α,β- 不饱和双键位点设计前药分子(8-59,图 8-38),大幅提高化合物的稳定性。药动学研究表明,前药分子(8-59)具有更优的口服暴露量,同时在给药后的 15 分钟内即可在血浆中转变为中间体代谢物 1(8-60),继而瞬间转化为原药分子(8-61),体内有效性提高 20 倍以上,在治疗去势抵抗前列腺癌的小鼠模型中表现出优异的疗效。

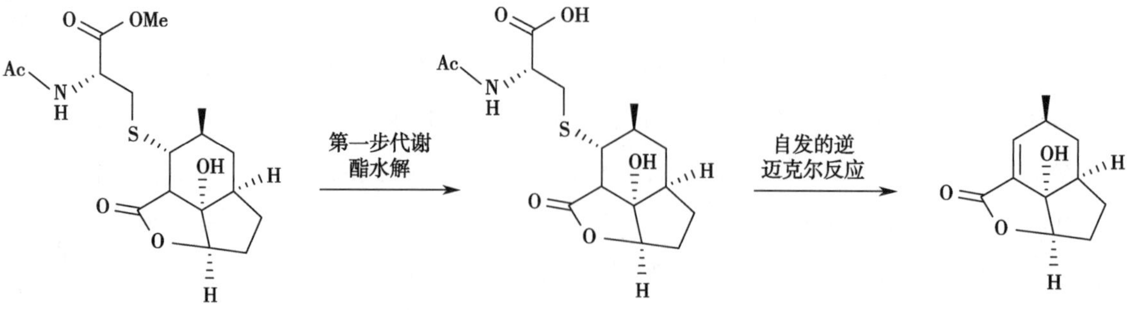

图 8-38　STAT3 抑制剂肉盘菌内酯的前药设计及其作用过程

8.6　共价结合药物的研究案例

8.6.1　抗丙肝药物特拉匹韦的设计与发现

丙型肝炎病毒（hepatitis C virus，HCV）是黄病毒科家族的一种正链 RNA 病毒。目前全世界有将近 2 亿人正在被丙型肝炎病毒感染，仅在美国每年就会造成 8 000~10 000 人死亡。其中，85% 的丙肝患者会发展成为慢性肝炎，10%~20% 的患者会在 20~25 年出现肝硬化并增加患肝癌的风险。在中国，有超过 4 000 万丙肝患者，在既往的治疗过程中，治疗慢性丙型肝炎病毒感染的药物有干扰素 α 和利巴韦林（可单药用药或联合给药），但由于患者所携带的病毒基因型不同，上述疗法仅对 60% 的患者有效。不仅如此，患者还需要长期服药，并因此带来严重的毒副作用。

8.6.1.1　治疗丙肝的药物靶标——丝氨酸蛋白酶

非结构化蛋白（NS）是丙型肝炎病毒的正链 RNA 基因组中中央可读框（ORF）的重要组成部分，其结构主要包括 p7 离子通道、蛋白酶 NS2、多功能蛋白酶 /RNA 解旋酶 NS3 及其蛋白酶辅因子 NS4A、形成膜网络的 NS4B 蛋白、NS5A 蛋白和 RNA 依赖的 RNA 聚合酶 NS5B。其中，NS3 蛋白酶属于丝氨酸蛋白酶的一种，参与多聚蛋白的成熟过程。NS3 蛋白酶可实现多聚蛋白的切割及天然抗病毒防御的关键宿主蛋白的切割，是抗丙型肝炎病毒的潜在靶标。

NS3 蛋白酶是一种多功能酶，具有三磷酸核苷水解酶、RNA 解旋酶、蛋白水解酶的活性。其中，NS3 蛋白酶的 C 端结构域主要表现为核苷水解酶和 RNA 解旋酶的活性；较小的 N 端结构域主要作为蛋白酶结构域，每个结构域的功能相对独立，均可催化其酶促反应。NS3 蛋白发挥功能需要 NS4A 辅因子的参与，并且只有当 NS4A 辅酶上一个包含 21~34 位氨基酸残基的中心疏水区域结合蛋白酶的 N 端时，整个蛋白酶才会发挥其生物学活性。由于 NS4A 辅酶的存在，使得整个酶功能区域成为活化的三联体构象，其中活性位点（His[83]、Asp[107] 和 Ser[165]）处于 N 端和 C 端的连接间隙，此结合位点处于蛋白质的浅表并暴露于溶剂之中（图 8-39，彩图见 ER-8-19）。

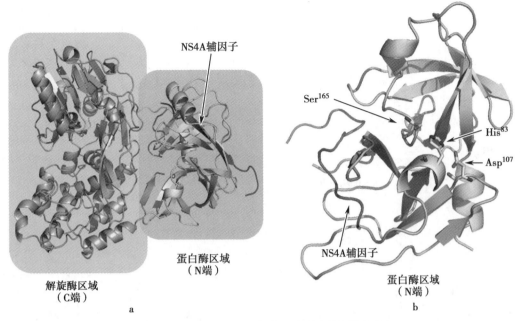

图 8-39　靶向丝氨酸蛋白酶的共价键药物结合位点

a.NS3 全酶与辅因子 NS4A 复合物的晶体结构,黄色区域为 C 端解旋酶区域,蓝色区域为 N 端蛋白酶区域(PDB:1CYC)
(颜色标记见彩图);b. 在 NS4A 辅因子结合状态下的蛋白酶区域的活性位点 His[83]、Asp[107] 和 Ser[165](PDB:1A1R)

　　NS3 蛋白酶的活性对由 RNA 翻译的多聚蛋白质在 NS3/NS4A、NS4A/NS4B、NS4B/NS5A 和 NS5A/
NS5B 连接处的水解切断的生理功能是必需的。因此抑制 NS3 蛋白酶的活性可以阻断上述过程的发
生,有效抑制病毒复制。目前,波普瑞韦(boceprevir)和特拉匹韦(telaprevir)是 FDA 批准的仅有的 2 个
直接靶向于 NS3 蛋白酶的丙肝治疗药物。

8.6.1.2　基于内源性多肽的抑制剂发现

　　早期针对 NS3 蛋白酶的抑制剂研究多从肽段序列入手。基于缩减后的天然 NS5A/5B 十肽底物
(8-62),开展基于结构的 HCV 蛋白酶抑制剂的开发。研究中发现,多肽的非主侧残基比主链残基贡献更
多的结合能,对保持亲和力更加重要。同时也发现除离子相互作用外,疏水相互作用对结合至关重要,
若切断多余的 3~4 个氨基酸则会导致活性丧失。在此类抑制剂的设计中,考虑到靶蛋白中重要的 Ser[165]
位点,研究人员开始设计共价结合的“弹头基团”。通过尝试用不同的“丝氨酸结合弹头基团”对抑制
剂进行逐步优化后,在最初的研究中发现醛作为 HCV 蛋白酶抑制剂的“弹头基团”是切实可行的。经
过几轮结构改造后,福泰制药的研究人员发现一个包含脯氨酸的六肽醛(8-63)与天然底物多肽具有近
似的抑制活性($K_i=0.89\mu mol/L$),然而其肽类结构限制了其进一步的成药开发。进一步的研究发现,通过
用杂环替代侧链结构可以减少肽的特征,其中末端为吡嗪的四肽衍生物(8-64)在肽链缩减的同时保持
一定的活性($K_i=12\mu mol/L$),被选为先导化合物用于进一步开发(图 8-40)。

8.6.1.3　基于结构的药物设计——特拉匹韦的发现与优化

　　研究人员基于上述四肽醛衍生物的结构,首先优化疏水性的脯氨酸位点(图 8-41,P2 口袋)。通过
在此位点引入大疏水基团,经构效关系探索后得到衍生物 8-65,证明四氢异喹啉基氨基甲酸酯的系列衍
生物具有与先导物类似的酶抑制活性($K_i=0.89\mu mol/L$)。由于最初的醛类结构在药物的吸收和代谢过程
中作为“弹头基团”并不稳定,在随后的优化中使用不同的亲电基团尝试优化 P1 口袋的“弹头基团”,

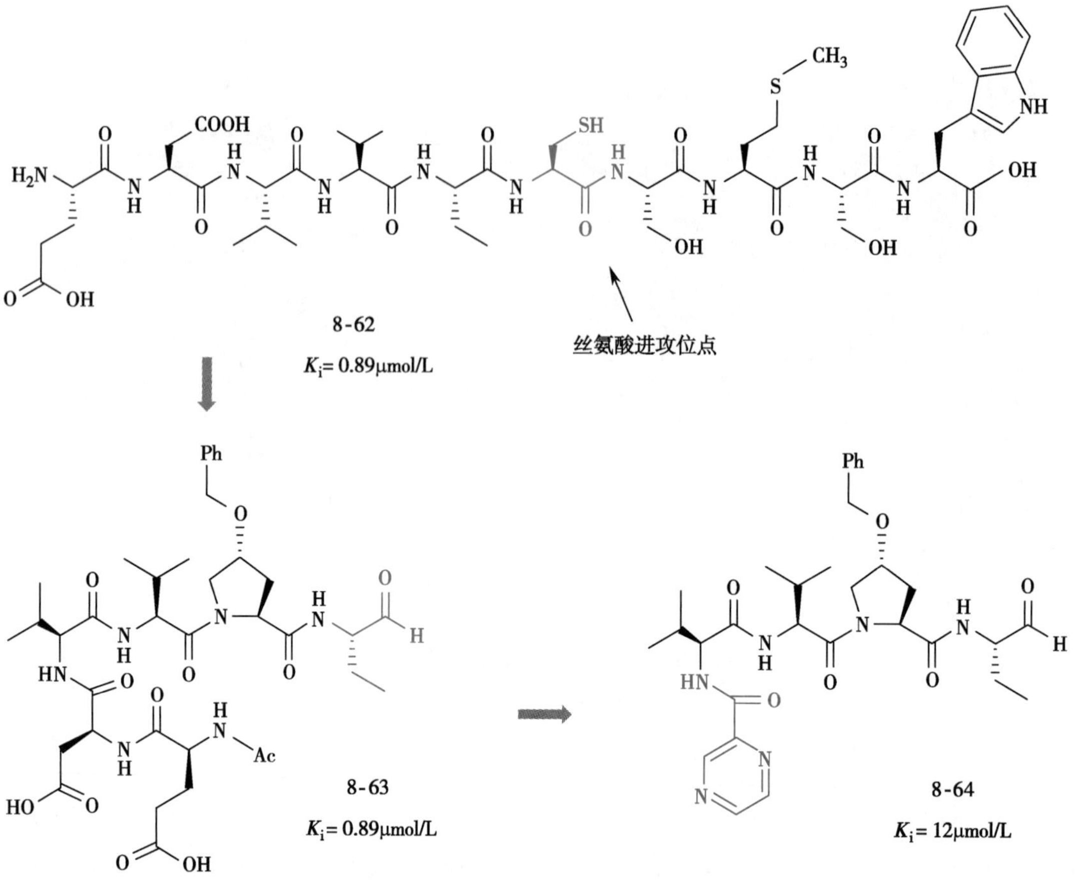

8-62

$K_i= 0.89\mu mol/L$

丝氨酸进攻位点

8-63

$K_i= 0.89\mu mol/L$

8-64

$K_i= 12\mu mol/L$

图 8-40　基于十肽天然底物的切断策略发现六肽醛及其结构优化产物四肽醛衍生物

例如,羧酸、硼酸、三氟甲基酮、α- 二酮、α- 酮酸和 α- 酮酰胺等,其中用 α- 酮酰胺替换的抑制剂 8-66 的活性进一步提高($K_i=0.31\mu mol/L$)且半衰期更长。后续的研究针对 P2、P3、P4 结合口袋的特征开展更为深入的构效关系研究,结果表明抑制剂 8-67 的药动学性质更优,在 P2 引入双环酮后的 8-68 的活性进一步提升($K_i=0.04\mu mol/L$)。同时考虑 8-67 和 8-68 的结构特征后,经拼合得到特拉匹韦(telaprevir),成为高活性的丙型肝炎病毒 NS3/4A 丝氨酸蛋白酶抑制剂($K_i=7nmol/L$)。彩图见 ER-8-20。

特拉匹韦对 NS3/4A 的结合机制是可逆共价结合机制,表现出很好的安全性和有效性,对凝血酶、胰凝乳蛋白酶、胰蛋白酶、血纤维蛋白溶酶、激肽释放酶等表现出很高的选择性(超过 500 倍)。在 2011 年,FDA 批准特拉匹韦作为抗病毒药治疗丙型肝炎病毒感染。

8.6.2　第三代 EGFR-TK 抑制剂奥希替尼的研发

表皮因子生长受体(epithelial growth factor receptor,EGFR)是一种配体诱导激活的酪氨酸激酶受体,能够通过激活下游信号通路促进细胞分裂与增殖。非小细胞肺癌中常见 EGFR 基因的活性突变(AM),其突变主要发生于 EGFR 基因的 18~21 号外显子。AM 的发生会导致 EGFR 即使在配体缺失的情况下也会处于过度激活状态,进而持续激活下游信号通路,诱发肿瘤细胞的恶性增殖。因此,抑制 EGFR 信号通路是肿瘤治疗的有效策略之一。

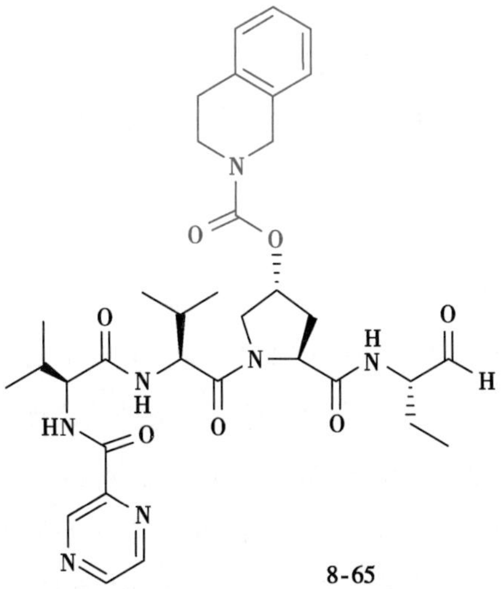

8-65
四肽醛衍生物
$K_i = 0.89\mu mol/L$

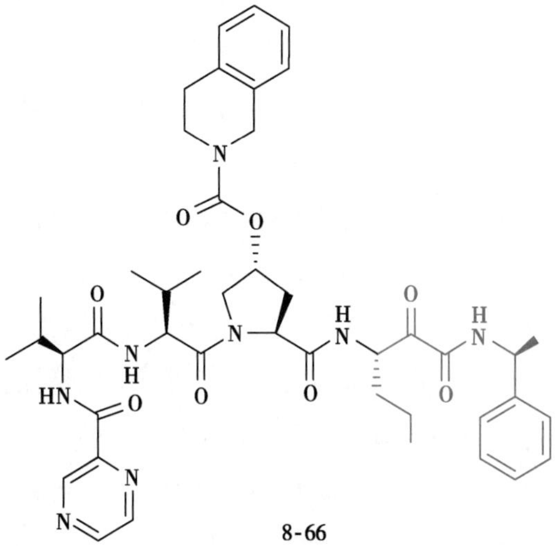

8-66
$IC_{50}=0.31\mu mol/L$
$K_i = 0.22\mu mol/L$

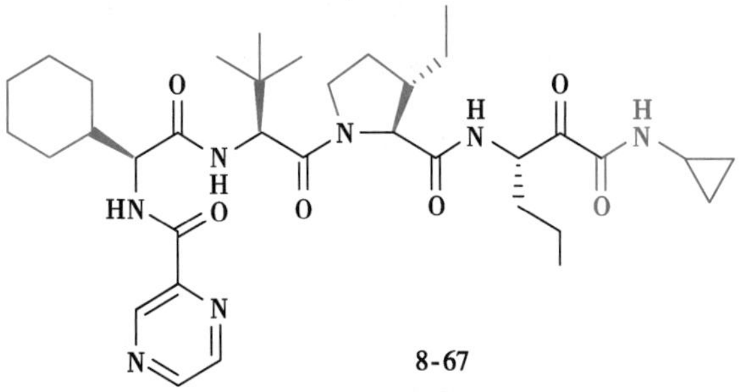

8-67
$IC_{50}=0.45\mu mol/L$
$K_i = 0.15\mu mol/L$

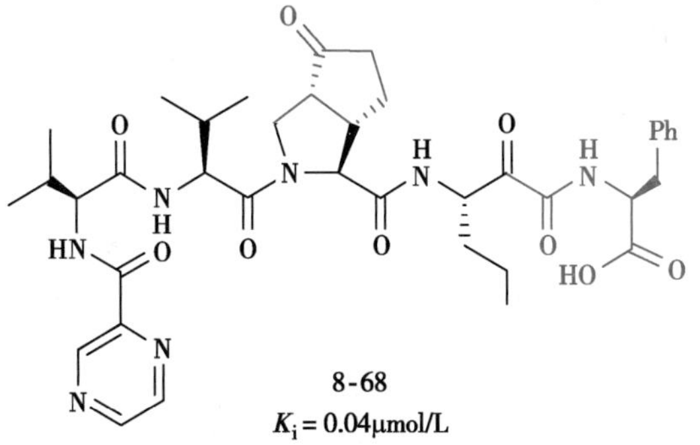

8-68
$K_i = 0.04\mu mol/L$

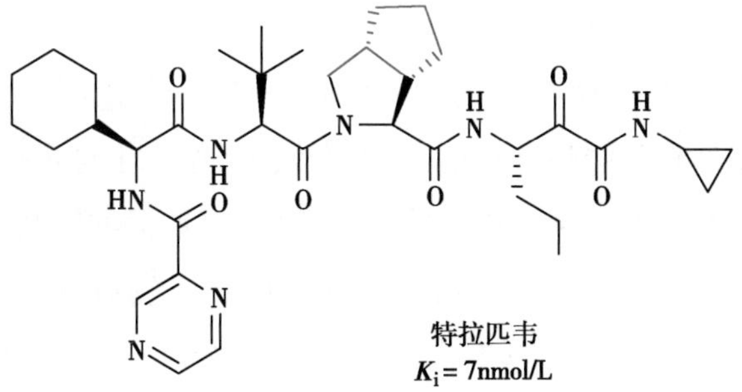

特拉匹韦
$K_i = 7nmol/L$

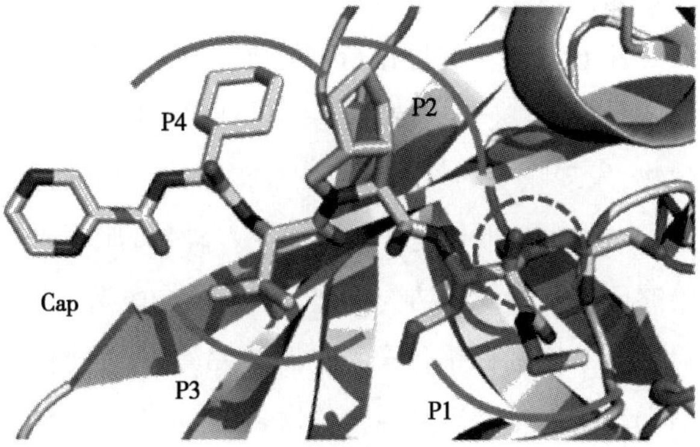

与丝氨酸共价结合

图 8-41　特拉匹韦的发现过程

如本章 8.5.4.1 所述，第一代 EGFR 抑制剂（如吉非替尼和埃罗替尼）在临床上约有 70% 的患者表现出明显的药物应答反应，肿瘤明显缩小，成功地证明 EGFR 作为药物靶标的有效性。然而，第一代 EGFR 抑制剂在用药 10~16 个月后会产生耐药现象，超过 60% 的患者会产生 EGFR 的二次突变（T790M），使得处于“入口处”的结合位点阻碍吉非替尼与 EGFR 的相互作用，产生耐药性（图 8-33）。为了解决上述耐药问题，研究人员开发了第二代 EGFR 抑制剂，其中大多为不可逆共价结合药物，如阿法替尼(图 8-6)。第二代 EGFR 抑制剂可以解决耐药突变问题,被 FDA 批准用于双突变的非小细胞肺癌的治疗,但此类抑制剂的共价结合机制使其对野生型 EGFR 也有较强的抑制活性,因此毒副作用严重(如皮疹、腹泻等),临床应用受到极大的限制。由此可见,第三代 EGFR 抑制剂需要选择性地结合于 EGFR 突变体,尽量避免与野生型 EGFR 的结合。

8.6.2.1　解决选择性问题——先导化合物的发现

EGFR 的 T790M 突变过程中,突变后的甲硫氨酸与苏氨酸的疏水性质差别较大,前者的亲脂性更强,因此可以通过调整分子的疏水性实现对 EGFR^{T790M} 的抑制剂而不影响野生型 EGFR。基于此设想,阿斯利康公司的研究人员希望通过高通量筛选得到具有选择性的苗头分子。早期的筛选结果表明,不可逆的 EGFR 抑制剂很难表现出选择性,但发现一种可逆的苗头分子(8-69)表现出对突变型 EGFR 具有更好的选择性(EGFR 突变型 DM IC$_{50}$=0.009μmol/L,EGFR 野生型 WT IC$_{50}$=0.79μmol/L)。然而,虽然在靶标水平表现出一定的选择性,但 8-69 的细胞活性较差(IC$_{50}$=0.77μmol/L),可能是因为细胞内高浓度的 ATP 会竞争性结合 EGFR 底物位点,导致化合物的细胞活性降低。针对此问题,研究人员决定通过引入共价结合基团,利用不可逆共价结合方式实现化合物与蛋白质的持久结合,在保持选择性的同时提高其活性。分子对接发现化合物 8-69 的苯胺间位指向 Cys^{797},Cys^{797} 侧链的巯基是理想的共价结合位点,因此针对此位点引入不同的"弹头基团"后,发现丙烯酰胺类化合物 8-70 和 8-71 的活性明显提升。其中化合物 8-70 的选择性更强(DM:WT=43),但活性相比化合物 8-71 略有下降,化合物 8-71 的细胞抑制活性达到 22nmol/L。

然而,不论是化合物 8-70 还是 8-71,其亲脂性太强,不适宜后续的药物开发。随后的优化中将吲哚取代基进行替换后得到化合物 8-72,亲脂性得以改善,选择性大幅提升(DM:WT=390),但活性略有下降。进一步的研究是针对丙烯酰胺部分的优化,通过引入碱性基团(如二甲基胺)得到化合物 8-73,虽然活性和选择性略有降低,但亲脂性进一步改善(logD$_{7.4}$=3.6),因此选择化合物 8-73 作为先导化合物进行进一步的优化(图 8-42)。

8.6.2.2　先导化合物的优化——奥希替尼的发现

基于上述研究结果,研究人员展开更深入的构效关系研究,设计了一系列苯胺对位由哌嗪取代的衍生物,发现哌嗪的引入可以明显提高化合物的活性与选择性。针对此位点的修饰让研究人员意识到苯胺的对位哌嗪取代是非常值得深入研究的作用位点,随后通过哌嗪酰胺化、开环及变换环系大小等多种策略研究其最优的结构类型。以上结构改造虽然变化不大,但对化合物的活性却产生非常明显的影响。对哌嗪基团的修饰化合物如图 8-43 所示,它们均表现出良好的活性与选择性,在更加深入的副作用评估和药动学测试后发现化合物 8-76 的表现最优,在动物水平的体内实验中活性优异、安全性良好,因此被选作候选药物进行开发,即后来的 AZD9291(奥希替尼)。AZD9291 的体内药动学数据十分优异,其血浆表观清除率为 14.2L/h、表观分布容积为 986L、终末半衰期约为 48 小时,因此仅需每日口服 1 次即可。同时,代谢研究表明 AZD9291 主要通过肝脏 CYP3A4 和 CYP3A5 酶代谢,并且安全性良好,未观察到明显的肝肾功能损伤。由于 AZD9291 良好的治疗效果,2015 年 11 月经 FDA 快速审批通道获得上市许可,以通用名奥希替尼(osimertinib)上市。

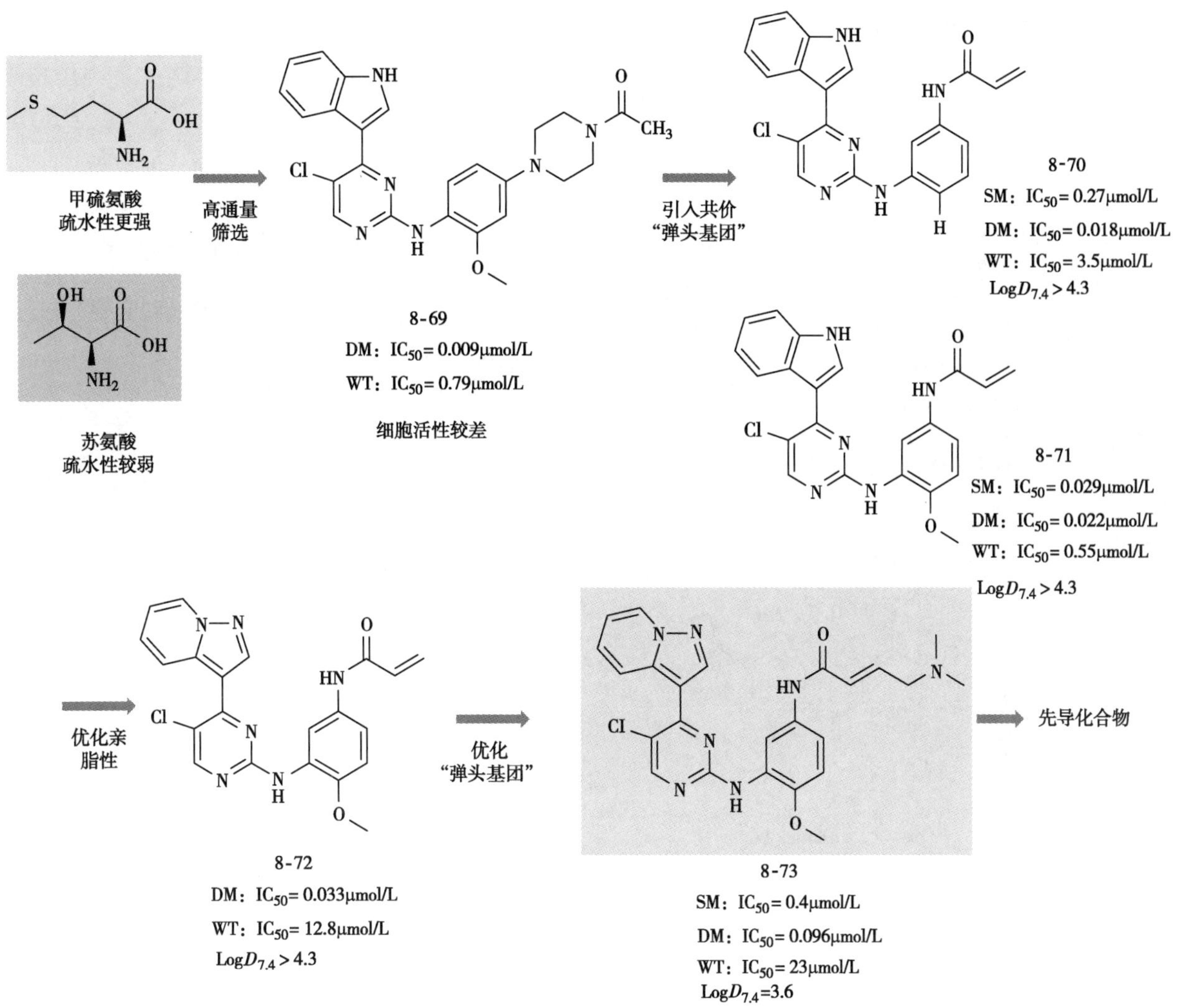

SM 为单突变;DM 为双突变。

图 8-42 第三代 EGFR 抑制剂的先导化合物的发现过程

8.6.3 β-内酰胺酶抑制剂法硼巴坦的研发

在 20 世纪 80 年代,头孢菌素类 β-内酰胺类抗生素(也称碳青霉烯类抗生素)是治疗革兰氏阴性细菌引起的相关感染性疾病的重要药物。然而,随着时间流逝和细菌的进化,出现越来越多的对 β-内酰胺类抗生素耐药的肠科杆菌(CRE),主要包括肺炎克雷伯菌酶(KPC)和一些 β-内酰胺酶的亚型,使之成为威胁世界公共卫生安全的重要问题。在过去的很长一段时间内,针对这一问题的治疗方案主要是 β-内酰胺类抗生素和 β-内酰胺酶抑制剂联用,但现有的 β-内酰胺酶抑制剂对 KPC 的抑制活性差,在治疗由 CRE 引起的感染性疾病方面效果有限。

硼酸得益于其独特的结构特征,可以通过与催化域的丝氨酸侧链形成共价键而有效模拟乙酰化和去乙酰化的四面体过渡态过程(其具体的结构特征详述于 8.5.1.1 中),在过去一直被作为丝氨酸蛋白酶抑制剂而开发。硼酸类化合物(如苯硼酸 8-79)的 β-内酰胺酶抑制活性最早是在 1978 年由牛津大学的研究人员报道,他们发现硼原子可通过其空轨道与 β-内酰胺酶的亲核原子发生配位结合而产生抑制活性。随后的研究和结构优化发现更多活性提升的硼酸类 β-内酰胺酶抑制剂(图 8-44),然而这些化合物因各种原因均未开展体内的有效性验证实验。

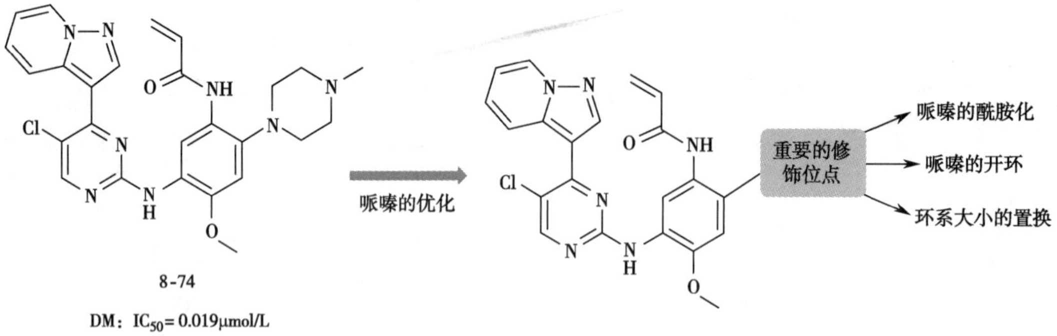

8-74

DM：$IC_{50}= 0.019\mu mol/L$

WT：$IC_{50}= 12\mu mol/L$

$LogD_{7.4} > 4.1$

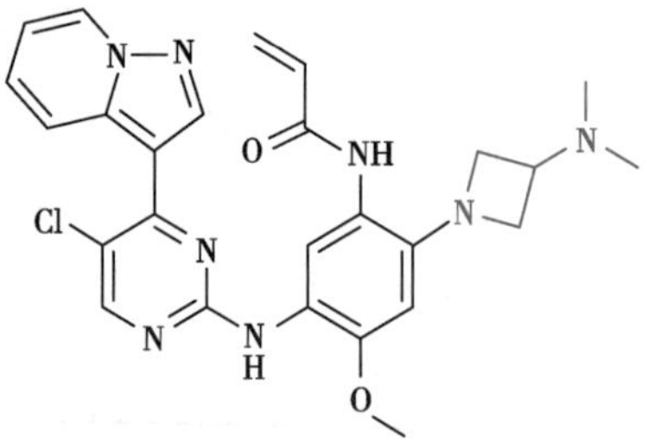

哌嗪的优化

重要的修饰位点

→ 哌嗪的酰胺化

→ 哌嗪的开环

→ 环系大小的置换

8-75

DM：$IC_{50} = 0.004\mu mol/L$

WT：$IC_{50} = 0.938\mu mol/L$

$LogD_{7.4} =3.3$

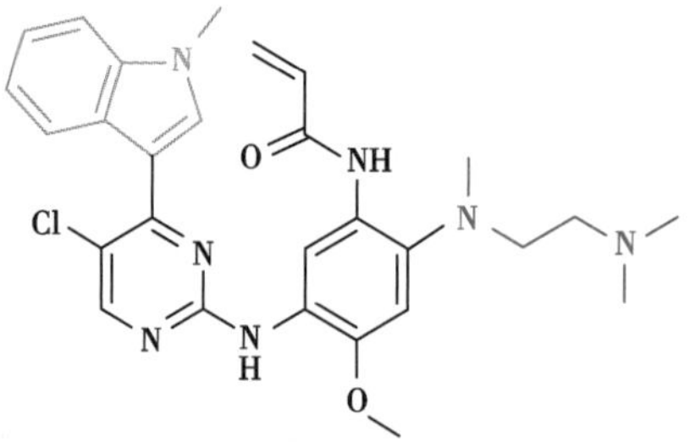

8-76

DM：$IC_{50} = 0.015\mu mol/L$

WT：$IC_{50} = 0.48\mu mol/L$

$LogD_{7.4} =3.4$

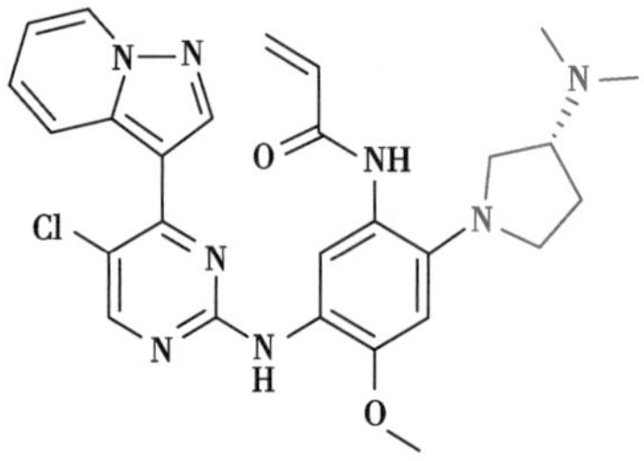

8-77

DM：$IC_{50} = 0.002\mu mol/L$

WT：$IC_{50} = 0.357\mu mol/L$

$LogD_{7.4} =3.1$

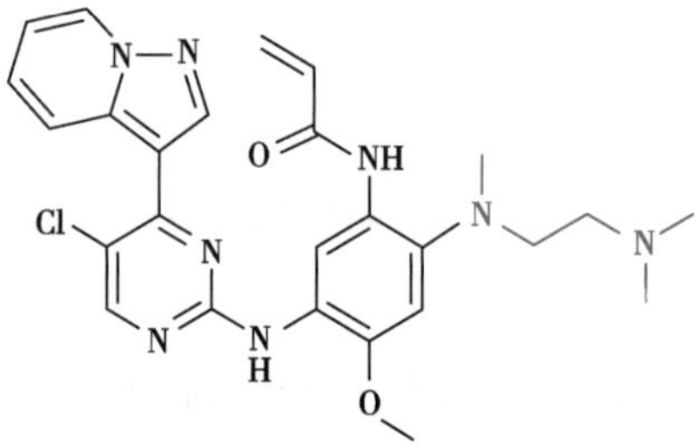

8-78

DM：$IC_{50} = 0.0006\mu mol/L$

WT：$IC_{50} = 0.145\mu mol/L$

$LogD_{7.4} =2.8$

图 8-43　基于哌嗪位点的结构修饰及奥希替尼的发现

　　为了设计得到活性更强且体内有效的 β- 内酰胺酶抑制剂,Rempex 制药公司的研究人员基于前期含硼类抑制剂(8-82)的化学结构开展有针对性的研究(图 8-45)。首先通过分子对接推测其结合模式,发现分子内成环后的硼酸酯构象(8-83)更有利于结合,且通过实验证明具有更强的活性。通过破除苯环结构,并研究乙酰基位点的构效关系后发现,噻吩取代的化合物 8-84(法硼巴坦,vaborbactam)表现出最优的抑制活性。值得注意的是,法硼巴坦与 β- 内酰胺类抗生素联用在体内实验中具有良好的活性,可以有效抑制 KPC 及 A 类(AmpC)和 C 类(CTX-M-15)β- 内酰胺酶,对 B 类和 D 类 β- 内酰胺酶没有抑制作用(抑制剂与蛋白质的结合模式如图 8-45b 所示)。同时,法硼巴坦表现出良好的选择性和安全性,对哺乳动物蛋白酶的抑制活性 IC_{50} 均大于 1 000μmol/L,且在 1 000mg/(kg·d)的给药剂量下未观察到毒副作用。临床上通过将法硼巴坦与美罗培南联用,可以有效治疗肾功能不全患者的细菌感染性疾病。法硼巴坦与美罗培南组合使用时,法硼巴坦作为高选择性的 β- 内酰胺酶抑制剂,可保护美罗培南免受丝氨酸 β- 内酰胺酶(如 KPC)的降解,从而有效抑制细菌感染。2017 年 8 月,FDA 批准法硼巴坦与美罗培南联合用药用于治疗患有复杂尿路感染(cUTI)的成年患者。彩图见 ER-8-21。

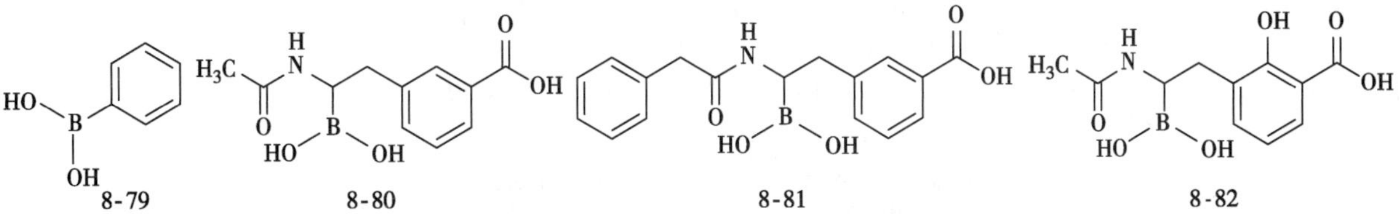

图 8-44　早期报道的含硼类 β- 内酰胺酶抑制剂

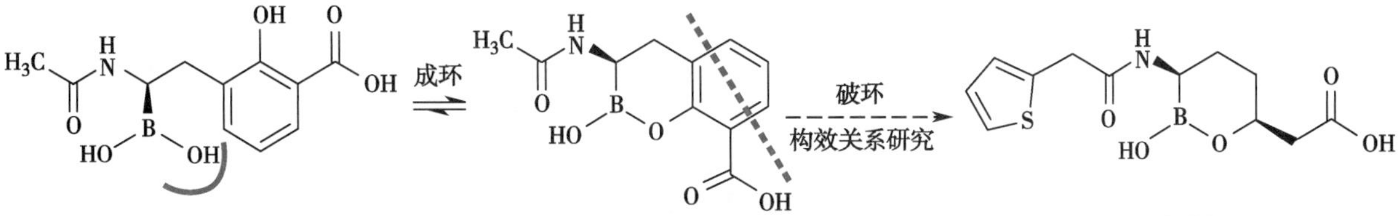

图 8-45　β- 内酰胺酶共价结合药物的研究案例
a. 法硼巴坦的结构设计思路;b. 法硼巴坦与 AmpC 的结合模式图;
c. 法硼巴坦与 CTX-M-15 的结合模式图

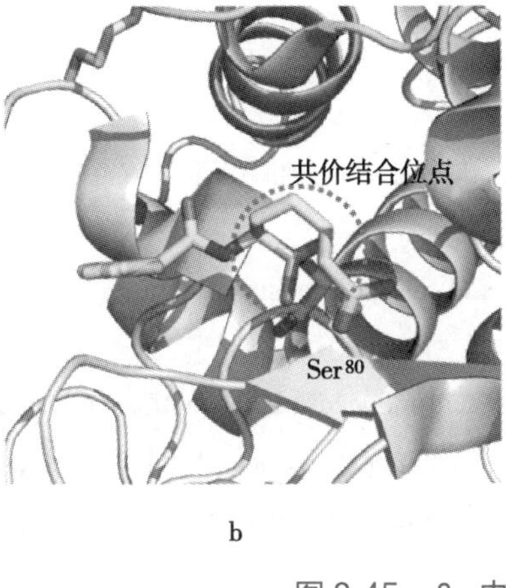

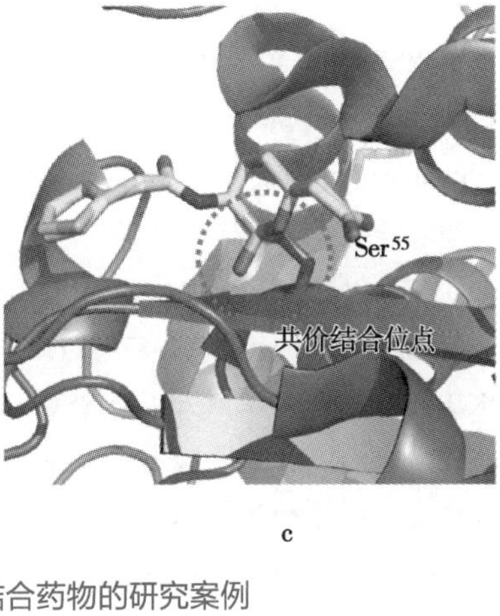

　　2020 年,Rempex 制药公司最新报道了新一代的环状硼酸类 β- 内酰胺酶抑制剂 QPX7728。相比于法硼巴坦,QPX7228 具有更加广谱的抑制活性,不仅可以有效抑制 A 类和 C 类 β- 内酰胺酶,还对 B 类和 D 类 β- 内酰胺酶有较好的抑制活性(图 8-46)。通过联用 β- 内酰胺类抗生素,QPX7228 更加广谱的抑制活性有望治疗更多类型的多药耐药的革兰氏阴性菌感染性相关疾病。

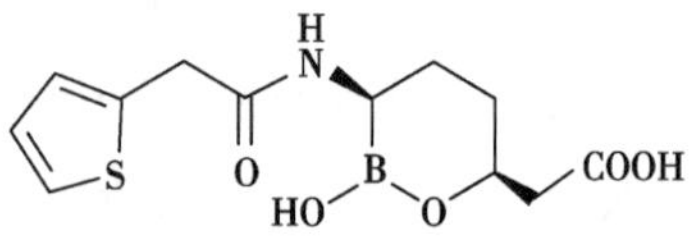

法硼巴坦

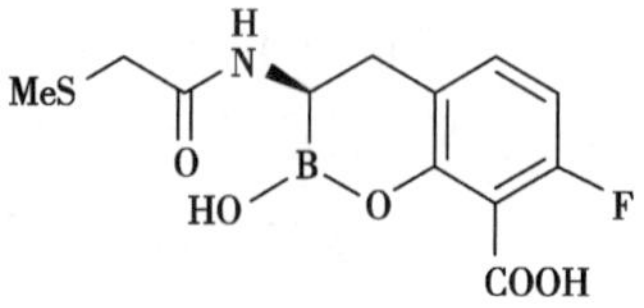

8-85
抑制β-内酰胺酶
A类&C类

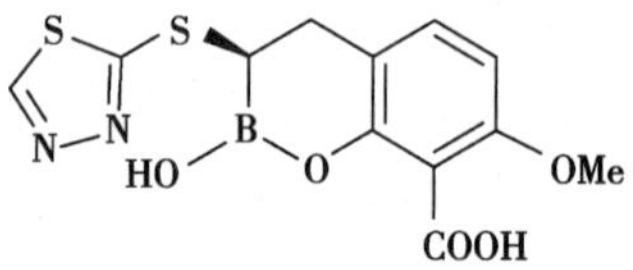

8-86
抑制β-内酰胺酶
A类，B类&C类

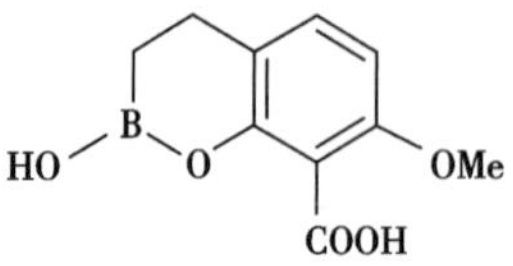

8-87
抑制β-内酰胺酶
ABCD类
稳定性差

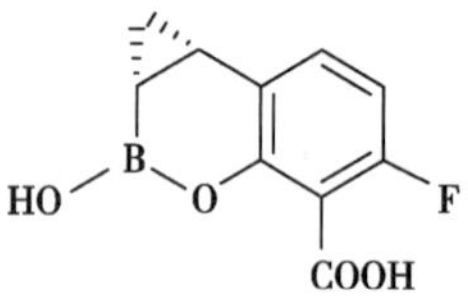

8-88
抑制β-内酰胺酶
ABCD类
代谢稳定

图 8-46　新一代环状硼酸类 β- 内酰胺酶抑制剂 QPX7728 的发现过程

（王 磊　周虎臣）

参考文献

[1] SINGH J, PETTER R C, BAILLIE T A, et al. The resurgence of covalent drugs. Nature reviews drug discovery, 2011, 10 (4): 307-317.

[2] JOHNSON D S, WEERAPANA E, CRAVATT B F. Strategies for discovering and derisking covalent, irreversible enzyme inhibitors. Future medicinal chemistry, 2010, 2 (6): 949-964.

[3] VANE J R. Inhibition of prostaglandin synthesis as a mechanism of action for aspirin-like drugs. Nature new biology, 1971, 231 (25): 232-235.

[4] WAXMAN D J, STROMINGER J L. Penicillin-binding proteins and the mechanism of action of beta-lactam antibiotics. Annual review of biochemistry, 1983, 52 (52): 825-869.

[5] WALLMARK B, BRÄNDSTRÖM A, LARSSON H. Evidence for acid-induced transformation of omeprazole into an active inhibitor of (H^+ + K^+)-ATPase within the parietal cell. Biochimica et biophysica acta, 1984, 778 (3): 549-558.

[6] SAVI P, PEREILLO J M, UZABIAGA M F, et al. Identification and biological activity of the active metabolite of clopidogrel. Journal of thrombosis and haemostasis, 2000, 83 (05): 891-896.

[7] ROBERTSON J G. Mechanistic basis of enzyme-targeted drugs. Biochemistry, 2005, 44 (15): 5561-5571.

[8] KWONG A D, KAUFFMAN R S, HURTER P, et al. Discovery and development of telaprevir: an NS3-4A protease inhibitor for treating genotype 1 chronic hepatitis C virus. Nature biotechnology, 2011, 29 (11): 993-1003.

[9] MODJTAHEDI H, CHO B C, MICHEL M C, et al. A comprehensive review of the preclinical efficacy profile of the ErbB family blocker afatinib in cancer. Naunyn-schmiedebergs archives of pharmacology, 2014, 387 (6): 505-521.

[10] JI H F, LI X J, ZHANG H Y. Natural products and drug discovery. Can thousands of years of ancient medical knowledge lead us to new and powerful drug combinations in the fight against cancer and dementia? EMBO reports, 2009, 10 (3): 194-200.

[11] BAILLIE T A. Targeted covalent inhibitors for drug design. Angewandte chemie-international edtion in English, 2016,

55 (43): 13408-13421.

［12］ BERNIER S G, WESTLIN W F, HANNIG G. Fumagillin class inhibitors of methionine aminopeptidase-2. Drugs of the future, 2005, 30 (5): 497-508.

［13］ HARVARY P, SIDLER W, MEISTER W, et al. The lipase inhibitor tetrahydrolipstatin binds covalently to the putative active site serine of pancreatic lipase. Journal of biological chemistry, 1991, 266 (4): 2021-2027.

［14］ GROLL M, BERKERS C R, PLOEGH H L, et al. Crystal structure of the boronic acid-based proteasome inhibitor bortezomib in complex with the yeast 20S proteasome. Structure, 2006, 14 (3): 451-456.

［15］ WISSNER A, OVERBEEK E, REICH M F, et al. Synthesis and structure-activity relationships of 6, 7-disubstituted 4-anilinoquinoline-3-carbonitriles. The design of an orally active, irreversible inhibitor of the tyrosine kinase activity of the epidermal growth factor receptor (EGFR) and the human epidermal growth factor receptor-2 (HER-2). Journal of medicinal chemistry, 2003, 46 (1): 49-63.

［16］ COPELAND R A, POMPLIANO D L, MEEK T D. Drug-target residence time and its implications for lead optimization. Nature reviews drug discovery, 2006, 5 (9): 730-739.

［17］ TUMMINO P J, COPELAND R A. Residence time of receptor-ligand complexes and its effect on biological function. Biochemistry, 2008, 47 (20): 5481-5492.

［18］ SINGH J, DOBRUSIN E M, FRY D W, et al. Structure-based design of a potent, selective, and irreversible inhibitor of the catalytic domain of the erbB receptor subfamily of protein tyrosine kinases. Journal of medicinal chemistry, 1997, 40 (7): 1130-1135.

［19］ AHN K, JOHNSON D S, MILENI M, et al. Discovery and characterization of a highly selective FAAH inhibitor that reduces inflammatory pain. Chemistry & biology, 2009, 16 (4): 411-420.

［20］ KUNTZ I D, CHEN K, SHARP K A, et al. The maximal affinity of ligands. Proceedings of the national academy of sciences of the United States of America, 1999, 96 (18): 9997-10002.

［21］ SMITH A J T, ZHANG X Y, LEACH A G, et al. Beyond picomolar affinities: quantitative aspects of noncovalent and covalent binding of drugs to proteins. Journal of medicinal chemistry, 2009, 52 (2): 225-233.

［22］ LAMMERT C, EINARSSON S, SAHA C, et al. Relationship between daily dose of oral medications and idiosyncratic drug-induced liver injury: search for signals. Hepatology, 2008, 47 (6): 2003-2009.

［23］ GEHRINGER M, LAUFER S A. Emerging and re-emerging warheads for targeted covalent inhibitors: applications in medicinal chemistry and chemical biology. Journal of medicinal chemistry, 2019, 62 (12): 5673-5724.

［24］ CHAIKUAD A, KOCH P, LAUFER S A, et al. The cysteinome of protein kinases as a target in drug development. Angewandte chemie-international edtion in English, 2018, 57 (16): 4372-4385.

［25］ DAHAL U P, GILBERT A M, OBACH R S, et al. Intrinsic reactivity profile of electrophilic moieties to guide covalent drug design: N-α-acetyl-L-lysine as an amine nucleophile. Medchemcomm, 2016 (5): 7.

［26］ WALKER E H, PACOLD M E, PERISIC O, et al. Structural determinants of phosphoinositide 3-kinase inhibition by wortmannin, LY294002, quercetin, myricetin, and staurosporine. Molecular cell, 2000, 6 (4): 909-919.

［27］ IHLE N T, WILLIAMS R, CHOW S, et al. Molecular pharmacology and antitumor activity of PX-866, a novel inhibitor of phosphoinositide-3-kinase signaling. Molecular cancer therapeutics, 2004, 3 (7): 763-772.

［28］ BOWLES D W, KOCHENDERFER M, COHN A, et al. A randomized, phase II trial of cetuximab with or without PX-866, an irreversible oral phosphatidylinositol 3-kinase inhibitor, in patients with metastatic colorectal carcinoma. Clinical colorectal cancer, 2016, 15 (4): 337-344 e2.

［29］ PITZ M W, EISENHAUER E A, MACNEIL M V, et al. Phase II study of PX-866 in recurrent glioblastoma. Journal of neuro-oncology, 2015, 17 (9): 1270-1274.

［30］ LIN C, KWONG A D, PERNI R B. Discovery and development of VX-950, a novel, covalent, and reversible inhibitor of hepatitis C virus NS3. 4A serine protease. Infectious disorders drug targets, 2006, 6 (1): 3-16.

[31] FAKO V E, ZHANG J T, LIU J Y. Mechanism of orlistat hydrolysis by the thioesterase of human fatty acid synthase. ACS catalysis, 2014, 4 (10): 3444-3453.

[32] SCHRADER J, HENNEBERG F, MATA R A, et al. The inhibition mechanism of human 20S proteasomes enables next-generation inhibitor design. Science, 2016, 353 (6299): 594-598.

[33] LIN C, LIN K, LUONG Y P, et al. In vitro resistance studies of hepatitis C virus serine protease inhibitors, VX-950 and BILN 2061: structural analysis indicates different resistance mechanisms. Journal of biological chemistry, 2004, 279 (17): 17508-17514.

[34] PETERS J U. 11 Years of cyanopyrrolidines as DPP-IV inhibitors. Current topics in medicinal chemistry, 2007, 7 (6): 579-595.

[35] DE CESCO S, KURIAN J, DUFRESNE C, et al. Covalent inhibitors design and discovery. European journal of medicinal chemistry, 2017, 138: 96-114.

[36] BAKER S J, TOMSHO J W, BENKOVIC S J. Boron-containing inhibitors of synthetases. Chemical society reviews, 2011, 40 (8): 4279.

[37] ELEWSKI B E, ALY R, BALDWIN BN S L, et al. Efficacy and safety of tavaborole topical solution, 5%, a novel boron-based antifungal agent, for the treatment of toenail onychomycosis: results from 2 randomized phase-Ⅲ studies. Journal of the American academy of dermatology, 2015, 73 (1): 62-69.

[38] LINCECUM T L, TUKALO M, YAREMCHUK A, et al. Structural and mechanistic basis of pre-and posttransfer editing by leucyl-tRNA synthetase. Molecular cell, 2003, 11 (4): 951-963.

[39] ROCK F L. MAO W M, YAREMCHUK A. An antifungal agent inhibits an aminoacyl-tRNA synthetase by trapping tRNA in the editing site. Science, 2007, 316 (5832): 1759-1761.

[40] ELEWSKI B E, TOSTI A. Tavaborole for the treatment of onychomycosis. Expert opinion on pharmacotherapy, 2014, 15 (10): 1439-1448.

[41] XIA B, QU F, YUAN T, et al. Targeting Bruton′s tyrosine kinase signaling as an emerging therapeutic agent of B-cell malinancies. Oncology letters, 2015, 10 (6): 3339-3344.

[42] YANG J, RETH M. Receptor dissociation and B-cell activation. Current topics in microbiology and immunology, 2016, 393: 27-43.

[43] HENDRIKS R W, YUVARAJ S, KIL L P. Targeting Bruton′s tyrosine kinase in B cell malignancies. Nature reviews cancer, 2014, 14 (4): 219-232.

[44] SPAARGAREN M, ROOIJ M D, KATER A, et al. BTK inhibitors in chronic lymphocytic leukemia: a glimpse to the future. Oncogene, 2015, 34 (19): 2426-2436.

[45] HACKEN E, BURGER J. Microenvironment interactions and B-cell receptor signaling in Chronic Lymphocytic Leukemia: Implications for disease pathogenesis and treatment. BBA-Molecular Cell Research, 2016, 1863 (3): 401-413.

[46] LEPROULT E, BARLUENGA S, MORAS D, Moras D, et al. Cysteine mapping in conformationally distinct kinase nucleotide binding sites: application to the design of selective covalent inhibitors. Journal of Medicinal Chemistry, 2011, 54 (5): 1347-1355.

[47] ORHAN A, FATIH D, HAKAN G, et al. Ibrutinib: from molecule to medicine. International journal of hematology and oncology, 2014, 24: 4-14.

[48] BROWN J R. Ibrutinib (PCI-32765), the first BTK (Bruton's tyrosine kinase) inhibitor in clinical trials. Current hematologic malignancy reports, 2013, 8 (1): 1-6.

[49] ADVANI R H, BUGGY J J, SHARMAN J P, et al. Bruton tyrosine kinase inhibitor ibrutinib (PCI-32765) Has significant activity in patients with relapsed/refractory B-Cell malignancies. Journal of clinical oncology official journal of the American society of clinical oncology, 2013, 31 (1): 88-94.

［50］WIESTNER A. BCR pathway inhibition as therapy for chronic lymphocytic leukemia and lymphoplasmacytic lymphoma. Hematology, 2014, 1: 125-134.

［51］WOYACH J A, FURMAN R R, LIU T-M, et al. Resistance mechanisms for the Bruton's tyrosine kinase inhibitor ibrutinib. New England journal of medicine, 2014, 370 (24): 2286-2294.

［52］CAMPO E, RULE S. Mantle cell lymphoma: evolving management strategies. Blood, 2015, 125 (1): 48-55.

［53］BYRD J C, HARRINGTON B, O'BRIEN S, et al. Acalabrutinib (ACP-196) in relapsed chronic lymphocytic leukemia. New England journal of medicine, 2016, 374 (4): 323-332.

［54］WU J J, LIU C, TSUI S T, et al. Second-generation inhibitors of Bruton tyrosine kinase. Journal of hematology & oncology, 2016, 9 (1): 80.

［55］PARK J K, BYUN J Y, PARK J A, et al. HM71224, a novel Bruton's tyrosine kinase inhibitor, suppresses B cell and monocyte activation and ameliorates arthritis in a mouse model: a potential drug for rheumatoid arthritis. Arthritis research & therapy, 2016, 18 (1): 91.

［56］MENG L, MOHAN R, KWOK B H, et al. Epoxomicin, a potent and selective proteasome inhibitor, exhibits in vivo antiinflammatory activity. Proceedings of the national academy of sciences of the United States of America, 1999, 96 (18): 10403-10408.

［57］BORISSENKO L, GROLL M. 20S proteasome and its inhibitors: crystallographic knowledge for drug development. Chemical reviews, 2007, 107 (3): 687-717.

［58］WAN X B, YANG T P, CUESTA A, et al. Discovery of lysine-targeted eIF4E inhibitors through covalent docking. Journal of the American chemical society, 2020, 142 (11): 4960-4964.

［59］CROSS D A E, ASHTON S E, GHIORGHIU S, et al. AZD9291, an irreversible EGFR TKI, overcomes T790M-mediated resistance to EGFR inhibitors in lung cancer. Cancer discovery, 2014, 4 (9): 1046-1061.

［60］PAO W, MILLER V A, POLITI K A, et al. Acquired resistance of lung adenocarcinomas to gefitinib or erlotinib is associated with a second mutation in the EGFR kinase domain. PLoS medicine, 2005, 2 (3): 225-235.

［61］LI D, AMBROGIO L, SHIMAMURA T, et al. BIBW2992, an irreversible EGFR/HER2 inhibitor highly effective in preclinical lung cancer models. Oncogene, 2008, 27 (34): 4702-4711.

［62］GONZALES A J, HOOK K E, ALTHAUS I W, et al. Antitumor activity and pharmacokinetic properties of PF-00299804, a second-generation irreversible pan-erbB receptor tyrosine kinase inhibitor. Molecular cancer therapeutics, 2008, 7 (7): 1880-1889.

［63］SOLCA F, DAHL G, ZOEPHEL A, et al. Target binding properties and cellular activity of afatinib (BIBW 2992), an irreversible ErbB family blocker. Journal of pharmacology and experimental therapeutics, 2012, 343 (2): 342-350.

［64］ZHOU W J, ERCAN D, CHEN L, et al. Novel mutant-selective EGFR kinase inhibitors against EGFR T790M. Nature, 2010, 462 (7276): 1070-1074.

［65］DALTON S E, DITTUS L, THOMAS D A, et al. Selectively targeting the kinome-conserved lysine of PI3Kδ as a general approach to covalent kinase inhibition. Journal of the American chemical society, 2018, 140 (3): 932-939.

［66］LU H, TONGE P J. Drug-target residence time: critical information for lead optimization. Current opinion in chemical biology, 2010, 14 (4): 467-474.

［67］BRADSHAW J M, MCFARLAND J M, PAAVILAINEN V O, et al. Prolonged and tunable residence time using reversible covalent kinase inhibitors. Nature chemical biology, 2015, 11 (7): 525-531.

［68］SERAFIMOVA I M, PUFALL M A, KRISHNAN S, et al. Reversible targeting of noncatalytic cysteines with chemically tuned electrophiles. Nature chemical biology, 2012, 8 (5): 471-476.

［69］MAKLEY L N, GESTWICKI J E. Expanding the number of 'druggable'targets: non-enzymes and protein-protein interactions. Chemical biology & drug design, 2013, 81 (1): 22-32.

［70］STOCH S A, WANGER J A. Cathepsin K inhibitors: a novel target for osteoporosis therapy. Clinical pharmacology &

therapeutics, 2008, 83 (1): 172-176.

［71］ ZHAO B, JANSON C A, AMEGADZIE B Y, et al. Crystal structure of human osteoclast cathepsin K complex with E-64. Nature structural biology, 1997, 4 (2): 109-111.

［72］ GAUTHIER J Y, CHAURET N, CROMLISH W, et al. The discovery of odanacatib (MK-0822), a selective inhibitor of cathepsin K. Bioorganic & medicinal chemistry letters, 2008, 18 (3): 923-928.

［73］ ROBERTS P J, STINCHCOMBE T E, DER C J, et al. Personalized medicine in non-small-cell lung cancer: is KRAS a useful marker in selecting patients for epidermal growth factor receptor-targeted therapy？ Journal of clinical oncology official journal of the American society of clinical oncology, 2010, 28 (31): 4769-4777.

［74］ OSTREM J M, PETERS U, SOS M L, et al. K-Ras (G12C) inhibitors allosterically control GTP affinity and effector interactions. Nature, 2013, 503 (7477): 548-551.

［75］ JANES M R, ZHANG J C, LI L S, et al. Targeting KRAS mutant cancers with a covalent G12C-specific inhibitor. Cell, 2018, 172 (3): 578-589 e17.

［76］ LANMAN B A, ALLEN J R, ALLEN J G, et al. Discovery of a covalent inhibitor of KRAS (G12C)(AMG 510) for the treatment of solid tumors. Journal of medicinal chemistry, 2020, 63 (1): 52-65.

［77］ ESCOBAR Z, BJARTELL A, CANESIN G, et al. Preclinical characterization of 3β-(N-acetyl L-cysteine methyl ester)-2αβ, 3-dihydrogaliellalactone (GPA512), a prodrug of a direct STAT3 inhibitor for the treatment of prostate cancer. Journal of medicinal chemistry, 2016, 59 (10): 4551-4562.

［78］ LINDENBACH B D, RICE C M. Unravelling hepatitis C virus replication from genome to function. Nature, 2005, 436 (7053): 933-938.

［79］ KIM J L, MORGENSTERN K A, LIN C, et al. Crystal structure of the hepatitis C virus NS3 protease domain complexed with a synthetic NS4A cofactor peptide. Cell, 1996, 87 (2): 343-355.

［80］ PERNI R B, BRITT S D, COURT J C, et al. Inhibitors of hepatitis C virus NS3 center dot 4A protease 1. Non-charged tetrapeptide variants. Bioorganic & medicinal chemistry letters, 2003, 13 (22): 4059-4063.

［81］ PERNI R B, PITLIK J, BRITT S D, et al. Inhibitors of hepatitis C virus NS3 center dot 4A protease 2. Warhead SAR and optimization. Bioorganic & medicinal chemistry letters, 2004, 14 (6): 1441-1446.

［82］ PERNI R B, FARMER L J, COTTRELL K M, et al. Inhibitors of hepatitis C virus NS3 center dot 4A protease. Part 3: P-2 proline variants. Bioorganic & medicinal chemistry letters, 2004, 14 (8): 1939-1942.

［83］ BAILEY M D, HALMOS T, LEMKE C T. Discovery of novel P2 substituted 4-biaryl proline inhibitors of hepatitis C virus NS3 serine protease. Bioorganic & medicinal chemistry letters, 2013, 23 (15): 4436-4440.

［84］ WARD R A, ANDERTON M J, ASHTON S, et al. Structure-and reactivity-based development of covalent inhibitors of the activating and gatekeeper mutant forms of the epidermal growth factor receptor (EGFR). Journal of medicinal chemistry, 2013, 56 (17): 7025-7048.

［85］ FINLAY M R, ANDERTON M, ASHTON S, et al. Discovery of a potent and selective EGFR inhibitor (AZD9291) of both sensitizing and T790M resistance mutations that spares the wild type form of the receptor. Journal of medicinal chemistry, 2014, 57 (20): 8249-8267.

［86］ KIENER P A, WALEY S G. Reversible inhibitors of penicillinases. Biochemical journal, 1978, 169 (1): 197-204.

［87］ NORDMANN P, DORTET L, POIREL L. Carbapenem resistance in Enterobacteriaceae: here is the storm！Trends in molecular medicine, 2012, 18 (5): 263-272.

［88］ HECKER S J, REDDY K R, TOTROV M, et al. Discovery of a cyclic boronic acid beta-lactamase inhibitor (RPX7009) with utility vs class A serine carbapenemases. Journal of medicinal chemistry, 2015, 58 (9): 3682-3692.

［89］ HECKER S J, REDDY K R, LOMOVSKAYA O, et al. Discovery of cyclic boronic acid QPX7728, an ultrabroad-spectrum inhibitor of serine and metallo-β-lactamases. Journal of medicinal chemistry, 2020, 63 (14): 7491-7507.

第9章 双功能分子的药物设计

9.1 双功能分子概述

9.1.1 双功能分子的研究背景和定义

自20世纪70年代以来,药物发现开始了以疾病的生物学机制为引导、以疾病的相关靶标为核心的合理药物发现(rational drug discovery)的新模式,并一直延续至今。通过药理学及相关生命科学的研究,发现与疾病显著关联的某个靶标;以合成药物化学为主要工具,探索发现能够有效抑制或激活该靶标的生物活性分子,并将其优化成为候选物是合理药物发现的基本思路。此种思路背后蕴含的药物发现的基本理论是"一个靶标对应一个药物"。得益于多种疾病生物学研究的重要突破和有机合成化学的快速发展,这种药物发现模式为新药研究带来令人惊叹的发展,并将药物发现从依赖运气和经验的实证研究变成由多学科密切配合的精细和严谨的科学流程。近年来,这种合理药物发现的模式进一步推动了生物药物的快速发展。在某种意义上,以单克隆抗体为代表的生物大分子药物可认为是"一个靶标对应一个药物"的药物发现理论的最典型的代表。由于抗原 - 抗体结合的高度特异性,单克隆抗体药物在体内结合的靶标被高度限定在特定的生物大分子上,能够较完美地适配靶标 - 药物——对应的理想状态,可认为是围绕单个靶标开发单一特异性药物分子能够达到的最理想的状态。

但是,随着我们对疾病,特别是慢性复杂性疾病的认识日益深入,这种一一对应的单功能或单特异性药物分子的发现模式难以满足复杂疾病治疗药物研究的需要。一方面,随着微观水平的药物作用机制研究的不断深入,对于药物作用的杂泛性(promiscuity)认识日益深入,对药物在体内可能的结合靶标有更加清晰的认识。为了避免对具有众多亚型的靶标的脱靶性,药物与靶标结合的特异性或选择性是必要的前提,实质是限制药物杂泛性。而为呈现足够和持续的药理作用,依照药物与靶标可逆性结合的热力学和动力学性质,药物须在体内保持足够的浓度水平。体内持续存在的较高浓度的药物增加药物脱靶作用的风险,容易产生不良反应。例如,一些激酶抑制剂因结合位点的共性(ATP 结合位点)而容易导致脱靶。除这些可预测的靶标外,体内还存在众多其他可能的结合靶标。已有研究表明多种激酶抑制剂可调节激酶家族以外的蛋白,这进一步加大了控制药物分子杂泛性的难度。

另一方面,随着各类组学技术的不断发展,潜在的药物靶标不断被发现。机体的正常生理功能由机体内的数万种蛋白质协同调控,蛋白质调控网络失去平衡是疾病的重要致病因素。以组学技术和基因编辑技术为代表的生物学新技术和新方法从蛋白质组的层面揭示异常蛋白网络,为药物干预并恢复蛋白网络的正常调控与平衡提供众多可能的新靶标。然而,目前小分子药物的开发仍然以基于靶标结合的作用机制为基础,所干预的靶标只占不到蛋白质总数的 20%,其余 80% 的蛋白质尚无药物干预。其最重要的原因是这些蛋白质缺乏明确的结合位点,例如催化中心、配体结合腔穴,被认为是非可药性靶标(non-druggable target)。因此,基于传统的靶标结合的作用结构机制发现作用于这类靶蛋白的药物具有极大的难度。

近年来,众多新机制药物分子不断涌现,尝试解决上述问题。其中,一大类双功能结合的药物分子是典型代表。此类分子的具体机制各异,但分子中都具备 2 个不同的功能单元,且 2 个功能单元可协同实现特定的生物活性。本章将此类分子统称为双功能分子(bifunctional molecule)。

双功能分子和双靶标药物(double target drug)之间存在一定的联系和区分。双功能分子和双靶标药物都具备 2 个功能单元,大多都可以作用于 2 个或多个靶蛋白;但是其产生生物活性的机制有较明显的区别。双靶标药物可看作是一个化合物中融合作用于 2 个(或多个)不同的靶蛋白的药效团,不同药效团以各自独立的方式和靶标结合,产生药理作用的叠加或起协同效应。双靶标药物的生物活性仍然受限于所结合的 2 个靶标,难以实现突破靶标本身的生物活性范畴。本章讨论的双功能分子是指 1 个分子先后与 2 个靶标或 1 个靶标的 2 个位点结合,引发相继的级联效应,2 个不同功能基团间的作用具有依存性,双功能分子的最终生物活性依赖包含在 1 个分子中的 2 个功能基团的协调配合。这种级联和协同的机制,一方面能够增强双功能分子的选择性,另一方面能够实现单个靶标单一调节所不能实现的生物学效应。

由于这种药物发现的新模式还在快速发展中,对此类药物的具体定义和命名方式尚未趋于统一。文献中亦有采用双特异性药物(bispecific drug)的归类和命名方式,其与本章介绍的双功能分子的内涵基本一致。同时,依据双功能分子的原理,此类药物将来有进一步发展成为多功能分子(或称为多特异性药物)的可能性,并且已经出现一定的研究苗头。但考虑到目前的研究现状,在本章内容中,我们仍然以双功能分子作为此类药物的统一称谓。本章将介绍双功能分子在提高药物选择性和探索非可药性靶标中的进展,并挑选典型的双功能分子进行具体分析。

9.1.2　基于机制和原理的双功能分子分类概述

9.1.2.1　抗体药物偶联物

抗体药物偶联物(antibody-drug conjugate,ADC)是指将小分子药物与抗体连接在一起形成的药物,现在一般多指强细胞毒性的化疗药物(或毒素)与单抗偶联形成的具备靶向抗肿瘤活性的药物。抗体药物偶联物的主要结构包含抗体、药物及将两部分相连的连接链。此种双功能分子利用抗体与癌细胞抗原的特异性识别提高分子的靶向性,到达靶部位又释放出化疗药物(或毒素),达到靶向杀死癌细胞的效果(图 9-1)。抗体与抗原分子的识别与结合是高度专一性和特异性的过程,也是抗体药物开发的生物学基础。

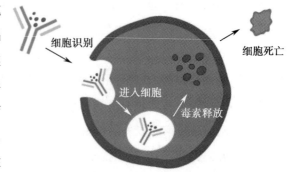

图 9-1　抗体药物偶联物的作用模式示意图

近年来抗体药物迅速发展,尤其针对肿瘤细胞表面抗原的抗体药物成为肿瘤治疗的有效手段,第一个获美国 FDA 批准上市(1997 年)的抗肿瘤抗体药物利妥昔单抗(rituximab)用于治疗 B 细胞性非霍奇金淋巴瘤。随后陆续有一系列的抗肿瘤抗体药物应用于临床,并获得巨大的成功。单抗具有很高的专一性,以此为基础可获得高度的肿瘤细胞靶向性。但是抗体药物在抗肿瘤药研究中存在一定的问题,主要包括肿瘤的杀伤效应相对较弱、靶蛋白大多局限于细胞表面抗原,限制了抗体类抗肿瘤药的进一步开发。而小分子化疗药物的肿瘤杀伤活性强,缺点是专一性较差、存在较大的毒性、受副作用和剂量的影响较大。通过高活性小分子化疗药物和单抗结合,可以改善这方面的缺陷。ADC 将两者结合,在到达目标细胞时将小分子药物释放出来,这不仅能灵敏地区分出健康和疾病组织、限制与非目标细胞的作用、降低毒性,还能够明显改善药动学和向靶组织的传递。

9.1.2.2 疏水标签技术

蛋白质的疏水表面暴露和构象错误是引起体内蛋白质降解的一种重要机制。生物体利用此种机制降解体内的未成熟蛋白质和结构异常蛋白质,确保体内蛋白质的稳态。在此过程中,蛋白质伴侣系统充当蛋白质降解的质控系统。伴侣蛋白(chaperonin)既负责对新生或异常蛋白质的正确折叠和成熟,又可通过构象识别机制促进蛋白酶体将构象错误的蛋白质降解。

疏水标签(hydrophobic tag,HyT)技术是将疏水片段或基团通过连接链(linker)共价连接到结合目标蛋白(protein of interest,POI)的配体上,形成双功能分子。其作用的基本原理是 HyT 的配体部分(如受体的配体或酶的底物)识别和结合目标蛋白,随后其所连接的疏水基团结合蛋白质的疏水表面,诱导蛋白质的构象发生变化,或者直接模拟蛋白质的错误构象,在伴侣蛋白的参与下,目标蛋白可被蛋白酶体降解(图 9-2)。在此过程中,HyT 主要充当募集伴侣蛋白和蛋白酶体的作用,目标蛋白的降解主要由伴侣蛋白和蛋白酶体协同完成。HyT 分子本身在裂解中并未消耗,从效果而言类似于催化剂,理论上可循环使用。因此,少量的 HyT 分子即可促进较多蛋白质的降解。

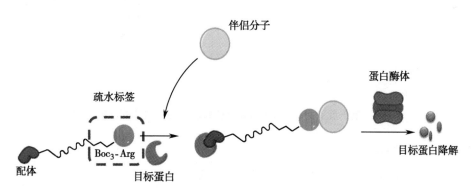

图 9-2 疏水标签策略诱导目标蛋白降解的示意图

9.1.2.3 蛋白裂解靶向嵌合体

体内蛋白质的选择性降解主要是通过泛素 - 蛋白酶体系统实现的。该系统的关键步骤是泛素 E3 连接酶对降解目标蛋白的选择性泛素化,泛素化的蛋白质可被蛋白酶体识别和降解。因此,利用泛素 E3 连接酶选择性地对靶蛋白泛素化标记是实现特异性诱导靶标降解的最优路径。在此过程中,泛素 E3 连接酶组成的复合物包含 2 个功能结构域:目标蛋白识别(底物受体区)和泛素转移(E2 结合区)。其通过复合物的组装,将目标蛋白和活化的泛素在空间上靠近,从而将泛素转移至目标蛋白上(图 9-3)。

泛素 E3 连接酶的关键作用是特异性地使目标蛋白和活化的泛素处于接近的合适空间位置。

基于这一基本原理,如果能够设计双功能嵌合体,同时连接有 E3 连接酶的配体和目标蛋白的配体,可同时识别结合泛素 E3 连接酶和目标蛋白,即可通过泛素 E3 连接酶将活化的泛素转移至目标蛋白上,实现对目标蛋白的选择性泛素化(图 9-4)。被泛素化的目标蛋白可被蛋白酶体降解,而双功能嵌

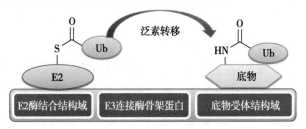

图 9-3 蛋白质的泛素化机制示意图

合体可继续降解新的目标蛋白。这种循环降解目标蛋白的方式可达到非化学计量系数抑制靶蛋白的目的,其可依靠细胞内少量的蛋白裂解靶向嵌合体(proteolysis targeting chimera,PROTAC)实现对细胞内特定蛋白质的有效和持续抑制。基于上述优势,基于泛素 E3 连接酶开发蛋白裂解靶向嵌合体可充分探索细胞内的非酶蛋白靶标,极大地拓展靶标范围,特别有利于首创性药物的研发。由于这些显著的优势,PROTAC 技术的研究成为当今的重要热点。

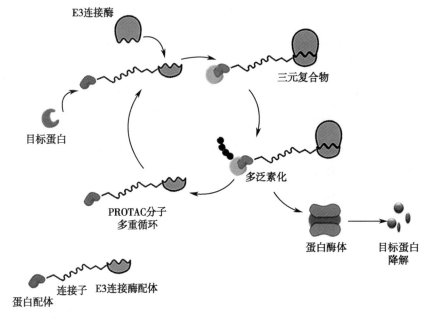

图 9-4 基于泛素 E3 连接酶开发蛋白裂解靶向嵌合体的基本原理

9.1.2.4 降解标签技术

PROTAC 技术为靶向调节体内的蛋白质浓度提供高效的调节方式。但是,PROTAC 技术的重大瓶颈是寻找合适的目标蛋白配体,并寻找与目标蛋白相匹配的泛素 E3 连接酶。这一缺陷使得 PROTAC 技术对全新靶标的研究需要较多的研究投入。受 PROTAC 技术的启发,并依托快速发展的基因编辑技术,哈佛大学的 Gray 等开发了降解标签(degradation tag,dTAG)技术。它的特点是可以绕过寻找结合于目标蛋白的配体分子这一环节,实现对特定目标蛋白的降解。为了实现识别目标蛋白的通用性,dTAG 技术应用突变的 FKBP 蛋白(一类参与含有脯氨酸残基的蛋白构象折叠的伴侣分子)FKBP12^{F26V}。后者因关键残基突变而具有区别于野生型蛋白的底物结合空腔,可被小分子 AP-1867 选择性结合(K_d=94pmol/L),而对野生型 FKBP12^{WT} 的 K_d 为 67nmol/L。因此该分子能在很低的浓度下选择性地结合

FKBP12^{F26V},不影响胞内野生型 FKBP12 的功能。dTAG 技术使用新近发展成熟的 CRISPR-Cas9 技术将 FKBP12^{F26V} 基因敲入目标蛋白基因中,产生的融合蛋白可被含有 AP-1867(FKBP12^{F26V} 配体部分)的双功能分子(本质是降解 FKBP12^{F26V} 的 PROTAC)如 dTAG-7 或 dTAG-13 选择性降解。

如图 9-5 所示,dTAG-7 和 dTAG-13 分子的左侧(AP1867)是结合融合蛋白中的 FKBP12^{F26V} 的片段,右侧(沙利度胺)是 E3 连接酶 CRBN 的结合片段。运用此技术,这系列 dTAG 已经证实可成功降解 BRD4、KRAS^{G12V}、HDAC1、EZH2、MYC、PLK1 等与 FKBP12^{F26V} 的融合蛋白,并在细胞和小鼠体内证实其降解靶蛋白的有效性。相比 PROTAC 技术,dTAG 是具备通用活性的分子。它使用基因编辑技术,构建融合蛋白,从而将复杂的目标蛋白配体寻找工作转化为流程化的基因编辑,其对于发现和验证蛋白质的功能(化学生物学)及发现苗头化合物(药物化学)都是有价值的平台技术。

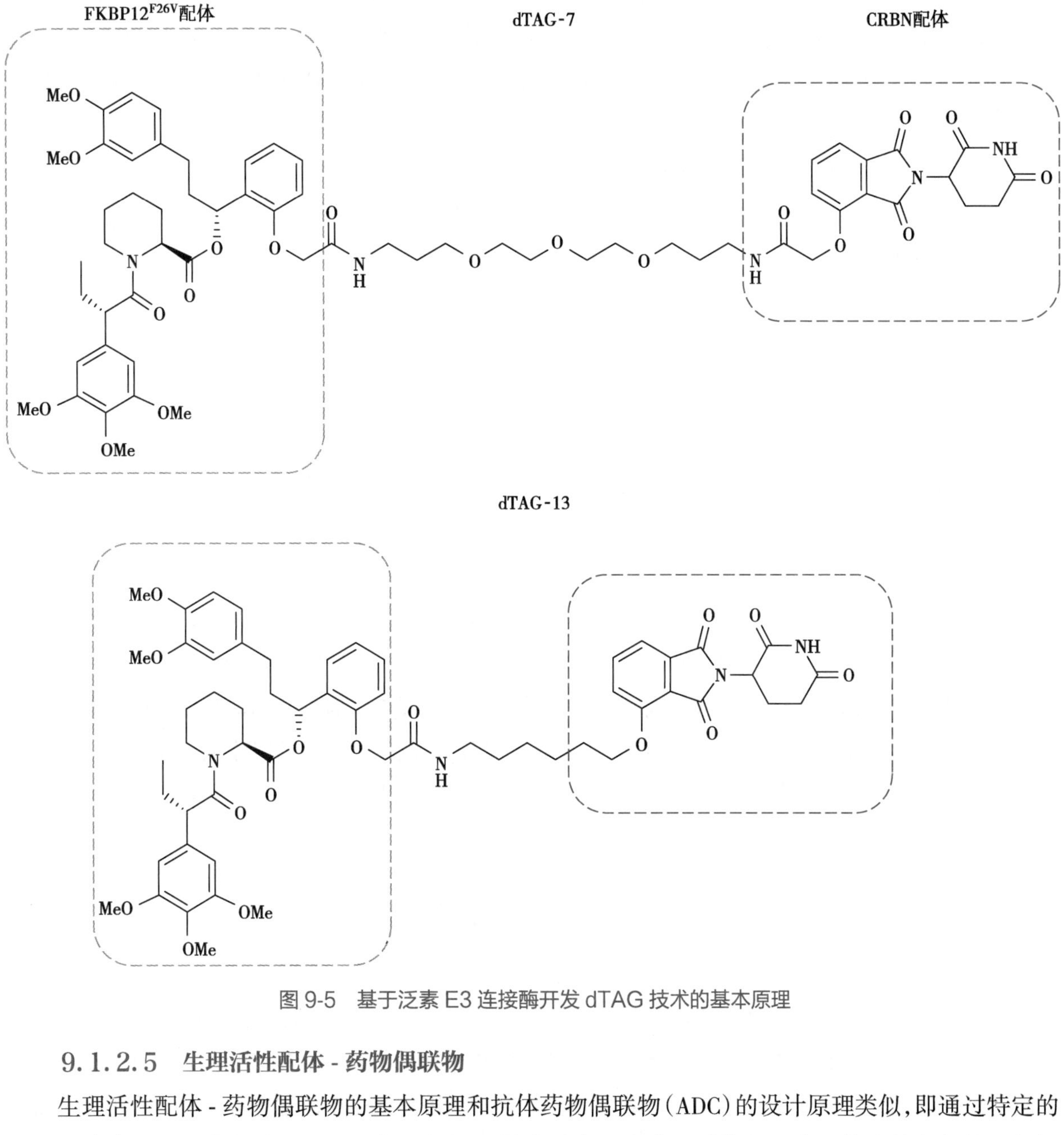

图 9-5　基于泛素 E3 连接酶开发 dTAG 技术的基本原理

9.1.2.5　生理活性配体 - 药物偶联物

生理活性配体 - 药物偶联物的基本原理和抗体药物偶联物(ADC)的设计原理类似,即通过特定的连接链将高活性的药物分子和一些能选择性地结合肿瘤细胞表面受体的天然配体或其类似物进行偶联,借此提高药物分子对肿瘤细胞的靶向性。配体为小分子时称为小分子药物偶联物(small molecule-drug conjugate,SMDC),配体为多肽时称为多肽药物偶联物(peptide-drug conjugate,PDC)。它通过生理活性配体(小分子或多肽)替代抗体而极大地减小分子量,简化生产工艺,降低开发难度。但是,这些生理活性配体,特别是小分子配体和相应受体结合的特异性一般不如抗原-抗体高,同时细胞表面受体的肿瘤细胞特异性也不足,限制了其进一步的临床开发。最典型的例子是叶酸作为生理活性配体开发的各类叶酸-药物偶联物已经有较长的研究历史,但是现在仍然没有获得临床研究的充分证实。相较于小分子生理活性配体,多肽配体和受体结合的特异性较高,但是又存在代谢稳定性的问题。一般多肽为配体的偶联物的半衰期只有几分钟到几十分钟,远远小于抗体的数天甚至数周的时间。所以,开发多肽配体-药物偶联物必须同时开发与之相适应的给药模式,这进一步增加研究的难度。但是,多肽配体半衰期较短的特点却成为诊断药物开发的一个重要优势。一般而言,诊断药物通常希望其半衰期短,能够在完成诊断后迅速代谢并排出体外,因此这种策略在诊断药物的研究已经有了较好的应用。例如,放射性核素铟[^{111}In]和奥曲肽(人工合成的天然生长抑素的八肽衍生物)的偶联物已经被用于临床生长抑素受体阳性的肿瘤。

9.1.2.6 其他类型的双功能分子

双功能分子作为药物开发和新药研究的一个新模式,其外延正在不断拓展,越来越多的新技术和新分子可归纳至这个领域之内。例如,细胞内的自噬系统也是蛋白质降解的一种重要途径,特别是近年来分子伴侣介导的自噬(又可称为选择性自噬)的发现和深入研究为通过细胞自噬调控细胞内的特定蛋白质浓度提供可能性。分子伴侣介导的自噬是指细胞质内的蛋白质结合先被特定的分子伴侣识别和结合,然后被转运到溶酶体中,被溶酶体酶消化。此种自噬方式可通过分子伴侣和自噬底物蛋白质的特异性识别而实现一定的选择性,从而为调控特定蛋白质降解提供可能性。设计能同时识别和结合自噬相关的 LC-3 蛋白和变异亨廷顿蛋白的双功能分子,并利用细胞自噬系统降解导致亨廷顿病的变异亨廷顿蛋白,为亨廷顿舞蹈症的临床治疗带来新曙光。

开发 PROTAC 技术的 Crewis 教授研究团队发现,细胞溶酶体同样也可被双功能分子利用,实现对某些特定蛋白质的降解。其构建的双功能分子一部分可识别细胞表面受体如 CXCR7,另一部分则负责识别细胞外的目标蛋白。通过这种模式,此类双功能分子可以通过内吞作用和溶酶体途径,将细胞外的目标蛋白降解,克服了传统的靶向蛋白降解的双功能分子技术只能降解细胞内的目标蛋白的劣势。另外一些新近发展的药物-载体偶联物也可看作是双功能分子,此类分子中的载体也能够识别一些特定蛋白质,和药物部分协同产生单独的药物分子无法产生的治疗作用。

9.2 抗体药物偶联物

目前恶性肿瘤的治疗策略不断发展,通常包括外科手术治疗、放射疗法、化学疗法、靶向治疗和免疫疗法等。由于技术手段的局限性,手术治疗和放射疗法通常用于未发生转移的肿瘤。对于已经发生转移的肿瘤,传统上多采用化学疗法对其进行治疗。由于传统化疗使用的细胞毒性药物缺乏肿瘤细胞选择性和肿瘤组织靶向性,在杀伤肿瘤细胞的同时也会对正常细胞造成损害,进而造成难以承受的副作用,极大地限制了细胞毒性药物在抗肿瘤治疗过程中的使用。新近发展的肿瘤靶向治疗和免疫疗法从不同的角度降低药物的毒副作用,推动肿瘤治疗药物的发展。但是,靶向治疗和免疫疗法尚存在有效性和适用性较低、长期使用易耐药等问题。因此,开发能够靶向肿瘤细胞的细胞毒性药物成为肿瘤化疗领域的迫切需求。为了增强抗体药物杀伤肿瘤细胞的活性,也为了提高常规化疗药物的选择性毒性,将单抗与小分子细胞毒性药物偶联,形成抗体药物偶联物(ADC),这是目前抗肿瘤药研究的活跃领域。

9.2.1　抗体药物偶联物的基本原理

抗体药物偶联物(ADC)是通过一个化学链将具有生物活性的小分子药物共价连接到单抗上,单抗作为载体将小分子药物靶向运输到目标细胞。抗体药物偶联物包括三部分:重组单克隆抗体(mAb),细胞毒素(cytotoxin)和连接两者的连接链(linker)。单抗和小分子本身都具备生物活性,某些 ADC 中的单抗和小分子都是药物,单独使用也可治疗特定的疾病。ADC 设计的基本思路是利用单抗和小分子药物的长处来弥补各自可能的不足或者缺陷:单克隆抗体对肿瘤细胞有很好的靶向性,但杀灭肿瘤细胞的作用有限;细胞毒素对肿瘤细胞具有较强的杀伤作用,但是靶向性不高,对正常细胞也有较大的毒性。ADC 利用两者的优点的组合,得到靶向性好、肿瘤杀伤活性高的抗体药物偶联物,实现传统抗体药物和细胞毒性药物都难以达到的肿瘤靶向治疗效应。

从 ADC 工作机制的角度,ADC 可看作一种双功能分子(图 9-6)。ADC 分子中的抗体部分可利用抗体对细胞表面抗原的特异性识别与结合,将 ADC 引向拟杀伤的肿瘤细胞,抗体部分履行药物输送、定位和被吞噬进入细胞的功能;细胞毒性药物作为"弹头基团",释放于癌细胞内,实现对肿瘤细胞内的靶向杀伤。抗体部分和"弹头基团"相互协作,才能达到肿瘤细胞的靶向杀伤作用。

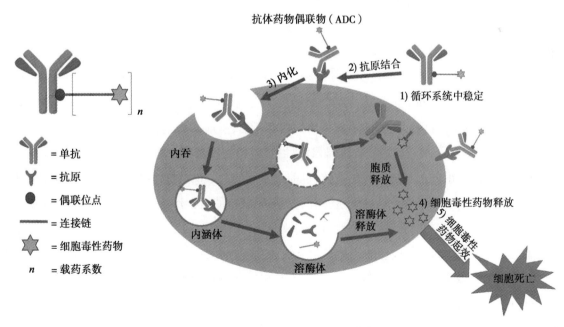

图 9-6　抗体药物偶联物的作用模式图

多数 ADC 中使用的"弹头基团"均具有极强的非特异性毒性,单独使用时使药物无法很好地识别肿瘤细胞和正常的健康细胞,在对肿瘤靶细胞进行杀伤的同时也会对正常组织的健康细胞造成损害。

这种非特异性杀伤效应的存在,使得这类高活性的细胞毒性药物的治疗窗普遍偏窄。在临床治疗用药时必须考虑到药物使用的剂量;然而在安全剂量范围内药物又无法对肿瘤细胞造成完全杀灭,持续的长期低剂量用药也带来肿瘤耐药的问题。同时有些小分子药物,特别是肽类药物和复杂结构天然产物的成药性相对较差,例如,在血液中的半衰期过短、溶解度较差等,通过和单抗结合,还可以改善小分子细胞毒性药物的这方面的缺陷。ADC 分子中的抗体部分主要负责提高药物的靶向性和选择性。抗体部分是 ADC 的结构主体,其不仅能灵敏地区分出健康和疾病组织、限制与非目标细胞的作用、降低毒性,还能够明显改善"弹头基团"小分子的药动学性质。

9.2.2　抗体药物偶联物的优化策略

ADC 技术由于其精巧的作用机制和巨大的应用价值,已经成为肿瘤治疗中增长最快的领域之一。但是此类药物的结构复杂,分子中同时包含抗体大分子和细胞毒性小分子 2 种性质迥异的物质;药物发挥作用牵涉抗原 - 抗体反应、药物内吞、小分子释放等众多环节,过程繁杂。因此 ADC 的设计和优化较传统药物而言有巨大的不同,由此带来研发上的较大挑战。ADC 的优化设计从具体的功能单元而言,包含以下因素:合适的抗原靶标的选择、特异性抗体的发现和优化、理想的连接链和满足多重性质要求的连接策略,以及威力强大的小分子"弹头基团"。

(1)合适的抗原靶标:抗原靶标的选择是 ADC 研究的至关重要的因素,理想的抗原靶标至少要具备以下条件,①抗原靶标在肿瘤中具有高表达水平,在正常组织中很少或没有表达,或至少表达限于给定的组织类型,以确保 ADC 分子具有可控的毒性和较高的肿瘤靶向性,以提高 ADC 的治疗指数;②目标抗原一般应存在于细胞表面,以便循环系统中的 ADC 分子能够通过抗原 - 抗体反应识别肿瘤细胞;③目标抗原一般情况下应为内化抗原(internalizing antigen),与 ADC 结合后,能够通过吞噬作用使 ADC 分子进入细胞内,释放细胞毒素,发挥肿瘤杀伤作用。

(2)特异性抗体:一般情况下,单抗需要对抗原具有很高的亲和性和选择性,这样才能使 ADC 更容易辨别和进入目标细胞,可以最大限度地发挥药效。因此,抗体识别的抗原选择是优先需要考虑的因素。通常而言,抗体结合的抗原其肿瘤生物学功能较为明确,具有良好的肿瘤特异性。同时,抗体和靶抗原的高亲和力是 ADC 有效起到靶向杀伤作用的核心所在,一般认为亲和力指数 $K_d=10nmol/L$ 是对抗体的基本要求。ADC 分子最初应用的抗体是鼠源性抗体,但是在治疗过程中人体对该类抗体产生免疫反应,从而逐渐弃用。由此而发展人源化抗体,目前最常用的为 IgG 类抗体,尤其是 IgG1 最为常用。同时抗体本身还是药物载体,这就要求抗体能够有效诱导靶细胞的内吞作用,能够将结合在靶细胞表面的偶联物进一步内吞入细胞内,实现肿瘤细胞的杀伤效应。

(3)理想的连接链(linker):理想的连接链对 ADC 的成败起关键作用,连接链的性质决定药物的代谢动力学性质、治疗效果和副作用。理想的连接链在 ADC 到达靶细胞内之前是稳定的,到达细胞后才能将药物释放。连接链的释药方式分为断裂(cleavable)和非断裂(non-cleavable)模式。非断裂模式是指 ADC 经过溶酶体的消化后,连接链仍与细胞毒素连接的一种形式。此类 ADC 的释放模式一般认为是抗体内化之后,ADC 抗体部分的蛋白质水解降解方可释放出细胞毒性分子(保留连接链和抗体链接的氨基酸)。

断裂模式主要有 3 种类型:第一种是酸敏感型连接链(acid-sensitive linker),在低 pH 时触发连接链中的酸依赖性基团如腙类基团的水解。这是第一类被用于早期 ADC 构建的连接链,这类基团能够在体循环的近中性 pH(7.3~7.5)环境中保持稳定,而当 ADC 一旦内化进入细胞内的特定酸性微环境如溶酶体(pH 4.5~5.0)和内涵体(pH 5.0~6.5)中,连接链能够较快速地水解并释放药物。这种释放机制简单、直接,但具有非特异性释放药物的缺点。目前主要是通过腙基团的不同化学修饰调节其稳定性,尽量降低其在机体其他部位的非特异性释放。第二种是谷胱甘肽敏感型连接链(glutathione-sensitive linker)的二硫化物连接链。二硫化物在生理 pH 条件下的循环系统中具有一定的稳定性,而一旦内化进入细胞,由于细胞内的谷胱甘肽浓度比血浆中高,含有二硫键的连接链在到达细胞内后被谷胱甘肽通过多种还原酶断裂。通过对二硫键相邻的区域引入取代基团,可进一步增加稳定性,提高药物释放的特异性。第三种是溶酶体蛋白酶敏感型肽连接链(lysosomal protease-sensitive linker)。溶酶体中的一些蛋白酶可以识别并断裂连接链中特定的肽进而释放药物。由于血液中存在内源性抑制剂,且血液中的 pH 显著高于溶酶体,溶酶体蛋白水解酶在血液中的活性极低。因此,一般认为此类肽连接链具有更高的循环内稳定性,药物从 ADC 中释放基本可认为是溶酶体蛋白酶的水解效应所引发。除此以外,基于 β- 葡糖醛酸的连接链在 ADC 的研究中也有使用。其主要原理是利用溶酶体内的 β- 葡糖醛酸糖苷酶裂解 β- 葡糖苷酸的糖苷键后,释放活性药物。这种酶在溶酶体中的含量较高,且在部分肿瘤细胞中高表达,为有选择性的药物释放提供可能性;同时 β- 葡糖苷酸的亲水性有助于帮助疏水性药物优化其在 ADC 中的成药性质。抗体药物偶联物中常见的连接链见表 9-1。

目前,就连接链的选择尚没有普遍适用的标准,在连接链的选择过程中需要综合考虑抗体、药物、抗原和靶细胞等多种因素。采用非断裂模式的连接体的 ADC 仅作用于特定的靶向肿瘤细胞,但是此类 ADC 的胞内活化需要 ADC 经历良好的内化降解过程。因此,此类 ADC 更多地依赖靶细胞的生物学特征。尽管早期使用断裂型连接链(如腙类连接链)的血清稳定性较低,表现出一定的毒副作用;但是近年来开发的断裂型连接链(包括大位阻的二硫键连接链、肽连接链)ADC 表现出较好的循环系统稳定性,从而降低非特异性的细胞毒性作用。更重要的是,相对于非断裂模式的 ADC,断裂型连接链的 ADC 即使细胞内化过程不良,也可对靶细胞产生一定的杀伤效应;或者有效杀伤抗原阳性肿瘤细胞附近存在的抗原阴性细胞,亦被称为旁观者效应(bystander effect),是指作为“弹头基团”的细胞毒素不仅杀死抗原阳性肿瘤细胞,也杀死其周围的其他细胞。旁观者效应可增强 ADC 的疗效,但是旁观者效应的影响因素众多,其中值得注意的是中性的 ADC 代谢物较容易释放到细胞外介质中,易于产生旁观者效应,杀灭邻近的抗原阴性细胞;而带电荷的代谢物难以通过细胞膜扩散到介质中,因此一般不易产生旁观者效应。

表 9-1　抗体药物偶联物中常见的连接链简称、结构式和分类

连接链简称	结构式	分类
MHH		腙类连接链
DMDS		二硫键连接链

连接链简称	结构式	分类
MDS		二硫键连接链
DSDM		二硫键连接链
DNMDS		双功能连接链（腙类和二硫键）
MHVCBC		二肽连接链
GBC		葡糖醛酸连接链
GBCDN		葡糖醛酸连接链
SMCC		硫醚连接链
Mal-PEG4		硫醚连接链

连接链简称	结构式	分类
MHN		硫醚连接链
SAHN		硫醚连接链

（4）高活性药物分子：由于抗体的载药量有限，因此 ADC 在肿瘤细胞内能够释放出来的小分子药物的浓度和数量相对较低，因此要求需要在很低的浓度下（pmol/L 级）也要能够杀死目标肿瘤细胞或者抑制目标肿瘤细胞生长。目前，作为"弹头基团"的细胞毒素大多为天然产物或者天然产物衍生物，其中奥利司他汀类（auristatins）细胞毒素是 ADC 中应用最广的一类毒素，最常用的为 Seattle Genetics 公司开发的 monomethyl auristatin E（MMAE）和 MMAF。该类细胞毒素的特点是其本身具有良好的稳定性与水溶性，与连接链偶联后有良好的适应性，同时在体内能发挥出强大的威力，它们作用于细胞周期的 G_2/M 期。第二大类是 ImmunoGen 公司开发的美登素类（maytansinoids）衍生物，最常用的是 DM1 和 DM4，它们的作用位点为细胞微管蛋白，作用方式与长春碱类似，但更高效。此外，还有多柔比星、喜树碱类似物（如 SN-38）、安曲霉素（anthramycin）、卡奇霉素（calicheamicin）等（图 9-7）。

（5）新型偶联策略：早期研究中的 ADC 使用抗体上的糖基作为连接位点，但是其偶联的特异性和偶联产物的均一性不佳，目前的 ADC 偶联技术研究主要集中于将细胞毒性药物与抗体中的氨基酸残基相连接。通常而言，抗体蛋白上的赖氨酸残基侧链的氨基和半胱氨酸残基侧链的巯基可通过连接链和细胞毒性药物相连。这样的连接方式都可产生异质性的 ADC，即将药物分子以不同的摩尔比连接到抗体的不同位点上形成多个不同结构的药物混合物。因此，目前的 ADC 均为不同药物负载物质的受控混合物，典型的平均药物与抗体比（drug-to-antibody ratio，DAR）为 3.5 或 4。连接在抗体上的细胞毒性分子的数量可以显著影响 ADC 的自身性质和药动学特征。低的 DAR 导致药物的效能不足，理论上提高 DAR可以提升靶细胞内的药物浓度。然而，对抗体的过度修饰可能会影响其和抗原的亲和力，影响抗原 - 抗体的特异性识别，进而影响 ADC 被靶细胞内化和药物释放。同时，过度修饰还有可能会导致抗体聚集、沉降，降低 ADC 的稳定性，加快 ADC 的清除，反而降低药物的效能。对于已有的多数 ADC，DAR>4 者显示较低的耐受性、更高的血浆清除率和较低的体内药效。目前多数 ADC 具有共同的连接链结构特征，即通过硫醇和烷基的马来酰亚胺反应形成硫代琥珀酰亚胺连接链。但此类 ADC 长时间流通期间连接链不稳定，可检测出连接链断裂的产物。同时，ADC 的异质性引起的体内不良效应也影响 ADC 的进一步开发。因此开发新型偶联策略也成为 ADC 的重要研究方向。目前主要研究策略包括位点特异性偶联和替代共轭化学，如工程半胱氨酸、非天然氨基酸工程、酶辅助连接、糖重组和糖结合、氨基末端工程丝氨酸、与 Fab 核苷酸结合位点连接和天然半胱氨酸再桥接，以此避免逆迈克尔加成反应导致的药物解体及开发高负载 ADC。

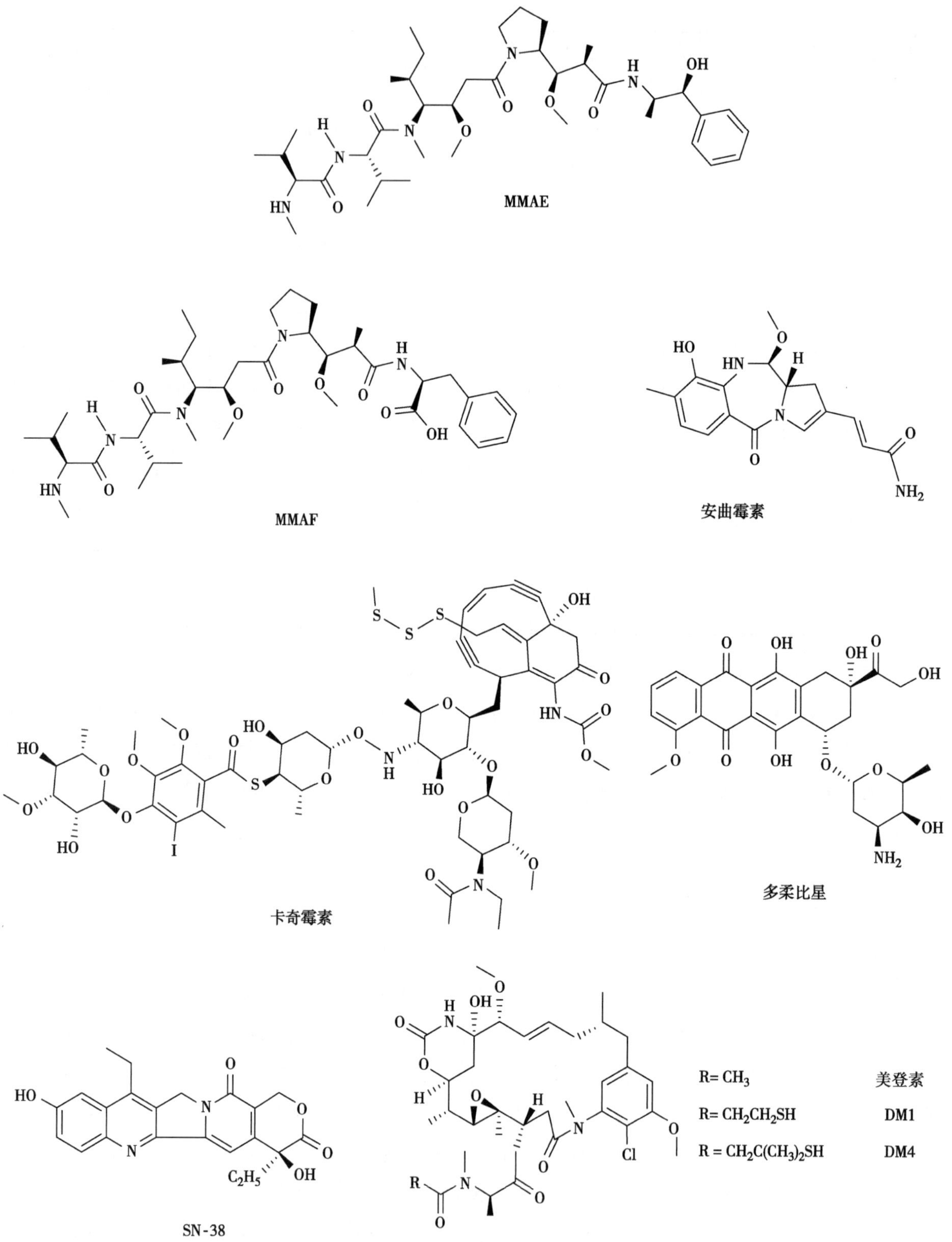

MMAE

MMAF

安曲霉素

卡奇霉素

多柔比星

SN-38

R= CH₃	美登素
R= CH₂CH₂SH	DM1
R = CH₂C(CH₃)₂SH	DM4

图 9-7　ADC 研究中使用的代表性细胞毒素

9.2.3　抗体药物偶联物的研究历程

抗体药物偶联物的思路来源于 Paul Ehrlich 在 1908 年提出的"魔术子弹"理论,即发现能够特定识别和攻击病原体,而不攻击人体细胞,同时又对人体无副作用的化学治疗药物。但最初的探索在 20 世纪 60 年代才被报道,在 80 年代出现鼠源性 ADC 的临床试验。真正意义上的 ADC 是直到 2000 年才获美国 FDA 批准上市的奥加米星吉妥组单抗(gemtuzumab ozogamicin),其抗体部分为重组人源化抗 CD33 单抗,细胞毒素部分为卡奇霉素,主要用于治疗急性髓细胞性白血病(AML)。但不幸的是,通过大量的临床研究显示,该药与化学药相比,并不能提高患者的生存率,并且有严重的副作用,于 2010 年撤市。该产品后又于 2017 年 9 月重新推向市场,用于治疗 CD33 阳性的成人急性髓细胞性白血病,以及对初始治疗无应答的 2 岁以上儿童的难治性 CD33 阳性的急性髓细胞性白血病。奥加米星吉妥组单抗的失败之处在于其连接链的化学性质不稳定,在未达到靶标时容易被水解;连接链不稳定的部分原因在于其与赖氨酸的偶联位置不确定,不能实现定点偶联,导致药效有限。CD33 有将 ADC 内吞至胞内的能力,但是 CD33 只有在低浓度的吉妥组单抗时才起作用;同时该药物的细胞毒素部分的肿瘤杀伤活性相对较弱,对正常细胞的毒性较强,限制了该药物的临床药效。尽管奥加米星吉妥组单抗作为第一代 ADC 存在较多不足,但是该药物却是 ADC 策略的重大突破,标志着 ADC 从概念走向产品。该药物在研究过程中的成功经验和失败的教训成为随后 ADC 发展的重要依据。

第二代 ADC 的代表药物是维布妥昔单抗(brentuximab vedotin)和恩美曲妥珠单抗(trastuzumab emtansine,又称 ado-trastuzumab emtansine)。维布妥昔单抗于 2011 年 8 月被美国 FDA 批准上市,用于治疗复发和难治性霍奇金淋巴瘤和系统型间变性大细胞淋巴瘤。其单抗部分选择性地靶向 CD30,细胞毒素 MMAE 作用于微管蛋白。恩美曲妥珠单抗于 2013 年被 FDA 批准上市,单抗 trastuzumab 部分能够靶向 HER2 受体,"弹头基团"emtansine 能够结合微管蛋白。作为第二代 ADC,其活性和安全性已有较大的提高。但是此类 ADC 仍然存在一定的问题,主要在于抗体的载药率 DAR 难以提高。此类 ADC 的 DAR 为 3~4 比较合适,DAR>4 会出现较低的耐受性和较高的血浆清除率,因此 ADC 的载药量相对有限。同时,此类 ADC 分子尚未能有效解决偶联效率和专一性的问题,不能实现较好的定点偶联。此外,细胞毒素即"弹头基团"的选择上也有进一步优化的需要。由于细胞毒素没有专一明确的靶标,所以存在严重的肝毒性等不良反应,导致治疗窗较窄。同时,由于此类 ADC 主要依靠抗体介导的内吞作用进入细胞,导致药物的细胞穿透能力有限,直接影响药物的治疗效果与毒副作用。受这些因素的制约,尽管 ADC 广受各大制药企业的关注,后续也仅有伊组单抗奥加米星(inotuzumab ozogamicin)在 2017 年 8 月获得 FDA 批准用于单药治疗复发或难治性 CD22 阳性的成人 B 细胞前驱急性淋巴细胞白血病(图 9-8)。截至 2018 年年底,仅有上文提及的几个 ADC 成功上市。

因此,今后 ADC 进一步发展的目标就是解决上述问题,其中尤其迫切的是要解决"弹头基团"和抗体定点偶联的问题。如果能实现完全的定点偶联,那么通过定点偶联就会得到均一性高、质量稳定的新一代 ADC。目前研究中常用的方法有在抗体中引入新的半胱氨酸用于偶联、引入非天然氨基酸后通过生物正交反应偶联和酶催化偶联等。通过定点偶联还能解决高 DAR 的 ADC 在开发中的负面问题,目前已有负载量为 15 的 IgG 分子正在进行临床试验。其次是优化连接链,减少杀死旁边正常细胞的旁观者效应。目前有研究显示可还原的二硫键有这种旁观者效应,非还原性二硫键则没有。还有研究表明,极性的连接链可以提高 ADC 的稳定性,减少多药耐药蛋白的表达。提高 ADC 对肿瘤的渗透性也是影响药效的重要因素,如何提高 ADC 的渗透性仍然需要研究理念和策略上的突破。

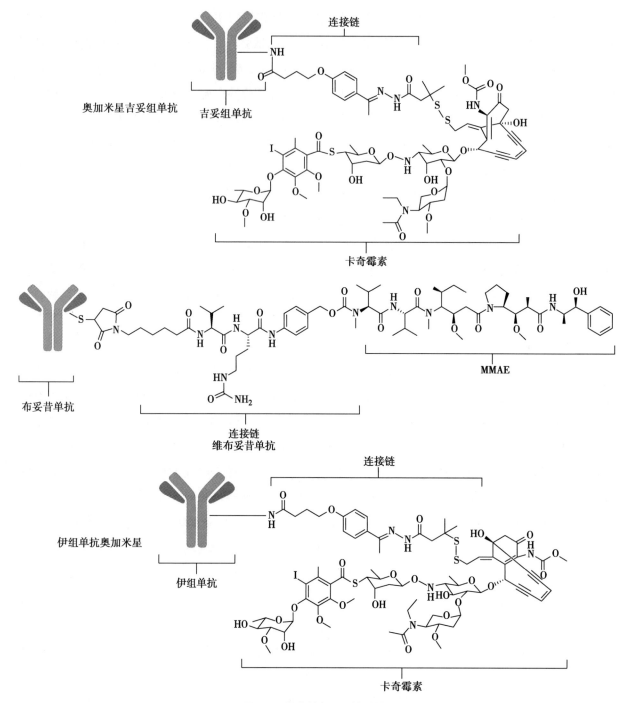

图 9-8　代表性 ADC 的结构

　　ADC 的发展得益于单克隆抗体技术的出现和成熟。随着抗体技术的发展与工艺的完善，ADC 分子的合成、优化和改造将会具有更好的物质基础。同时，ADC 的快速发展也给细胞毒性天然产物的研究带来新的机遇。如何发现活性更优、更适合 ADC 技术使用的天然产物及其衍生物将是天然产物研究的新方向。目前 ADC 仍然在不断发展，现在有数十个 ADC 处于临床试验中。特别是以特异性位点偶联和精确计量细胞毒素为代表的第三代 ADC 技术备受瞩目。第三代 ADC 的连接位点一般均为抗体中的半胱氨酸残基，其连接链多为可裂解型连接链，断裂模式为蛋白水解酶敏感型。通过这样的配置模式，第三代 ADC 具有较固定的 DAR，且药物的稳定性和药动学性质得到较好的改善。仅在 2019 年，美国

FDA 就批准上市 3 款第三代 ADC。ADC 的研究具有机制的独特性和功能的多样性,随着相应技术的不断发展和完善,将在创新药物研究中占有日益重要的地位。

9.2.4　第一个用于实体瘤的抗体药物偶联物恩美曲妥珠单抗的研究

恩美曲妥珠单抗(trastuzumab emtansine,T-DM1)是第一个获批用于实体瘤的 ADC,于 2013 年 2 月获得美国 FDA 批准,用于治疗已转移的 HER2 阳性的乳腺癌。恩美曲妥珠单抗是将美登素类衍生物 DM1 通过稳定型硫醚键接头分子 SMCC 与靶向 HER2 的曲妥珠单抗偶联,单克隆抗体与肿瘤细胞表面抗原结合内化后,释放出细胞毒性分子 DM1,最终发挥抑制微管聚合的作用,促使肿瘤细胞凋亡。

T-DM1 作为第一个获批的新一代 ADC,自身具有较多特点。从结构的角度,T-DM1 选用的“弹头基团”是美登素类衍生物(化学结构如图 9-7 所示)。此类药物属于抗有丝分裂的细胞毒性药物,是 ADC 研究中最常用的效应分子。美登素最早是从非洲一种灌木(*Maytenus ovatus*)树皮的醇提物中分离得到的。从化学结构的角度,美登素属于具有抗肿瘤活性的安莎大环内酯类抗生素。从作用机制的角度,这类药物与紫杉醇等抗有丝分裂药物相类似,通过干扰微管组装和解聚的动态平衡抑制有丝分裂,因此对快速分裂的肿瘤细胞具有一定的选择性。其具体的分子水平作用机制研究显示,美登素主要是通过结合在微管蛋白上的长春碱位点,阻断微管蛋白的聚合,抑制细胞有丝分裂的进行,使细胞阻滞于细胞周期的 G_2/M 期,从而导致细胞凋亡。此外,有研究发现其在互换位点抑制鸟嘌呤核苷酸与微管蛋白结合的效应更强。

但是这类药物的细胞毒性非常高,可达到传统化疗药物(多柔比星或紫杉醇)活性的 100~1 000 倍,对某些肿瘤细胞的抑制活性达到低 pmol/L 的水平(鼻咽癌肿瘤 KB 细胞,EC_{50}=8pmol/L;鼠类淋巴细胞白血病 P-388 细胞,EC_{50}=0.6pmol/L;鼠白血病 L1210 细胞,EC_{50}=2pmol/L)。由于美登素类药物具有极强的细胞毒性,因此能在极低的浓度下有效杀伤肿瘤细胞;但是它缺乏足够的选择性,使其难以单独作为药物开发。其活性特点使其适合作为 ADC 的“弹头基团”部分。

由于“弹头基团”药物需要和抗体部分进行化学偶联,因此作为 ADC 分子的“弹头基团”部分,细胞毒素必须具备一定的化学可修饰性,并且这些化学修饰不能够影响其活性。通过对美登素的构效关系研究发现,美登素 C3 位的 *N'*- 乙酰基 -*N*- 甲基 -L- 丙氨酸酯侧链、C4-C5 环氧片段、C9 羟基及 C11 和 C13 形成的共轭双键结构均为其抗肿瘤活性的必需基团(图 9-7);而苯环和 *N'*- 乙酰基对于抗肿瘤活性的影响不大,可对其进行适当的化学修饰。DM1 和 DM4 就是基于此构效关系研究后,通过改造 *N'*- 乙酰基获得的衍生物,其 *N'*- 乙酰基被改造成具有末端巯基结构的侧链。末端巯基可方便地与共轭双键进行迈克尔加成形成硫醚键,也可以与含二硫键的基团进行二硫键的交换反应形成新的二硫键,极大地方便了美登素类衍生物与抗体的共价偶联。

在解决了连接位点的问题后,另一个需要优化的就是连接链的选择。目前较常用的 ADC 连接链包括两大类,一大类是可裂解型连接链,ADC 内化进入细胞后即可快速通过细胞内的代谢反应释放出游离的细胞毒性分子;另一大类是稳定型连接链,ADC 内化进入细胞后仍然保持完整状态,药物随抗体的部分降解而形成药物 - 连接链 - 氨基酸复合物发挥药效。稳定型连接链的最大优势是由于其分子结构非常稳定,在循环系统中的药物几乎不会释放,极大地降低药物非靶向释放带来的副作用。这种稳定型连接链特别适合于对连接链有较大的容忍度,连接链的化学修饰不影响其抗肿瘤活性的分子。美登素类衍生物 DM1 就属于此类"弹头基团"分子,其使用硫醚型 SMCC 型连接链(结构如表 9-1 中所示)。实验研究表明 T-DM1 释放出的活性分子 DM1-SMCC-Lys 与 DM1 有相近的药物治疗效应。同时,由于释放出的效应分子连有带电荷的赖氨酸残基,极大地减弱了药物的细胞膜通透性,降低了释放的游离型药物对周围细胞的细胞毒性。

抗体部分是 ADC 发挥靶向作用的核心,决定 ADC 对肿瘤细胞的识别。更理想的状况是,抗体本身还可作为一种药物,相对独立地发挥对特定肿瘤细胞的抑制活性。T-DM1(图 9-9)的一大特点就是其抗体部分选择针对人表皮生长因子受体 2(HER2)的曲妥珠单抗(trastuzumab)。女性乳腺癌患者中有 15%~25% 的患者 HER2 基因表达上调或扩增。曲妥珠单抗自身就是治疗 HER2 阳性的乳腺癌的一线用药,自身就有较好的治疗效果。在曲妥珠单抗上连接 DM1 进一步增强药效。因此,基于曲妥珠单抗开发的 T-DM1 的适应证为接受曲妥珠单抗或紫杉烷类药物无效的 HER2 阳性的乳腺癌转移患者。事实上,抗体药物偶联物 T-DM1 的曲妥珠单抗和 DM1 配对是基于已有的实验结果而合理设计得到的。临床数据显示,曲妥珠单抗与作用于微管的细胞毒性药物(紫杉烷类)联合使用能够发挥协同作用。基于这一协同作用,作用于微管的 DM1 和曲妥珠单抗配对具有设计的合理性。

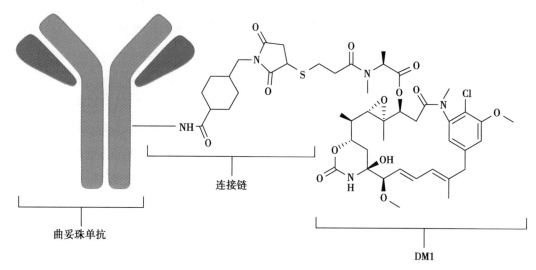

图 9-9　T-DM1 的分子结构

T-DM1 的临床前研究显示,该 ADC 保留曲妥珠单抗的活性,能够有效抑制 PI3K/AKT 信号通路,抑制 HER2 脱落,并与 Fcγ 受体联合激发依赖抗体的细胞毒性(antibody-dependent cellular cytotoxicity, ADCC)。同时,体外研究显示 T-DM1 对于部分曲妥珠单抗耐药的乳腺癌细胞系的生长也有较好的抑制作用,显示出 ADC 的独特活性优势。

T-DM1 的 Ⅲ 期临床试验数据进一步证实该策略的合理性,991 例 HER2 阳性的进展期乳腺癌患者分别接受 3 周的 3.6mg/kg T-DM1 治疗,并以拉帕替尼和卡培他滨联合用药的标准疗法作为对照组。临床研究结果显示,接受 T-DM1 治疗的患者的中位无进展生存期(progression-free survival,PFS)为 9.6 个月,而接受拉帕替尼和卡培他滨联合用药的对照组的中位 PFS 仅为 6.4 个月。中位总生存期(overall survival,OS)数据显示 T-DM1 组为 30.9 个月,而拉帕替尼加卡培他滨组为 25.1 个月。同时,T-DM1 治疗的严重副作用的发生概率更低。临床研究结果表明,T-DM1 相较于标准疗法显示出疗效和安全性的显著优势。在多个不同的临床研究中,T-DM1 显示出良好的代谢稳定性。当摄入剂量在 0.3~1.2mg/kg 时,平均清除率在 21.2~27ml/(d·kg);当摄入剂量高于 1.2mg/kg 时,清除率则降至 6.9~12.9ml/(d·kg),且半衰期增加。当摄入量为每 3 周 3.6mg/kg 时,T-DM1 的最终半衰期为 3.5~3.96 天。在整个用药周期中,没有观察到有 DM1 的蓄积现象,而且 DM1 在血浆中的浓度也很低。在治疗第 1 和第 4 周期时,DM1 在血浆中的平均最大浓度分别为 5.36ng/ml 和 5.97ng/ml。T-DM1 的系统清除速率要远快于曲妥珠单抗。

尽管 T-DM1 在转移性乳腺癌的治疗中显示出较明显的优势,但是该药作为二线用药在治疗 HER2 阳性的晚期胃癌的临床研究中显示没有为患者带来益处。该临床研究的名称为 GATSBY,目的是比较 T-DM1 与标准紫杉醇疗法对 HER2 阳性的胃癌的疗效,此类患者占所有胃癌患者的 10%~20%。开展这个临床研究的主要原因是 T-DM1 的母体曲妥珠单抗早已表明对 HER2 阳性的胃癌显示有治疗作用,并且已被批准适用于该类肿瘤的治疗。但是令人失望的是 ADC 并没有显示出治疗效应的优势,即此种策略并不能简单推广到其他肿瘤的治疗中。

经过几十年的实践探索,ADC 已经从"魔术子弹"的概念发展成为上市药物,如今维布妥昔单抗和恩美曲妥珠单抗已获批上市,更多的 ADC 也在进行临床各个阶段的研究。ADC 的快速发展,也从另一侧面表明癌症的治疗越来越多地关注特异性抗原治疗。这对促进癌症的个体化治疗有很大的推动作用,能够很好地减少治疗过程中所产生的不良反应,提高治疗的整体效果。对"弹头基团"分子的优化、选择性更强的靶向抗体、连接链和连接策略的不断演进都会加速下一代 ADC 的问世,如将双特异性抗体用于 ADC 的研究正在成为一个新趋势。双特异性 ADC 可以被设计成与同一靶抗原上的 2 个不同的、不重叠的表位结合,导致更强的靶向效应,并增强抗体内化、溶酶体转运和降解;双特异性 ADC 还可以被设计成识别不同的靶标,例如,针对 HER2 和催乳素受体(PRL-R)的双特异性 ADC 被证明比以 HER2 为靶标的 ADC 更有效地杀伤靶细胞(同时表达 HER2 和 PRL-R);由于抗原表达的异质性,ADC 中使用的双特异性抗体还可以通过与肿瘤细胞上的 2 个抗原结合来提高肿瘤靶向的选择性。同时,使用 ADC 的治疗领域也在拓展。使用阿达木单抗与新型糖皮质激素受体调节剂设计 ADC 在治疗中度至重度类风湿关节炎(RA)成人患者Ⅱa 期概念验证(proof of concept)研究中获得积极的结果,显示出 ADC 设计理念不仅仅局限于抗肿瘤药的开发,进一步突出 ADC 作为一个新兴的药物开发策略的重要价值。

但是,ADC 的结构和机制的复杂性仍然值得我们高度关注。目前的研究没有很好地揭示 ADC 治疗效应的主要标志物,仍然需要基础研究的进一步突破。

9.3 诱导蛋白降解的双功能分子

基于机制的药物发现(mechanism-based drug discovery)是当今新药开发的主流方式,药物靶标的发现和鉴定是基于机制开发新药的前提条件和决定性因素。长期以来,制约基于机制的药物发现的主要困难是缺乏可靠的生物学靶标。随着人类基因组计划的完成,以及与之伴生的基因组学和蛋白质组学的理论及实验技术的快速发展,疾病相关靶标的发现与鉴定速度越来越快。这些新鉴定的生物学靶标与特定疾病的关联性更强,极大地拓展了创新药物研究的可能靶标范围。但与此同时,与传统的基于生物学功能鉴定出的靶标不同,基于组学分析鉴定出的靶标中有众多的非酶蛋白(nonenzymic protein),如转录因子、骨架蛋白等。这类靶标相较于与传统的药物靶标,如酶、G 蛋白偶联受体和离子通道有较大的不同。其通常不直接执行具体的功能,且缺乏明显的活性位点(active site)。

对于传统的靶蛋白,小分子药物可通过与蛋白质的活性位点结合,直接阻断其特定的功能而发挥治疗作用。而这类非酶蛋白通常不具备直接的生物学功能,难以通过结合和占据靶标的特定位点而直接调控其活性。因此,传统意义上,我们认为这类蛋白质为“未成药靶标”(undruggable target),极大地限制了快速增加的此类靶标运用于创新药物研发之中。由于此类靶标不存在传统意义上的活性位点,难以通过对其活性位点的占据而实现对其活性的抑制,直接调控其细胞内的蛋白质含量成为这类靶标的最有效的干预方式。

细胞内的特定蛋白质含量是由细胞内的蛋白质合成和降解 2 个过程共同决定的。细胞内的蛋白质稳态由蛋白质合成和降解过程协同调节。通过调节蛋白质含量的作用模式开发治疗药物的最初尝试可认为是通过开发核酸类药物,抑制基因的转录和翻译。其主要包括通过反义寡核苷酸(antisense oligonucleotide,ASO)和 RNA 干扰(RNA interference,RNAi)的方式,抑制目的基因的 mRNA,阻止其转向蛋白质的翻译过程。这类基于核酸的技术和工具在抑制基因表达的研究工作中发挥较大的价值,但是其成药开发仍然具有较大的困难。例如,核酸在体内循环系统中存在稳定性问题、核酸类药物的透膜吸收问题仍然没有解决,同时核酸在体内还存在蓄积和免疫原性等问题。因此,此类基于核酸调节蛋白质含量的药物的成功案例仍然较少,目前 FDA 仅批准 2 个核酸类药物福米韦生(fomivirsen)和米泊美生(mipomersen)。抑制 mRNA 向蛋白质的翻译过程是另一种抑制蛋白质合成的策略。蛋白质的翻译过程是在核糖体内完成的,以核糖体作为靶标抑制蛋白质合成在抗生素类药物的研发中有成功应用。其主要依据的是人和细菌等病原微生物的核糖体有较大的差异,可选择性地抑制病原微生物的核糖体,抑制其蛋白质合成而不影响宿主。但是,抑制人体细胞内的核糖体会造成普遍的蛋白质合成障碍,难以实现选择性。因此,此种途径不适合于选择性地调控体内特定蛋白质的浓度。最近快速发展的以 CRISPR-Cas9 为代表的基因打靶技术可直接编辑和删除目的基因,这也是一种潜在的调节细胞内蛋白质含量的方法。基因编辑技术直接从 DNA 序列的层面改变生物体的遗传信息,从源头抑制蛋白质合成的来源,但是其距离临床应用仍然具有较大的距离。特别是由于基因编辑技术不可逆性地改变遗传信息,其选择性问题尤其需要系统确证。

针对已表达的蛋白质,通过药物调节体内的蛋白质降解系统进而可实现对体内蛋白质含量的调节。其可以有效利用体内精细的蛋白质质控系统实现对特定蛋白质的选择性调节,避免调控蛋白质合成途径所遇到的成药问题。通过诱导蛋白质降解可以直接下调细胞内的蛋白质含量,从而可以达到抑制众多新鉴定的非酶蛋白靶标的目的。依据这个研究理念,一系列基于双功能分子调节蛋白质降解的药物发现新技术不断涌现。

9.3.1　从氟维司群到第一代蛋白降解技术——疏水标签技术

疏水标签(HyT)技术是通过双功能分子介导,实现选择性地降解目标蛋白的新的药物作用模式。疏水标签技术的诞生主要源自一些性激素受体调节剂能特异性地诱导雌激素受体降解这一意外的发现。其中,最重要的是发现雌激素受体的配体氟维司群(fulvestrant)可以高效诱导雌激素受体降解。其机制主要是通过和雌激素受体结合,使其原生构象发生变化,暴露出较多的疏水位点,进而诱导其降解。对氟维司群作用机制的研究进一步衍生出疏水标签(HyT)技术作为一种新型的蛋白降解策略。

氟维司群属于偶然或幸运发现(serendipity)的雌激素受体降解剂。雌激素(estrogen)是一种调节经期和其他生理过程的重要甾体激素,现有的研究充分证实持续暴露在雌激素下是一个确证的乳腺癌致病因素。据统计,超过 75% 的乳腺癌呈激素依赖性,主要表现为雌激素受体(estrogen receptor,ER)阳性。流行病学研究也显示雌激素与前列腺癌、卵巢癌、肺癌和子宫内膜癌的发病具有统计学意义上的关联性。因此,开发抗雌激素疗法是治疗雌激素相关性肿瘤的有效途径。

雌激素属于内分泌激素,通过调节内分泌激素活性的肿瘤治疗方法又称为内分泌治疗。19 世纪末,Beatson 首次报道对绝经前乳腺癌晚期患者可以采用卵巢去势治疗,取得较好的治疗效果,开始了通过调节内分泌激素活性治疗肿瘤的新纪元。由于内分泌激素自身的作用特点,干预体内内分泌激素的活性可使药物的生物效应局限在特定的范围内,相较于其他药物治疗方法具有显著的选择性优势。但是,受制于当时的药物开发水平,内分泌治疗的药物开发一直未能取得较大的进展。直至 20 世纪 80 年代,抗雌激素药物他莫昔芬(tamoxifen,又称三苯氧胺)的出现使得乳腺癌的辅助内分泌治疗得以走向临床,并且显著提高乳腺癌的治疗效果。靶向雌激素 - 雌激素受体系统的药物开发历程很好地展现了如何针对一个信号通路采用不同的调节模式开发治疗药物,为今后类似模式的药物发现起到很好的示范作用。

他莫昔芬类属于选择性雌激素受体调节剂(selective estrogen receptor modulator,SERM),在某些组织(如脑、乳腺)中是拮抗剂,而在某些组织(骨、肝、心血管系统)中是雌激素受体激动剂。他莫昔芬可在特定的靶器官如乳腺和卵巢内与雌二醇竞争性结合雌激素受体,形成他莫昔芬 - 受体复合物干扰基因转录,从而起到抑制雌激素依赖的肿瘤细胞的活性。但由于他莫昔芬具有弱的雌激素样活性,长期应用有诱发子宫内膜癌的可能性。SERM 的弱雌激素样效应促进芳香酶抑制剂(aromatase inhibitor,AI)的研究。

雌激素在体内是经芳香酶(aromatase)催化由雄激素转化得到的。芳香酶主要负责周围组织和肿瘤组织中催化雌激素的生成。只对绝经后妇女有效,因为绝经后妇女的雌激素的主要来源是外周组织,如脂肪组织和乳房。与选择性雌激素受体调节剂不同,芳香酶抑制剂通过抑制雌激素的产生发挥活性,因此不具有雌激素样效应,临床可用于代替选择性雌激素受体调节剂类药物。但是芳香酶抑制剂容易产生耐药问题,其主要耐药机制包括其他雌激素生成途径和雌激素非依赖性雌激素受体功能等。

在选择性雌激素受体调节剂和芳香酶抑制剂的研究和临床应用中所遇到的副作用和耐药性等问题促进氟维司群的开发,它 2003 年在美国上市,用于治疗激素受体阳性的转移性乳腺癌,2011 年在中国上市。当初为开发新型的选择性雌激素受体调节剂,设计在雌二醇的 7 位连接较长疏水链的化合物(末端氟代是为了提高代谢稳定性)(图 9-10),却意外发现氟维司群可选择性地诱导雌激素受体降解,是雌激素受体降解剂(SERD)。因此,氟维司群与他莫昔芬等 SERM 不同,其为不可逆的和完全的拮抗剂。

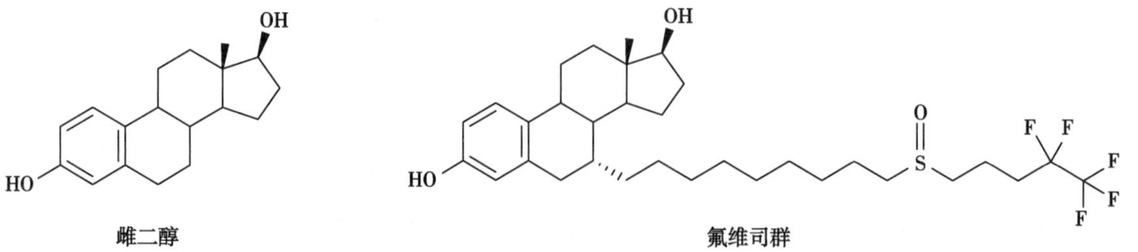

图 9-10　从雌激素到雌激素受体降解剂氟维司群的结构变化

氟维司群与他莫昔芬不同,不具有部分雌激素受体激动作用。从结构的角度来看,一方面其结构中具有雌激素的母核,与雌激素受体有较好的识别和结合能力;另一方面其结构中有一较长的 7α- 侧链取代基,在诱导 ERα 构象变化引起降解中起到关键作用。氟维司群在和 ERα 结合后,其 7α 侧链取代基使 ERα 的 C 端螺旋 12 构象发生变化,并促进其和 N 端螺旋结构发生相互作用。这一构象变化使得 ER 的配体结合域的疏水表面暴露,导致雌激素受体的配体依赖性转录激活功能域无法发挥作用。同时疏水表面的暴露直接导致 ERα 的稳定性下降,使得氟维司群能够迅速下调和降解肿瘤 ER,使得 ER 信号转导通路被完全阻断。研究发现氟维司群还能使孕激素受体的表达水平明显下调。由于氟维司群无雌激素受体激动作用,其独特的作用机制降低与其他内分泌药物出现交叉耐药性的风险,极大地鼓舞了类似作用机制药物的研究。借鉴氟维司群成功的实例,研究者探索是否可以用类似的策略实现对雄性激素受体的降解,开始了雄激素受体降解剂(SARD)的研究领域。抑制雄激素受体是治疗前列腺癌的重要途径,以期 SARD 治疗去势后出现的耐药性前列腺癌。依据氟维司群的成功思路合成的化合物曾在睾酮的 7 位连接同样的疏水侧链,但作用很弱,未能成功。

受氟维司群的作用机制启发,基于疏水标签的诱导蛋白质降解技术得以发现。其基本原理是设计包含双官能团的化合物,一端是大疏水基团,如金刚烷或是 BOC 保护的精氨酸模拟氟维司群诱导出目标蛋白的疏水表面;另一端是靶蛋白的小分子配体,用于识别和结合待降解的蛋白质。2 个官能团通过合适的连接链连接,达到模拟靶蛋白暴露出疏水表面的目的,进而诱导蛋白降解。Crews 等研究 SARD 的母体分子是将非甾体类雄激素受体拮抗剂 RU59063,经聚乙二醇链与金刚烷相连接。RU59063 是恩杂鲁胺(enzalutamide)的类似物,金刚烷是 HyT 常用的疏水片段。实验表明该 RU59063 衍生物是雄激素受体降解剂,可抑制耐药性前列腺癌细胞增殖,不过活性不高,仍需优化。用 3 个叔丁氧羰基修饰的精氨酸(BOC$_3$Arg)也是常用的疏水标签,例如,利尿药依他尼酸(etacrynic acid)连接 BOC$_3$Arg 的 HyT 分子是谷胱甘肽 S- 转移酶 α$_1$ 的裂解剂、甲氧苄啶(trimethoprim)与 BOC$_3$Arg 形成的双功能分子 TMP-BOC$_3$Arg 是二氢叶酸还原酶(DHFR)的蛋白裂解剂(图 9-11)。

此种策略已在数个靶蛋白上取得了一定的进展,但是该技术的通用性存在一定的问题。目前能通过 HyT 技术降解的靶标多为小分子配体明确的受体或酶系。这类靶蛋白有清晰的结合位点,如结合腔或裂隙,因而疏水片段的连接有比较明确的小分子结构,易于设计和优化。此外,通过构象诱导暴露疏水表面对靶标构象动态变化的要求较高,理性设计相应的分子较困难。基于偶然或幸运发现雌激素受体降解剂的例子目前还较难拓展到其他靶标去开发成药分子。另一个思路是通过大疏水基团模拟疏水表面,但是由于疏水基团具有较明显的非特异性结合性质,此类化合物在体内可能会和诸多靶标结合,带来选择性的问题。同时,这类化合物导致蛋白降解的具体作用机制仍不十分明晰,限制了其进一步的应用。

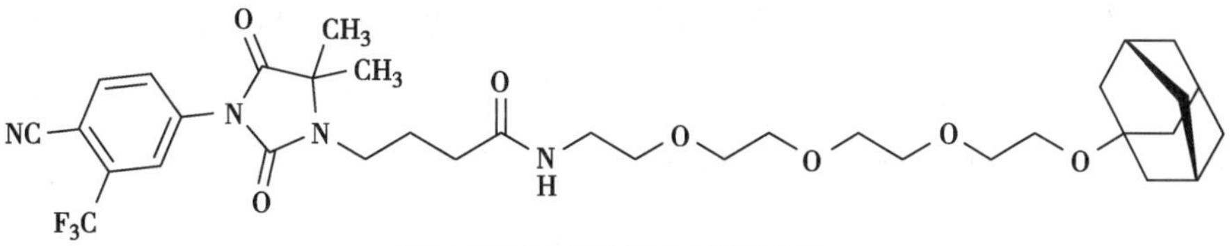

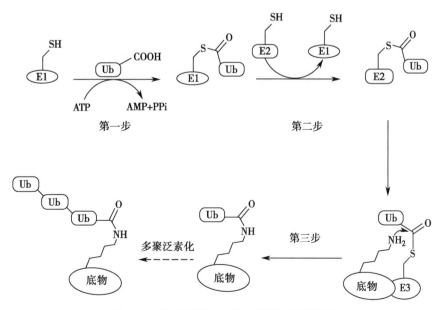

基于RU59063设计的疏水标签分子

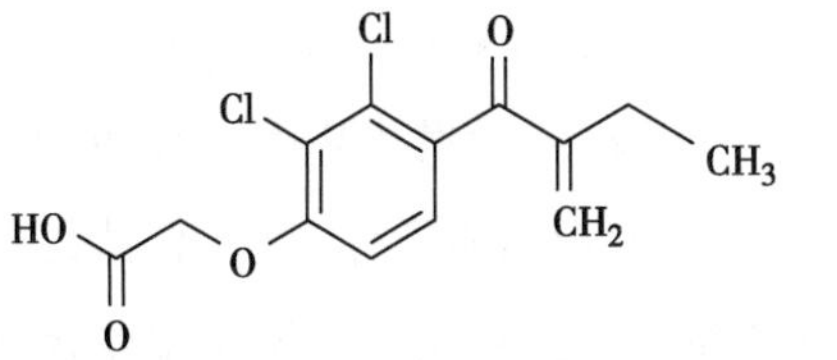

依他尼酸

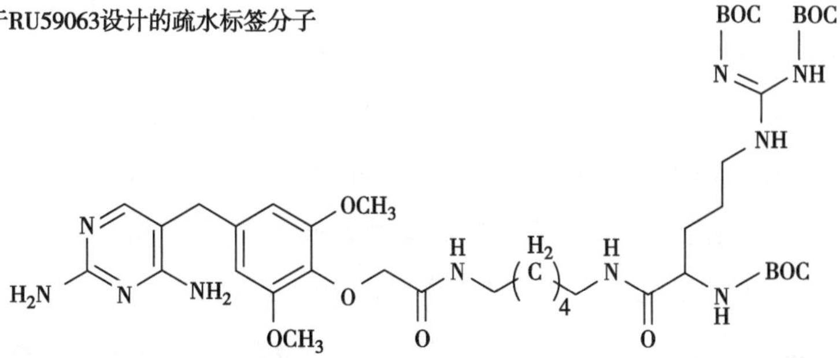

TMP-BOC₃Arg

图 9-11 其他疏水标签研究案例

9.3.2 蛋白裂解靶向嵌合体技术

细胞内的成熟蛋白质的选择性降解主要由泛素 - 蛋白酶体系统（UPS）负责。蛋白质的泛素化是真核生物的一种重要的蛋白质翻译后修饰方式，泛素化的蛋白质可被 26S 蛋白酶体识别而降解。蛋白质的泛素化过程的最主要的生物学功能就是为蛋白质降解标记上识别标签。蛋白质的泛素化过程由一系列酶促反应（E1—E2—E3）精细调节，其主要过程是将泛素通过异肽键连接到底物的赖氨酸残基上（图 9-12）。其中泛素 E1 活化酶的主要功能是通过 ATP 供能，将泛素的 C 端活化。随后，活化的泛素被转移至 E2 转移酶上，E3 连接酶负责将活化的泛素转移至目标蛋白上。在整个系统中，E1 酶的个数仅为 2 个，E2 酶的总数在 30~40 个，而 E3 酶则有数百个。E2 酶主要决定泛素连接的类型，而 E3 连接酶主要决定泛素系统的特异性。因此，调节特定蛋白质的泛素化即可实现对其细胞内含量的选择性干预。

图 9-12 蛋白质的泛素化级联反应机制简图

　　基于泛素 E3 连接酶介导底物泛素化的基本原理,耶鲁大学的 Craig M.Crews 教授研究团队首创了蛋白裂解靶向嵌合体(PROTAC)的理念:利用双功能分子同时识别结合泛素 E3 连接酶和目标蛋白,即可通过泛素 E3 连接酶将活化的泛素转移至目标蛋白上,实现对目标蛋白的选择性泛素化,被泛素化的目标蛋白可被蛋白酶体降解,而双功能分子可继续降解新的目标蛋白,实现对细胞内目标蛋白的高效循环降解。Crews 教授所在的研究团队于 2001 年首次验证了基于泛素 E3 连接酶开发蛋白裂解靶向嵌合体的可行性。其成功使用多肽类 PROTAC 招募 SCF$^{\beta TRCP}$ [F-box protein β-transducin repeat-containing protein,βTRCP;S-phase kinase-associated protein 1(SKP1)-cullin 1-F-box E3 ligase complex,SCF] 泛素 E3 连接酶实现对甲硫氨酸氨肽酶 2(methionine aminopeptidase 2,MetAP2)的泛素化降解。在使用多肽类 PROTAC 完成概念验证工作后,Crews 小组开发了首个小分子蛋白裂解靶向嵌合体,该嵌合体使用 Nutlin-3a 作为 E3 连接酶结合基团,招募 MDM2(mouse double minute 2 homologue)实现对雄激素受体的选择性泛素化降解(图 9-13)。但是这些早期研究因受制于多种因素而未能得到有效发展。2010 年后,泛素 E3 连接酶的小分子识别配体的快速发展促进蛋白裂解靶向嵌合体的研究。其中包括发现沙利度胺是泛素 E3 连接酶 cereblon(CRBN)的高活性配体;针对 E3 连接酶 cIAP(cellular inhibitor of apoptosis)成功开发了高亲和力的抑制剂;针对 E3 连接酶 VHL(von Hippel-Lindau)也实现从肽向非肽类抑制剂的演进。这些小分子作为 E3 连接酶的识别单元在蛋白裂解靶向嵌合体的设计中得到较广泛的使用。目前,已有多种不同类型的目标蛋白被证实可通过设计蛋白裂解靶向嵌合体进行负调控,其中包括雄激素受体和雌激素受体、激酶(Bcr-Abl、RIPK2)、表观遗传相关的溴域蛋白(BRD2、BRD3 和 BRD4)和 EZH2 蛋白及凋亡相关的 Bcl-2 家族蛋白等生物学功能各异的蛋白质。这些多样的蛋白裂解靶向嵌合体的发现进一步证实蛋白裂解靶向嵌合体策略具有相对较广泛的适用范围。Craig M.Crews 教授对现有的各类嵌合体做了多篇详细的综述。

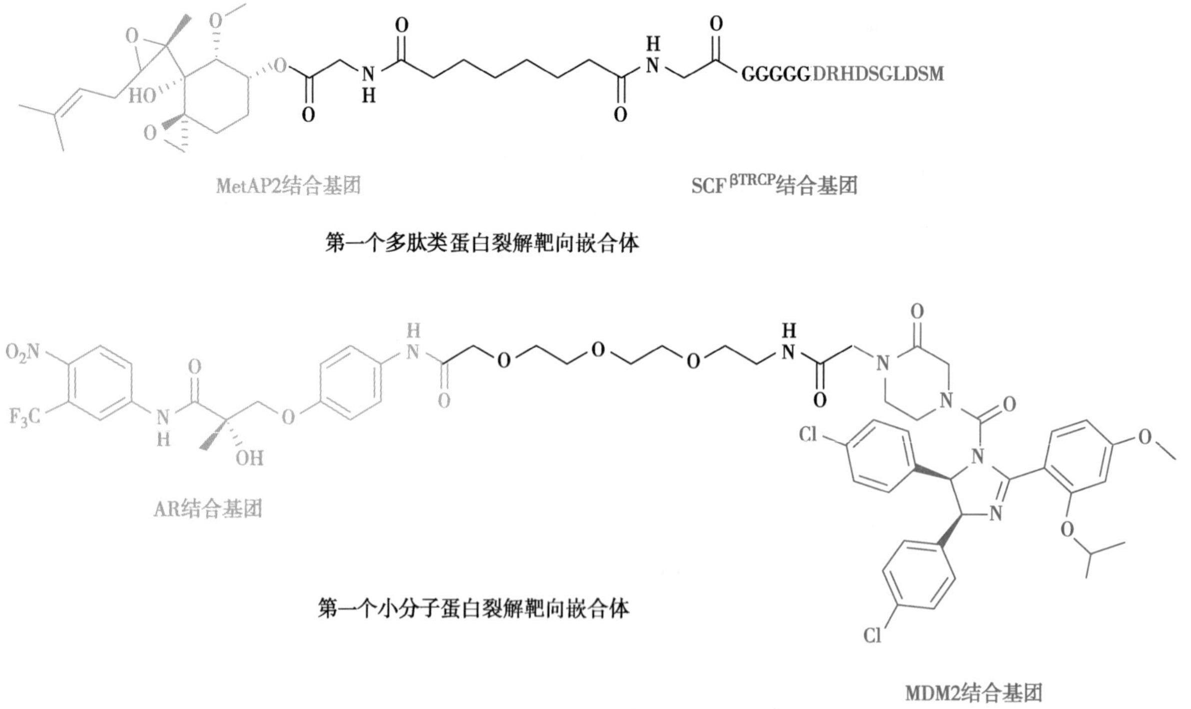

MetAP2结合基团　　　　　　　　　　　SCF$^{\beta TRCP}$结合基团

第一个多肽类蛋白裂解靶向嵌合体

AR结合基团

第一个小分子蛋白裂解靶向嵌合体

MDM2结合基团

图 9-13　第一个多肽类和第一个小分子蛋白裂解靶向嵌合体

同时,生物实验发现使用蛋白裂解靶向嵌合体可在相对较低的药物浓度下即可实现对目标蛋白的有效抑制。例如,依据 VHL 设计的降解溴域蛋白的嵌合体 ARV-771 在 pmol/L 的浓度下即可有效降解目标蛋白,相较于原有的溴域蛋白抑制剂有约 500 倍的活性优势。这一结果进一步证实蛋白裂解靶向嵌合体能够实现对目标蛋白的循环降解,实现对目标蛋白的高效抑制。

结构生物学的研究结果揭示此类嵌合体的作用机制。Alessio Ciulli 等报道了嵌合体 MZ1 和目标蛋白 BRD4 及泛素 E3 连接酶 VHL 复合物的晶体结构(图 9-14)。该复合物的晶体结构从原子层面揭示此类嵌合体确实可通过结构中的双功能单元促进目标蛋白和泛素 E3 连接酶形成稳定的复合物,进而完成目标蛋白的泛素化过程。这一研究为该领域的进一步发展奠定结构基础。

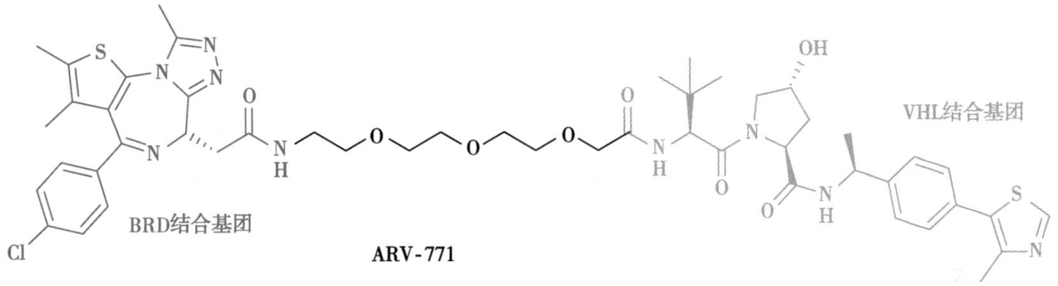

图 9-14　基于 E3 连接酶 VHL 发现的高活性诱导 BRD 蛋白裂解靶向嵌合体

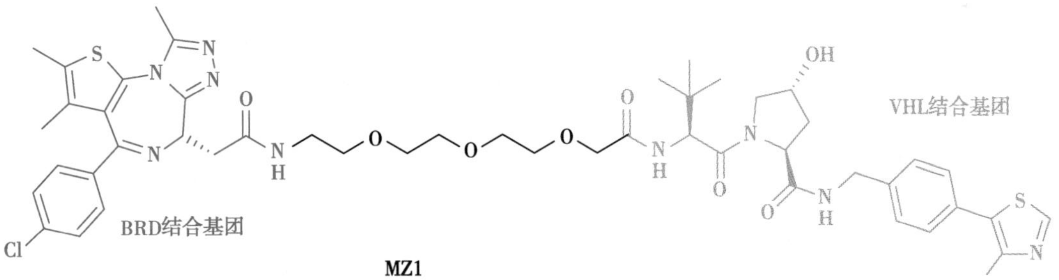

9.3.2.1　基于 PROTAC 技术的靶向激酶降解药物研究

由于 PROTAC 研究进展迅速,多种不同类型的目标蛋白已经被证实能够通过 PROTAC 技术降解。本部分内容将以研究最为广泛的激酶类底物蛋白为例,简要介绍目前报道的降解激酶类 PROTAC 分子作为新药的研究,供参考借鉴。

2013 年,Crews 等报道了最早的激酶 PROTAC。该分子能够降解磷脂酰肌醇 -3- 激酶(PI3K),并阻断人表皮生长因子受体 3(HER3)-PI3K-Akt(蛋白激酶 B)信号通路 HER2 激活的癌细胞。该 PROTAC 含有 2 个肽序列:一端来自 HER3 磷酸化后能够结合 PI3K(图 9-15 的左侧蓝色部分,24 肽);另一端的七肽(图 9-15 的右侧蓝色部分)来自 HIF1α,可识别结合 VHL。2 个序列通过聚乙二醇(PEG)连接并缀合附加穿膜肽(图 9-15 最右端的黑色部分)以提高透膜性。但由于该肽过长,分子透膜性和稳定性都不理想。

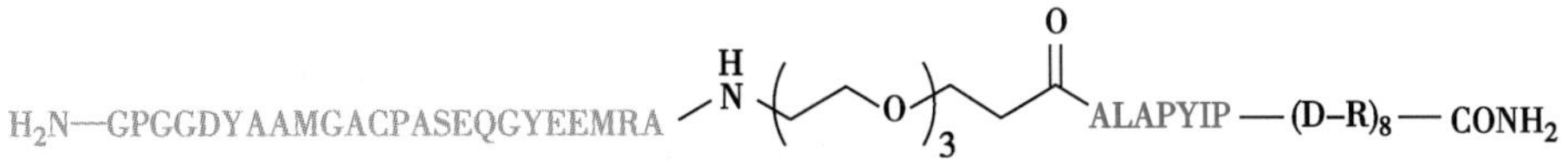

图 9-15　第一个激酶 PROTAC 分子

2014 年,Gray 等报道了第一个靶向激酶降解的小分子 TX2-121-1(图 9-16)。该分子选择一个靶向 HER3 中的 Cys^{721} 残基的共价配体,另一端用 Crews 发现的疏水金刚烷基。TX2-121-1 表现出 RNA 干扰特征,能够抑制 HER3 高表达的肿瘤细胞生长,这些特点是共价型 HER3 配体所没有的。

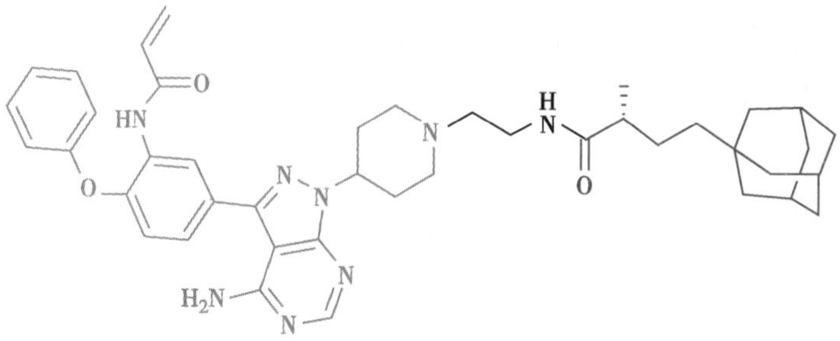

图 9-16　第一个靶向激酶降解的小分子

(1)基于 VHL 的小分子 PROTAC:Crews 为了解决多肽 PROTAC 细胞透膜性差的问题而开发了小分子 VHL 配体,如典型的 VHL 配体 VHL-1~VHL-3(图 9-17),并陆续报道了靶向 RIPK2、TBK1、EGFR、HER2 和 c-Met 的 PROTAC。

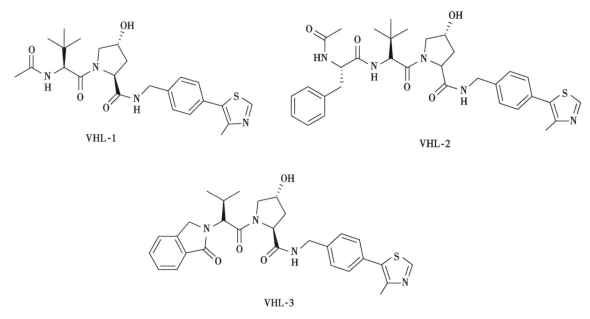

图 9-17　典型的 VHL 配体

1)靶向 RIPK2 降解的 PROTAC:2014 年,Crews 开发了靶向降解丝氨酸 / 苏氨酸激酶 RIPK2 的 PROTAC,他们基于 RIPK3 抑制剂 GSK872 优化得到 RIPK2 配体,通过 PEG 与 VHL-1 配体结合得到 PROTAC-RIPK2(图 9-18)。该 PROTAC 对于 VHL 的亲和力处于中等水平(K_d=320nmol/L),但对细胞中的 RIPK2 有强烈的降解作用,DC$_{50}$ 为 10nmol/L,4 小时可基本完全降解(95%)。该研究结果提示 PROTAC 的目标蛋白降解效应的强度与 PROTAC 和 E3 连接酶的亲和力不直接关联。

2)靶向 TBK1 降解的 PROTAC:2018 年,Crews 开发了靶向 TANK binding kinase 1(TBK1)的小分子 PROTAC,这些分子同样使用 VHL-1 配体,并利用 TBK1/IKKε 双重抑制剂 MRT67307 成功诱导 TBK1 降

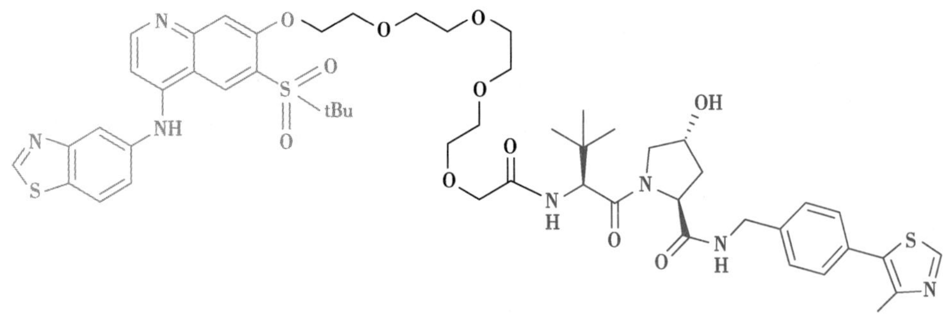

图 9-18　基于 VHL 开发的靶向 RIPK2 降解的 PROTAC

解（图 9-19）。值得注意的是，虽然其使用的激酶的配体对 2 种靶标均有活性，但这些 PROTAC 能够选择性地诱导 TBK1 降解，而并不影响 IKKε 的含量。这一结果表明形成 PROTAC 介导的泛素化三元复合物的过程可有效赋予蛋白降解的额外选择性，进一步证实通过 PROTAC 设计可有效提升非选择性抑制剂的靶标选择性。

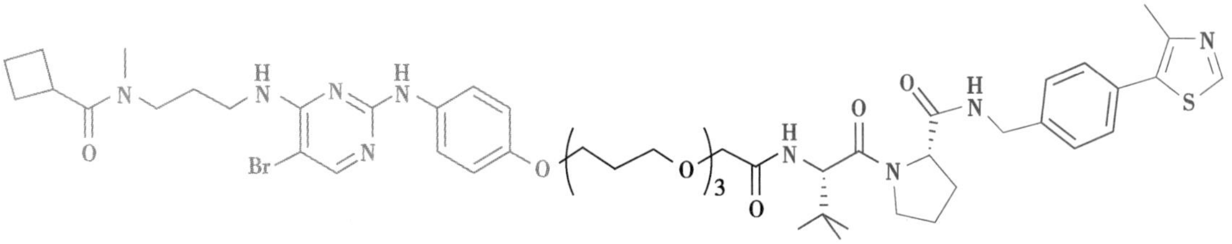

图 9-19　基于 VHL 开发的靶向 TBK1 降解的 PROTAC

3）靶向 EGFR 或 HER2 降解的 PROTAC：靶向 EGFR 和 HER2 的抑制剂类药物有良好的临床研究基础，其中多种 EGFR 和 HER2 抑制剂已经上市。2018 年 Crews 报道了多种基于 EGFR/HER2 抑制剂的 PROTAC，包括基于第一个 EGFR 抑制剂吉非替尼的 PROTAC、基于 EGFR/HER2 双靶标抑制剂拉帕替尼的 PROTAC 及针对共价型 EGFR 抑制剂阿法替尼的 PROTAC。其中共价型 PROTAC 的效率较低，可能是与配体的不可逆性结合有关（图 9-20）。这个研究是较早进行的共价配体在 PROTAC 的应用探索，一方面该研究说明共价配体可以用于 PROTAC 的设计，另一方面也提示共价配体对 PROTAC 的目标蛋白降解效率有较大的影响。

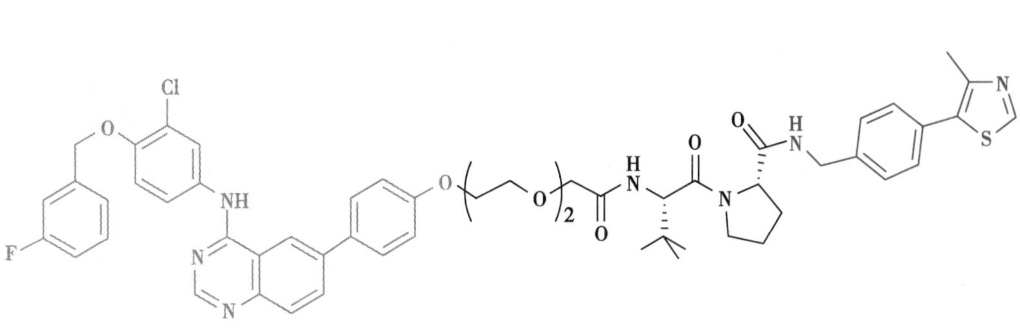

图 9-20　基于 VHL 开发的靶向 EGFR 或 HER2 降解的 PROTAC

4）靶向 c-Met 降解的 PROTAC：2018 年 Crews 及其同事的 PROTAC 基于多靶标激酶抑制剂福瑞替尼（foretinib）可成功降解受体酪氨酸激酶 c-Met，进一步拓展 PROTAC 技术的靶标适用性的范围

(图 9-21)。PROTAC 介导的 c-Met 成功降解说明 PROTAC 介导的 VHL 招募能够使 c-Met 内化,进而诱导其泛素化依赖的降解过程。同时,该 PROTAC 对于突变的 c-Met 蛋白同样有效。C-Met 的外显子 14 剪接变异体由于降解决定子的缺失,使其不能被体内的正常泛素化途径降解,从而使得突变的 c-Met 蛋白发挥促癌作用,可导致非小细胞肺癌和肾细胞癌等实体瘤的发生。而此研究中的 PROTAC 分子对突变的 c-Met 蛋白也具有良好的降解效应,提示 PROTAC 技术是一种针对降解抵抗的突变型 RTK 的有效策略。

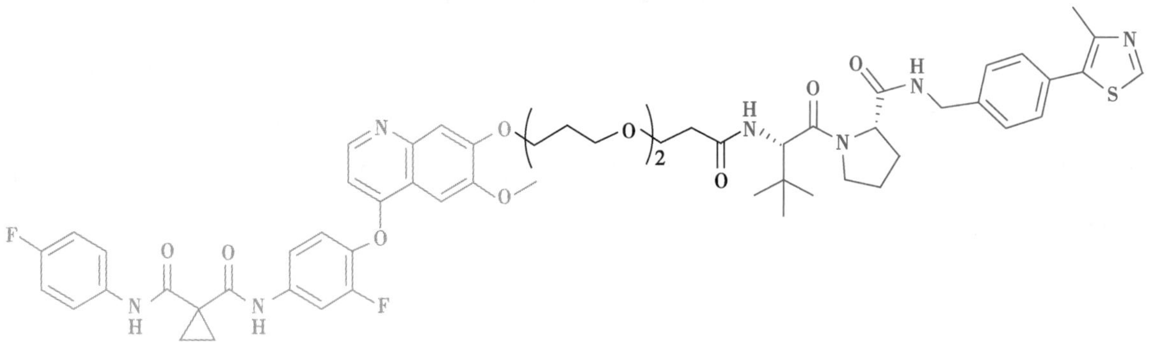

图 9-21 基于 VHL 开发的靶向 c-Met 降解的 PROTAC

5)靶向 FLT3 降解的 PROTAC:2018 年,Crews 研究小组基于 FLT3 抑制剂奎扎替尼(quizartinib)设计了靶向降解 FLT3 的小分子 PROTAC,该分子在低浓度下能够诱导 FLT3 ITD 突变体的降解(图 9-22)。与原抑制剂分子相比,基于奎扎替尼设计获得的 PROTAC 的激酶选择性、细胞增殖抑制活性和诱导肿瘤细胞凋亡活性均有所增加。

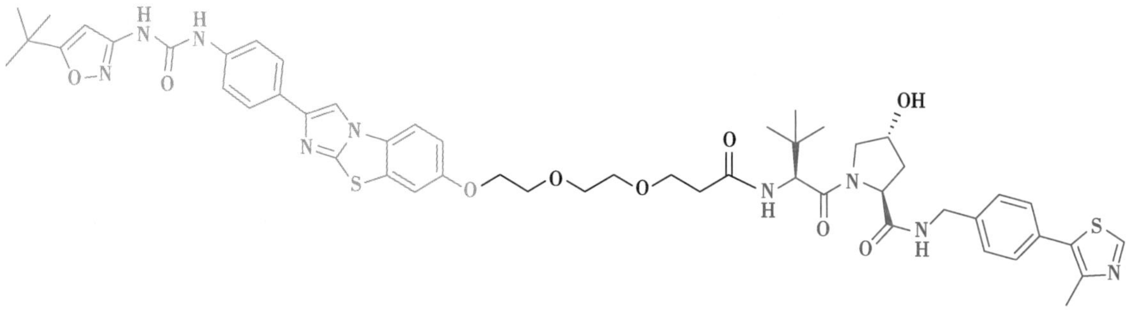

图 9-22 基于 VHL 开发的靶向 FLT3 降解的 PROTAC

6)靶向 FAK 降解的 PROTAC:2018 年,Crews 研究小组基于局部黏着斑激酶(focal adhesion kinase,FAK)抑制剂地法替尼(defactinib)开发了能够靶向降解 FAK 的 PROTAC 分子(PROTAC-3)(图 9-23)。FAK 是一种多功能的蛋白质,其一方面可行使激酶活性,作为细胞信号转导网络中的重要蛋白;另一方面其本身还是一种重要的骨架蛋白,在细胞的侵袭和转移中发挥重要作用。传统的激酶抑制剂只能阻断 FAK 的激酶活性,不能干扰其作为骨架蛋白的重要作用。通过该 PROTAC 分子的研究证实靶向降解 FAK 蛋白可有效抑制 FAK 介导的肿瘤细胞的侵袭和转移能力。这个研究展示了 PROTAC 技术通过降解靶蛋白,全面抑制靶蛋白介导的多种生物学功能。

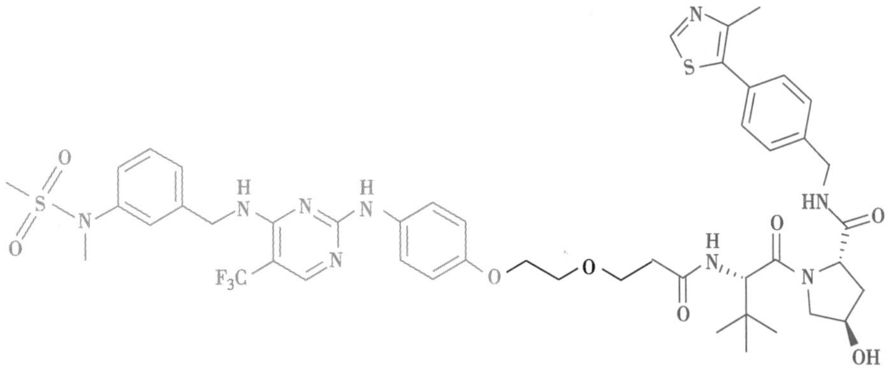

图 9-23　基于 VHL 开发的靶向 FAK 降解的 PROTAC

(2)基于 CRBN 的小分子 PROTAC

1)靶向 Bcr-Abl 降解的 PROTAC：融合蛋白 Bcr-Abl 异常激活会导致慢性粒细胞白血病。2016年，Crews 组将能够结合 c-Abl 激酶结构域的 Bcr-Abl 酪氨酸激酶抑制剂(TKI)博舒替尼(bosutinib)和达沙替尼(dasatinib)与泊马度胺(pomalidomide)连接，以期得到靶向降解 Bcr-Abl 的 PROTAC 分子(图 9-24)。根据与 TKI 复合的 c-Abl 激酶的晶体结构预测 TKI 中连接链的最佳结合位点，最终设计合成多个包含不同组成和长度的连接链的嵌合体分子。活性评价结果显示，当使用博舒替尼作为靶蛋白的配体时，250nmol/L 的剂量可诱导降解约 90% 的 c-Abl 和 80% 的 Bcr-Abl；而将配体替换为达沙替尼后，1nmol/L 的剂量可引起约 85% 的 c-Abl 和 60% 的 Bcr-Abl 降解。值得注意的是有另一研究表明，将达沙替尼和 VHL 配体通过合适的连接链连接，也能有效降解 Bcr-Abl 蛋白。这一研究结果表明，对于某些特定的目标蛋白，其在不同的 E3 连接酶之间存在一定的通用性。

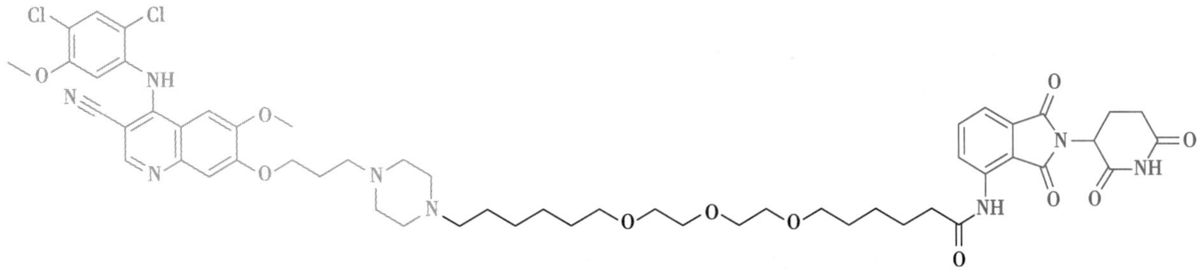

图 9-24　基于 CRBN 开发的靶向 Bcr-Abl 降解的 PROTAC

2)靶向 ERK1/2 降解的 PROTAC：ERK1/2 位于 RAS-RAF-MEK 通路下游，是肿瘤治疗中的重要靶标。2016 年 Heightman 研究小组将 2 种渗透性良好的小分子片段，利用基于 TCO(反式环辛烯)的前药策略，通过点击化学在细胞内形成 PROTAC，实现细胞内 ERK1/2 的降解(图 9-25)。这一研究提示，对于 PROTAC 这样的双功能分子，通过体内组装进行前药设计是一种有效的降低分子量、提升成药性的策略。

3)靶向 CDK9 降解的 PROTAC：细胞周期蛋白依赖性激酶(CDK)是转录调节因子。目前已有多种 CDK 抑制剂上市，其中大多数对 CDK 家族有泛抑制活性。2017 年，Rana 小组基于氨基吡唑类 CDK2/5/9 抑制剂，建立靶向降解 CDK 家族的 PROTAC 分子。然而，该 PROTAC 分子只选择性地降

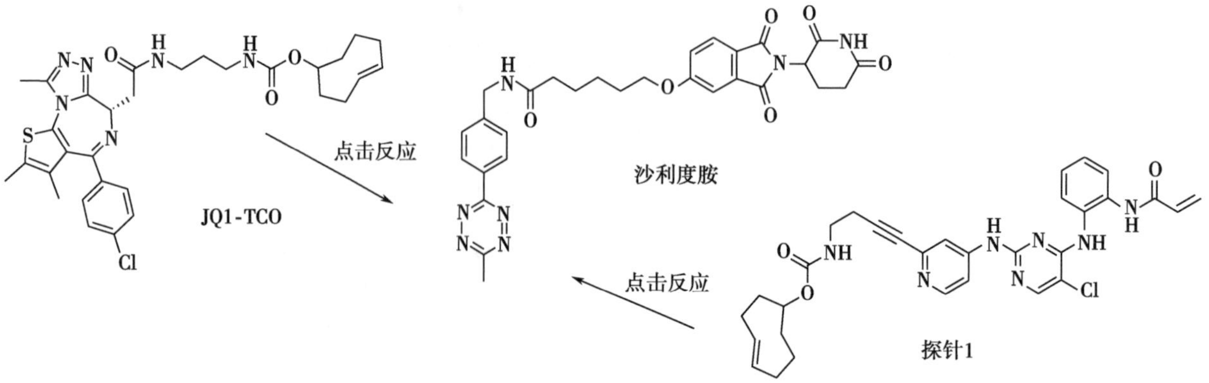

图 9-25　基于 CRBN 开发的靶向 ERK1/2 降解的 PROTAC

解 CDK9,对 CDK2/5 基本没有降解效果。2018 年,Gray 研究小组尝试基于 CDK2/7/9 抑制剂 SNS-032 开发的 PROTAC 分子 Thal-SNS-032 显示,在 250nmol/L 的浓度下 Thal-SNS-032 选择性地抑制 CDK9 (图 9-26)。该研究进一步说明与目标蛋白的小分子抑制剂相比,小分子 PROTAC 可以增加新的选择性维度,同时也再次提示并非所有配体抑制剂都适合作为小分子 PROTAC 的配体。

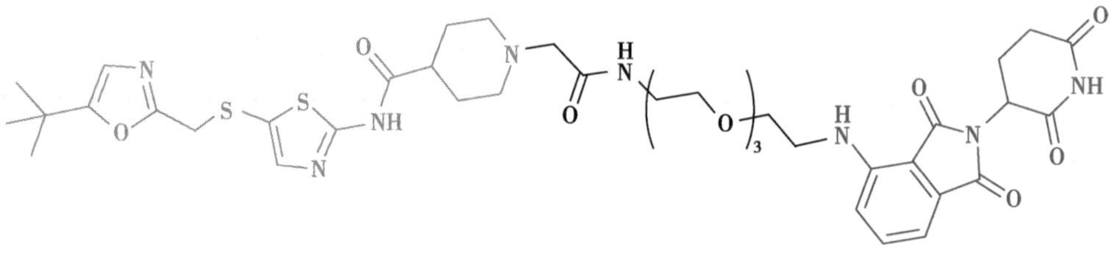

图 9-26　基于 CRBN 开发的靶向 CDK9 降解的 PROTAC

4) 靶向 FLT3 降解的 PROTAC:FMS 样酪氨酸激酶 3(FMS-like tyrosine kinase 3,FLT3) 是另一个可以通过 PROTAC 降解的受体酪氨酸激酶。2018 年,Gray 小组基于选择性 FLT3 抑制剂 AC220 开发 PROTAC 分子 TL13-117,该分子成功降解 FLT3 和 FLT-ITD(图 9-27)。

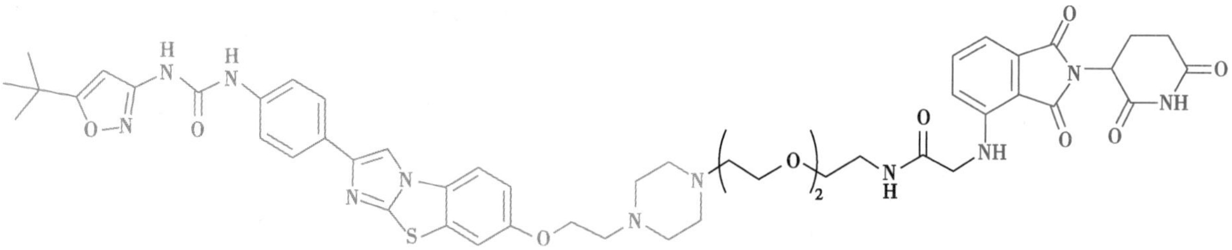

图 9-27　基于 CRBN 开发的靶向 FLT3 降解的 PROTAC

5) 靶向 BTK 降解的 PROTAC:Gray 小组同时报道了基于布鲁顿酪氨酸激酶(Bruton's tyrosine kinase, BTK) 的 PROTAC 分子 DD-04-015(图 9-28)。该分子基于 BTK 抑制剂 RN486 设计,在低浓度下能有效降解 BTK 蛋白。与 RN486 相比,DD-04-015 对 BTK 依赖性淋巴瘤细胞有持续的增殖抑制作用,进一步证实蛋白降解策略的长效特性。

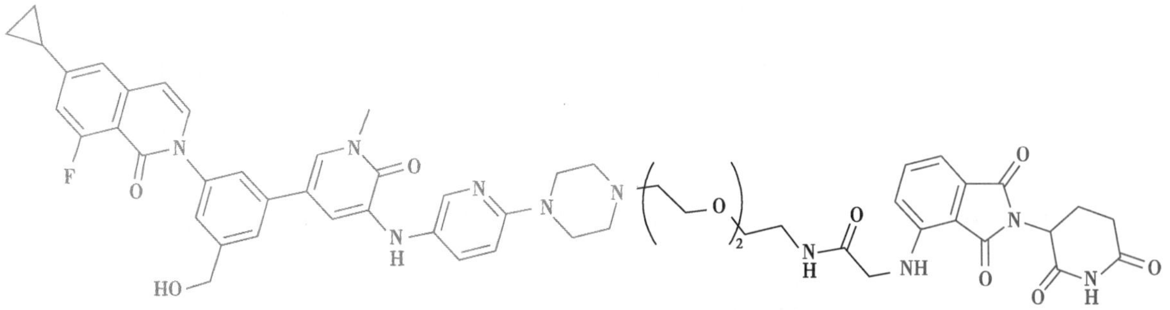

图 9-28　基于 CRBN 开发的靶向 BTK 降解的 PROTAC

6）靶向 ALK 降解的 PROTAC：Gray 和 Jian Jin 几乎同时独立报道 2 例基于 ALK 抑制剂的 PROTAC 分子。ALK 在多种实体瘤如 NSCLC、神经母细胞瘤和淋巴瘤中被发现以融合蛋白的形式激活。Jian Jin 的 MS4077、MS4748 和 Gray 发现的 TL13-112（图 9-29）均是基于 ALK 抑制剂色瑞替尼发现的 PROTAC 分子，在 ALK 高表达的细胞中，这些 PROTAC 分子均可以降解 EML4-ALK、NPM-ALK 等不同形式的 ALK 融合蛋白。

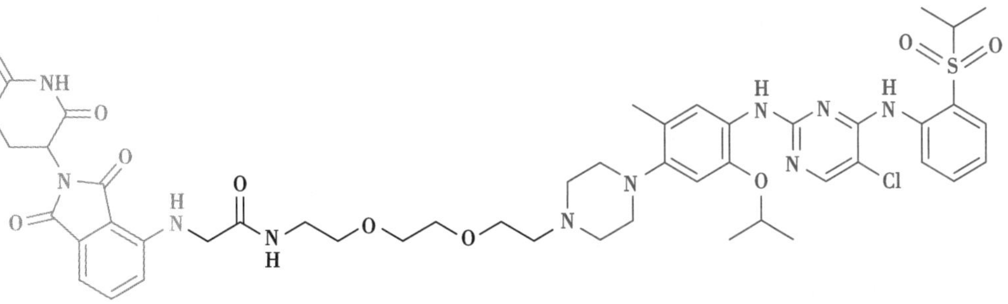

图 9-29　基于 CRBN 开发的靶向 ALK 降解的 PROTAC

上述总结的针对激酶的 PROTAC 研究充分说明该技术的普遍适用性。同时，也进一步证明一些关于 PROTAC 技术的早期设想，包括蛋白降解策略的强效、长效和多效性特点，也发现 PROTAC 技术可有效提升抑制剂分子的靶标选择性。

除针对不同靶标的 PROTAC 分子正在快速发展外，PROTAC 自身作为一种有效的蛋白降解技术，也在不断被优化。2019 年，来自中国的研究团队通过引入光脱除的保护基成功获得光激活的 PROTAC 分子，而多个课题组的研究表明可通过引入偶氮苯片段开发光控制活性开关的 PROTAC 分子。相关的改进和研究仍然在快速发展中。这些进展凸显 PROTAC 作为一个小分子介导的蛋白降解技术的独特魅力，其有望在药物开发和生物学研究的化学工具方面取得重要进展。

9.3.2.2　PROTAC 技术研究的主要方向

从结构单元上而言，蛋白裂解靶向嵌合体包含 3 个主要模块：负责结合特定 E3 连接酶的识别单元、负责结合目标蛋白的配体和合适的连接链。其发现的基本思路是将可用的 E3 连接酶的识别单元和目标蛋白的配体进行组合和连接。

其中，合适的泛素 E3 连接酶的识别单元是设计蛋白裂解靶向嵌合体的关键。人体内包含超过 500 种泛素 E3 连接酶，探索和鉴定可用于设计蛋白裂解靶向嵌合体的泛素 E3 连接酶是进一步发展该技术的关键。而目前,已被证明可用于设计蛋白裂解靶向嵌合体的泛素 E3 连接酶极为有限,仅有 IAP (inhibitor of apoptosis protein)、CRBN(cereblon)和 VHL(von Hippel-Lindau)等几种非常有限的泛素 E3 连接酶被证实可用于设计此类嵌合体。此类研究的主要技术难点在于泛素 E3 连接酶是通过蛋白质 - 蛋白质相互作用识别靶蛋白的,因此泛素 E3 连接酶的识别单元的设计和发现必须有效针对蛋白质 - 蛋白质相互作用这类特殊的靶标,而蛋白质 - 蛋白质相互作用的高亲和力配体的设计和发现本身就是药物化学研究的难点。

蛋白裂解靶向嵌合体研究的另一个问题是其底物蛋白的范围。现有的研究主要集中于使用蛋白裂解靶向嵌合体降解癌蛋白,且多数靶标已经有小分子药物可以调控。而对于众多传统意义上的非靶蛋白如骨架蛋白、转录因子等的探索较为有限,对肿瘤之外的疾病靶标也尚待进一步探索。在众多复杂疾病的进程中均包含特定非酶蛋白的异常活化,如神经退行性疾病病程中的异常蛋白沉淀是重要的病理标志。如能开发出合适的蛋白裂解靶向嵌合体用以降解这些异常蛋白沉淀,即可有效探索抑制异常蛋白沉淀是否可以有效治疗神经退行性疾病。

蛋白裂解靶向嵌合体的成药性研究是另一个值得探索的领域。由于此类嵌合体的作用机制要求有 3 个功能单元,识别并结合 2 个蛋白质。这极有可能导致最终获得的嵌合体分子有相对较大的分子量、较多的可旋转键及较多的氢键受体和供体,很难满足传统意义上的成药分子的需求。同时,此类嵌合体的生物学效应也具有特殊性,由于其循环降解目标蛋白的机制,使其对目标蛋白的抑制具有非化学计量的特性。因此,相对较低的药物暴露就有可能满足靶标抑制的需要;过高的暴露量反而有可能造成靶标的过度抑制,增强副作用。已有的研究结果也初步证实这一理论。这一特点会对此类药物的药动学性质的研究提出新的挑战。2019 年,Arvinas 公司分别开始针对雄激素受体和雌激素受体的 PROTAC 的 Ⅰ 期临床研究。其中靶向降解雄性激素受体的分子 ARV-110 的研究进展最为领先,其目前的临床研究主要用于治疗转移性去势抵抗性前列腺癌(mCRPC)。Arvinas 公司在 2020 年披露 ARV-110 的初步临床数据,显示出较好的安全性和一定的疗效,表明这些问题已经得到初步解决。

靶标的可靠性和可及性是其能否成为药物靶标的 2 个关键维度。蛋白裂解靶向嵌合体策略极大地拓展了药物的有效干预靶标范围,在解决生物靶标的可及性问题上有巨大的探索价值,有可能为创新药物的发现作出巨大的贡献。2019 年的一个典型例子是美国密歇根大学的王少萌教授基于转录因子 STAT3 开发的 PROTAC,其可高效降解 STAT3,展现出对急性髓细胞性白血病等血液肿瘤的较好的治疗效果,解决了传统的 STAT3 抑制剂活性不足的问题。这一研究表明 PROTAC 技术在转录因子降解领域的应用潜力。

(姜正羽)

参考文献

[1]　郭宗儒 . 双功能分子设计刍议 . 药学学报 , 2018, 53 (8): 1242-1249.

[2]　NEKLESA T K, CREWS C M. Chemical biology: greasy tags for protein removal. Nature, 2012, 487 (7407): 308-309.

[3]　COHEN P, TCHERPAKOV M. Will the ubiquitin system furnish as many drug targets as protein kinases ? Cell, 2010, 143 (5): 686-693.

［4］ TOURE M, CREWS C M. Small-molecule PROTACS: new approaches to protein degradation. Angewandte chemie-international edtion in English, 2016, 55 (6): 1966-1973.

［5］ 郭宗儒. 首创性和跟进性药物简析. 药学学报, 2016, 51 (8): 1179-1184.

［6］ NABET B, ROBERTS J M, BUCKLEY D L, et al. The dTAG system for immediate and target-specific protein degradation. Nature chemical biology, 2018, 14 (5): 431-441.

［7］ LI Z Y, WANG C, WANG Z Y, et al. Allele-selective lowering of mutant HTT protein by HTT-LC3 linker compounds. Nature, 2019, 575 (7781): 203-209.

［8］ NALAWANSHA D A, PAIVA S L, RAFIZADEH D N, et al. Targeted protein internalization and degradation by endosome targeting chimeras (ENDTACs). ACS central science, 2019, 5 (6): 1079-1084.

［9］ EKLADIOUS I, COLSON Y L, GRINSTAFF M W. Polymer-drug conjugate therapeutics: advances, insights and prospects. Nature reviews drug discovery, 2018, 18 (4): 273-294.

［10］ CAMPBELL J, RYAN C J, BROUGH R, et al. Large-scale profiling of kinase dependencies in cancer cell lines. Cell reports, 2016, 14 (10): 2490-2501.

［11］ WANG T, BIRSOY K, HUGHES N W, et al. Identification and characterization of essential genes in the human genome. Science, 2015, 350 (6264): 1096-1101.

［12］ RUSS A P, LAMPEL S. The druggable genome: an update. Drug discovery today, 2005, 10 (23-24): 1607-1610.

［13］ HOPKINS A L, GROOM C R. The druggable genome. Nature reviews drug discovery, 2002, 1 (9): 727-730.

［14］ BUCKLEY D L, CREWS C M. Small-molecule control of intracellular protein levels through modulation of the ubiquitin proteasome system. Angewandte chemie-international edtion in English, 2014, 53 (9): 2312-2330.

［15］ LAZO J S, SHARLOW E R. Drugging undruggable molecular cancer targets. Annual review of pharmacology and toxicology, 2016, 56: 23-40.

［16］ HOLLAND A J, FACHINETTI D, HAN J S, et al. Inducible, reversible system for the rapid and complete degradation of proteins in mammalian cells. Proceedings of the national academy of sciences of the United States of America, 2012, 109 (49): E3350-3357.

［17］ SCHAEFER K A, WU W-H, COLGAN D F, et al. Unexpected mutations after CRISPR-Cas9 editing in vivo. Nature methods, 2017, 14 (6): 547-548.

［18］ CHU T T, GAO N, LI Q Q, et al. Specific knockdown of endogenous Tau protein by peptide-directed ubiquitin-proteasome degradation. Cell chemical biology, 2016, 23 (4): 453-461.

［19］ WU Y L, YANG X J, REN Z, et al. Structural basis for an unexpected mode of SERM-mediated ER antagonism. Molecular cell, 2005, 18 (4): 413-424.

［20］ NEKLESA T K, TAE H S, SCHNEEKLOTH A R, et al. Small-molecule hydrophobic tagging-induced degradation of HaloTag fusion proteins. Nature chemical biology, 2011, 7 (8): 538-543.

［21］ SPASSER L, BRIK A. Chemistry and biology of the ubiquitin signal. Angewandte chemie-international edtion in English, 2012, 51 (28): 6840-6862.

［22］ PICKART C M. Mechanisms underlying ubiquitination. Annual review of biochemistry, 2001, 70: 503-533.

［23］ WEISSMAN A M. Themes and variations on ubiquitylation. Nature reviews molecular cell biology, 2001, 2 (3): 169-178.

［24］ HAAS A L, ROSE I A. The mechanism of ubiquitin activating enzyme. A kinetic and equilibrium analysis. Journal of biological chemistry, 1982, 257 (17): 10329-10337.

［25］ HOCHSTRASSER M. Lingering mysteries of ubiquitin-chain assembly. Cell, 2006, 124 (1): 27-34.

［26］ YE Y, RAPE M. Building ubiquitin chains: E2 enzymes at work. Nature reviews molecular cell biology, 2009, 10 (11): 755-764.

［27］ SAKAMOTO K M, KIM K B, KUMAGAI A, et al. Protacs: chimeric molecules that target proteins to the Skp1-Cullin-F box complex for ubiquitination and degradation. Proceedings of the national academy of sciences of the United States of America, 2001, 98 (15): 8554-8559.

［28］ SCHNEEKLOTH A R, PUCHEAULT M, TAE H S, et al. Targeted intracellular protein degradation induced by a small molecule: en route to chemical proteomics. Bioorganic & medicinal chemistry letters, 2008, 18 (22): 5904-5908.

［29］ ITOH Y, KITAGUCHI R, ISHIKAWA M, et al. Design, synthesis and biological evaluation of nuclear receptor-degradation inducers. Bioorganic & medicinal chemistry, 2011, 19 (22): 6768-6778.

［30］ LAI A C, TOURE M, HELLERSCHMIED D, et al. Modular PROTAC design for the degradation of oncogenic BCR-ABL. Angewandte chemie-international edtion in English, 2016, 55 (2): 807-810.

［31］ BONDESON D P, MARES A, SMITH I E, et al. Catalytic in vivo protein knockdown by small-molecule PROTACs. Nature chemical biology, 2015, 11 (8): 611-617.

［32］ LU J, QIAN Y M, ALTIERI M, et al. Hijacking the E3 ubiquitin ligase cereblon to efficiently target BRD4. Chemistry & biology, 2015, 22 (6): 755-763.

［33］ RAINA K, LU J, QIAN Y M, et al. PROTAC-induced BET protein degradation as a therapy for castration-resistant prostate cancer. Proceedings of the national academy of sciences of the United States of America, 2016, 113 (26): 7124-7129.

［34］ ZENGERLE M, CHAN K H, CIULLI A. Selective small molecule induced degradation of the BET bromodomain protein BRD4. ACS chemical biology, 2015, 10 (8): 1770-1777.

［35］ HSU J H, RASMUSSON T, ROBINSON J, et al. EED-targeted PROTACs degrade EED, EZH2, and SUZ12 in the PRC2 complex. Cell chemical biology, 2019, 27 (1): 41-46.

［36］ MA A, STRATIKOPOULOS E, PARK K S, et al. Discovery of a first-in-class EZH2 selective degrader. Nature chemical biology, 2019, 16 (2): 214-222.

［37］ KHAN S, ZHANG X, LV D W, et al. A selective BCL-XL PROTAC degrader achieves safe and potent antitumor activity. Nature medicine, 2019, 25 (12): 1938-1947.

［38］ LAI A C, CREWS C M. Induced protein degradation: an emerging drug discovery paradigm. Nature reviews drug discovery, 2017, 16 (2): 101-114.

［39］ SALAMI J, CREWS C M. Waste disposal-an attractive strategy for cancer therapy. Science, 2017, 355 (6330): 1163-1167.

［40］ OTTIS P, CREWS C M. Proteolysis-targeting chimeras: induced protein degradation as a therapeutic strategy. ACS chemical biology, 2017, 12 (4): 892-898.

［41］ GADD M S, TESTA A, LUCAS X, et al. Structural basis of PROTAC cooperative recognition for selective protein degradation. Nature chemical biology, 2017, 13 (5): 514-521.

［42］ HINES J, GOUGH J D, CORSON T W, et al. Posttranslational protein knockdown coupled to receptor tyrosine kinase activation with phosphoPROTACs. Proceedings of the national academy of sciences of the United States of America, 2013, 110 (22): 8942-8947.

［43］ XIE T, LIM S M, WESTOVER K D, et al. Pharmacological targeting of the pseudokinase Her3. Nature chemical biology, 2014, 10 (12): 1006-1012.

［44］ MANDAL P, BERGER S B, PILLAY S, et al. RIP3 induces apoptosis independent of pronecrotic kinase activity. Molecular cell, 2014, 56 (4): 481-495.

［45］ CREW A P, RAINA K, DONG H Q, et al. Identification and characterization of von Hippel-Lindau-recruiting proteolysis targeting chimeras (PROTACs) of TANK-binding kinase 1. Journal of medicinal chemistry, 2018, 61 (2): 583-598.

［46］ BURSLEM G M, SMITH B E, LAI A C, et al. The advantages of targeted protein degradation over inhibition: an RTK case study. Cell chemical biology, 2018, 25 (1): 67-77 e3.

［47］ BURSLEM G M, SONG J, CHEN X, et al. Enhancing antiproliferative activity and selectivity of a FLT-3 inhibitor by proteolysis targeting chimera conversion. Journal of the American chemical society, 2018, 140 (48): 16428-16432.

［48］ CROMM P M, SAMARASINGHE K T G, HINES J, et al. Addressing kinase-independent functions of Fak via PROT-AC-mediated degradation. Journal of the American chemical society, 2018, 140 (49): 17019-17026.

［49］ LAI A C, TOURE M, HELLERSCHMIED D, et al. Modular PROTAC design for the degradation of oncogenic BCR-ABL. Angewandte chemie-international edition, 2016, 55 (2): 807-810.

［50］ ZHAO Q J, REN C W, LIU L Y, et al. Discovery of SIAIS178 as an effective BCR-ABL degrader by recruiting von Hippel-Lindau (VHL) E3 ubiquitin ligase. Journal of medicinal chemistry, 2019, 62 (20): 9281-9298.

［51］ LEBRAUD H, WRIGHT D J, JOHNSON C N, et al. Protein degradation by in-cell self-assembly of proteolysis targeting chimeras. ACS central science, 2016, 2 (12): 927-934.

［52］ OLSON C M, JIANG B S, ERB M A, et al. Pharmacological perturbation of CDK9 using selective CDK9 inhibition or degradation. Nature chemical biology, 2018, 14 (2): 163-170.

［53］ HUANG H T, DOBROVOLSKY D, PAULK J, et al. A chemoproteomic approach to query the degradable kinome using a multi-kinase degrader. Cell chemical biology, 2018, 25 (1): 88-99 e6.

［54］ ZHANG C W, HAN X R, YANG X B, et al. Proteolysis targeting chimeras (PROTACs) of anaplastic lymphoma kinase (ALK). European journal of medicinal chemistry, 2018, 151: 304-314.

［55］ POWELL C E, GAO Y, TAN L, et al. Chemically induced degradation of anaplastic lymphoma kinase (ALK). Journal of medicinal chemistry, 2018, 61 (9): 4249-4255.

［56］ XUE G, WANG K, ZHOU D L, et al. Light-induced protein degradation with photocaged PROTACs. Journal of the American chemical society, 2019, 141 (46): 18370-18374.

［57］ PFAFF P, SAMARASINGHE K T G, CREWS C M, et al. Reversible spatiotemporal control of induced protein degradation by bistable photoPROTACs. ACS central science, 2019, 5 (10): 1682-1690.

［58］ JIN Y H, LU M C, WANG Y, et al. Azo-PROTAC: novel light-controlled small-molecule tool for protein knockdown. Journal of medicinal chemistry, 2020, 63 (9): 4644-4654.

［59］ REYNDERS M, MATSUURA B S, BÉROUTI M, et al. PHOTACs enable optical control of protein degradation. Science advances, 2020, 6 (8): eaay5064.

［60］ ITOH Y, ISHIKAWA M, NAITO M, et al. Protein knockdown using methyl bestatin-ligand hybrid molecules: design and synthesis of inducers of ubiquitination-mediated degradation of cellular retinoic acid-binding proteins. Journal of the American chemical society, 2010, 132 (16): 5820-5826.

［61］ BALLATORE C, LEE V M, TROJANOWSKI J Q. Tau-mediated neurodegeneration in Alzheimer's disease and related disorders. Nature reviews neuroscience, 2007, 8 (9): 663-672.

［62］ AKOURY E, PICKHARDT M, GAJDA M, et al. Mechanistic basis of phenothiazine-driven inhibition of Tau aggregation. Angewandte chemie-international edtion in English, 2013, 52 (12): 3511-3515.

［63］ VOSSEL K A, ZHANG K, BRODBECK J, et al. Tau reduction prevents Abeta-induced defects in axonal transport. Science, 2010, 330 (6001): 198.

［64］ BAI L C, ZHOU H B, XU R Q, et al. A potent and selective small-molecule degrader of STAT3 achieves complete tumor regression in vivo. Cancer Cell, 2019, 36 (5): 498-511 e17.

第10章 化学生物学与药物化学联用

作为化学和生物学的新兴交叉学科,化学生物学(chemical biology)起源于20世纪90年代中期。该学科是用化学的理论和方法研究生命现象和生命过程的分子机制,以小分子化合物为工具干扰或调控生物学过程,从而了解生命过程中重要的物质功能。

"化学生物学"与"生物化学"是2个不同的学科和概念。生物化学的研究关注在生物体中发生的化学过程及化学组成;而化学生物学关注在生物系统中加入外源性化学物质,以了解这些化合物对细胞和组织产生的作用,最终目的是发展出可应用于生命体系进行精准修饰与调控的化学工具和技术。

化学生物学所使用的化学工具包括合成制得的分子实体和各种分析技术。该学科在疾病领域的研究,特别是在应用化学小分子工具调控某种生命物质的功能方面,从某种意义上看与创新药物研究的目标相似。因此化学生物学与药物化学联用,能够从不同的角度为创新药物研发提供理论和实践支撑。本章将从化学生物学关注的小分子化学工具出发,通过阐述靶标的可药性,探讨化学小分子探针与药物分子的区别与联系,结合案例说明化学生物学在推动创新药物发现过程中与药物化学进行联用的途径与方法。

10.1 靶标的可药性

当前生物医学领域的发展日新月异,不仅已揭示大量的细胞内信号调控通路,而且还不断地发现可能用于临床治疗的生物大分子物质。尽管众多的基础研究报道了许多可能具有治疗前景的核酸或蛋白质,但这些生物大分子在疾病治疗领域的效果多数还没有被临床试验证实,只能称为"未成药靶标"(undruggable target)或潜在药物靶标。例如,胆固醇酯转移蛋白(cholesteryl ester transfer protein,CETP)是由肝脏合成的一种血浆糖蛋白,进入循环系统后与高密度脂蛋白(HDL)结合,并介导胆固醇酯由HDL向低密度脂蛋白(LDL)及极低密度脂蛋白(VLDL)转移,从而影响不同脂蛋白中的胆固醇含量。CETP抑制剂可阻断这一转移过程,因此被认为是冠状动脉粥样硬化治疗中最具潜力的一种药物。但是,先后有3个CETP抑制剂进入临床研究,最后都因出现心血管不良事件而告终。托塞曲匹(torcetrapib,10-1)是第一个进入临床的药物,Ⅰ期临床研究发现该药不仅能够剂量依赖性地提高高密度脂蛋白胆固醇(HDL-C)水平,还能够显著降低低密度脂蛋白胆固醇(LDL-C)水平,但在高剂量条件下患者会出现血压升高的现象。在Ⅲ期临床研究中,科研人员选择托塞曲匹与阿托伐他汀(atorvastatin)联用,结果显示托塞曲匹/阿托伐他汀联用组的死亡人数明显高于对照组(82 vs 51),临床试验失败。在随后几年的时间中,其他公司研制的 CETP 抑制剂在临床试验中也没有得到预期效果。2012 年,达塞曲匹(dalcetrapib,10-2)因无法得到预期疗效而终止临床研究。2015 年,依塞曲匹(evacetrapib,10-3)因与安慰剂相比无法降低心血管事件的发生率,Ⅲ期临床试验失败。

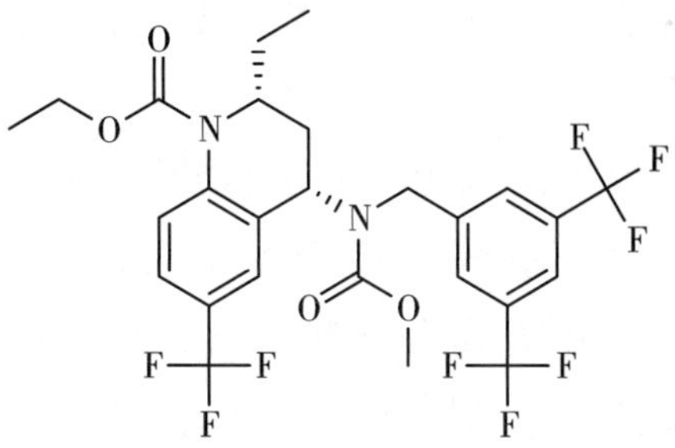

10-1 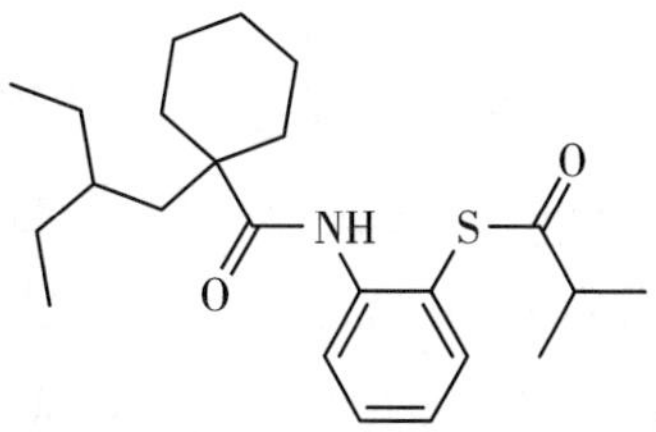   10-2

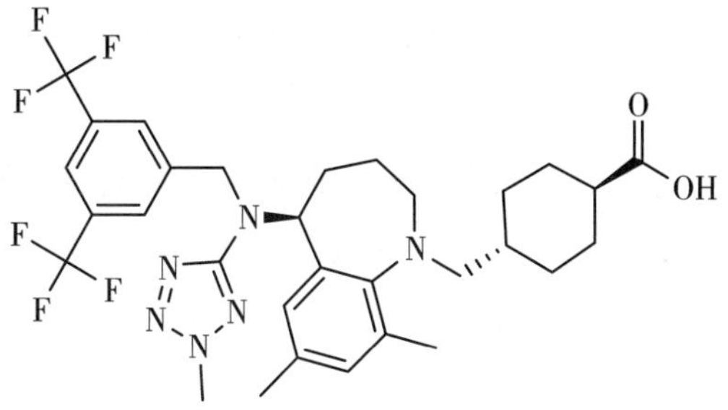

10-3

CETP 抑制剂均能够升高 HDL-C,但需要注意的是 HDL 假说是基于 HDL 的保护作用,而不是 HDL-C,因此临床试验中要验证的是 HDL 的保护作用,而非 HDL-C。影响 HDL 功能的因素也不仅局限于 HDL-C 水平,还包括 HDL 粒子数量、pre-β-HDL 水平及其他 HDL 组分。而且影响 HDL-C 水平的因素很多,但并不是所有 HDL-C 水平变化都与胆固醇逆转运(reverse cholesterol transport,RCT)过程相关。因此,CETP 可能就不是冠状动脉粥样硬化治疗的可药性靶标。

靶标的可药性(druggability of target)主要包括 2 个方面:首先要证实靶标异常是疾病产生和发展的原因;其次是通过药物对靶标的干预,实现临床上疾病治疗的目标。靶标的可药性研究的终极目标是实现首创性药物(first-in-class)的上市,从而证实靶标在疾病治疗中的有效性,阐明靶标与疾病治疗的明确的因果关系。然而靶标验证(target validation)的过程却充满艰辛和不确定性,许多基础研究认为的与疾病的发生机制相关的潜在靶标在应用药物调控或干预后却发现体内效果不佳。因此,靶标的可药性确证是个漫长的过程,包括分子水平的相互作用、细胞水平的变化、动物模型的验证,以及最终在临床研究中证实患者病理状态的改变。靶标的可药性研究需要关注以下几个方面的内容,包括靶标是否与疾病呈因果关系;靶标与疾病虽有因果性,但由于靶标的杂泛性会导致严重不良反应,需要关注和避免;靶标与疾病虽有因果性,但因靶标结构的原因,无法获得特定的配体,终未成药。

10.1.1 靶标 - 疾病的因果关系与可药性

创新药物发现是当前生物医药研究领域中最曲折和艰难的过程,从最初的靶标发现与验证、高通量筛选获得苗头化合物、苗头化合物向先导化合物的结构改造和优化、再到经过成药性评价确定候选药物,不同的阶段都经历难以预知的风险。其中,靶标的发现与验证在新药研发中风险最高,已成为当前制约创新药物研发的关键瓶颈。

靶标的发现与生物医学领域的迅速发展密不可分,特别是基因组学技术的不断发展,已为人类解析了众多的真核生物和原核生物的基因组序列。有研究认为约有 10% 的人类基因组与疾病相关,保守估计至少存在 3 000 个潜在药物靶标。如果再考虑微生物和寄生虫,潜在药物靶标的数量还要更多。

然而许多复杂的疾病并非仅与 1 种基因有关,癌症、自身免疫病和神经退行性疾病等复杂疾病的发生与发展涉及多种基因的突变或多个调控通路的失衡,因此带来疾病治疗的复杂性。

以阿尔茨海默病(Alzheimer's disease,AD)治疗药物的研发为例,可以看出复杂疾病与靶标之间的因果关系。阿尔茨海默病是发生于老年期或老年前期的一种慢性进行性退化性脑变性疾病,以记忆减退、认知障碍为主要特征。其发病机制复杂,涉及多系统、多环节的结构与功能异常。有关阿尔茨海默病的发病机制的学说有很多种,但迄今对其发病的真正病因还未完全阐明,靶标与疾病之间未形成因果关系,也尚无理想的防治药物问世。

(1)胆碱能学说:胆碱能学说认为 AD 患者基底前脑区的胆碱能神经元丢失,导致突触间隙神经递质乙酰胆碱(acetylcholine,ACh)的合成、储存、释放和摄取减少,皮质乙酰胆碱受体的数目也减少,造成 AD 患者的记忆和认知障碍。但乙酰胆碱酯酶(AChE)可以水解大脑中 80% 的 ACh,从而降低 AD 患者大脑中的 ACh 浓度,加剧 AD 的进程。

乙酰胆碱酯酶抑制剂(AChEI)可通过减少 ACh 水解而增加大脑海马和皮质中的 ACh 含量,从而改善患者得认知功能。目前,已获批用于治疗轻至中度 AD 的 AChEI 有多奈哌齐(donepezil,10-4)、加兰他敏(galantamine,10-5)、石杉碱甲(huperzine A,10-6)等。AChEI 只是起到缓解疾病发展的作用,AChE 和阿尔茨海默病之间并不存在因果关系。

| 10-4 | 10-5 | 10-6 |

(2)β- 淀粉样蛋白级联假说:β- 淀粉样蛋白级联假说认为 β- 淀粉样蛋白(Aβ)沉积在大脑中是阿尔茨海默病的主要病理学原因。Aβ 是由 1 种或多种亚型的淀粉样前体蛋白(APP)经蛋白水解酶(β- 分泌酶或 γ- 分泌酶)裂解产生的,导致 Aβ 在脑内沉积并产生毒性。由于 Aβ 与 AD 的发病过程密切相关,β- 分泌酶或 γ- 分泌酶被一直认为是治疗 AD 的理想的药物开发靶标。因此,阻断 Aβ 聚集及调节 Aβ 生成成为 AD 药物研究中的重要方向。但是针对该靶标的药物研发过程却并不顺利,小分子的 γ- 分泌酶抑制剂拉那倍司他(lanabecestat,10-7)和 β- 分泌酶裂解酶(BACE)抑制剂塞美司他(semagacestat,10-8)的 Ⅲ 期临床试验因不能达到主要终点而停止,Ⅲ 期临床试验发现其并不能

改善患者的认知功能,高剂量易出现毒副作用。靶向 β- 淀粉样蛋白的单克隆抗体药物索拉珠单抗(solanezumab)可以高特异性地结合 Aβ 单体蛋白的 16~26 位氨基酸残基(KLVFFAEDVGS),从而抑制 Aβ 蛋白转换构象(从 α- 螺旋形成 β- 折叠结构),促使 Aβ 蛋白在大脑中生成不可溶性的寡聚体和淀粉样斑之前被清除。但是,在Ⅲ期临床试验中没有达到主要临床终点,也被宣告失败。通过这些药物的临床研究,认识到尽管 Aβ 的生成和聚集与阿尔茨海默病有一定的关联,但不能说明两者之间一定存在因果关系。

10-7 10-8

(3)Tau 蛋白异常修饰学说:AD 患者的特征性病变之一是在患者脑部形成大量的神经原纤维缠结(neurofibrillary tangle,NFT),NFT 的主要成分是过度磷酸化的 Tau 蛋白。在正常情况下,Tau 蛋白的磷酸化程度是体内蛋白激酶(如 CaMK Ⅱ、GSK-3β、CDK5 等)磷酸化和蛋白磷酸酯酶(P-1、P-2A 等)去磷酸化共同作用的结果。在病理条件下该平衡被打破,Tau 蛋白发生过度磷酸化,丧失与微管结合的能力,破坏细胞骨架的稳态,引起分子间广泛交叉连接聚集而形成双股螺旋细丝,导致神经原纤维缠结(NFT);同时扭曲变形的微管由于无法正常运送营养物质,导致神经元末端的树突和轴突发生营养不良性萎缩。该学说在 AD 的研究过程中受到高度关注。

阻断 Tau 蛋白异常磷酸化也成为 AD 防治研究的热点之一。如替德格赛(tideglusib,10-9)是 GSK-3β 抑制剂,可以抑制 Tau 蛋白过度磷酸化,Ⅱa 期临床试验报告良好的耐受性,但Ⅱb 期临床试验未达到其主要终点和一些次要终点;LMTM(TRx0237,10-10)是第二代 Tau 蛋白聚集抑制剂,其 3 项Ⅲ期临床试验结果具有争议或未达到主要终点,新的Ⅲ期临床试验仍在进行中。

10-9 10-10

从 AD 与靶标因果性的例子可以看出,许多在基础研究中被认为与疾病相关性高的潜在药物靶标在临床试验中却接连失败。尽管失败的原因很多,但其中疾病与靶标的因果关系仍是关键问题。

如何判别一个潜在药物靶标具有临床研究价值,拜耳公司的科学家 Isabella Gashaw 等提出理想的药物靶标应具备以下 8 个属性:①靶标在疾病的病理生理学中的功能已经得到证实;②在生理条件或其他疾病中,调控靶标所产生的作用较小;③对于全新的靶标,应具有三维结构(或其同源蛋白具有三维结构),以研究靶标的可药性;④靶标应具有良好的药物筛选条件,可实现高通量筛选;⑤靶标不是均匀分布在人体各处；⑥具有"靶标 - 疾病"特异性的生物标志物,用于监测治疗效果；⑦基于表型数据(如基因敲除小鼠)可预测该靶标的副作用较小；⑧可拥有知识产权。

上述理想药物靶标的第一个属性就是靶标与疾病的因果关系必须明确。第二条提到生理条件下的靶标调控作用效果小,而疾病状态下的靶标调控所产生的治疗或干预效果应当显著。但现实的药物靶标调控效果还可能引起脱靶效应或其他毒副作用,这与靶标的杂泛性有关。

10.1.2　靶标的杂泛性与可药性

靶标的杂泛性(promiscuity)是指一种靶标能够结合多种配体的性质。从蛋白质结构的层面上看,靶标的杂泛性由其氨基酸序列和三维结构所致。构成生物体的蛋白质都是由氨基酸构成多肽链组装成 α- 螺旋和 β- 折叠,形成三级和四级结构,执行与小分子配体或其他蛋白质的相互作用。蛋白质结构的这种可塑性和柔性造成蛋白质靶标具有广泛的配体结构容纳性,这是靶标的杂泛性的基础。

靶标的杂泛性带来药物的杂泛性,药物的杂泛性也是靶标的杂泛性的反映。杂泛性的存在会产生多重药理学和多靶标药物,有时在临床上产生有益的效果。然而,当药物作用于不希望的靶标时(off-target),则产生毒副作用和不良反应,靶标的杂泛性给可药性带来不利的影响。

10.1.2.1　G 蛋白偶联受体

作为人类基因组编码的最大膜蛋白家族,G 蛋白偶联受体(G-protein-coupled receptor,GPCR)几乎参与人体目前已知的所有生理活动,它可以接受胞外的多种信号(如激素、神经递质、新陈代谢产物等)的刺激,激活胞内的信号蛋白质并引发多种胞内信号级联反应。包含视紫红质样受体、分泌素受体、谷氨酸类受体、黏附类受体和 Frizzled/Taste2 受体等 5 个大类共 800 多个受体成员。目前认为,GPCR 的共同结构特点是具有保守的 7 次跨膜 α- 螺旋,通过 3 个胞内环和 3 个胞外环相连,其 N 末端和 C 末端分别在细胞外和细胞内。目前约有 33% 的临床药物直接作用于 GPCR,但该领域的药物研发面临的重要问题是药物的选择性差,尽管科学家们尝试发展针对受体亚型的选择性药物,但仍没有从根本上解决问题。

产生上述问题的原因在于传统观念认为 GPCR 的配体均衡性作用于受体下游的所有信号通路,因此基于这种单一靶向理论只能产生激动剂和拮抗剂 2 种类型的药物。后来的研究发现,GPCR 的信号转导机制中存在 G 蛋白和拘留蛋白(arrestin)2 种重要的信号途径,共同行使 GPCR 的功能。同一种GPCR 不仅偶联不同类型的 G 蛋白亚基激活不同的细胞信号通路,还可以通过下游拘留蛋白介导不同的信号通路。研究发现 GPCR 的同一受体可通过拘留蛋白调节数百种不同的潜在功能,其调节受体功能的重要性不亚于 G 蛋白。因此 2007 年杜克大学的 Lefkowitz 教授提出发展新型 GPCR 偏向性配体(biased ligand)进行药物研究的理念,偏向性配体可以选择性地稳定受体构象中的 1 种亚型。结合 β- 拘留蛋白和 G 蛋白的偏向性配体,以选择性地增强或抑制 GPCR 介导的信号网络中的某一信号途径,从而可以发现一些具有治疗功效的药物。

偏向性配体能够与特定的受体形式(如受体二聚体)结合,诱导不同类型的 G 蛋白亚基或 β- 拘留蛋白,从而使胞内信号偏向某些通路。近些年研究发现 β 肾上腺受体还可介导心脏内的 β- 拘留蛋白 1和 β- 拘留蛋白 2 依赖的信号,激活表皮生长因子受体(EGFR),从而发挥心脏保护作用。但是 β 肾上腺受体大量涉及的 G 蛋白信号产生慢性激活作用而导致心脏毒副作用。β_2 肾上腺素受体的配体卡维地洛(carvedilol)既是 β- 拘留蛋白介导的信号通路激动剂,又是 Gαs 信号激活的反向激动剂,通过偏向性激活 β- 拘留蛋白 1 保护心肌细胞在心力衰竭后存活,有利于治疗。

最新研究发现,特异性地激活存在于不同细胞位置的 GPCR 的 G 蛋白信号分子能够产生区域性信号转导,介导独特的生理功能。GPCR 区域信号转导是其功能多样性的重要基础,可以有针对性地发展更为精确的靶向 GPCR 的药物。因此自 20 世纪 60 年代以来,GPCR 药物经历了从单一靶向到 G 蛋白和拘留蛋白偏向性,再到应用多种功能开发精确靶向药物理念的革新过程,这将为今后该靶标的精准药物治疗奠定坚实的基础。

10.1.2.2　核受体

除 G 蛋白偶联受体外,核受体(nuclear receptor, NR)也是一大类药物靶标。雌激素、雄激素、孕激素和肾上腺皮质激素等甾体激素类药物的靶标均属于核受体。早期研究发现,雌二醇、雌三醇和雌酮等甾体结构的内源性雌激素可激活雌激素受体而产生药理活性。后续研究证实,以己烯雌酚为代表的非甾体结构也能够激活雌激素受体,因此甾体激素受体的靶标杂泛性也非常明显。

随着研究的不断深入,科学家们发现核受体不仅局限于甾体激素受体,而是一类包括 300 多种受体的超蛋白家族,可进一步分为 Ⅰ 类受体(类固醇类受体)、Ⅱ 类受体(retinoic acid receptor, RAR 等)和 Ⅲ 类受体(孤儿受体)。该类受体包含一系列调节细胞的多个方面行为的转录因子,它们既可以位于细胞核内,也可与相应的配体结合后由细胞质转移至细胞核内。许多核受体表现出明显的靶标杂泛性,例如,许多核受体可被特异性配体(天然或人工合成)激活或抑制,使其成为很好的药物靶标。但是通常可结合于这些受体的特异性配体的母核结构多样,具有一定的杂泛性。

下面通过对几种核受体的简介,进一步说明核受体的靶标杂泛性。

(1)孕烷 X 受体:孕烷 X 受体(pregnane X receptor, PXR)属于 NR1 受体亚家族成员,可被多种外源性物质激活。这些受体通过诱导涉及降解和分泌途径的基因表达来协调解毒过程,包括细胞色素 P450 酶、尿苷二磷酸葡萄糖醛酸基转移酶、谷胱甘肽 S- 转移酶和磺基转移酶等。

PXR 一方面可被多种内源性甾体化合物(如地塞米松、雌二醇、黄体酮和黄体酮的前体孕甾烷)激活,另一方面还可以与许多外源性化合物(如利福平和苯巴比妥)结合。通过研究 PXR-LBD(核受体的配体结合区域)晶体复合物,发现该区域存在一个较大的可插入区域。对 PXR 晶体结构的研究表明,PXR 结合部位有 5 个热点(hotspot),分别为右区(R,绿色显示)、左区(L,青色显示)、上部区域(U,洋红色显示)、下部区域(D,橙色显示)和中心区域(C,蓝色显示)(图 10-1,彩图见 ER-10-1)。目前,所有已知的 PXR 配体均与 R 区结合(蛋白质中的 W^{299}、F^{288} 和 Y^{306} 残基),这是整个 PXR 结合位点中最重要的热点,对配体的识别具有重要作用。配体在与其他部位结合时,根据配体的大小和形状,配体延伸到其余的 2、3 或 4 个额外的热点区域,所以 PXR 可以容纳各种不同的配体,成为杂泛性的结构基础。

(2)过氧化物酶体增殖物激活受体(PPAR):该受体由 3 种独立基因编码的 3 种 PPAR 亚型构成,即 PPARα、PPARβ/δ 和 PPARγ。3 种亚型的功能分别为,①PPARα 在肝脏、心脏、肌肉和肾脏中表达,调节脂肪酸分解代谢,激活 PPARα 可降低血脂水平,被认为是治疗高脂血症的药物靶标;②PPARβ/δ 参与包括神经发育、炎症、骨骼肌脂质氧化、角质形成、细胞分化和伤口愈合等生理活动,可能是治疗 2 型糖

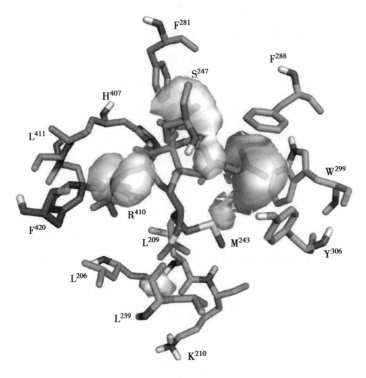

图 10-1　PXR 的晶体结构

尿病新策略的靶标；③PPARγ 主要在脂肪组织和巨噬细胞中表达，参与脂肪细胞分化、糖和脂质稳态的调节及炎症反应的控制。噻唑烷二酮类化合物激活 PPARγ，目前作为抗糖尿病药使用。

　　PPAR 也具有显著的靶标杂泛性，突出表现在可与多种脂肪酸和脂肪酸代谢产物结合，例如，白三烯 B_4（LTB_4）被认为是 PPARα 的内源性配体，15- 脱氧 - Δ12,14- 前列腺素 J2（PGJ2）可激活 PPARγ，而 PPARβ/δ 内源性配体更为广泛。研究发现，PPARβ/δ 受体与配体结合时，其入口区域可以变得更大，导致该受体可能被多种化合物激活，显示出典型的靶标杂泛性。白三烯和多种前列腺素也能激活 PPARβ/δ，也有报道称 PPARβ/δ 可被维生素 A 的代谢物视黄酸激活。

　　噻唑烷二酮类降血糖药如罗格列酮通过激动 PPARγ 达到降血糖的作用，但也会产生体液潴留、体重增加、心血管风险增加等不良反应，有研究表明心血管不良反应与激活 PPARγ 有关。

　　（3）类视黄醇 X 受体：类视黄醇 X 受体（retinoid X receptor，RXR）有 3 种亚型，即 RXRα、RXRβ 和 RXRγ。研究发现，这 3 种亚型均可与 9- 顺式视黄酸（9-*cis*-retinoic acid，9cRA）结合并被其激活，9cRA 也被认为是类视黄醇 X 受体的最佳配体。此外，类视黄醇 X 受体还可以被视黄酸（RA）、植烷酸（一种由叶绿素分解代谢产生的膳食脂肪酸）和二十二碳六烯酸（docosahexaenoic acid，DHA）等天然物质激活。但 RXR 与上述配体的亲和力差异很大，9- 顺式视黄酸与 RXR 的 K_d 为 15nmol/L，而 DHA 却高于 100μmol/L。有研究认为这些配体激活 RXR 的能力排序为 9cRA>RA> 植烷酸 >DHA。

10.1.2.3　酶的杂泛性

　　酶催化底物发生转化不仅具有特异性，也具有杂泛性，酶也可以催化其底物的结构类似物发生反应。酶的杂泛性使得同一种酶也可以执行多种生化功能，例如，碱性磷酸酶的主要功能是特异性地水解磷酸单酯，但也可以催化水解磷酸二酯、硫代磷酸酯、磷酰胺和硫酸酯。

　　白三烯 A_4 水解酶（LTA_4H）、嗜热菌蛋白酶（thermolysin）和血管紧张素转换酶（ACE）属于 3 种不同的酶系，氨基酸序列和功能是不同的。LTA_4H 催化 LTA_4 水解生成 LTB_4，后者是炎症介质；嗜热菌蛋白酶水解蛋白的肽键；ACE 将血管紧张素原水解成血管紧张素 Ⅱ。尽管这 3 种酶的功能不同，但催化中心的结构域却非常相似，由此也产生配体结合的杂泛性。例如，ACE 抑制剂卡托普利（captopril, 10-11）也可以抑制 LTA_4H（$K_i=6\mu mol/L$），由此可成为研发 LTA_4H 抑制剂的先导物。ACE 的另一抑制剂依那普利（enalapril, 10-12）因巯基被羧基代替，对 LTA_4H 无抑制活性，说明巯基是药物与 3 种酶结合的共性基团。酶的杂泛性又可分为底物杂泛性、催化杂泛性和产物杂泛性。

10-11　　　　　　　　　　　　　　10-12

　　（1）底物杂泛性：酶对底物的识别既有特异性，也有一定的杂泛性。例如，脂肪酶可以水解一定碳链长度的脂肪酸酯、大多数醇脱氢酶能催化醇与一定长度的烷基发生氧化还原反应、还原酶可以催化不同长度的脂肪酰辅酶 A 发生相同类型的化学转化，这些都说明酶催化底物杂泛性。

　　体内的细胞色素 P450（CYP450）是催化外源性物质（包括药物）发生氧化代谢的重要酶系，通过 CYP450 代谢引入极性基团，从而利于外源性物质排出体外。CYP450 种类多样，其中 CYP3A4 可以参与代谢 30% 左右的临床用药。CYP3A4 有一个巨大的柔性结合腔，可容纳并催化氧化各种外源性物质。与外源性物质发生相互作用时，该柔性结合腔的体积可增大 80%。

　　（2）催化杂泛性：酶催化杂泛性的典型例子是脂肪酶不仅能在水溶液、多种有机溶剂和离子液体中发挥作用，还可以催化某些 C—C 键的形成。酶催化杂泛性还体现在辅酶的参与，例如，血红素作为一种辅酶，可与许多蛋白质结合而表现出显著的杂泛性。血红素可以结合多种抗体，从而调节抗体在免疫机制中的作用。血红素还可与血红蛋白、肌红蛋白、细胞色素、过氧化物酶、淀粉样蛋白、朊蛋白、肌球蛋白、白蛋白和生长激素等蛋白质结合，诱导这些结合的蛋白质功能发生变化。

　　（3）产物杂泛性：产物杂泛性是指一种底物可以通过不同的过渡态形成多种不同的底物。例如，细菌氧化还原酶可以氧化类固醇分子上的不同羟基，产生不同的产物，这些反应涉及不同的过渡态。前面提到的细胞色素 P450 也具有高度的产物杂泛性，一个药物的结构中可能存在多个代谢位点，经过 CYP450 的生物转化后，可得到多个代谢产物。

10.1.2.4　靶标的杂泛性与药物研发

　　在创新药物研制的过程中，必须对靶标的杂泛性有深刻的认识。特别是某些新的潜在靶标（或其亚型）最初被报道在病理条件下高表达、可能与疾病机制相关时，许多科研工作者普遍认为只要完全阻断其功能或信号通路，即可控制疾病的进程。事实上，这些生物大分子物质经过自然界千万年的进化，能够存在于体内的首要原因是与正常生理功能密切相关。在病理条件下，虽然这些潜在靶标的表达量升高或调控水平异常，但从机体角度看仍然属于是量变而非质变。因此针对靶标的创新药物研究，不仅是纠正病理条件下靶标的异常功能，而且应避免干扰原有的靶标的正常生理功能。

前文提到的靶标的杂泛性涵盖类型多、情况复杂,因此许多潜在靶标在其功能或信号转导通路未被完全阐明之前,开展的药物研究经常导致失败。造成失败的原因很多,结合靶标的杂泛性大致可归纳为以下几个方面:①早期的药物对靶标(或其亚型)的识别缺乏选择性,可能还与其他靶标结合而产生脱靶效应。②某些药物与靶标(或亚型)的识别亲和力高、选择性好,但对靶标下游的信号转导通路缺乏选择性。③不同靶标亚型调控的生理功能和病理功能不同,但又相互制约;过度抑制某一个亚型,可能导致其他亚型的功能代偿性增加,产生机体的毒副作用。由于靶标的杂泛性导致药物研发失败的案例不少,是在研制药物时须规避的问题。

罗非昔布(rofecoxib,10-13)是高选择性的环氧合酶-2(COX-2)抑制剂,用于治疗骨关节炎,控制成人锐痛和痛经。但在正常组织的血管壁中也存在 COX-2,会产生前列环素(PGI_2),具有抑制血小板聚集和舒张血管的作用。在正常情况下,PGI_2 和血栓烷 A_2(TXA_2)相互制约,调节生理功能的平衡。罗非昔布高选择性地抑制 COX-2,导致 PGI_2/TXA_2 失衡,引起心血管事件的风险增加,以致于在 2004 年 9 月默克公司宣布在全球范围内主动撤回。该事件又导致国际医学界对其他高选择性 COX-2 抑制剂的安全性引起广泛质疑。

为了避免高选择性 COX-2 抑制剂引起心血管事件的风险,郭宗儒教授提出"适度抑制"的理念作为研制 COX 抑制剂的原则,即对 COX-2 有一定的选择性抑制作用,但选择性不宜过强,对 COX-2 和 COX-1 的抑制活性调节在一定的范围内,在消除炎症的同时,应维持 PGI_2 和 TXA_2 之间的功能平衡。例如,艾瑞昔布(imrecoxib,10-14)以适度抑制理念,选择性地抑制 COX-2 与 COX-1 作用的平衡点,以避免"走极端"地抑制产生潜在的消化道损伤或心血管障碍。经过系统的临床试验,证实艾瑞昔布抗骨关节炎的治疗效果,并于 2011 年 5 月被 SFDA 批准上市,从而证实"适度抑制"理念的可行性。

10-13　　　　　10-14

10.1.3　靶标的结构与可药性

药物分子的设计是根据靶标的结构特征寻找可与配体或外来小分子结合的腔穴,在此基础上发现结合力强、选择性高的小分子化合物,达到干扰或调控生物学过程的目的。不少靶标因为有体内的配体或底物与之作用参与生命活动,基于这些靶标的药物设计相对比较容易。尽管有些靶标和疾病之间有因果关系,但是由于自身的关系,或没有与之相结合的配体或底物,或因靶标结构的关系找不到合适的结合腔穴,或因对配体的性质有特殊的要求,使其可药性降低。

10.1.3.1　靶标缺少合适的结合腔穴

KRAS 蛋白是由 KRAS 基因编码的一种小 GTP 水解酶(small GTPase),是细胞生存和生长的重要调节蛋白。在体细胞中 KRAS 的激活突变是癌症的重要标志。KRAS 在多种癌症中均有突变,其中在胰腺癌中的突变率高达 90%,结肠癌和肺癌(大多为非小细胞肺癌)分别占 30%~50% 和 19%,胆管癌约占 26%,小肠癌、皮肤癌、膀胱癌和乳腺癌等癌症中也会发生突变。KRAS 蛋白与多种肿瘤有密切联系,存在因果关系。但是以 KRAS 作为药物靶标进行药物研发存在诸多挑战:①KRAS 以 pmol/L 浓度的亲和力与 GDP 和 GTP 结合,严重阻碍开发核苷酸竞争性抑制剂;②KRAS 与 GTP(磷酸化的 GDP)结合时,KRAS 活性构象蛋白表面的 switch Ⅰ 和 switch Ⅱ 处于闭合状态(图 10-2a)。KRAS 蛋白缺少理想的小分子结合口袋,表面缺少有利于药物结合靶向的凹陷(nook)和裂缝(crannies),找不到结合腔穴,难以设计高亲和力的变构抑制剂。尽管研究人员尝试研发了多种 GTP 竞争性小分子抑制剂,但均未取得成功。

随着共价结合药物设计理念的发展,使得以 RAS 的突变蛋白 KRAS G12C 为靶标的抑制剂研究成为可能。KRAS G12C 突变蛋白中的 12 位甘氨酸(G)突变成半胱氨酸(C),Cys^{12} 具有较好的亲核性,研究人员利用共价抑制剂靶向 KRAS G12C 形成共价键从而阻断 KRAS G12C 驱动的促增殖信号,选择性地抑制 KRAS 突变细胞(肿瘤)的同时减少对正常组织的影响(图 10-2b)。在最新研究中,研究人员利用 ARS-1620(10-15)和化合物 10-16 发现 KRAS G12C 蛋白的 H95/Y96/Q99 的隐藏式口袋,为进一步优化先导物的结构提供重要基础。基于喹唑啉酮骨架,通过优化芳烃部分,解决了轴向手性和构型稳定性问题,进一步提高与靶蛋白的结合能力。最后,通过进一步优化其药动学性质得到 AMG-510(10-17)。临床前和临床研究显示,AMG-510 在治疗 KRAS p.G12C 突变型肿瘤方面具有广阔的前景。

图 10-2　KRAS 与 GDP 的结合构象

a. KRAS 与磷酸化的 GDP 结合,处于激活状态;b. 通过抑制剂,
使 KRAS 处于与 GDP 结合的失活状态

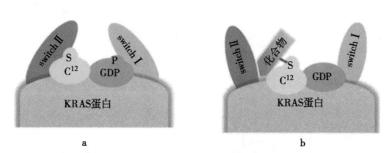

10-15　　　　　　　　　　　　　　　　　　　10-16

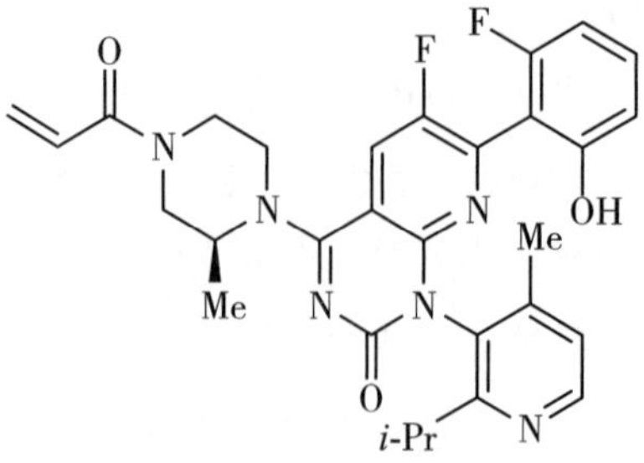

10-17

10.1.3.2　靶标对配体的性质有特殊的要求

蛋白酪氨酸磷酸酶(protein tyrosine phosphatase, PTP)的活性异常可引起多种疾病(包括癌症、糖尿病和免疫紊乱等),因此该家族在病理生理学机制中受到广泛关注。其中 PTP1B 曾经被认为是最有可能的成药靶标。在针对 PTP1B 抑制剂的大量研究中已发现结构类型各异的苗头化合物(如酚类、黄酮类、香豆素类、木酚素类、萜类,以及许多含氮、硫等杂环化合物等),但这些抑制剂在临床研究中一直未获得成功。

过去研究的 PTP1B 抑制剂主要存在 2 个方面的问题,即活性较低和选择性较差。由于 PTP1B 催化蛋白酪氨酸残基的磷酸根水解,前期发现的小分子苗头化合物一般属于含有电荷基团或强极性的化合物。但 PTP1B 位于细胞膜内,带电荷或强极性的化合物难以通过细胞膜起效,导致药物的活性较差。此外,PTP1B 与其他 PTP 家族成员的同源性高,现有药物主要结合于酶水解磷酸根的活性口袋,难以区分众多同家族的磷酸酶,导致选择性差。

上述 2 个问题一直困扰 PTP1B 抑制剂的开发。例如,PTP1B 抑制剂厄罗他非(ertiprotafib, 10-18)虽然较早进入临床研究,但因效果不佳和毒副作用大而宣告失败。为了解决膜透过性和靶标选择性,科学家们还尝试过研究作用于变构位点的非竞争性抑制剂。例如,曲度奎明(trodusquemine, MSI-1436, 10-19),该药于 2009 年前完成 3 项 I 期临床研究,但之后并没有进一步的信息更新。

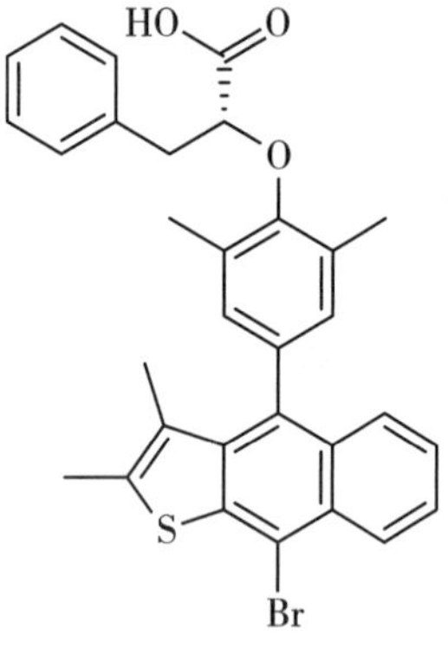

10-18 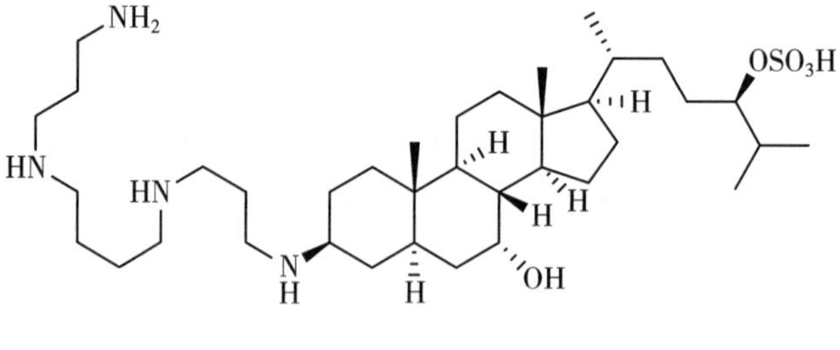　　　　　　　　　　　　　　　　10-19

10.1.4　小结

靶标的可药性研究包括靶标与疾病的相关性、靶标的杂泛性和靶标的结构特征。首创性药物(first-in-class)的研究是一个针对新的药物靶标进行可药性反复验证的过程。在这个过程中,首先应当有扎实的基础研究,明确靶标与疾病的因果性;在此基础上发现的靶标高亲和力调控剂或小分子药物才有可能展现出明确的疾病治疗或干预效果。此外,还必须提高靶标调控剂或药物分子的选择性,以去除靶标的杂泛性引起的各种潜在的脱靶效应或不可预知的毒副作用。

10.2　靶标的发现与确证

靶标的发现与确证是通过对体内生物信号通路中与疾病相关的关键生物事件的研究过程,特别是在对靶标的确证过程中包括对靶标的可药性研究。在这一研究过程中,需要多学科合作研究,充分利用生物信息学、化学生物学、药物化学等学科的技术和方法,发现和找到与靶标特异性结合的小分子化合物,研究其对靶标的调控是否能展现对疾病发生机制的干预。

10.2.1　生物信息学与靶标的发现与确证

随着生物信息学及相关研究技术的发展,可通过基因序列比对法、蛋白质序列预测法,以及基于遗传调控途径、新陈代谢途径和信号转导途径的蛋白质分子间调控网络研究等数据资源的挖掘和利用方法进行靶标的预测和可药性分析。

可以利用一些常用的生物信息学数据库,如疾病相关的基因数据库 OMIM(online mendelian inheritance in man,http://www.ncbi.nlm.nih.gov/omim/)挖掘与人类疾病相关的基因和基因敲除时的异常情况,以及疾病与基因、文献、序列记录、染色体定位和相关数据。与癌症相关的基因 COSMIC(www.sanger.ac.uk/genetics/CGP/cosmic)和 Cancer Gene Census(https://cancer.sanger.ac.uk/census)数据库,获取癌症相关的候选基因、基因敲除信息及人类癌症的相关细节。

通过蛋白质结构、功能与配体结合位点的相关数据库,如 eF-site、sc-PDB-Frag、PDBSITE、MSDsite 或 Pfam(protein family database)等,可对靶标的腔穴大小、形状、疏水 / 亲水区域的分布、可形成氢键的数量及结合位点进行分析与预测。

通过对已成功应用的药物靶标进行鉴别,TTD(therapeutic target database)数据库提供已知的诊疗目标、疾病条件和对应的药物。DrugBank(www.drugbank.ca)则结合详细的药物数据和综合的药物靶标信息,也提供美国 FDA 正在进行测试的药物和对应的靶标。PDTD(potential drug target database)数据库则收集超过 830 个已知或潜在药物靶标,并提供蛋白质结构、相关疾病和生物学功能等信息。

10.2.2　化学探针与靶标的发现

靶标的发现与确诊需要找到与靶标特异性结合的小分子化合物,研究其对靶标的调控是否能展现对疾病发生机制的干预。在化学生物学领域,主要研究工具是应用小分子化合物作为探针,评价外源性探针分子对生物大分子的干预和调控。从这个角度讲,小分子探针的功能主要包括 2 个方面:一是利用小分子探针进行生物功能的确定(包括在组织细胞中的定位),即与靶标的发现和验证有关;二是小分子探针本身是具有调控生物功能的化合物,从小分子探针可以导出苗头和先导化合物。

10.2.2.1　化学探针的原理和方法

化学探针是指一种蛋白质功能的选择性小分子调控剂,可用于生化、细胞或动物研究,阐释分子靶标的作用机制。分子探针原位检测细胞内作用靶标的原理是将含荧光素、同位素或其他可以被现代科技手段检测到的分子、粒子或元素等固定在待测的活性分子上,使分子与其靶标结合,有效地标记或者分离靶标,通过凝胶电泳、质谱等分析手段确认丰度变化直接检测作用靶标。根据其原理,分子探针主要由三部分组成,分别是活性基团、连接基团和报告基团。

(1)活性基团:活性基团是先导化合物发挥生物活性的关键部位,一般可以是先导物本身,也可通过构效关系设计新的活性基团。通过活性部位与待确定的生物靶标特异性结合,形成靶标 - 探针复合物,用于检测其丰度变化、纯化及靶标富集,确认靶标的结构。

(2)连接基团:通常采用长链烷或聚乙二醇作为化学探针的连接区,连接活性基团和报告基团。主要在活性基团和报告基团之间提供足够的空间以避免空间位阻产生的不利影响,便于活性基团与靶标的结合及偶联产物的纯化。烷基链可调节探针的疏水性,使其便于进入活细胞和组织;而聚乙二醇链可提高疏水探针的溶解性,便于进入水溶液。

(3)报告基团:也称为标签(tag),用来探测靶标 - 探针复合物在细胞或组织中的位置,以快速简便地富集纯化探针结合靶标。报告基团有荧光基团、生物素、放射性同位素或者固相载体等。生物素(biotin)是一种常用的报告基团,与链霉抗生物素蛋白(streptavidin)具有很强的亲和力。放射性同位素标签的应用可以使得探针分子保持活性,但其放射性、半衰期短(如 ^{32}P 为 14.3 天、^{35}S 为 87.1 天、^{125}I 为 60 天)等缺点限制了放射性同位素标签的应用。

化学探针在靶标识别中的应用包括:①针对一个未知靶标的活性化合物进行全面的构效关系(structure-activity relationship,SAR)研究,以确认其药效团。②对药效团以外的部位进行结构修饰,引入报告基团及连接基团构成探针分子,测试其生物活性。③原位靶标的识别。将探针固定于固相载体上,用洗脱液进行洗脱来富集和纯化靶标。通过构效关系设计活性探针结构类似物作为阴性对照是排除非特异性结合蛋白干扰的重要方法之一。在洗脱液中加入一定量的母体先导物与固相中的分子探针共同竞争作用的靶标也可进一步确认靶标位置,排除干扰。④将得到的蛋白条带通过蛋白质谱分析可初步判定靶标信息,再通过蛋白质印迹法、结构生物学等实验进行确证。

利用化学探针进行药物靶标识别的方法很多,近年来发展起来的基于活性导向的蛋白谱技术(activity-based protein profiling,ABPP)方法克服了传统的蛋白质组学研究方法难以区分活性蛋白和干扰蛋白的缺点。ABPP 方法运用活性导向的探针分子(activity-based probe,ABP),在复杂的生物样品中特异性地标记靶蛋白,使研究这些活性蛋白的分离、鉴定、分布、功能等成为可能。

ABPP 技术的原理是将合成得到的带有反应基团和标签基团的 ABP 试剂与待研究的蛋白质组作用,ABP 中的反应基团能够特异性地共价修饰蛋白质组中的某类蛋白质而将化学小分子与产生相互作用的靶酶相连,然后利用 ABP 中的荧光或生物素标签基团又可将这些靶酶逐个从蛋白质组中"钓"出来。由于 ABP 是针对待研究靶酶的活性而定向设计的化学小分子,因而能够直接检测蛋白质组中感兴趣的靶酶的活性。

在探针分子中引入荧光或生物素标签,可能会影响探针分子的活性及其细胞通透性,导致分子探针的活性和理化性质不能达到理想水平。将光亲和标记(photoaffinity labeling,PAL)技术与 ABPP 技术联用(PAL-ABPP),在探针分子中引入光亲和标记基团,在紫外线照射下光亲和标记基团与靶蛋白的活性部位反应形成共价连接,将探针分子标记在靶蛋白上,拓展 ABPP 技术的应用范围;点击化学(click chemistry，CC）与 PAL-ABPP 技术联用（PAL-CC-ABPP），用一个很小的叠氮基取代探针分子中的报告基团，在探针分子共价标记靶蛋白后通过点击反应［Cu（Ⅰ）催化炔基与叠氮基生成反式三氮唑分子］将报告基团引入探针分子中（图 10-3）。

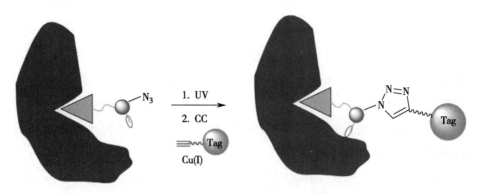

图 10-3　PAL-CC-ABPP 示意图

例如，duocarmycin SA（10-20）是从链霉菌 *Streptomyces* DO-113 中分离得到的抗菌代谢物，是迄今所获得的对多种肿瘤细胞的细胞毒性最强（$IC_{50}=10pmol/L$）的化合物之一。前期研究表明，其作用机制是修饰肿瘤 DNA 导致细胞凋亡，而吲哚部位是 DNA 结合区域。通过将此类化合物制备成小分子探针，采用 ABPP 技术钓取靶标，成功发现新的作用靶标 ALDH1A1。

10-20

10.2.2.2　化学探针与靶标的发现与确证

药物靶标的可靠性对于提高药物研发效率、减少临床试验失败概率至关重要。在靶标的验证过程中，基于高特异性的化学探针获得的研究数据可以为针对靶标的药物研发提供更多的信息，帮助研究人员对难以成药的靶标进行早期判断，降低药物研发失败的风险。因此，化学探针的质量至关重要，如果特异性不足，则会在药理学研究中产生令人混淆的数据结果，并导致相关药物研发的不确定性增加（图 10-4）。

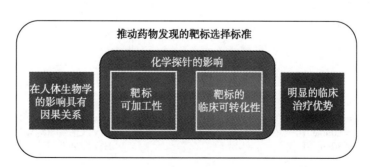

图 10-4　化学探针在药物靶标发现中的作用

10.2.2.2.1　化学探针对靶标生物功能的确定

化学探针对靶标生物功能的确定是利用化学探针研究小分子调节表型的能力。化学探针与 siRNA、CRISPR-Cas9 和基因敲除动物等基因工具互补使用,可以对靶标的生物功能进行全面评估,包括靶标敲除和靶标调控之间可能存在的重要差异。这表现为化学探针可用于确定特定靶标的可加工性 (tractability)。

高质量的化学探针才能生成有意义的生物数据。高质量的化学探针需要高性能指标,例如,结构基因组学协会(http://www.thesgc.org/)提出,用于表观遗传学研究的探针应该具备至少 100nmol/L 的体外药效、超过 30 倍的家族亚型蛋白选择性。另外,对于任何给定的靶标,理想的情况是具有 2 个结构不同的化学探针,每个探针都具有独特的活性和选择性,以及 2 个不活泼的结构类似物作为阴性对照,这将降低出现非靶向性的试验结果的可能性。

(1) 基于 HIV 整合酶的化学探针:HIV 整合酶(integrase,IN)由 pol 基因编码,有 288 个氨基酸残基,分为 3 个结构域,即 N 端结构域(N-terminal domain,NTD)、催化核心结构域(catalytic core domain,CCD)和 C 端结构域(C-terminal domain,CTD)。NTD 由 1~49 位的氨基酸残基组成,其中 His^{12}、His^{16}、Cys^{40} 和 Cys^{43} 与一个 Zn^{2+} 结合形成一个 HHCC 型锌指结构。NTD 能特定性地识别病毒 DNA 末端并促进 IN 的四聚化。CCD 由 50~212 位的氨基酸残基组成,是 IN 参与催化反应的主要部位,又称为催化结构域。CCD 含有 3 个保守的酸性残基(即 Asp^{64}、Asp^{116} 和 Glu^{152})构成的 DDE 基序,高度保守的 DDE 基序与 2 价金属离子(Mn^{2+} 或 Mg^{2+})结合,构成 IN 的活性中心。CTD 由 213~288 位的氨基酸残基组成,主要参与结合非特异性 DNA,并有利于 IN 的多聚化。HIV 整合酶因其在将病毒 DNA 掺入宿主基因组中的作用,早期被认为是治疗 HIV 感染的重要靶标。

尽管,早期发现的抑制 HIV 整合酶的化学探针不能抑制链转移步骤,在感染细胞中缺乏抗病毒活性,但这些早期探针有助于理解整合酶的逐步作用机制。2000 年发现一系列具有抗病毒活性的二酮酸(DKA)结构的化合物,即最早的 DKA 类抑制剂。DKA 系列化学探针如 10-21 和 10-22 证实破坏链转移反应是抗病毒活性的可行策略。DKA 通过其独特的作用模式,即直接螯合对链转移至关重要的金属离子(Mn^{2+} 或 Mg^{2+}),证实 HIV 整合酶作为药理学靶标的可行性。目前,整合酶作为 HIV 的靶标持续受到关注,并已有药物如拉替拉韦(raltegravir,10-23)、艾维雷韦(elvitegravir,10-24)被 FDA 批准上市。拉替拉韦用带 3 个杂原子的噁二唑基团取代 DKA 的羧基基团,艾维雷韦用 1 个可选择的共平面的 4- 喹诺酮 -3- 羧酸基团取代 DKA 基团,均表现出较好的病毒抑制活性。

10-21	10-22
HIV链转移 IC_{50} = 50nmol/L	HIV链转移 IC_{50} = 100nmol/L
HIV预整合 IC_{50} = 80nmol/L	HIV预整合 IC_{50} = 150nmol/L
HIV传染性 IC_{50} = 80nmol/L	HIV传染性 IC_{50} = 2 000nmol/L

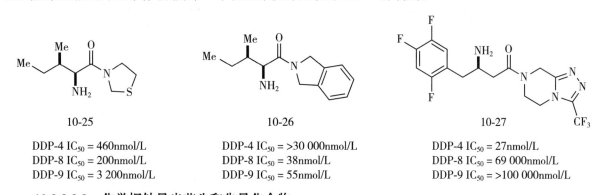

10-23   10-24

（2）基于 GLP-1 抑制作用的化学探针：GLP-1（glucagon-like peptide-1，胰高血糖素样肽 -1）通过作用于胰岛 β 细胞促进胰岛素分泌，同时还作用于胰岛 α 细胞抑制胰高血糖素分泌，对降低血糖具有重要作用。DPP-4（dipeptidyl peptidase-4，二肽基肽酶 4）具有降解 GLP-1 的作用，成为重要的抗糖尿病药的靶标。DPP-4 抑制剂通过抑制 DPP-4 的活性提高体内的 GLP-1 水平，发挥降血糖作用，为糖尿病的治疗提供重要的药物研究方向。早期的 DPP-4 选择性探针在临床前研究中表现出毒性，给该靶标的药物研发带来潜在的风险。重要的是，化学探针噻唑烷类化合物（10-25）表现出对 DPP-4 抑制时产生的毒性和药效学活性之间的不同的治疗指数，人们提出新的假设，即毒性可能是由于脱靶效应引起的。

在此基础上，研究团队开发具有不同 DPP 亚型选择性的探针，以探索抑制相关 DPP 是否会引起毒性。结果发现，化合物 10-26（对 DPP-8 和 DPP-9 有抑制作用，但没有抑制 DPP-4 的活性）产生与 10-25 相同的毒性；相反，来自该组合物中的选择性 DPP-4 抑制剂没有表现出观察到的毒性。上述化学探针的研究证实选择性 DPP-4 抑制剂用于糖尿病治疗的安全性。之后，陆续筛选了 80 余万种化合物，通过合成改良 2 000 多个化合物，最终于 2001 年发现一高选择性的小分子 DPP-4 抑制剂小分子（MK-0431）。通过毒理和安全性评价之后，很快也进入临床试验，并改称西格列汀（sitagliptin，10-27）。2006 年 FDA 正式批准西格列汀上市，其成为第一个在全球获得批准的 DPP-4 抑制剂。

10-25   10-26   10-27

DDP-4 IC$_{50}$ = 460nmol/L   DDP-4 IC$_{50}$ = >30 000nmol/L   DDP-4 IC$_{50}$ = 27nmol/L
DDP-8 IC$_{50}$ = 200nmol/L   DDP-8 IC$_{50}$ = 38nmol/L   DDP-8 IC$_{50}$ = 69 000nmol/L
DDP-9 IC$_{50}$ = 3 200nmol/L   DDP-9 IC$_{50}$ = 55nmol/L   DDP-9 IC$_{50}$ = >100 000nmol/L

10.2.2.2.2 化学探针导出苗头和先导化合物

化学探针的另一个重要用途是建立靶标的临床可转化性（translatability）。化学探针能够阐明药物靶标发现前期的基本问题，可以加深对体内药效学的理解，并有助于识别对临床决策至关重要的生物标志物,在解决疗效潜力、作用方式和安全性等问题之后,小分子化学探针有潜力进一步发展为治疗药物。

(1)基于 CB2 激动作用的化学探针:基于天然大麻素的镇痛效果,人们鉴定出 2 种不同的大麻素受体(CB1 和 CB2,分别为 *CNR1* 和 *CNR2* 基因)。CB2 的选择性激动可能导致治疗疼痛,而没有 CB1 激动有关的精神病性影响。由于中枢神经系统中 CB1 高表达,而且弱的 CB1 结合即可引起显著的激动作用,因此选择性 CB2 激动剂的研发是该领域中药物发现的重要挑战。实际上,早期发现的 CB2 选择性化学探针在啮齿动物模型中产生镇痛作用,但由于选择性不佳,仍残留有低水平的 CB1 活性,观察到的表型试验结果存在一些疑问。在这种情况下,需要具有高选择性的脑渗透 CB2 化学探针,以验证靶标的可药性。

咪唑并吡啶类化合物 10-28 和 10-29 及十氢喹啉类化合物 10-30 和 10-31 是 2 组具有不同结构类型的 CB2 激动剂。重要的是,每组结构包含一个没有 CB1 激动作用的选择性探针和一个具有弱 CB1 激动作用的类似物。通过在大鼠急性炎症性疼痛模型中评估上述探针的作用,结果发现尽管化合物在外周系统和中枢系统内的暴露量均很高,但是仅探针 10-28 和 10-30 具有镇痛功效。这些结果反驳了单凭激动 CB2 就可以产生显著的镇痛作用的观点。上述选择性化学探针的研究结果表明 CB2/CB1 选择性程度对镇痛作用有显著影响,警示基于 CD2 激动机制治疗急性疼痛的药物开发策略。

10-28
大鼠CB2 cAMP IC$_{50}$ = 11nmol/L（87%）
大鼠CB1 cAMP IC$_{50}$ = 1 068nmol/L（104%）

10-29
大鼠CB2 cAMP IC$_{50}$ = 58nmol/L（87%）
大鼠CB1 cAMP IC$_{50}$ = >17 000nmol/L

10-30
大鼠CB2 cAMP IC$_{50}$ = 6.3nmol/L（119%）
大鼠CB1 cAMP IC$_{50}$ = 1 887nmol/L（94%）

10-31
大鼠CB2 cAMP IC$_{50}$ = 81nmol/L（87%）
大鼠CB1 cAMP IC$_{50}$ = >17 000nmol/L（8%）

(2)针对食欲肽受体的化学探针:遗传研究证明食欲肽(orexin)系统内的功能障碍或缺失与发作性睡病之间的联系,使得 orexin 1(OX$_1$R,基因 *HCR2R1*)和 orexin 2(OX$_2$R,基因 *HCR2R2*)受体成为重要的治疗靶标。最初的假设是该类拮抗剂可以用于失眠的治疗,而激动剂可用于治疗发作性睡病。基于高通量筛选发现苗头化合物 10-32,进一步的结构优化发现活性更强、药动学特性和脑渗透更佳的脯氨酸 - 双酰胺拮抗剂 DORA-1(双重食欲肽受体拮抗剂,10-33)。在多剂量研究中,DORA-1 能够阻断由食欲肽 A（颅内给药）产生的大鼠运动,进一步明确其在体内拮抗 OXR 的能力。

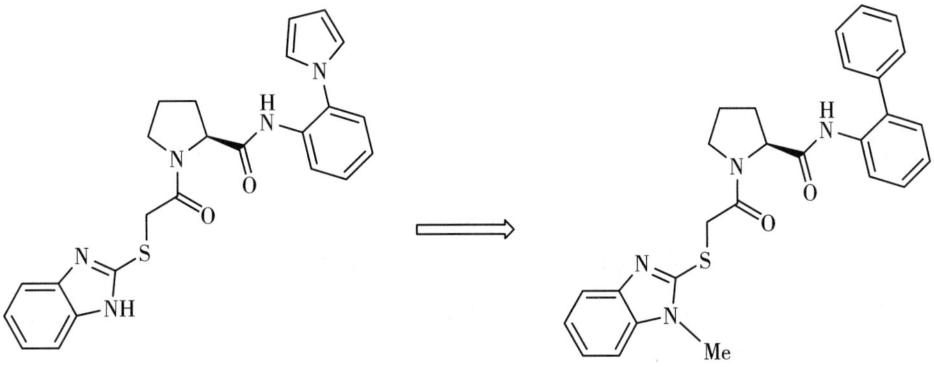

10-32
OX$_1$R IC$_{50}$ = 240nmol/L
OX$_2$R IC$_{50}$ = 6nmol/L

10-33
OX$_1$R IC$_{50}$ = 17nmol/L
OX$_2$R IC$_{50}$ = 4nmol/L

　　DORA-1 的发现加速了相关药物的发现工作,在恒河猴中的实验研究表明 DORA-1 具有较好的药动学和药效学性质,这种双重 OXR 拮抗作用对人类是有效的,可良性改善睡眠结构。在 DORA-1 之后,又发现多个候选药物进入临床研究,但这些候选药物与 DORA-1 并没有结构相关性,而正是该探针化合物 DORA-1 的发现有助于建立药动学 / 药效学的效应关系,极大地促进相关候选药物的结构优化。

　　后来,利用化合物库（300 万个化合物）对 hOX$_2$R 和 hOX$_1$R 的活性进行随机筛选,发现具有良好活性的苗头化合物,并对其进行结构优化得到先导物,进而对先导物进行药物代谢动力学性质的优化,最终得到苏沃雷生（suvorexant,10-34）并于 2014 年被批准上市。

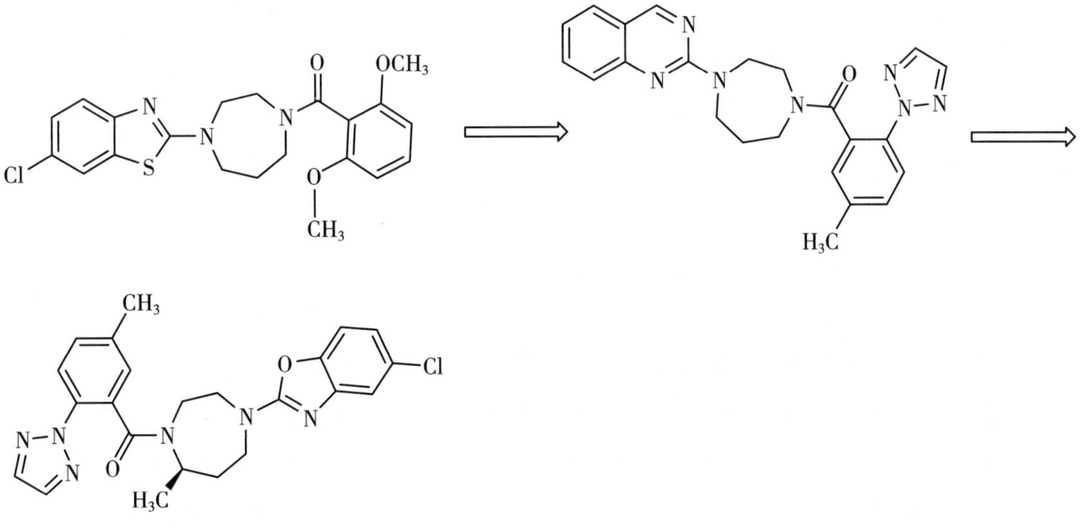

10-34

10.3　基于靶标的药物化学研究

　　当新的靶标得到确证和验证,以及利用化学探针获得具有继续研究价值的苗头或先导化合物后,进一步的研究工作就是要采用药物化学手段对靶标进行药物分子设计,以及对基于化学探针得到的苗头或小分子化合物进行成药性优化研究。

基于靶标的药物设计,即基于靶结构的药物设计(structure-based drug design)是药物设计的主要内容之一,请见第 4 章内容。

由化学探针得到的苗头或小分子化合物向成药性分子的优化是药物化学的常规工作之一。成药性是呈现药理作用的保障,使药物分子在机体的适宜部位、时段和以适宜的药量(浓度)发挥预期作用。成药性的优化就是要寻找药物的药理活性、药动学性质及与之共同存在的药物的物理与化学性质之间的平衡。药物分子的优化方法很多,其中不少是关于常规的化合物分子结构特征对药动学性质及毒性的影响,在此不再赘述。这里要从更深层次的化合物分子与靶标结合的效率与结合质量进行评述。

10.3.1　化合物与靶标的结合效率——配体效率

化合物的配体效率(ligand efficiency,LE)是指化合物分子中的每个原子对与靶标结合的贡献,是由 Hopkins 等提出的。计算方法是将复合物的结合常数 K_d 或 IC_{50} 按照式(10-1)转换为结合自由能(ΔG)。

$$\Delta G = 2.303RT \log K_d \qquad\qquad 式(10\text{-}1)$$

LE 是将结合能 ΔG 除以非氢原子数($N_{非氢原子}$),即分子中的每个非氢原子对结合自由能的贡献,用式(10-2)表示。

$$LE = -\Delta G / N_{非氢原子} \qquad\qquad 式(10\text{-}2)$$

在 25℃温度下,LE 与结合常数的关系如式(10-3)所示。

$$LE = 1.36 pK_d / N_{非氢原子} \qquad\qquad 式(10\text{-}3)$$

式(10-3)中,LE 的单位为 kcal/mol,也可换算成 kJ/mol。结合自由能与离解常数间呈对数关系,若 ΔG 改变 1.36kcal/mol,结合强度变化 10 倍。配体效率是将化合物的活性在分子大小的尺度上进行表征,是优化过程中防止分子过大及监测化合物的活性、物理与化学性质和成药性程度的一个指标。

分子中并非所有原子都对活性有贡献,结构中有一些原子或基团并不直接参与结合作用,或只是起支撑连接作用,或是冗赘的原子。所以,在设定化合物的最低配体效率标准后,可经简单计算确定有效的化合物是否达标,比较化合物的质量优劣。例如,含有 30 个非氢原子的化合物(分子量为 405Da,非氢原子的平均原子量为 13.5Da),K_d=10nmol/L,其 LE=0.37kcal/mol;继续优化到 K_d=2nmol/L,含 41 个非氢原子(分子量为 553Da),虽然活性提高 4 倍,但 LE 降低到 0.29kcal/mol。

其实,用 LE 来比较化合物结合效率,也会因分子的大小不同而使 LE 没有可比性。Reynolds 等分析了 8 000 个配体与 20 个靶蛋白的结合常数,计算了配体效率,发现分子量差别较大的化合物活性与(非氢)原子数之间并不呈线性关系,并证明依赖分子尺寸的 LE 是因为熵的因素所致,从而提出最大配体效率 LE_{max} 的概念。若实测值与 LE_{max} 有差距,意味着存在有优化熵贡献的空间。式(10-4)是计算不依赖分子尺寸的配体效率的经验公式。

$$SILE = -\Delta G / (N_{非氢原子})^{0.3} \qquad\qquad 式(10\text{-}4)$$

另一消除因分子尺寸差别大引起的配体效率的变化用契合质量(FQ)表征,如式(10-5)所示。契合质量将任何大小的药物分子的质量置于同一尺度之下,因而有可比性。

$$FQ = LE / \left[0.071\,5 + (7.532\,8/HA) + (25.707\,9/HA^2) - (361.472\,2/HA^3) \right] \qquad\qquad 式(10\text{-}5)$$

例如,雅培公司研制极光激酶抑制剂,采用基于片段的药物设计(FBDD)方法,在逐步加大分子尺寸和提高活性时,用配体效率和契合质量表征优化过程中化合物的活性和成药质量,化合物 10-35、10-36 和 10-37 是有代表性的活性化合物。可以看出,提高活性的同时,LE 和 FQ 都维持较高的水平。化合物 10-37(AT-9283)进入临床研究。

10-35	10-36	10-37
IC50 = 70nmol/L	IC50 = 59nmol/L	IC50 = 3nmol/L
LE = 0.54	LE = 0.49	LE = 0.42
FQ = 0.86	FQ = 1.18	FQ = 1.17

10.3.2　化合物与靶标的结合质量——焓与熵

药物与受体靶标结合是产生药理效应的分子基础,体外表征药物作用的强度使用复合物离解常数 K_d 或 IC_{50},数值越小,活性越强。药物-受体结合的驱动力是系统自由能 ΔG 的变化。经典的优化过程是以 K_d 或 IC_{50} 作为判断化合物活性的标准并加以取舍。然而,进一步分析 ΔG 的构成,是由焓和熵组成的。

焓和熵对结合能的贡献可大可小、可正可负,取决于配体和受体结合前后的状态。配体与受体形成复合物是个复杂的过程,包括多个环节:一些极性基团为了参与结合要先去除溶剂分子(去水合作用);为了暴露出被掩盖的亲脂性(疏水)基团或片段以参与疏水-疏水相互作用,一些规则排布的溶剂分子(水分子)须离开疏水表面进入大体积水的无序状态;柔性配体和受体结合部位为了构象的相互适配而限制在某种“活性”的构象,降低构象自由度;结合后的配体和受体被限制和束缚在复合物中,失去平动和转动的自由度。这些过程对热力学的结合能 ΔG、ΔH 和 $-T\Delta S$ 构成正面或负面的不同影响,如果发生结合作用,总结果 ΔG 应为负值。

同类药物与同一受体结合的 ΔG、焓和熵的构成份额是不同的,其大小取决于结合前与结合后的状态。表 10-1 列出焓和熵在结合过程中的贡献。

表 10-1　药物与受体结合过程中的焓与熵的贡献

结合过程	焓	熵
极性基团的去水合作用	不利(正值)	—
为基团结合而调整角度和距离	—	不利(正值)
配体与受体形成氢键	有利(负值)	—
静电相互作用	有利(负值)	—
形状互补和匹配发生的范德华作用	有利(负值)	—
为结合而发生的构象改变和限制	—	有利(负值)

结合过程	焓	熵
疏水 - 疏水作用掩盖疏水表面,减少有序的水分子	—	有利(负值)
结合后限制游离分子的平动和转动的自由度	—	不利(正值)

综合上述复杂的焓和熵的有利和不利贡献,如果 $\Sigma \Delta H > \Sigma (-T\Delta S)$ (指绝对值),表明药物与受体的结合主要是焓驱动;反之为熵驱动。由焓驱动的结合多为基团之间的静电或氢键结合,构成特异性结合;而由熵驱动的结合多为疏水相互作用。配体与受体结合的焓 - 熵变化常常是有利的 ΔH 被不利的 $-T\Delta S$ 所抵消,或者有利的 $-T\Delta S$ 以不利的 ΔH 作负性补偿,这就是配体 - 受体结合作用的焓 - 熵补偿(enthalpy-entropy compensation)。

提高配体与受体的结合自由能,可通过增加 ΔH 的绝对值,或增加 $-T\Delta S$ 的绝对值,或者两者同时增加。为增加有利的 ΔH 以形成特异性结合,需要精细地调整配体的微观结构,在方向和距离上契合于受体结合的原子或基团,但不宜变换构象而付出熵的损失,这在药物化学上是有难度的,即使有结构生物学的引领,也会因诱导契合或未知的因素难以实现预期的目标。而优化熵的贡献以提高结合能相对比较容易,这是因为受体蛋白比较普遍地存在疏水腔或疏水裂隙内,与配体的疏水基团或片段的结合在方向和距离上有较大的宽容度,例如结构中加入烷基链或亲脂性环(芳环或脂环)可增强熵效应,能够提高亲和力和生物活性。不过,为了增加疏水相互作用,往往增大分子的相对质量和亲脂性。这在成药性和宏观性质上是不利的,会降低化合物的溶解性和吸收性,而且也因此增加药物的杂泛性(promiscuity)和代谢复杂性,引起毒副作用。所以从提高选择性和成药性的角度,结构优化应以提高热力学 ΔH 的贡献为首要。

HIV 蛋白酶抑制剂安普那韦(amprenavir,10-38)和达芦那韦(darunavir,10-39)都是已上市的 HIV 蛋白酶抑制剂,作为过渡态类似物结合于酶的催化中心。达芦那韦是在安普那韦的四氢呋喃环上又骈合 1 个四氢呋喃环,活性提高近百倍,结合自由能主要是焓的贡献,与熵的贡献比为 5.5:1;而安普那韦的焓与熵的比大约为 1:1。达芦那韦在骈合四氢呋喃环后不仅提高活性而且改变焓与熵的贡献比,也说明增加焓的贡献而削弱熵的贡献的焓 - 熵补偿现象。晶体结构研究表明(图 10-5),地瑞那韦的 2 个四氢呋喃环的氧原子与 Asp30′ 和 Asp29′ 形成氢键(用图 10-5 中的虚线表示),图 10-5 中的圆点为结构水,参与形成复合物的氢键网络。

10-38
K_i=0.39nmol/L
ΔG=−55.2kJ/mol
ΔH=−28.8kJ/mol
$-T\Delta S$=−26.4kJ/mol

10-39
K_i=0.004 5nmol/L
ΔG=−62.7kJ/mol
ΔH=−53.1kJ/mol
$-T\Delta S$=−9.6kJ/mol

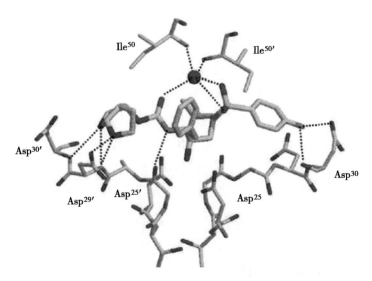

图 10-5　地瑞那韦与 HIV 蛋白酶复合物的结合模式

10.4　化学生物学与药物化学联用案例

10.4.1　托法替布的研制

自身免疫病是机体自身产生的抗体或致敏淋巴细胞破坏,损伤自身的组织和细胞成分,导致组织损害和器官功能障碍的原发性免疫性疾病。这些疾病包括 1 型糖尿病、系统性红斑狼疮(systemic lupus erythematosus,SLE)、银屑病、类风湿关节炎(rheumatoid arthritis,RA)等。若药物能够对抗过于活跃的免疫系统,则可能对自身免疫病加以控制。此外,抑制免疫系统的活性也是治疗器官移植后排斥的必要手段。

由于现阶段缺乏针对上述疾病病因的治疗药物,故在临床实践中大多采用对症治疗。例如,治疗类风湿关节炎选用 COX-2 选择性抑制剂或非甾体抗炎药等,只是为了减缓疾病的进程。又如免疫抑制剂环孢素作为有针对性的治疗药物可阻止 T 淋巴细胞功能,而 T 淋巴细胞是免疫系统的关键成分,因而环孢素被广泛应用于肾移植手术后的排斥反应。但是,环孢素的不良反应却又引起肾脏毒性,导致移植的肾脏不断地被环孢素损害。因此,亟待发现具有新型靶标和作用机制的药物用于自身免疫病的治疗。

1993 年美国国家卫生研究院的生物学家 O'Shea 等发现一种新的 Janus 激酶家族成员,其在免疫系统中起一定作用,并将其命名为 JAK-3。JAK-3 只在淋巴细胞中表达,与白介素 -2(IL-2)受体的 γ 链结合,调节信号转导。IL-2 具有排斥移植的异体器官的作用,是 T 淋巴细胞的关键生长因子。JAK-3 广泛表达于淋巴和神经细胞中,与 IL-2 受体的 β 链结合。因而,选择性地抑制 JAK-3 激酶可抑制或调节免疫功能。

10.4.1.1　化学生物学的研究与苗头化合物的发现

1993 年,辉瑞公司希望研发全新靶标的免疫抑制剂。与美国国家卫生研究院之间签订合作协议后,化学家 Changelian 等着手针对这个新靶标进行研究,测定构建 JAK-3 的体外模型,开始化合物的普筛。筛选是应用化学生物学原理,用不同的小分子化合物作为探针研究靶标的生理功能,寻找有活性的苗头化合物,继而过渡到寻找新药的药物化学过程。

他们从 40 万个化合物中筛选出对 JAK-3 具有抑制作用的化合物 10-40。但是,在进行用以评价对 JAK-1 或 JAK-3 的抑制活性的 IL-2 诱导的 T 淋巴母细胞增殖实验及另外的实验中,化合物 10-40 显示对 JAK-2、JAK-1 均有抑制活性。JAK-2 与血液生成和红细胞在体内的稳态相关,抑制 JAK-2 可能会导致贫血。最终的结果是化合物 10-40 对 JAK-2 的结合力为 $K_i=200nmol/L$,可能会导致贫血的不良反应。

此外,由于化合物 10-40 可被肝微粒体迅速代谢,其半衰期只有 1 分钟,所以在结构优化的过程中要提高代谢稳定性。设定化合物的生物学目标是对 JAK-3 激酶的结合活性 <10nmol/L,对 IL-2 母细胞的抑制活性≤ 100nmol/L,对 JAK-3(或细胞)的 T 细胞增殖实验的选择性应大于对 JAK-2 的抑制活性的 100 倍以上,对人肝微粒体的半衰期≥ 60 分钟。

10.4.1.2　先导化合物的确定与优化

(1)苗头化合物结构的简化:化合物 10-40 含有 5 个环,相对分子量为 290.37Da,苗头向先导物过渡(hit-to-lead)的演化策略之一是减少环数和分子量,以便为以后的优化预留出化学空间。初期的构效关系研究显示,在吡咯并嘧啶骨架上含有环状亲脂性的胺基,特别是 N- 甲基 - 环烷基化合物对 JAK-3 酶的抑制作用较强,其对 JAK-1 有较高的活性,且对细胞也呈现高活性,其中 N- 甲基环己基(化合物 10-41,n=2)对 JAK-3 的 IC$_{50}$=370nmol/L,对 T 淋巴细胞抑制的 IC$_{50}$=330nmol/L,这说明同时抑制 JAK-1,并起与 JAK-3 的协同作用,然而并没有提高 JAK-2/JAK-3 的选择性,此外其代谢稳定性仍然较差。

(2)N- 甲基 -N- 环己基化合物的优化:经快速类似物合成(high speed analoging,HAS)的方法,在环己基片段上进行甲基、乙基、正戊基、异戊基等基团取代,其中 2′,5′- 二甲基化合物(10-41)的活性最高,对 JAK-3 的 IC$_{50}$=20nmol/L,但并没有提高对 T 细胞的抑制活性,其原因可能是大体积的烷基不利于透过细胞膜。

(3)高活性化合物的构型确定:化合物 10-42 有 3 个手性中心,为了说明取代基的构型对活性的影响,以具有确定构型的天然产物作为起始原料,合成 10-42 的类似物。香芹酮(carvone,10-43)在环己烷六元环上的取代位点与化合物 10-42 相同,分别用 R-(−) - 和 S-(+) - 香芹酮取代 10-42 结构中的 2′,5′- 二甲基环己烷,考察绝对立体对活性的影响。结果表明,由 R-(−) - 香芹酮取代的化合物 10-44 的活性远低于由 S-(+) - 香芹酮合成的化合物 10-45,后者对 JAK-3 的抑制活性比前者约高 300 倍。在此基础上进一步得到活性更高的全顺式化合物 10-46,其对 JAK-3 激酶和细胞的抑制活性令人满意,这使它成为里程碑式的化合物。但是化合物 10-46 的物理与化学性质存在缺陷,脂溶性过强,水溶性很差(只有 1.3μmol/L),生物利用度极低(F=7%),并且代谢稳定性差,与人肝微粒体的半衰期 $t_{1/2}$=14 分钟,成药性差。

10-40　　　　　　　　　10-41　　　　　　　　　10-42

10-43	10-44	10-45	10-46
JAK-3 IC$_{50}$	1 200nmol/L	4nmol/L	2nmol/L
T 细胞 IC$_{50}$	8 900nmol/L	90nmol/L	50nmol/L

(4) 先导化合物的最终确定: 化合物 10-46 仍不能作为先导化合物, 因其具有高亲脂性和 3 个手性中心, 使合成复杂。为了提高水溶性, 要求先导化合物的 clog$P \leqslant 3.0$, 用哌啶环代替环己烷, 降低亲脂性的同时减少 1 个手性中心, 另外相当于环己烷的 5 位是亲核性的氮原子, 更易于引入取代基团。虽然新的哌啶骨架仍有 2 个手性碳原子, 但因为含有氮原子而呈碱性, 使其较易拆分, 便于研究构效关系, 从而确定化合物 10-47 为先导化合物。

10.4.1.3 候选药物的确定

化合物 10-47 的哌啶环上的氮原子可以引出烷基或酰胺侧链, 通过合成一系列化合物并进行活性测试, 发现初步的构效关系: 经胺甲酰基取代生成脲类化合物对 JAK-3 激酶和细胞都有很好的活性, 但是其他性质达不到要求; 哌啶 N 的磺酰化产物对 JAK-3 有良好的抑制活性, 对 JAK-2 也有选择性, 但抑制细胞的活性不理想; 氮原子烷基化, 当为吸电子基团时有很好的酶活性, 给电子基使碱性增强, 易被质子化从而降低活性; 另外, 烷基取代的化合物与血浆蛋白的结合率高, 也易被肝微粒体代谢。最终, 酰胺类化合物获得成功, 低级酰胺化合物的 clog$P \leqslant 2.0$, 亲水性强, 溶解和吸收好且提高代谢稳定性。其中氰代乙酰化合物 10-48 对 JAK-3 的抑制活性最强, IC$_{50}$=3.3nmol/L, 选择性为 JAK-1 的 20 倍, 对细胞抑制的 IC$_{50}$=40nmol/L, clog$P$=1.52, 人肝微粒体代谢的半衰期 $t_{1/2}$>100 分钟。

化合物 10-48 除选择性外其余都达到预期的目标, 为提高其选择性, 随即对化合物 10-48 进行拆分, 活性测试结果显示 3′R,4′R- 构型的化合物 10-50 的活性明显强于其对映异构体 10-49。将化合物 10-50 制成枸橼酸盐即为枸橼酸托法替布 (tofacitinib citrate), 静脉注射和灌胃给药时大鼠、犬和猴的药动学性质如表 10-2 所示。3 种动物的半衰期为 0.5~2.1 小时, 有中等或较低的分布容积, 人的血浆蛋白结合率与 3 种动物相近, 游离型药物占 24%。体外代谢实验表明其对多种 CYP450 的作用很弱, 预示有较低的药物 - 药物相互作用。Caco-2 单细胞层实验表明, 在 10μmol/L 的浓度下预测不是外排蛋白的底物, 推算人的口服生物利用度 F=70%。

10-47	10-48	10-49	10-50
JAK-3 IC$_{50}$	3.3nmol/L	43nmol/L	1nmol/L
T 细胞 IC$_{50}$	40nmol/L	580nmol/L	11nmol/L

表 10-2　托法替布对实验动物的药动学参数

动物	静脉注射					口服灌胃		
	Cl/ [ml/(min·kg)]	Cl_R/ [ml/(min·kg)]	V_{dss}/ (L/kg)	$t_{1/2}$/ 小时	F_u/%	剂量/ (mg/kg)	C_{max}/(ng/ ml)	F/%
大鼠	62	6.2	2.6	0.6	23	10	442	27
犬	19	1.9	1.8	1.2	19	5	1 020	78
猴	18	2.3	1.7	2.1	26	5	790	48

10.4.1.4　托法替布的临床研究与小结

Ⅱ和Ⅲ期临床试验显示,在对 DMARD(disease-modifying antirheumatic drug)治疗效果不佳的 1 402 名中至重度活动性类风湿关节炎患者、1 514 名 MTX 治疗效果不佳的中至重度活动性类风湿关节炎患者及 399 名至少 1 种 TNF 抑制剂治疗反应不佳的中至重度活动性类风湿关节炎患者分别进行为期 6 个月 ~2 年不等的双盲试验中,托法替布组的类风湿关节炎活动度改善显著。

托法替布已于 2012 年经美国 FDA 批准上市,成为第一个口服治疗类风湿关节炎的小分子药物。纵观该药物的研制过程,靶标发现与苗头化合物发现同时推进。化学生物学在研究新靶标的功能时,所发现的探针化合物可以作为药物化学的苗头化合物继续推进,从而将靶标发现与药物发现形成闭合的研发链条,贯穿新药研发的始终。

10.4.2　细胞周期调控——从分子机制假说到首创性药物哌柏西利

哌柏西利(palbociclib,10-51)是小分子 CDK4/6 抑制剂,对于激素受体(HR)阳性的乳腺癌具有非常好的效果,2015 年 2 月 3 日被 FDA 加速批准上市,联合来曲唑用于 HR 阳性和 HER2 阴性的绝经后妇女的转移性乳腺癌。哌柏西利作为全球首个应用于临床的 CDK4/6 抑制剂,上市 1 年即成为重磅炸弹型药物,2015 和 2016 年的销售额分别为 7.23 亿和 21.35 亿美元。

10-51

10.4.2.1　细胞周期调控的生物学基础

细胞周期由细胞周期蛋白(cyclin)和细胞周期蛋白依赖性激酶(CDK)共同调控。完整的细胞周期分为 G_1 期、S 期、G_2 期和 M 期 4 个时期。根据经典的细胞周期模型,CDK1/cyclin B 负责 M 期的进入和调控;CDK2/cyclin E 可以促使细胞由 G_1 期向 S 期转化;cyclin A 分别与 CDK1 及 CDK2 结合后,可以促使细胞从 G_1 期进入 S 期;CDK3 在细胞分裂间期可与 cyclin C 结合,可促进肿瘤细胞中的 pRb 磷酸化;CDK5 与 p35 和 p39 形成的异质二聚体与大脑的部分功能调节相关;CDK7 是 CAK 的一部分,可通过磷酸化激活其他 CDK;CDK9 与 cyclin T 或 cyclin K 结合形成正相转录延长因子 b(P-TEFb)可以使 RNA 聚合酶Ⅱ和一些负相转录延长因子(NELF 和 N-TEF)磷酸化,从而使转录得以延伸;CDK10 没有相应的 cyclin,但它可能在 G_2~M 期过程中发挥调节作用;CDK11/cyclin L 复合物与 mRNA 的剪接过程相关。

CDK4/6 的特异性激活与肿瘤增殖密切相关,可导致细胞周期从 G_1 期向 S 期转化,促进肿瘤细胞增殖。特别是在雌激素受体(ER)阳性的乳腺癌中,CDK4/6 的异常激活非常频繁。哌柏西利作为选择性 CDK4/6 抑制剂,通过抑制 CDK4/6 对成视网膜细胞瘤蛋白(retinoblastoma protein,Rb 蛋白)的磷酸化作用,从而阻止肿瘤细胞进入周期循环,抑制肿瘤细胞增殖或诱导肿瘤细胞凋亡。

10.4.2.2　CDK 抑制剂的发展与哌柏西利的发现

第一代 CDK 抑制剂为非特异性抑制剂,包括阿伏西地(alvocidib,flavopiridol,10-52)、UCN-01(10-53)和 butyrolactone(10-54)。该类化合物在临床研究过程中并未对其作用机制有深入的了解,只是在患者用药过程中推测为 CDK 抑制剂,由于缺乏特异性,该类化合物均未走向市场。该类 CDK 抑制剂的化合物结构也不属于同一类型,缺乏规律性。

10-52　　　　　　　　10-53　　　　　　　　10-54

第二代为选择性 CDK1/2 抑制剂,其结构特征均含嘌呤类母核。代表性化合物为 olomoucine(10-55)、roscovitine(10-56)和 purvalanol(10-57)类衍生物。

10-55　　　　　　　　10-56　　　　　　　　10-57

第三代为特异性 CDK 抑制剂,该阶段的研究焦点主要还是 CDK1/2 抑制剂,但开始关注更多化合物的 CDK4 抑制活性。Honma 等利用 CDK4 的同源模型设计了一种尿素类衍生物,这类衍生物在体外对 CDK4 的选择性为 CDK2 的 190 倍。另外,嘧啶和咔唑类衍生物中也具有 CDK4 选择性。在第三代特异性 CDK 抑制剂的研究中,吡啶并[2,3-d]嘧啶 -7- 酮类化合物为典型代表,同时也是后来哌柏西利开发的基础。

Mark Barvian 等发现该类先导化合物后对 60 个结构类似物进行分析,发现该类化合物具有相似的构效关系并且可以用于更多的 CDK 抑制剂的设计。通过 X 射线单晶衍射分析其中代表性化合物可以与 CDK2 的 ATP 活性口袋结合,而其中一部分化合物表现出对 CDK4 的选择性。

通过对吡啶并[2,3-d]嘧啶 -7- 酮类化合物的结构优化,科研人员又发现具有较好的 CDK4/6 抑制活性的化合物 PD0183812。实验发现 PD0183812 可以阻滞细胞从 G_1 期向 S 期转化,但高浓度时 PD0183812 对 G_2~M 期的阻滞也有显著的增高。因此 PD0183812 虽然具有较好的 CDK4/6 抑制活性,但对 CDK 亚型的选择性有待提高。

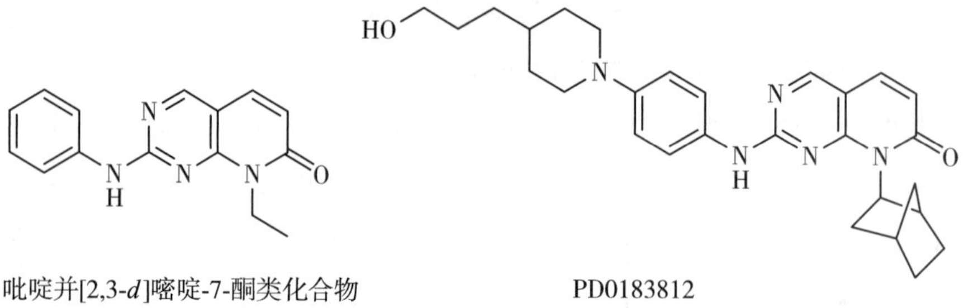

吡啶并[2,3-*d*]嘧啶-7-酮类化合物　　　　　　PD0183812

Scott N.VanderWel 等开始对吡啶并［2,3-*d*］嘧啶 -7- 酮类化合物进行更多的尝试,在最初的一批先导化合物中发现 C-2 位的苯胺被氨基吡啶取代后可以提高化合物的选择性(表 10-3)。

表 10-3　先导化合物 C-2 位的结构改造

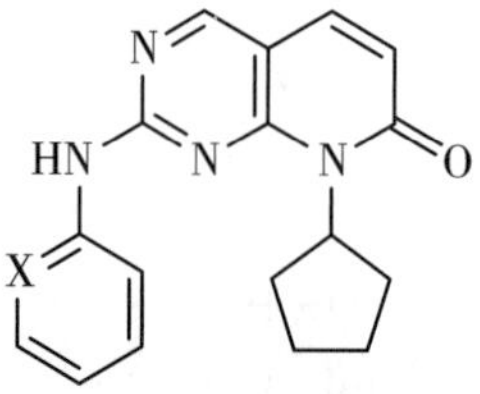

化合物编号	X	CDK4/D	CDK2/A
		IC_{50}/(μmol/L)	IC_{50}/(μmol/L)
10-58	N	0.145	5.010
10-59	C	0.210	0.012

随后他们对 N-8 位取代基进行实验,结果表明仍是环戊基的活性最好(表 10-4)。接下来他们探究 C-2 位末端支链对活性及选择性的影响,通过引入哌嗪环及对哌嗪进行酰化或用其他取代基取代等方法进行修饰,发现对于活性及选择性的影响并不大,因此得出的结论为 C-2 位末端支链是暴露在溶剂中的。

表 10-4　先导化合物 N-8 位的结构改造

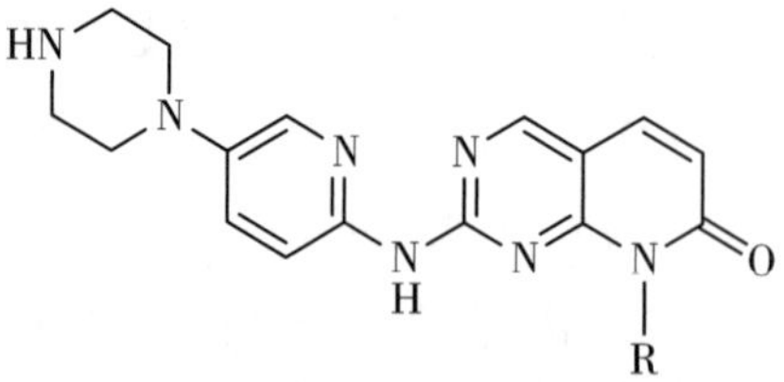

化合物编号	R	CDK4/D	CDK2/A
		IC_{50}/(μmol/L)	IC_{50}/(μmol/L)
10-60	异丙基	>5	>5
10-61	环丙基	0.92	>5
10-62	环戊基	0.015	2.5
10-63	环己基	0.013	0.835

在此之前,由于缺乏 CDK4 蛋白的相关结构数据,CDK2 的晶体结构被广泛用于 CDK 抑制剂的设计。于是,研究人员将吡啶并[2,3-d]嘧啶 -7- 酮类化合物与嘌呤类 CDK2 抑制剂进行对比,发现对 C-5 位的氢进行取代有可能提高其抑制作用(表 10-5),并且意外发现 C-5 位由甲基取代后对 CDK4/D 的选择性大幅提高(表 10-6)。这项结果证明了他们之前的假设,C-5 位取代后在空间上限制其与 CDK2 的 ATP 活性口袋上 Phe-80 的结合。

表 10-5　先导化合物 C-5 位和 N-8 位的结构改造

化合物编号	R_1	R_2	CDK4/D IC_{50}/(μmol/L)	CDK1/B IC_{50}/(μmol/L)	CDK2/A IC_{50}/(μmol/L)	CDK2/E IC_{50}/(μmol/L)
10-64	Et	环戊基	0.655	>5	>5	>5
10-65	CF_3	环戊基	2.650	>5	>5	>5
10-66	Me	异丙基	0.265	>5	>5	>5
10-67	Me	3- 乙基戊基	1.075	>5	>5	>5

表 10-6　先导化合物 C-5 位和 C-2 位侧链基团的结构改造

化合物编号	R_1	X	CDK4/D IC_{50}/(μmol/L)	CDK1/B IC_{50}/(μmol/L)	CDK2/A IC_{50}/(μmol/L)	CDK2/E IC_{50}/(μmol/L)
10-68	H	N—Me	0.007	NA	0.014	0.039
10-69	H	O	0.010	0.275	0.028	0.085
10-70	H	CH_2	0.010	0.570	0.660	0.246
10-71	H	$CH(CH_2)_3OH$	0.034	>5	NA	4.550
10-72	H	NH	0.006	NA	0.024	0.080
10-73	Me	N—Me	0.018	>5	>5	>5
10-74	Me	O	0.116	1.120	>5	>5
10-75	Me	CH_2	0.180	NA	>5	NA
10-76	Me	$CH(CH_2)_3OH$	0.114	>5	>5	>5
10-77	Me	NH	0.014	>5	>5	>5

C-6 位取代基的选择与 C-5 位的方法相同。参照吡啶并[2,3-d]嘧啶 -7- 酮类化合物与 CDK2 的结

合方式,通过使用不同的取代基,发现当取代基的体积增大时可以增加其活性,但选择性会降低。一系列实验后发现由 Ac 取代最佳(表 10-7)。

表 10-7　先导化合物 C-6 位的结构改造

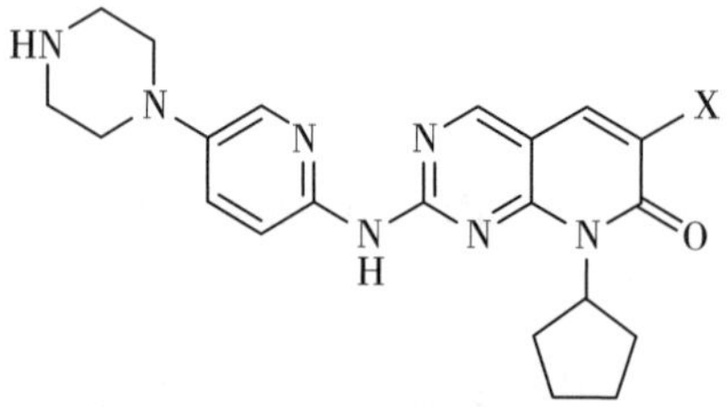

化合物编号	X	CDK4/D IC$_{50}$/(μmol/L)	CDK2/A IC$_{50}$/(μmol/L)	MDA-MB435 IC$_{50}$/(μmol/L)
10-78	Br	0.016	6.05	0.09
10-79	F	0.051	>5	1.10
10-80	NH$_2$	0.019	>5	0.19
10-81	Me	0.027	4.05	0.29
10-82	Et	0.022	>5	1.08
10-83	CH$_2$OH	0.013	>5	0.56
10-84	CH$_2$OMe	0.013	3.8	0.33
10-85	CH$_2$OEt	0.018	>5	1.00
10-86	CH$_2$O(CH$_2$)$_2$OMe	0.031	>5	2.15
10-87	(CH$_2$)$_2$OEt	0.124	>5	NA
10-88	O(CH$_2$)$_2$OEt	0.037	>5	NA
10-89	OCH$_2$Pr	1.760	>5	NA
10-90	Ac	0.123	>5	2.77
10-91	CO$_2$Et	0.595	>5	NA

一系列相关取代基实验后,得出如下结果(表 10-8)。

表 10-8　先导化合物的结构优化

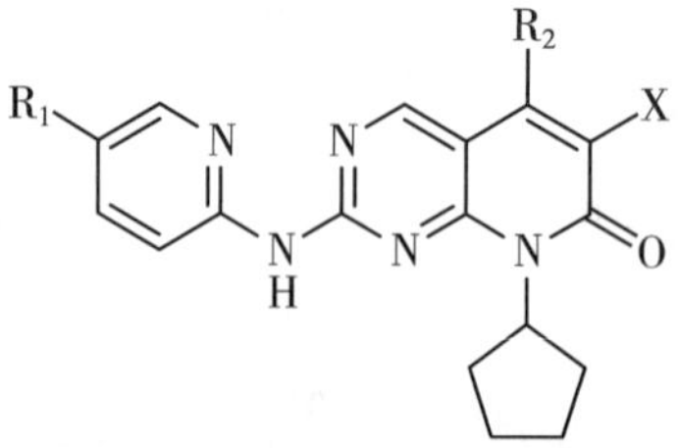

化合物编号	R$_1$	R$_2$	X	CDK4/D IC$_{50}$/(μmol/L)	CDK2/A IC$_{50}$/(μmol/L)
10-92	哌嗪	Me	H	0.580	>5
10-93	H	H	Br	0.95	>5

续表

化合物编号	R₁	R₂	X	CDK4/D IC₅₀/(µmol/L)	CDK2/A IC₅₀/(µmol/L)
10-94	H	Me	Br	>5	>5
10-95	哌嗪	H	Br	0.016	6.05
10-96	哌嗪	Me	Br	0.16	>5
10-97	H	Me	Ac	0.440	>5
10-98	哌嗪	H	Ac	0.123	>5
10-99	哌嗪	Me	Ac	0.011	>5
10-100	哌嗪	H	CO₂Et	0.595	>5
10-101	哌嗪	Me	CO₂Et	0.049	>5

从以上数据可以看出化合物 10-99（哌柏西利,palbociclib）是非常明显的一个强效选择性 CDK4/D 抑制剂,且具有理想的生物效用,被确定为候选药物。

10.4.2.3　哌柏西利的生物活性及临床试验

哌柏西利对 CDK4 和 CDK6 的半数抑制浓度（IC₅₀）分别为 0.011µmol/L 和 0.016µmol/L,对其他蛋白激酶包括 EGFR、FGFR、PGFR 等没有活性。在体外实验中,哌柏西利在 MDA-MB-435 乳腺癌细胞中减少 Ser^{780} 的 Rb 磷酸化的 IC₅₀ 为 66nmol/L,降低 Ser^{795} 的 Rb 磷酸化的 IC₅₀ 为 63nmol/L。在 WST-1 抗增殖实验中,哌柏西利以浓度依赖性方式有效抑制 MP-MRT-AN、KP-MRT-RY、G401 和 KP-MRT-NS 细胞系,IC₅₀ 分别为 0.01µmol/L、0.01µmol/L、0.06µmol/L 和 0.6µmol/L;相反,KP-MRT-YM 细胞系对哌柏西利具有抗性（IC₅₀>10µmol/L）。流式细胞仪结果显示哌柏西利以浓度依赖性方式诱导 MP-MRT-AN、KP-MRT-RY、G401 和 KP-MRT-NS 细胞系中的 G₁ 期停滞,但对 KP-MRT-YM 细胞没有影响。

哌柏西利对多种人肿瘤异种移植模型显示出显著的抗肿瘤效力。在携带 Colo-205 结肠癌异种移植物（p16 缺失）的小鼠中,口服哌柏西利（75mg/kg 或 150mg/kg）14 天后肿瘤快速消退和肿瘤生长延迟;在给药浓度为 37.5mg/kg 时,肿瘤在治疗期间缓慢退化;低剂量的哌柏西利（12.5mg/kg）也可获得 13 天的生长延迟。同样,在 MDA-MB-435 乳腺癌（p16 缺失）的小鼠模型中,也观察到哌柏西利的抗肿瘤活性。研究表明,该药在大鼠体内的口服生物利用度达到 56%（表 10-9）。

表 10-9　哌柏西利在大鼠体内药动学参数（5mg/kg,口服）

t_{max}	C_{max}	$t_{1/2}$	AUC	F
3.5 小时	178ng/ml	2.1 小时	1 200ng·h/ml	56%

（1）Ⅰ期临床试验:在对 33 例难治性非霍奇金淋巴瘤和 Rb$^+$ 进展期肿瘤患者的临床研究中,哌柏西利的给药剂量为 200mg/d×14 天,21 天为 1 个治疗周期,试验结果表明该剂量比较安全,主要的毒副作用是骨髓抑制。在另一项临床研究中,对 41 例 Rb$^+$ 进展期肿瘤患者进行剂量递增试验,哌柏西利的给药剂量分别为 75mg/d、125mg/d 和 150mg/d×21 天,28 天为 1 个治疗周期,结果表明患者的最大耐受剂量为 125mg/d,剂量限制性毒副作用是粒细胞减少。

（2）Ⅱ期临床试验：体外实验发现哌柏西利与抗雌激素药物有协同作用。Ⅱ期临床试验（PALOMA-1）研究哌柏西利与内分泌治疗联合应用，试验对象为 ER⁺/HER2⁻ 绝经后晚期乳腺癌患者，结果表明哌柏西利联合来曲唑治疗明显改善患者的无进展生存期（PFS）。基于该试验结果，FDA 批准哌柏西利联合来曲唑用于 HR⁺ 转移性绝经后乳腺癌患者。

（3）Ⅲ期临床试验：哌柏西利在Ⅲ期临床试验（PALOMA-2 和 PALOMA-3）中获得显著成效。哌柏西利联合来曲唑或氟维司群治疗雌激素受体阳性和人类表皮生长因子受体 2 阴性（ER⁺/HER2⁻）的绝经后进展期或转移性乳腺癌、既往未接受针对晚期系统性治疗的患者，显著改善患者的 PFS。

10.4.2.4　小结

细胞周期调控机制学说从发现到最终药物上市持续 20 多年。在该过程中，化学生物学与药物化学的研究不断循环转化，从早期的非选择性抑制剂到选择性 CDK2 抑制剂，最后发现的选择性 CDK4/6 抑制剂终于在临床治疗中获得成功。这个漫长的药物研发过程不仅反映靶标的可药性在概念验证中的艰辛，而且也为今后未成药靶标变为可药性靶标提供许多正、反 2 个方面的借鉴。

CDK 靶标最早的非选择性抑制剂阿伏西地（alvocidib，flavopiridol，10-52）来自天然产物，至今仍是化学生物学领域常用的工具药或探针分子。然而化学生物学早期的探针分子在靶标亚型选择性和自身成药性上存在很多难以克服的缺陷，因此阿伏西地在Ⅱ期临床试验中一直止步不前。后来发展的第二代抑制剂虽然提高对 CDK2 亚型的选择性，但未能在临床试验中找到合适的适应证，也难以获得突破。直到以 CDK4/6 为代表的第三代抑制剂在精准治疗理念的指导下，选择雌激素受体阳性、HER2 阴性的乳腺癌患者进行有针对性的治疗，才真正找到 CDK 靶标在药物研发领域中的金钥匙。自哌柏西利在 2015 年上市后，瑞博西尼（ribociclib，10-102）和阿贝西利（abemaciclib，10-103）2 种药物也先后获批。

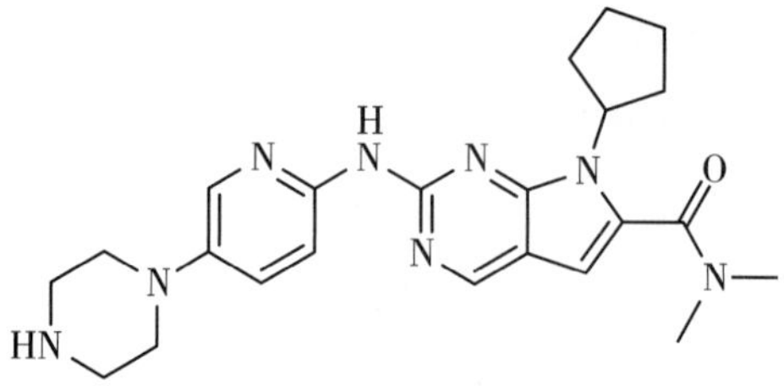

10-102

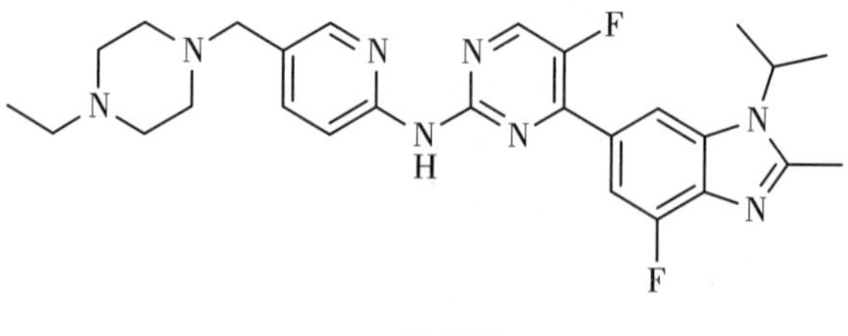

10-103

（方　浩　尤启冬）

参考文献

［1］　CAO G, BEYER T P, ZHANG Y, et al. Evacetrapib is a novel, potent, and selective inhibitor of cholesteryl ester transfer protein that elevates HDL cholesterol without inducing aldosterone or increasing blood pressure. Journal of lipid research, 2011, 52: 2169-2176.

［2］ 郭宗儒 . 药物化学总论 . 4 版 . 北京 : 科学出版社 , 2019.

［3］ WESSEL A M, TARIOT P N, ZIMMER J A, et al. Efficacy and safety of lanabecestat for treatment of early and mild Alzheimer disease: the AMARANTH and DAYBREAK-ALZ Randomized clinical trials. JAMA neurology, 2020, 77 (2): 199-209.

［4］ WILCOCK G K, GAUTHIER S, FRISONI G B, et al. potential of low dose leuco-methylthioninium bis (hydromethane-sulphonate)(lmtm) monotherapy for treatment of mild alzheimer's disease: cohort analysis as modified primary outcome in a phase Ⅲ clinical trial. Journal of Alzheimers disease, 2018, 61 (1): 435-457.

［5］ GASHAW I, ELLINGHAUS P, SOMMER A, et al. What makes a good drug target？Drug discovery today, 2011, 16 (23-24): 1037-1043.

［6］ 郭宗儒 . 药物的杂泛性 . 药学学报 , 2011, 46 (4): 361-369.

［7］ 杨照，肖鹏，于晓，等 . G 蛋白偶联受体的信号通路多样性及药物开发 . 中国科学 : 生命科学 , 2018, 48 (11): 1238-1244.

［8］ NOY N. Ligand specificity of nuclear hormone receptors: sifting through promiscuity. Biochemistry, 2007, 46 (47): 13461-13467.

［9］ NGAN C H, BEGLOV D, RUDNITSKAYA A N, et al. The structural basis of pregnane X receptor binding promiscuity. Biochemistry, 2009, 48 (48): 11572-11581.

［10］ GUPTA M N, ALAM A, HASNAIN S E. Protein promiscuity in drug discovery, drug-repurposing and antibiotic resistance. Biochimie, 2020, 175: 50-57.

［11］ 李芹，王睿，陈骊 . 高选择性 COX-2 抑制剂罗非昔布撤市分析 . 中国临床药理学与治疗学 , 2005, 10 (3): 259-264.

［12］ 郭宗儒 . 基于药效团和骨架迁越研发的艾瑞昔布 . 药学学报 , 2018, 53 (8): 1384-1387.

［13］ LANMAN B A, ALLEN J R, ALLEN J G, et al. Discovery of a covalent inhibitor of KRASG12C (AMG 510) for the treatment of solid tumors. Journal of medicinal chemistry, 2020, 63: 52-65.

［14］ ZHANG Y H, DU Y L. The development of protein tyrosine phosphatase1B inhibitors defined by binding sites in crystalline complexes. Future medicinal chemistry, 2018, 10 (19): 2345-2367.

［15］ ZHANG S, ZHANG Z Y. PTP1B as a drug target: recent developments in PTP1B inhibitor discovery. Drug discovery today, 2007, 12 (9-10): 373-381.

［16］ ZINKER B A, RONDINONE C M, TREVILLYAN J M, et al. PTP1B antisense oligonucleotide lowers PTP1B protein, normalizes blood glucose, and improves insulin sensitivity in diabetic mice. Proceedings of the national academy of sciences of the United States of America, 2002, 99 (17): 11357-11362.

［17］ GARBACCIO R M, PARMEE E R. The impact of chemical probes in drug discovery: a pharmaceutical industry perspective. Cell chemical biology, 2016, 23 (1): 10-17.

［18］ ARROWSMITH C H, AUDIA J E, AUSTIN C, et al. The promise and peril of chemical probes. Nature chemical biology, 2015, 11: 536-541.

［19］ MOLLER D E. New drug targets for type 2 diabetes and the metabolic syndrome. Nature, 2001, 414 (6865): 821.

［20］ 郭宗儒 . 药物分子设计的策略 : 药理活性与成药性 . 药学学报 , 2010, 45 (5): 539-547.

［21］ 郭宗儒 . 化合物效率与先导物优化 . 药学学报 , 2013, 48 (12): 1755-1762.

［22］ HOPKINS A L, GROOM C R, ALEX A. Ligand efficiency: a useful metric for lead selection. Drug discovery today, 2004, 9 (10): 430-431.

［23］ HOWARD S, BERDINI V, BOULSTRIDGE J A, et al. Fragment-based discovery of the pyrazol-4-yl urea (AT9283), a multitargeted kinase inhibitor with potent aurora kinase activity. Journal of medicinal chemistry, 2009, 52 (2): 379-388.

［24］ 郭宗儒 . 结构优化的焓与熵 . 中国药物化学杂志 , 2012, 22 (4): 268-322.

［25］ 郭宗儒 . 化学生物学与药物化学研发托伐替尼 . 药学学报 , 2014, 49 (2): 282-284.

［26］ 郭宗儒 . 以选择性为突破口的帕布昔利布的研制 . 药学学报 , 2019, 54 (12): 2345-2352.

第11章 老药新用与老药二次研发

11.1 老药新用

11.1.1 概念及现状

老药新用（drug repurposing/repositioning），顾名思义是指已上市药物或常见药效分子的新应用，该应用既包括"老"靶标的"新"治疗适应证拓展，又包含基于"老"药结构的"新"靶标发现，是当前重要的新药研发策略之一。老药新用的最早提出者已不可考，诺贝尔生理学或医学奖获得者药物学家詹姆斯·布莱克（James W. Black）在20世纪末提出的"最优的新药研发之路始于老药"这一理念契合老药新用的主旨概念并极大地推动该领域的发展。自此，老药新用的概念逐渐为药学界所熟知，并在2000年前后逐渐兴起，于2010年后呈井喷态势。据美国国家生物信息中心（US National Center for Biotechnology Information, NCBI）网站统计结果，2000—2020年老药新用直接相关文献高达1 900余篇，涉及老药新用领域的科学文献多至近8 000篇（图11-1）。

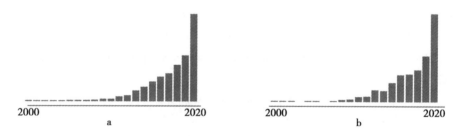

图 11-1 2000—2020 年老药新用的相关文献统计
a. 2000—2020年涉及老药新用领域的科学文献，共7 573篇；b. 2000—2020年老药新用直接相关文献，共1 962篇

相比于传统新药研发策略，老药新用的研发过程大为缩减，诸如先导物的发现和优化、部分药学研究、毒理学和药动学研究、I期临床试验等内容，理论上将不必重复开展（图11-2）。因此，老药新用研发策略常具备以下优势：①较低的研发风险。据统计，近半数候选药物在III期临床试验被终止，其主要原因之一归咎于较高的安全性风险。而老药在开展新适应证的临床试验前大都经过长期的临床安全性验证，其潜在的研发风险远小于传统新药研发模式，这是老药新用的一大特色和优势。②大幅缩短的研发周期。老药往往具备完整的临床前药学和毒理学研究，已验证的安全属性又使其具有跳过I期临床试

验直接进入Ⅱ期临床疗效评价阶段的可能性,同时成熟的原料药生产工艺能加速老药新用的临床转化,是老药新用的另一大优势。③研发成本优势。据统计,2000 年前单个新药的研发成本在 14.6 亿美元,而到了 2010 年其成本已飙升至 25.6 亿美元。高额的成本投入不仅极大地制约中小型制药企业的新药研发立项,也在无形中限制发展中国家的新药研发水平提升,加厚发展中国家与发达国家之间的科技壁垒。老药新用的低研发风险和短研发周期优势在较大程度上削减重复研发的费用,有效提升新药研发的成本投入与产出比,非常适合中小型及发展中国家的医药研发产业发展。

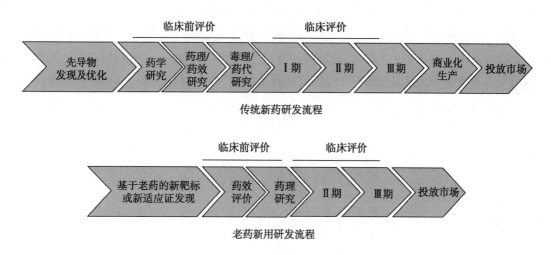

图 11-2　老药新用与传统新药研发流程对比

早期的老药新用多出自对老药的临床毒副作用的深入研究。例如,磺胺类药物是 20 世纪 30 年代常见的抗菌药物,其结构中的磺酰胺基是保持药物抗菌活性的关键基团,Janbon 等在临床中利用磺胺异丙基噻二唑(thiadiazole sulfonamide)治疗伤寒时,发现许多患者产生低血糖反应。1955 年,Franke 和 Fuchs 对磺胺异丙基噻二唑中的噻二唑基进行开环,并利用生物电子等排体等方法优化结构,获得具有较好临床降糖效果的磺酰脲类化合物氨磺丁脲(carbutamide),但因骨髓抑制及肝毒性等严重的毒副作用而被停用。对氨磺丁脲苯环上的 4 位氨基进行替换并持续优化磺酰脲侧链结构,获得第一代副作用小且较安全的磺酰脲类口服降血糖药,如甲苯磺丁脲(tolbutamide)、氯磺丙脲(chlorpropamide)等。进一步在第一代磺酰脲类口服降血糖药的结构基础上优化改造,获得降血糖效果更好、副作用更低且用量较小的新一代磺酰脲类口服降血糖药,如格列本脲(glibenclamide)、格列美脲(glimepiride)等(图 11-3)。

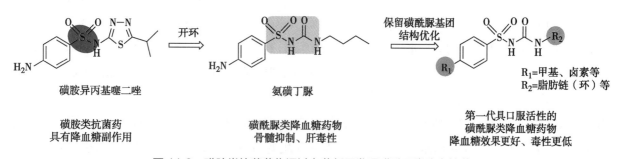

图 11-3　磺胺类抗菌药物通过老药新用发现磺酰脲类降血糖药

随着生物技术的突飞猛进发展,老药原靶标的潜在新治疗功能也被陆续挖掘出来。治疗勃起功能障碍(erectile dysfunction,ED)的药物西地那非(sildenafil)的发现是老药副作用新应用的经典案例之一。20 世纪 80 年代,辉瑞制药(Pfizer)希望开发出一种治疗心绞痛的新型抗心血管类药物,由此研发了靶向磷酸二酯酶 V 型(phosphodiesterase type 5,PDE5)的小分子抑制剂西地那非。然而,西地那非对心绞痛的临床治疗效果并不佳,而出乎意料地在 ED 的治疗中重获新生,并由此衍生出一系列疗效更好、副作用更小的靶向 PDE5 的抗 ED 药物,如他达拉非(tadalafil)、伐地那非(vardenafil)等,但西地那非及其衍生物的老药新用之路仍未结束。肺动脉高压(pulmonary hypertension)是严重危害人类健康的慢性心血管疾病,被喻为"不罕见的罕见病",其主要病理特征包括内皮型一氧化氮(nitric oxide,NO)含量降低、肺动脉平滑肌细胞和右心室心肌细胞内的 PDE5 表达水平增高。西地那非通过选择性地抑制PDE5,增强 NO 释放和改善右心室的血液循环,缓解肺动脉高压的症状,于 2005 年被美国 FDA 批准用于该病症的临床治疗(图 11-4)。

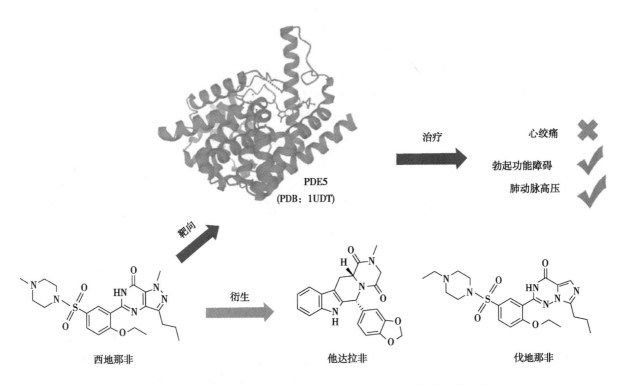

图 11-4　老药新用发现抗勃起功能障碍及肺动脉高压药物西地那非

从观察磺胺类药物的临床不良反应到结构改造获得磺酰脲类降血糖药、由西地拉非的副作用研究扩展到对其靶标 PDE5 的新药理作用机制的深入揭示,以此研发出改善勃起功能障碍和肺动脉高压的治疗药物。目前老药新用的成功案例大都始于临床实践,并结合医药学的相关进展,利用洞悉其内在触发因素而获得的关键启示,或直接应用变换用途,或经结构改造开辟新的用途,不一而足(表 11-1)。现如今,在以靶标为中心的新药研究中,随着生物、医学、信息等学科的发展,临床在用的药物被有意识地作为可靠的筛选样本,利用虚拟筛选或实体筛选、信息数据分析等开展老药的新用途研发,成为创新药物研发中"快、好、省"的一个新亮点。因此,本章在回顾老药新用前期研究积累的同时,也将系统阐述各类新技术在老药新用研究中的成功应用。

表 11-1　代表性老药新用的成功案例

药物	化学结构	原适应证	新适应证	FDA批准年份	新应用发现途径
齐多夫定		癌症	艾滋病（HIV/AIDS）	1987	化合物体外筛选
米诺地尔		高血压	脱发	1988	回顾性临床分析
西地那非		心绞痛	勃起功能障碍、肺动脉高压	1998、2005	回顾性临床分析
沙利度胺		孕妇晨吐	结节性红斑、麻风、多发性骨髓瘤	1998、2006	超药品说明书用药、药理学分析
塞来昔布		消炎止痛	家族性腺瘤息肉	2000	药理学分析
托莫西汀		帕金森病	注意缺陷多动障碍	2002	药理学分析
度洛西汀		抑郁症	应激性尿失禁	2004	药理学分析

续表

药物	化学结构	原适应证	新适应证	FDA 批准年份	新应用发现途径
雷洛昔芬		骨质疏松症	乳腺癌	2007	回顾性临床分析
芬戈莫德		器官移植排斥反应	多发性硬化症	2010	药理学和结构分析
托吡酯		癫痫	与苯丁胺联用治疗肥胖、预防青少年偏头痛	2012、2014	药理学分析
酮康唑		真菌感染	库欣综合征	2014	药理学分析
阿司匹林		疼痛	结直肠癌	2015	回顾性临床和药理学分析

11.1.2 "老"靶标的"新"治疗适应证拓展

老药新用从靶标和适应证的新颖性内涵出发主要分为 2 类：①老药原靶标的新功能 / 新适应证发现；②基于老药结构的新药效靶标发现。两者目前统称为"老药新用"，但两者的研发过程存在较大的差异，前者由于药物 - 靶标的作用位点和下游调控机制明确，其风险控制、研发周期和投入成本明显优于后者。然而，老药原靶标的新功能 / 新适应证发现策略也存在依赖长时间的临床观察、药理学及生物信息学大数据分析等难题，同时其发现过程不仅具有较大的偶然性，且创新性及后续研发潜力明显弱于基于老药结构的新药效靶标发现。目前大部分老药新用的成功案例仍属于前一种，例如，5- 羟色胺（5-HT）和去甲肾上腺素（NE）再摄取双重抑制剂度洛西汀（duloxetine）是常用的抗抑郁药，临床发现使用该药物的患者常发生大小便不畅、便秘等情况，以此为契机开发为中、重度紧迫性尿失禁病症治疗药物。骨质疏松症是一种高发于绝经后人群的渐进式病症，早期治疗常使用雌激素替代疗法改善症状，但同时也带来众多不良反应，尤其是乳腺癌的患病风险急剧提高。雷洛昔芬（raloxifene）是一种选择性雌激素受体调节剂（selective estrogen receptor modulator，SERM），能在骨骼和心血管系统发挥雌激素样效应，增加骨密度及抑制骨质流失，故被批准用于骨质疏松症的治疗；由于其能在乳腺及子宫组织器官中表现出良好的雌激素受体抑制作用，又被批准用于乳腺癌的预防和治疗。需要强调的是，老药原靶标的新功能／新适应证发现成功与否，取决于对老药原靶标的全面且深刻的功能认识，需要结合临床疗效和安全性，合理评价原靶标在新、老治疗适应证之间的治疗差异和内在关联。

11.1.2.1　老药、原靶标和治疗适应证之间的内在关联

基于上述认知，John P.Overington 等系统整理了截至 2015 年被 FDA 批准的 1 578 个药物及全球在用的抗疟疾类药物的作用靶标情况，以期较全面地评价药物、靶标和治疗领域之间的内在关联（表 11-2）。其中 1 194 个药物靶向人源蛋白、220 个靶向病原体蛋白，对应的靶标数分别为 667 和 189 个。

表 11-2　FDA 上市药物及全球在用的抗疟疾药物的分子靶标

类别	作用靶标数量 / 个			药物数量 / 个		
	总数	小分子药物靶标	生物大分子药物靶标	总数	小分子	生物大分子
人源蛋白	667	549	146	1 194	999	195
病原体蛋白	189	184	7	220	215	5
人源生物大分子	28	9	22	98	63	35
病原体生物大分子	9	7	4	79	71	8

将上述药物作用靶标归类后发现，G 蛋白偶联受体（G-protein-coupled receptor，GPCR）家族、离子通道（ion channel）家族、蛋白激酶（protein kinase）家族和核受体（nuclear receptor）家族处于明显的优势地位，占总人源蛋白靶标的 44%（GPCR 占 12%、离子通道占 19%、蛋白激酶占 10%、核受体占 3%）。同时，和该 4 类优势靶蛋白家族（privileged protein family）相关的小分子药物达到总药物数量的 70%（GPCR 占 33%、离子通道占 18%、蛋白激酶占 3%、核受体占 16%）（图 11-5）。

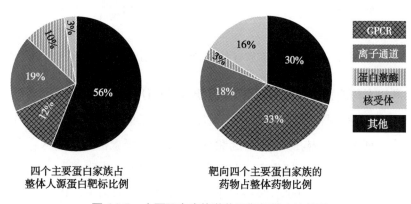

四个主要蛋白家族占整体人源蛋白靶标比例　　靶向四个主要蛋白家族的药物占整体药物比例

图 11-5　主要蛋白家族药物和靶标的占比情况

分析该数据后发现，4 类主要蛋白家族靶向药物中，小分子激酶抑制剂类药物普遍存在多靶标药理活性，因此该类药物呈现出药物占比数小而相关靶标占比大的情况（3% *vs* 10%）。例如，首个激酶抑制剂类药物伊马替尼（imatinib）同时对蛋白激酶 ABL、KIT 和 PDGFR 具有抑制活性，而这几个靶标分别对应慢性髓细胞性白血病、消化系统肿瘤和嗜酸性粒细胞白血病的治疗。核受体蛋白家族一般

分为三大类,分别是类固醇受体家族(如糖皮质激素受体、雄激素受体、雌激素受体等)、非类固醇受体家族(如类视黄醇 X 受体、视黄酸受体、甲状腺激素受体等)、孤儿受体(如 RAR 相关孤儿受体等),靶向这类受体蛋白的药物虽较多,但靶向专一性更强且作用靶标之间已知的内在关联相对较少。因此,核受体家族的药物 - 靶标之间的关系呈现出药物占比大,但相关靶蛋白占比小的趋势(16% *vs* 3%)。上述结果提示,在诸如药物占比小而相关靶蛋白占比大的蛋白家族中,可能更易出现潜在的同大类不同小类病症的老药新用发现,如伊马替尼对多种不同类型的肿瘤的治疗。但当细分这些优势靶蛋白家族和大类病症之间(ATC 分类为一级)的关联时,又恰恰呈现出相反的结果。GPCR 蛋白靶标关联最多的不同大类病症的治疗药物,离子通道次之,而激酶抑制剂则主要聚焦于抗肿瘤药和免疫调节剂领域,这一结果提示靶向 GPCR 和离子通道的药物更易在跨大类病症中找到新的临床用途(图 11-6)。事实情况也验证了这点,目前老药新用的成功案例中,跨大类新应用的老药超 80% 隶属于靶向 GPCR 家族或离子通道的药物。

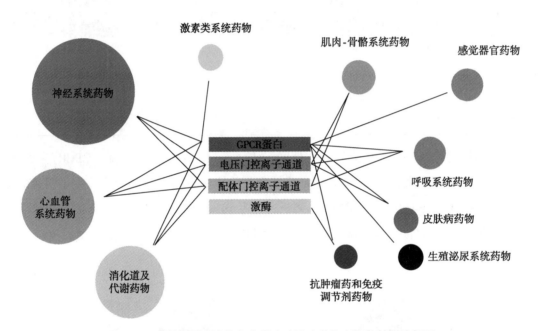

图 11-6　优势靶蛋白家族与大类病症治疗药物之间的关联路径图

11.1.2.2　利用老药原靶标和结构的杂泛性开展老药新用研究

老药的潜在新用途和原靶标及其指向的众多治疗适应证有非常密切的关联,为了更方便地分析老药、原靶标和治疗适应证之间的内在关联,杂泛性(promiscuity)概念被顺势引入。药物对机体的作用常表现出两重性:构成治疗基础的药理作用,即药物分子与特定的生物靶标发生相互作用,引发生物物理、生物化学、级联反应、信号转导和网络调控等变化,导致细胞表型和生理功能发生有益的改变,表现出药效效应;导致毒副作用的药理作用,即药物还可能与不希望作用的靶标发生相互作用,产生影响药物的副作用,表现出脱靶效应。当一种药物具备和多种靶标发生相互作用而引起相同或不同的药理(或毒理)作用时,称为药物的杂泛性(drug promiscuity)。

生物在进化过程中,为更高效地调控自身的生理环境,赋予一些功能蛋白出色且极富效率的多样化作用机制。当利用这些功能蛋白开发药物时,这些药物同样具备潜在的杂泛性特征。从"一个靶标到一种疾病再到一个药物"的设计理念看,药物的杂泛性是不利的,因为会导致不良反应或脱靶效应。但是从开发多靶标药物的角度评价,如果其杂泛性所涉及的多个作用靶标与治疗病症之间紧密相关,则有利于药效的提升和增益。很显然,对老药的杂泛性程度进行初步预判是合理开展老药原靶标的新功能/新适应证发现的重要环节。具体来讲,优选老药分子的杂泛性程度不应过低或过高,避免其新适应证研究潜力下降。

Bowes J.等从靶标的杂泛性角度对药物的杂泛性程度作出定义和分析,具体如下:单个药物在10μmol/L的条件下,对随机50个药物靶标中的20%以上的靶标(多于10个靶标)有超过50%的抑制率,为高度杂泛性药物;5%~20%的靶标(3~10个靶标)有超过50%的抑制率,为中度杂泛性药物;<5%的靶标(少于3个靶标)有超过50%的抑制率,为选择性药物。通过分析比较诺华公司的药物数据库发现,在950个上市药物中,60%左右为选择性靶向药物,而高度杂泛性药物仅占15%;在撤市或临床试验终止药物中高度杂泛性药物提升至20%~22%;诺华公司的在研药物中高度杂泛性药物的比例逐年下降(图11-7)。上述结果提示,高度杂泛性药物可能不利于新适应证的开发,验证了老药新用研究中应选择杂泛性适中的药效分子这一概念,并更细化了此前对老药杂泛性程度的模糊定位。

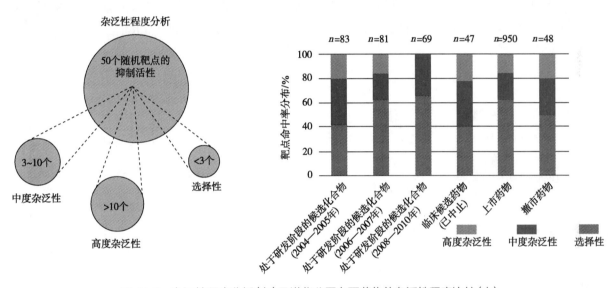

图11-7　杂泛性程度分析(左)及诺华公司在研药物的杂泛性程度比较(右)

药物的杂泛性不仅仅源于作用靶标的杂泛性,其药物本身结构的特性同样决定药效分子的杂泛性程度。Paul D.Leeson等通过计算机分析后发现,药物的脂水分配系数($\log P$)和分子量(molecular mass)是药物杂泛性程度的关键影响因素。药物的疏水性越好会导致潜在的多靶标作用更加频繁,并由此产生毒副作用和其他不良反应。分子量和药物杂泛性的内在关联相对复杂,且涉及药物的酸碱性,导致对杂泛性的预测可能与实际不符,但总体来看,相同分子量下,碱性越强导致药物的杂泛性越高。有趣的是,综合统计2007年前上市的口服药物和全球几大药企的在研药物库中的各药效分子的分子量及$\text{clog}P$后发现,这些药物的分子量大都在400~460Da、中位$\text{clog}P$为3~4,其分子量-中位$\text{clog}P$关联分布呈现明显的集聚倾向(图11-8a)。单从口服药物来看,随着时间变化,分子量-$\text{clog}P$关联分布明显向上述范围倾移。进一步细化分析上述药效分子的分子量、$\text{clog}P$和具体靶标后发现,不同靶标所代表的药物分子量和$\text{clog}P$表现出明显的差异,具体如下(图11-8):

(1)靶向GRCR胺类受体药物:$\text{clog}P$为2.4~3.4,分子量为350~420Da。

（2）靶向 GRCR 磷脂受体药物：clog$P$ 为 5.0~5.5，分子量为 400~450Da。

（3）靶向 GRCR 肽类受体药物：clog$P$ 为 3.7~4.8，分子量为 425~525Da。

（4）离子通道药物：clog$P$ 为 3.2~3.8，分子量为 350~375Da。

（5）激酶抑制剂：clog$P$ 为 2.8~4.7，分子量为 380~450Da。

（6）核受体药物：clog$P$ 为 3.6~5.2，分子量为 350~450Da。

（7）蛋白酶体抑制剂：clog$P$ 为 2.2~3.5，分子量为 450~475Da。

（8）靶向转运蛋白类药物：clog$P$ 为 3.3~4.5，分子量为 300~500Da。

药效结构的杂泛性分析结果不仅对新药开发具有较大的指导意义，也为老药从药物化学角度开展新用途研究提供理论支撑和数据预测。例如，在八大类药物中，分子量为 350~375Da 的药物种属分别有靶向 GPCR 胺类受体药物、离子通道药物和核受体药物。在中位 clog$P$ 数据分布图中，GPCR 胺类受体药物或核受体药物分别和离子通道药物有重合（3.0~3.5 *vs* 3.5~4.0），但后两者没有关联（图 11-8b）。该结果提示当老药原靶标为离子通道受体且中位 clog$P$ 为 3.0~3.5 时，其潜在新适应证有较大的可能出现在 GPCR 胺类受体药物的相关治疗领域；而当离子通道药物的中位 clog$P$ 为 3.5~4.0 时，其潜在新适应证有较大的概率与核受体药物治疗领域关联。彩图见 ER-11-1。

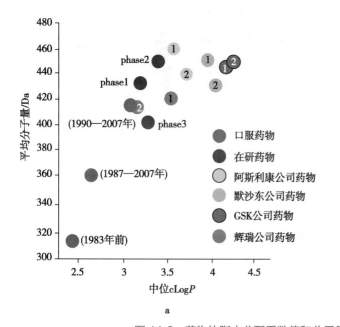

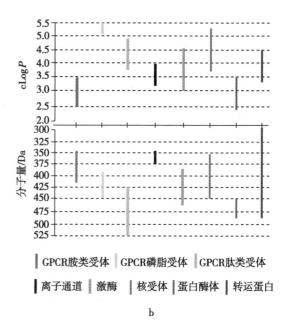

图 11-8　药物的脂水分配系数值和分子量与其治疗靶标分布的关联分析

a. 2007 年前各大公司在研药物的平均分子量与中位 clog$P$ 的关联，"1"代表结果源于 GVK 药物信息公司数据库分析统计，"2"代表结果源于 Prous 药物信息公司数据库分析统计；b. 主要靶标相关药物的中位 clog$P$ 和分子量的分布统计

在老药新用研发之初对老药的原靶标和理化性质开展杂泛性筛选分析非常必要，通过区分原靶标的杂泛性程度，可初步判断老药新用的研究潜力；分析老药的理化性质和药物杂泛性之间的关联，协助开展早期潜在的老药新治疗适应证预测工作（图 11-9）。但目前，利用药物的杂泛性来理性指导老药新用的分析和归纳案例仍偏少，大部分研究来源于国外的大型制药企业。究其原因，一方面是这些百年药企拥有海量的药效结构成药性相关数据库以供比较分析，另一方面利用真实世界数据回顾性分析并指导合理新药研发逐渐成为西方药学界的主流共识，但国内在这方面方兴未艾。因此，以老药完整的理化

性质评价和海量已公开的相关药理活性研究报道为基础,结合日渐规范的国内临床应用回顾性分析,尤其是针对我国特有、高发病种的治疗大数据分析,可有效避免因国内药企新药研究积累不足造成的数据失真,同时利用老药的杂泛性研究获得的归纳性总结反哺我国特有、高发病种的老药新用研究,有望实现"弯道超车"开发重磅新药的目的。

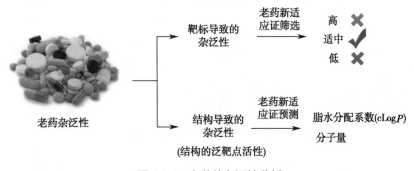

图 11-9　老药的杂泛性分析

11.1.2.3　未知靶标老药的新用途研究

老药原靶标的新功能/新适应证发现还涉及一类较特殊的情形,此情形下的老药其原适应证对应的靶标/机制或起初未清楚阐明,或至今仍不甚清晰。随着长期的临床回顾性分析和研究积累,发现这类老药对多种新适应证均表现出良好的疗效。这些老药新用途的发现不仅极大地推动相关新型治疗靶标的发现,也开辟了全新的医药研究领域,故常被人们称为"神药",如广为熟知的解热镇痛药阿司匹林(aspirin)、降血糖药二甲双胍(metformin)、戒酒药双硫仑(disulfiram)等。

二甲双胍的发现及上市过程可谓一波三折,其研究起源要追溯到 17 世纪,英国本草学者 Nicholas Culpeper 发现山羊豆中可能含有降血糖成分,1914 年法国化学家 Tanret 首先从山羊豆种子中提取到降血糖药效分子山羊豆碱(galegine),随后英国化学家 Barger 和 White 确定山羊豆碱(galegine)的结构式。进一步的研究发现,山羊豆碱结构中的胍基是发挥降血糖活性的关键基团,并由此发展了一系列含胍基或双胍基团的降血糖药效分子,但过高的毒性(乳酸酸中毒)严重限制该些胍类降血糖药在临床的深入使用。1922 年爱尔兰化学家 Werner 和 Bell 首先制备得到含双胍基团的药物二甲双胍,随后的动物实验不仅证明二甲双胍具有出色的降血糖活性,且表现出极低的毒副作用。但遗憾的是,同时期胰岛素的发现极大地冲击了胍类降血糖药的后续新药研发和临床应用,其中包括二甲双胍。直到 20 世纪 50 年代末,法国糖尿病学家 Jean Sterne 才通过临床试验证实二甲双胍的降血糖功效,1958 年二甲双胍开始作为胰岛素的替代药物在法国上市用于治疗 2 型糖尿病(T2DM),同年二甲双胍在英国获得使用批准,1972 年又成功在加拿大上市。但同时期,由于美国汽巴-嘉基(Ciba-Geigy)公司的同系列产品苯乙双胍和丁双胍在治疗糖尿病的过程中表现出严重的乳酸酸中毒反应和增加心血管疾病发病风险被 FDA 勒令退市,该事件又波及二甲双胍在美国的上市申请,但也因此推动了循证医学(evidence based medicine)的发展。经过多轮大规模的临床试验,二甲双胍被证明不仅没有乳酸酸中毒风险和心血管疾病发病风险,甚至具有一定的心血管保护作用,于 1995 年被 FDA 批准用于 2 型糖尿病的治疗,并在 10 年后作为该型糖尿病的首个一线用药(图 11-10)。同时,也因为这些大规模的临床试验应用,为后来二甲双胍对其他众多新适应证的开发埋下伏笔。

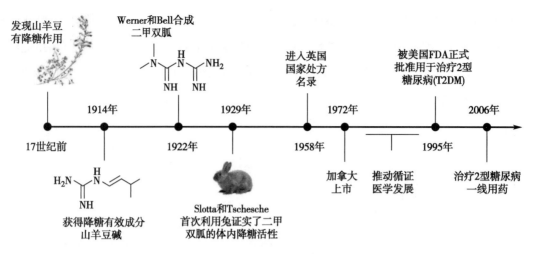

图 11-10　降血糖药二甲双胍的发现历程

在验证二甲双胍的临床降糖效果的同时,针对其作用靶标的探索也从未停息。经 PubMed 数据库搜索和二甲双胍相关的医学研究文献目前已达 22 000 余篇,其中机制研究类文献近 3 000 篇(不含综述类文章),内容涵盖降血糖、抗肿瘤、心血管类病症治疗、消炎等领域。但即便在糖尿病治疗领域,其准确的降血糖作用机制仍未阐明,目前普遍认为二甲双胍的降血糖效果源于多机制协同作用。例如,利用 ^{13}C 标记技术发现,服用二甲双胍的 2 型糖尿病患者的肝糖异生率下降 25%~40%;一些利用高胰岛素 - 正葡萄糖钳夹试验的研究结果发现,二甲双胍能提升骨骼肌的胰岛素敏感性,并伴有胰岛素激活的系统性葡萄糖利用功能,平衡胰岛素分泌紊乱造成的血糖升高(insulin-stimulated glucose disposal);近几年的研究还发现二甲双胍也能通过调控肠道菌群达到降血糖的目的。但目前的主流观点仍是双胍类药物通过减少线粒体氧消耗,降低细胞内能荷(cellular energy charge)并激活 AMP 活化的蛋白激酶(AMP-activated protein kinase,AMPK)发挥抑制肝糖异生过程的药效(图 11-11)。

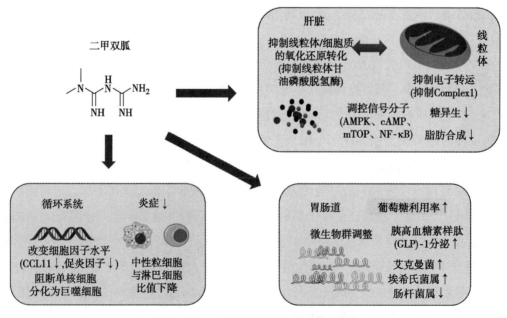

图 11-11　二甲双胍的多种降血糖机制

随着对二甲双胍的药理机制认识的逐渐深入,其被陆续应用于肿瘤、心血管疾病、衰老等领域的临床治疗,并获得良好的疗效,目前大量相关研究报道已发表于 *Science*、*Nature* 和 *Cell* 等国际顶尖期刊,本章不再一一赘述。二甲双胍能在多个领域发挥治疗作用,一方面在于其靶标的杂泛性,二甲双胍可通过调控线粒体氧呼吸和 ATP-AMP 之间的转化平衡,进而激活 AMPK。AMPK 信号通路在人体能量代谢通路中起关键作用,并参与调控多种其他信号通路,如氧化应激、自噬等,是肿瘤、糖尿病、炎症等疾病的重要治疗靶标。另一方面结构的杂泛性也是推动二甲双胍成为"神药"的关键一环,二甲双胍的强亲水性属性(pK_a=11.5)使其在生理 pH 下呈单质子化,能透过并积聚在一些转运体的生物膜中发挥药效活性,包括人体细胞及细菌生物膜。

与二甲双胍类似的还有戒酒药双硫仑,2018 年在 *Nature* 杂志上发表一项研究,通过对丹麦 24 万例癌症患者的治疗数据进行分析发现,肿瘤患者长期持续服用双硫仑与癌症的良好预后有直接关联。机制研究表明,双硫仑经胃或血液分解成 2 分子二乙基二硫代氨基甲酸盐(diethyldithiocarbamate,DDTC)药效片段,其与铜离子络合后不仅增加稳定性,且在肿瘤部位积聚后靶向抑癌蛋白 p97 的配体蛋白 NPL4,阻断其对 p97 的降解,发挥抗肿瘤的药效。黄敏与李剑等合作,通过筛选自建的老药库发现低毒杀菌剂福美双(和双硫仑具有相同的母核结构)可靶向丙酮酸脱氢酶激酶 1(pyruvate dehydrogenase kinase 1,PDK1)发挥抗肿瘤的新用途,并通过优化改造后获得活性更好的衍生物 JX06;药理机制研究表明,JX06 可共价结合 PDK1 蛋白上的 ATP 结合口袋附近的半胱氨酸 C240,导致相邻的残基 R286 发生构型变化,从而阻断 ATP 和 PDK1 结合,使 PDK1 丧失功能,发挥抗肿瘤的药效(图 11-12)。双硫仑及其类似物的新用途不止如此,近期美国国家衰老研究所(NIA)的一项研究显示,双硫仑及其结构类似物能有效减轻肥胖小鼠的体重,改善肝脏、胰腺等器官的代谢功能障碍。除此之外,双硫仑还被报道具有良好的抗炎及降血糖药效。

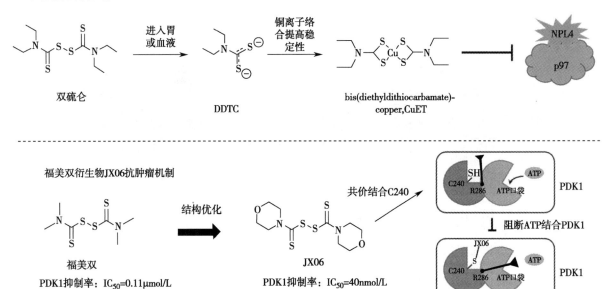

图 11-12　戒酒药双硫仑和杀菌剂福美双衍生物 JX06 的抗肿瘤新用途

针对未知靶标老药的新用途开发,尤其是高度杂泛性"神药"的新靶标/新适应证研究时,往往会发现这些药物有一些有趣的共性特征,包括极低的毒性和副作用,确切的临床药效及不契合成药性规则的理化性质(分子量、clog$P$、pK_a 等)。这些共性特征表面上似乎并不符合老药新用中对药物杂泛性的定义,其实不然,"神药"极低的毒性和副作用也是老药新用所要追求的理想特征之一,其靶标的杂泛性程度虽然较高,但多数以间接调控或通路间信号平衡等方式为主要治疗途径,直接抑制作用通常较少,因而表现出较低的毒副作用。此外,独特的理化性质(如二甲双胍的单质子化)更有效地提升药物的靶标选择性、减弱结构杂泛性带来的潜在毒副作用。因此,针对这类"特例"型老药新用研究,更需要从老药独特的药理作用机制和药效结构着手,发现其中的共性规律。

11.1.2.4　天然产物药物和中药活性成分的老药新用研究

人类的药物发展历程是一个不断认识、学习模仿和利用自然的过程,我们从柳树皮中发现能消炎镇痛的水杨酸、从金鸡纳树皮中获得治疗疟疾的奎宁、从青霉菌中提炼出广谱抗生素青霉素等,不胜枚举。随着医学科学的发展,如今的天然产物药物(natural product drug)不仅涵盖动植物等外源性药效物质,也有大量源自人体的内源性药效物质,其对新药研发的重要性和指导意义已不言而喻。David J.Newman 等统计了 1981—2019 年上市的药物,并区分为生物大分子药物、天然产物药物及其衍生物、天然产物相关药物及合成药物。统计数据显示,严格的天然产物来源药物及其衍生物占总药物数量的 23.4%,去除生物大分子药物后,该比例提升至 31.8%,与合成药物所占的比例相当,如果算上天然产物相关药物则比例占近一半(图 11-13)。更为重要的是,天然产物不仅是名副其实的新药研发宝库,同时也是老药新用的重要创新来源,例如,来源于橘青霉和土曲霉的他汀类调血脂药在近几年被发现具有显著的抗肿瘤活性;源自苹果树皮的 2 型钠 - 葡萄糖共转运蛋白(SGLT2)抑制剂是一种新型的口服降血糖药,2020 年 SGLT2 抑制剂达格列净(dapagliflozin)被 FDA 批准用于心力衰竭(heart failure)的治疗。

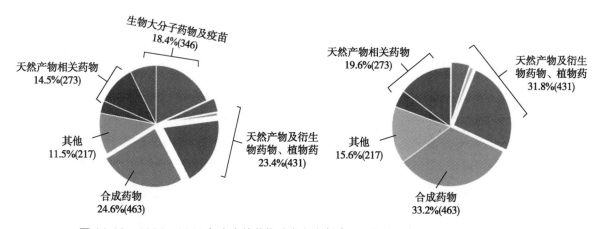

图 11-13　1981—2019 年上市的药物种类占比(左)和上市的小分子药物种类占比(右)

中药活性成分是源于祖国传统中医药宝库,又经分离提纯的单一药效分子,亦是隶属于我国特有的天然产物药物。我国台湾中医药数据库的统计数据显示,迄今在录的各类中药活性成分结构已超 2 万种,这些药效分子不仅为源自中医药的新药研发提供坚实的物质基础及创新来源,更是老药新用的重要研究对象。尤其近些年,中医传统的"同病异治"和"异病同治"思想逐渐为世人熟知,其理念恰好暗合老药新用策略,而讲到中药的老药新用,青蒿素和砒霜是 2 个绕不开的案例。

青蒿素(artemisinin)是从中草药黄花蒿中提取得到的抗疟疾药效成分,是由我国著名药学家、诺贝尔生理学或医学奖得主屠呦呦及多个国内合作团队从历代医籍、本草、民间方药入手,经长期不懈的努力后发现并获得的中药活性成分。青蒿素不仅对疟原虫具有极高的杀虫药效,近几年发现其在抗肿瘤领域也有不俗的表现。研究表明,青蒿素可通过氧化应激、阻滞细胞周期、抑制血管生长、诱导凋亡和铁死亡等多种途径影响肿瘤的发生与发展,发挥抗肿瘤的药效。近几年,屠呦呦团队又发现青蒿素衍生物在治疗红斑狼疮上表现出良好的疗效,并已进入Ⅱ期临床研究(图 11-14)。张亭栋和陈竺等从民间验方中发现致毒剂砒霜的主要成分三氧化二砷能治疗多种类型的白血病,尤其对早幼粒细胞白血病(APL)疗效显著,并阐明三氧化二砷与癌蛋白 PML 端的"锌指"结构中的半胱氨酸结合,诱导 PML 发生变构和多聚化,继而被泛素化修饰降解的主要抗肿瘤机制。

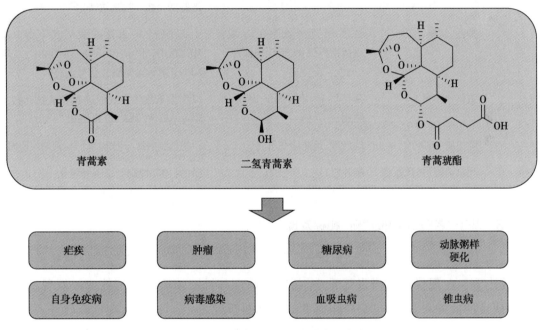

图 11-14　青蒿素及其衍生物的多元生物活性

随着对中药药理机制的深入研究,中药活性成分的老药新用在近几年呈快速发展的态势(表 11-3)。藤黄是我国东南地区常见的中草药,具有消肿、攻毒、祛腐敛疮等功效,尤启冬等对藤黄的有效成分藤黄酸开展研究,发现其具有广谱抗肿瘤活性和良好的肿瘤杀伤选择性,机制研究表明藤黄酸可通过诱导凋亡、阻滞细胞周期、诱导细胞分化等途径抑制肿瘤细胞增殖和侵袭转移。杨宝峰院士团队长期从事抗心律失常药的药理学研究,尤其是中药活性成分抗心律失常药的研发工作,发现并报道多个常见的中药活性成分如苦参碱、青蒿素、小檗碱等具有良好的抗心律失常作用。

相较于国外在天然产物药物研究上的大量成果产出,我国以中药活性成分为研究对象的老药新用仍处于研究的起步阶段,大量中药活性成分的研究集中在低水平的药效表型重复验证上,真正深入的靶标/机制研究报道仍偏少,且处于临床试验阶段的新药屈指可数。国家层面对中药发展的认识和要求已进入新的阶段,2019 年 10 月首次召开的全国中医药大会印发了《中共中央国务院关于促进中医药传承创新发展的意见》,这充分表明国家在发展中医药事业上的坚定信念,也必将推动中药活性成分老药新用研究的发展。

表 11-3　代表性中药活性成分的老药新用

中药活性成分	原适应证	潜在新适应证	作用机制
青蒿素及相关衍生物	抗疟疾	治疗红斑狼疮、抗肿瘤	免疫调节、抑制肿瘤代谢等
小檗碱	抗菌消炎	抗肿瘤、肝保护	激活 AMPK、促进凋亡、抑制一氧化氮产生
丹参酮	活血通瘀	预防心力衰竭、心肌梗死及保护心肌纤维	诱导自噬、促进凋亡、抑制微管蛋白形成等
苦参碱	抗寄生虫	肝癌、肝脂肪变性	抑制内质网应激、诱导肝癌细胞凋亡
人参皂苷	调节免疫	治疗勃起功能障碍、化疗增敏及治疗结直肠癌	抑制缺氧诱导因子 -1（HIF-1）表达并增加内皮型一氧化氮合酶（eNOS）的表达、抑制肿瘤细胞的上皮 - 间充质转化
黄芩苷	抑菌、利尿、抗炎	诱导人结肠癌细胞衰老、减轻动脉粥样硬化、治疗抑郁症	上调 DEPP 的表达并激活其下游 Ras/Raf/MEK/ERK 和 p16INK4A/Rb 途径、抑制 NF-κB 和 p38 MAPK 信号通路
川芎嗪	脑供血不足	预防酒精引起的肝损伤、抗肿瘤	以剂量依赖性方式促进 Nrf2 表达和核易位、阻断 Akt 和 GSK-3β 磷酸化
姜黄素	降血脂、抗肿瘤	抗病毒、预防脂肪肝	干扰包膜病毒与细胞的结合、抑制内质网应激
粉防己碱	利水消肿、祛风止痛	抗肿瘤	激活自噬、抑制肝细胞纤维化

11.1.3　基于"老"药结构的"新"靶标发现

除"老"靶标的"新"治疗适应证拓展外，基于"老"药结构的"新"靶标发现同样是老药新用领域的重要内容。在现代药物研发体系中，新靶标确证和针对该靶标的药效分子发现是"first-in-class"药物研发的前提和基础，也是药物研发的关键创新点之一。此外，新靶标药效分子也能作为分子探针反推该靶标的机制研究，具有相辅相成的作用。新药效靶标确证常依托生物医学领域的突破，而靶蛋白探针 / 药效分子的发现需要药物化学、药理学、结构生物学、计算机化学等专业领域的交叉合作，其研发过程可能更复杂和多变。目前，大部分基于靶标的新药发现主要依托大规模的虚拟库筛选或高通量实体化合物库筛选，这些筛选获得的苗头化合物（hit compound）还需经漫长、多轮、试错型结构优化和药理学评价等过程。而从老药库中筛选获得的新靶标药效分子具有结构成药性好、原靶标的构效关系清晰、合成工艺明确等特点，可大大简化基于其结构的新药研发过程。

早期基于老药的新作用靶标发现案例大都始于老药的副作用（脱靶效应），例如，原靶标为 5- 羟色胺（5-HT）的促胃肠动力药西沙必利和组胺 H_1 受体拮抗剂阿司咪唑是 2 类靶标及适应证都迥异的药物，但在使用过程中常导致患者发生 Q-T 间期延长（Q-T interval prolongation）和尖端扭转型室性心动过速（torsade de pointes，TdP）的症状，经药理学研究表明这 2 类药物都同时能靶向钾离子通道（hERG）发挥抑制作用，而西沙必利和阿司咪唑结构中的 N- 脂肪链哌啶基团是发挥 hERG 抑制活性的关键药效基团，以此类推的匹莫齐特和特非那定同样表现出强 hERG 抑制活性（图 11-15）。

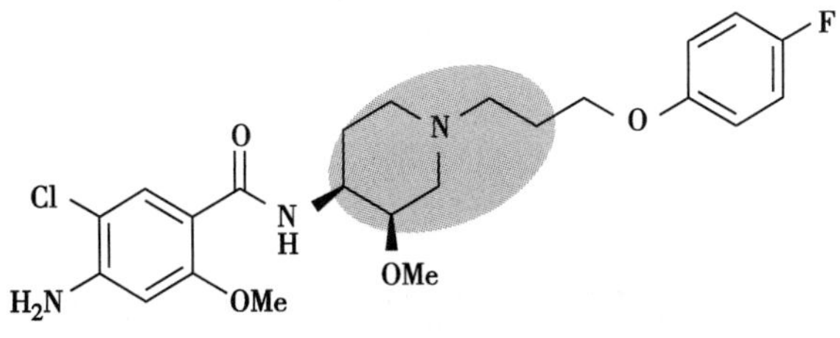

西沙必利

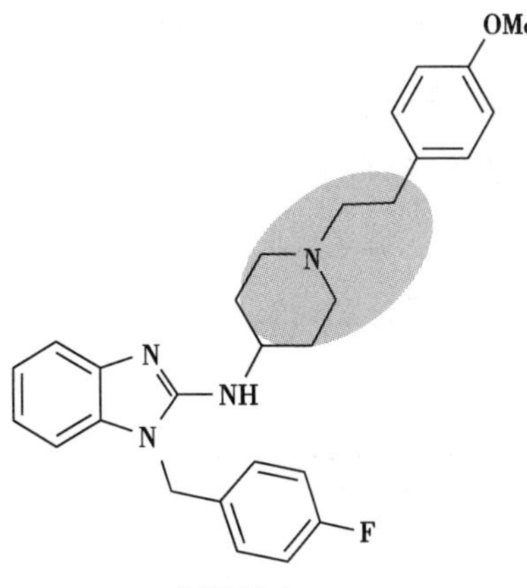

阿司咪唑

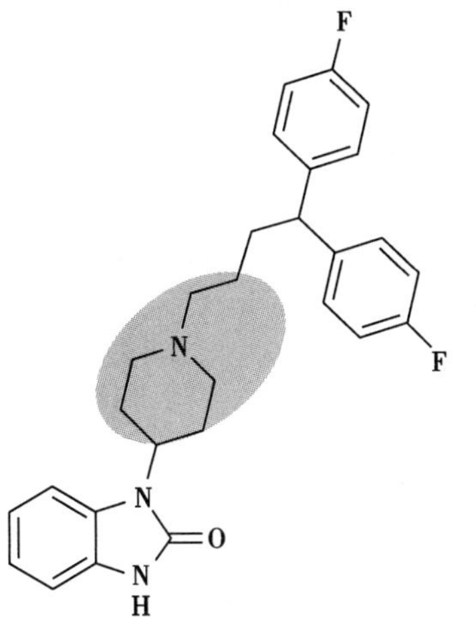

匹莫齐特

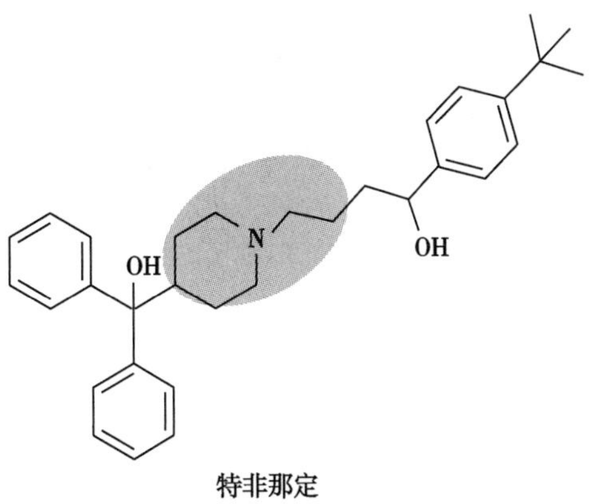

特非那定

图 11-15　含有相似药效团的 hERG 抑制剂类老药

为此，Peer Bork 团队构建利用不同药物的共有副作用特征预测未知靶标的技术，其过程是通过计算机对 746 种有明确副作用的老药两两配对，得到 1 018 对具有相似副作用的老药组合，其中有 261 对老药组合彼此的原靶标和药物结构存在明显的差异，推测这些老药组合可能作用于相同的未知靶标。进一步通过随机分析质子泵抑制剂雷贝拉唑（rabeprazole）分别与神经系统药物培高利特（pergolide）、帕罗西汀（paroxetine）、氟西汀（fluoxetine）和佐米曲普坦（zolmitriptan）的配对副作用特征，预测并实验验证了雷贝拉唑的神经毒性源于脱靶作用于多巴胺受体 D_3（dopamine receptor D_3，DRD_3）和 5-$HT_{1B/1D}$ 受体。虽然基于老药副作用的新靶标发现往往主观意识驱动较弱，且具有偶然性及盲目性，但较多的成功案例让人们认识到老药在新靶标发现、确证及新药开发上具有极大的潜力可供挖掘。同时，随着计算机虚拟筛选、高通量实体筛选、蛋白质组学等技术的突飞猛进，合理利用老药的优势结构，"主动"开展新靶标药效分子发现研究，越来越受到制药企业和学术界的重视。

11.1.3.1　基于计算方法的老药新靶标发现

11.1.3.1.1　虚拟筛选技术发现老药新靶标

虚拟筛选（virtual screening）是目前新靶标药物发现的常用手段，其方法是以已知的蛋白质晶体结构或尚未解析晶体的同源模建蛋白质结构为研究对象，利用分子对接软件和打分函数对化合物库开展

分子 - 蛋白质相互作用强度预测,初步获得对目标蛋白具有潜在相互作用的配体分子。相较于实体筛选技术,虚拟筛选技术具有成本低、耗时短、操作简便等优点,但也存在筛选的假阳性率较高、命中的化合物获取不便、结构成药性不佳等问题,而利用老药库开展虚拟筛选可在较大程度上避免上述问题。为了更加方便地挖掘老药成药性好的属性,目前已有多个商业或非营利性老药数据库被建立,并应用于虚拟筛选发现新靶标和药效分子(表 11-4),取得较大的进展。

表 11-4　含老药信息的药物数据库

药物数据库	概述	网址
PubChem	大于 6 000 万个药效分子结构	http://pubchem.ncbi.nlm.nih.gov/
ChEMBL	药物靶标与生物活性库	https://www.ebi.ac.uk/chembl
NIH LINCS	药物靶标网络可视化数据库	http://www.lincsproject.org/
CMAP	肿瘤细胞相关药物靶标可视化数据库	http://www.complement.us/labweb/cmap/
Project Achilles	肿瘤细胞相关基因靶标识别	https://depmap.org/portal/achilles/
Cancer Therapeutics Response Portal	513 个药物或药效探针分子对 860 种肿瘤细胞系的作用信息库(该数据库与 PubChem、ChEMBL 链接)	http://www.broadinstitute.org/ctrp.v2.2
ImmPort	该网站包含 222 项药物研究的 37 000 个实验结果	https://immport.niaid.nih.gov/
PharmGKB	药物与相关基因表型	https://www.pharmgkb.org/
e-Drug3D	美国小分子药物药典	http://chemoinfo.ipmc.cnrs.fr/MOLDB/index.html
DailyMed	药品目录	https://dailymed.nlm.nih.gov/dailym/d/
Comparative Toxicogenomics Database	药物 - 调控基因 - 病症关联数据库	http://ctdbase.org/

　　1 型糖尿病(type 1 diabetes mellitus,T1DM)又称为胰岛素依赖型糖尿病,其病症产生源于胰岛功能缺陷导致胰岛素分泌不足,主要通过注射胰岛素治疗,常规的口服降血糖药对 T1DM 的治疗效果不佳。病理机制表明 T1DM 的发病主因在于自身免疫异常导致分泌胰岛素的 β 细胞受到损伤,使之不能正常分泌胰岛素。人类白细胞抗原(HLA)基因 *DQ8* 在 50%~60% 的 1 型糖尿病患者中高表达,介导自激活 T 细胞免疫应答,继而引起 1 型糖尿病的发病风险升高。Aaron W.Michels 等基于 HLA-DQ8 的蛋白结构,对含 1 500 多个上市药物的老药库进行虚拟对接,发现抗高血压老药甲基多巴和 DQ8 有较高的亲和力(affinity),体外分子水平实验验证了甲基多巴和 DQ8 的相互作用;细胞水平实验结果表明甲基多巴可抑制 T 细胞免疫应答能力,并以剂量依赖性方式阻断 DQ8 的抗原表达,且无明显的细胞毒性。

　　neddylation 修饰是一类新型的蛋白质翻译后修饰途径,因其修饰过程与熟知的泛素化修饰(ubiquitination)相似,故又称为类泛素化 neddylation 修饰。neddylation 修饰过程是类泛素蛋白 Nedd8(neuronal precursor cell-expressed developmentally down-regulated protein 8)在 ATP 的参与下,被激活酶 NAE(E1)催化后转移到结合酶 UBE2M 或 UBE2F(E2),并在连接酶 Rbx1/2(E3)的催化下对相关底物

进行 neddylation 修饰发挥生理功能。其中,cullin 蛋白家族(主要亚基为 cullin1、2、3、4a/b、5、7)不仅是 neddylation 修饰通路的最关键的调控底物,也是 CRL(cullin-RING ligase)泛素连接酶家族的重要骨架蛋白之一。CRL 能特异性地调控细胞内 20% 的泛素相关蛋白底物降解,其功能失调会导致多种肿瘤的发生与发展。众多研究表明,通过抑制 cullin 的 neddylation 修饰过程,能有效阻断 CRL 对相关抑癌蛋白(如 p21、p27 等)的降解,并诱导这些抑癌蛋白在肿瘤细胞内积聚而发挥抗肿瘤的药效。Chung-Hang Leung 等以激活酶 NAE 为筛选靶标,对含 3 000 余种上市药物的老药库开展虚拟筛选,利用 ICM-Pro 3.6-1d 分子对接软件对蛋白质和老药之间的相互作用进行打分评价,结合分子及细胞水平验证,成功发现抗生素哌拉西林(piperacillin)和抗肿瘤药米托蒽醌(mitoxantrone)可靶向 NAE 发挥 neddylation 抑制活性(图 11-16)。

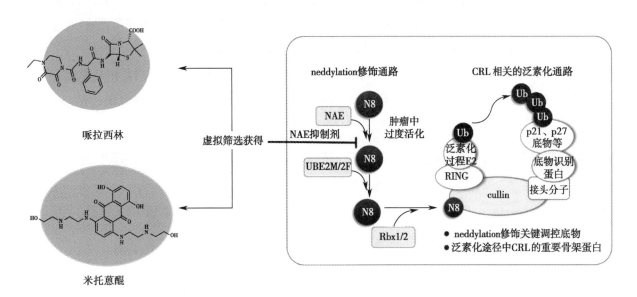

图 11-16　对老药库虚拟筛选发现抑制类泛素 neddylation 修饰通路的老药

目前,利用老药库开展新靶标的虚拟筛选已成为一种常规筛选手段,相比如 ZINC 数据库、SPECS 数据库等动辄数十万至几百万种结构的虚拟数据库,老药库的药物数量仅几千种,占用计算机筛选机时成本小,可开发价值却相对较高,因而具有良好的研究性价比(表 11-5)。

表 11-5　一些虚拟筛选发现老药新靶标 / 新机制的案例

老药	原靶标	新靶标	原适应证	潜在新适应证
哌拉西林	β- 内酰胺酶	neddylation 修饰	细菌感染	肿瘤
米托蒽醌	抑制核酸合成	neddylation 修饰	肿瘤	肿瘤
甲基多巴	多巴胺受体	人类白细胞抗原基因 *DQ8*	高血压	糖尿病
乙胺嘧啶	二氢叶酸还原酶	胸苷激酶	疟疾	肿瘤
氟芬那酸	环氧合酶 -2	Hippo 信号通路下游转录因子复合物 YAP-TEAD	炎症、疼痛	肿瘤
索拉非尼	多靶标激酶抑制剂	5- 羟色胺 $_{2A}$ 受体	肿瘤	精神分裂

续表

老药	原靶标	新靶标	原适应证	潜在新适应证
奋乃静	多巴胺₂受体	雄激素受体	精神病	前列腺癌
达非那新	蕈毒碱₃受体	肿瘤坏死因子 α	膀胱过动症	抗炎
塞来昔布	环氧合酶 -2	信号转导与转录激活因子 3	炎症	肿瘤

11.1.3.1.2 网络药理学发现老药新靶标

Yildirim 等于 2007 年系统绘制了药物 - 靶标网络关系图（drug-target network）、靶标 - 蛋白网络关系图（target-protein network）和疾病 - 靶标网络关系图（disease-target network），为梳理药物、靶标和病症三者之间的关系提供数据支撑。Hopkins A.L. 借此提出网络药理学（network pharmacology）的概念，它是在组学（omics）和临床数据的基础上，融合系统生物学、生物信息学等多门学科的新兴交叉领域，通过分析药物、靶标和疾病之间的内在关联，预测老药的潜在新靶标或新适应证及老靶标的新药效结构。目前，开展网络药理学研究的物质基础已较为完备，逐渐完善的疾病、药靶、蛋白质 - 蛋白质相互作用关系数据库（表 11-6）可支撑快速开展老药新用研究，结合药效实验验证，加速老药新靶标的发现过程。

表 11-6 网络药理学的相关数据库

数据库名称	数据库类型	概述	网址
GAD	疾病数据库	疾病对应的靶标预测及相关分析	https://geneticassociationdb.nih.gov/
MalaCards			http://www.malacards.org/
TTD			http://db.idrblab.net/ttd/
STRING	蛋白质相关数据库	常用的数据库	https://string-db.org/
BioGRID		蛋白和化学物质之间的相互作用	https://thebiogrid.org/
CTD			http://ctdbase.org/
InWeb_InBioMap		数据较全	
MINT		实验验证的蛋白 - 蛋白相互作用	https://mint.bio.uniroma2.it/
IntAct		整合多个数据库	https://www.ebi.ac.uk/intact/
GeneMANIA	基因相关数据库	基因相互作用预测	http://www.genemania.org/
OMIM			http://www.omim.org/
PharmGKB		药物基因组数据	http://www.pharmgkb.org/
PubChem	化学结构搜索数据库	药物作用靶标	https://pubchem.ncbi.nlm.nih.gov/
DrugBank		上市药物	http://www.drugbank.ca/
STITCH		中药活性成分 / 化合物靶标预测	http://stitch.embl.de/
UniProt	蛋白质分子结构数据库	蛋白质序列	https://www.uniprot.org/
PDB		蛋白晶体结构	http://www.rcsb.org/#Category-search
DAVID	功能富集分析数据库	差异基因的功能和通路富集分析	https://david.ncifcrf.gov/
KEGG		基因 / 蛋白质的功能注释和功能富集	https://www.kegg.jp/
WebGestalt			http://www.webgestalt.org/
GEO	基因组数据库		https://www.ncbi.nlm.nih.gov/gds/
TCGA			http://www.tcga.org/

髓母细胞瘤（medulloblastoma，MB）是儿童最常发的恶性脑瘤之一，占儿童脑瘤患者人群的 20%~25%，虽然目前的治疗方案已较大地提升患者的存活率，但仍有大量儿童患者面临肿瘤治疗造成的大脑、激素调节和生育能力损伤的潜在风险，还有一部分患者对现有的治疗方案不敏感或存在复发风险。因此，寻找低毒高效的髓母细胞瘤治疗药物仍是目前药学界的紧迫任务。髓母细胞瘤分为 4 个亚型，其中 2 个亚型主要受 Wnt 信号通路（Wingless/integrase-1）和 SHH 信号通路（sonic hedgehog）调控；另外 2 个亚型被称为 group3 和 group4，占全部髓母细胞瘤的 60%~65%，不仅具有较强的侵袭转移能力，且涉及复杂的基因、表观基因和基因组学畸变影响，使得传统靶向治疗不能获得较好的临床获益。Huang L. 等为开发 group3/4 亚型髓母细胞瘤治疗药物，首先对这些患者的肿瘤组织样本进行 DNA 测序，结合通路数据库和拷贝数变异数据分析，开展网络化整合；对该网络内的 group3/4 亚型相关高表达通路开展 RNA 测序和蛋白质甲基化检测，获得转录组基因驱动网络关系图和甲基化驱动网络关系图，经整合后形成 group3/4 亚型相关疾病驱动网络关系图；利用含 1 309 种老药信息的 CMAP 数据库开展药效、结构及相关适应证相似性分析并整合成药物 - 药物网络关系图，结合 group3/4 亚型相关疾病驱动网络关系图，以网络驱动的方式对药物治疗效果开展虚拟分析和实验验证，由此发现强心苷类药物普遍表现出较好的抗髓母细胞瘤活性，其中以地高辛（digoxin）为最优；机制研究表明，地高辛通过调控 ERK/AKT 信号通路和诱导线粒体功能紊乱发挥抗髓母细胞瘤的新用途（图 11-17）。

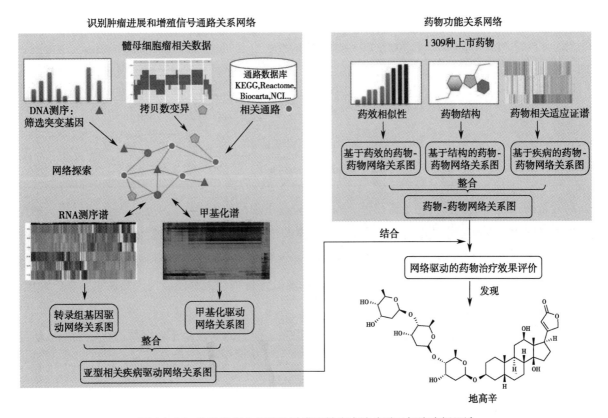

图 11-17　生物信息化网络驱动发现地高辛治疗髓母细胞瘤新用途

11.1.3.2　高通量实体库筛选发现老药新靶标

药物筛选过程始终在追求"更快、更全面、更精准"的道路上前行。虚拟筛选受制于不能真实评价

蛋白质 - 药物和蛋白质 - 蛋白质相互作用强度,虽能在短时间内筛选高达千万个化学结构的潜在药效,独占"快"之一道,但失之于精准。相比之下,基于实体库的高通量药物筛选获得的苗头化合物假阳性率远低于虚拟筛选,且化合物筛选数量通常在数万以下区间,虽远小于虚拟筛选技术检测的数量,但也能较全面地反映该作用靶标的配体化学空间。随着对老药新用的逐渐重视,目前一些制药企业、实体化合物库供应商和科研机构也纷纷筹建相关实体老药库,这为开展基于老药库的高通量筛选提供物质基础(表 11-7)。

表 11-7　代表性商业化实体老药库

药物库名称	库含小分子数量	网址
The Drug Repurposing Hub	约 6 000 种处于临床试验或上市阶段的药物	https://clue.io/repurposing
FDA-Approved Anticancer Drugs	约 129 种上市的抗肿瘤药	https://dtp.cancer.gov/organization/dscb/obtaining/available_plates.htm
NIH Small Molecule Repository	包含上市药物及毒性分子	https://ncats.nih.gov/smr/
John S.Dunn Gulf Coast Consortium	约 125 种上市药物	http://www.gulfcoastconsortia.org/
LOPAC®1280	约 1 280 种处于临床试验或上市阶段的药物	http://www.sigmaaldrich.com/life-science/cell-biology/bioactive-small-molecules/lopac1280-navigator.html
SCREEN-WELL® FDA-Approved Drug Library V2	超 700 种 FDA 批准上市的药物	http://www.enzolifesciences.com/BML-2843/screen-well-fda-approved-drug-library-v2
FDA-Approved Drug Library	1 447 种 FDA 批准上市的药物	http://www.selleckchem.com/screening/fda-approved-drug-library.html
Teva Screening Set	640 种 FDA 或美国之外上市的药物	
华东理工大学李剑团队"老药库"	1 400 余种全球批准上市的药物	

高通量筛选技术是一种构建于微孔板上的具有较高重现性的蛋白质或细胞水平的活性评价模型,是在加入受试化合物后能差异化地识别并快速开展自动化检测和数据处理的实体化合物筛选手段。分子水平的筛选模型是目前最常见的高通量筛选手段,也是能较快构建的高通量筛选模型,其研究对象通常包括受体蛋白、酶、离子通道等,理论上分子水平的药效评价模型大都能应用于高通量筛选。开展分子水平的高通量筛选首先需要构建基于微孔板平台的、重复性好且稳定性高的药效评价模型,同时新型高通量检测技术的合理应用也有益于筛选命中率的提高。前者的实现基于对靶蛋白机制的深入研究,后者主要基于酶联免疫吸附试验、荧光技术和光激化学发光等检测技术的应用。

11.1.3.2.1　基于酶联免疫吸附试验的老药高通量筛选

目前最常用的高通量检测技术为基于酶联免疫吸附试验(ELISA)的检测技术,该技术是将抗原或抗体固化于载体表面并保持免疫活性,依次加入检测对象和既有酶活性又有免疫活性的酶标记抗体或抗原,共孵育后洗去未结合的蛋白质,加入显色底物并用分光光度计读数。根据检测需求,ELISA可分为间接法、夹心法和竞争法 3 种检测类型。应用于高通量筛选的一般为竞争法,其机制是利用指示标记的抗体(抗原)与受试药物竞争性结合固相载体上的有限抗原(抗体),药物和后者的结合活性越好,经洗涤后的显色程度就越低,以此筛选获得与靶标结合的活性分子。ELISA目前较多应用于成熟靶标的药物筛选,但也可构建新靶标的活性评价,具有构建成本少、灵敏度高、检测设备要求低的特点,但由于其过程需洗涤除去未结合的抗体及杂质,故常导致检测数值波动较大或一定的假阳性率。

非赖氨酸激酶激活 STE20/SPS1 相关脯氨酸 / 丙氨酸丰富的蛋白激酶(SPAK)可在体内磷酸化并激活溶质载体家族 12(钠 / 钾 / 氯化物转运蛋白,SLC12A),例如,Na^+-Cl^- 协同转运蛋白(NCC)、1 型或 2 型 Na^+-K^+-$2Cl^-$ 协同转运蛋白(NKCC1、NKCC2)等,这些转运蛋白可通过影响 NaCl 重吸收和血管收缩来调节血压,动物实验也表明敲除 *SPAK* 基因的小鼠常表现出低血压、肾脏和主动脉中的 NCC 和 NKCC1 磷酸化程度降低等症状。因此,开发一类靶向 SPAK 的药物可能同时具备利尿和舒张血管的降压作用。基于以上机制,Uchida S. 等将带有谷胱甘肽 *S*- 转移酶(GST)标签的 NKCC2 蛋白固定在 ELISA 试剂盒中,并加入混合蛋白缓冲液(GST-SPAK、启动蛋白 GST-MO25α 等)和 ATP,以此在体外模拟 SPAK 催化 NKCC2 磷酸化的过程。利用该 ELISA 高通量筛选平台,他们筛选了 20 000 种小分子化合物和上市药物,发现抗寄生虫药氯氰碘柳胺(closantel)表现较好的 SPAK 调节作用,进一步的体内外药效学实验和机制研究表明氯氰碘柳胺能抑制 SPAK 磷酸化及 NCC 和 NKCC1 活化(图 11-18)。

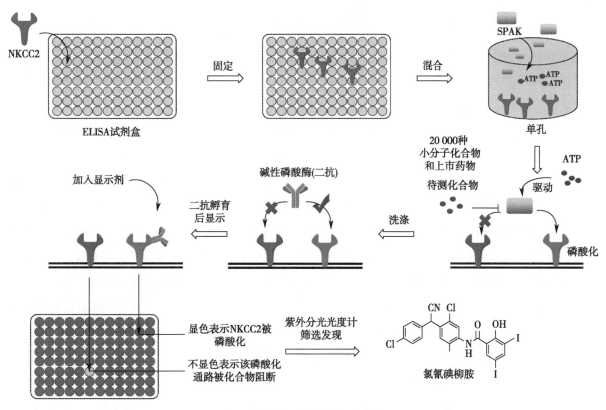

图 11-18 ELISA 高通量筛选发现氯氰碘柳胺靶向 SPAK 降压新用途

11.1.3.2.2 基于荧光技术的老药高通量筛选

基于荧光技术的高通量筛选常通过检测外源性结合或内源性荧光变化,定性或定量分析蛋白

质 - 蛋白质相互作用的强弱,间接评价受试小分子影响该作用的药效活性,其原理和 ELSIA 筛选技术大同小异。基于荧光技术的高通量筛选也可直接测试蛋白质 - 小分子之间的相互作用,但灵敏度较低。相比 ELISA 高通量筛选,基于荧光技术的高通量筛选不需要洗涤步骤,故检测稳定性要优于前者。目前已发展的荧光技术主要有荧光强度分析法(fluorescence intensity analysis)、荧光偏振(fluorescence polarization,FP)检测法、荧光共振能量转移(fluorescence resonance energy transfer,FRET)检测法、均相时间分辨荧光(homogeneous time-resolved fluorescence,HTRF)检测法等,其原理分别如下:

(1)荧光强度分析法,顾名思义是通过测定小分子干扰蛋白质 - 蛋白质结合时荧光发生的强弱变化来判断小分子 - 靶标的结合程度。

(2)荧光分子在受到偏振光激发时,如分子保持静止则发出固定偏振平面的发射光(发射光仍保持偏振性),但当分子旋转或翻转时,发射光的偏振平面将不同于初始激发光的偏振平面。同时,分子量越大,分子旋转速度就越慢;反之则越快。利用这一特性开发的 FP 检测法可通过检测发射光的偏振程度,分析蛋白质 - 小分子作用后的分子量或蛋白质结构变化,进而直接或间接测试小分子 - 靶标的作用活性。

(3)当一个荧光团的发射光谱和另外一个荧光团的吸收谱重叠时,这 2 个荧光团靠近到一定程度时,容易发生荧光能量转移,即另一个荧光团也被激发,通过该原理开发的 FRET 检测法可通过检测荧光团的激发程度来评价小分子 - 靶标的作用强弱。

(4)均相时间分辨荧光检测法是 FRET 检测法的进阶版,不仅拥有其均相优势,兼具低背景噪声的特点,它利用具有穴状结构的镧系元素螯合物为供体荧光团,并用 XL-665(别藻蓝蛋白)、d2 等荧光团为受体,当将它们分别标定在靶蛋白和相关结合蛋白上后,即可构建基于 HTRF 检测法的高通量筛选模型。

朊粒病(prion disease,PrD)是一类由朊粒蛋白(prion protein,PrP)引起的,对人类及动物都有极强致死性的神经退行性疾病。目前人类中发现的朊粒病有库鲁病(Kuru disease)、克 - 雅病(Creutzfeldt-Jakob disease,CJD)、GSS 综合征(Gerstmann-Straussler-Scheinker syndrome)及致死性家族型失眠症(familial fatal insomnia,FFI);在动物体内引发的是可传播性海绵状脑病(transmissible spongiform encephalitis,TSE),其中有著名的疯牛病。朊粒蛋白有 2 种,分别是非致病性朊粒蛋白 PrP^C 及其同源性致病性朊粒蛋白 PrP^{SC},这 2 种蛋白质的主要差异在于结构,螺旋形态的 PrP^C 被刺激后转化为折叠形态的 PrP^{SC},目前暂无治疗朊粒病的药物。鉴于 PrP^C 是致病性 PrP^{SC} 的供体蛋白,但清除该蛋白质又不影响宿主的生理功能,Scripps 研究所开发了靶向 PrP^C 的 HTRF 高通量筛选模型,通过快速筛选 100 个具有良好的血脑屏障(BBB)穿透能力的老药,发现抗组胺药阿司咪唑(astemizole)、免疫抑制剂他克莫司(tacrolimus)和 PrP^C 具有较好的相互作用能力,细胞水平的研究显示这 2 种老药能减少神经母细胞瘤(neuroblastoma)细胞表面的 PrP^C,并抑制 PrP^C 的复制(图 11-19)。

此外,Zhang Xiong 等通过构建靶向组蛋白甲基转移酶 MLL1 的 HTRF 高通量筛选模型筛选 592 种老药,发现多巴胺受体激动剂吡贝地尔(piribedil)能显著抑制 MLL1 的活性,并抑制多种肿瘤细胞增殖;Jones J.O. 和 Diamond M.I. 构建靶向雄激素受体(androgen receptor,AR)的 FRET 高通量筛选模型,发现含香豆素基团(coumarin group)的老药如杀虫剂恩波吡维铵(pyrvinium embonate)、镇痛药哈尔醇

(harmol)等表现出优于比卡鲁胺(bicalutamide)的拮抗活性;Zeste 同源蛋白 2 增强子(enhancer of zeste homolog 2,EZH2)与肿瘤的发生与发展具有密切的联系,Luo Cheng 等构建该蛋白的 FP 检测法,通过筛选 1 600 种老药,发现盐酸阿扑吗啡(apomorphine hydrochloride)、羟布宗(oxyphenbutazone,羟基保泰松)、硝苯地平(nifedipine)和马来酸麦角新碱(ergonovine maleate)可抑制 EZH2 与其辅助蛋白 EED 之间的相互作用,发挥抗肿瘤的药效。

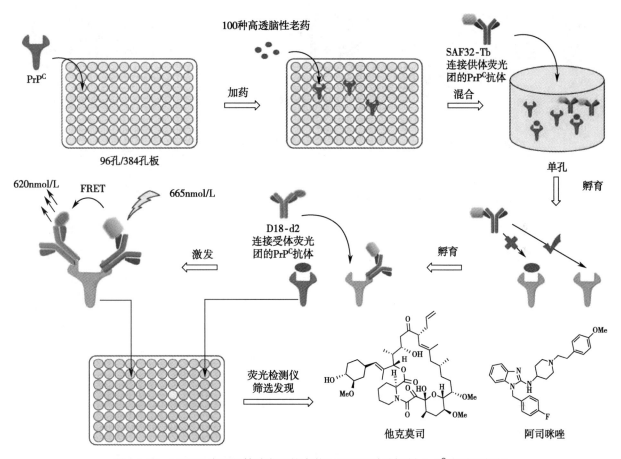

图 11-19　HTRF 高通量筛选发现他克莫司和阿司咪唑抑制 PrP^C 新分子机制

11.1.3.2.3　基于光激化学发光的老药高通量筛选

光激化学发光分析法(light-initiated chemiluminescent assay,LICA)是一种 20 世纪 90 年代兴起的均相免疫检测技术,其原理特征是利用感光微珠和发光微珠在相互靠近时释放线态氧,激发发光微珠发出光信号,达到检测的目的。该技术具有背景噪声低,反应环境稳定,不易受 pH、温度、离子化程度影响的优点。AlphaScreen 高通量筛选技术(amplified luminescent proximity homogeneous assay screen)是目前使用最广的 LICA 之一,其由供体微珠(donor bead)和受体微珠(acceptor bead)组成,其中供体微珠包含光敏剂苯二甲蓝(phthalocyanine),在 680nm 激光的照射下,供体微珠使周围环境中的氧分子转化成一种性质活跃的单线态氧(singlet oxygen),这些活性氧可以在溶液中扩散至 200nm 的距离。如果在该范围内存在受体微珠,活性氧会触发这些微珠的二甲基噻吩衍生物,继而激发一系列的化学反应,最终在 520~620nm 产生光信号,从而达到检测的目的。孙毅等利用 AlphaScreen 技术对包含上市药物的 10 多万个小分子开展高通量筛选,发现男用避孕药醋酸棉酚(gossypol)可阻断类泛素 neddylation 通路中的 E3 对 cullin 蛋白家族的修饰,并调控关键底物凋亡指示蛋白 NOXA 的积聚,以此杀伤肿瘤细胞(图 11-20)。

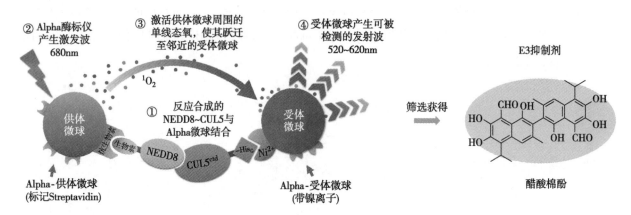

图 11-20　AlphScreen 高通量筛选发现醋酸棉酚抑制 neddylation 修饰新机制

11.1.4　基于表型筛选发现老药新用途

近 30 年来,基于靶标的药物发现(target-based drug discovery,TDD)已成为制药工业界和学术界的药物发现主要手段。但在此之前,基于表型的药物筛选已被广泛应用,许多 FDA 批准的药物在没有确证靶标或者阐明作用机制之前,凭借长期的民间实践治疗和大量动物实验验证,确保这些药物的药效和安全性,得以应用于临床,如二甲双胍、阿司匹林等。然而,基于表型的药物筛选由于药效分子靶标 / 机制不清导致的潜在安全性风险,极大地限制其在之后几十年的应用,尤其是在 TDD 兴起后。随着化学生物学技术的发展,基于表型的新药发现技术有了极大的改良,例如,结合抗体库的细胞高内涵筛选能较好地表征给药前后的细胞差异导致的信号通路变化,进而阐明受试药物的潜在作用靶标 / 机制。同时,诱导多能干细胞(iPS 细胞)、CRISPR-Cas9 等基因编辑工具,以及类器官和成像分析技术等的发展使在活细胞层面上实现分子水平的变化成为可能。除此之外,如基因改造的线虫、果蝇、斑马鱼等模式动物已成熟应用于药物筛选研究。需要着重指出的是,基于靶标的药物筛选往往已预设锁定单一的作用靶标,而多数疾病的发生常是多因素、多机制协同作用的结果,即便是靶向药物集中的抗肿瘤领域,单一靶向的药物往往抗肿瘤的药效较弱,且易于诱发耐药性。基于表型的药物筛选恰好能弥补 TDD 的弊端(表 11-8),例如,抑郁症和精神分裂症等一些中枢神经系统(CNS)疾病常由多基因、多机制诱发,通过表型筛选(phenotype screening)发现的药物往往具有更好的疗效。此外,抗致病微生物感染类药物发现也是表型筛选的一大"自留地"。

作为实体库筛选的两大"阵营"(高通量筛选和表型筛选),当利用老药库筛选发现新靶标 / 新用途时,研究人员必然会面临是选择基于靶标的高通量筛选模型还是基于表型的筛选模型。迄今全球共批准上市的小分子药物有近 9 000 种,包括 FDA 批准的近 3 000 种小分子药物,目前全球还在生产、销售、使用的小分子药物有近 4 000 种,前述商业化公司和学术机构仅库存约 2 000 种药物样品。从实际应用来看,这样的库容量相对基于靶标的高通量筛选动辄数万分子的筛选量来讲是微不足道的,不能体现高通量筛选"快"和"规模化"的优势,同时目前的高通量筛选技术也不能很好地挖掘老药在组学及长期临床应用中的内涵。反观基于表型的筛选模型,其化合物筛选规模一般在几十至几千之间,正好适合老药库的量级,从系统性和整体性角度能更全面反映药物对机体的作用效果,并可结合老药在组学及临床研究上的数据积累优势开展机制分析。此外,表型筛选的天然多靶标研究属性较好地契合老药新靶标发现的需求。目前,老药新靶标或新用途研发过程所使用的表型筛选方法大致分为 3 类:第一类是基于细胞(细胞形态、数量、信号通路等)的表型筛选;第二类是基于病原体(如细菌、真菌、病毒等)的表型筛选;第三类是基于模式生物(如秀丽隐杆线虫、斑马鱼、黑腹果蝇)的表型筛选。

表 11-8　基于表型或靶标筛选的药物发现过程比较

	基于表型筛选的药物发现	基于靶标筛选的药物发现
苗头化合物分选目标和优先处理项	复筛排除假阳性化合物	复筛排除假阳性化合物
	需全面复筛以处理不良的药理机制	可根据分子的结合活性、药效、药效选择性和新颖性需要筛选
	苗头化合物分类常基于化合物的结构、作用机制和分子标签等要素	苗头化合物分类仅基于化合物的结构
	—	需验证相关表型的细胞内靶标调控情况
先导优化目标和优先处理项	快速排除没有表型特征的化合物	次优的苗头化合物也需保留
	同系列分子中可能具有不同的靶标和机制	可通过构效关系研究利用各种药效团改变分子的药学性质
	化合物的结构和脱靶效应会混淆构效关系研究	—
	内源性分子表达谱能使药物的作用机制和实际的生物机制保持一致	—
	可优选早期优化药效分子开展体内概念验证	体内概念验证需根据药物靶向和作用机制的新颖性而定

11.1.4.1　基于细胞表型发现老药新用途

细胞是最常用的表型筛选体系之一,常规细胞表型筛选主要通过观察细胞形态和 / 或数量的变化来评价药物的活性,例如,采用 MTT 法、CCK8 法、ATPlite 等测试给药前后的细胞存活数量,采用划痕试验测试细胞的侵袭转移能力等。随着组学研究的日益丰富,现代细胞表型筛选愈加重视和组学数据分析的结合,其过程首先需识别与疾病相关的分子特征或信号,如与疾病相关的基因表达谱或具有特定突变的蛋白质,用以区分疾病状态和正常生理状态;在确定疾病特征后,构建尽可能接近病理特征的细胞表型,这一过程应系统评价与病症相关的基因表达谱、蛋白质 - 蛋白质相互作用等组学相关内容。该筛选模型需进一步通过与临床疾病的分子表型特征比较,来确定是否被顺利构建;受试药物经该模型筛选后获得的组学数据分析,既可以和疾病相关分子表型对比,也可以和治疗组患者的细胞相关分子表型对比,当前者数据对比出现差异性变化或后者出现一致性趋势时,不仅提示药物对该病症相关的信号通路或标靶具有相互作用,且表明在细胞水平上有药效活性(图 11-21)。目前基于靶标的药物发现技术,其获得的苗头化合物对靶标的调控机制研究和整体药效评价往往呈"割裂"的状态,时常出现化合物的分子水平作用效果突出而细胞水平药效欠佳的尴尬之境。相对而言,现代细胞表型筛选首先通过组学分析预测疾病可能相关的靶标,在细胞筛选模型上对这些异常的靶标或信号通路进行复现,以此开展药物筛选,其药效评价及机制研究结果更趋于"整体化"和"一致性",有效降低假阳性的发生率。

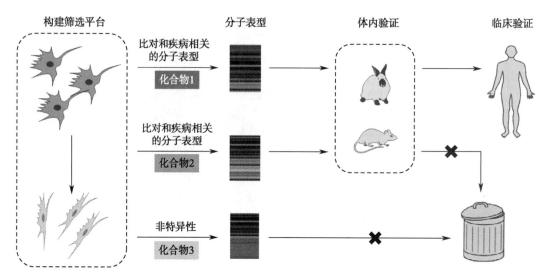

图 11-21 基于细胞表型的药物筛选过程

细胞高内涵筛选(cellular high content screening)是近几年发展起来的一类基于细胞表型的新型高通量筛选技术,其目的是不仅在细胞层面上构建分子水平的药理学研究模型,同时实现药效分子的高通量筛选发现。例如,后基因组时代的药物发现(post-genomic drug discovery)在改变传统药物研发模式时,对神经精神疾病(neuropsychiatric disorder)的治疗仍举步维艰,其主要原因在于当前研究对神经精神疾病的病理发生机制认识不足、现有的药物靶标表征不够完善、临床前药物评价模型匮乏,以及由疾病异质性导致的临床治疗差异等。

对于与精神分裂症(schizophrenia,SCZ)发病直接相关的调控蛋白多巴胺 D_2 受体(DRD$_2$),谷氨酸受体亚基基因 GRM3、GRIN2A 和 GRIA1 等,直到最近才开始大规模的全基因组关联分析(genome-wide association study,GWAS)。但 GWAS 风险评分目前只能解释这类患病人群中的小部分发病原因(仅占SCZ 患者数量的 7%)。此外,由于无法获得人类活体脑组织,导致难以在细胞水平测试评价在神经精神疾病基因组背景下的细胞信号转导方式,或开展新型化学探针调控作用的研究。近期研究表明,神经精神疾病作为系统性疾病,其致病的细胞信号网络中断现象在脑部及外周组织中可平行显现。外周血单个核细胞(peripheral blood mononuclear cell,PBMC)是较易获取的外周神经相关生理组织细胞,能表达多种与神经精神疾病有关的中枢神经系统(CNS)受体和下游信号蛋白,其他研究也表明 PBMC 和 CNS 细胞具有潜在的功能关联和相似的蛋白质 - 蛋白质相互作用。鉴于此,Lago S.G. 等以神经精神疾病患者和正常人群的 PBMC 为研究对象,构建包含功能性配体 - 受体相互作用和下游信号转导机制研究的高内涵单细胞筛选(high content single-cell screening)离体模型。在该模型中,70 余种内源性配体和 70 余种 CNS 关键配体被分别放入 15 个单元库中,在加入正常人体或 SCZ 患者的 PBMC 后,用 T 细胞刺激1~30 分钟,随后标记上不同荧光的细胞条形码,并用含 78 个磷酸化蛋白或总蛋白抗体库转染后流式分析术汇总数据。基于该离体模型,他们绘制了上述内源性配体和 CNS 关键配体相互作用的动力学谱,并利用该结果分析正常人群、患病人群和服药人群中 PBMC 相关信号通路的变化差异,由此发现磷脂酶 Cγ1 信号通路(phospholipase Cγ1,PLC-γ1)是治疗精神分裂症的潜在新靶标。基于该靶标在细胞水平上的评价模型,786 种老药被进一步筛选评价,其中尼卡地平(nicardipine)、尼索地平(nisoldipine)和甲泼尼龙(methylprednisolone)等 3 种钙通道阻滞剂或糖皮质激素类药物被发现具有良好的抗精神分裂症作用(图 11-22)。

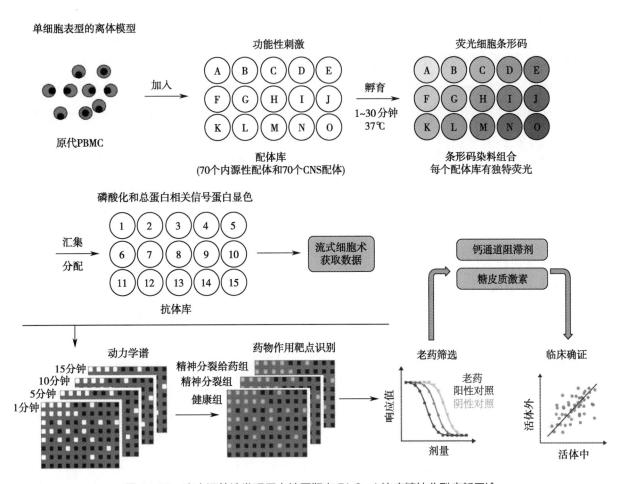

图 11-22　高内涵筛选发现尼卡地平靶向 PLC-γ1 治疗精神分裂症新用途

目前的癌症治疗方法大都涉及肿瘤细胞 DNA 损伤如双链断裂等,当幸存的肿瘤细胞 DNA 损伤被修复后,其侵袭、转移及耐药能力将大幅提高,导致在用诊疗方案失效,而抑制 DNA 损伤修复是提高化学和放射治疗敏感化的潜在有效策略。同源重组(homologous recombination,HR)和非同源末端连接(non-homologous end joining,NHEJ)是 DNA 损伤修复的 2 个主要途径。Goglia 等开发了一种基于细胞表型的筛选平台,将 NHEJ 和 HR 基因双报告系统(包含与 NHEJ 和 HR 相关的配体及蛋白质 - 蛋白质相互作用变化等)微缩在 384 孔板上并筛选了 2 万种化合物,由此鉴定出几种 FDA 批准的老药,如钙通道阻滞剂米贝拉地尔(mibefradil)等,表现出 DNA 损伤修复抑制活性和放射增敏活性。

神经调节蛋白 1(neuregulin-1,NRG1)是中枢神经系统的神经营养因子之一,与神经元生长、迁移和分化及突触的可塑性等生理功能密切相关,NRG1 通过激活 ErbB 受体调节其在中枢神经系统中的表达水平,而 NRG1-ErbB4 信号通路的过度活化会大幅提升 SCZ 的发病风险。Wehr 等构建基于烟草蚀纹病毒蛋白酶(tobacco etch virus protease,TEV)的 split-TEV 技术,利用 TEV 蛋白被切割后相互靠近能恢复活性的特点,将 ErbB4 和一段 TEV 蛋白融合后转入神经细胞 PC12 中,并分别加入 700 种受试老药,NRG1 和另外一段 TEV 蛋白融合后再转入神经细胞 PC12 中,共同孵育 24 小时后用 PCR 快速扩增 TEV 被切割时引入的特异性识别位点 / 肽段,以此评价药物对 ErbB4 和 NRG1 相互作用的阻断活性,发现醛固酮的竞争性抑制剂螺内酯(spironolactone)能在亚 μmol/L 水平抑制 ErbB4 和 NRG1 的结合。

11.1.4.2 基于病原体表型发现老药新用途

基于病原体(pathogen)的表型筛选是人类最早掌握的药物发现手段之一,从约瑟夫·李斯特发现苯酚抑制细菌到弗莱明获得能强效广谱抑制细菌生长的青霉素,基于病原体的表型筛选在抗菌和抗病毒药物的发现中不仅给予人类对抗病原体的有力武器,更直接加速现代药物研发技术的发展。即便目前基于靶标的抗病原体药物筛选获得巨大的成功,例如,NS5B 聚合酶抑制剂类抗丙肝药物索磷布韦(sofosbuvir)、神经氨酸酶抑制剂类抗病毒药物奥司他韦(oseltamivir),但基于病原体的表型筛选具有筛选成本适中、药效观察直接、模型构建简便等优势,使其在抗病原体药物的发现中仍占有极重要的地位。

金黄色葡萄球菌(*Staphylococcus aureus*,*S.aureus*)是人类重要的病原菌之一,是一类具有强感染性、强致病性的革兰氏阳性菌,因其产生金黄色色素——葡萄球菌黄素(staphyloxanthin,STX)而得名。金黄色葡萄球菌广泛存在于自然界中,且极易在自然环境中和抗生素压力下突变并形成耐药性。1961 年,英国科学家 Jevom 首次发现耐甲氧西林金黄色葡萄球菌(methicillin resistant *Staphylococcus aureus*,MRSA),并将其称为“超级细菌”(superbug)。作为人类化脓性感染中最常见的病原体之一,金黄色葡萄球菌带来的危害远远不止于此。病原菌在进入人体后,为适应人体血液环境、躲避和削弱宿主细胞的免疫侵袭,会分泌出大量的细菌毒力因子(virulence factor),扰乱或破坏免疫细胞干扰和吞噬病原体的能力,金黄色葡萄球菌的致病力强弱也与这些细菌毒素和侵袭性酶有直接关系。STX 是金黄色葡萄球菌特有的物质,也是其重要的毒力因子。STX 不仅能够帮助金黄色葡萄球菌逃脱人体免疫杀伤,同时其本身的存在也会加速体内器官和组织化脓及坏死。因此,通过抑制毒力因子 STX 的产生,既能够有效削弱金黄色葡萄球菌的毒性和避危能力,还能利用宿主自身的免疫力温和地清除病菌,延缓耐药性的产生且对已经耐药的细菌依然有效。李剑和蓝乐夫等构建鲁棒性(robust)的 STX 抑制剂筛选模型,利用金黄色葡萄球菌明显的黄颜色属性为筛选指标,检测 400 余种 FDA 上市药物的 STX 抑制活性,发现抗真菌老药萘替芬和特比萘芬能有效抑制细菌体内的 STX 合成,且没有对 MRSA 菌株的繁殖活力造成影响,即在体外“不杀菌”的前提下抑制 STX 的生成。相比正常的 MRSA 菌株,人血杀伤实验表明无 STX 保护的 MRSA 菌株更易被清除。机制研究表明萘替芬通过抑制 STX 合成通路的关键催化酶 CrtN 阻断 STX 的生成(图 11-23),这项研究有望为抗耐药菌治疗提供全新的解决方案。

此外,盛春泉和李剑等构建抗耐药白念珠菌(*Candida albicans*)和新型隐球菌(*Cryptococcus neoformans*)的体外药物筛选模型,通过筛选自建的老药库发现丁酰苯类抗精神分裂症药氟哌啶醇(haloperidol)表现出较好的抗真菌活性。对氟哌啶醇及其新结构衍生物进行活性和机制研究,发现其不仅能显著抑制新型隐球菌的相关毒力因子如黑色素、尿素酶及荚膜,且与氟康唑联用能下调耐药白念珠菌的外排泵调控关键基因 *ERG11* 及 *MDR1* 的表达,损伤真菌的细胞膜并抑制耐药外排泵,从而降低真菌的致病性和耐药性。

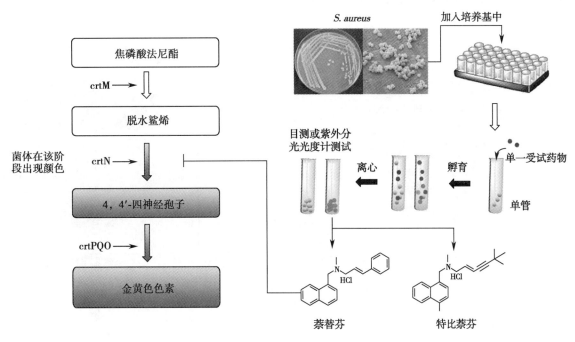

图 11-23　利用颜色变化筛选发现萘替芬靶向色素合成蛋白 CrtN 抗 MRSA 新用途

11.1.4.3　基于模式生物发现老药新用途

新药发现的早期研究阶段本质上是化合物的程式化筛选优化过程,即依次开展体外分子水平筛选—细胞水平药效确证—体内药效验证—同时开展机制研究(下游功能性调控机制实验)。这种研究路径往往繁缛且割裂,有时导致体内外药效不能相互匹配、潜在安全性风险预估偏差较大、机制研究容易出现靶标与实际表型结果不相符等问题。将细胞表型筛选与组学研究相结合能较好地解决上述部分问题,但如需同时解决所有问题,引入更复杂的整体系统药物筛选模型是必然选择。考虑到研发成本,以线虫、果蝇、胚胎、斑马鱼等微型或低等模式生物(model organism)为研究对象,构建新型表型筛选模型已然成为重要的药物发现内容。

11.1.4.3.1　基于秀丽隐杆线虫表型的老药筛选

秀丽隐杆线虫(*Caenorhabditis elegans*)作为一种经典的模式生物,具有生命周期短、繁殖速度快、遗传背景清晰、与人类基因的同源性高等特点,被广泛应用于衰老与寿命、遗传与发育生物学、行为与神经生物学、人类生理与病理、药物筛选、动物的应急反应和信号转导等研究领域,线虫已成为生命科学和医学领域中最重要的模式生物之一。目前常用的线虫株有野生型线虫 N2、daf-2 突变体、daf-16 突变体、skn-1 突变体等,李剑等以 N2 线虫为研究对象,构建基于线虫寿命的表型评价模型,从 1 386 种老药中筛选发现抗高血压和心律失常老药维拉帕米(verapamil)具有良好的延长线虫寿命的药效。机制研究表明该药一方面阻滞钙离子内流,有效降低钙调磷酸酶(calcineurin,CaN)的活性;另一方面可促进自噬,上调自噬相关蛋白质 LC-3 的表达,促进线虫中 LGG-1 的表达,显著上调自噬相关基因的 mRNA 水平,通过多重机制协同发挥抗衰老的药效(图 11-24)。Petrascheck 等也以 N2 线虫为模型,筛选 8.8 万个化合物后发现 115 个化合物能延长线虫寿命,其中抗抑郁药米安色林(mianserin)能显著延长线虫寿命。机制研究表明,米安色林通过影响 5-HT 合成、5-HT 再摄取、5-HT 受体或章鱼胺受体,调控线虫对食物的信号感知与饮食限制通路来延长线虫寿命。

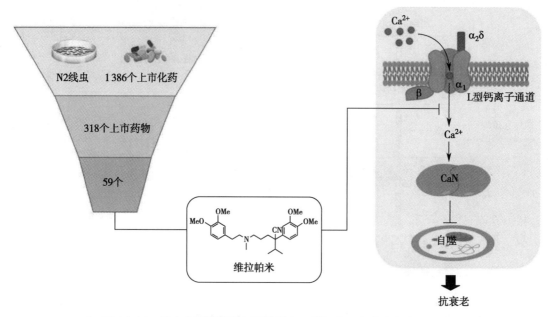

图 11-24　线虫表型筛选发现维拉帕米阻滞钙离子内流抗衰老新用途

11.1.4.3.2　基于果蝇表型的老药筛选

早在 1908 年,Morgan 等已经利用黑腹果蝇(drosophila)开展遗传学研究。20 世纪 80 年代以来,随着化学及转座因子基因突变(chemical and transposable element mutagenesis)、靶基因敲除(targeted gene replacement)、双链 RNA 介导的基因沉默(double stranded-RNA-mediated gene silencing)等基因改造技术在果蝇的应用上日渐成熟,利用果蝇开展药物筛选的研究报道也越来越多。RAS 家族属于小 GTPase,包含 HRAS、NRAS 和 KRAS 3 个人类基因,RAS 基因异构化常导致肿瘤的发生,例如,30%~50% 的结直肠癌患者常发生 KRAS 突变,另外有 6% 的结肠癌患者有 HRAS 和 NRAS 突变情况,而且发生 RAS 突变的肿瘤细胞的侵袭转移性更高。目前 RAS 突变的结直肠癌治疗药物虽然在临床前实验中效果良好,但在临床试验中收效不佳,如瑞戈非尼(regorafenib)仅能延长患者 1.4~2.5 个月的生存期。Erdem Bangi 从 1 名 53 岁的不能手术的结直肠癌 4 期患者的原发性肿瘤中提取的 DNA 全外显子组测序显示,除 KRAS(G13A)突变外,4 种结直肠癌相关启动子 APC、TP53、FBXW7 和 TGFBR2 均有基因错误突变情况,同时另外 4 种基因编码蛋白 SMARCA4、FAT4、MAPK14 和 CDH1 发生杂合子突变。为此,他们利用 UAS/GAL4(upstream active sequence)异位表达系统在果蝇胚胎的后肠上皮细胞中同时构建这 9 种异常基因表达模型,并利用该模型对 121 种 FDA 批准上市的抗肿瘤药开展单一或双药组合筛选。结果显示,在不用药或单一用药后,都只有不到 20% 的胚胎发育成蛹或成年果蝇。但在双药组合中,KRAS 抑制剂曲美替尼(trametinib)和骨质疏松症治疗老药唑来膦酸盐(zoledronate)联用,可将果蝇的存活率显著提高至 30%~60%,他们将这一药物组合运用到该结直肠癌患者的治疗中,患者的肿瘤体积缩小 45%,并在持续用药 11 个月后肿瘤体积仍基本维持,这项成果提供利用果蝇表型开展精准药物治疗的新策略(图 11-25)。

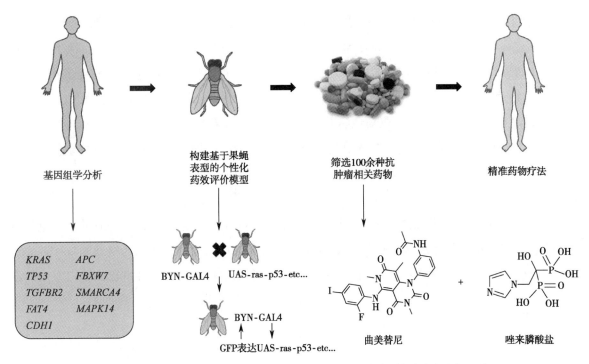

图 11-25 果蝇表型筛选发现曲米替尼和唑来膦酸盐联用抗结直肠癌新用途

11.1.4.3.3 基于动物胚胎的老药筛选

基于动物胚胎开展机制研究和药效评价也是目前常见的表型筛选模型之一。在鸡胚的机体免疫系统尚未完全建立之前,对各种异物几乎不发生排斥反应,其绒毛尿囊膜的血管生成也处于早期,因此便于将含药物载体置于其表面,观察各种诱导剂和抑制剂对血管生成的影响,目前该表型已广泛应用于血管生成抑制剂的体外评价。斑马鱼是当前应用最广泛的动物胚胎模型之一,由于和人类基因组的相似度高达 70% 以上,且具有繁殖能力强、可体外受精、透明状胚胎易于观察等优势和特点,被誉为"水中小白鼠"。利用斑马鱼开展药效筛选、机制验证、毒性及安全性评价的技术已相对成熟(表 11-9),基于斑马鱼表型的药物筛选发现也有多个成功的案例。Zon 等利用斑马鱼模型筛选 2 500 种化合物对造血干细胞(hematopoietic stem cell,HSC)移植的影响,发现前列腺素 E_2(PGE$_2$)衍生物能提高脐带血来源的细胞移植手术的成功率,该化合物目前已开展 II 期临床研究。吡唑并嘧啶骨架衍生物 dorsomorphin 最早被开发为 AMPK 抑制剂,但在斑马鱼模型中发现该类结构药物具有导致胚胎背侧化的生物活性(导致尾部缩短或消失),机制研究表明 dorsomorphin 抑制骨形成蛋白(bone morphogenetic protein,BMP)受体 ALK2,而抑制 ALK2 和 BMP 结合可治疗进行性骨化性纤维结构不良(fibrodysplasia ossificans progressiva,FOP)和炎症性贫血(anaemia of inflammation)病症。

表 11-9 目前常见的斑马鱼筛选类型及表型分析

筛选类型	表型分析
胚胎发育	胚胎形态
细胞迁移	后部侧线原基迁徙
肿瘤发生	肝脏变化
成人移植	发光干细胞移植影像
发光元件	胰腺 B 细胞发光数量

Yeh 等利用斑马鱼构建的机制研究实验发现,白血病致癌基因 *AML1-ETO*(AE)能显著将斑马鱼胚胎背部血岛(posterior blood island)中的红细胞生成转化为粒细胞生成,并进一步阻断粒细胞成熟。这一现象同样出现在 AE 高表达的人群中,尤其是在急性髓细胞性白血病(AML)患者中发现多种血红细胞在体内被过量消耗,用来制造粒细胞母细胞(granulocytic blast cell)。因此,他们利用 AE 引起的斑马鱼胚胎背部血岛变化差异,在转基因斑马鱼品系 Tg(HSP:*AML1-ETO*)上(该品系的斑马鱼可在热休克蛋白基因启动子 HSP70 的调控下高表达 AE)构建靶向 AE 功能的药物筛选平台,从 2 000 余种含上市药物的化合物库中筛选发现 COX-2 抑制剂类抗炎老药尼美舒利(nimesulide)表现出良好的 AE 拮抗活性(图 11-26)。

利用斑马鱼胚胎表型发现糖皮质激素氟氢缩松(fludroxycortide)能缩短 LQT 心脏的动作电位持续时间,可治疗 LQT 综合征。斑马鱼胚胎表型结合亲和层析法发现抗精神病老药奋乃静(perphenazine)的新作用靶标是蛋白磷酸酶 2A(PP2A)的 Aα 亚基,并表现出治疗 T 细胞急性淋巴细胞白血病的潜在新用途。

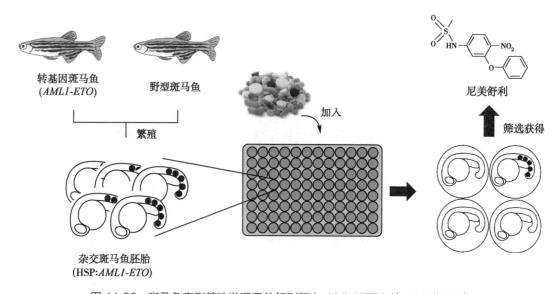

图 11-26　斑马鱼表型筛选发现尼美舒利靶向 *AML1/ETO* 抗 AML 新用途

除鸡、斑马鱼胚胎等外,蛙类胚胎也是常用的动物胚胎表型。研究发现蛙类胚胎发育早期缺失 Wnt 信号通路会导致无头胚胎的出现,而该信号通路过度活化又会造成两头胚胎,表明 Wnt 信号通路在蛙类胚胎发育中起至关重要的作用。Thorne 等在非洲爪蟾(*Xenopus laevis*)胚胎中提取能稳定维持 β-catenin 和 Axin 蛋白降解活性的组织液,将用萤火虫及海肾荧光素酶分别标记的 β-catenin 和 Axin 蛋白与受体 LRP6ICD 共孵育,并分装入 384 孔平板中,构建基于蛙类胚胎的 Wnt 信号通路抑制剂筛选平台。利用该平台筛选源自哈佛医学院的几千种小分子化合物,发现抗寄生虫老药恩波吡维铵(pyrvinium embonate)能阻断 LRP6ICD 介导的 Axin 蛋白降解,同时减少 β-catenin 蛋白积聚,体外抗增殖实验表明恩波吡维铵对 Wnt 信号高表达的结直肠肿瘤细胞具有明显的抑制作用,但对正常细胞的杀伤效果不强,具有良好的肿瘤杀伤选择性(图 11-27)。

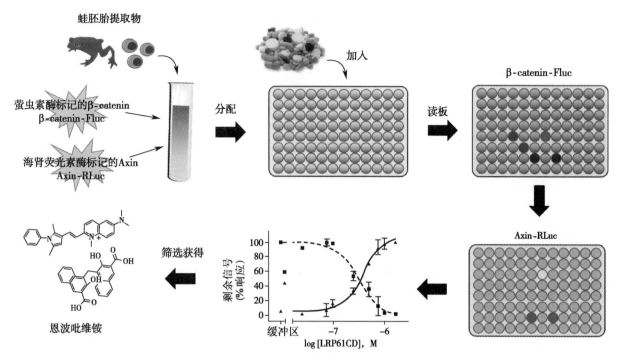

图 11-27　蛙胚胎表型筛选发现恩波吡维铵靶向 Wnt 抗结直肠癌新用途

11.1.5　新技术在老药新靶标发现中的应用

无论是高通量实体库筛选还是表型筛选,其最终目的都是在获得药效分子的同时,合理阐明潜在的药理作用机制。但这类方法仍是以作用靶标或信号通路为研究对象的"被动型"药物筛选发现策略,即首先锁定需作用的靶标或预测潜在的调控信号通路,再用海量的化合物库分子去随机"碰撞",以此获得新靶标配体分子或调控信号通路的新药效结构。这类方法在规模化筛选中取得较大的成功,但也限制了药效分子潜在未知新靶标的发现,尤其是众多杂泛性较高且作用机制仍未清晰的老药或中药活性成分。而阐明这些已经历临床安全性验证的老药的新靶标,不仅为开发靶向该新靶标的药物研发提供概念验证证据,也能极大地加速老药临床转化应用研究。因此,近几年来一些"主动型"以药效分子为研究对象的新技术被陆续发展用于新靶标的发现。

11.1.5.1　基于活性的蛋白质组分析与基于亲和力的蛋白质组分析发现老药新靶标

不同于传统的基于蛋白质组为研究对象的蛋白质组学(proteomics),化学蛋白质组学(chemical proteomics)更擅长借助化学活性探针对细胞或组织中的信号转导通路进行调控研究。相比常规的有机小分子探针,老药或中药活性成分探针作为外源性分子,其生物相容性和安全性良好,对生命体系的"破坏性"小,研究其对生命体系关键信号通路的新调控功能(新适应证)往往蕴含着新药物靶标或新作用机制。目前,常见的化学蛋白质组学研究主要有 2 种,分别是基于活性的蛋白质组分析(activity-based protein profiling, ABPP)和基于亲和力的蛋白质组分析(affinity-based protein profiling, AfBPP),两者大都以药效分子的药效团为骨架,修饰结合生物正交反应基团或含光交联片段的正交反应基团(如炔基、叠氮基、含双吖丙啶片段炔基等),利用点击反应(click reaction)连接具有识别功能的报告基团(report group),在蛋白质组中对与之结合的蛋白质进行标记,继而通过生物大分子质谱鉴定技术对标记并富集后的蛋白质组进行鉴定和比对分析。ABPP 一般用于不可逆性蛋白质结合药物(如共价抑制剂)的靶标确证，A*f*BPP 常用于可逆性蛋白质结合药物（如 ATP 竞争性抑制剂）的靶标确证（图 11-28）。

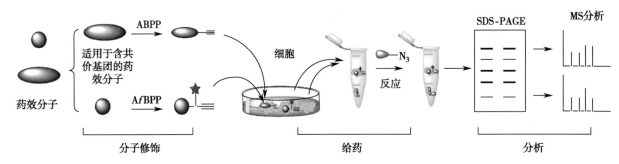

图 11-28　常见的化学蛋白质组学研究过程

近几年，利用 ABPP 或 A*f*BPP 的药物靶标确证研究主要集中于中药活性成分的新靶标发现。抗炎中药活性成分穿心莲内酯（andrographolide）靶向核因子 κB（nuclear factor-κB，NF-κB）p50 发挥抗肿瘤活性。抗肿瘤中药活性成分藤黄酸（gambogic acid）阻断核糖体蛋白 S27a（ribosomal protein S27a，UBRPS27a）的泛素化，抑制对酪氨酸激酶抑制剂耐药的髓细胞性白血病细胞增殖。抗寄生虫中药活性成分苦参碱（matrine）靶向钙依赖性膜磷脂结合蛋白 A2（annexin A2），显著减弱肿瘤细胞的迁移能力等。除此之外，化学蛋白质组学在药物协同增敏研究中也有新的应用。维奈克拉（venetoclax，ABT-199）和依达奴林（idasanutlin，RG7388）分别为 Bcl-2 和 MDM2 的抑制剂，临床发现这 2 种药物联合可发挥"1+1>2"的抗肿瘤活性。为确证这类药物组合的协同作用机制，丁克和李正球等在维奈克拉和依达奴林分子上连接不同结构的光交联基团获得 2 个化学探针，以此发现部分相关联的作用靶标如 ITPR1、GSR、RER1、PDIA3、Apoa1 和 Tnfrsf17，并开展体内外验证实验，为理解组合药物的协同增效机制提供可借鉴的案例（图 11-29）。

11.1.5.2　基于 PRISM 技术发现老药新靶标

美国博德研究所（Broad Institute）发明的一种新型 DNA 编码技术 PRISM（profiling relative inhibition simultaneously in mixture）能较好地发挥基于老药的筛选优势。PRISM 是一种基于细胞的分子条形码技术，其原理是运用 DNA 条形码标记单个细胞系，将多种被标记的肿瘤细胞系和待测化合物同时放置在同一培养皿中，实现同一时间平行筛选评价化合物的肿瘤细胞杀伤活性和杀伤选择性。随后利用聚合酶链反应（polymerase chain reaction，PCR）对细胞内的 DNA 条形码进行扩增和识别，对化合物的抗肿瘤活性进行定量。利用 PRISM 技术，美国博德研究所的研究人员开发了一种专门检测非肿瘤治疗类药物的抗癌活性的规模化筛选平台，测试了 4 518 种化合物（含抗肿瘤老药和非抗肿瘤老药）对 24 类共计 578 种人源肿瘤细胞系的抑制活性，从中发现 1 448 种化合物表现出抗肿瘤活性，其中 58% 为非抗肿瘤化合物。进一步对其中发现的老药新靶标开展分析，发现维生素 D 受体激动剂和羟甲基戊二酸单酰辅酶 A 还原酶抑制剂等非抗肿瘤老药普遍具有抗肿瘤活性。非甾体类药物他那罗吉（tanaproget）、钾通道激活剂 DCEBIO 可诱导 Schlafen 12 蛋白和磷酸二酯酶 3A（PDE3A）相互作用，导致 PDE3A 高表达的肿瘤细胞死亡。戒酒药双硫仑与染色体 16q 复制数量和硫蛋白编码基因的表达高低有直接联系，当双硫仑对肿瘤的杀伤效应增强时，16q 复制数量和硫蛋白编码基因 *MT1E*、*MT2A* 的表达双双降低，提示这 2 类生物分子是良好的双硫仑体内抗肿瘤活性标志物。已进入临床 Ⅱ 期研究的含钒类抗糖尿病药物 BEOV 可靶向硫酸盐转运体 SLC26A2 发挥抗肿瘤活性。环氧合酶（cyclooxygenase）和 5- 脂加氧酶（5-lipoxygenase）双靶标抑制剂类兽用镇痛消炎药替泊沙林（tepoxalin）可靶向 *ABCB1*，提高肿瘤细胞对药物的敏感度，增强抗肿瘤的药效（图 11-30）。

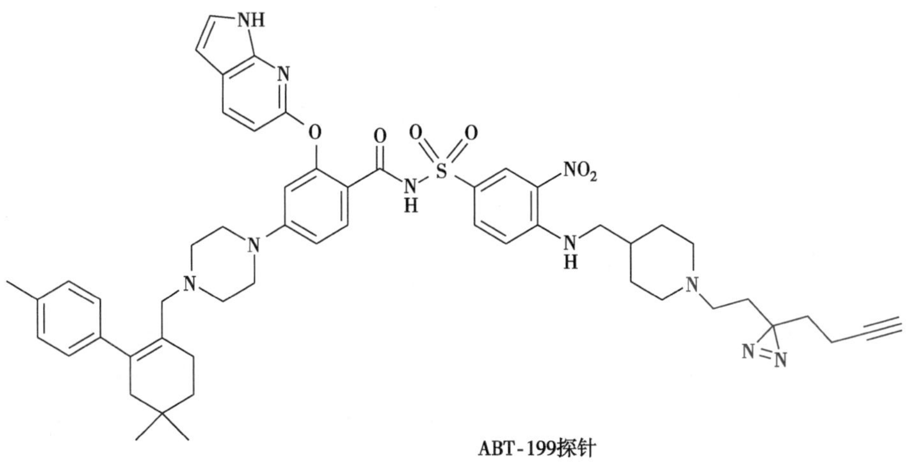

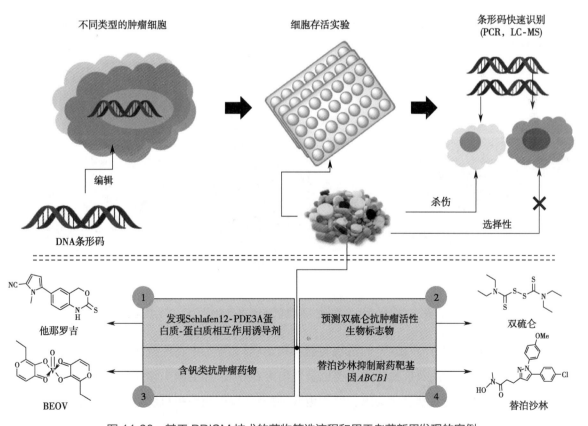

ABT-199探针

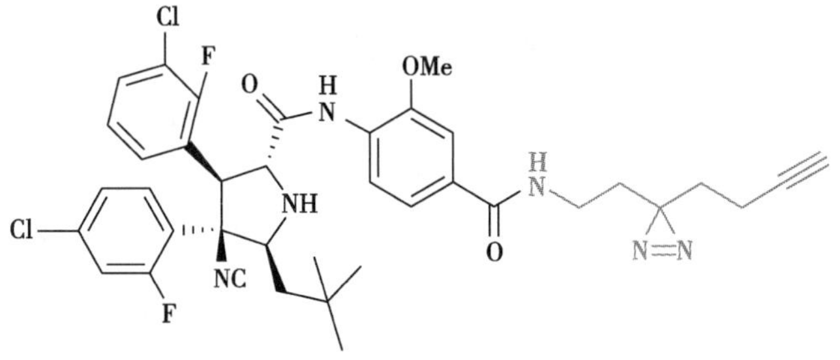

RG7388探针

图 11-29　连接光交联基团的药效分子 ABT-199 和 RG7388

不同类型的肿瘤细胞

细胞存活实验

条形码快速识别
(PCR，LC-MS)

编辑

DNA条形码

杀伤

选择性

他那罗吉

BEOV

① 发现Schlafen12-PDE3A蛋
白质-蛋白质相互作用诱导剂

② 预测双硫仑抗肿瘤活性
生物标志物

③ 含钒类抗肿瘤药物

④ 替泊沙林抑制耐药靶基
因ABCB1

双硫仑

替泊沙林

图 11-30　基于 PRISM 技术的药物筛选流程和用于老药新用发现的案例

481

11.2　老药新用的独特优势

11.2.1　突发性公共卫生疾病治疗中的老药新用

突发性公共卫生事件,如导致公众健康严重损害的重大传染病疫情、群体性不明原因疾病、重大食物和职业中毒,以及其他严重影响公众健康的事件等常面临现有药物无法有效救治、从头研发治疗新药不能快速响应事件需求的困境。2020 年伊始,席卷全球的新型冠状病毒肺炎(COVID-19)再次向医药界提出挑战,国内外的主要应对方式之一就是从老药中快速发现潜在的药物治疗方案。

基于老药库的虚拟筛选或许是最快的应急药物发现手段之一。SARS-CoV-2 的基因组由大约 30 000 个核苷酸组成,其重组酶编码的 2 个重叠多蛋白 pp1a 和 pp1b 是病毒复制和转录的必要蛋白。长度为 33 800Da 的主要蛋白酶 Mpro 介导这 2 个蛋白上多达 11 个位点的水解和断裂,并释放出一系列功能各异的多肽,以维系病毒的生命活动。鉴于 Mpro 与人类蛋白质的低同源性,不像 ACE2 酶在人体内广泛表达,靶向 Mpro 蛋白酶具有特异性的抗病毒治疗优势。蒋华良等综合运用结构生物学、计算机虚拟筛选和分子 / 病毒实验验证等策略,对总计约 10 000 个上市药物、临床药物、天然产物等进行筛选,发现 2 个 FDA 批准的老药双硫仑和卡莫氟(carmofur),以及 1 个 Ⅲ 期临床在研药物依布硒(ebselen)具有良好的抗 SARS-CoV-2 活性。具有抗炎作用的依布硒对 Mpro 蛋白酶的抑制效果最强,进一步在 SARS-CoV-2 感染的 Vero 细胞水平实验中,依布硒在 10nmol/L 浓度即可显示出强大的抗病毒复制的药效(图 11-31)。

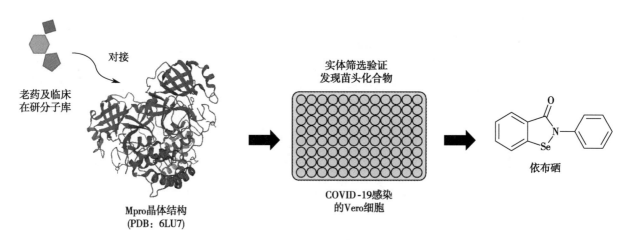

图 11-31　多技术联合运用发现抗炎药物依布硒具有治疗 COVID-19 的新用途

目前临床在研的治疗 COVID-19 的药物实验有几十项,大都集中在原抗病毒药物的新适应证应用(表 11-10)。此外,一些抗炎及抗血栓类药物也表现出潜在疗效,如英国牛津大学团队在临床试验中对超过 2 000 名重症新型冠状病毒肺炎患者使用地塞米松,使得需用呼吸机的重症患者的死亡风险降低 35%、需吸氧的患者的死亡风险降低 20%。

表 11-10　临床在研治疗 COVID-19 的老药新用案例汇总

候选药效分子	原适应证	潜在新型冠状病毒肺炎治疗机制	候选药效分子	原适应证	潜在新型冠状病毒肺炎治疗机制
瑞德西韦	抗埃博拉病毒	靶向病毒复制蛋白 RdRp	替诺福韦	抗 HBV	抑制核苷类逆转录酶
氯喹和羟氯喹	抗疟疾	抑制囊泡酸化紊乱（已暂停）	巴洛沙韦玛波西酯	抗流感病毒	抑制 CAP 依赖性内切酶
洛匹那韦/利托那韦	抗 HIV	抑制蛋白酶 Mpro	达诺瑞韦	抗 HCV	抑制 NS3/4A 蛋白酶
法匹拉韦	抗病毒	靶向 RdRp	双嘧达莫	抗血栓	抑制磷酸酯酶
巴瑞替尼	类风湿关节炎	抑制 Janus 激酶	芬戈莫德	多发性硬化症	调节磷酸鞘氨醇受体
甲泼尼龙	糖皮质激素	抗炎、抗纤维化	氯沙坦	降压	抑制 ACE2
肝素	抗凝血	抗凝血	阿奇霉素	抗生素	抑制 50S 核糖体蛋白
锌	补剂	抗病毒/调节免疫	利巴韦林	抗病毒	抑制病毒 mRNA 和蛋白合成
阿比朵尔	抗流感病毒	抗凝血	triazavirin	抗病毒	抑制 RNA 合成
达芦那韦	抗 HIV	抑制 Mpro	曲尼司特	呼吸系统药物	抑制造血前列腺素 D 合酶
奥司他韦	抗流感病毒	抗神经酰胺酶	依巴斯汀	抗过敏	抗组胺
恩曲他滨	抗 HIV	抑制核苷类逆转录酶	地塞米松	糖皮质激素	抗炎、抗纤维化

11.2.2　罕见病治疗中的老药新用

罕见病的新药开发常存在很多困难，如对靶标或机制的研究不够深入、患者数量少、商业价值较低等，这些问题均会降低制药企业开发新药的动力，尤其是在资本驱动的全球药物研发的大环境下，较低的投入与获益比导致其远不如大品种药物受欢迎。为提高对罕见病新药的研发力度，各国在政府研发资金投入和药物审评政策上给予较大的扶持。例如，美国 FDA 在 2018 年批准的 59 个新实体分子中，有 34 个用于罕见病的治疗，此外对罕见病药物有优先审查、加速批准和延长市场独占期等政策优惠；中国在此基础上，还在优先将罕见病药物纳入医保、降低罕见病药物的进口关税等方面给予支持。在政策扶持之外，利用老药新用策略提升罕见病药物研发效率和降低研发成本是目前该类药物发现的主要手段（表 11-11）。

表 11-11　代表性老药新用治疗罕见病

老药	结构	原适应证	罕见病病症
他达拉非		勃起功能障碍	肺动脉高压
富马酸二甲酯		抗菌防腐剂	多发性硬化症
氨曲南		抗生素	肺囊性纤维化
甘露醇		高渗性脱水剂	肺囊性纤维化
依折麦布		原发性高胆固醇血症	谷固醇血症
他克莫司		抗生素	重症肌无力

老药	结构	原适应证	罕见病病症
依维莫司		免疫抑制剂	结节性硬化症
氢化可的松		糖皮质激素	先天性肾上腺发育不良
波生坦		肺动脉高压	系统性硬化症
依达拉奉		抗脑卒中	肌萎缩侧索硬化
米尔法兰		抗多发性骨髓瘤	视网膜母细胞瘤
阿扑吗啡		镇痛	帕金森病

续表

老药	结构	原适应证	罕见病病症
艾地苯醌		治疗与氧化压迫有关的中枢神经系统退行性疾病	Leber 遗传性视神经病变
帕米膦酸		癌转移导致的骨痛的治疗	成骨不全症

11.3　老药二次研发

11.3.1　新药研发困境和老药新用缺陷

新药研发绝非一步登天,其研究初始便会面临许多问题,需要长时间的尝试和不断完善,而获得具有优良成药属性的临床前候选新药(PCC)是早期发现阶段的最后也是最关键的一步。虽然近十年来,生物大分子药物的迅猛发展对传统小分子化学药物造成巨大的市场冲击,也部分改变传统新药研发模式,但不可否认的是,现阶段各类病症的主流药物治疗方案仍以化学小分子药物为主(表 11-12)。考虑到药物化学的主体研究内容在于药效分子的合理优化改造,本部分所讨论的药物研发相关内容主要围绕化学小分子药物的研发。

表 11-12　小分子及生物药物在相关治疗领域的数量比较

治疗领域	小分子药物	生物药物	治疗领域	小分子药物	生物药物
消化道及代谢	158	32	肌肉-骨骼系统	62	6
血液和造血器官	33	28	神经系统	239	1
心血管系统	200	5	抗寄生虫药、杀虫剂和驱虫药	38	1
皮肤病用药	141	5	呼吸系统	118	4
生殖泌尿系统	94	5	感觉器官	143	11
激素类系统用药	44	31	杂类	30	12
系统用抗感染药	194	10	类型待定	156	51
抗肿瘤药和免疫调节剂	142	67			

　　长久以来,制约获得高质量的 PCC 的困境有很多,主要包括缺乏优质的先导化合物来源库、缺乏明确可靠的药物靶标、高内涵药效评价模型不足、先进的药理机制研究技术有待拓展等。后 3 种困境的解决主要依赖生命及医学领域相关研究的突破;而前 1 种困境则主要归属于药物化学研究范畴,其具体解决过程又分为 2 个步骤,即规模适中、成药性良好的化合物库构建,以及基于精准药效筛选技术的先导结构发现和优化。传统的先导化合物发现过程仍曲折多变,一方面随着生物技术、计算机辅助药物设计的兴起,化合物库筛选规模越来越庞大,成本也越来越高;另一方面找到具有良好活性、安全且成药性佳的先导化合物越来越难。因此,合理缓解化合物库筛选规模及筛选成本与高质量先导化合物发现之间的日益失衡,高效、低成本地获得优良的先导化合物是药物研发工作者一直期望解决的困境。

　　如前所述,尽管老药新用在高质量先导化合物的发现中具有诸多优势,也取得不少成功的案例,但基于老药新用的新药研发也存在一些缺陷。老药新用按照目前的化学药注册申报分类,属 2 类改良型新药,新用途专利尽管可以获得授权但排他性较差,且有时会被老药原研公司的化合物专利中严密的权力要求内容进行破坏性公开。由于全球对知识产权愈发重视,加之老药新用研究愈发普及,获得具有明晰知识产权的老药新用成果愈发困难。为此,南加州大学的 Dana P.Goldman 教授在 *JAMA* 上发文呼吁政府和企业协力合作,移除不利于老药新用的专利条款,使社会更多地获益于新技术带来的医药革命。老药新用还存在一个内在的逻辑缺陷,虽然少数老药的优良杂泛性帮助其迅速再定位新的作用靶标和上市新的适应证,但多数老药对新靶标的活性往往较弱(否则对原靶标的用途不易获批上市),在体内外表型实验中也常表现得不显著,更遑论应用于新适应证的临床治疗。因此,如何在灵活应用老药新用优势的同时打破其面临的不利局面,需要药物化学学科给出答案。

11.3.2　老药新靶标和新结构衍生物研发

　　众所周知,1 类新药发现早期阶段的主要任务和研发困境是发现成药性高的先导化合物,从拥有内在高成药性的老药库中挖掘优良的先导化合物是解决上述困境的良方之一。此外,制约老药新用的专利排他性和活性强度不足的缺陷则可通过结构优化突破。鉴于此,Wermuth 等提出药物副作用活性选择性优化(selective optimization of side activities,SOSA)策略,其理念是利用药物副作用进行新药研发,将老药的某种副作用优化转变为主要治疗作用,进而研发出新的药物。SOSA 策略虽一定程度上超越老药新用的研究本质,但仍没有充分和全面阐述如何充分利用老药结构的良好成药性在新药研发中的优势、如何合理决定老药原靶标活性的存留问题等。

　　李剑等提出基于新靶标发现的"老药二次研发"研究模式和理念,其流程大致包括老药库构建—老药新靶标或机制研究—新结构二次研发—药物发现。老药二次研发包含 2 个共性的基础科学问题:①发现老药现有的治疗性功能靶标(on-target)之外的新靶标(off-target);②优化老药分子获得强效的新结构衍生物。由于体内(包括宿主和病原体)信号网络的复杂性和海量的大分子物种,小分子老药不可避免地与体内的多个大分子存在弱相互作用(off-target)。这些弱相互作用中的某个大分子很可能成为另一种相关疾病的主靶标或新药物靶标(on-target),而弱相互作用可通过优化老药的化学结构(二次研发)得到放大和增强,从而为开发新适应证带来契机。随着医学、化学和生物学技术的不断发展,理论上可以对每种安全性已经获得临床验证的老药开展二次研发。本部分将对老药二次研发策略的具体实施过程作出系统总结和初步的理论化归纳。

11.3.3　老药二次研发和传统模拟创新研发优劣比较

传统模拟创新研发即为俗称的"me-too/me-better/me-best"研发模式,它与老药二次研发的相同点是都以老药为先导结构,进行以突破原研药物的化合物专利保护和提升体内外药效为主要目标的药物化学研究。但两者有一个本质的核心差异,即老药二次研发的药物化学研究是围绕与老药的原适应证(部分)不关联的新靶标开展,而模拟创新的药物化学研究往往是聚焦于老药的原靶标和原适应证进行,这样的差异导致 2 种研发模式的临床前和临床药效评价强制选择的阳性对照药完全不同(图 11-32)。

老药二次研发策略具有 2 个明显的优势:①相比常规的有机小分子探针,老药探针作为外源性分子,其生物相容性和安全性良好,对生命体系的"破坏性"小。其对生命体系关键信号通路的新调控功能(新适应证)往往蕴含着新药物靶标或新作用机制,如果新适应证能够达到直接成药的药效强度,则后期 2.4 类改良型新药开发可以免做大部分临床前和 I 期临床研究内容,节省大量的研发经费和时间。②即便发现的老药新适应证的药效强度不足以直接成药,但鉴于老药良好的合成可及性和构效关系(SAR)的清晰性,以老药为先导化合物,合成上可快速开展新结构候选新药开发,候选新药与老药的结构类似(但突破化合物专利保护限制),可以桥接老药的安全性特征,成药性较高。结构优化设计时可充分参考老药已有的 SAR,有针对性地剔除或保留老药原有的用途活性(图 11-32)。

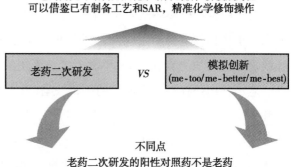

图 11-32　老药二次研发与传统模拟创新的异同点比较

11.3.4　老药二次研发的基本流程和 2 种主要形式

老药最具核心价值的部分就是其化学结构具有公认的良好成药性,因此在老药二次研发过程中,对老药进行结构优化应始终秉持一个宗旨,即"在尽可能提升对新靶标活性的前提下,尽量小地改变老药的原化学结构"。大刀阔斧地改造不仅容易丧失老药原结构的成药属性,而且紊乱新、老靶标之间的内在关联,不利于新、老机制变化研究的阐明。然而,保护日益严密的老药原研化合物专利又要求老药的结构改造不能"和风细雨"。因此,老药二次研发中的结构优化过程与传统模拟创新完全不同,前者更注重新、老靶标活性的变化或平衡,因此需要更深入研究和预判老药分子与新、老靶标之间的内在关联。实施流程通常如下:

(1)首先测试评价与待改造老药原靶标相关的其他上市老药(包括同系列老药和不同系列老药)对新靶标的作用活性,以此判断究竟是靶标杂泛性还是药效结构杂泛性引起的新靶标作用活性。

(2)通过文献调研对老药原靶标的构效关系进行归纳总结,明确老药分子结构中发挥原靶标作用活性的关键药效团,迅速(商业化)获取包含相同药效团结构的其他老药,快速验证是否均具有对新靶标的作用活性,总结对新靶标的初步构效关系。

(3)逐一对上述关键药效团位点进行精准修饰,比较修饰前后新、老靶标之间的活性变化差异,获得较为完整的新、老靶标作用活性的构效关系。

（4）通过文献调研或开展机制研究，明确当调控新、老靶标时，对老药的新适应证是否均有贡献，保留或去除原靶标作用活性意味着不同的研发路径。如原靶标无贡献，则去除对原靶标作用是老药二次研发中结构修饰的重要目标，即除"老"立"新"式老药二次研发；如原靶标有贡献，怎样平衡多靶标作用活性是老药二次研发中结构修饰的首要目标，即留"老"加"新"式老药二次研发。

（5）基于上述可修饰药效团和研发路径指导，利用骨架迁越、引入小取代基团（如氟原子取代基）等方式突破老药的原研化合物专利保护，进一步考察结构修饰对新、老靶标活性的影响，最终指导系统的老药二次研发。

11.3.4.1　除"老"立"新"式老药二次研发

除"老"立"新"式老药二次研发，顾名思义是以老药为先导结构进行构效关系研究时，在提升新靶标活性的基础上，弱化甚至去除原靶标活性，大幅削弱与原靶标作用相关的潜在安全性风险。由于老药的结构本身就代表着其衍生物中的最优结构组合，对其结构的任何改动常导致原靶标活性的削弱，因此除"老"立"新"式老药二次研发往往更容易获得成功，当前大部分的老药二次研发属于这一模式。

内皮素（endothelin，ET）不仅存在于血管内皮中，也广泛存在于各种组织和细胞中，是调节心血管功能的重要因子，对维持基础血管张力与心血管系统稳态起重要作用，其生理及病理作用的发挥受内皮素受体（endothelin receptor，ETR）调控。内皮素受体目前发现有 3 种同源性较高的亚型，分别是 ETA、ETB 和 ETC，前两者主要分布于哺乳动物中，其中 ETA 是目前研究最深入、功能最强大的内皮素受体亚型。百时美施贵宝公司（Bristol-Myers Squibb，BMS）在筛选 ETA 的拮抗剂时，发现抗菌老药磺胺噻唑（sulfathiazole）对 ETA 具有一定的抑制活性（IC_{50}=69µmol/L）。遂以磺胺噻唑为先导结构开展老药二次研发，通过结构改造和活性评价后，发现异噁二唑类衍生物 11-1 对 ETA 有更强的抑制活性（IC_{50}=178nmol/L）；在此基础上对其结构修饰后，获得选择性更高的强效衍生物 11-2（IC_{50}=115nmol/L）；为进一步改善衍生物的药动学性质，将 11-2 结构中的萘基替换成联苯基团，得到衍生物 11-3，其与 ETA 及 ETB 的 K_i 分别为 114nmol/L 和 18.7µmol/L，且原抗菌活性丧失；在 11-3 结构的联苯基上引入酰胺侧链，得到的 11-4 不仅极大地提高受体结合活性和选择性（与 ETA 及 ETB 的 K_i 分别为 10pmol/L 和 180nmol/L），且大鼠的口服生物利用度接近 100%（图 11-33）。

李剑和蓝乐夫等在发现抗真菌老药萘替芬具有良好的抗金黄色葡萄球菌的新用途后，以萘替芬为先导结构开展较完整的除"老"立"新"式老药二次研发工作。首先总结已报道的萘替芬抗真菌构效关系并分析结构相关化合物专利，发现萘替芬结构中的萘环基团是较好的突破化合物专利基团，且改变萘环基团能有效降低萘替芬的原适应证抗真菌活性；基于上述分析，萘环基团被分别替换成各种芳香杂环或苯并脂肪环，得到全新骨架结构的苯并呋喃类和苯并脂肪环类衍生物；分别经构效关系研究，获得第一代靶向 CrtN 的抗耐药金黄色葡萄球菌候选新药 11-5 和 11-6，它们不仅具有显著的体外色素抑制活性（多种 MRSA 色素抑制活性为 IC_{50}=1~7nmol/L），且表现出良好的体内抑菌效果（起效剂量为 0.4mg/kg），同时减弱原适应证抗真菌活性。但第一代候选新药存在较强的 hERG 心脏毒性、较差的水溶性和较差的代谢稳定性，且口服抑菌活性较弱；通过进一步的构效研究，研发了第二代抗耐药金黄色葡萄球菌候选新药 11-7，它不仅维持第一代候选新药优良的体内外抑菌活性（多种 MRSA 色素抑制活性为 IC_{50}=0.4~5nmol/L），且表现出良好的口服抑菌作用和安全属性（hERG：IC_{50}>40µmol/L），同时水溶性和体内代谢稳定性也大为改善（小鼠：$t_{1/2}$=3.4 小时，F=83.8%）（图 11-34）。

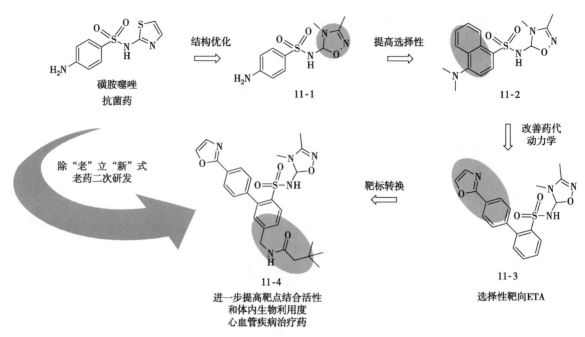

图 11-33　抗菌药物除"老"立"新"式开发心血管疾病治疗药物

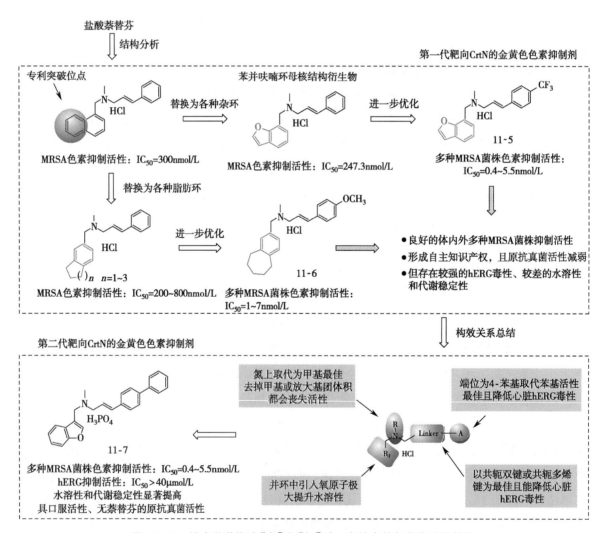

图 11-34　抗真菌药物除"老"立"新"式开发抗金黄色葡萄球菌药物

总体而言,除"老"立"新"式研发策略占据老药二次研发的大多数案例,但在目前有限的老药二次研发案例中,对老药的原靶标活性去除与否,仍倾向于被动和不受重视的状态。特别是从老药副作用中发现的新靶标药物开发类型,其原靶标对于新适应证的影响通常不是积极的甚至是负面的,如果此时经老药二次研发后得到的候选新药其对新、老靶标的活性差异不大时,往往意味着存在潜在安全性风险。

11.3.4.2　留"老"加"新"式老药二次研发

留"老"加"新"式老药二次研发的本质是以老药为先导结构开展多靶标/多功能药物的研发,特别适合针对复杂疾病或者共患病/并发疾病等治疗药物的研发。其过程不仅要在结构改造中考虑到老靶标活性的保留,更要兼顾新、老靶标之间的药效平衡性,研发难度要明显高于除"老"立"新"式老药二次研发,目前多数案例的开发策略主要是基于拼合原理的药物设计思路。需要说明的是,留"老"加"新"式老药二次研发的核心思路和研究策略不同于经典的多靶标药物发现策略,前者可以通过精准的结构修饰提高对新靶标的活性,后者需同时关注对多个靶标的活性改进,化学结构空间探索难度高。进一步考虑到老药衍生物通常可以桥接老药的安全性特征,以及老药衍生物良好的合成可及性(通常与老药类似),留"老"加"新"式老药二次研发具有"一举三得"的策略优势。

11.3.4.2.1　针对单一病种复杂疾病开展留"老"加"新"式老药二次研发

对于多机制、多因素导致的单一病种复杂疾病,如肿瘤、神经退行性疾病等,靶向单一靶标往往不能获得良好的治疗效果,且容易诱导耐药性产生,多靶标或多功能药物对这类疾病的治疗更合适。表观遗传(epigenetic)是指在 DNA 序列不变的情况下,非基因序列改变导致的基因表达发生可遗传性变化,该过程在胚胎发育、细胞分化、疾病发生和肿瘤形成中起重要作用。基因表达的表观遗传(epigenetic of gene expression)主要受 4 种模式调控,包括 DNA 的共价修饰(如 DNA 甲基化)、蛋白质修饰(如组蛋白修饰)、非编码 RNA(如 MicroRNA)及转录因子调控。组蛋白脱乙酰酶(histone deacetylase,HDAC)是一类催化组蛋白赖氨酸残基去乙酰化的蛋白酶,通过调控乙酰化状态来上调或下调基因表达,参与细胞周期、分化、凋亡和炎症等多种生理学和病理学过程,由于其通常在肿瘤组织中高表达,因此靶向 HDAC 的抗肿瘤药研究已成为领域中的热点。目前的 HDAC 抑制剂虽然在非实体瘤(如血液系统肿瘤)中表现良好,但对实体瘤的临床治疗效果不佳,需联合其他抗肿瘤药共同治疗。然而,多药联合虽然具有较好的抗肿瘤活性,但也存在潜在安全性风险增强、患者用药负担增加等问题。因此,利用拼合原理在单一分子结构中实现 HDAC 抑制和其他抗肿瘤机制共存,是一类较理想的多靶标抗肿瘤方法。Curis 公司的科研人员在前期研究中发现,HADC 抑制剂伏立诺他(vorinostat,又称为 SAHA)和 EGFR 抑制剂厄洛替尼(erlotinib)联用对多种细胞都有协同效果,且对 EGFR 耐药的肿瘤细胞有增敏作用。更重要的是,伏立诺他和厄洛替尼的最优组合当量比恰好为 1∶1,这为开发 HADC 和 EGFR 双靶标单一分子抑制药物提供理论基础。伏立诺他的 HDAC 抑制活性来自异羟肟酸基团,而厄洛替尼的 EGFR 抑制活性源于喹唑啉结构,将厄洛替尼的苯环侧链替换成伏立诺他的异羟肟酸脂肪链并优化结构后,获得的新结构衍生物 CUCD-101 不仅显著提升 HDAC 和 EGFR 双靶标抑制活性,且这 2 个靶标之间的抑制活性平衡性良好,对多种肿瘤细胞增殖的抑制活性也大幅提升,目前该药物已进入临床研究(图 11-35)。

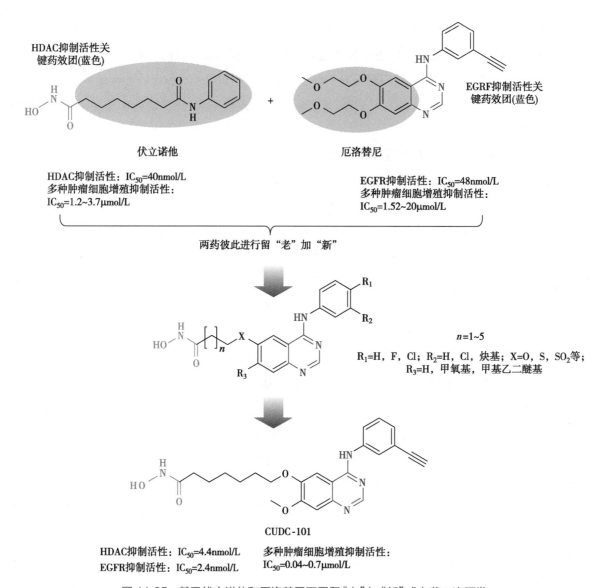

图 11-35　基于伏立诺他和厄洛替尼开展留"老"加"新"式老药二次研发

阿尔茨海默病(AD)是一种以记忆力衰退和认知功能障碍为主要发病特征的进行性神经退行性疾病,其发病原因在于脑内神经元的损坏,主要病理学特征为 β- 淀粉样蛋白(amyloid β-protein,Aβ)聚集形成的老年斑(senile plaque,SP)和 Tau 蛋白(Tau protein)过度磷酸化形成的神经原纤维缠结(neurofibrillary tangle,NFT),它们分别在神经元细胞的外部和内部形成并杀死神经元细胞。AD 的发病机制复杂,发生与发展过程中涉及多种调控网络和调控因子的变化,包括胆碱能系统受损、β- 淀粉样前体蛋白(amyloid precursor protein,APP)导致 Aβ 聚集、Tau 蛋白高度磷酸化、氧化应激增加、金属离子稳态失衡、慢性神经炎症、自身免疫系统紊乱等。因此,单一靶标治疗药物不能有效应对 AD 的长期治疗,而多靶标药物开发可能是 AD 治疗的突破方向。

单胺氧化酶 B(MAO-B)是除乙酰胆碱酯酶(AChE)外的另一个重要的抗 AD 药物靶标,AChE 和 MAO-B 也被认为是多靶标抗 AD 药物设计方案中的最佳组合之一。MAO-B 抑制剂雷沙吉兰(rasagiline)在 2006 年被 FDA 批准用于帕金森病的治疗,其抗 AD 适应证目前正处于 Ⅱ 期临床试验阶段。胆碱酯酶抑制剂卡巴拉汀(rivastigmine)于 1998 年被 FDA 批准上市,用于改善 AD 患者的记忆和认知功能。炔丙胺基团是雷沙吉兰维持 MAO-B 活性的药效团,*N*- 甲基 -*N*- 乙基氨基甲酸酯是卡巴拉汀发挥 AChE 抑制的关键药效团,2 个药物分子中的苯环结构是共同的片段。因此,Weinstock 等通过药效团融合设计策略,将 *N*- 甲基 -*N*- 乙基氨基甲酸酯引入雷沙吉兰的苯环上,得到 AChE/MAO-B 双靶标抑制剂拉多替吉(ladostigil)(图 11-36)。动物实验表明,口服拉多替吉能激活大鼠的胆碱能和多巴胺能神经传递系统,提高运动能力,对抗氧化应激保护神经系统,改善痴呆鼠的认知和记忆功能。目前,拉多替吉已经进入Ⅲ期临床试验,用于轻度认知功能障碍(mild cognitive impairment,MCI)的治疗。

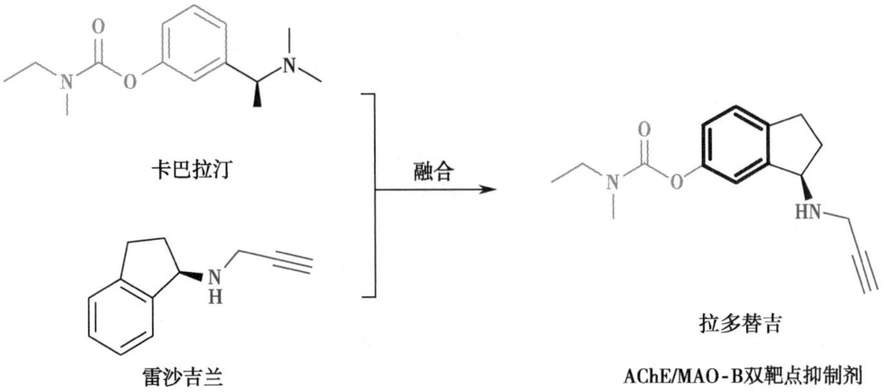

图 11-36 基于卡巴拉汀和雷沙吉兰开展留"老"加"新"式老药二次研发

11.3.4.2.2 针对 2 种以上病种共患疾病开展留"老"加"新"式老药二次研发

众所周知,相当多的疾病会共患、伴随、并发 1 种或多种疾病,例如病原菌感染常伴随炎症反应、高血压和心脏相关疾病通常并发、长期服用抗肿瘤药易并发心功能损伤、AD 常共患抑郁症等。而更常见、更复杂的是糖尿病并发症,据世界卫生组织统计,目前发现的糖尿病并发症多达 100 多种,是已知并发症最多的一种疾病。糖尿病死亡人群中有一半以上是由心脑血管类并发症所致,10% 归因于肾病变。此外,临床数据显示糖尿病发病后 10 年左右,将有 30%~40% 的患者至少发生 1 种并发症,且并发症一旦产生,药物治疗很难逆转。目前针对 2 种以上病种共患疾病的治疗手段仍以多药组合治疗为主,不仅极大地增加患者的用药负担,且临床获益有限,而留"老"加"新"式老药二次研发可能是潜在的解决途径。

由表 11-12 可知,在大病种治疗领域平均有 150~200 种常用老药,小病种治疗领域通常也有 70~100 种可用药物。当病症 1 和病症 2 有共患、伴随、并发现象时,一种行之有效的药物研发策略是分别对病症 1 的老药筛选治疗病症 2 的潜力、对病症 2 的老药筛选治疗病症 1 的潜力,获得具有对病症 1 和 2 均具有治疗作用的老药。由于这种策略涉及的老药筛选数量规模最多在 300~400 个,利用常规药效评价模型进行实验筛选能以较短的周期、较低的成本获得可靠的结果。即便是筛选得到的老药对某种病症的治疗效果较弱,也可以通过开展留"老"加"新"式老药二次研发迅速开展结构优化研究,获得强效、平衡的双功能治疗候选新药(图 11-37)。但较遗憾的是,目前暂没有和该类策略相符的实际案例可供参考。

11.4 老药新用与老药二次研发案例

在众多经典的老药新用研究案例中,二甲双胍和阿司匹林都是不得不讲的典型老药新用案例。但沙利度胺(thalidomide)可能是最具传奇色彩的老药,有人说它是"天使"和"魔鬼"的集合体,既给过去的患者带来众多痛苦,也给予当下和未来更多的希望。本章节谨以沙利度胺作为老药新用和老药二次研发的唯一典型案例,阐述以老药为起始研究对象对药物化学领域的推动作用。

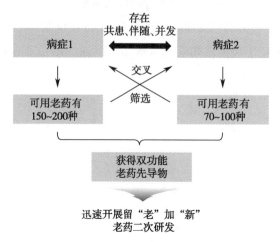

图 11-37　针对 2 种以上病种共患疾病开展留"老"加"新"式老药二次研发

11.4.1 "度胺"类抗肿瘤药的发现

沙利度胺又称反应停,是 1954 年由德国西德格兰泰药厂(Chemie Grünenthal)研发的一款催眠、镇静和止吐的药物,用于孕妇的妊娠反应,也造成震惊世界的"反应停事件"。后来的研究发现沙利度胺作为一个手性化合物,其 R- 构型具有抑制妊娠反应的活性,而 S- 构型有致畸性。这一事件使人们重新认识了手性药物的不同构型在药效和毒性上可能存在巨大的差异,直接推动了手性药物研究(图 11-38)。

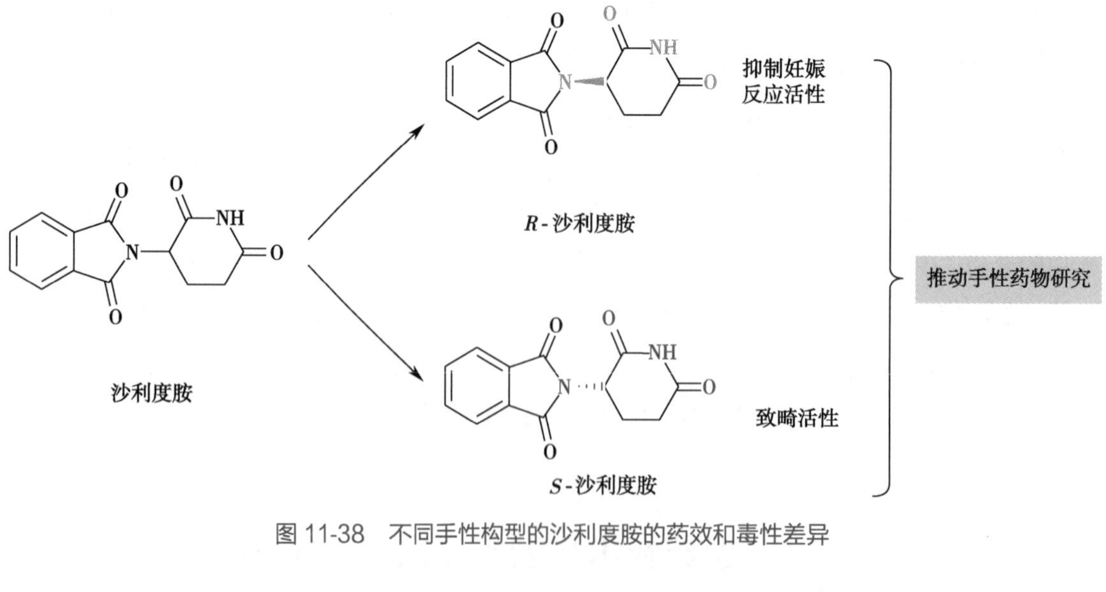

图 11-38　不同手性构型的沙利度胺的药效和毒性差异

尽管沙利度胺由于"反应停事件"被撤市,但针对它的老药新用之路才刚刚开始。Sheskin J. 在尝试将沙利度胺当作安眠药来治疗共患麻风性结节性红斑的长期失眠患者时,意外发现沙利度胺可有效改善这些患者的皮肤损伤,在此后的几十年中,沙利度胺对自身免疫病的良好药效逐渐被人关注。1991 年,洛克菲勒大学的研究人员初步阐明沙利度胺通过抑制肿瘤坏死因子 α(tumor necrosis factor-α,TNF-α)合成、调节免疫及炎症反应的药理机制。TNF-α 是一种由体内巨噬细胞和单核细胞产生的促炎细胞因子,其在免疫反应和炎症反应中均起核心作用。得益于机制的阐明和明确的临床药效,FDA 于 1998 年重新批准沙利度胺用于治疗麻风病的新适应证,并于 2006 年批准用于多发性骨髓瘤的治疗。

鉴于 TNF-α 广泛的药理学活性,研发人员以沙利度胺为先导结构开展老药二次研发,目的是提升沙利度胺对 TNF-α 的抑制活性,同时削弱致畸性和其他潜在不良反应。分析沙利度胺的结构可知,该分子主要由戊二酰亚胺基团和邻苯二甲酰亚胺基团两部分组成,初步研究表明邻苯二甲酰亚胺基团是 TNF-α 抑制的关键药效团,如果开环则导致活性丧失。鉴于戊二酰亚胺基团在体内易水解开环,研究人员合成沙利度胺的戊二酰亚胺水解产物类似物 11-8,其 TNF-α 抑制活性有所下降。在同一时间,Herger W. 等报道了沙利度胺的结构类似物 EM-12,该分子虽然 TNF-α 抑制活性和沙利度胺相当且致畸性更强,但表现出良好的体内稳定性,在此结构的苯环上引入氨基取代,大幅提高 TNF-α 抑制活性,由此获得的来那度胺(lenalidomide)的活性达到 100nmol/L。进一步将氨基修饰策略应用于沙利度胺的结构,合成泊马度胺(pomalidomide),其活性比沙利度胺提高近 15 000 倍(图 11-39)。来那度胺于 2006 年被 FDA 批准用于治疗骨髓增生异常综合征,在 2008 年被 FDA 批准用于多发性骨髓瘤,到 2013 年又被 FDA 批准用于复发难治性套细胞淋巴瘤,其 2019 年的全球销售额近 108 亿美元,是名副其实的“重磅药物”。泊马度胺于 2013 年被 FDA 批准用于晚期多发性骨髓瘤;并于 2019 年获 FDA 突破性疗法认定,用于治疗曾接受过全身性化疗的 HIV 阳性的卡波西肉瘤(Kaposi sarcoma)患者,以及 HIV 阴性的卡波西肉瘤患者,泊马度胺在 2019 年的销售额为 25 亿美元。

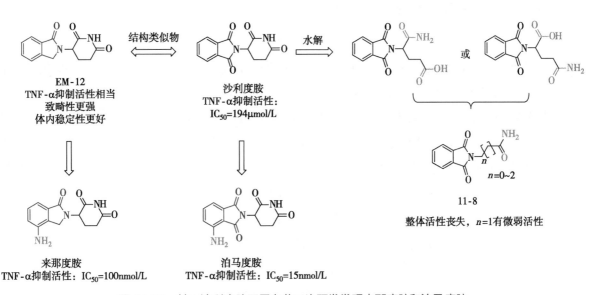

图 11-39　基于沙利度胺开展老药二次研发发现来那度胺和泊马度胺

11.4.2　阿普斯特的发现

第二信使分子环腺苷酸(cAMP)和环鸟苷酸(cGMP)具有广泛的生物学功能,负责细胞内的信号转导并触发生理变化,如增殖、细胞分化、迁移、存活和细胞凋亡。磷酸二酯酶(phosphodiesterase, PDE)能够通过水解 cAMP 和 cGMP,调控第二信使的信号转导。PDE 家族目前发现有 11 类同工酶,它们分布在不同的组织中,具有不同的生理功能。同工酶 PDE4 主要存在于各类炎症细胞中,如肥大细胞(mast cell)、巨噬细胞(macrophage)、淋巴细胞(lymphocyte)等,参与细胞增殖、分化过程,调节炎症相关细胞因子的释放和信号转导,抑制该酶的功能可有效降低炎症导致的细胞损伤和炎症因子风暴的发生。

在上文中,研究人员对沙利度胺的戊二酰亚胺水解产物进行结构简化和初步的构效关系研究(调节不同的链长),合成系列衍生物 11-8,但除三碳链衍生物保留有较小的活性外,其他衍生物的活性都已完全丧失。在此结构基础上,在原水解产物的羧基位置引入苯环后,获得的衍生物 11-9 的 TNF-α 抑制活性明显提高(IC_{50}=260μmol/L),进一步结构优化后的衍生物 11-10 的 TNF-α 抑制活性甚至达到几百 nmol/L 级。后续的机制研究发现该类结构同时存在"度胺"类药物不具备的 PDE4 抑制活性,这种不同于靶向 TNF-α 的新抗炎机制能帮助药物更全面、广泛地治疗各类炎症免疫类相关疾病。PDE4 抑制剂的重要药效特征结构之一是含有 3,4- 二烷氧基苯环基团,如咯利普兰(rolipram)和罗氟司特(roflumilast),且 3 位烷氧取代基通常比对位的体积更大。受 PDE4 抑制剂的药效团指导,11-10 被进一步结构优化,同时提升 PDE4 抑制活性和兼顾双靶标抑制活性的平衡性,获得 TNF-α/PDE4 双靶标抑制剂阿普斯特(apremilast)(图 11-40)。2014 年阿普斯特被 FDA 批准用于活动性银屑病(PSA)和中至重度斑块型银屑病的治疗,该药物在 2019 年前三季度的销售额为 14 亿美元。

11.4.3　蛋白裂解靶向嵌合体技术的研发

在真核细胞中,泛素蛋白(ubiquitin)经过活性酶催化,从细胞内的蛋白质底物遴选出靶蛋白分子,并对这些靶蛋白进行特异性修饰,这个过程称为泛素化(ubiquitination)。泛素化修饰的酶催化过程需依次经历泛素激活酶(E1)、泛素结合酶(E2)和泛素连接酶(E3)催化的级联反应。CRL 泛素连接酶(CRL)是最大的 E3 泛素连接酶家族,能特异性地调控约 20% 的经过泛素 - 蛋白酶体系统(ubiquitin-proteasome system,UPS)介导的底物降解,其底物包括细胞周期调节蛋白、转录因子、信号转导分子、促癌蛋白、抑癌蛋白、DNA 复制调控蛋白等。利用泛素化修饰诱导目标蛋白降解来调节整体蛋白水平的独特功能,Raymond Deshaies 和 Craig Crews 首次提出蛋白裂解靶向嵌合体(PROTAC)的概念,通过双功能 PROTAC 分子诱导目标蛋白发生泛素化降解。PRORAC 分子通常由 2 个活性分子通过 linker 连接在一起,一个活性分子可和目标蛋白结合,另一个活性分子能与 E3 结合。不同于传统的占据驱动型药物(如蛋白抑制剂),PROTAC 分子只提供结合活性(事件驱动型药物),不直接抑制目标蛋白的功能活性,通过将目标蛋白和 E3 拉近后,启动泛素化修饰并降解目标蛋白。因此,PROTAC 分子对目标蛋白的结合活性不需要很高,通过动态循环降解过程,表现出良好的药效,尤其适合不可成药靶标的新药研发,且不容易出现靶标耐药的问题(图 11-41)。

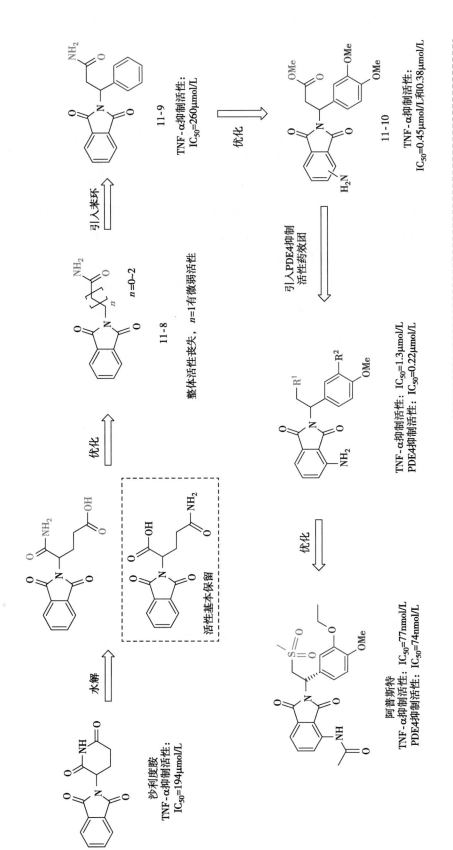

图 11-40　沙利度胺二次研发 PDE4/TNF-α 双靶标抑制剂阿普斯特

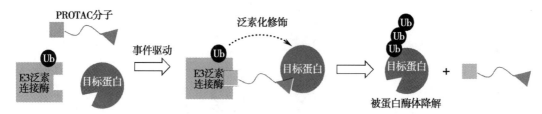

图 11-41　PROTAC 技术原理示意图

　　PROTAC 分子设计的关键之一在于优良的 E3 配体分子的发现。尽管已经过长时间的临床应用，沙利度胺的抗炎及免疫活性已被反复验证，其调控的下游作用机制也已被广泛研究，但沙利度胺的具体作用靶标一直仍未确证。直到 2010 年，Hiroshi Handa 等利用改良的高性能亲和微珠技术（high-performance affinity bead）发现沙利度胺能直接结合蛋白 CRBN（cereblon），进一步的研究发现 CRBN 与 DDB1（damaged DNA binding protein 1）、骨架蛋白 cullin 4A、E3 亚基 ROC1 形成 E3 泛素连接酶复合物（CRL4），斑马鱼及鸡胚胎致畸实验验证沙利度胺抑制 CRBN 导致胚胎发生畸变的药理机制，这一发现直接证明沙利度胺是一个优良的 E3 配体分子。虽然已发现的 E3 泛素连接酶有 600 余种，但即便在沙利度胺和 CRBN 被发现前后，也仅有 3 种 E3 泛素连接酶在 PROTAC 领域得到应用，且目前只有 VHL 和 CRBN 获得较大的成功。因此，从这一角度来看，E3 配体分子沙利度胺的发现难能可贵。目前，以沙利度胺和其他"度胺"作为 E3 配体的 PROTAC 分子已有 10 余种，降解的目标蛋白包括溴结构域和超末端结构域（bromodomain and extra-terminal，BET）蛋白家族、沉默信息调节因子 2（silence information regulator 2，Sirt2）、信号转导与转录激活因子 3（signal transducer and activator of transcription 3，STAT3）、黏着斑激酶（focal adhesion kinase，FAK）等 10 余种蛋白质，治疗领域涵盖肿瘤及神经系统、免疫系统等相关疾病（图 11-42）。

CRBN-BET
IC_{50}=250nmol/L

CRBN-BET
BRD抑制率>80%@10pmol/L

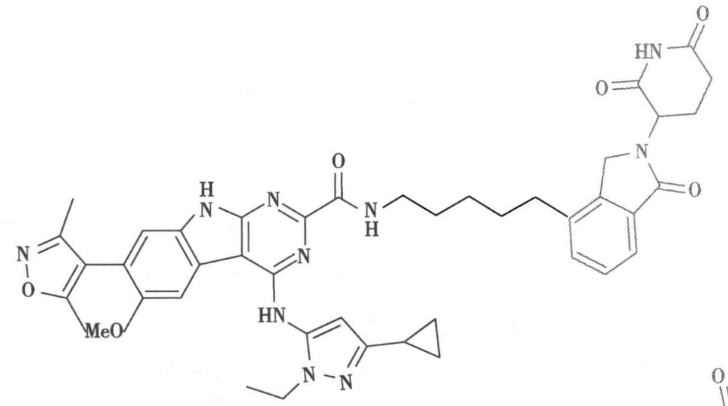

图 11-42　以沙利度胺和其他"度胺"作为 E3 配体的 PROTAC 分子

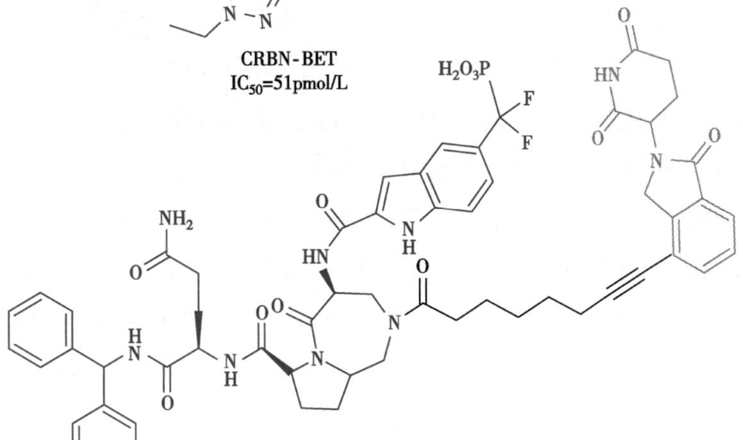

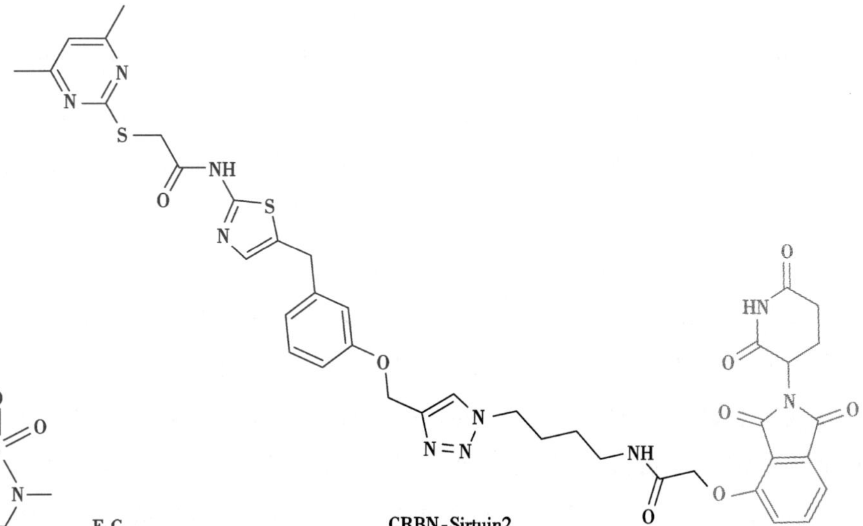

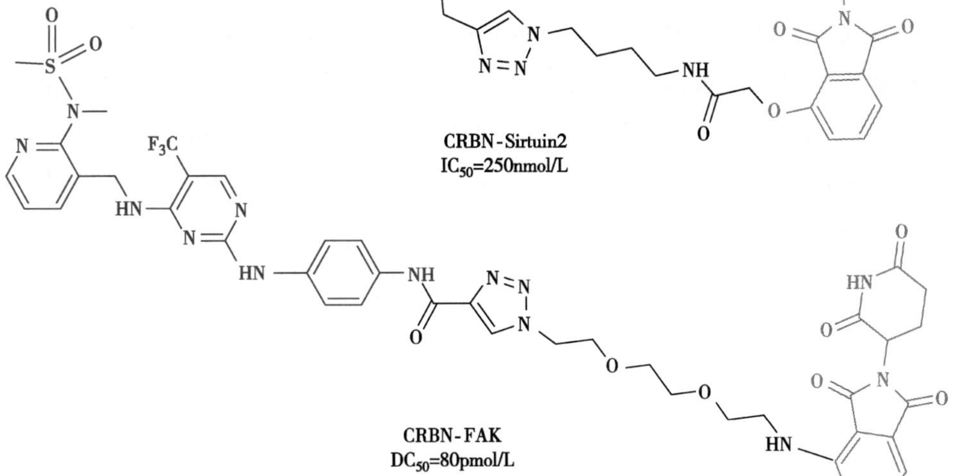

11.5　挑战与展望

近些年以上市的老药为研究对象,开展新机制、新靶标和新用途开发的案例越来越多。典型案例包括酪氨酸激酶抑制剂伊马替尼最早被用于慢性粒细胞白血病,到现在已经被 FDA 批准用于多种肿瘤的治疗;孕妇止吐药物沙利度胺因造成胎儿畸形一度被停用,但在抗肿瘤和 PROTAC 领域重获新生。然而,老药原适应证和化合物专利的制约、新用途的治疗强度达不到直接应用于临床等导致老药新用"折戟沉沙"的案例也比比皆是。利用老药的高内涵成药性结构为先导开展老药二次研发,在突破已有化合物专利的同时,提升新适应证治疗强度,是对老药新用策略的升级改进。

当前生物大分子药物对以小分子为研究对象的传统药物化学领域产生较大的颠覆和冲击,同样以小分子为研究对象的老药二次研发也许可以为小分子药物研发带来新的竞争力和生命力。商业价值较小的罕见病和难度较高的并发症类疾病,其治疗新药研发应该是目前及未来老药二次研发的主战场;以老药为先导结构开发疾病诊断探针,可能也是老药二次研发的新应用场景;具有更佳的专利排他性和更广阔的化合物空间的老药组合在复杂疾病和耐药性易发的疾病领域的应用也已渐入佳境,如最近较热门的 D(达沙替尼)+ Q(黄酮类化合物 quercetin)组合药物,用于清除衰老细胞达到抗衰老的目的。

回顾人类的药物发现史,经历从自然界中直接获取药效物质到有意识地人工合成可治疗疾病的化学物质的过程,历经数千年的时间,才积累不到 10 000 种经实践检验和时间考验的小分子药物。这些药物是人类的宝贵财富,我们应该充分挖掘和应用,老药新用和老药二次研发的概念和作用不应被窠臼于仅仅提供治疗疾病的物质基础,而更应该是帮助我们了解和认识治疗疾病的有力武器。已有的小分子药物可用于目前绝大部分疾病的治疗,是疾病发生与发展整体化研究的绝佳实验工具,尤其是多机制、多因素触发的复杂病症。但现阶段老药新用研究惯性地从老药中发现新适应证用途,老药二次研发则常规性基于老药结构和新靶标,开展构效关系研究发现新结构候选新药。它们往往都将老药治疗网络和疾病发生网络之间的内在复杂关联进行简单化处理,很显然,造成这一结果的根本原因在于医学、生物学、信息科学和药学等学科的(部分)割裂。如发现老药新用途主要涉及临床医学和生物信息统计相关研究领域;发现疾病新治疗靶标和机制显然是基础医学和生物学的优势领域;基于老药二次研发的结构优化毫无疑问是药学领域的保留项目。这些领域之间的有限交叉足以支撑现阶段老药新用和老药二次研发的开展,但展望未来,通过深层次融合和交叉各学科领域的优势和长处,深挖老药和疾病之间的内在关联(这种关联不仅是单个药物和单个病症之间的联系,更是不同种类的药物和跨病种之间的网络化联系),以此指导疾病发生与发展机制的研究,是重塑老药新用和老药二次研发理念的必然趋势。

(倪帅帅　韩维娜　李 剑)

参考文献

［1］ RAJU T N. The nobel chronicles. Lancet, 2000, 355: 1022.

［2］ NOSENGO N. Can you teach old drugs new tricks？ Nature, 2016, 534: 314-316.

［3］ GHOFRANI H A, OSTERLOH I H, GRIMMINGER F. Sildenafil: from angina to erectile dysfunction to pulmonary hypertension and beyond. Nature reviews drug discovery, 2006, 5: 689-702.

［4］ PUSHPAKOM S, IORIO F, EYERS P A, et al. Drug repurposing: progress, challenges and recommendations. Nature reviews drug discovery, 2019, 18 (1): 41-58.

［5］ RITA SANTOS R, URSU O, GAULTON A, et al. A comprehensive map of molecular drug targets. Nature reviews drug discovery, 2017, 16: 19-34.

［6］ BOWES J, BROWN A J, HAMON J, et al. Reducing safety-related drug attrition: the use of in vitro pharmacological profiling. Nature reviews drug discovery, 2012, 11 (12): 909-922.

［7］ LEESON P D, SPRINGTHORPE B. The influence of drug-like concepts on decision-making in medicinal chemistry. Nature reviews drug discovery, 2007, 6: 881-890.

［8］ SHULTZ M D. Two decades under the influence of the rule of five and the changing properties of approved oral drugs. Journal of medicinal chemistry, 2019, 62 (4): 1701-1714.

［9］ MARKOWICZ P M, HUTTUNEN K M, MATEUSIAK L, et al. Is Metformin a perfect drug？ Updates in pharmacokinetics and pharmacodynamics. Current pharmaceutical design, 2017, 23: 2532-2550.

［10］ RENA G, HARDIE D G, PEARSON E R. The mechanisms of action of metformin. Diabetologia, 2017, 60: 1577-1585.

［11］ FORETZ M, GUIGAS B, VIOLLET B. Understanding the glucoregulatory mechanisms of metformin in type 2 diabetes mellitus. Nature reviews endocrinology, 2019, 15: 569-589.

［12］ ZHOU J, MASSEY S, STORY D, et al. Metformin: an old drug with new applications. International journal of molecular sciences, 2018, 19 (10): 2863.

［13］ GRAHAM G G, PUNT J, ARORA M, et al. Clinical pharmacokinetics of metformin. Clinical pharmacokinetics, 2011, 50: 81-98.

［14］ SKROTT Z, MISTRIK M, ANDERSEN K K, et al. Alcohol-abuse drug disulfiram targets cancer via p97 segregase adaptor NPL4. Nature, 2017, 552: 194-199.

［15］ SUN W, XIE Z, LIU Y, et al. JX06 selectively inhibits pyruvate dehydrogenase kinase PDK1 by a covalent cysteine modification. Cancer research, 2015, 75: 4923-4936.

［16］ NEWMAN D J, CRAGG G M. Natural products as sources of new drugs over the nearly four decades from 01/1981 to 09/2019. Journal of natural products, 2020, 83 (3): 770-803.

［17］ RODRIGUES T, REKER D, SCHNEIDER P, et al. Counting on natural products for drug design. Nature chemistry, 2016, 8: 531-541.

［18］ EFFERTH T. From ancient herb to modern drug: Artemisia annua and artemisinin for cancer therapy. Seminars in cancer biology, 2017, 46: 65-83.

［19］ WONG Y K, XU C C, KALESH K A, et al. Artemisinin as an anticancer drug: Recent advances in target profiling and mechanisms of action. Medicinal research reviews, 2017, 37: 1492-1517.

［20］ YEA S J, KIM B Y, KIM C, et al. A framework for the targeted selection of herbs with similar efficacy by exploiting drug repositioning technique and curated biomedical knowledge. Journal of ethnopharmacology, 2017, 208: 117-128.

［21］ YANG Q, DU L P, TSAI K C, et al. Pharmacophore mapping for Kv1.5 potassium channel blockers. Molecular informatics, 2009, 28 (1): 59-71.

［22］ FINLAYSON K, WITCHEL H J, MCCULLOCH J, et al. Acquired QT interval prolongation and HERG: implications for drug discovery and development. European journal of pharmacology, 2004, 500: 129-142.

［23］ CAMPILLOS M, KUHN M, GAVIN A C, et al. Drug target identification using side-effect similarity. Science, 2008, 321: 263-266.

［24］ SOHRABY F, ARYAPOUR H. Rational drug repurposing for cancer by inclusion of the unbiased molecular dynamics simulation in the structure-based virtual screening approach: challenges and breakthroughs. Seminars in cancer biology, 2021, 68:249-257.

［25］ OSTROV D A, GOTTLIEB P A, MICHELS A W. Rationally designed small molecules to prevent type 1 diabetes. Current opinion in endocrinology & diabetes and obesity, 2019, 26: 90-95.

［26］ ENCHEV R I, SCHULMAN B A, PETER M. Protein neddylation: beyond cullin-RING ligases. Nature reviews molecular cell biology, 2014, 16 (1): 30-44.

［27］ LI L H, WANG M S, YU G Y, et al. Overactivated neddylation pathway as a therapeutic target in lung cancer. Journal of the national cancer institute, 2014, 106 (6): dju083.

［28］ ZHONG H J, MA V P Y, CHENG Z, et al. Discovery of a natural product inhibitor targeting protein neddylation by structure-based virtual screening. Biochimie, 2012, 94 (11): 2457-2460.

［29］ WU K J, ZHONG H J, LI G D, et al. Structure-based identification of a NEDD8-activating enzyme inhibitor via drug repurposing. European journal of medicinal chemistry, 2018, 143: 1021-1027.

［30］ YILDIRIM M A, GOH K, CUSICK M E, et al. Drug-target network. Nature biotechnology, 2007, 25 (10): 1119-1126.

［31］ HOPKINS A L. Network pharmacology: the next paradigm in drug discovery. Nature chemical biology, 2008, 4: 682-690.

［32］ LOTFI S M, GHADIRI N, MOUSAVI S R, et al. A review of network-based approaches to drug repositioning. Briefings in bioinformatics, 2018, 19: 878-892.

［33］ HUANG L, GARRETT I S, CUI K, et al. Systems biology-based drug repositioning identifies digoxin as a potential therapy for groups 3 and 4 medulloblastoma. Science translational medicine, 2018, 10 (464): eaat0150.

［34］ CHA Y, EREZ T, REYNOLDS I J, et al. Drug repurposing from the perspective of pharmaceutical companies. British journal of pharmacology, 2018, 175 (2): 168-180.

［35］ KIKUCHI E, MORI T, ZENIYA M, et al. Discovery of novel SPAk inhibitors that block WNK kinase signaling to cation chloride transporters. Journal of the American society of nephrology, 2015, 26: 1525-1536.

［36］ KARAPETYAN Y E, SFERRAZZA G F, ZHOU M H, et al. Unique drug screening approach for prion diseases identifies tacrolimus and astemizole as antiprion agents. Proceedings of the national academy of sciences of the United States of America, 2013, 110 (17): 7044-7049.

［37］ ZHANG X, ZHENG X L, YANG H, et al. Piribedil disrupts the MLL1-WDR5 interaction and sensitizes MLL-rearranged acute myeloid leukemia (AML) to doxorubicin-induced apoptosis. Cancer letters, 2018, 431: 150-160.

［38］ JONES J O, DIAMOND M I. A cellular conformation-based screen for androgen receptor inhibitors. ACS chemical biology, 2008, 3 (7): 412-418.

［39］ ZHU M, DU D, HU J, et al. Development of a high-throughput fluorescence polarization assay for the discovery of EZH2-EED interaction inhibitors. Acta pharmaceutica sinica, 2018, 39: 302-310.

［40］ YU Q, HU Z, SHEN Y, et al. Gossypol inhibits cullin neddylation by targeting SAG-CUL5 and RBX1-CUL1 complexes. Neoplasia, 2020, 22: 179-191.

［41］ MOFFAT J G, VINCENT F, LEE J A, et al. Opportunities and challenges in phenotypic drug discovery: an industry perspective. Nature reviews drug discovery, 2017, 16 (8): 531-543.

［42］ Schizophrenia Working Group of the Psychiatric Genomics Consortium. Biological insights from 108 schizophreniaassociated genetic loci. Nature, 2014, 511: 421-427.

［43］ LAGO S G, TOMASIK J, VAN REES G F, et al. Drug discovery for psychiatric disorders using high-content single-cell screening of signaling network responses ex vivo. Science advances, 2019, 5 (5): eaau9093.

［44］ GOGLIA A G, DELSITE R, LUZ A N, et al. Identification of novel radiosensitizers in a high-throughput, cell-based screen for DSB repair inhibitors. Molecular cancer therapeutics, 2015, 14 (2): 326-342.

［45］ WEHR M C, HINRICHS W, BRZÓZKA M M, et al. Spironolactone is an antagonist of NRG1-ERBB4 signaling and schizophrenia-relevant endophenotypes in mice. EMBO molecular medicine, 2017, 9: 1448-1462.

［46］ CHEN F F, DI H X, WANG Y X, et al. Small-molecule targeting of a diapophytoene desaturase inhibits *S. aureus* virulence. Nature chemical biology, 2016, 12: 174-179.

［47］ JI C, LIU N, TU J, et al. Drug repurposing of haloperidol: discovery of new benzocyclane derivatives as potent antifungal agents against cryptococcosis and candidiasis. ACS infectious diseases, 2020, 6: 768-786.

［48］ LIU W, LIN H, MAO Z, et al. Verapamil extends lifespan in Caenorhabditis elegans by inhibiting calcineurin activity and promoting autophagy. Aging , 2020, 12: 5300-5317.

［49］ PETRASCHECK M, YE X L, BUCK L B, et al. An antidepressant that extends lifespan in adult *Caenorhabditis elegans*. Nature, 2007, 450: 553-556.

［50］ ADAMS M D, SEKELSKY J J. From sequence to phenotype: reverse genetics in Drosophila melanogaster. Nature reviews genetics, 2002, 3: 189-198.

［51］ BANGI E, ANG C, SMIBERT P, et al. A personalized platform identifies trametinib plus zoledronate for a patient with KRAS-mutant metastatic colorectal cancer. Science advances, 2019,5(5): aav6528.

［52］ MACRAE C A, PETERSON R T. Zebrafish as tools for drug discovery. Nature reviews drug discovery, 2015, 14: 721-731.

［53］ YEH J R J, MUNSON K M, ELAGIB K E, et al. Discovering chemical modifiers of oncogene-regulated hematopoietic differentiation. Nature chemical biology, 2009, 5: 236-243.

［54］ THORNE C A, HANSON A J, SCHNEIDER J, et al. Small-molecule inhibition of Wnt signaling through activation of casein kinase 1α. Nature chemical biology, 2010, 6 (11): 829-836.

［55］ NIPHAKIS M J, CRAVATT B F. Enzyme inhibitor discovery by activity-based protein profiling. Annual review of biochemistry, 2014, 83: 341-377.

［56］ XU J Q, LI X Q, DING K, et al. Applications of activity-based protein profiling (ABPP) and bioimaging in drug discovery. Chemistry-an Asian journal, 2020, 15(1): 34-41.

［57］ WANG J G, TAN X F, VAN SANG N, et al. A quantitative chemical proteomics approach to profile the specific cellular targets of andrographolide, a promising anticancer agent that suppresses tumor metastasis. Molecular & cellular proteomics, 2014, 13 (3): 876-886.

［58］ ZHOU Y Q, LI W C, ZHANG X X, et al. Global profiling of cellular targets of gambogic acid by quantitative chemical proteomics. Chemical communications, 2016, 52: 14035-14038.

［59］ WANG D Y, CAO Y, ZHENG L Y, et al. Identification of annexin A2 as a target protein for plant alkaloid matrine. Chemical communications, 2017, 53: 5020-5023.

［60］ ZHU D S, GUO H J, CHANG Y. Cell-and tissue-based proteome profiling and dual imaging of apoptosis markers with probes derived from venetoclax and idasanutlin. Angewandte chemie-international edtion in English, 2018, 57 (30): 9284-9289.

［61］ CORSELLO S M, NAGARI R T, SPANGLER R D, et al. Discovering the anti-cancer potential of non-oncology drugs by systematic viability profiling. Nature cancer, 2020, 1: 235-248.

［62］ JIN Z M, DU X Y, XU Y C, et al. Structure of M ^{pro} from SARS-CoV-2 and discovery of its inhibitors. Nature, 2020, 582: 289-293.

［63］ HUANG F F, LI Y, LEUNG E L-H, et al. A review of therapeutic agents and Chinese herbal medicines against SARS-COV-2 (COVID-19). Pharmacological research, 2020, 158: 104929.

［64］ THOMPSON R. Teaching old drugs new tricks-drug repurposing for rare diseases.[2019-05-11]. http://www. news-medical. net/health/Teaching-old-drugs-new-tricks-e28093-drug-repurposing-for-rare-diseases. aspx.

［65］ SACHS R E, GINSBURG P B, GOLDMAN D P. Encouraging new uses for old drugs. The journal of the American medical association, 2017, 318: 2421-2422.

［66］ WERMUTH C G. Selective optimization of side activities: another way for drug discovery. Journal of medicinal chemistry, 2004, 47 (6): 1303-1314.

［67］ WEBB M L, BIRD J E, LIU E C, et al. BMS-182874 is a selective, nonpeptide endothelin ETA receptor antagonist. Journal of pharmacology and experimental therapeutics, 1995, 272 (3): 1124-1134.

［68］ WANG Y X, DI H X, CHEN F F, et al. Discovery of benzocycloalkane derivatives efficiently blocking bacterial virulence for the treatment of methicillin-resistant *S. aureus* (MRSA) infections by targeting diapophytoene desaturase (CrtN). Journal of medicinal chemistry, 2016, 59 (10): 4831-4848.

［69］ WANG Y, CHEN F, DI H, et al. Discovery of potent benzofuran-derived diapophytoene desaturase (CrtN) inhibitors with enhanced oral bioavailability for the treatment of methicillin-resistant Staphylococcus aureus (MRSA) infections. Journal of medicinal chemistry, 2016, 59: 3215-3320.

［70］ LI B L, NI S S, MAO F, et al. Novel terminal bipheny-based diapophytoene desaturases (CrtN) inhibitors as anti-MRSA/ VISR/LRSA agents with reduced hERG activity. Journal of medicinal chemistry, 2018, 61 (1): 224-250.

［71］ CAI X, ZHAI H X, WANG J, et al. Discovery of 7-(4-(3-ethynylphenylamino)-7-methoxyquinazolin-6-yloxy)-N-hydroxyheptanamide (CUDc-101) as a potent multi-acting HDAC, EGFR, and HER2 inhibitor for the treatment of cancer. Journal of medicinal chemistry, 2010, 53 (5): 2000-2009.

［72］ WEINSTOCK M, BEJAR C, WANG R, et al. TV3326, a novel neuroprotective drug with cholinesterase and monoamine oxidase inhibitory activities for the treatment of Alzheimer′s disease. Advances in Research on Neurodegeneration, 2000, 8: 157-169.

［73］ MULLER G W, CHEN R, HUANG S Y, et al. Amino-substituted thalidomide analogs: potent inhibitors of TNF-α production. Bioorganic & medicinal chemistry letters, 1999, 9 (11): 1625-1630.

［74］ MULLER G W, CORRAL L C, SHIRE M G, et al. Structural modifications of thalidomide produce analogs with enhanced tumor necrosis factor inhibitory activity. Journal of medicinal chemistry, 1996, 39: 3238-3240.

［75］ 郭宗儒 . 改造沙利度胺而成的新药阿普斯特 . 药学学报 , 2015, 50 (7): 916-918.

［76］ SAKAMOTO K M, KIM K B, VERMA R, et al. Development of Protacs to target cancer-promoting proteins for ubiquitination and degradation. Molecular & cellular proteomics, 2003, 2 (12): 1350-1358.

［77］ ITO T, ANDO H, SUZUKI T, et al. Identification of a primary target of thalidomide teratogenicity. Science, 2010, 327 (5971): 1345-1350.

第12章　首创性药物和跟随性药物

创新药物指的是对影响人类健康或危及人类生命的疾病具有诊断、治疗和预防效果的新化学分子实体。21世纪以来，人类基因组学、结构生物学、生物信息统计学、计算机科学及各种新兴技术的不断发展为新靶标的发现、生物标志物的鉴定、临床试验的设计奠定坚实的基础，对小分子化学新药创制的要求更加严格、更加注重首创性。20世纪80年代是中国仿制药物的黄金时代，但这样的时代如今已不复存在，快速跟进的新药研发空间逐渐变小，风险滞后于市场。本章将从创新药物的基本概念出发，结合具体实例，简要概述创新药物研制过程。

12.1　创新药物的分类

以靶标为核心的新药创制是近年来创新药物研发的热点。基于靶标的新颖性可将创新药物分为2类：首创性药物（pioneering drug）和跟随性药物（follow-on drug）。

首创性药物又称同类第一药物（first-in-class），是基于全新靶标开发的新结构类型的创新药物，具有原始性和引领性的发明创造，其首创性在于靶标是全新的，整个研发过程往往起源于化学生物学和结构生物学对靶标的发现与确证，关键在于确证靶标和疾病之间的关系。历史上磺胺的发现控制了细菌感染性疫情；青霉素的意外发现开启了抗生素时代；抗疟药青蒿素（artemisinin，12-1）的发现拯救了数亿人的生命；降胆固醇药洛伐他汀（lovastatin，12-2）的上市推动了HMG-CoA还原酶抑制剂的研发热潮；抗肿瘤药伊马替尼（imatinib，12-3）开启了分子靶向药物新纪元。这些都是划时代的发明创造。首创性药物的发现有时是颠覆性和革命性的，例如，质子泵抑制剂奥美拉唑（omeprazole，12-4）上市后迅速占领抗胃溃疡药物市场，使"替丁"类H_2受体拮抗剂黯然失色；2013年丙型肝炎病毒NS5B聚合酶抑制剂索磷布韦（sofosbuvir，12-5）问世，由于疗效显著、抗病毒谱广，对先于其上市的其他类型的抗丙型肝炎病毒感染药物造成颠覆性威胁，几乎动摇了基于其他靶标的抗丙型肝炎病毒感染药物的研发。首创性药物研发风险高、失败率高，但同时收益也高，是药物化学研发工作者不断追求的目标。

跟随性药物具有模仿性和适应性的特征，是在首创性药物的基础上的模拟与再创造。由于跟随性药物的作用靶标已经确证，所以省去靶标的发现与确证这一阶段的生物学研究。虽然时间上省去靶标的发现与验证这一过程,但是化合物的结构空间却被限制了。由于专利覆盖范围严谨,跟随性药物在结构新颖性方面难于突破。另外,在研发过程中,跟随性药物至少在药效学、药动学、理化性质和安全性评价等某一方面的性质需要具有显著的特点,优于首创性药物,才能够弥补首创性药物在药学或临床方面的某些瑕疵和不足。因为临床对同类药物的差异要求高,特点不明显的跟随性药物的生存空间窄小。跟随性药物是在已有药物基础上的模拟创新,应有"青出于蓝而胜于蓝"的特点。

首创性药物上市后,由于靶标已经被发现和确证,同时也有首创性药物研发的经验,故而往往会有大量的跟随性药物随之出现。基于已知靶标开发,同类上市药物中疗效最优的创新药物称为同类最佳药物(best-in-class)。高脂血症治疗药物阿托伐他汀(atorvastatin,12-6)是 HMG-CoA 还原酶抑制剂的同类最佳药物,虽然是第五个上市的"他汀类"调血脂药,但是该药物在临床中降脂效果最佳,是他汀类药物中的"best-in-class"治疗药物。更重要的是,辉瑞公司后期开展了广泛的临床拓展研究,拓宽了阿托伐他汀的适用人群。

没有后继跟进的优质药物可称为唯一药物(me-only drug),较为罕见。唯一药物是一种特殊形式的首创性药物,但与首创性药物的本质不同。通常药物研发工作者针对首创性药物的构效关系及靶标进行分析,能够开发获得跟随性药物,但是唯一药物与之不同,研发人员难以研发该类药物的跟随性药物。唯一药物经过大量研究证明没有竞争性替代药物来满足临床患者的需求,主要通过大量的文献调研和立项研究工作来确定其唯一药物的地位。虽然立项和前期发现较为困难,但是由于该类药物没有竞争性跟随性药物上市,使得其后期市场竞争小、研发获益丰厚。唯一药物的代表性药物包括阿司匹林(aspirin,12-7)、二甲双胍(metformin,12-8)。其中经典的解热镇痛药阿司匹林在其开发后的 100 多年的临床使用中经久不衰,没有同类产品问世,科研工作者不断研发其多种作用机制和新适应证(图 12-1)。

同类第一药物、同类最佳药物和唯一药物这 3 类创新药物各具特点,将 3 类创新药物的特点进行比较总结(表 12-1),可以看出 3 类创新药物在研发目标、靶标类型、配体化合物、药效团、化学空间、研发投入、市场竞争和研发风险方面均不相同。

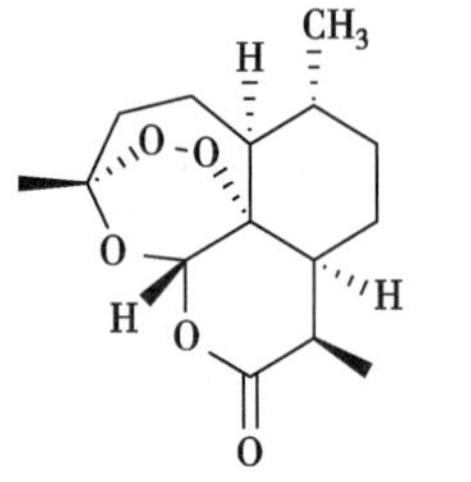

12-1

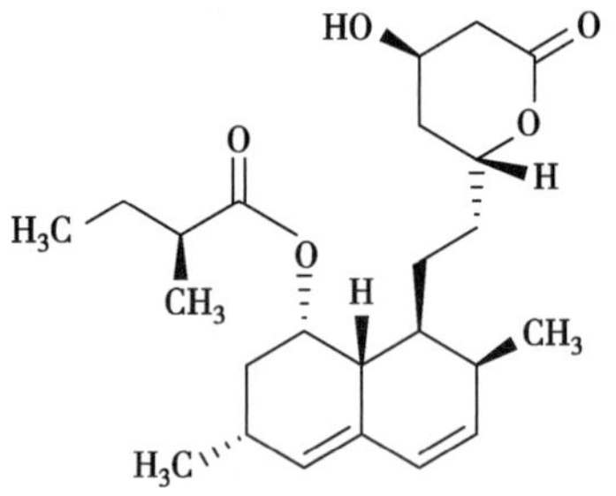

12-2

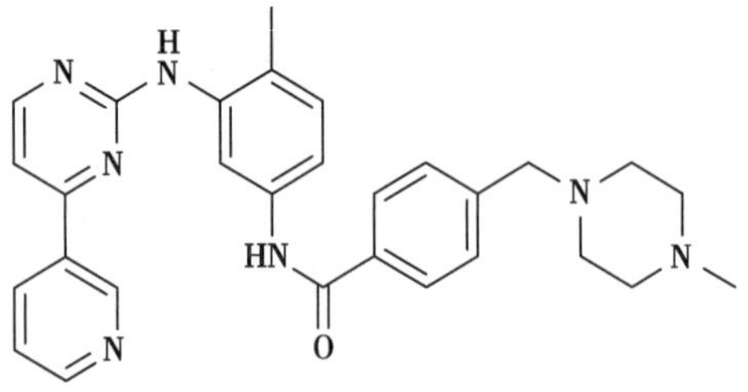

12-3

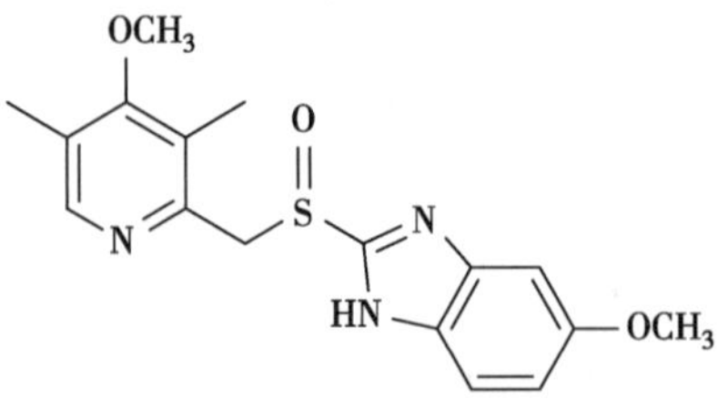

12-4

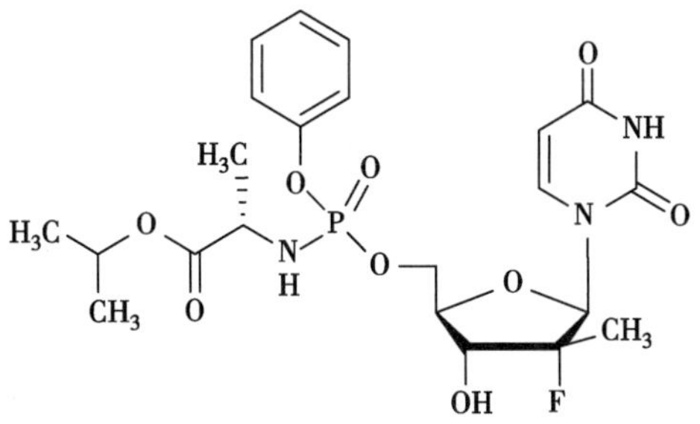

图 12-1 代表性创新药物

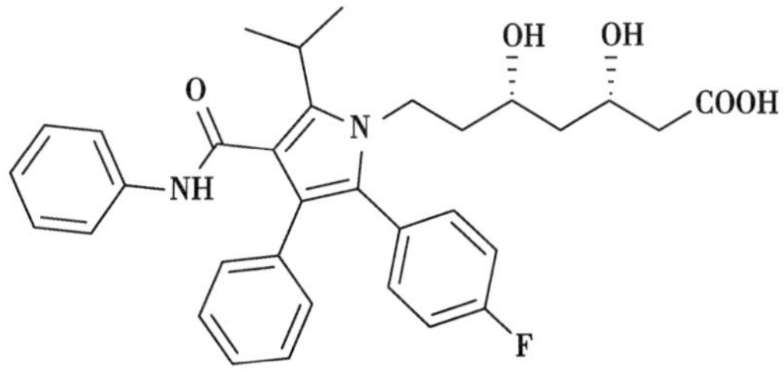

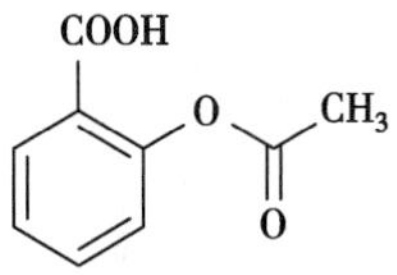

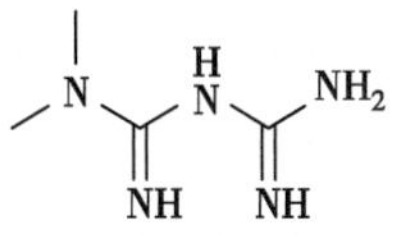

表 12-1 3 类创新药物的比较

	同类第一药物	同类最佳药物	唯一药物
研发目标	首创性	最优性	唯一性
靶标类型	全新靶标	已知靶标	多靶标
配体或活性分子	无	有	无
药效团	无	有	不可复制
化学空间	大	局限	局限
研发投入	大	小	偶然发现居多
市场竞争	暂时没有	竞争激烈	无产品与其竞争
研发风险	大	较小	大

同类第一药物、同类最佳药物和唯一药物这 3 类药物都能为国内外的制药公司或科研机构带来市场上的绝对竞争优势,但是采用这 3 种模式进行药物研发都困难重重。原创新药的研发难度很大,与发达国家相比,我国新药研发存在严重不足,因此,加强原创新药的开发是实现我国从医药大国向医药强国发展的必由之路,也是实现健康中国和生物医药产业创新驱动发展的创新之道。

12.2 首创性药物

首创性药物是基于全新发病机制和全新靶标研发的创新药物,是针对某种疾病的第一种治疗性药物或与现有药物相比具有颠覆性治疗效果的药物。首创性药物大多是生物学驱动,是发现作用于新靶标、新作用机制的新化学实体。首创性药物的发现大多通过化学生物学进行新靶标的发现与靶标的验证,通过多种生物学实验反复验证确定新靶标的可药性。

12.2.1 首创性药物研发的难点

在新药发展史上许多首创性药物的开发都具有划时代的意义,也会为研发企业带来丰厚的利润,但是首创性药物从靶标的发现与确证到药物上市的整个研发过程中可谓困难重重。

(1) 靶标的可药性验证：机体内有众多生物大分子(蛋白质、核酸、脂质和多糖等)，能够成为药物靶标是小概率事件。验证靶标的可药性是长期、多个方面的验证过程，贯穿新药研发的始终，即使新药上市后，也要在更广泛的临床应用中进行药物靶标的验证。

人类免疫缺陷病毒(HIV)感染宿主细胞，并在宿主细胞内完成子代病毒的复制、组装与释放，主要涉及逆转录酶、整合酶和蛋白酶 3 个关键酶，抑制其中的任何 1 个酶都可以阻止病毒增殖，成为治疗艾滋病的药物作用靶标。20 世纪末期，多个国际制药巨头相继开发出蛋白酶抑制剂和逆转录酶抑制剂，为艾滋病患者带来希望，也为高效的"鸡尾酒"疗法奠定基础。相比 HIV 增殖相关的蛋白酶和逆转录酶，整个制药界早期所有关于 HIV 整合酶抑制剂的研究都没有取得进展，先后都放弃 HIV 整合酶抑制剂的研发。2007 年，相关科学家曾计算并论证 HIV 整合酶是最不具有可药性的靶标，但是仍有研究团队没有放弃对于该靶标的研究，终于在经历数次失败之后发现先导化合物，实现"从 0 到 1"的突破。靶标的可药性验证是基于酶水平筛选平台开展的，筛选平台的建立起到决定性作用。生物学家在长期研究中发现，流感病毒的内切核酸酶和 HIV 整合酶之间在生物化学方面存在相似性，他们基于此建立 HIV 整合酶筛选平台，从化合物库中精心挑选数百个核酸内切酶抑制剂进行 HIV 整合酶抑制活性测试，找到作用于丙型肝炎病毒 RNA 聚合酶的二酮酸化合物(12-9)和袂康酸衍生物(12-10)，它们都能够与 Mg^{2+} 发生络合作用，Mg^{2+} 在 HIV 整合酶与病毒 DNA 结合中发挥重要作用。化合物 12-9 可与整合酶中的氨基酸残基共价结合，化合物 12-10 容易发生脱羧反应，因此这 2 个化合物均需要进行进一步的结构优化。基于化合物 12-9 和 12-10 的结构，药物化学家通过骨架迁越，设计合成化合物 12-11，该化合物对 HCV 聚合酶具有一定的抑制活性($IC_{50}=30\mu mol/L$)，然而对 HIV 整合酶无抑制作用。为了找到 HIV 整合酶的选择性抑制剂，研究人员对化合物 12-11 的苯环和羧基进行结构优化，发现化合物 12-12 具有较高的 HIV 整合酶抑制活性($IC_{50}=85nmol/L$)，尽管该化合物的生物利用度较低($F=15\%$)，但血浆清除率较低，尤其是该化合物对 HCV 聚合酶无抑制活性，选择性良好。基于此，该研究团队将化合物 12-12 作为先导化合物进行后续研究，通过全面的结构优化和成药性评价，开发获得拉替拉韦(raltegravir,12-13)进入系统的临床研究，最终证明拉替拉韦能够抗 HIV 感染，于 2007 年获 FDA 批准上市，成为第一个口服 HIV 整合酶小分子抑制剂(图 12-2)。

(2) 无配体分子借鉴：相较于基于配体的药物设计，基于靶标的首创性药物设计往往由于无配体分子借鉴，从而增加苗头化合物的发现难度。传统的研究方法是在建立活性筛选平台的基础上进行大量的生物活性筛选，这种创新药物研发模式往往工作量极大，有时甚至需要筛选上百万个化合物才能找到苗头化合物。随着人类基因组和生物信息学的快速发展，越来越多的与疾病相关的基因和靶标被研究人员发现和确证，会产生许多无配体分子的靶标。但超级计算机的发展，以及生物信息学、化学信息学和计算科学的紧密结合，使得无配体分子借鉴给创新药物研发所带来的瓶颈得到很大的改观。

首创性药物是基于全新靶标进行的药物研发，若是结构生物学能够提供靶标的三维结构，可以据此进行理性药物设计。但在早期，往往从疾病相关靶标的发现到三维结构的解析需要经过很长的时间，药物化学家在进行首创性药物研发时，既无配体分子借鉴，也无靶标三维结构参考，早期发现的苗头化合物大多通过基于表型的药理活性筛选发现，非甾体抗炎重磅药物塞来昔布(celecoxib,12-20)便是经典案例之一。

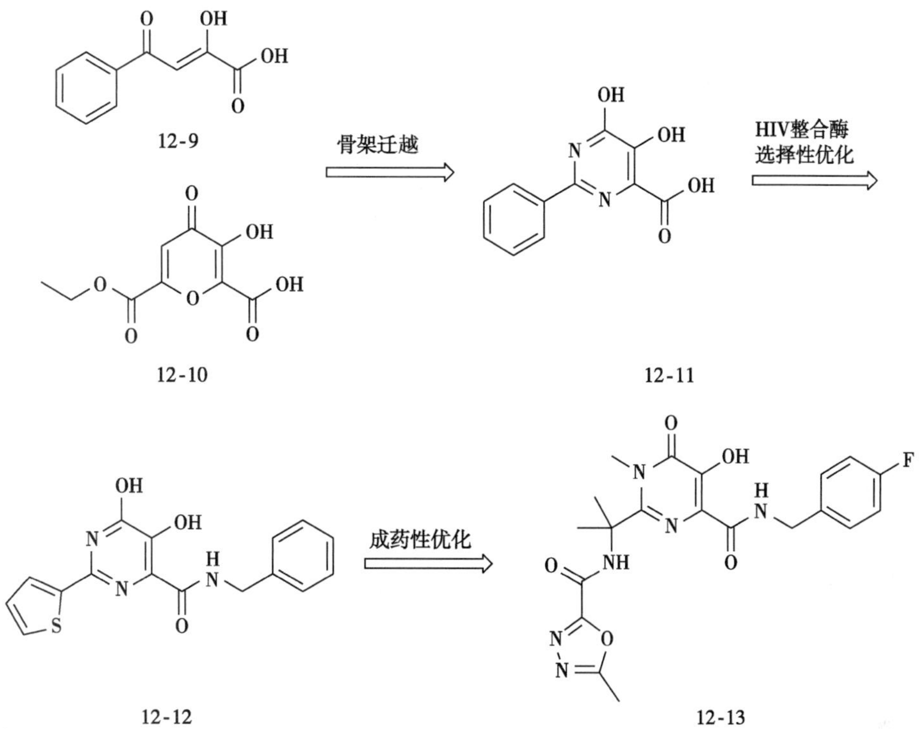

图 12-2　首个口服 HIV 整合酶抑制剂拉替拉韦的发现

　　研究表明环氧合酶(COX)可催化花生四烯酸生成前列腺素,非甾体抗炎药抑制 COX 的活性,阻止前列腺素生成,可以发挥抗炎作用,但也引起许多不良反应。吲哚美辛对不同组织来源的 COX 的抑制强度差别很大,这使得研发人员意识到 COX 可能有多种亚型,且不同亚型的作用可能存在差异。研究表明,COX-2 是非甾体抗炎药发挥抗炎作用的靶标,抑制 COX-1 是非甾体抗炎药产生不良反应的主要原因。对 COX-1 和 COX-2 功能的阐明提示药物化学研发人员发现 COX-2 选择性抑制剂可以降低毒副作用。但是 COX-1 和 COX-2 这 2 种同工酶活性口袋附近的氨基酸残基序列极其相似,而且尚未解析出 COX-1 和 COX-2 的三维结构,使得研发人员难以开展合理设计发现 COX-2 选择性抑制剂。

　　1990 年,研发人员发现化合物 12-14 在动物体内药效学实验中具有强效的抗炎作用,但同时也存在消化道溃疡等不良反应。实验结果表明化合物 12-14 对 COX-2 的抑制活性 IC_{50} 为 0.3μmol/L,而对 COX-1 的抑制活性 IC_{50} 为 5.3μmol/L,表现出一定的选择性。另一研究团队从苗头化合物 12-15 和 12-16 出发,研发 COX-2 选择性抑制剂。基于以上苗头化合物的结构,各大制药企业采用药物化学的传统结构优化方法,综合分析构效关系开展结构优化工作。在上述优化和探索过程中,化合物 12-17 在体外对 COX-2 的抑制活性 IC_{50} 为 0.01μmol/L,对 COX-1 的抑制活性 IC_{50} 为 17.8μmol/L。在大鼠体内的抗炎活性较强,但是该化合物的大鼠药动学性质较差,灌胃给药后的血浆半衰期为 117 小时,极易造成药物在体内蓄积产生不良反应,因而不宜作为候选化合物进一步开发。为了降低半衰期,加快化合物 12-17 的体内代谢转化,研究人员开展结构优化,设计化合物 12-18、12-19 和 12-20 并进行动物体内药效学和药动学研究。综合评价结果表明,化合物 12-20 优于其他化合物,确定为候选化合物,定名为塞来昔布进行临床研究,最终于 1999 年获 FDA 批准上市,用于治疗骨关节炎和风湿性关节炎(图 12-3)。

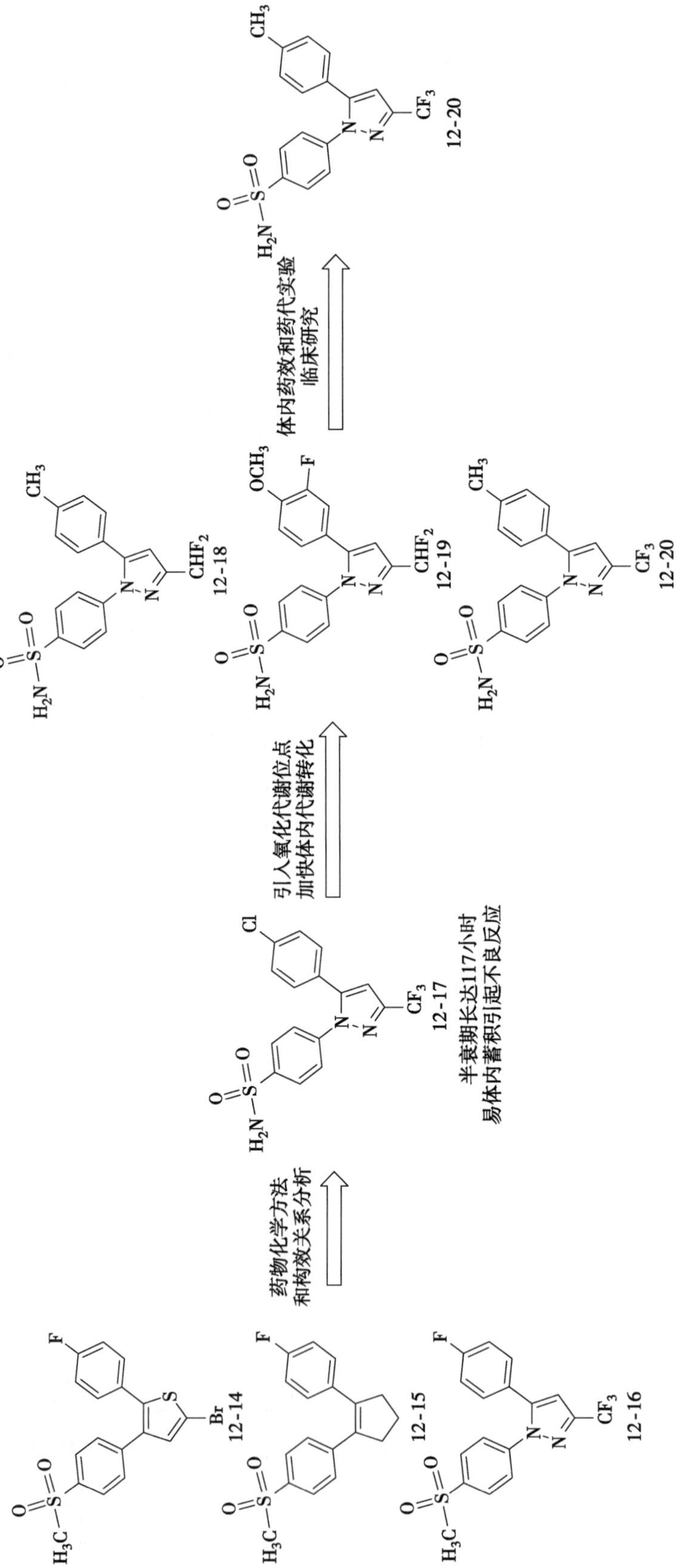

图 12-3　COX-2 抑制剂塞来昔布的发现

COX-1 和 COX-2 2 种同工酶的发现无疑为抗炎药物的研发带来新的希望,但是在尚未解析出 COX-2 三维结构的情况下,塞来昔布的研制过程中无天然配体分子借鉴和任何探针性或苗头化合物作为参考,只能通过动物表型或功能实验确定先导化合物,综合运用传统的药物化学设计策略,分析构效关系,确定候选化合物。

(3)临床概念验证的重要性:创新药物的开发往往都经历靶标的发现和验证、苗头化合物的发现、先导化合物的发现、结构优化和成药性评价、确定候选药物这几个阶段,因此开发确定候选药物往往需要大量的人力、物力和时间成本。如何采取合理的研究策略,充分利用现有技术,集中优势资源推进候选药物的开发是创新药物研究的核心。

在认识药物作用的过程中,机制验证和概念验证尤为重要。机制验证指的是药物的药理效应可以安全地在人体中表达,候选药物在体外模型、动物模型中所观察到的药理效应受到诸多因素的影响,并不一定可以在人体中体现;概念验证是指药理效应可以转化成临床方面的患者获益。药物在临床研究中体现出的疗效是靶标产生药理效应的长时间作用和累加的效果,但是药理效应的发生有时由于疾病代谢旁路的存在导致没有达到预期的治疗效果。机制验证一般在 I 期临床试验阶段完成,约有 1/3 的新化合物实体在 I 期临床试验中完成概念验证的确认,2/3 的新化学实体在 II 期临床试验中完成概念验证,只有极少数候选药物在 III 期临床试验中完成概念验证。早期临床研究中的机制验证和概念验证如果能够达到符合预定标准的药效学指标,才有继续研发的可能性。

基于 CCR5 趋化因子受体研发的抗艾滋病新药马拉韦罗(maraviroc,12-21)的开发过程中就体现了这种早期临床概念验证的研发思路。马拉韦罗是位于人体 CD4 细胞表面的 CCR5 趋化因子受体的拮抗剂,该受体可介导 HIV 感染宿主 CD4 细胞,药物与该受体结合后,即可阻断病毒进入宿主细胞,达到抗病毒感染的效果。在马拉维罗的 I 临床期试验中,除研究马拉维罗的耐受性和药动学性质外,研发人员还研究 CCR5 受体结合比例。在 I 期临床试验中,研发人员通过对给药后健康受试者和安慰剂对照受试者的血液进行分析,显示 CCR5 受体结合呈剂量依赖性,由此确证其机制验证的结果为阳性。在后期的 IIa 期临床试验中,对比分析分别接受不同剂量组试验药物的 HIV 阳性患者和对照组发现,用药 10 天后,患者体内的病毒载量明显变化,基于此结果确证概念验证的结果也为阳性,为进一步的临床试验提供数据支持。

早期临床研究由于相应的病理效应和临床疗效指标检测困难,大多数候选药物都是在国外做完早期临床研究,完成概念验证后才到国内继续进行后续临床研究,这也是国内创新药物研制的瓶颈。机制验证和概念验证可以体现药物的安全性和有效性,机制验证和概念验证阳性的药物能够增加开发成功的概率,同时也可以最大限度地避免有效性和安全性存在问题的候选药物进行后续临床研究,减少研发资源浪费。

12-21

(4)风险贯穿始终与风险控制：首创性药物基于全新靶标或全新作用机制研发，没有前期研究经验的积累，导致首创性药物研发往往存在很大的风险。如何进行合理的风险控制，对于首创性药物研发至关重要。1976 年，日本的生物化学家远藤章（Endo）从橘青霉的发酵液中分离出具有抑制羟甲戊二酰辅酶 A 还原酶活性的美伐他汀（mevastatin）。1980 年，研发人员发现高剂量的美伐他汀在长期毒理学实验中会对犬产生肠道形态学改变，于是三共制药终止美伐他汀的开发。虽然美伐他汀的发现和实验积累给他汀类药物的成功留下宝贵的经验财富，但是就三共制药来说，这无疑造成巨大的资源浪费。

12.2.2　首创性药物研发的特征

首创性药物已成为创新药物研发的主要力量。国内外的制药公司和学术科研机构均瞄准新靶标和新机制开展首创性药物研究，针对难治性疾病、罕见病和疾病的耐药性发现首创性药物。首创性药物的发现为广大患者的临床治疗提供新的治疗药物，满足广大患者的临床需求。

首创性药物与其他创新药物的研发不同，具有其独特性，主要概括为以下几个方面。

(1)研发周期长：新药研发具有周期长、高投入、高风险的特点。首创性新药开发与其他药物开发相比，研发周期更长。由于首创性药物是针对新靶标和新机制开发的首个上市药物，因此，在前期靶标确认和靶标发现过程中需要大量的研究数据加以证明。另外，由于是首个上市药物，因此对药物的安全性要求更高，需要经过大规模的Ⅲ期临床试验证明其安全性和有效性才能获批上市。目前在美国，一个新药从研究到上市的平均费用超过 3 亿美元，研究周期为 10 年左右，而且一个新化合物能最终成为新药上市的概率仅为万分之一。

索磷布韦（sofosbuvir）是全球第一个上市的丙型肝炎病毒 NS5B RNA 聚合酶抑制剂，该首创性新药能够阻止 HCV 复制，临床上用于丙肝的治疗，整个研发过程历时 10 年（2003—2013 年），是 2013 年上市的重磅药物。研究人员为了提高抗 HCV 活性，提升候选药物的组织特异性和靶标选择性，综合运用多种药物化学结构设计策略提高 NS5B RNA 聚合酶抑制剂的体内外药效，改善药动学特性，通过多轮结构优化（图 12-4），最终开发获得抗丙肝药物索磷布韦。

最初，研究人员针对丙型肝炎病毒 NS5B RNA 聚合酶抑制剂开展相关研究，发现化合物 12-22 和 12-23 对 HCV 复制子均具有抑制活性，其 EC_{90} 分别为 19.0μmol/L 和 2.3μmol/L。为了提高化合物 12-22 和 12-23 的抗病毒活性，研发人员采用拼合原理，设计合成胞苷类化合物 12-24，化合物 12-24 对 HCV 的 EC_{90} 为 5.4μmol/L，对非靶标小鼠腹泻病毒的 $EC_{90}>100$μmol/L，展现出良好的体外抗病毒活性和选择性。

胞苷类化合物 12-24 在体内经酶催化发生 5′- 磷酸化，生成一磷酸、二磷酸和三磷酸化产物，只有三磷酸化核苷类化合物才有抗病毒活性，其中 5′- 一磷酸化是整个磷酸化过程的限速反应。但 12-24 及其相应的一磷酸、二磷酸和三磷酸化产物在体内易被胞苷脱氨酶催化脱氨，代谢转变为尿苷类化合物 12-25 及其相应的一磷酸、二磷酸和三磷酸化尿苷类产物。尿苷类化合物 12-25 没有抗病毒活性，但 12-25 的三磷酸化产物却有抗病毒活性。尿苷类化合物 12-25 在体内不能被酶催化发生 5′- 一磷酸化，无法转化为三磷酸化尿苷类化合物发挥抗病毒活性。考虑到胞苷类化合物不稳定，易被胞苷脱氨酶催化脱氨生成尿苷类化合物，研究人员拟在尿苷类化合物的 5′ 位预构磷酸酯结构，绕开尿苷一磷酸化反应不能进行和胞苷一磷酸化的限速反应问题，设计合成化合物 12-26。但是化合物 12-26 的极性较强，不利于透膜吸收,针对此问题,研发人员运用前药设计思想对其进行进一步结构优化。将磷酸的 2 个负电荷分别采用成酯和磷酰胺的方式进行暂时性掩蔽,设计母核为 12-27 的前药化合物,考察 R_1、R_2 和 R_3 为不同取代基时对丙型肝炎病毒活性的影响。通过系统的体外药效学评价,最终确定 R_1 为苯酚酯、R_2 为 S- 构型的甲基、R_3 为异丙基时活性最优。后经药动学测试、安全性研究,确定化合物 12-5 为候选药物,并命名为索磷布韦(sofosbuvir),用于丙肝的治疗。

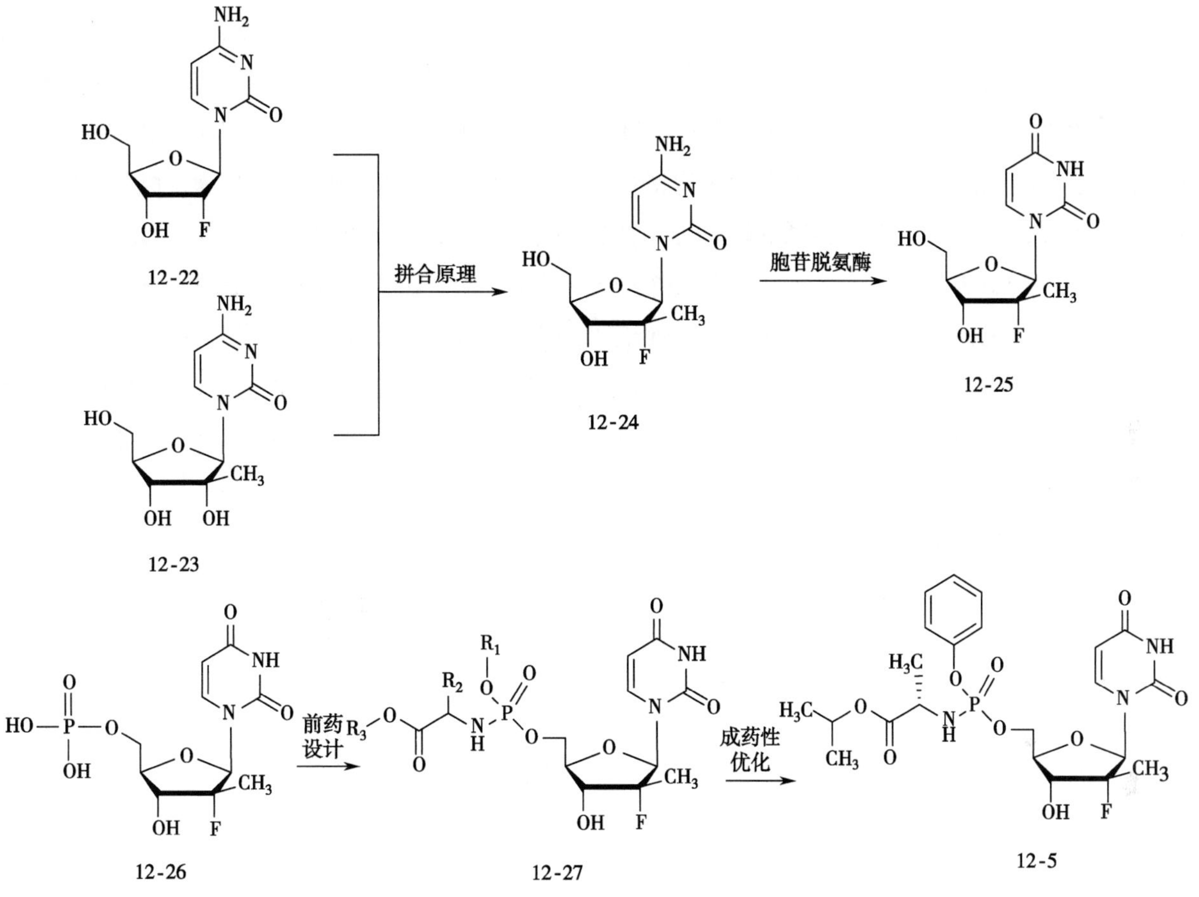

图 12-4　索磷布韦的发现

(2) 偶然发现:许多首创性药物都是在偶然中发现的,如首创性药物 JAK-3 抑制剂托法替尼(tofacitinib,12-28)就是偶然发现的代表性药物。托法替尼的研发历时 19 年(1993—2012 年),于 2012年 11 月获 FDA 批准上市,用于治疗类风湿关节炎。

1993 年,美国国家卫生研究院(NIH)的 O'Shea 教授等发现 JAK-3 激酶在免疫系统中发挥重要作用,选择性地抑制 JAK-3 可以调节免疫功能,但当时的研究还不确定 JAK-3 激酶是否可以作为药物治疗的靶标。同年,辉瑞制药公司与 NIH 签约展开合作,通过化学生物学研究确证药物靶标并寻找苗头化合物,针对免疫系统新靶标 JAK-3 开展创新药物发现研究。双方针对 JAK-3 激酶的药物发现和作用机制开展合作研究,一方面针对 JAK-3 激酶进行药物开发,提供探针化合物;另一方面采用探针小分子开展化学生物学研究。双方合作,在探索 JAK-3 激酶的生物功能和作用机制的同时,通过筛选 40 万个化合物,在分子水平和细胞水平验证 JAK-3 激酶的功能,发现苗头化合物 12-29,经多轮药物化学结构优化和成药性优化,最终获得首创性药物托法替尼

(12-28)。

化合物 12-29 是通过高通量筛选发现的化合物,对 JAK-3 激酶具有抑制作用,但由于化合物 12-29 对 JAK-2 的结合活性较强(K_i=200nmol/L),可引起贫血等不良反应。此外,化合物 12-29 的代谢稳定性差,在人肝微粒体中的半衰期仅有 14 分钟。因此,后续结构优化的目标设定为对 JAK-3 激酶的抑制活性 IC_{50}<10nmol/L,对淋巴细胞(IL-2 母细胞)的抑制活性 IC_{50} 不高于 100nmol/L,对 JAK-3 的 T 细胞增殖实验的选择性应高于 JAK-2 的 100 倍以上,在人肝微粒体中的半衰期不低于 60 分钟。在结构优化过程中,采用减少结构中环的个数和降低分子量的策略进行结构优化,设计合成化合物 12-30。化合物 12-30 虽然可有效抑制 JAK-3(IC_{50}=370nmol/L),细胞活性也较强(IC_{50}=330nmol/L),但并未改善对 JAK-2/JAK-3 的选择性,代谢稳定性仍较差。通过大量的衍生物合成,发现对 JAK-3 抑制活性更高的化合物 12-31。为了考察化合物 12-31 中的取代基构型对活性的影响,以已知构型的香芹酮为合成源合成化合物 12-32 和 12-33,发现以 S-(+)- 香芹酮为原料所得的化合物 12-33 比以 R-(-)- 香芹酮为原料所得的化合物 12-32 的 JKA-3 抑制活性高 300 倍,而全顺式化合物 12-34 在激酶和细胞水平的活性均更高,但是化合物 12-34 的溶解度、生物利用度及代谢稳定性均较低,成药性较差。基于化合物 12-34 的结构,研究人员将环己烷替换为哌啶环,改善脂溶性,将通式 12-35 确定为先导化合物的通式。通过对 12-35 的氮原子进行烷基化与酰胺化等结构优化,发现腈基乙酰基取代的化合物 12-36 的 JKA-3 抑制活性最高,细胞活性和溶解性均较好,在人肝微粒体中的半衰期达 100 分钟以上。对化合物 12-36 进行光学异构体拆分,发现构型为 $3'R,4'R$ 的化合物 12-28 的活性明显优于另一异构体 12-37。将 12-28 制成枸橼酸盐后,所得的枸橼酸托法替尼具有优良的药动学性质,对 CYP450 代谢酶的作用较弱,不是 P-gp 转运体的底物,预示其药物 - 药物相互作用风险较低。2012 年,托法替尼经 FDA 批准上市,成为第一个口服治疗类风湿关节炎的小分子药物(图 12-5)。

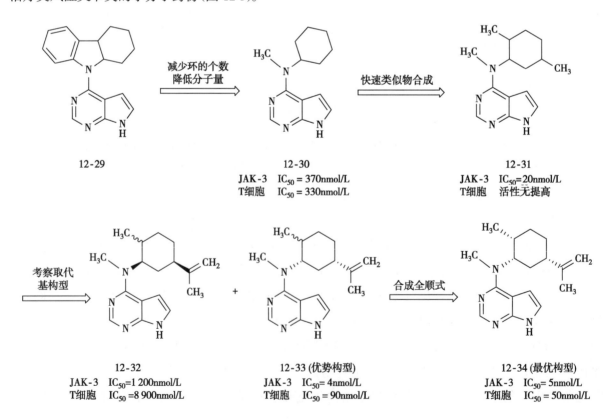

12-29

12-30
JAK-3　IC_{50} = 370nmol/L
T细胞　IC_{50} = 330nmol/L

12-31
JAK-3　IC_{50} = 20nmol/L
T细胞　活性无提高

减少环的个数
降低分子量

快速类似物合成

考察取代
基构型

合成全顺式

12-32
JAK-3　IC_{50} = 1 200nmol/L
T细胞　IC_{50} = 8 900nmol/L

12-33 (优势构型)
JAK-3　IC_{50} = 4nmol/L
T细胞　IC_{50} = 90nmol/L

12-34 (最优构型)
JAK-3　IC_{50} = 5nmol/L
T细胞　IC_{50} = 50nmol/L

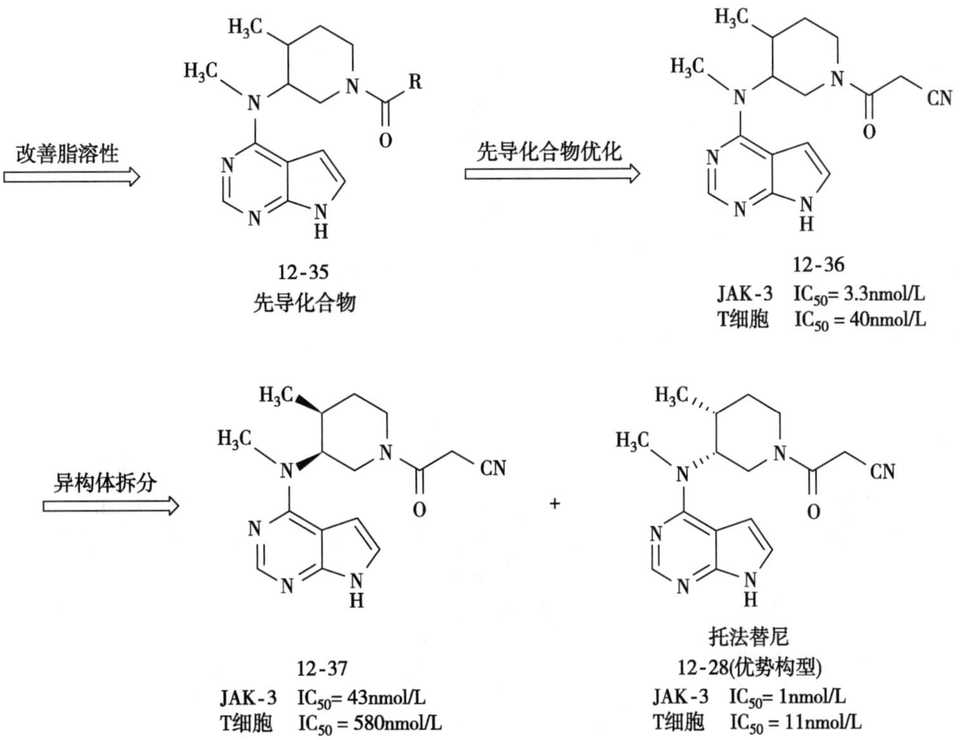

图 12-5 托法替尼的发现

(3)源头创新:天然产物是创新药物的重要来源,如从黄花蒿到抗疟药青蒿素、从橘青霉到他汀类药物洛伐他汀。可以看出,从天然产物的结构出发,通过系列性的结构修饰和成药性优化,是发现创新药物的重要方法。另外,新有机化学反应、新试剂和新型催化剂应用于复杂天然活性物质的研究,在全合成、简化结构及成药性修饰等方面有许多成功的范例,过去以表征化学结构和制备衍生物为主要任务的天然产物化学已延伸到化学合成领域。以天然产物为源头创新的首创性药物研发的典型代表是抗肿瘤药艾日布林(eribulin,12-38)的发现研究。研发人员历经 25 年的不懈努力(1985—2010 年),将一个含有 32 个手性碳原子的天然产物——软海绵素 B(halichondrin B,12-39)作为先导化合物,综合运用全合成、高效有机合成方法等多种新方法和新技术,通过系列性的结构优化和成药性评价,最终发现抗肿瘤首创性药物艾日布林。

1985 年,Uemura 等从日本稀缺的海绵 Halichondria okadai 中分离出一种具有聚醚大环内酯结构的化合物,命名为软海绵素 B(12-39)。药理活性研究结果表明,软海绵素 B 对肿瘤细胞具有较强的抑制活性,其中对人结肠癌细胞 DLD-1 的抑制活性为 0.74nmol/L。研发人员以软海绵素 B 为先导化合物,开展抗肿瘤创新药物研究。首先,研发人员去除软海绵素 B 中的聚醚结构片段,保留大环内酯结构,合成化合物 12-40 和 12-41,发现其抗肿瘤活性与软海绵素 B 相当,化合物 12-40 和 12-41 对结肠癌细胞 DLD-1 的抑制活性分别为 4.6nmol/L 和 3.4nmol/L。由于化合物 12-40 和 12-41 为大环内酯,在体内酯键易发生水解,研发人员为了提高化合物 12-40 和 12-41 的体内稳定性,将酯键进行结构优化替换为醚键与酰胺键,合成化合物 12-42、12-43 和 12-44,这 3 个化合物的体内稳定性显著提高。最后,为了进一步提高抗肿瘤活性、体内稳定性、溶解性等成药性,研发人员优化大环的连接方式,选用亚甲基酮作为连接片段,合成化合物 12-45 和 12-38。化合物 12-45 和 12-38 均具有良好的抗肿瘤活性,通过系统的药动学与临床研究,最终确定 12-38 的甲磺酸盐为艾日布林(图 12-6)。艾日布林于 2010 年获 FDA 批准上市,用于治疗转移性乳腺癌。

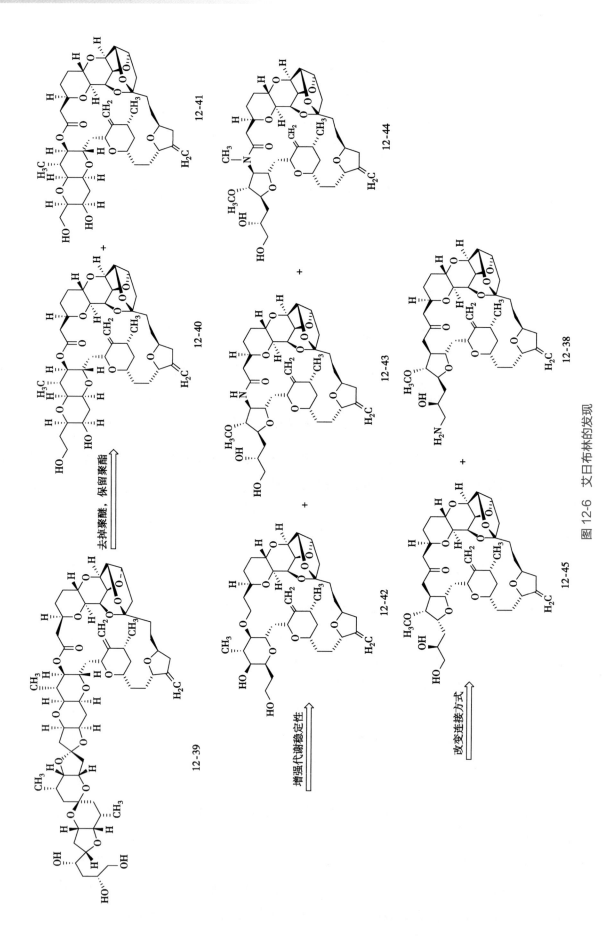

去掉聚醚，保留聚酯

增强代谢稳定性

改变连接方式

图 12-6　艾日布林的发现

综上所述,首创性药物的发现具有研发周期长、发现偶然、源头创新等特点。近年来,创新药物的原创理论和原创技术的开发对首创性新药的发现起到重要的推动和促进作用。研发原创新药的源头在于理论创新和突破。一旦在某种疾病的发病机制方面取得理论突破,将产生一批具有重要临床应用价值的原创新药。免疫检查点相关的基础研究推动肿瘤免疫治疗和细胞治疗,PD-1/PD-L1 抗体和 CAR-T 细胞治疗为肿瘤患者提供新的治疗策略。这些原创理论的建立积极推动首创性新药的发现。

首创性新药的研发从实验室到临床整个过程,离不开筛选、药物化学、药效学、药动学、安全性评价、制剂等多种技术的联合应用,以及生命科学、化学、信息科学、医学、材料科学等学科的交叉融合。原创技术的开发与应用可促进首创性药物的发现;有机化学合成技术的应用可促进化学小分子药物的发展;重组蛋白表达技术的应用可促进抗体等生物技术药物的发展;基因测序技术可促进个性化药物的发展。这些原创技术的开发大大促进了首创性新药的发现。

12.3　跟随性药物

跟随性药物的靶标已知,靶标结构和功能明确,有已开发出的首创性药物,可根据药效团和靶标与小分子的作用模式进行结构优化和设计,开发获得创新药物。跟随性药物是首创性药物研发的继续与补充,是新药研发的另一个重要方面。相比首创性药物研发,跟随性药物研发的靶标可成药性风险较小,大多跟随性药物的发现是化学驱动的研究,其研发风险主要体现在上市之后。开发得到的结构类似药物是跟随性药物,或者是优于首创性药物的类似药物,或者是同类最佳药物。跟随性药物的研发往往是多个国内外的制药公司和科研机构同时针对一个靶标进行研发,容易造成研发药物的结构相似,因此竞争激烈,化学结构的优化空间较小,新药上市后的市场发展空间也相对狭小,形成风险滞后的问题。跟随性药物研发的关键是如何解决已有药物的临床缺陷,改善已有药物的靶标活性、选择性。如何提升已有药物的药动学特性和理化性质,减少脱靶效应,克服已有的耐药性等,突破现有药物的研发瓶颈是跟随性药物研发的重点。跟随性药物的研发目标必须明确设定,仅仅在化学结构上突破原有专利只能开发获得不劣于首创性药物的跟随性药物,增加后期研发的风险;只有解决了现有上市药物的临床缺陷和不足,才能有的放矢地开发出优于首创性药物的跟随性药物,甚至开发出同类最佳药物,解决临床问题,提升治疗效果和作用。

12.3.1　跟随性药物研发的必要性

我国目前的创新药物研发大多以跟随性药物研发为主,虽然跟随性药物研发的创新性不如首创性药物强,但是对于满足我国患者的临床需求是十分必要的。其研发的必要性包括以下几个方面:

(1)首创性药物存在临床缺陷,亟待优化解决:许多首创性药物在临床使用过程中存在多种问题,如药效不佳,口服给药剂量大,药动学性质差,药物 - 药物相互作用较强,具有严重的不良反应和副作用等。为了解决首创性药物的临床缺陷,国内外的制药公司和科研机构通过不断研发,开发第二代和第三代跟随性药物,提高疗效的同时改善其成药性。

模拟蛋白底物被蛋白酶水解时的过渡态研发的第一个抗艾滋病的 HIV 蛋白酶水解酶抑制剂茚地那韦(indinavir,12-46)上市后,很多跟随性"那韦"类药物相继上市,其中安普那韦(amprenavir,12-47)于 1999 年上市,在安普那韦的四氢呋喃环上再拼合一个四氢呋喃环得到达芦那韦(darunavir,12-48),对 HIV 蛋白酶的抑制活性提高近百倍,于 2006 年上市。

通过分析达芦那韦与 HIV 蛋白酶复合物的晶体结构,双环结构的氧原子与氨基酸残基 Asp[30′] 和 Asp[29′] 形成氢键,提高化合物与 HIV 蛋白酶的结合能力(图 12-7)。另外,热力学分析表明,氢键提供的结合自由能(ΔG)主要源于焓变,由于焓变比熵变更能显示结合的特异性,故达芦那韦的结合能力和特异性更强。

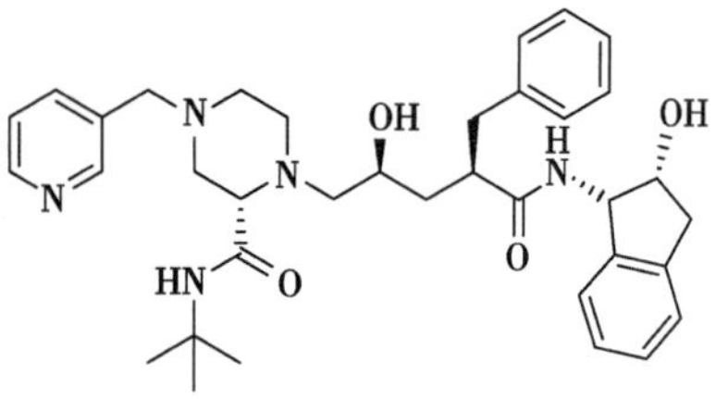

12-46 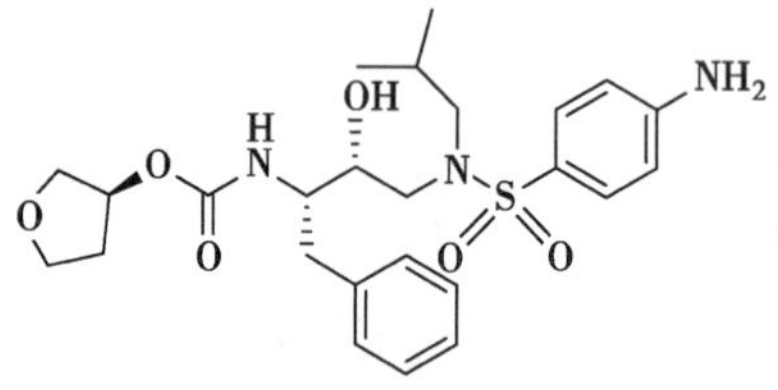　　　　　　　　12-47 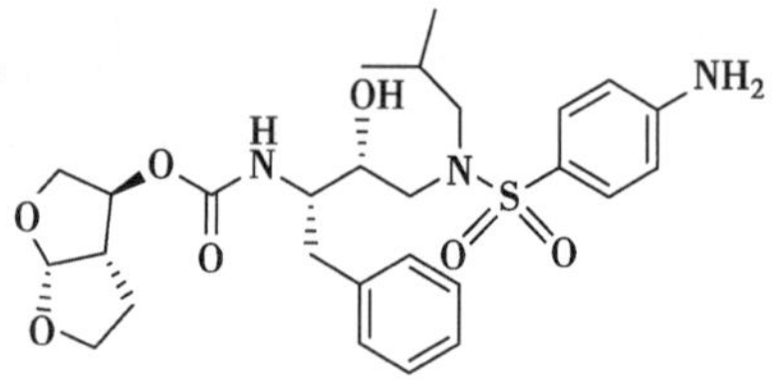　　　　　　　　12-48

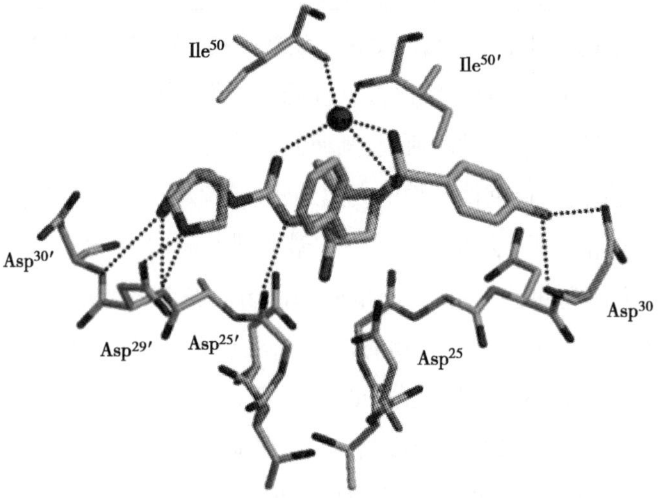

图 12-7　达芦那韦与 HIV 蛋白酶复合物的结合模式

(2)跟随性药物的发现投入低、风险小、收益大:在首创性药物的研发过程中积累了大量的化学结构优化信息和靶蛋白的生物学功能信息,跟随性药物研发是基于已知靶标开展创新药物研究,在首创性药物前期研发经验的基础上进一步创新改进。随着结构生物学的发展,许多靶标与小分子复合物的晶体结构被解析,通过开展基于结构的药物设计是发现跟随性药物的重要设计策略。另外,可针对首创性药物的结构特点和药效团分析,通过开展基于药效团的药物设计发现跟随性药物。通过多种药物化学设计策略和先导化合物结构优化方法提升药物分子与靶蛋白的结合能力,改善其成药性。例如,抗肿瘤药阿法替尼(afatinib,12-49)的研发,基于首创性药物吉非替尼(gefitinib,12-50)的结构,以及吉非替尼与靶蛋白 EGFR 的晶体结构,通过引入"弹头基因",设计合成不可逆共价抑制剂,提高小分子与靶蛋白的相互作用(图 12-8)。

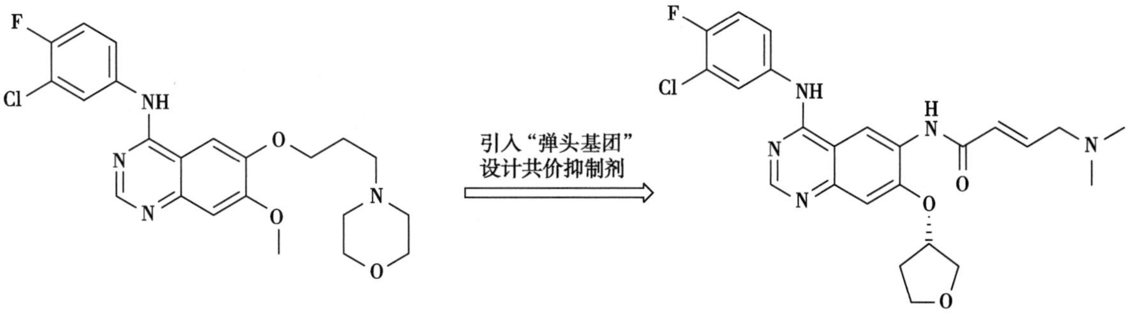

12-50　　　　　　　　　　　　　　　　　　　　12-49

图 12-8　从吉非替尼到阿法替尼

（3）克服首创性药物的耐药性问题,满足临床需求:许多首创性抗肿瘤药和抗菌药物在临床使用过程中会产生耐药性,导致疗效降低。开展跟随性药物研发,克服首创性药物的耐药性,能够满足广大耐药患者的临床需求。跟随性药物的创新点主要聚焦于耐药突变位点的结构优化。例如,第三代 EGFR 抑制剂奥希替尼（osimertinib,12-51）的开发,由于 EGFR 突变的不断产生,因此需要针对突变位点 T790M 开展创新药物研究,改善耐药性。奥希替尼是不可逆性 EGFR 抑制剂,对 EGFR 敏感突变和 T790M 耐药突变均具有较强的抑制作用,临床主要用于克服第一代 EGFR 抑制剂吉非替尼、厄洛替尼（erlotinib,12-52）、埃克替尼（icotinib,12-53）,第二代 EGFR 抑制剂阿法替尼、拉帕替尼（lapatinib,12-54）等 EGFR 抑制剂引起的获得性耐药。奥希替尼于 2015 年 11 月获 FDA 批准上市,是首个获批上市用于经 EGFR 抑制剂治疗时或治疗后病情进展的 T790M 突变阳性肿瘤的治疗药物（图 12-9）。

第三代EGFR抑制剂

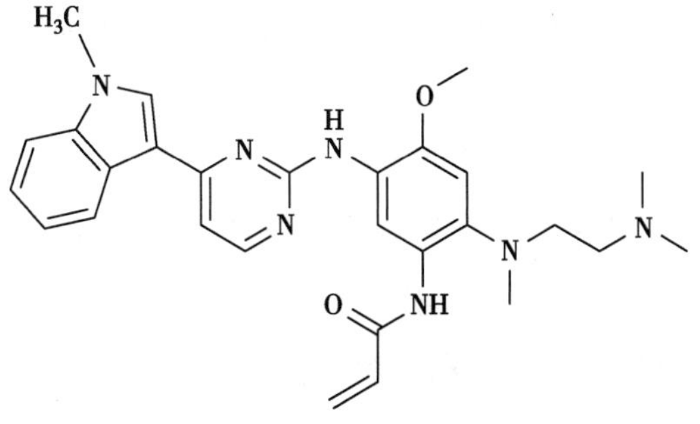

12-51

第一代EGFR抑制剂

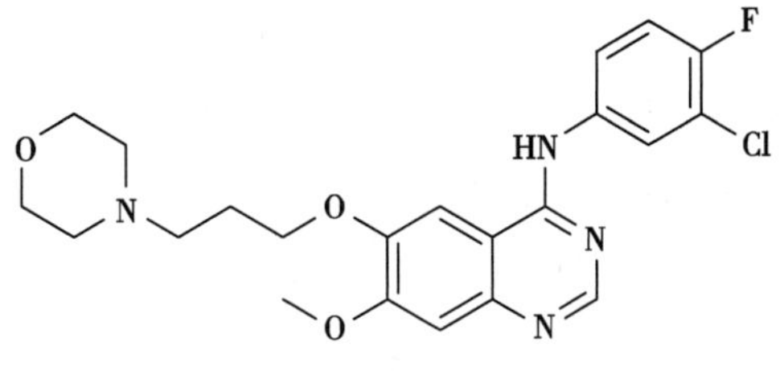

12-50

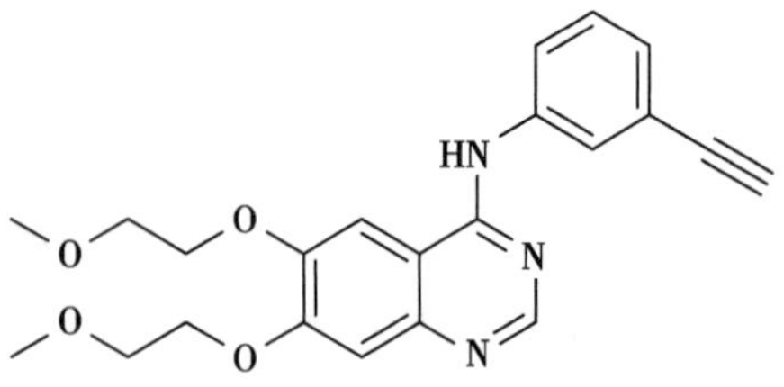

12-52

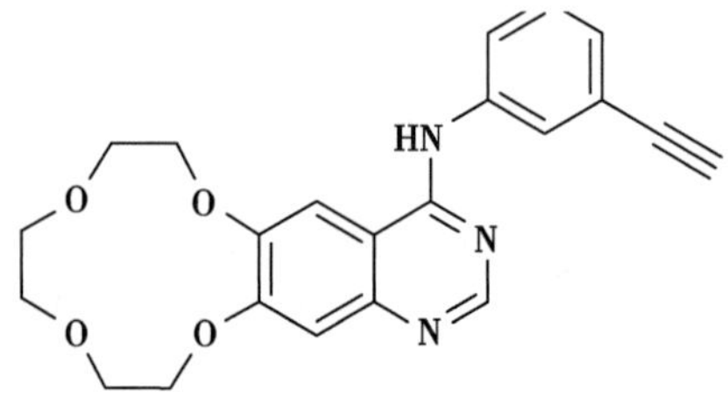

12-53

第二代EGFR抑制剂

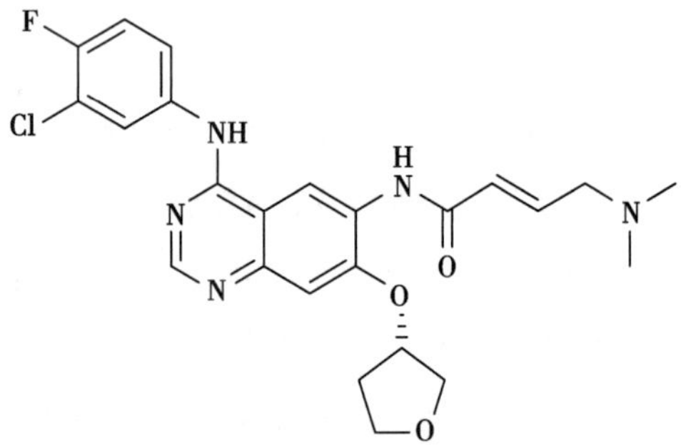

12-49

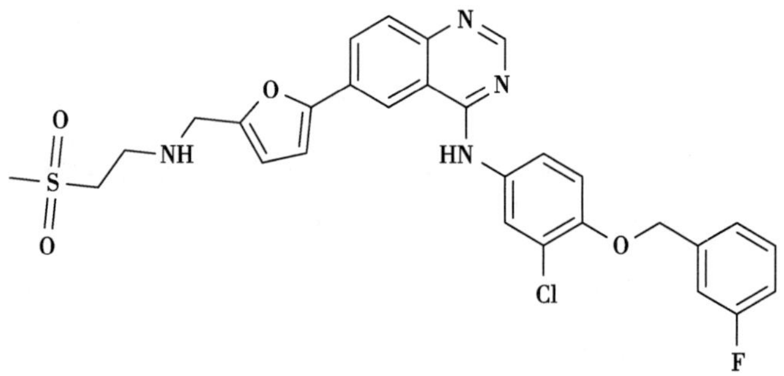

12-54

图 12-9 3 代 EGFR 抑制剂的代表性药物

12.3.2 跟随性药物研发的难点

近年来,新药创制的资本投入逐年增加,但是上市的新药数量却呈下降趋势,这无疑说明首创之后的跟随性药物的研发愈发困难。跟随性药物是首创性药物上市后集中于化学结构方面的优化及再创造,尽管首创性药物的研发为跟随性药物的研发积累了足够的经验,但是跟随性药物的研发由于相应首创性药物的限制,依然困难重重。

(1) 化学结构的空间限制:跟随性药物由于不需要进行靶标的发现与确证,从时间上取得极大的优势,且靶标已经得到验证,减少靶标带来的研发失败的风险。但是由于专利的限制,已有的药效团几乎都被专利覆盖,给化学结构优化带来极大的挑战。首创性药物由于需要进行靶标的发现和确证,从时间上带来极大的限制;跟随性药物由于首创性药物专利的覆盖,化学结构的优化空间受到极大的限制,使得药物研发的困难从时间转换成空间的限制。20 世纪末第一代质子泵抑制剂奥美拉唑和兰索拉唑的上市引领了拉唑类药物的研发热潮,但是由于专利覆盖不充分,使得奥美拉唑和兰索拉唑一直是国内外药企仿制创新的热点药物之一。到了 21 世纪,由于结构的充分优化及专利的充分覆盖,类似于拉唑类药物的仿制热潮将不复存在,这无疑对跟随性药物的研发带来极大的挑战。

(2) 结构新颖性基础上的性质优越性:跟随性药物首先必须在结构新颖性上突破首创性药物,才能规避首创性药物的专利。由于首创性药物的上市已经占据市场优势,跟随性药物要继首创性药物之后能够在狭窄的市场中获得生存,得到可观的收益,其必须在药效学、药动学、物理与化学性质、安全性等方面至少有 1 项显著优于首创性药物的特点。

给药剂量和给药频率及相应的毒副作用是患者用药依从性的重要影响因素,提高药物作用强度、延长药物作用时间能够显著降低给药剂量和给药频率,极大地增加患者的用药依从性。异丙托溴铵

（ipratropium bromide,12-55）于 1986 年获 FDA 批准上市,用于治疗慢性阻塞性肺疾病,是首创性毒蕈碱乙酰胆碱 M_3 受体拮抗剂,其吸入给药的半衰期为 1.6~3.6 小时,每日给药 3~4 次,每次 20~40μg。后继跟随性药物的研发过程中,将苯基替换为噻吩,同时将伯醇转化为叔醇,得到跟随性药物噻托溴铵（tiotropium bromide,12-56）,其半衰期延长至 5~6 天,由于噻吩环的引入,极大地增加化合物与靶标 M_3 受体的结合作用力（表 12-2）,从而将给药频率降至每日 1 次,给药剂量降至每次 18μg,提高患者的用药依从性。

表 12-2　异丙托溴铵和噻托溴铵与靶标 M_3 受体的结合动力学参数

药物	$K_d/(nmol/L)$	$k_{on}/[\times 10^9 nmol/(L\cdot min)]$	k_{off}/min^{-1}
异丙托溴铵	0.2	0.22	0.044
噻托溴铵	0.01	0.031	0.000 31

给药途径也是影响患者用药依从性的关键因素之一。通常来说,口服给药是患者最愿意选择的给药方式,将注射剂优化为口服片剂或胶囊可提高患者的用药依从性。但是口服制剂起效慢,在缓解急性疾病中的效果不如注射剂高效。塞来昔布（celecoxib,12-20）是首创性 COX-2 选择性抑制剂,于 1999 年获 FDA 批准上市。虽然塞来昔布在缓解急性疼痛方面效果显著,但是对于术后患者来说,塞来昔布缓解急性疼痛的起效时间慢,急需起效时间更快的药物上市,以满足患者的临床需求。第二代 COX-2 选择性抑制剂帕瑞昔布（parecoxib,12-57）以钠盐的形式制成注射剂,在体内代谢转化为其活性形式伐地昔布（valdecoxib,12-58）,进而快速产生镇痛效果,为术后患者在急性疼痛方面提供更多选择,主要用于手术后疼痛的短期治疗。

跟随性药物在优化过程中还可以考虑药动学性质、药物与靶标的结合能力等方面的优化。口服丁苯那嗪（tetrabenazine,12-59）由于肝脏首关效应导致生物利用度低,氘代丁苯那嗪（deutetrabenazine,12-60）将丁苯那嗪的甲氧基替换为氘代甲氧基,阻断氧化脱甲基代谢途径,提高代谢稳定性,降低给药剂量和给药频率（图 12-10）。阿托伐他汀由于结构优化增加氢键作用,将他汀类药物的熵驱动结合模式转变为熵和焓共同驱动,极大地增加药物的作用强度,使得阿托伐他汀成为同类最佳药物。

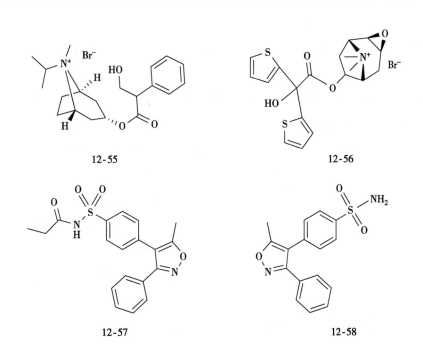

12-55　　　　　　　　　　　　　　12-56

12-57　　　　　　　　　　　　　　12-58

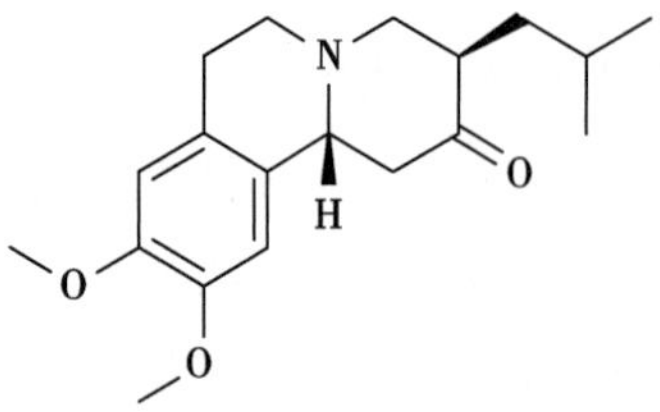

12-59 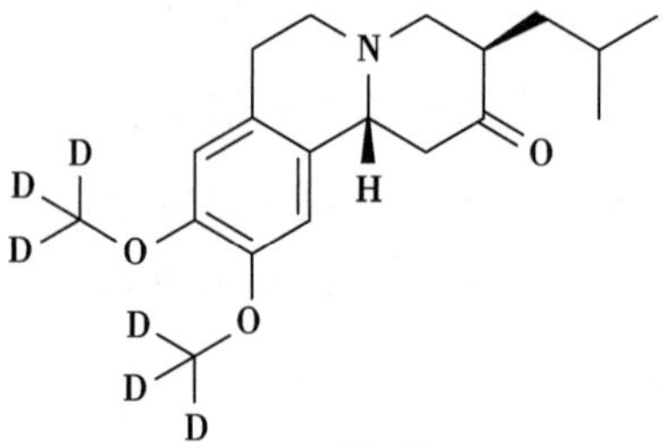　　　　　　　　　　　　　　　　　12-60

图 12-10　跟随性研发的代表性药物

（3）市场被占导致风险滞后：跟随性药物的风险主要集中于上市后的市场占据。首创性药物上市后，必将有大量的跟随性药物快速获批上市，导致市场同类药物泛滥，药企回报率低，造成极大的资源浪费。此外，同类最佳药物上市后，更会极大地压缩其他同类跟随性药物的市场占比，如阿托伐他汀的上市使得其他他汀类药物的市场受到极大的影响。

12.3.3　跟随性药物研发的策略

跟随性药物是首创性药物的后续和补充，无论是出于企业获益还是满足临床需求，都有研发的必要性。跟随性药物往往是后来者居上，成为创新药物创制的重要内容。随着各学科的不断发展和融合，如今首创性药物优化已比较充分，专利覆盖也比较广泛，导致跟随性药物的空间逐渐缩减。除此之外，药监部门要求新药的品质优于或不劣于同类已有药物，风险大且滞后于市场。鉴于此，跟随性药物研发时需要充分考虑，慎之又慎，以免造成巨大的资源浪费的同时又造成同类产品市场过饱和现象。跟随性药物的创制不是简单的仿制，而是在对已有同类药物充分分析的基础上进行的再创造和创新，应该着眼于国际化，整合国际与国内的优势资源和策略，扬长避短，才能做到真正意义上的创新。

（1）首创性药物的优缺点、疗效的超越性和不劣性：新药的疗效优于或不劣于已有同类产品是药监部门对新药审批的基本条件之一。跟随性药物的研制必须充分审视首创性药物的分子实体及作用靶标，对其进行优缺点分析。小分子药物结构方面，须有针对性地进行骨架变换和结构修饰，并在安全性、疗效和使用便利性等方面充分考虑，以便找到优于已有药物的分子实体，增加跟随性药物创制成功的概率，降血糖药 GLP-1 激动剂的长效化修饰便是典型案例；另外，还可以从大分子靶标入手，根据对作用机制的深化认识或靶标的变异而构建新结构，从微观的互补性特征或反应机制研发小分子，重磅非甾体抗炎药塞来昔布等 COX-2 选择性抑制剂便是在充分理解作用靶标、疾病致病机制及不良反应产生原因的基础上研制的。

（2）首创性药物的有效性和安全性缺陷：有效性和安全性是药物的本质属性。首创性药物由于对靶标的理解不足及经验的缺乏，临床使用过程中会出现疗效不佳或不良反应严重等诸多缺陷，充分理解首创性药物或已有同类药物的有效性和安全性是跟随性药物研发的关键。有效性不足可能是化合物本身的结构存在缺陷，后续可通过有针对性的结构优化得以改善；也可能是靶标自身的原因。安全性不佳可能是脱靶效应或在靶毒性造成的，对脱靶毒性，在后继药物的研发中可将重点放在提高靶标的选择性上；在靶毒性是靶标自身的缺陷，这源自首创性药物创制过程对靶标的理解不够充分、对靶标的可药性验证不够。抗菌药物或抗肿瘤药由于耐药性的出现，导致有效性逐渐降低甚至无效，基于耐药性研发新型抗菌药物或抗肿瘤药已经成为现在药物研发的一个重要策略。

（3）患者的依从性、超越的可行性：患者的依从性是药物治疗有效性的基础。临床患者不依从的原因主要包括给药途径、用法用量及不良反应等。胰岛素需注射给药给糖尿病患者带来极大的不便利，这也增加临床对口服降血糖药的需求，促使口服降血糖药的研发；半衰期短的药物需要多次给药，疗效低的药物需要增加给药剂量达到预期的临床获益；患者对药物不良反应和处理方法的不了解也是患者产生依从性差的原因。在进行跟随性药物研发时，可从患者的依从性入手，改变制剂形式以增加患者使用的便利性，增强药物的疗效、减少毒副作用、降低用药频率及用量，充分评估其超越已有同类产品的可行性。

12.4　首创性药物和跟随性药物研发案例

为了更好地阐释首创性药物和跟随性药物研发的重要性和开发过程，本部分以他汀类药物的研发、DPP-4 抑制剂的研发及 SGLT2 抑制剂的研发为例，具体阐释首创性药物的发现及跟随性药物的研发过程，为创新药物的开发提供新思路和新策略。

12.4.1　他汀类药物的研发

他汀类药物的研发是药物化学研究的经典范例，成就了多个重磅药物的发现，既包括首创性药物洛伐他汀的发现，更涉及阿托伐他汀等一系列跟随性药物的不断发现（图 12-11）。世界上第一个上市的他汀类药物是洛伐他汀，1987 年在美国上市。目前他汀类药物包括第一代他汀类药物，如洛伐他汀、普伐他汀（pravastatin，12-61）、辛伐他汀（simvastatin，12-62）；第二代他汀类药物，如氟伐他汀（fluvastatin，12-63）、阿托伐他汀、西立伐他汀（cerivastatin，12-64）；第三代他汀类药物，如瑞舒伐他汀（rosuvastatin，12-65）、匹伐他汀（pitavastatin，12-66）等。

第一代他汀类药物

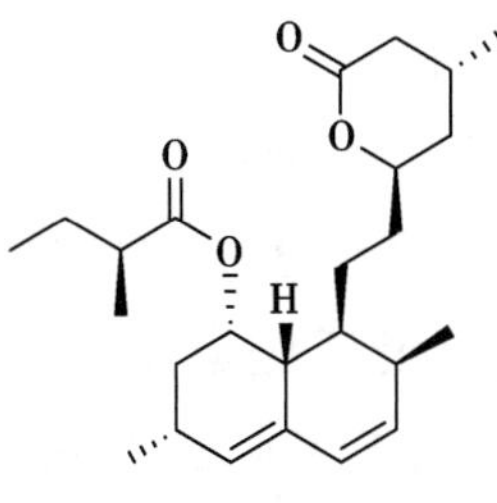

12-2 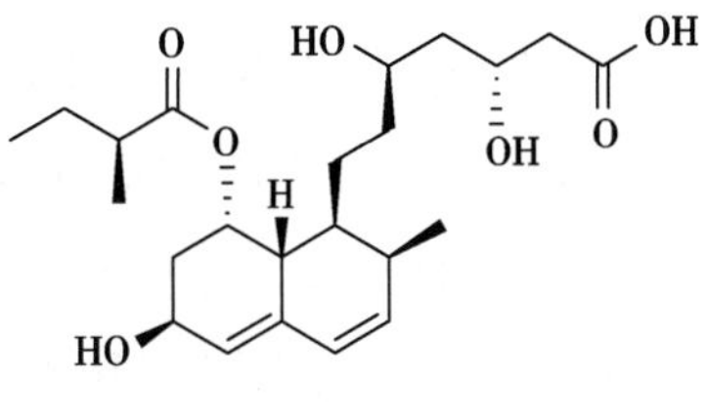　　　　　　　12-61 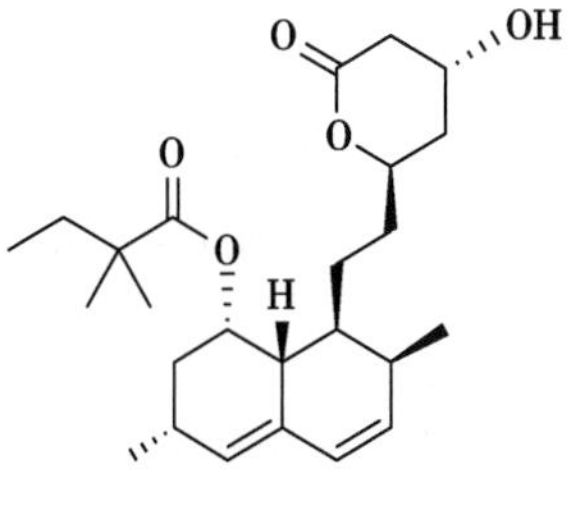　　　　　　　12-62

第二代他汀类药物

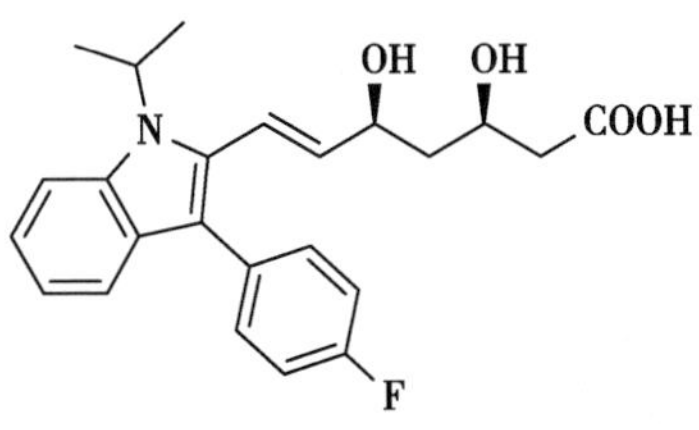

12-63 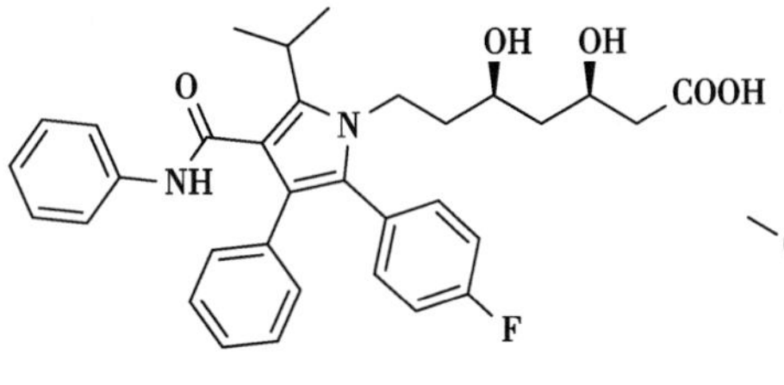　　　　　　　12-6 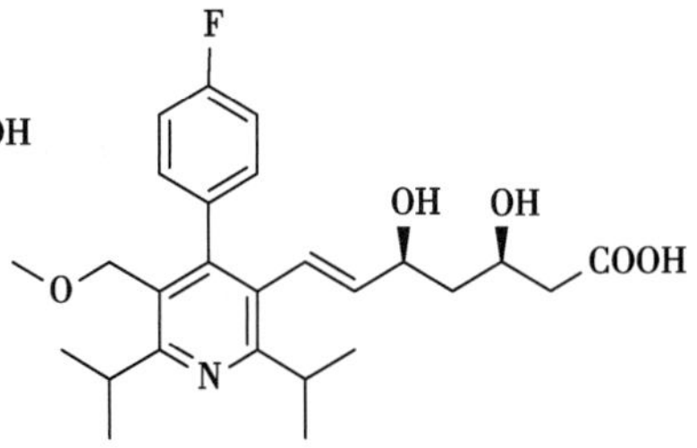　　　　　　　12-64

第三代他汀类药物

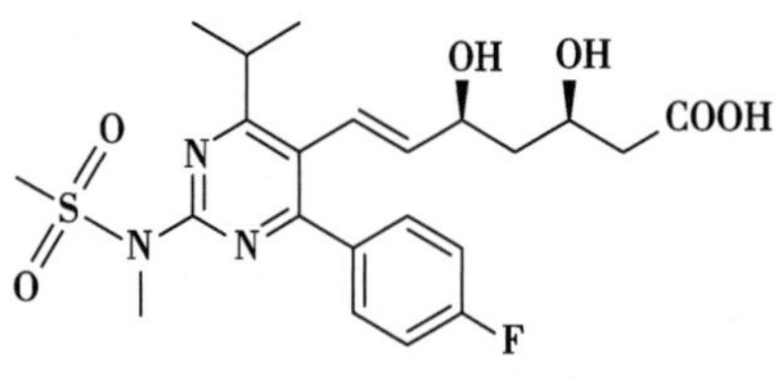

图 12-11　代表性他汀类调血脂药

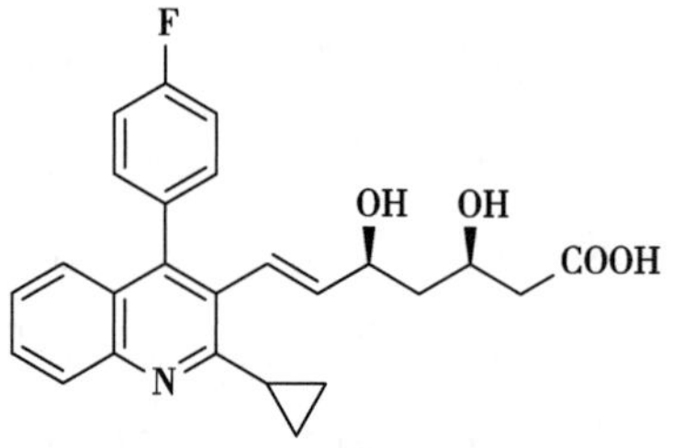

12.4.1.1　胆固醇及降胆固醇靶标 HMG-CoA 还原酶的发现

胆固醇(cholesterol, 12-67)是脂质性的固醇类化合物,为一种环戊烷多氢菲类衍生物,又名胆甾醇。胆固醇广泛存在于动物体内,是构成细胞膜的重要成分,起到稳固细胞膜的作用。此外,胆固醇还是体内合成性激素和皮质激素等重要生理物质的原料。从结构上看,胆固醇仅含有 1 个极性羟基,在水中的溶解度很小,为了使胆固醇能够在血液中溶解进行全身循环,须与载体蛋白结合形成蛋白颗粒,即低密度脂蛋白(LDL)和高密度脂蛋白(HDL)。LDL 含有 4 539 个氨基酸残基、多种脂肪酸、数种磷脂和大量胆固醇,分子量大约为 300 万 Da,颗粒直径为 22nm。LDL 可在外周组织需要胆固醇时将胆固醇送至组织细胞处,但是如果血浆中的 LDL 含量过高,会沉积在冠状动脉或脑动脉壁上,造成动脉壁变窄和动脉硬化,成为心血管疾病和脑卒中的病因。HDL 含有较高水平的蛋白质,其功能和 LDL 刚好相反,负责将组织中的脂肪酸和胆固醇运输至肝脏,降低体内的脂质水平。HDL 是有利的脂蛋白,在血液循环中不断收集有利的胆固醇。降低 LDL 水平或提高 HDL 水平是防治心脑血管疾病和脑卒中的重要策略。

人体内 30% 的胆固醇来源于饮食,70% 来源于机体的生物合成。机体从糖和脂肪酸的代谢物乙酰辅酶 A 出发,经过 30 多个酶催化的串联反应完成胆固醇的合成。药物化学家一直尝试通过干预某些酶的活性,以达到阻断机体胆固醇生物合成的目标。20 世纪 60 年代上市的曲帕拉醇(triparanol, 12-68)能够抑制链固醇△²⁴ 还原酶,阻断胆固醇合成,达到降胆固醇的效果。但由于链固醇△²⁴ 还原酶的活性被抑制,引起链固醇蓄积,导致严重的白内障等不良反应,上市不久后就被停用撤市。

1956 年 Carl Hoffman 证明羟甲基戊二酸(HMG)是胆固醇合成途径中的一个中间体。3 年后,德国马普研究所发现 HMG-CoA 还原酶催化 HMG-CoA 生成 HMG,该催化反应是合成胆固醇的限速步骤。与链固醇△²⁴ 还原酶不同,抑制该酶的活性后蓄积的 HMG-CoA 能够溶于水经代谢分解,不会在体内蓄积产生不良反应,因而 HMG-CoA 还原酶可能是研制降低胆固醇药物的安全有效的理想靶标。

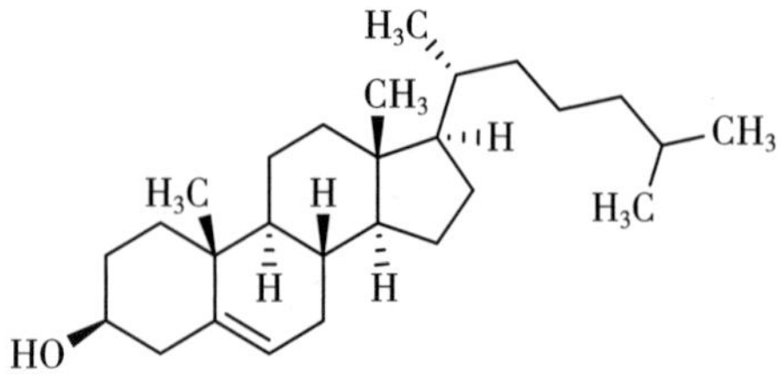

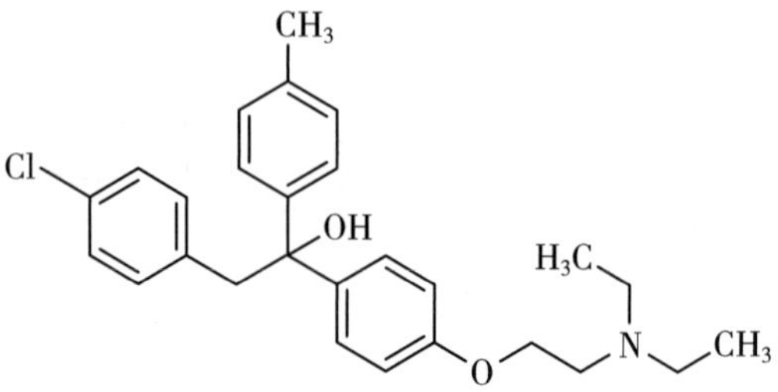

12.4.1.2 首创性药物洛伐他汀的发现

1973 年,远藤章利用自己构建的方法筛选多达 6 000 种真菌。1976 年,他首次在橘青霉(*Penicillium citrinum*)的发酵液中提取出 HMG-CoA 还原酶抑制剂 ML-236B,即美伐他汀(mevastatin,12-69)。随后开展美伐他汀的动物药效学评价实验,远藤章最开始选用大鼠动物模型对美伐他汀进行体内药效学评价,但是很遗憾,没有获得预期的体内降脂效果。通过一次偶然的机会,他选用母鸡作为实验动物研究美伐他汀的体内药效活性,考察该化合物是否能够有效降低母鸡体内的胆固醇水平。实验结果表明,给药组母鸡产蛋中的胆固醇含量明显下降。随后他们采用大鼠、兔、犬和猴开展体内药效学评价,实验结果表明,美伐他汀可以降低兔、犬和猴血浆中的胆固醇水平,但是不能降低大鼠血浆中的胆固醇水平。后期研究证明,美伐他汀可诱导大鼠肝细胞产生更多的活性 HMG-CoA 还原酶,因此在大鼠体内未发现降胆固醇的作用效果。虽然美伐他汀在多种动物体内均展现出一定的降脂活性,但是由于该化合物在长期的毒理学实验中对犬产生肠道学形态改变。因此,在 1980 年三共制药公司停止美伐他汀的临床研究。尽管美伐他汀由于毒副作用最终未能开发成药物上市用于高脂血症的治疗,但是美伐他汀的发现为他汀类药物的成功研发奠定坚实的研究基础。

美伐他汀的发现促进对更多强效 HMG-CoA 还原酶抑制剂的研发。继美伐他汀发现之后,美国、德国、英国、法国等国的国际制药公司纷纷投入大量的人力和物力开展相关研究。

1978 年,Alberts 等从土曲霉(*Aspergillus terreus*)中也分离得到类似的化合物,并将其命名为洛伐他汀。洛伐他汀的结构与美伐他汀结构极为相似,两者的差别是洛伐他汀比美伐他汀在萘环多 1 个甲基(图 12-12)。洛伐他汀通过可逆性竞争反应抑制 HMG-CoA 还原酶。动物体内药效学研究结果表明,洛伐他汀能够有效降低 LDL 胆固醇。洛伐他汀在动物安全性实验中未显示出致癌效果,1980 年启动洛伐他汀的临床研究。但是与此同时,文献报道美伐他汀在犬体内具有强致癌性,研究人员担心洛伐他汀是否会同样具有致癌作用,因此停止其临床研究。Vagelos 不甘心停止洛伐他汀的试验,他花费 3 年的时间,通过大量临床前安全性实验证明洛伐他汀不会产生致癌性,是安全的候选药物,于 1983 年重新启动洛伐他汀的临床研究。临床试验结果表明,洛伐他汀的安全性较好,可明显降低危重患者的 LDL 胆固醇水平。1984 年,在随机双盲 II 期临床研究中,洛伐他汀表现出良好的有效性和高效性。III 期临床研究也证明洛伐他汀能够有效降低患者的高血脂,可显著降低人体 LDL 水平,口服 80mg/d,LDL 可降低 40%,同时也可降低甘油三酯(TG)和一定程度地升高 HDL-C 水平,并未发现明显的副作用。1987 年 8 月,美国 FDA 批准洛伐他汀用于高脂血症的治疗。

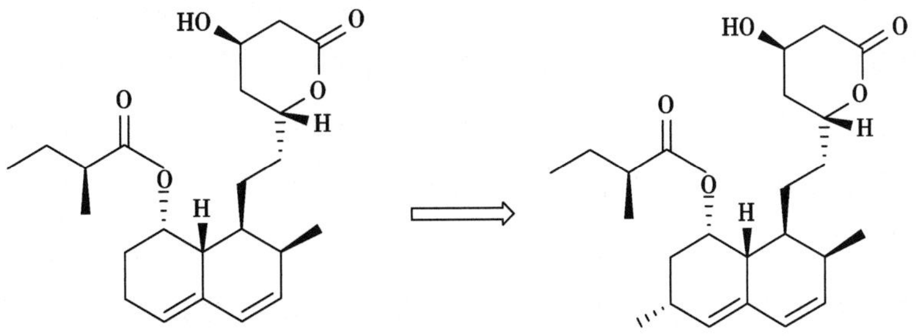

图 12-12 从美伐他汀到洛伐他汀

洛伐他汀主要从以下几个方面发挥降脂作用:竞争性地抑制 HMG-CoA 还原酶活性,减少内源性胆固醇合成;增加肝细胞中的 LDL 受体表达,提高受体介导的血浆 LDL 清除率;抑制平滑肌细胞迁移和增殖;降低肝脏脂蛋白分泌。

12.4.1.3　跟随性他汀类药物的研发

洛伐他汀的成功上市开创了 HMG-CoA 还原酶抑制剂降低高胆固醇血症的新药物治疗领域,随即多个跟随性他汀类药物相继研制成功。跟随性他汀类药物的研发主要有 2 个目标:一是通过结构修饰增强其 HMG-CoA 还原酶抑制活性,提高药效;二是通过结构修饰降低毒副作用。

在洛伐他汀的侧链引入 1 个甲基,开发出另一个 HMG-CoA 还原酶抑制剂辛伐他汀(simvastatin,12-62),于 1988 年上市,其降血脂效果为洛伐他汀(lovastatin,12-2)的 2.5 倍。由于美伐他汀(mevastatin,12-69)因犬致癌性未能研制成功,但是通过用生物合成方法,在美伐他汀的六氢萘环上引入羟基,打开内酯环成二羟基戊酸结构,得到普伐他汀(pravastatin,12-61),并于 1991 年获批上市(图 12-13)。

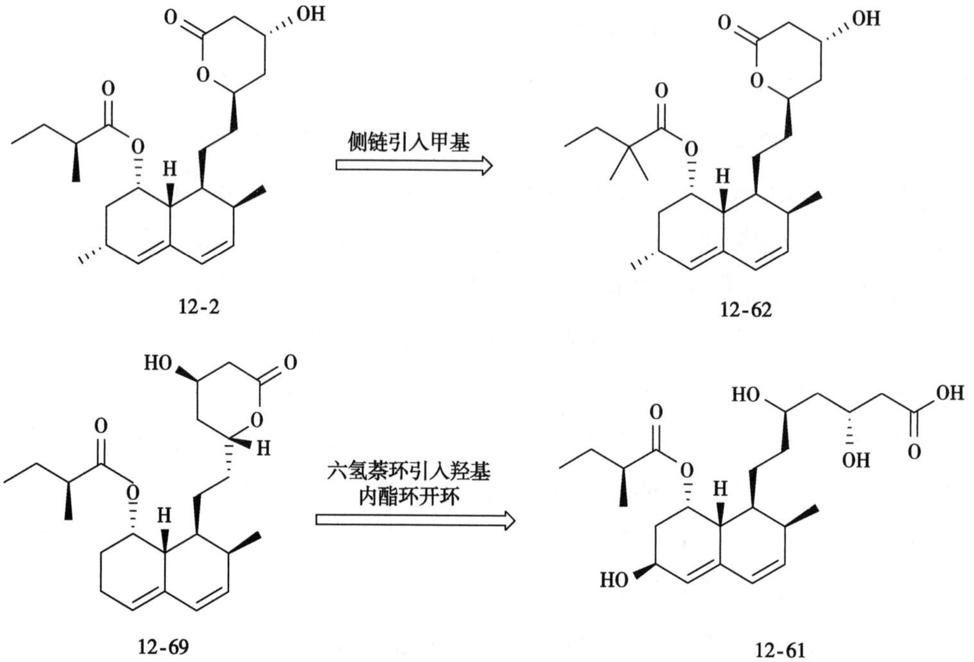

图 12-13　辛伐他汀和普伐他汀的发现

洛伐他汀、辛伐他汀和普伐他汀均是来源于微生物代谢物或代谢物衍生,属于第一代他汀类药物。这类结构含有较多的手性中心,且多为脂肪性碳环,给合成和结构优化带来极大的不便。构效关系研究表明,$3R,4R$- 二羟基戊酸片段是该类抑制剂的必需药效团,六氢萘环结构骨架通过疏水作用增加药物与靶标的结合能力,但亲脂性不局限于六氢萘环及其衍生物,替换为平面型的芳香环同样也能保持活性。随后,科学家开始人工合成 HMG-CoA 还原酶抑制剂的研制,除 $3R,4R$- 二羟基戊酸片段有 2 个手性中心外,分子内不再有其他手性中心,大大简化了化学合成。1994 年上市的氟伐他汀是第一个合成的他汀类药物。1998 年西立伐他汀上市,西立伐他汀是 HMG-CoA 还原酶的强效抑制剂,能够显著降低 LDL 胆固醇,然而在临床应用中,少数患者长期服用可见肌酐激酶和氨基转移酶升高。当与吉非罗齐和环孢素联用时,个别可见横纹肌溶解和肾衰竭,有的甚至致死,因此于 2001 年 8 月从全世界范围内撤销使用。

阿托伐他汀于 1997 年上市,阿托伐他汀降低 LDL 胆固醇的作用和减少心脏病发作的效果明显强于其他几个已上市的他汀类药物。

阿托伐他汀虽然是第五个上市的他汀类药物,但由于其降脂活性强、安全性高而成为同类最佳药物。阿托伐他汀的上市给他汀类药物的市场带来巨大的影响,后续研发的 HMG-CoA 还原酶抑制剂必须找到新的突破口,才能减少滞后于市场的风险。2003 年瑞舒伐他汀上市,其降脂活性更高,临床治疗剂量低于阿托伐他汀。2009 年匹伐他汀上市,和瑞舒伐他汀同属强效他汀类调血脂药,均通过提升活性、降低临床用量的优势占据市场。

12.4.1.4　他汀类药物的微观作用机制

2001 年,Deisenhofer 等解析了他汀类药物与 HMG-CoA 还原酶复合物的晶体结构(图 12-14)。通过结构生物学分析,从微观角度解释他汀类药物的焓对结合活性的影响。HMG-CoA 还原酶属于四聚体,其活性催化口袋位于单体 - 单体交界面处。他汀类药物的极性 $3R,5R$- 二羟基戊酸结构片段竞争性地结合 HMG-CoA 还原酶天然底物羟甲基戊二酸的结合口袋。以阿托伐他汀为例,其 $3R,5R$- 二羟基戊酸结构片段的羧基和 HMG-CoA 还原酶的 Arg^{692} 的胍基形成静电相互作用,$1'$-OH 同时与 Glu^{559}、Lys^{691} 和 Asp^{767} 形成氢键网络,$4'$-OH 与 Asp^{692} 形成氢键。对比 6 个不同结构类型的他汀类药物与 HMG-CoA 还原酶复合物的晶体结构(图 12-14),可以看出 $3R,5R$- 二羟基戊酸结构片段所占据的结合口袋和形成的氢键大多相似,区别主要是化合物的芳基和芳基取代基与 HMG-CoA 还原酶的结合方式不同。其中阿托伐他汀的 2 位 $4'$-F 苯基的 F 原子与羟甲基戊酸片段的羧基形成分子内氢键,稳定构象;2 位 $4'$-F 苯基和 3 位苯基与 HMG-CoA 还原酶的 Ala^{856}、Leu^{853} 和 Leu^{857} 存在疏水相互作用和范德华作用;5 位异丙基与 Leu^{562} 形成疏水 - 疏水相互作用。另外,阿托伐他汀的 4 位引入酰胺片段,该片段的羰基与 HMG-CoA 还原酶的 Ser^{565} 形成氢键,也对阿托伐他汀的焓变(ΔH=-18.0kJ/mol)具有重要贡献。瑞舒伐他汀的磺酰胺基团也能与 HMG-CoA 还原酶的 Ser^{565} 和 Arg^{586} 形成氢键,这是瑞舒伐他汀具有较高的焓变(ΔH=-38.9kJ/mol)的结构基础,也是该药物的 HMG-CoA 还原酶抑制活性强的原因。彩图见 ER-12-1。

美伐他汀　　　　　　　　　　　　　　　　辛伐他汀

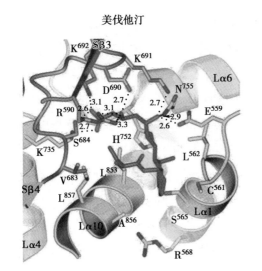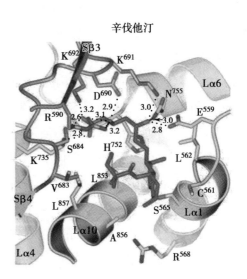

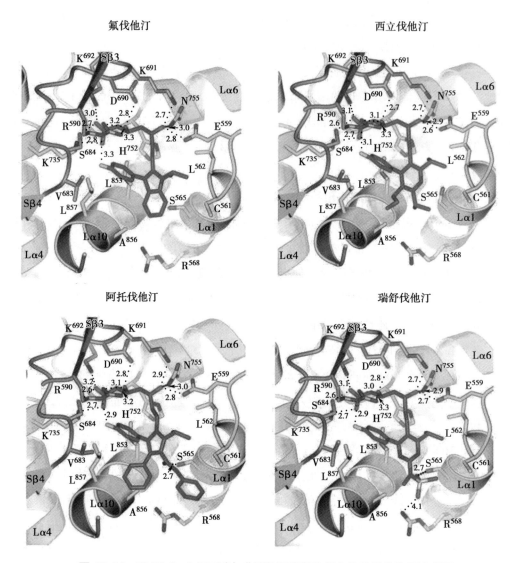

图 12-14　HMG-CoA 还原酶与典型他汀类药物复合物的晶体作用模式图

12.4.1.5　他汀类药物与酶结合的热力学特征比较

药物对酶的抑制活性强度一般用形成复合物的解离常数 K_d 或 IC_{50} 表示。K_d 与结合自由能（ΔG）呈对数关系,可按照范托夫方程（van't Hoff equation）将 K_d 换算成 ΔG。K_d 越小表示结合能力越强,计算获得的 ΔG 绝对值越大。ΔG 是由焓和熵构成的（$\Delta G = \Delta H - T\Delta S$）。只有 $\Delta G < 0$ 时,结合才能有效发生。如果 $\Delta H < 0$、$\Delta S < 0$ 且 $\Delta H - T\Delta S < 0$,反应可以自发进行,为焓驱动;如果 $\Delta H > 0$、$\Delta S > 0$ 且 $\Delta H - T\Delta S < 0$,反应可以自发进行,为熵驱动。焓驱动的蛋白质 - 配体结合主要由范德华作用和氢键相互作用决定,主要体现为反应热的变化;熵驱动的蛋白质 - 配体结合主要由疏水 - 疏水相互作用决定。

在他汀类药物的研发过程中可以发现,焓变和熵变对化合物与 HMG-CoA 还原酶的结合活性具有显著影响。Freire 等选择氟伐他汀、普伐他汀、西立伐他汀、阿托伐他汀和瑞舒伐他汀这 5 个他汀类代表性药物研究其结合常数与热力学特征之间的相关性（表 12-3）。研究结果表明,他汀类药物的结合常数不断提高,活性的提高与焓的贡献具有相关性。其中活性最高的瑞舒伐他汀（$K_i = 2.3\text{nmol/L}$）的焓最高（$\Delta H = -38.9\text{kJ/mol}$）,对 ΔG 的贡献达到 76%。通过分析比较可以发现,这 5 个化合物均含有他汀类药物的关键药效团二羟基戊酸结构片段,这部分药效团采取相同的结合模式与 HMG-CoA 还原酶形成氢键或发生极性相互作用。5 个他汀类药物的区别主要在于结构中芳环和芳环上的取代基不同,由于取代基与 HMG-CoA 还原酶其他氨基酸残基形成氢键,增加范德华作用,进而提高熵变的贡献,增加其结合活性。

表 12-3　他汀类药物的热力学特征和结合常数

药物	ΔG/(kJ/mol)	ΔH/(kJ/mol)	$-T\Delta S$/(kJ/mol)	K/(nmol/L)
氟伐他汀	−37.6	0	−37.6	256
普伐他汀	−40.5	−10.5	−30.0	103
西立伐他汀	−47.7	−13.8	−33.9	14
阿托伐他汀	−45.6	−18.0	−27.6	5.7
瑞舒伐他汀	−51.4	−38.9	−12.5	2.3

12.4.1.6　小结

纵观他汀类药物的研发过程(图 12-15),可以看出他汀类药物的研发经历从天然产物他汀类结构优化(第一代他汀类药物)到人工合成他汀类化合物结构优化(第二代他汀类药物)。1976 年,远藤章首次从橘青霉中发现美伐他汀,开创了他汀类药物研发的先河。虽然美伐他汀由于致癌性没能最终开发成为首个他汀类调血脂药上市,但是美伐他汀的研究为他汀类药物的开发奠定坚实的研究基础。随后,1978 年 Alberts 从真菌中发现洛伐他汀,相比美伐他汀,洛伐他汀仅仅在萘环的 6 位多 1 个甲基。虽然美伐他汀失败了,但是 Alberts 等没有放弃对洛伐他汀的研究。通过 3 年的时间,Alberts 等证明美伐他汀高剂量的毒性产生是由于 HMG-CoA 还原酶的过度抑制所造成的正常药理反应,而洛伐他汀本身是没有致癌性的。这是首创性药物研究中靶标可药性验证的重要内容。Alberts 等的坚持最终使得洛伐他汀成功于 1987 年上市,成为第一个上市的他汀类药物。随后普伐他汀和辛伐他汀的研发都是在美伐他汀和洛伐他汀的基础上进行结构优化获得的。

氟伐他汀是第一个人工合成的跟随性他汀类药物,它在保留原有的 3R,5R- 二羟基戊酸这一必要药效团的基础上,针对母核和取代基进行进一步的结构优化,对萘环部分进行生物电子等排,采用其他杂环进行替换,引入 4- 氟苯基取代,开创了人工合成他汀类药物的研发新篇章。通过对杂环部分进行结构优化,阿托伐他汀、西立伐他汀、瑞舒伐他汀相继问世。

在他汀类药物的研发过程中可以发现,焓变和熵变对化合物与 HMG-CoA 还原酶的结合活性具有显著影响。他汀类药物的降脂活性与焓的贡献具有相关性,其中活性最高的瑞舒伐他汀的焓最高,对结合能的贡献也最高。瑞舒伐他汀的磺酰胺基团与 HMG-CoA 还原酶的 Ser[565] 和 Arg[586] 形成氢键,增加范德华作用,进而提高焓变的贡献,增加其结合活性。另外,阿托伐他汀的 F 原子与羟甲基戊酸片段的羧基形成分子内氢键,稳定构象;2 个苯环与 HMG-CoA 还原酶的 Ala[856]、Leu[853] 和 Leu[857] 存在疏水相互作用和范德华作用;5 位异丙基与 Leu[562] 形成疏水 - 疏水相互作用。这些氢键和疏水相互作用也对阿托伐他汀的焓变具有重要贡献。

通过对他汀类药物研发的研究,可以看出在跟随性药物研发过程中,一方面要保留重要的药效团,保持其体外活性;另一方面要根据首创性药物在临床上出现的问题进行进一步的结构优化,寻找到 me-better 药物。通过增加氢键作用、范德华作用等,从提高焓变的角度改善其活性,降低临床使用剂量,减少副作用产生的风险。

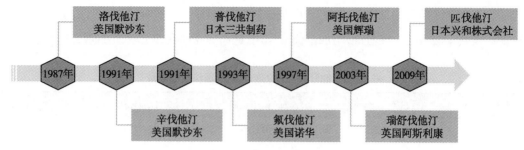

图 12-15　他汀类药物的研发历程

12.4.2　DPP-4 抑制剂的研发

二肽基肽酶 -4(dipeptidyl peptidase-4,DPP-4) 抑制剂能够显著降低体内的血糖浓度、增加葡萄糖耐受、促进胰岛素分泌、降低胰高血糖素水平、改善胰岛素抵抗、提高 2 型糖尿病患者的血糖增加时胰岛素的应答水平。目前,用于糖尿病治疗的 DPP-4 抑制剂共计 148 个,其中上市的 DPP-4 抑制剂中,有 7 个化学单体药物,分别为 2006 年美国上市的西格列汀(sitagliptin,12-70)、2007 年欧洲上市的维格列汀(vildagliptin,12-71)、2009 年美国上市的沙格列汀(saxagliptin,12-72)、2010 年日本上市的阿格列汀(alogliptin,12-73)、2011 年美国上市的利格列汀(linagliptin,12-74)、2015 年日本上市的曲格列汀(trelagliptin,12-75) 和奥格列汀(omarigliptin,12-76) (表 12-4)。目前,已经有 5 种 DPP-4 抑制剂在我国上市,包括西格列汀、维格列汀、沙格列汀、阿格列汀和利格列汀。

表 12-4　DPP-4 抑制剂上市药物与临床在研代表性药物

药物名称	药物结构	研发公司	研发状态
西格列汀		默克公司	FDA 批准上市(2006 年)
维格列汀		诺华公司	欧洲批准上市(2007 年)
沙格列汀		百时美施贵宝公司	FDA 批准上市(2009 年)
利格列汀		勃林格殷格翰公司	FDA 批准上市(2011 年)

续表

药物名称	药物结构	研发公司	研发状态
阿格列汀		武田公司	日本批准上市（2010 年）
奥格列汀		默克公司	日本批准上市（2015 年）
曲格列汀		武田公司	日本批准上市（2015 年）

12.4.2.1 糖尿病及二肽基肽酶 4

糖尿病是一组多病因引起的代谢（糖、脂肪和蛋白质代谢）紊乱，以高血糖为特征的代谢综合征。高血糖则是由于胰岛素分泌相对或绝对不足或其生物作用受损导致的。糖尿病对外周血管、心脑血管及肾脏都有较大的危害，引起比较严重的并发症。糖尿病的死亡率仅次于心脑血管疾病和癌症，如果糖尿病患者不能得到及时正确的治疗，必会引发诸多并发症，致残率和致死率非常高。

胰高血糖素样肽 -1（glucagon-like peptide-1，GLP-1）是一种主要由肠道 L 细胞产生的激素，属于一种肠促胰岛素，其生理功能是促进胰岛 β 细胞分泌胰岛素，抑制胰岛 α 细胞分泌胰高血糖素，还可以通过中枢神经系统抑制食欲。所以 GLP-1 的生理作用有助于糖尿病的治疗，是控制血糖和与糖尿病密切相关的内源性物质。DPP-4 在血液中降解 GLP-1，导致 GLP-1 的半衰期只有数分钟，研制 DPP-4 抑制剂，抑制 DPP-4 的活性，可以维持血液中的 GLP-1 水平，达到控制血糖或治疗 2 型糖尿病的目的。

12.4.2.2 首创性药物西格列汀的发现

西格列汀是第一个上市的口服 DPP-4 抑制剂，于 2006 年获 FDA 批准上市。在对文献报道的具有抑制 DPP-4 活性的化合物结构进行充分的整理分析后合理设计了化合物 12-77、12-78 和 12-79，这些化合物均对 DPP-4 具有较强的抑制活性，但是成药性差。与此同时，研发团队对其公司的化合物库进行高通量筛选，发现化合物 12-80 和 12-81 对 DPP-4 具有一定的抑制活性。基于化合物 12-77、12-78 和 12-79 总结构效关系，首先对化合物 12-80 进行结构优化得到化合物 12-82，该化合物对 DPP-4 具有强效的 DPP-4 抑制活性和亚型选择性。根据已有的 DPP-4 抑制剂的构效关系，将四氢吡咯环替换为噻唑烷环得到化合物 12-83，其 DPP-4 抑制活性会显著提高（IC_{50}=0.30nmol/L），但是该化合物是文献报道过的化合物,因此研究团队选择化合物 12-82 进行后续研究。但是化合物 12-82 的药动学特性较差,血浆清除率为 150ml/(min·kg),半衰期为 0.63 小时,大鼠的口服生物利用度仅为 1.2%。推测化合物 12-82 的药动学性质差的可能原因是四氢吡咯上的极性基团对活性的影响,因而对化合物 12-82 和 12-83 进行简化,去除四氢吡咯上的取代基,得到化合物 12-84 和 12-85。尽管这 2 个化合物具有良好的 DPP-4 抑制活性,但这 2 个化合物的大鼠体内药动学性质仍然没有得到改善,半衰期短,口服生物利用度低(表 12-5)。

表 12-5　化合物 12-84 和 12-85 的大鼠体内药动学性质

化合物	血浆清除率 / [ml/(min·kg)]	半衰期 /h	口服生物利用度 /%
12-84	110	0.5	2
12-85	120	1.1	3

随后研发团队继续针对高通量筛选获得的另一个苗头化合物 12-81 进行结构优化,结合 DPP-4 抑制剂的构效关系及对化合物 12-84 和 12-85 优化过程中的经验,研发团队设计合成一系列结构新颖的 DPP-4 小分子抑制剂,其中化合物 12-86、12-87 和 12-88 对 DPP-4 具有较好的抑制活性和亚型选择性,但是仍没有改善药动学性质,清除率高,半衰期低于 2 小时,口服生物利用度 <4%,成药性较差。随后,研发团队将化合物 12-86、12-87 和 12-88 进行肝微粒体酶的代谢分析,发现哌嗪环是这类化合物的主要代谢位点。研发团队对哌嗪环进行全面的结构改造,通过骨架迁越和环化等策略采用多种杂环取代进行构效关系考察,发现哌嗪并三氮唑片段(通式 12-89)能够在保持活性的基础上增强代谢稳定性。随后对通式 12-89 中的 R_1 和 R_2 进行构效关系研究(图 12-16),氟苯取代片段有效提高 DPP-4 抑制剂的抑制活性和药动学特性。相比 3,4- 二氟取代化合物(12-90),2,5- 二氟取代衍生物(12-91)的抑制活性提高 5 倍,在 4 位增加 1 个氟原子,其抑制活性进一步提高,达到 18nmol/L,口服生物利用度也提高到 76%(表 12-6)。最终确定化合物 12-70 为候选化合物,命名为西格列汀进行临床研究,于 2006 年 10 月获得美国 FDA 批准,是第一个上市的 DPP-4 小分子抑制剂,用于 2 型糖尿病的治疗。

12-77　IC_{50}=36nmol/L　　　12-78　IC_{50}=22nmol/L　　　12-79　IC_{50}=25nmol/L

对文献报道活性化合物进行充分结构分析后合理设计的化合物

12-80　IC_{50}=1.9μmol/L　　　　　　　　12-81　IC_{50}=11μmol/L

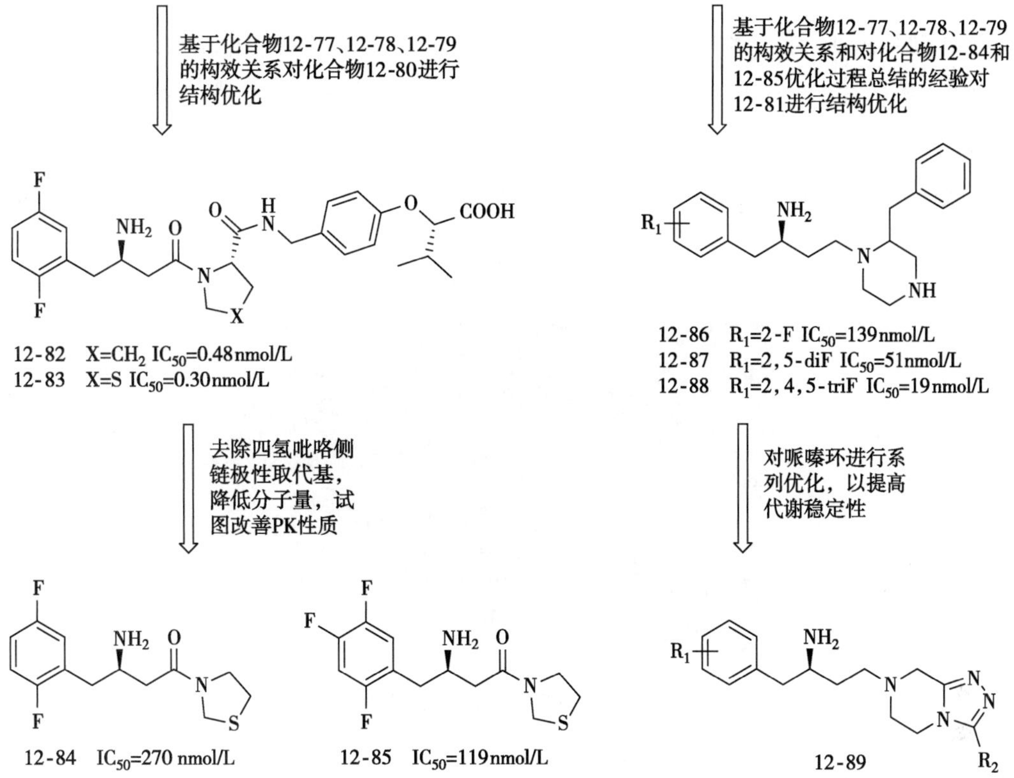

图 12-16 DPP-4 首创性抑制剂西格列汀的发现

表 12-6 氟取代对 DPP-4 抑制活性与药动学性质的影响

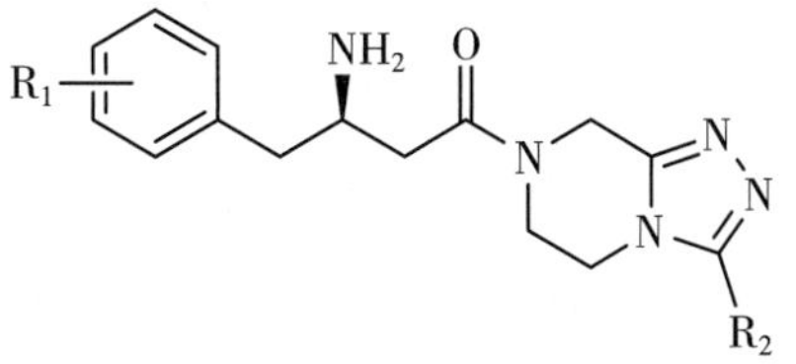

化合物	R_1	R_2	$IC_{50}/(nmol/L)$	$t_{1/2}/h$	$F/\%^a$
12-70	2,4,5-F_3	CF_3	18	1.7	76
12-90	3,4-F_2	CF_3	128	1.8	44
12-91	2,5-F_2	CF_3	27	1.6	51
12-92	2,4,5-F_3	H	68	1.0	3
12-93	2,4,5-F_3	C_2H_5	37	1.7	2
12-94	2,4,5-F_3	C_2F_5	71	2.3	61

注:a 为大鼠的口服生物利用度。

12.4.2.3 西格列汀的构效关系及作用机制

对西格列汀进行构效关系分析,结果表明将苯环取代替换为脂肪环及杂环取代时活性减弱;当苯环上的取代基为氟原子和甲基时活性提高,当为三氟甲基和氰基取代时则活性丧失;多氟取代可提高其活性,其中 2,4,5- 三氟苯基是最优基团;氨基部分与苯环之间的距离对活性起决定性作用,将其距离缩短或延长,DPP-4 抑制活性降低;分子中三唑哌嗪上的三氟甲基也是活性必需基团,将其替换为甲基、乙基,DPP-4 抑制活性降低。X 射线晶体结构证实西格列汀与 DPP-4 的作用模式(图 12-17,彩图见 ER-12-2),其中三氟苯基占据 DPP-4 的 S1 口袋;氨基部分与侧链的氨基酸残基 Glu^{205}、Glu^{206} 和 Tyr^{662} 形成盐桥;羰基通过水分子与 Tyr^{547} 进行相互作用;三唑哌嗪则与 Phe^{357} 形成 π-π 相互作用;三氟甲基填补 Arg^{358} 和 Ser^{209} 侧链附近的口袋。

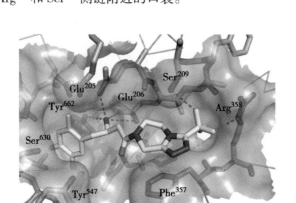

图 12-17　西格列汀与 DPP-4 复合物的晶体结合模式

12.4.2.4　跟随性列汀类药物的研发

跟随性列汀类药物的研发主要有 2 个目标:一是通过结构修饰,增强小分子的 DPP-4 抑制活性和选择性,增加降血糖作用的同时减少毒副作用,开发获得强效 DPP-4 抑制剂。二是通过结构修饰,延长其在体内的作用时间,开发获得长效 DPP-4 抑制剂。国际制药公司针对这 2 个目标开展相关研究,相继发现多个列汀类口服降血糖药用于 2 型糖尿病的治疗。

前文提到研发西格列汀的一个策略是全面总结分析已有文献报道的 DPP-4 抑制活性化合物的结构特征,这其中便有维格列汀。维格列汀的研发先于西格列汀,却被西格列汀弯道超车成为首创性药物。维格列汀最早于 1999 年申请专利保护,而西格列汀 2002 年才进行相应化合物的专利保护。

与西格列汀不同,维格列汀是一种 DPP-4 可逆共价抑制剂,能够竞争性地与 DPP-4 发生共价结合,抑制其活性,维持血浆 GLP-1 水平,起到调节血糖平衡的作用。维格列汀于 2007 年获得欧盟批准在欧洲上市,用于 2 型糖尿病的治疗。维格列汀对 DPP-4 的抑制活性较强(IC_{50}=2.7nmol/L),但对同家族酶 DPP-8 和 DPP-9 的选择性弱于西格列汀。健康人体药动学研究表明,口服维格列汀吸收迅速,生物利用度约为 85%,达峰时间为给药后 1~2 小时,血浆蛋白结合率低(4%~17%),血浆半衰期为 1.5~4.5 小时,但对体内血浆中的 DPP-4 抑制作用则长达 10 小时。

沙格列汀于 2009 年获 FDA 批准上市,也是一种 DPP-4 可逆共价抑制剂,用于 2 型糖尿病的治疗。沙格列汀通过对维格列汀的氰基吡咯烷部分引入三元环结构修饰提高分子刚性,但降低化学稳定性,导致沙格列汀的半衰期短(2.5 小时)(图 12-18)。但临床研究发现沙格列汀仅需每日给药 1 次就能保持 24 小时对 DPP-4 的抑制作用。该化合物安全有效,能够显著控制体内的血糖浓度,降低体内的糖化血红蛋白水平,与安慰剂相比,无其他副作用。

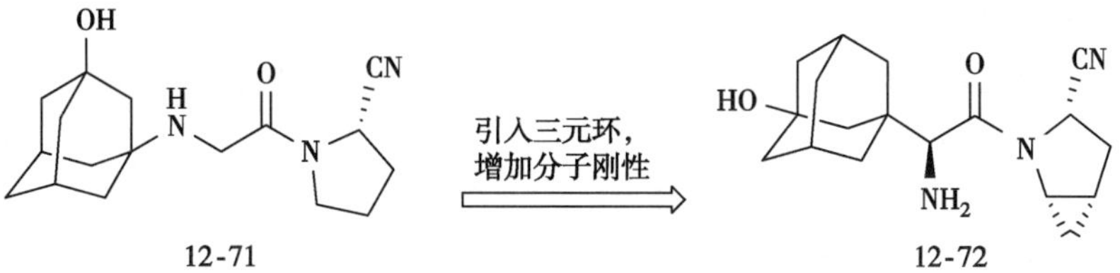

图 12-18　从维格列汀到沙格列汀

2019 年,中山大学的研究团队运用量子力学 - 分子力学(QM-MM)组合方法详尽阐述维格列汀和沙格列汀 2 个 DPP-4 可逆共价抑制剂的生物化学机制,从生物化学的角度阐明两者活性差异的原因,并解释了沙格列汀由于三元环的引入导致化学稳定性降低却延长药物作用时间的缘由。基于前期的研究报道,研发人员推测药物分子中的氰基与 DPP-4 的氨基酸残基 Ser^{630} 发生共价结合,生成相同的亚胺酯中间体,由于结构的差异,维格列汀的亚胺酯中间体进一步水解为羧酸失活。沙格列汀则不同,由于三元环的引入,导致亚胺酯中间体不能进一步发生水解,而是在 P450 酶的作用下发生羟基化生成具有 DPP-4 抑制活性的活性代谢物 5- 羟基沙格列汀(图 12-19)。因此,尽管沙格列汀的半衰期短,但是其代谢产物仍具有 DPP-4 抑制活性,导致其作用时间延长。为了验证上述推断,研发团队运用量子力学 - 分子力学(QM-MM)组合方法获得这 2 种药物与 DPP-4 共价结合及代谢过程的自由能变化曲线,实验结果与推测的过程一致。2 种药物分子的氰基与 630 位氨基酸的羟基发生亲核加成反应生成四面体中间体亚胺酯,在维格列汀中,该中间体的亚胺基团能够顺时针旋转,随后被 DPP-4 自身水解为失活的羧酸代谢物。然而,在沙格列汀中,由于三元环的引入,空间立体排斥作用阻止亚胺基团的自由旋转,从而导致水解反应不能顺利进行,即沙格列汀不能被 DPP-4 自身代谢,而是被 P450 氧化代谢为活性 5- 羟基沙格列汀(图 12-20,彩图见 ER-12-3)。

2010 年阿格列汀于日本获批上市,2013 年获 FDA 批准上市用于 2 型糖尿病的治疗。阿格列汀是一种高效、高选择性的竞争性 DPP-4 可逆性抑制剂,其对 DPP-8 和 DPP-9 的选择性显著优于上市药物维格列汀和沙格列汀。相较于已上市的列汀类药物,阿格列汀是全新的化学分子实体。阿格列汀的嘧啶二酮骨架是 DPP-4 抑制剂的活性结构母核,基于氨基哌啶和氰基苄基在 DPP-4 抑制剂中的早期使用,在嘧啶二酮母核引入氨基哌啶和氰基苄基,设计合成结构新颖的 DPP-4 抑制剂。

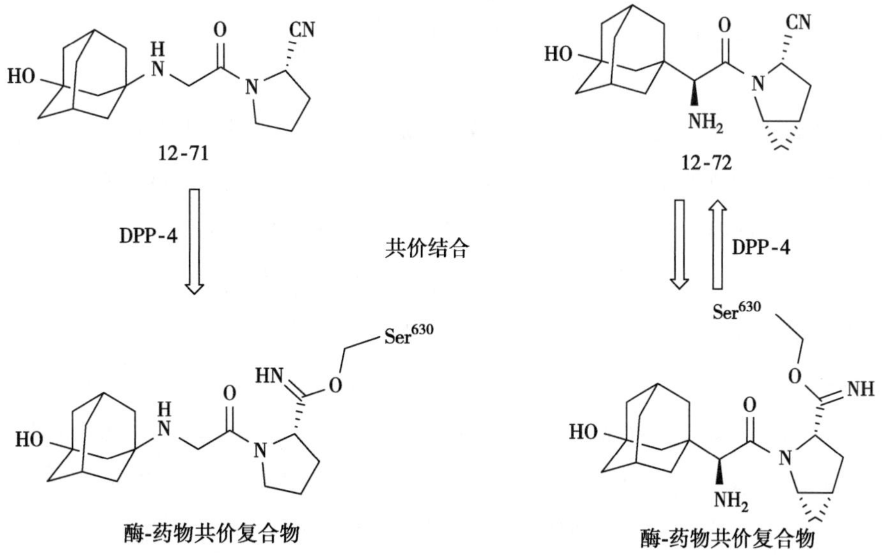

12-71　　　　　　　　　　12-72

DPP-4　　　共价结合　　　DPP-4

酶-药物共价复合物　　　　　酶-药物共价复合物

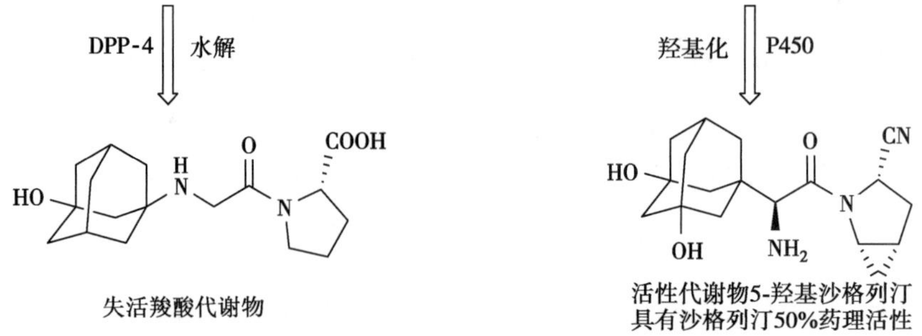

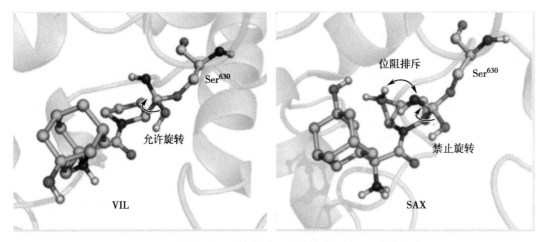

图 12-19　维格列汀与沙格列汀的体内生物化学过程

图 12-20　维格列汀和沙格列汀共价结合后的四面体中间体

利格列汀于 2011 年 5 月获 FDA 批准上市,用于治疗 2 型糖尿病。利格列汀也是竞争性 DPP-4 可逆性抑制剂,利格列汀相比其他上市的 DPP-4 抑制剂,其最大的特点在于消除慢、半衰期长,口服给药 24 小时后,体内血浆中的 DPP-4 抑制活性仍 >50%。此外,利格列汀在抑制 DPP-4 活性的同时,提高体内的 GLP-1 水平,同时增强胰岛 β 细胞再生功能。

12.4.2.5　长效 DPP-4 抑制剂的开发

长效 DPP-4 抑制剂开发的代表性药物是曲格列汀(trelagliptin,12-75)和奥格列汀(omarigliptin,12-76),这 2 个跟随性药物延长了 DPP-4 抑制剂在体内的作用时间,增强其在体内的 DPP-4 抑制活性,每周给药 1 次。

在西格列汀的基础上,研发人员结合 DPP-4 复合物的晶体结构,利用骨架迁越、环化与缩环、生物电子等排等结构优化策略对西格列汀进行结构优化,发现苗头化合物 12-95,该化合物具有强效的 DPP-4 抑制活性(IC$_{50}$=0.5nmol/L),但是其 hERG 抑制活性较强(IC$_{50}$=4.8μmol/L),会引起 Q-T 间期延长。随后,研究人员采用四氢吡喃替换环己基得到化合物 12-96,化合物 12-96 中的伯胺基团的 pK$_a$ 从 8.6 降低至 7.3,降低 hERG 抑制活性(IC$_{50}$=23μmol/L),消除 Q-T 间期延长。通过代谢研究发现,化合物 12-96 代谢产生吡咯并嘧啶的代谢产物,相比化合物 12-97,该代谢产物对 DPP-4 的抑制活性显著降低 (IC$_{50}$=140nmol/L)且选择性下降。对右侧稠合杂环进行结构优化,发现化合物 12-98 的结构稳定,没有产生氧化代谢产物及毒性代谢产物,进一步对左侧的含氟苯环及手性中心进行结构优化,最终开发获得奥格列汀,于 2015 年在日本上市,用于 2 型糖尿病的治疗(图 12-21)。奥格列汀具有较长的半衰期(大

鼠的 $t_{1/2}$=11 小时、比格犬的 $t_{1/2}$=22 小时)、较低的血浆清除率[0.9~1.1ml/(min·kg)]及良好的口服生物利用度(约为100%),奥格列汀在临床使用中只需每周给药1次,每次1片(25mg),能显著降低糖尿病患者体内的血糖和 HbA1c 水平,对患者的体重无明显影响,不良事件与安慰剂组相似,严重的终末期肾衰竭患者的临床使用剂量减半,每周服用半片(12.5mg)即可达到治疗2型糖尿病的效果。

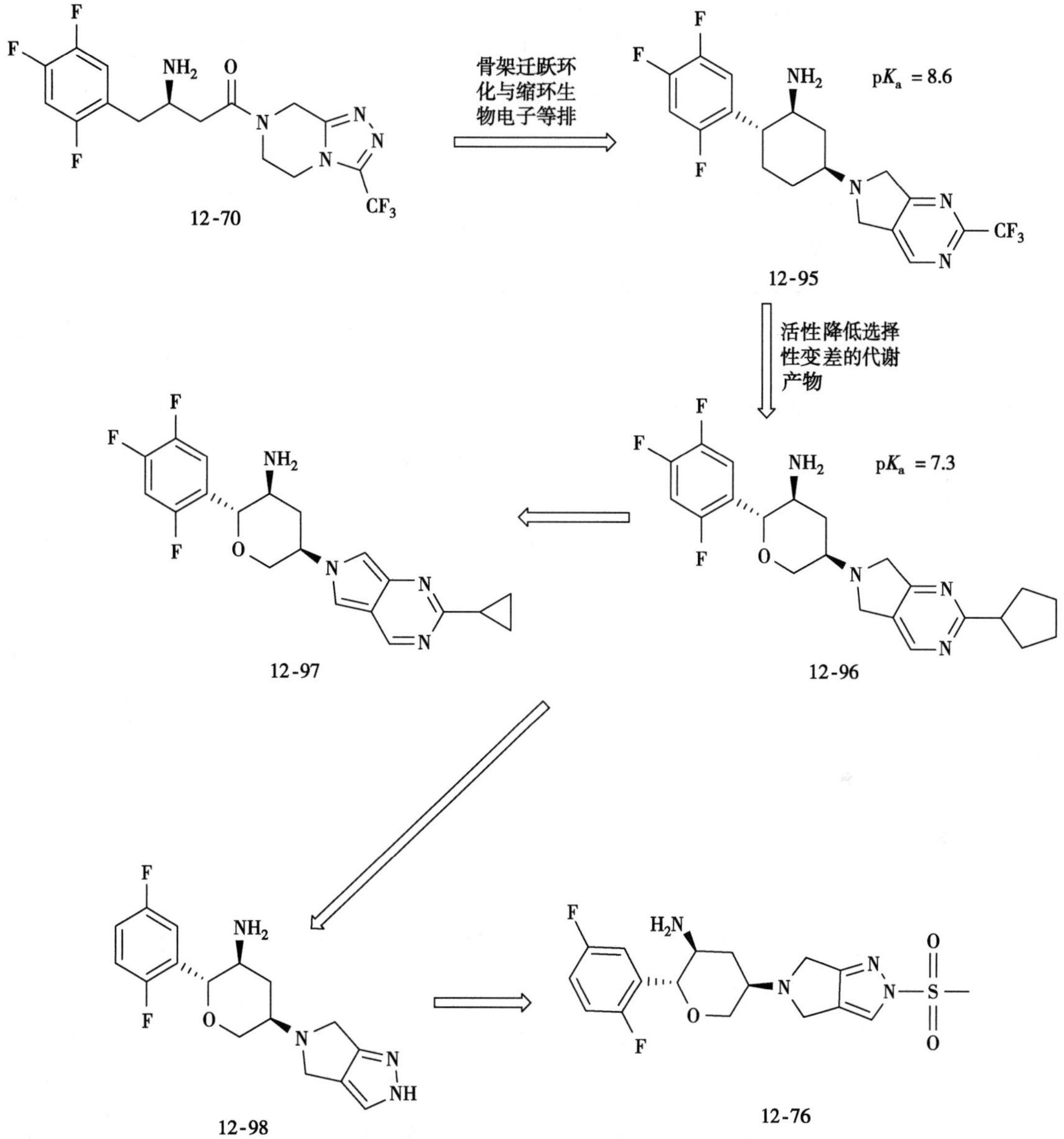

图 12-21　长效 DPP-4 抑制剂奥格列汀的发现

在阿格列汀的 2-氰基苄基的对位引入 F 原子,成功开发获得曲格列汀。曲格列汀于 2015 年在日本获批上市,用于 2 型糖尿病的治疗。F 原子的引入,一方面增加了药物分子的代谢稳定性,另一方面增强了该化合物与靶标 DPP-4 的结合作用力,使其开发成为长效 DPP-4 抑制剂(图 12-22)。曲格列汀的体外研究表明,其对 DPP-4 的抑制活性比阿格列汀强 4 倍,对相关蛋白酶如 DPP-8 和 DPP-9 的选择性 >10 000 倍,曲格列汀能够竞争性地结合 DPP-4 且解离缓慢(解离半衰期约 30 分钟),上述数据支持曲格列汀作用强效、作用时间长。临床每周给药 1 次,给药 1 周后能够抑制 70% 的 DPP-4 活性。曲格列汀的降血糖效果与其他 DPP-4 抑制剂类似,给药曲格列汀 12 周后,与对照组相比,糖尿病患者的糖化血红蛋白下降 0.5%。曲格列汀的用药优势为糖尿病患者提供更为便利的选择,使患者的生活质量得到极大的提高。

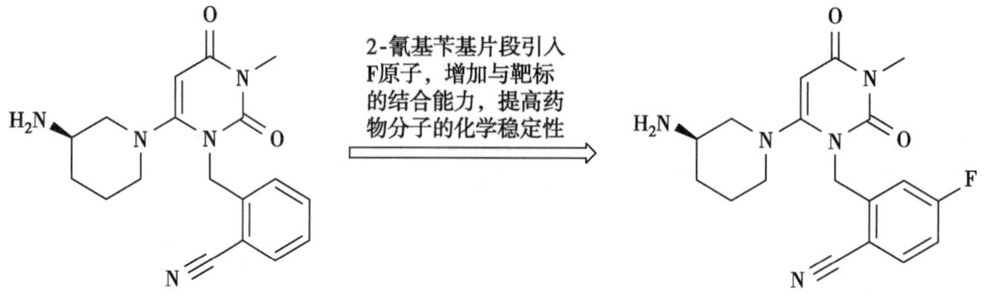

图 12-22 长效 DPP-4 抑制剂曲格列汀的发现

12.4.2.6 小结

首创性 DPP-4 抑制剂西格列汀的发现的成功之处在于以下 2 点:①基于结构的药物设计。Rasmussen 教授等首次解析 DPP-4 的晶体结构,多个国际制药公司基于 DPP-4 的晶体结构开展药物设计,研发团队通过解析 DPP-4 与小分子复合物的晶体结构,针对 DPP-4 的活性口袋及关键氨基酸残基 Glu^{205}、Glu^{206} 和 Tyr^{662} 的盐桥作用进行结构设计,开发获得高活性的 DPP-4 抑制剂西格列汀。②靶标特异性的研究。2002 年维格列汀已经开展临床研究,但是在临床研究过程中发现其具有较强的副作用。研发人员发现,DPP-4 同家族成员 DPP-8 和 DPP-9 具有重要的生理功能,而维格列汀对这 2 个同家族蛋白的选择性较弱。因此,针对提升化合物的特异性,改善对 DPP-8 和 DPP-9 的选择性进行进一步的结构优化,开发获得高选择性的 DPP-4 小分子抑制剂,减少其毒副作用。

DPP-4 抑制剂的跟随性药物的特点主要在于研发周期快速缩短,一大批 DPP-4 抑制剂相继上市。跟随性药物的研发在保留重要的 DPP-4 抑制剂药效团的基础上,针对不同的位点进行结构修饰,改善成药性。为了有效延长半衰期,开发出长效 DPP-4 抑制剂曲格列汀和奥格列汀,实现每周 1 次的口服降血糖药给药。但是这 2 种长效 DPP-4 抑制剂仅在日本上市,并未获得美国 FDA 批准,上市价格昂贵,销售额尚未超过首创性药物西格列汀。

2015 年 8 月 28 日,美国 FDA 发布公告称治疗糖尿病的 DPP-4 抑制剂西格列汀、沙格列汀、利格列汀和阿格列汀可引起严重的关节疼痛,FDA 已要求相关药品说明书增加关于该类风险的警告和注意事项。FDA 在公告中建议,接受 DPP-4 抑制剂治疗的患者可以继续使用该药物治疗,但是一旦出现严重的持续性关节痛,应尽快咨询医师改变治疗方案。

2016 年 4 月 5 日,美国 FDA 发布公告称治疗糖尿病的 DPP-4 抑制剂沙格列汀和阿格列汀可能提高心力衰竭风险,特别是对心脏病或肾病患者,并要求在含有这 2 种成分药物的药品标签中添加"可能会导致心力衰竭风险增高"的安全警示内容。FDA 表示,该警告是基于 2 项涉及心脏病患者的大型临床试验的结果。这 2 项临床试验发现服用含沙格列汀或阿格列汀药物的患者因心力衰竭住院的人数要比接受安慰剂治疗的患者多。在试验中,3.5% 的接受沙格列汀治疗的患者和 3.9% 的接受阿格列汀药物治疗的患者因心力衰竭而住院,而接受安慰剂出现同种风险的概率分别为 2.8% 和 3.3%。

12.4.3　SGLT2 抑制剂的研发

钠 - 葡萄糖协同转运体 2（sodium-glucose transporter 2，SGLT2）抑制剂通过减少肾小球的葡萄糖重吸收而起到降低体内血糖的作用，由于其降血糖作用机制独特，不依赖胰岛功能和胰岛素作用，成为降血糖药的研发热点。

12.4.3.1　降血糖靶标钠 - 葡萄糖协同转运体 2

肾脏对调节血糖水平具有重要作用。食物中的糖经小肠吸收后进入血液，血液经过肾小球滤过进入肾小管形成原尿，其中有丰富含量的葡萄糖。对于正常血糖水平及正常肾小球滤过率（glomerular filtration rate，GFR）的成年人，每天经肾脏滤过的葡萄糖量高达 160~180g，其中 99% 以上的葡萄糖又会被重吸收到体循环中，这是因为肾近曲小管上分布有钠 - 葡萄糖协同转运体（SGLT）负责从原尿中重吸收葡萄糖。SGLT 家族有 SGLT1~6 共 6 种亚型，其中 SGLT2 几乎专一性地分布在肾近曲小管前段，介导大部分（约 97%）滤过葡萄糖的重吸收，而在近曲小管后段则分布有 SGLT1 将管腔中剩余的葡萄糖（约 3%）几乎全部重吸收，从而实现终尿中只有 0~0.2% 的葡萄糖，这一过程对稳定机体的平稳血糖水平及糖代谢平衡起重要作用。

对于糖尿病患者，持续高血糖往往有多种病理生理机制。一是因为胰岛素抵抗，组织对葡萄糖的利用发生障碍导致血糖堆积；二是肾脏重吸收多。研究表明，由于糖尿病患者肾近曲小管上的 SGLT2 表达偏高，即肾糖阈偏高，相应的重吸收葡萄糖增量达 50~75mg/min，这比肝脏的糖输出量（约 24mg/min）高很多，因而肾小球滤过功能正常的糖尿病患者的肾脏重吸收作用对升高血糖的贡献比肝糖输出作用的贡献更加突出。因此，通过抑制 SGLT2，糖尿病患者的肾脏重吸收的葡萄糖会大大减少，从而降低体内的血糖水平。

目前，已上市的 SGLT2 抑制剂有 7 个（图 12-23），分别为第一个上市的 SGLT2 抑制剂卡格列净（canagliflozin，12-99），2013 年 4 月由 FDA 批准上市用于 2 型糖尿病的治疗；随后，在 2014 年达格列净（dapagliflozin，12-100）和恩格列净（empagliflozin，12-101）获 FDA 批准上市，伊格列净（ipragliflozin，12-102）、托格列净（tofogliflozin，12-103）和鲁格列净（luseogliflozin，12-104）获日本批准上市；2017 年 2 月艾托格列净（ertugliflozin，12-105）由 FDA 批准上市，用于 2 型糖尿病的治疗。

12.4.3.2　首创性药物卡格列净的发现

列净类 SGLT2 抑制剂类降血糖药的结构十分相似，它们的发现源于人们对天然产物根皮苷（phlorizin，12-106）的抗糖尿病活性研究。1886 年，Mering 发现大剂量的根皮苷能引起尿糖现象，科学家们经长期研究结果表明根皮苷能有效抑制 SGLT1 和 SGLT2，从而具有显著的降低血糖水平、改善胰岛素抵抗和增加尿糖排出的作用。但是根皮苷的成药性很差，一方面由于根皮苷在小肠中的吸收差、生物利用度低，可能是因为其结构中的羟基较多，且结构为 β- 葡糖苷而容易被小肠中的 β- 葡糖苷酶水解；另一方面由于其对 SGLT1 和 SGLT2 的选择性较差，引起胃肠道和心血管等方面的不良反应；除此之外，根皮苷水解产生的根皮素（phloretin，12-107）（图 12-24）对不同组织中的葡萄糖转运体（glucose transporter，GLUT）具有抑制作用，造成不同组织的葡萄糖利用障碍，继而对不同的组织器官造成损伤。基于根皮苷的成药性缺陷，研发人员开始以选择性抑制 SGLT2、口服有效、对 GLUT 无抑制作用、肾脏毒性低为目标对根皮苷进行结构改造，以期发现高效、高选择性的 SGLT2 抑制剂用于 2 型糖尿病的治疗。

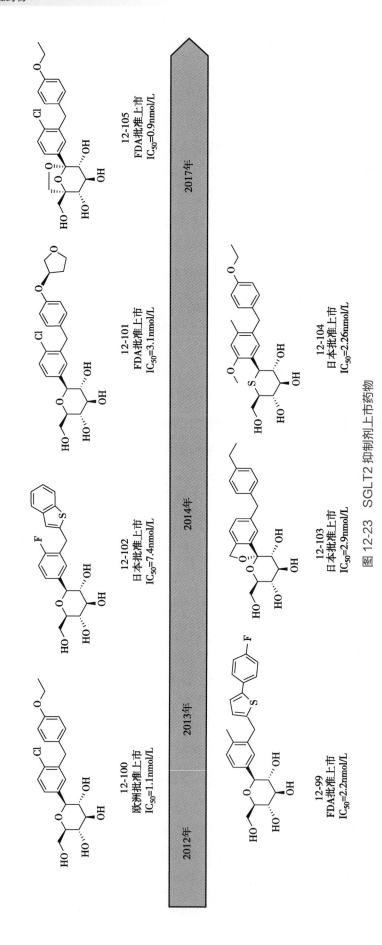

图 12-23 SGLT2 抑制剂上市药物

12-106　　　　　　　　　　12-107

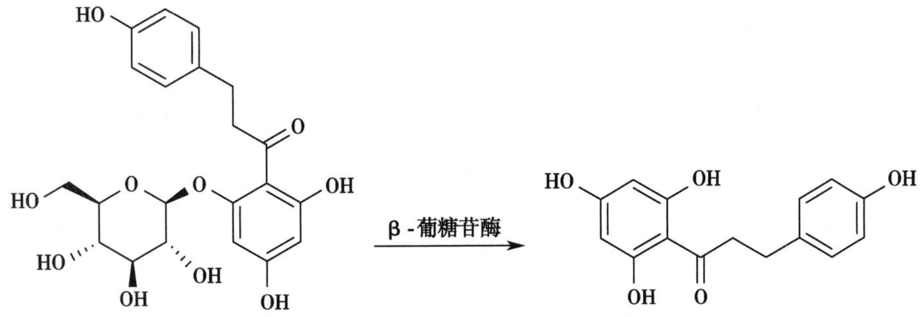

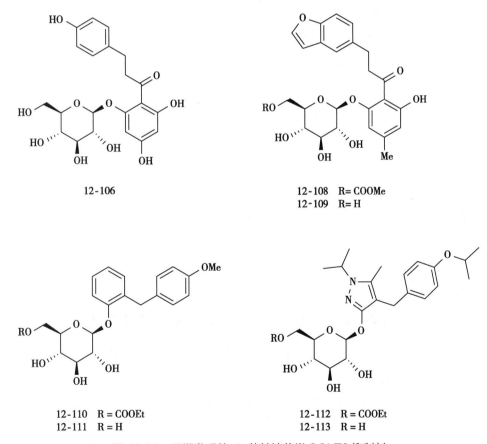

图 12-24　根皮苷在体内水解产生根皮素

第一个口服 SGLT2 抑制剂 T-1095(12-108)是一个甲基碳酸酯前药,口服后在小肠中转化为活性形式 T-1095A(12-109)发挥降血糖作用(图 12-25)。研究表明,T-1095A 在体外对 hSGLT2 和 hSGLT1 的抑制活性 IC_{50} 分别为 50nmol/L 和 200nmol/L,选择性较差。由于选择性低,在临床使用过程中造成严重的不良反应,于 2003 年终止于Ⅱ期临床研究。

12-106

12-108　R= COOMe
12-109　R= H

12-110　R = COOEt
12-111　R = H

12-112　R = COOEt
12-113　R = H

图 12-25　早期发现的 *O*- 芳基糖苷类 SGLT2 抑制剂

随后,研发了 SGLT2 选择性抑制剂舍格列净(sergliflozin,12-110)和瑞格列净(remogliflozin,12-112),这 2 个化合物保留 *O*- 芳基糖苷类母核,采用前药的结构优化策略增加代谢稳定性和选择性,在体外对 hSGLT2 的 K_i 分别为 2.4nmol/L 和 12.4nmol/L,选择性(hSGLT1/hSGLT2)分别为 296 倍和 365 倍。目前,舍格列净终止于Ⅱ期临床研究,而瑞格列净处于Ⅱ期临床研究中。由于 *O*- 芳基糖苷类抑制剂在小肠腔及血液循环中易被 β- 葡糖苷酶水解,代谢稳定性远远不如后来发现的碳苷类化合物。

为了提高小分子抑制剂的代谢稳定性,一方面研究人员尝试过将氧苷键的氧原子用 CH_2 替换,转变为碳苷,但实验结果表明碳苷类化合物的 SGLT2 抑制活性显著降低;另一方面研发人员将葡萄糖环的半缩醛氧原子替换为 CH_2,改为多羟基取代的环己基,尽管可以使代谢稳定性有所提高,但这类化合物的合成难度较大。

首个具有突破性改造成果的碳苷类 SGLT2 抑制剂是 2013 年获 FDA 批准上市的卡格列净(12-99)。据报道,在设计合成氧苷类化合物时,合成团队发现碳苷类化合物 12-114 也具有 SGLT2 抑制活性($EC_{50}=1\,300nmol/L$),尽管活性较为微弱(图 12-26),但它所具有的全新活性骨架对 β- 葡糖苷酶的代谢稳定性较高,激发了研究人员对碳苷类 SGLT2 抑制剂的深入研究。研发人员对远端芳环(B 环)采用杂环进行结构替换,考察其 SGLT2 抑制活性,如呋喃、烷基取代噻吩、芳基取代噻吩、吡唑、吡啶及噻唑等,同时也考察中间芳环上 4 位的不同取代基对 SGLT2 抑制活性的影响。经过一系列构效关系研究,发现中间苯环 4 位氯取代或小尺寸烷基(甲基)取代可使化合物的体外抑制活性强于无取代化合物,而末端芳杂环为苯基取代的噻吩环时对 SGLT2 具有较强的抑制活性。另外,该化合物还能促进 SD 大鼠的尿糖排出,降血糖效果最优。经系统性的构效关系研究及多种动物模型的体内药效学评价,发现体内外活性优良、药动学性质良好的化合物卡格列净,其对 hSGLT2 的抑制活性 IC_{50} 为 2.2nmol/L,为抑制 hSGLT1 活性的 413 倍,比对葡萄糖转运体 GLUT1 的抑制活性高出 4 500 倍以上。雄性 SD 大鼠口服给药 30mg/kg 后,24 小时尿糖排出量高达 3 696mg/200g 体重;SD 大鼠口服 10mg/kg 后,体内的药物暴露量高达 35 980ng·h/ml,半衰期为 5.2 小时,口服生物利用度高达 85%。

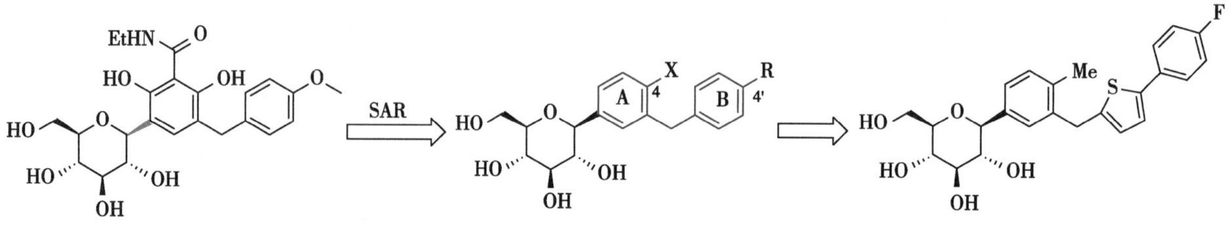

图 12-26　首个 C- 芳基糖苷类 SGLT2 抑制剂卡格列净的发现

卡格列净的成功发现,不仅为广大 2 型糖尿病患者带来有效的新机制治疗药物,而且作为首个被 FDA 批准上市的 SGLT2 抑制剂,成为 SGLT2 抑制剂的首创性药物,是跟随性列净类 SGLT2 抑制剂的研发典范。卡格列净作为首个获批上市的 SGLT2 小分子抑制剂,独自占领 SGLT2 抑制剂类口服降血糖药市场数月。同期研发的跟随性列净类药物达格列净和恩格列净等相继上市,掀起 SGLT2 抑制剂类口服降血糖药的研发热潮。

12.4.3.3　跟随性列净类药物的研发

跟随性列净类药物的研发主要有 2 个目标:一是通过结构修饰增强其 SGLT2 抑制活性,改善药动学特性;二是通过结构修饰改善酮症酸中毒等不良反应和副作用,开发心血管保护作用等。国际制药公司针对这 2 个目标开展相关研究,相继发现 6 个列净类口服降血糖药用于 2 型糖尿病的治疗。

2014 年在美国上市的达格列净(12-100)的活性骨架与卡格列净十分相近,可以简单视作将卡格列净噻吩环经生物电子等排体原理替换为苯环,从骨架尺寸看,乙氧基和 4-F 苯基有一定的相似之处(图 12-27)。经过体内外药效学和成药性评价,发现高效低毒、药动学性质优良的达格列净。达格列净在体外抑制 hSGLT2 的 EC_{50} 为 1.1nmol/L,抑制 hSGLT1 的 EC_{50} 为 1.4μmol/L,选择性高 1 200 多倍。达格列净在临床研究中不仅能有效治疗糖尿病,还可显著降低心脏病患者的心血管死亡和心力衰竭恶化风险。

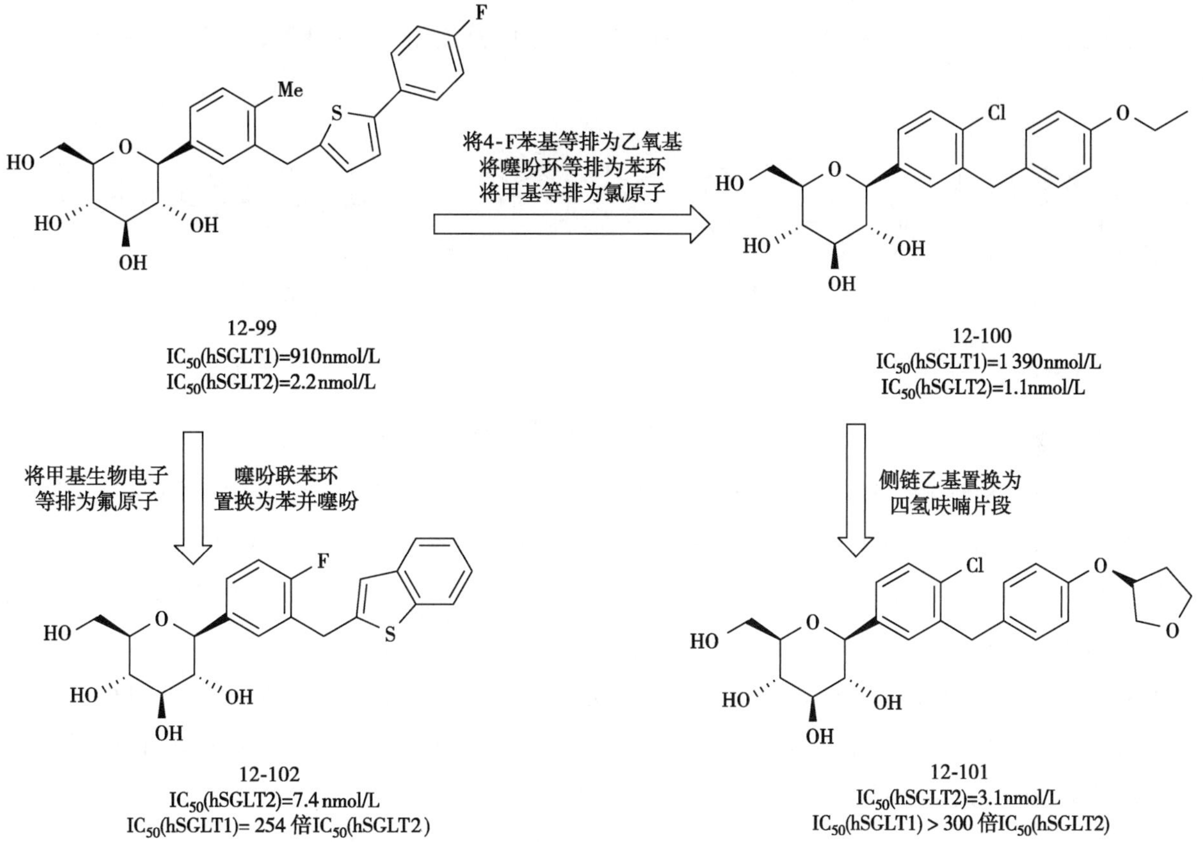

图 12-27　列净类药物的结构对比

恩格列净(12-101)是第三个上市的 SGLT2 抑制剂,2014 年 8 月由 FDA 批准上市,用于 2 型糖尿病的治疗;2017 年 9 月恩格列净在中国上市。恩格列净与达格列净的结构十分相近,只是将外侧苯环的乙基换为手性 3- 四氢呋喃片段(图 12-27)。恩格列净与葡萄糖竞争性地结合 SGLT2,其对 hSGLT2 的抑制活性 IC_{50} 为 3.1nmol/L,分别比抑制 hSGLT1、hSGLT4、hSGLT5 和 hSGLT6 的活性高出 2 500、3 500、350 和 600 倍以上。此外,EMPA-REG OUTCOME 临床试验结果表明,恩格列净具有显著降低糖尿病患者的心血管事件死亡风险的有益作用,这是其他降血糖药从未能实现的有益效果。

从结构上看,伊格列净(12-102)相当于卡格列净中间的噻吩环和苯环的环化(图 12-27),于 2014 年 4 月在日本上市,用于 2 型糖尿病的治疗。其对 hSGLT2 的抑制活性 IC_{50} 为 7.4nmol/L,比 hSGLT1 的活性强约 253 倍,选择性较好,大鼠的灌胃生物利用度达 71.7%(剂量为 1mg/kg),血浆半衰期为 3.6 小时。

上述 4 个列净类药物的结构改造采取的策略是保留糖环部分的结构不变,集中于苷元部分进行结构优化。研究人员基于 3D 药效团结构及构象限制的设计方法,通过对一系列已知抑制剂的构效关系进行研究,构建 SGLT2 抑制剂的 3D 药效团模型,即呈合理线性排列的糖环和 2 个芳环,以及三部分片段之间的连接基团。基于此,研究人员从剑桥结构数据库及其他结构数据库中进行结构搜寻,发现 O- 螺缩酮 -C- 芳基糖苷类化合物 12-115(图 12-28),并在此结构母核上开展系统性的构效关系研究,针对中间苯环的 4 位和远端苯环的 4′ 位取代基进行考察,通过多轮结构优化和成药性评价,最终发现高效、高选择性的 SGLT2 抑制剂托格列净(12-103)。托格列净于 2014 年 5 月在日本获批上市,用于 2 型糖尿病的治疗。托格列净对 hSGLT2 的体外抑制活性 IC_{50} 为 2.9nmol/L,抑制 hSGLT1 的 IC_{50} 为 8 444nmol/L,选择性高达 2 912 倍。临床研究表明,经托格列净治疗,2 型糖尿病患者的糖化血红蛋白水平可降低 0.8%~1.0%,体重可减轻 2.23~2.97kg,有效控制血糖水平和体重,临床上的主要不良反应为高酮血症、苯丙酮尿症和鼻咽炎等。

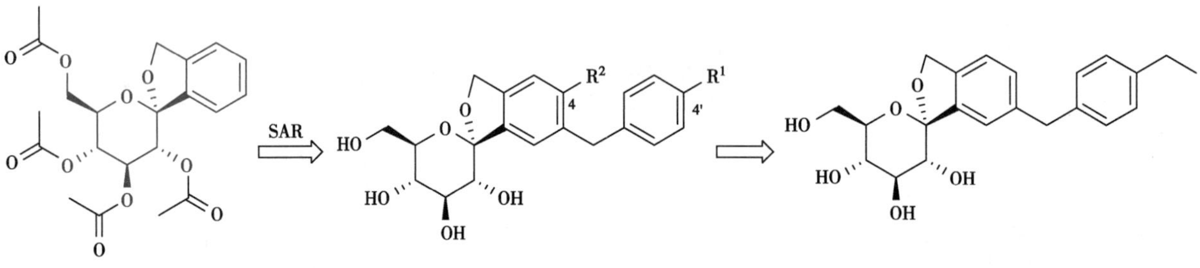

图 12-28　托格列净的发现

为了发现结构新颖的 SGLT2 抑制剂,研发人员对糖环片段进行结构优化,开发具有硫代糖环结构的鲁格列净(12-104)(图 12-29)。鲁格列净采用比氧原子吸电性弱的硫原子替换糖环中的氧原子,以期提高小分子与 SGLT2 靶标的疏水作用,从而提高其 SGLT2 抑制活性。研究发现,中间苯环的 2 位引入甲氧基取代、4 位引入甲基取代及远端苯环的 4 位引入乙氧基取代可显著提高化合物对 SGLT2 的抑制活性和选择性。鲁格列净的 hSGLT2 抑制活性 IC_{50} 为 2.26nmol/L,对 hSGLT1 的抑制活性为 3.99μmol/L,其选择性为 1 770 倍。另外,该化合物在比格犬和大鼠中还具有良好的药动学特性和靶组织分布。比格犬的药动学研究结果表明,鲁格列净的口服生物利用度(1mg/kg)达 92.7%,半衰期为 4.07 小时。

研发人员利用药动学 - 药效学(PK/PD)模型推测人体给药剂量。在此模型中,基于不同种属的血浆蛋白结合差异预测人体药动学。研发人员采用桥缩酮进行结构替换,以期增加化合物的稳定性,改善对 SGLT2 的抑制活性和选择性。游离的糖环 6 位极性氢键供体羟甲基可以降低化合物的体内清除率,延长半衰期,降低给药剂量(图 12-29)。研究人员以桥缩酮为 SGLT2 小分子抑制剂的母核,在此基础上开展系统性的构效关系研究,最终发现艾托格列净(12-105)。该化合物对 hSGLT2 的抑制活性 IC_{50} 为 0.9nmol/L,选择性高达 2 235 倍。大鼠药动学研究结果表明,2mg/kg 静脉给药,艾托格列净的血浆清除率为 4.04ml/(min·kg),稳态表观分布容积为 1.13L/kg,半衰期为 4.1 小时,生物利用度为 69%。艾托格列净于 2017 年 12 月被 FDA 批准上市。

12.4.3.4　小结

SGLT2 抑制剂的研发已有二三十年的历史,自 2013 年卡格列净首个被美国 FDA 批准上市后,目前已有 7 个 SGLT2 抑制剂上市用于 2 型糖尿病的治疗。其中卡格列净作为首创性药物,不仅开创了 C- 芳基糖苷类 SGLT2 抑制剂研发的先河,解决了 SGLT2 抑制剂对 β- 葡糖苷酶代谢不稳定的重大问题,而且降血糖效果优异、药动学性质优良,而后续涌现出的几个上市药物大多都难以超越。

随后在 2014 年上市的 5 个 SGLT2 抑制剂中,恩格列净不仅药效突出,更是有大量临床数据凸显出

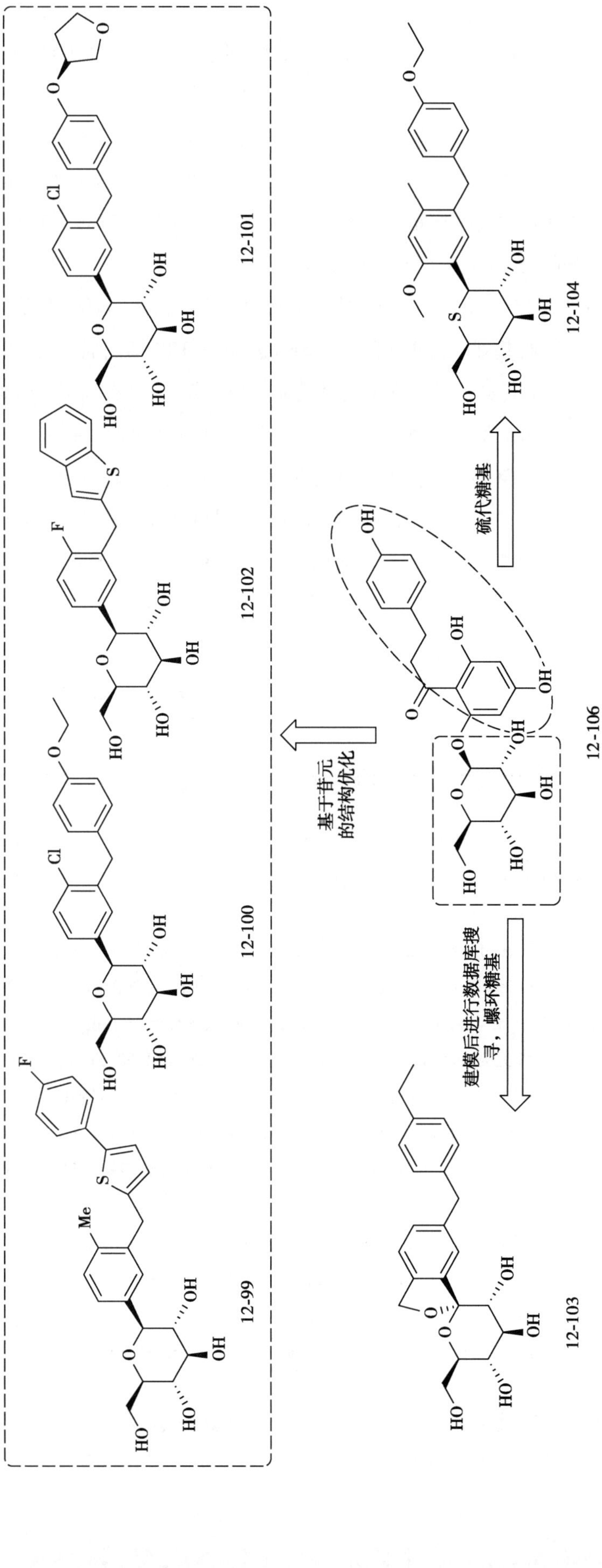

图 12-29　基于根皮苷的列净类药物发现

其心血管获益方面的结果,并引发其他列净类药物的心血管获益研究,使 SGLT2 抑制剂被认为是降血糖药中不可多得的有益于患者心血管健康的好药。

同时期集中涌现出的上市药物伊格列净是研究人员在芳杂环取代类 SGLT2 抑制剂方面获得的成功研发成果;同在 2014 年批准上市的托格列净则是通过采用 3D 药效团模型构建的策略,发现新型 C,O- 螺缩酮活性母核结构,开发出结构新颖、高效低毒的新型 SGLT2 抑制剂。其他 2 个跟随性药物——鲁格列净和艾托格列净的研发,一方面都是通过对糖环部分改造,集中于创造结构高度新颖的 SGLT2 抑制剂;另一方面旨在针对已有药物代谢稳定性方面的提升空间,从不同的角度进行设计改造,开发出含硫代糖结构的抑制剂和桥缩酮类 C- 芳基糖苷类抑制剂。

多个上市药物的集中出现,为深入研究 SGLT2 抑制剂的药效及其相关新机制、在 1 型糖尿病等其他新适应证方面的疗效等提供非常丰富的物质基础。近年来的临床研究表明,SGLT2 抑制剂与胰岛素联用可以在降低 1 型糖尿病患者的胰岛素注射剂量的条件下获得良好的血糖控制效果,这有利于改善患者对胰岛素注射的依从性,并可能降低胰岛素带来的低血糖风险。但另一方面,对于新药研发人员而言,SGLT2 抑制剂的药效团结构较为单一,结构新颖的 SGLT2 抑制剂的发现空间较小。由于二芳基甲烷的结构改造空间有限,糖环的改造成为跟随性药物的研究焦点,然而在化学合成方面的难度也随之提高。尽管已有 7 个药物上市,但就像 SGLT2 抑制剂在心血管获益及近年来对糖尿病肾病等方面的新发现越来越多一样,现有 SGLT2 抑制剂的局限性还有待深入探究,新型 SGLT2 抑制剂的开发还需要学术界和工业界共同协作努力。

(王 江　谢 雄　柳 红)

参 考 文 献

[1] SUMMA V, PETROCCHI A, MATASSA V G, et al. HCV NS5b RNA-dependent RNA polymerase inhibitors: from α, γ-diketoacids to 4, 5-dihydroxypyrimidine-or 3-methyl-5-hydroxypyrimidinonecarboxylic acids. Design and synthesis. Journal of medicinal chemistry, 2004, 47 (22): 5336-5339.

[2] PETROCCHI A, KOCH U, MATASSA V G, et al. From dihydroxypyrimidine carboxylic acids to carboxamide HIV-1 integrase inhibitors: SAR around the amide moiety. Bioorganic & medicinal chemistry letters, 2007, 17 (2): 350-353.

[3] SUMMA V, PETROCCHI A, BONELLI F, et al. Discovery of raltegravir, a potent, selective orally bioavailable HIV-integrase inhibitor for the treatment of HIV-AIDS infection. Journal of medicinal chemistry, 2008, 51 (18): 5843-5855.

[4] FLOWER R J. The development of COX-2 inhibitors. Nature reviews drug discovery, 2003, 2 (3): 179-191.

[5] GANS K R, GALBRAITH W, ROMAN R J, et al. Anti-inflammatory and safety profile of DuP 697, a novel orally effective prostaglandin synthesis inhibitor. Journal of pharmacology and experimental therapeutics, 1990, 254 (1): 180-187.

[6] PENNING T D, TALLEY J J, BERTENSHAW S R, et al. Synthesis and biological evaluation of the 1, 5-diarylpyrazole class of cyclooxygenase-2 inhibitors: identification of 4-[5-(4-methylphenyl)-3-(trifluoromethyl)-1H-pyrazol-1-yl] benzenesulfonamide (SC-58635, celecoxib). Journal of medicinal chemistry, 1997, 40 (9): 1347-1365.

[7] 魏敏吉, 赵德恒. 新药早期临床研究的推进思路——从机制验证到概念验证. 中国新药杂志, 2015, 24 (11): 1269-1274.

[8] LITTMAN B H, KRISHNA R. Translational medicine and drug discovery. Cambridge: Cambridge University Press, 2011: 3-34.

[9] CARTWRIGHT M E, COHEN S, FLEISHAKER J C, et al. Proof of concept: a PhRMA position paper with recommendations for best practice. Journal of pharmacology and experimental therapeutics, 2010, 87 (3): 278-285.

［10］MANSFIELD R, ABLE S, GRIFFIN P, et al. CCR5 pharmacology methodologies and associated applications. Methods in enzymology, 2009, 460: 17-55.

［11］ROSARIO M C, JACOQMIN P, DORR P, et al. Population pharmacokinetic/pharmacodynamic analysis of CCR5 receptor occupancy by maraviroc in healthy subjects and HIV positive patients. British journal of pharmacology, 2008, 65 (s1): 86-94.

［12］FATKENHEUER G, PROXNIAK A, JOHNSON M A, et al. Efficacy of short-term monotherapy with maraviroc, a new CCR5 antagonist, in patients infected with HIV-1. Nature medicine, 2005, 11: 1170-1172.

［13］CLARK J L, HOLLECKER L, MASON J C, et al. Design, synthesis, and antiviral activity of 2′-deoxy-2′-fluoro-2′-C-methylcytidine, a potent inhibitor of hepatitis C virus replication. Journal of medicinal chemistry, 2005, 48 (17): 5504-5508.

［14］MA H, JIANG W R, ROBLEDO N, et al. Characterization of the metabolic activation of hepatitis C virus nucleoside inhibitor beta-d-2′-deoxy-2′-fluoro-2′-C-methylcytidine (PSI-6130) and identification of a novel active 5′-triphosphate species. Journal of biological chemistry, 2007, 282: 29812-29820.

［15］SOFIA M J, BAO D, CHANG W, et al. Discovery of a β-d-2′-Deoxy-2′-α-fluoro-2′-β-C-methyluridine nucleotide prodrug (PSI-7977) for the treatment of hepatitis C Virus. Journal of medicinal chemistry, 2010, 53 (19): 7202-7218.

［16］MURAKAMI E, NIU C, BAO H, et al. The Mechanism of Action of β-d-2′-Deoxy-2′-fluoro-2′-C-methylcytidine involves a second metabolic pathway leading to β-d-2′-deoxy-2′-fluoro-2′-C-methyluridine 5′-triphosphate, a potent inhibitor of the hepatitis C virus RNA-dependent RNA polymerase. Antimicrobial agents and chemotherapy, 2008, 52: 458-464.

［17］KAWAMURA M, MCVICAR Q W, JOHNSTON J A, et al. Molecular cloning of L-JAK, a Janus family protein-tyrosine kinase expressed in natural killer cells and activated leukocytes. Proceedings of the national academy of sciences of the United States of America, 1994, 91 (14): 6374-6378.

［18］FLANAGAN M E, BLUMENKOPF T S, BRISSETTE W H, et al. Discovery of CP-690, 550: a potent and selective Janus kinase (JAK) inhibitor for the treatment of autoimmune diseases and organ transplant rejection. Journal of medicinal chemistry, 2010, 53 (24): 8468-8484.

［19］UEMURA D, TAKAHASHI K, YAMAMOTO T, et al. Norhalichondrin A: an antitumor polyether macrolide from a marine sponge. Journal of the American chemical society, 1985, 107 (16): 4796-4798.

［20］HIRATA Y, UEMURA D. Halichondrins—antitumor polyether macrolides from a marine sponge. Pure and applied chemistry, 1986, 58 (5): 701-710.

［21］STAMOS D P, CHEN S S, KISH Y. New synthetic route to the C. 14-C. 38 segment of halichondrins. Journal of organic chemistry, 1997, 62 (22): 7552-7553.

［22］TIE Y F, BOROSS P I, WANG Y F. High resolution crystal structures of HIV-1 protease with a potent non-peptide inhibitor (UIC-94017) active against multi-drug-resistant clinical strains. Journal of molecular biology, 2004, 338 (2): 341-352.

［23］KOUMIS T, SAMUEL S. Tiotropium bromide: a new long-acting bronchodilator for the treatment of chronic obstructive pulmonary disease. Clinical therapeutics, 2005, 27 (4): 377-392.

［24］CITROME L. Breakthrough drugs for the interface between psychiatry and neurology. International journal of clinical practice, 2016, 70 (4): 298-299.

［25］OESTERLE A, LAUFS U, LIAO J K. Pleiotropic effects of statins on the cardiovascular system. Circulation research, 2017, 120: 229-243.

［26］THOMPSON P D, PANZA G, ZALESKI A. Statin-associated side effects. Journal of the American college of cardiology, 2016, 67 (20): 2395-2410.

［27］MAMMEN A L. Statin-associated autoimmune myopathy. Reactions weekly, 2015, 1560: 10.

［28］BROWN M S, RADHAKRISHNAN A, GOLDSTEIN J L. Retrospective on cholesterol homeostasis: the central role of

SCAP. Annual review of biochemistry, 2017, 87: 1-25.

［29］ RADHAKRISHNAN A, SUN L P, KWON H J. Direct binding of cholesterol to the purified membrane region of SCAP: mechanism for a sterol-sensing domain. Molecular cell, 2004, 15 (2): 259-268.

［30］ ENDO A, KURODA M, TSUJITA Y. ML-236A, ML-236B and ML-236C new inhibitors of cholesterogenesis produced by penicillium citrinum. Journal of antibiotics, 1976, 29 (12): 1346-1348.

［31］ ENDO A. The origin of the statins. Atherosclerosis supplements, 2004, 1262: 3-8.

［32］ MOORE R N, BIGAM G, CHAN J K, et al. Biosynthesis of the hypocholesterolemic agent mevinolin by aspergillus terreus. Determination of the origin of carbon, hydrogen, and oxygen atoms by ^{13}C NMR and mass spectrometry. Journal of the American chemical society, 1985, 107 (12): 3694-3701.

［33］ ALBERTS A W, CHEN J, KURON G, et al. Mevinolin: a highly potent competitive inhibitor of hydroxymethylglutaryl-coenzyme A reductase and a cholesterol-lowering agent. Proceedings of the national academy of sciences of the United States of America, 1980, 77 (7): 3957-3961.

［34］ ALBERTS A W. Discovery, biochemistry and biology of lovastatin. American journal of cardiology, 1988, 62 (15): J10-J15.

［35］ KATZ M S. Therapy insight: potential of statins for cancer chemoprevention and therapy. Nature clinical practice oncology, 2005: 2: 82-89.

［36］ TOBERT J A. Lovastatin and beyond: the history of the HMG-CoA reductase inhibitors. Nature reviews drug discovery, 2003, 2: 517-526.

［37］ HOFFMAN W F, ALBERTS A W, ANDERSON P S, et al. 3-Hydroxy-3-methylglutaryl-coenzyme A reductase inhibitors. 4. Side chain ester derivatives of mevinolin. Journal of medicinal chemistry, 1986, 29 (5): 849-852.

［38］ BONE E A, DAVIDSON A H, LEWIS C N, et al. The synthesis and biological evaluation of dihydroeptastatin, a novel inhibitor of 3-hydroxy-3-methylglutaryl coenzyme A reductase. Journal of medicinal chemistry, 1992, 35 (18): 3388-3393.

［39］ CONNOLLY P J, WESTIN C D, LOUGHNEY D A, et al. HMG-CoA reductase inhibitors: design, synthesis, and biological activity of tetrahydroindazole-substituted 3, 5-dihydroxy-6-heptenoic acid sodium salts. Journal of medicinal chemistry, 1993, 36 (23): 3674-3685.

［40］ ROTH B D. The discovery and development of atorvastatin, a potent novel hypolipidemic agent. Progress in Medicinal Chemistry, 2002, 40: 1-22.

［41］ PARK W K C, KENNEDY R M, LARSEN S D, et al. Hepatoselectivity of statins: design and synthesis of 4-sulfamoyl pyrroles as HMG-CoA reductase inhibitors. Bioorganic & medicinal chemistry letters, 2008, 18 (3): 1151-1156.

［42］ ISTVAN E S, DEISENHOFER J. Structural mechanism for statin inhibition of HMG-CoA reductase. Science, 2001, 292: 1160-1164.

［43］ CARBONELL T, FREIRE E. Binding thermodynamics of statins to HMG-CoA reductase. Biochemistry, 2005, 44 (35): 11741-11748.

［44］ ASHWORTH D M, ATRASH B, BAKER G R, et al. 2-Cyanopyrrolidides as potent, stable inhibitors of dipeptidyl peptidase Ⅳ. Bioorganic & medicinal chemistry letters, 1996, 6: 1163-1166.

［45］ PARMEE E R, HE J F, MASTRACCHIO A, et al. 4-Amino cyclohexylglycine analogues as potent dipeptidyl peptidase Ⅳ inhibitors. Bioorganic & medicinal chemistry letters, 2004, 14 (1): 43-46.

［46］ CALDWELL C G, CHEN P, HE J F, et al. Fluoropyrrolidine amides as dipeptidyl peptidase Ⅳ inhibitors. Bioorganic & medicinal chemistry letters, 2004, 14 (5): 1265-1268.

［47］ XU J Y, OK H O, GONZALEZ E J, et al. Discovery of potent and selective β-homophenylalanine based dipeptidyl peptidase Ⅳ inhibitors. Bioorganic & medicinal chemistry letters, 2004, 14 (18): 4759-4762.

［48］ BROCKUNIER L L, HE J F, COLWELL L F, et al. Substituted piperazines as novel dipeptidyl peptidase Ⅳ inhibitors. Bioorganic & medicinal chemistry letters, 2004, 14: 4763-4766.

［49］EDMONDSONA S D, MASTRACCHIOA A, BECONI M, et al. Potent and selective proline derived dipeptidyl peptidase Ⅳ inhibitors. Bioorganic & medicinal chemistry letters, 2004, 14 (20): 5151-5155.

［50］KIM D, WANG L P, BECONI M, et al.(2R)-4-Oxo-4-[3-(trifluoromethyl)-5, 6-dihydro [1, 2, 4] triazolo [4, 3-a] pyrazin-7 (8H)-yl]-1-(2, 4, 5-trifluorophenyl) butan-2-amine: a potent, orally active dipeptidyl peptidase Ⅳ inhibitor for the treatment of type 2 diabetes. Journal of medicinal chemistry, 2005, 48 (1): 141-151.

［51］EDMONDSON S D, MASTRACCHIO A, MATHVINK R J, et al.(2S, 3S)-3-Amino-4-(3, 3-difluoropyrrolidin-1-yl)-N, N-dimethyl-4-oxo-2-(4-[1, 2, 4] triazolo [1, 5-a]-pyridin-6-ylphenyl) butanamide: a selective α-amino amide dipeptidyl peptidase Ⅳ inhibitor for the treatment of type 2 diabetes. Journal of medicinal chemistry, 2006, 49 (12): 3614-3627.

［52］KIM D, KOWALCHICK J E, BROCKUNIER L L, et al. Discovery of potent and selective dipeptidyl peptidase Ⅳ inhibitors derived from β-aminoamides bearing subsituted triazolopiperazines. Journal of medicinal chemistry, 2008, 51 (3): 589-602.

［53］DEMUTH H U, MCINTOSH C H S, PEDERSON R A. Type 2 diabetes—therapy with dipeptidyl peptidase Ⅳ inhibitors. Biochimica et biophysica acta, 2005, 1751 (1): 33-44.

［54］ROSENSTOCK J, SANKOH S, LIST J F. Glucose-lowering activity of the dipeptidyl peptidase-4 inhibitor saxagliptin in drug-naive patients with type 2 diabetes. Diabetes obesity & metabolism, 2008, 10 (5): 376-386.

［55］WANG Y H, ZHANG F, DIAO H J, et al. Covalent inhibition mechanism of antidiabetic drugs—vildagliptin vs saxagliptin. ACS catalysis, 2019, 9 (3): 2292-2302.

［56］DHILLON S. Saxagliptin: a review in type 2 diabetes. Drugs, 2015, 75: 1783-1796.

［57］TAHRANI A A, PIYA M K, BARNETT A H. Saxagliptin: a new DPP-4 inhibitor for the treatment of type 2 diabetes mellitus. Advances in therapy, 2009, 26 (3): 249-262.

［58］AERTGEERTS K, YE S, TENNANT M G, et al. Crystal structure of human dipeptidyl peptidase Ⅳ in complex with a decapeptide reveals details on substrate specificity and tetrahedral intermediate formation. Protein science, 2004, 13 (2):412-421.

［59］CHRISTOPHER R, COVINGTON P, DAVENPORT M. Pharmacokinetics, pharmacodynamics, and tolerability of single increasing doses of the dipeptidyl peptidase-4 inhibitor alogliptin in healthy male subjects. Clinical therapeutics, 2008, 30: 513-527.

［60］ECKHARDT M, LANGKOPF E, MARK M, et al. 8-(3-(R)-Aminopiperidin-1-yl)-7-but-2-ynyl-3-methyl-1-(4-methyl-quinazolin-2-ylmethyl)-3, 7-dihydropurine-2, 6-dione (BI 1356), a highly potent, selective, long-acting, and orally bioavailable DPP-4 inhibitor for the treatment of type 2 diabetes. Journal of medicinal chemistry, 2007, 50 (26): 6450-6453.

［61］WU S, CHAI S, YANG J, et al. Gastrointestinal adverse events of dipeptidyl peptidase 4 inhibitors in type 2 diabetes: a systematic review and network meta-analysis. Clinical therapeutics, 2017, 39: 1780-1789.

［62］EVANS P M S, BAIN S C. Omarigliptin for the treatment of type 2 diabetes mellitus. Expert opinion on pharmacotherapy, 2016, 17 (14): 1947-1952.

［63］BIFTU T, SINHA ROY R, CHEN P, et al. Omarigliptin (MK-3102): a novel long-acting DPP-4 inhibitor for once-weekly treatment of type 2 diabetes. Journal of medicinal chemistry, 2014, 57 (8): 3205-3212.

［64］KAKU K. Safety evaluation of trelagliptin in the treatment of Japanese type 2 diabetes mellitus patients. Expert opinion on drug safety, 2017, 16 (11): 1313-1322.

［65］GRIMSHAW C E, JENNINGS A, KAMRAN R, et al. Trelagliptin (SYR-472, Zafatek), novel once weekly treatment for type 2 diabetes, inhibits dipeptidyl peptidase-4 (DPP-4) via a non-covalent mechanism. PLoS one, 2016, 11: e 0157509.

［66］VALLON V. The mechanisms and therapeutic potential of SGLT2 inhibitors in diabetes mellitus. Annual review of medicine, 2015, 66: 255-270.

［67］RAHMOUNE H, THOMPSON P W, WARD J M, et al. Glucose transporters in human renal proximal tubular cells isolated from the urine of patients with non-insulin-dependent diabetes. Diabetes, 2005, 54: 3427-3434.

［68］ WILDING J P H. The role of the kidneys in glucose homeostasis in type 2 diabetes: Clinical implications and therapeutic significance through sodium glucose co-transporter 2 inhibitors. Metabolism, 2014, 63: 1228-1237.

［69］ EHRENKRANZ J R L, LEWIS N G, KAHN C R, et al. Phlorizin: a review. Diabetes-metabolism research and reviews, 2005, 21 (1): 31-38.

［70］ ROSSETTI L, SMITH D, SHULMAN G I, et al. Correction of hyperglycemia with phlorizin normalizes tissue sensitivity to insulin in diabetic rats. Journal of clinical investigation, 1987, 79: 1510-1515.

［71］ ALBERTONI B M, MAJOWICZ M P. Inhibitors of sodium/glucose cotransport. Drug future, 2009, 34 (4): 297-305.

［72］ ELLSWORTH B A, MENG W, PATEL M, et al. Aglycone exploration of C-arylglucoside inhibitors of renal sodium-dependent glucose transporter SGLT2. Bioorganic & medicinal chemistry letters, 2008, 18 (17): 4770-4773.

［73］ SHING T K M, NG W L, CHAN J Y W, et al. Design, syntheses, and SAR studies of carbocyclic analogues of sergliflozin as potent sodium-dependent glucose cotransporter 2 inhibitors. Angewandte chemie-international edition, 2013, 52 (32): 8401-8405.

［74］ NOMURA S, SAKAMAKI S, HONGU M, et al. Discovery of canagliflozin, a novel C-glucoside with thiophene ring, as sodium-dependent glucose cotransporter 2 inhibitor for the treatment of type 2 diabetes mellitus. Journal of medicinal chemistry, 2010, 53 (17): 6355-6360.

［75］ MENG W, ELLSWORTH B A, NIRSCHL A A, et al. Discovery of dapagliflozin: a potent, selective renal sodium-dependent glucose cotransporter 2 (SGLT2) inhibitor for the treatment of type 2 diabetes. Journal of medicinal chemistry, 2008, 51 (5): 1145-1149.

［76］ MCMURRAY J J V, SOLOMON S D, INZUCCHI S E, et al. Dapagliflozin in patients with heart failure and reduced ejection fraction. New England journal of medicine, 2019, 381: 1995-2008.

［77］ GREMPLER R, THOMAS L, ECKHARDT M, et al. Empagliflozin, a novel selective sodium glucose cotransporter-2 (SGLT-2) inhibitor: characterisation and comparison with other SGLT-2 inhibitors. Diabetes obesity & metabolism, 2012, 14 (1): 83-90.

［78］ VERMA S, MCMURRAY J J V. SGLT2 inhibitors and mechanisms of cardiovascular benefit: a state-of-the-art review. Diabetologia, 2018, 61: 2108-2117.

［79］ IMAMURA M, NAKANISHI K, SUZUKI T, et al. Discovery of ipragliflozin (ASP1941): A novel C-glucoside with benzothiophene structure as a potent and selective sodium glucose co-transporter 2 (SGLT2) inhibitor for the treatment of type 2 diabetes mellitus. Bioorganic & medicinal chemistry, 2012, 20: 3263-3279.

［80］ OHTAKE Y, SATO T, KOBAYASHI T, et al. Discovery of tofogliflozin, a novel C-arylglucoside with an O-spiroketal ring system, as a highly selective sodium glucose cotransporter 2 (SGLT2) inhibitor for the treatment of type 2 diabetes. Journal of medicinal chemistry, 2012, 55 (17): 7828-7840.

［81］ KAKU K, WATADA H, IWAMOTO Y, et al. Efficacy and safety of monotherapy with the novel sodium/glucose cotransporter-2 inhibitor tofogliflozin in Japanese patients with type 2 diabetes mellitus: a combined phase 2 and 3 randomized, placebo-controlled, double-blind, parallel-group comparative study. Cardiovascular diabetology, 2014, 13: 65.

［82］ TANIZAWA Y, KAKU K, ARAKI E, et al. Long-term safety and efficacy of tofogliflozin, a selective inhibitor of sodium-glucose cotransporter 2, as monotherapy or in combination with other oral antidiabetic agents in Japanese patients with type 2 diabetes mellitus: multicenter, open-label, randomized controlled trials. Expert opinion on pharmacotherapy, 2014, 15 (6): 749-766.

［83］ KAKINUMA H, OI T, HASHIMOTO-TSUCHIYA Y, et al.(1S)-1, 5-Anhydro-1-[5-(4-ethoxybenzyl)-2-methoxy-4-methylphenyl]-1-thio-D-glucitol (TS-071) is a potent, selective sodium-dependent glucose cotransporter 2 (SGLT2) inhibitor for type 2 diabetes treatment. Journal of medicinal chemistry, 2010, 53 (8): 3247-3261.

［84］ MASCITTI V, MAURER T S, ROBINSON R P, et al. Discovery of a clinical candidate from the structurally unique dioxa-bicyclo [3. 2. 1] octane class of sodium-dependent glucose cotransporter 2 inhibitors. Journal of medicinal chemistry, 2011, 54 (8): 2952-2960.

第13章　抑制蛋白质 - 蛋白质相互作用的药物研究

在后基因组时代,以阐明蛋白质表达、结构和功能为核心的蛋白质组学已成为一个重要的研究领域。据估计,人类基因组由 19 000 个基因组成,编码大约 50 万个蛋白质。超过 80% 的蛋白质不是单独发挥作用,而是在复合物中与其他蛋白质发生相互作用。蛋白质 - 蛋白质相互作用(protein-protein interaction,PPI)在许多生物过程中发挥关键作用,如信号转导、细胞组织、代谢、转运、免疫识别、细胞周期控制和基因转录。异常的 PPI 可能导致人类各种疾病的发生,这使得 PPI 成为一类新型的药物靶标。据统计,人类蛋白质组中包含有 13 万 ~65 万种 PPI。PPI 的重要性使它们成为研发新型治疗药物的丰富靶标来源。目前,调节 PPI 复合物的方式主要包括抑制结合、稳定结构、直接结合和变构调节。PPI 的直接调节剂通过结合于 2 个蛋白质相互作用的界面,在空间上阻止或稳定 PPI;变构调节剂则结合 PPI 界面外的远端区域,并通过触发构象变化远程作用于 PPI。在众多调控方式中,PPI 抑制剂与配体蛋白竞争性地结合受体蛋白,阻断配体蛋白与受体蛋白的相互作用是当前基于 PPI 药物发现的主要途径。PPI 稳定剂与 PPI 界面或附近的区域结合,促进配体蛋白的结合而不与其竞争,通过稳定 PPI 复合物而干扰 PPI 的相关生物学功能,其优秀的治疗效果也引起科研人员日益广泛的研究兴趣。目前,大多数临床研发中的 PPI 调节剂是小分子抑制剂,本章将重点讨论 PPI 小分子抑制剂的设计策略和案例研究。

13.1　蛋白质 - 蛋白质相互作用的特点

13.1.1　蛋白质 - 蛋白质相互作用的结构特征和类型

了解 PPI 界面的拓扑特征对于小分子抑制剂的发现至关重要。一般来说,PPI 界面由核心区域和边缘区域组成。根据 PPI 界面的表面积和结合亲和力,PPI 界面一般可分为 4 种类型:"紧而宽""紧而窄""松而窄""松而宽"(4 种类型的具体描述和实例请见表 13-1 和图 13-1)。其中,"紧而窄"的 PPI 更易于进行小分子抑制剂设计,而"松而宽"的 PPI 最难与小分子作用。例如,p53-MDM2 和 Bcl2-BH3 均属于"紧而窄"模式,已有多个高活性小分子抑制剂报道;而 Ras-SOS 则属于"松而宽"模式,属于难成药靶标。彩图见 ER-13-1。

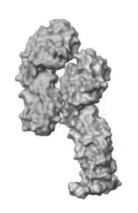

类型：紧而宽
β -catenin/TCF3
PDB: 1G3J

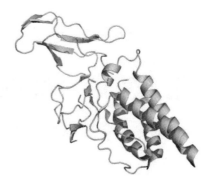

类型：紧而窄
IL-2/IL-2α
PDB: 1Z92

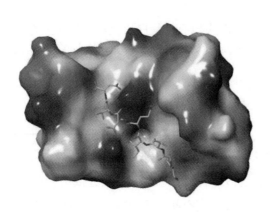

类型：松而窄
TPR1/HSP70
PDB: 1ELW

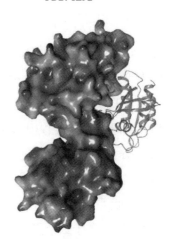

类型：松而宽
Ras/SOS
PDB: 1BKD

图 13-1　4 种 PPI 的拓扑结构

表 13-1　4 种 PPI 界面的特征

PPI 类型	表面积 /Å^2	亲和力[K_d/(nmol/L)]	实例	特征
紧而宽	>2 500	<200	β-catenin/Tcf4 HSP70/NEF RGS4/Gα cMyc/Max	界面深且复杂（或不连续）、亲和力强，难以发展小分子抑制剂
紧而窄	<2 500	<200	IL-2/IL-2Rα MDM2/p53 Bcl-2/BH3 XIAP/caspase9	界面相对较小、亲和力强、热点残基不超过 5 个，是理想的药物靶标
松而窄	<2 500	>200	HSP70/HSP40 HSP90/TPR ZipA/FtsZ	界面小、亲和力弱、结合口袋浅且难以获得结构数据，开发小分子抑制剂具有很大的挑战性
松而宽	>2 500	>200	Ras/SOS	界面宽大、亲和力弱，最难进行小分子抑制剂的研究

13.1.2　发现蛋白质 - 蛋白质相互作用小分子抑制剂面临的挑战

基于 PPI 靶标的药物发现比基于传统靶标的药物研究更具挑战性。传统药物靶标如蛋白酶、激酶、G 蛋白偶联受体等,其蛋白质表面通常具有明确界定的腔穴可以容纳小分子药物。从生物化学的角度来看,蛋白酶抑制剂或激酶抑制剂本质上也是干预蛋白质与蛋白质的作用,但由于反应位点有特定的结构特征、特异性的结合腔或辅酶的参与,分子设计有“着力点”,相对容易实现。例如,激酶对蛋白质的磷酸化的本质也是 PPI,但因有 ATP 参与,构成以 ATP 为底物的活性中心(即使变构位点,也在活性位点附近),可以此为“着力点”进行药物分子设计。但是,在 PPI 所形成的蛋白质 - 蛋白质复合物中,其结合表面缺乏这一特征。PPI 界面较大且相对平坦(表面积可达 1 500~3 000Å^2,经常暴露在溶剂中),并且具有疏水或强极性区域等特性。而传统药物靶标的结合口袋表面积通常 <1 000Å^2。PPI 界面的另一个特点是它们通常由不连续的区域组成,使得小分子抑制剂难以覆盖整个 PPI 结合界面。这些特征均给发现 PPI 小分子抑制剂带来困难。首先,PPI 抑制剂具有相对更大的分子量和更强的疏水性,以便其结合宽大且疏水的蛋白质表面区域。然而,这样的抑制剂可能会遇到溶解性和药动学问题。其次,PPI 界面的天然底物是配体蛋白,参与 PPI 的氨基酸是不连续的。因此,PPI 中的配体蛋白或多肽结构难以作为小分子抑制剂的设计起点。最后,现有的化合物库主要针对传统药靶进行收集或构建,不能有效覆盖 PPI 抑制剂的化学空间。因此,通过高通量筛选(high throughput screening,HTS)发现 PPI 抑制剂的难度更大。此外,PPI 抑制剂的鉴别和验证需要更多、更复杂的生物学实验予以评价。

13.1.3　蛋白质 - 蛋白质相互作用的“热点区域”理论

蛋白质与蛋白质结合界面的残基在 PPI 中的贡献并不是完全一样的。1995 年 Clackson 和 Wells 提出 PPI 界面的“热点区域”理论,指出 PPI 中的一小部分关键残基贡献主要的结合自由能。这些对 PPI 结合自由能有重要贡献的少量残基称为“热点区域”(hot spot,简称热区)。如果将 PPI 的某一个蛋白质的一个残基用丙氨酸代替后会导致结合自由能显著降低($\Delta\Delta G_{binding}$>1.5kcal/mol),这个残基就可以被认为是热点残基。实验中,将 2 个蛋白质结合界面的某一个氨基酸残基突变为丙氨酸,消除该氨基酸残基 C_β 以外的侧链原子,然后测量突变蛋白对 PPI 的结合亲和力影响,这个实验称为丙氨酸扫描。对丙氨酸扫描数据的研究显示,热点的氨基酸组成中色氨酸(21%)、精氨酸(13.3%)和酪氨酸(12.3%)所占的比例较高。这种热点残基较为富集的趋势也可通过聚类分析界面家族的不同表面得以重现。丙氨酸扫描得到的热点残基与蛋白质结构中的保守残基相一致。蛋白质结构中的保守氨基酸尤其是热点残基的数量,随着相互作用的表面积增加而增加。通常来说,在 PPI 结合界面的残基中,热点残基占 10%。

2 个蛋白质之间的结合自由能不仅仅是单个热点残基作用的总和,热点残基往往以集群的形式出现。在一个集群内,紧密堆积的热点残基彼此接触,形成一个保守的相互作用网,称为热点区域。一个热点区域中热点残基的协同作用可稳定 PPI 复合物。同时,热点区域能够形成网络,在稳定 PPI 中起主导作用。2 个热点区域之间的能量作用可以是叠加或协同的。

一个蛋白质凸出的热点区域堆积方式与另一个蛋白质凹陷的热点区域互补。图 13-2 描述热点残基与热点区域较为经典的排列方式。图 13-2 中的 1~4 号残基构成蛋白质 A 和蛋白质 B 之间相互作用的顶部热点区域,而 5~8 号残基组成底部热点区域。对顶部热点区域来说,1 和 3 号残基构成一个凸出的热点区域,2 和 4 号残基形成一个凹陷的热点区域。凸出的热点区域中的 1 号残基与凹陷的热点区域口袋的热点残基 2 直接接触。3 号残基确定凸出的 1 号热点残基的方向,残基 4 则稳定该热点口袋的结构。1 和 2 号热点残基的丙氨酸突变,以及 3 和 4 号残基的突变都能够显著影响蛋白质 A 和 B 之间的结合自由能。因此,1~4 号残基都为丙氨酸扫描实验中的高能热点。如果凸出的热点 1 和 5 在蛋白质 - 蛋白质结合时的溶剂可及表面积(solvent accessible surface area,SASA)改变 >0.5Å², 两者也称为锚点(anchor)残基。

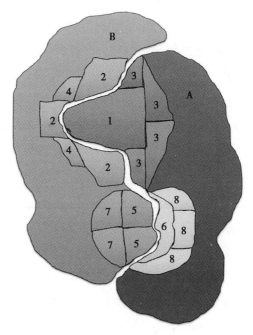

图 13-2　PPI 热点残基和热点区域示意图

13.2　PPI 小分子抑制剂的活性评价方法和发现策略

近年来,PPI 小分子抑制剂的发现和开发取得快速发展,获得一批高质量的小分子抑制剂。本章将简要介绍基于 PPI 的药物发现策略和方法。

发现 PPI 小分子抑制剂的第一步是确定 PPI 界面的结构(图 13-3)。由于 PPI 界面的柔性,明确来自不同状态(未结合蛋白质、蛋白质 - 蛋白质复合物、蛋白质 - 抑制剂复合物)的结构可以显著提高抑制剂设计的效率。然后,通过成药性评价验证蛋白质表面是否具有明确的可容纳小分子的结合位点或口袋,即蛋白质是否具有可药性(druggability)。此外靶标的结构类型同样会影响 PPI 抑制剂的发现效率和成功率。第二步是识别 PPI 界面上的“热点残基”,这一步至关重要。在建立合适的生物活性评价方法后,PPI 热点区域的性质决定苗头化合物的筛选策略。当前,筛选、设计、合成是 PPI 小分子抑制剂发现的 3 个主要策略。筛选策略主要包括高通量筛选、片段筛选和虚拟筛选,旨在从已知的化合物库中发现 PPI 抑制剂。其中,片段筛选结合基于片段的药物设计(fragment-based drug design,

FBDD)具有更高的命中率和更好的配体效率(ligand efficiency,LE)。设计策略的重点是构建新颖的小分子,模拟热点残基的关键相互作用。在设计阶段,热点残基可作为子结构搜索、生物电子等排体设计和从头设计的起点。除热点残基外,PPI 界面中涉及的关键二级结构部分(即 α- 螺旋、β- 转角和 β 链)也可用于抑制剂的设计,用热点残基侧链修饰的全新骨架模拟原始二级结构的空间取向和相互作用。合成策略旨在通过开发高效的合成方法来构建具有化学多样性和复杂性的新化合物库,从而探索 PPI 抑制剂涵盖的新化学空间。苗头化合物发现之后,必须通过实验验证以排除假阳性。通过二次筛选评价来验证获取苗头化合物的动力学和热力学参数(如结合和解离速率),以及解析苗头化合物 - 蛋白质共晶结构,这些参数对选择合适的苗头化合物进行结构优化至关重要。之后,通过结构优化提高苗头或先导化合物与蛋白质的亲和力,增强化合物的治疗效果及改善成药性,这些与传统靶标的先导物结构优化策略类似。最后,候选化合物通过临床前研究、临床试验,最终上市应用于临床。

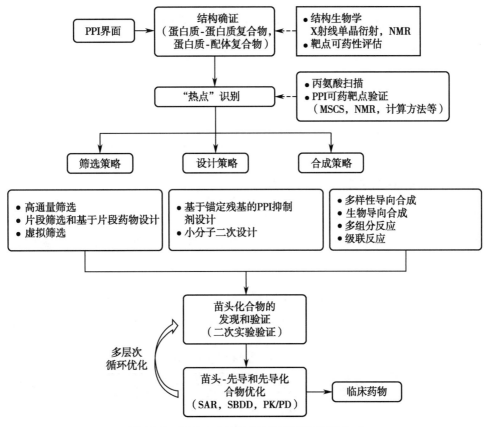

图 13-3　PPI 小分子抑制剂的发现和研发策略

随着对 PPI 结构和功能的深入了解及该领域的众多药物化学家的努力,PPI 抑制剂的发现和开发获得突破性进展。迄今为止,研究人员发现大量高效的 PPI 小分子抑制剂,部分化合物已经批准上市(表 13-2)或处于临床研究的不同阶段。2016 年 4 月 11 日,维奈克拉(venetoclax,ABT-199,13-1)经 FDA 批准上市用于治疗 17p 短臂染色体缺失的慢性淋巴细胞白血病(CLL),成为第一个上市的 PPI 小分子抑制剂。随后,2016 年 7 月 11 日 LFA-1/ICAM-1 蛋白质 - 蛋白质相互作用的小分子抑制剂利非司特(lifitegrast,SAR 1118,13-2)被批准上市用于治疗眼干燥症。

表 13-2　已批准上市的 PPI 小分子抑制剂

名称和结构	靶标（活性）	适应证	研究策略
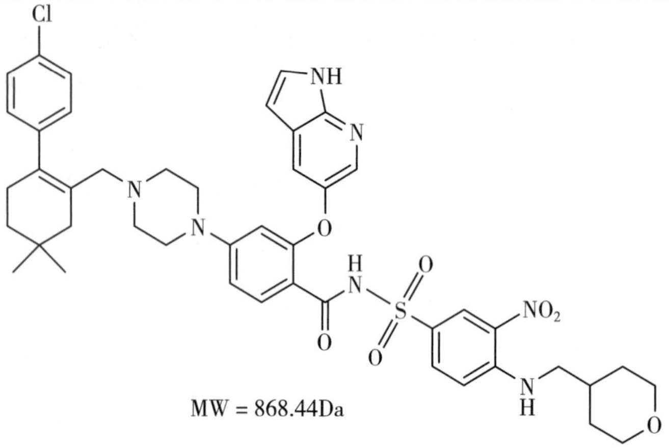 MW = 868.44Da　13-1	Bcl 蛋白家族 Bcl-2（$K_i \leqslant 0.01$nmol/L） Bcl-xL（$K_i=48$nmol/L） Bcl-w（$K_i=245$nmol/L） Mcl-1（$K_i>444$nmol/L）	癌症	FBDD
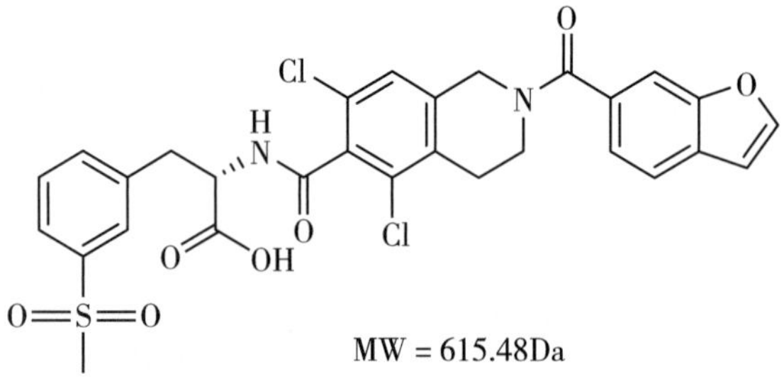 MW = 615.48Da　13-2	LFA1-ICAM1 LFA-1（$IC_{50}=9$nmol/L）	眼干燥症	SBDD

13.2.1　PPI 小分子抑制剂的活性评价方法

PPI 小分子抑制剂的经典活性测试方法见表 13-3。与靶向传统类型靶标的药物发现的活性测试方法不同的是，PPI 小分子抑制剂是结合至 PPI 界面，干扰蛋白质 - 蛋白质相互作用，需要测定小分子化合物与蛋白质结合时的亲和力、动力学、结构或细胞功能等方面的重要信息。这些数据通常需要用生物物理的方法测试获得，而无法通过传统的小分子药物发现中常用的生物化学和药理学方法得到。下面将择要介绍 PPI 抑制剂活性测试的常用实验方法，并总结每种实验方法的原理、优势、局限性及应用。

表 13-3　PPI 抑制剂筛选方法比较

方法	基本原理	优势	缺点
荧光偏振	基于溶液中的荧光基团的合理旋转	成本低；混合读取形式；高通量	受到自身荧光、淬灭和光散射的影响
表面等离子共振	检测靠近检测器表面的折射角的微小变化	无须标签；样品需求量小；实时监测动力学参数	受到检测器表面与分析物之间的非特异性结合引起的相互作用的影响；表面固定会影响其结合
生物膜层干涉技术	分析玻璃纤维尖端的 2 个表面反射的光之间的相互作用模式	无须标签；浸入读取格式；实时监测动力学参数	受到分析物与生物传感器之间的非特异性结合引起的相互作用的影响；含有清洁剂的缓冲液不适用于此方法

方法	基本原理	优势	缺点
等温滴定量热法	恒温下定量检测反应中的温度变化	无须标签;可提供热动力学参数	样品需求量大;低通量;缓冲液成分不匹配会影响实验结果
差示扫描荧光法	在不同的条件下定量检测蛋白质变性度的变化	高通量;样品需求量小	受到自身具有荧光的化合物的干扰;受到化合物与荧光染料之间的相互作用的影响
核磁共振	基于磁活性核在强磁场下能吸收和重新发射电磁辐射的机制	检测蛋白质的 NMR 方法,结构清晰度高,减少假阳性或假阴性的产生;检测配体的 NMR 方法,所需的蛋白质量少	在检测蛋白质的 NMR 实验中,需要较为大量的蛋白质和较长的获取时间
X 射线单晶衍射	确定结晶中的原子和分子结构,晶体中的原子将 X 射线散射成反射形式,收集后用于结构鉴定	实验的分辨率高;假阳性少;对蛋白质的大小和复杂性没有限制	成本较高;耗时
微量热泳动	检测微观温度差下分子的定向运动	装置简单;检测快速;样品消耗量小	需要含有可用于经典微量热泳动的荧光基团的蛋白质标记
毛细管电泳	根据化合物不同的电泳迁移率分离毛细管内的分析物	分析时间短;样品消耗量小;自动化简易;分离效率高	需要含有可用于经典毛细管电泳的荧光基团的蛋白质标记
荧光共振能量转移	供体荧光基团在激发到受体荧光基团时的非辐射能量转移	高通量	受背景荧光相互作用的干扰,如缓冲液、蛋白质、化合物和细胞裂解液中的荧光
生物发光共振能量转移	生物发光酶在激发到荧光蛋白时的非辐射能量转移	高通量;信噪比高	有时 BRET 的显微成像会受限于生物发光反应的低发光水平
放大化学发光亲和均相检测	基于微珠的邻近性测定,测量与供体和受体微珠结合的 2 个分子之间的相互作用	操作简单;能量转移距离广;信噪比高	对光和温度敏感;受到蓝色或绿色化合物相互作用的干扰
蛋白质片段互补分析	检测融合到报告蛋白片段的 2 个蛋白质之间的相互作用	高通量	使用融合蛋白可能会改变目标蛋白的折叠方式或结构
下拉实验	能够探测用融合标签表达目标蛋白与捕获蛋白之间的相互作用	许多蛋白质在融合到 GST 时可以高的可溶性形式表达	大的融合标签可能会引起空间位阻
免疫共沉淀	使用诱饵特异性抗体共沉淀诱饵和与诱饵相互作用的蛋白质	操作简单	需要特异性的抗体或蛋白质标签
酶联免疫吸附试验	用于检测样品溶液中是否存在抗原或抗体的分析	信号放大可导致灵敏度高	多次孵育和洗涤步骤耗时,且可破坏弱相互作用
酵母双杂交(Y2H)体系	分别检测融合到酵母 GAL4 中转录激活因子的 DNA 结合域和激活域的 2 个蛋白质之间的相互作用	可在体内检测其相互作用;可以检测到弱相互作用或瞬时相互作用	不适合于膜蛋白或定位于其他亚细胞区室的蛋白质;不适合于在酵母核内不能有效折叠或翻译后修饰的蛋白质;不能检测涉及转录激活因子的 PPI

13.2.1.1 荧光偏振

荧光偏振(fluorescence polarization,FP)主要用于检测溶液中的荧光基团旋转迁移的信息。当荧光基团被平面偏振光激发时,发射光的偏振度与其分子旋转成反比。通常,较大的分子旋转缓慢,发射高度偏振的光;而较小的分子旋转得更快,发射去偏振光(图 13-4)。如果其中一个结合分子相对较小并用荧光探针标记,可运用荧光偏振原理,通过测量荧光偏振的程度,研究生物分子相互作用。常用的探针包括异硫氰酸荧光素(FITC)、荧光素亚酰胺(FAM)、四甲基罗丹明(TAMRA)、硼二吡咯甲烷(BODIPY)、cyanine-5(Cy5)染料、Texas Re 和 Alexa 488。复合物的形成会导致荧光偏振信号的增加,这可以通过配备有偏振光学元件的酶标仪来测量。

荧光偏振方法已广泛应用于分子间相互作用的分析,包括蛋白质 - 蛋白质相互作用、蛋白质 - 配体相互作用和蛋白质 - 核酸相互作用。由于 PPI 通常由热点区域控制,因此可利用含有此类表位的短肽模拟 2 个完整的蛋白质分子之间的相互作用,使实验测量更为便捷。因此,用于 PPI 抑制剂筛选的荧光偏振方法倾向于竞争性抑制模式,鉴定化合物与较小的荧光肽竞争性结合较大的靶蛋白,通过数学方程计算抑制剂的结合常数(K_i)。

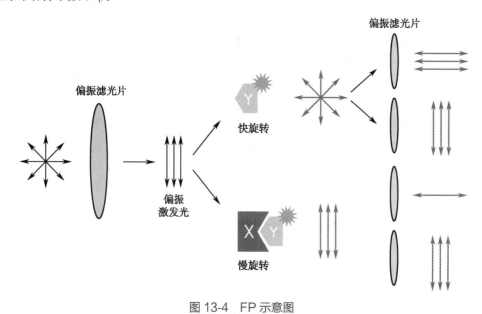

图 13-4 FP 示意图

13.2.1.2 表面等离子共振

表面等离子共振(surface plasmon resonance,SPR)是一种光学技术,用于检测靠近传感器表面的折射率的微小变化。当偏振光以特定的入射角撞击薄金属层(通常是金膜)覆盖的棱镜时(图 13-5),金属表面上的自由电子吸收光子并产生电子电荷密度波。这种电子电荷密度波称为表面等离子体,可沿着金属表面传播。在这种共振条件下,反射光呈现出明显的衰减。发生最小反射的入射角被定义为 SPR角,其在很大程度上取决于金属表面附近材料的折射率。SPR 的主要应用是实现分子间相互作用的实时检测。折射率的轻微变化可以通过 SPR 角度的变化来监测。

在分析二元相互作用的 SPR 测定中,靶蛋白首先固定在传感器芯片上。固定化可以通过共价偶联进行,共价偶联取决于目标蛋白中的活性基团,如氨基(—NH$_2$)、硫醇基(—SH$_2$)和羧基(—COOH),或基于抗体和特定的融合标签之间相互作用的高亲和力捕获标签,然后将含有分析物(即相互作用的蛋白质、肽或化

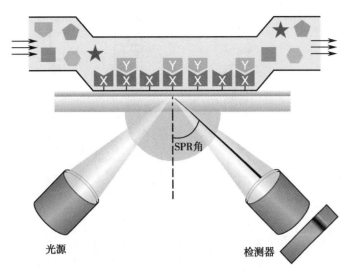

图 13-5　SPR 示意图

合物)的溶液在芯片表面上的微流体通道中流动。由于分析物结合会导致传感器表面上的分析物累积,引起折射率和 SPR 角度偏移成比例增加。共振中增加的响应或响应单位(response units,RU)都会实时记录在传感器中,当分析物被缓冲液替换时响应开始减少。将传感图数据拟合到合适的结合模式,就能够计算出相互作用的动力学速率常数(k_{on}/k_{off})和平衡常数(K_D)。PPI 抑制剂的表征可以使用这种直接结合试验,即将抑制剂注射在固定有靶蛋白的传感器芯片上;也可以使用竞争测定方法,其中将一系列浓度稀释的抑制剂与固定浓度的竞争剂一起孵育,然后一起流过固定有靶蛋白的芯片表面。IC_{50} 可以使用量效曲线确定。SPR 生物传感器技术具有多项优势,包括无标记形式、小样品消耗(微量至亚微克)、对动态结合和解离速率常数的实时测量,以及以高灵敏度地检测小分子量的分析物($<500Da$)和低亲和力的相互作用($K_D>1mmol/L$)。目前 SPR 能同时评估数百或数千个样品的蛋白质结合测定,已应用在 PPI 抑制剂的高通量筛选领域。

13.2.1.3　等温滴定量热法

蛋白质 - 配体相互作用通常包括蛋白质和配体之间短程键形成的改变(如氢键相互作用、范德华相互作用、π- 阳离子相互作用等)、蛋白质构象变化、配体对蛋白质表面水分子或其他共存溶质(如缓冲液、盐类等)的置换、PPI 界面水分子的重排。所有这些变化都可在体系的焓和熵数值上得到体现,导致系统的吉布斯能量的整体变化。量热测量可以通过直接确定与相互作用相关的热力学参数来辅助表征给定的相互作用。用于研究蛋白质 - 配体相互作用(包括 PPI 抑制剂与其靶蛋白的结合)的主要量热技术是等温滴定量热法(isothermal titration calorimetry,ITC)(图 13-6)。

ITC 直接量化恒温下反应的热变化或在多个温度下的热容量。典型的市售 ITC 仪器由 2 个相同的反应池组成,即样品池和参比池,它们通过敏感的热电堆 / 热电偶电路接触以检测它们之间的温差。在配体 - 蛋白质相互作用的分析实验中,将置于滴定管(或注射器)中的配体按一定的时间间隔少量注入含有靶蛋白的样品池中,配体 - 蛋白质结合引起的热变化(吸热或放热)会导致样品池中的温度变化,样品池和参比池之间的热变化(大约几百纳焦耳)通过高灵敏度的仪器进行直接测量。从 ITC 实验中获取的主要参数包括吉布斯自由能变化(ΔG)、焓变(ΔH)、熵变(ΔS)、平衡结合常数(K_a)、反应化学计量(n)和热容变化(ΔC_p)。ITC 不受蛋白质大小、形状或化学组成的限制,既不需要固定反应蛋白也不需要修饰反应蛋白。目前已有许多文献报道使用 ITC 测量 K_D 来验证 PPI 抑制剂对靶蛋白的活性,可靠的 K_D 测量在 $0.001\sim100\mu mol/L$。对于

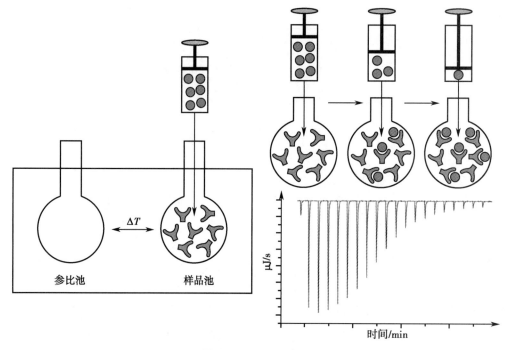

图 13-6　ITC 示意图

K_D 较低的配体 - 蛋白质结合（pmol/L 级），可以通过竞争实验或置换实验来间接测量获得。

13.2.1.4　核磁共振

用核磁共振（nuclear magnetic resonance，NMR）方法测定生物分子的结构、动力学和分子间相互作用的详细信息，检测蛋白质或检测配体的 NMR 实验可用于来分析单一化合物或由 10~50 种化合物所组成的混合物与靶蛋白的结合情况。在检测蛋白质的 NMR 实验中，分别记录配体不存在和存在时蛋白质的 NMR 谱图。在检测配体的 NMR 实验中，分别检测靶蛋白不存在和存在时配体的 NMR 谱图，这种方法比检测蛋白质的方法更加多样化，主要包括饱和转移差谱（saturation transferred difference spectra，STD）法、T1ρ relaxation、WaterLOGSY（water-ligand observed via gradient）和 ^{19}F T2 experiment。

13.2.1.5　X 射线单晶衍射

X 射线单晶衍射（X-ray diffraction of single crystal）是一种研究原子水平蛋白质三维结构的有效方法，蛋白质 - 抑制剂复合物晶体的获得有浸泡法和共结晶法 2 种方法。浸泡法是将已完全生长的蛋白质晶体浸泡在含有单一抑制剂或抑制剂混合物的溶液中，这些抑制剂可迅速扩散到蛋白质晶体中，获得蛋白质 - 抑制剂复合物晶体。共结晶法需要将抑制剂与蛋白质一起包含在结晶溶液中，得到蛋白质 - 抑制剂复合物晶体。X 射线单晶衍射实验的分辨率高（通常在 1~3Å）、假阳性率低，对蛋白质的大小和复杂性没有限制。但该技术昂贵且耗费大量时间，无法定量评估结合亲和力，且结晶可能会因堆积相互作用而改变蛋白质构象。

13.2.1.6　质谱技术

质谱（mass spectrometry，MS）技术分为非共价结合方法和共价结合方法，常用于基于片段的 PPI 抑制剂设计。非共价结合方法指活性片段和靶蛋白之间靠氢键、范德华力、疏水作用等弱结合力形成片段 - 靶蛋白复合物，借助电喷雾电离质谱法（electrospray ionization mass spectrometry，ESI-MS）分析，一般应用较少。共价结合方法的代表技术是 Tethering 技术（图 13-7）。Tethering 技术由 Sunesis 公司发明，利用靶蛋白的半胱氨酸残基与连有巯基侧链的片段形成稳定的二硫键,然后借助质谱识别片段来进行测定,根据复合物的分子量就可以在质谱图上轻易地识别活性片段;而且根据插入的半胱氨酸残基位置不同,还可以判断活性片段的结合位置。Tethering 技术不仅能检测片段和靶蛋白是否结合,而且能够检测是否结合在特定的位点。

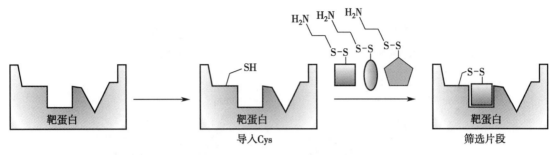

图 13-7　Tethering 技术示意图

13.2.1.7　荧光和生物发光共振能量转移

荧光共振能量转移(fluorescence resonance energy transfer,FRET)是指供体荧光基团在激发时非辐射(偶极子 - 偶极子)能量转移到受体荧光基团的现象。这种能量转移的效率与供体和受体之间的距离的 6 次方成反比。由于强大的距离依赖性,FRET 的高灵敏度可用于体内外检测 PPI 和筛选 PPI 抑制剂。在实验过程中,一个蛋白质标记供体荧光基团,另一个蛋白质标记受体荧光基团(图 13-8a)。FRET 仅在 2 个蛋白质形成复合物,供体和受体荧光基团的距离在 1~10nm 时发生。另外,供体荧光基团的发射光谱必须与受体荧光基团的激发光谱相重叠。在 FRET 实验中使用的供体和受体是快速荧光基团,半衰期非常短,背景荧光较强。时间分辨 FRET(time-resolved FRET,TR-FRET)使用长寿命的荧光基团(镧系元素,如铕和铽)作为供体,可消除背景荧光的干扰。

均相时间分辨荧光(homogeneous time-resolved fluorescence,HTRF)是基于 TR-FRET 的化学技术,具有操作简单、灵敏度高、通量大、实验数据稳定可靠、假阳性率较低的优点。HTRF 中使用的供体是铕或铽穴状物(图 13-8b),其中铕或铽离子嵌入大环结构中发挥能量收集和转移作用。HTRF 的受体荧光基团是 XL665 和 d2,XL665 和 d2 的激发波长为 620nm、发射波长为 665nm。当生物分子相互作用导致 2 个荧光基团接近时,在激发时被穴状化合物捕获的能量部分释放,发射波长为 620nm;另一部分能量共振转移到 XL665 或 d2,使其发光,发射波长为 665nm。665nm 的发射光仅由穴状化合物作为能量供体的 FRET 产生。所以,当生物分子相互作用时有 620nm 和 665nm 2 个激发光,不存在相互作用时只有 620nm 1 个激发光。

生物发光共振能量转移(bioluminescence resonance energy transfer,BRET)的原理与 FRET 类似(图 13-9a)。BRET 的能量供体是生物发光酶,通常是荧光素酶,在相应的底物存在时发射光,能量受体是一个荧光蛋白,在一定的波长范围内吸收光,并在一个较长的波长发射光。同样,只有供体的发射光谱和受体的激发光谱相重叠时能量转移才能发生。针对不同的底物有多种 BRET 供体 - 受体体系,如 Renilla 荧光素酶(Rluc)- 增强的 YFP(EYFP)、Rluc-GFP^2(GFP 的蓝移变体)和萤火虫荧光素酶(Fluc)- dsRed。由于 BRET 不需要通过外在光源激发,从而避免与 FRET 相关的一些缺点,如自发荧光、光漂白及同时激发供体和受体。BRET 适宜开展活细胞内 PPI 的研究。BRET 比率是受体释放光强度与供体

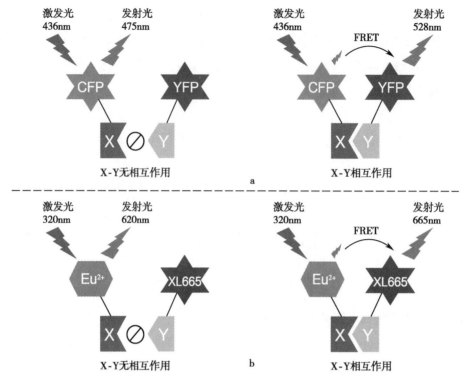

图 13-8　FRET 和 HTRF 示意图

a. FRET 示意图；b. HTRF 示意图

释放的比值。BRET 信号通过测量的 BRET 比率减去背景的 BRET 比率（由供体蛋白单独存在时获得）来计算，因此 BRET 信号的减少表明 PPI 抑制剂相互作用的发生。

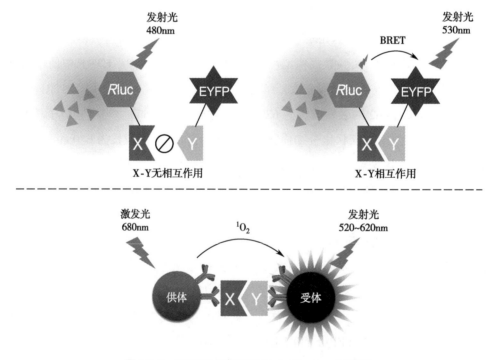

图 13-9　BRET 示意图和 AlphaScreen 示意图

13.2.1.8　放大化学发光亲和均相检测

放大化学发光亲和均相检测（amplified luminescent proximity homogenous assay screen，AlphaScreen）是一种由发光氧通道免疫分析（luminescent oxygen channeling immunoassay，LOCI）开发而来的筛选技术。AlphaScreen 的关键组分包括供体微珠和受体微珠（图 13-9b）。供体微珠含有光敏剂苯二甲蓝，在680nm 激光的照射下，它周围环境中的氧分子转化成一种高能活跃的氧状态（单线氧）。在 4 微秒的半衰期内，单线态氧可以在溶液中扩散的最大距离约为 200nm。受体微珠含有噻吩、蒽和红荧烯 3 种化学物质染料。如果它位于供体微珠附近（<200nm），单体氧就会触发受体微珠的二甲基噻吩衍生物，继而通过激发一系列化学反应，最终在 520~620nm 产生光信号，从而达到检测的目的；如果供体微珠和受体微珠相互不靠近，单线态氧从激发态回落到基态，无信号产生。AlphaScreen 通常用于研究微孔板中的生物分子相互作用，能够检测到高达 pmol/L 级别的化合物活性。AlphaScreen 比其他筛选技术具有一些优势，第一是易于使用。AlphaScreen 是均相的，没有洗涤步骤，可以在 96、384 或 1 536 孔板中进行。微珠类型多种多样且便于将生物分子缀合到微珠表面。第二是能量转移距离大。供体和受体微珠之间产生信号的距离与 FRET 或 HTRF（约 10nm）相比距离更大（200nm），能够测量大分子蛋白质 - 蛋白质复合物。第三是高信噪比。每个供体微珠的激发产生每秒约 6 万个单线态氧，因此一旦与受体微珠相互作用，产生非常高的信号放大。通过这种串联放大反应产生的强大信号，AlphaScreen 技术能够检测到高达 pmol/L 级别的化合物活性；结合低背景，AlphaScreen 提供在某些情况下可达数百的出色信噪比。

13.2.1.9　亲和色谱法

亲和色谱法（affinity chromatography）用于纯化高度特异性相互作用的复合物（如酶和底物，受体和配体，抗体和抗原）。它不仅为蛋白质纯化提供有效的方法，而且也为研究 PPI 和 PPI 抑制剂提供技术平台。这些方法包括下拉（pull-down）实验、免疫共沉淀（co-immunoprecipitation，Co-IP）和酶联免疫吸附试验（enzyme-linked immunosorbent assay，ELISA）。

pull-down 实验是一种能够探测带有融合标签（诱饵）的目标蛋白与"捕获蛋白"（猎物）之间的相互作用的筛选技术（图 13-10a）。在 pull-down 实验中，诱饵蛋白与谷胱甘肽 S- 转移酶（GST）在细菌中表达，固定在谷胱甘肽偶联的珠子上，并与细胞裂解物一起孵育。与诱饵（猎物）结合的蛋白质可通过一系列洗涤和洗脱步骤捕获并"拉下"。最后，诱饵 - 猎物复合物通过十二烷基硫酸钠聚丙烯酰胺凝胶电泳（SDS-PAGE）评估。GST-pull-down 法是评估特定 PPI 结合分子抑制活性的常用策略。在该实验中，纯化的 GST 标签诱饵固定在谷胱甘肽偶联的珠子上，并与纯化的猎物混合物和潜在的 PPI 抑制剂一起孵育。洗去非结合的猎物后，与 GST 标签诱饵结合的猎物可以通过使用抗猎物的抗体蛋白质印迹法检测。

Co-IP 方法类似于 pull-down 实验，可以通过串珠纯化相互作用的蛋白质（图 13-10b）。Co-IP 的不同之处在于它使用特定的诱饵抗体，而不是亲和标记的诱饵。在该方法中，细胞裂解物或蛋白质混合物与抗诱饵抗体一起孵育，然后加入蛋白质 A 或 G，与琼脂糖珠共价连接，可以特异性地结合到抗体上，这样诱饵（即抗原）和猎物都被捕获或共沉淀在串珠上。经洗涤并从抗体洗脱后，诱饵 - 猎物复合物进行 SDS-PAGE 实验并用抗猎物抗体通过蛋白质印迹法进行分析。Co-IP 能够研究在体外生理条件下化合物对特定 PPI 的抑制作用，潜在的 PPI 抑制剂作用于细胞后，可通过检测与诱饵结合猎物的改变量来进行活性评价。

　　ELISA 将已知的抗原或抗体吸附在固相载体表面,使酶标记的抗原 - 抗体反应在固相表面进行。该技术可用于检测大分子抗原和特异性抗体等,也可以用于检测 PPI 的结合,从而测定抑制剂对 PPI 的抑制作用(图 13-10c)。在用 ELISA 直接检测 PPI 的实验中,目标蛋白通过非共价方式涂覆到聚苯乙烯微孔板上。洗去多余的游离蛋白质后,剩下的可结合表面用非反应蛋白(如牛血清 BSA)阻断。然后将含有结合配体的样品溶液加入孔中并孵育,使其与固定的蛋白质相互作用。再次洗涤后,将辣根过氧化物酶(horseradish peroxidase,HRP)或碱性磷酸酶(alkaline phosphatase,AP)连接的一抗加入,作为检测抗体。最后加入酶的底物,经过酶促反应释放荧光信号。通过吸光度或荧光的读数来确定与固定蛋白结合的配体的量。用于表征 PPI 抑制剂时,IC_{50} 可根据剂量依赖性地减少读出的信号来计算。ELISA 也可以间接形式进行,其中结合配体由一抗和酶连接二抗检测;或"三明治"的形式,其中将通过预先涂覆的"捕获"抗体目标蛋白涂覆到板上。通常,ELISA 由于通过酶促氧化或底物水解反应产生增强的颜色或荧光的信号放大,表现出优异的灵敏度。

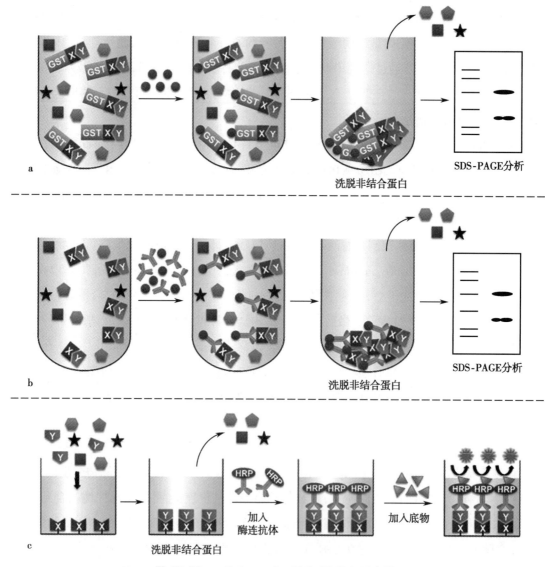

图 13-10　pull-down、Co-IP 和 ELISA 示意图

a. pull-down 示意图;b. Co-IP 示意图;c. ELISA 示意图

13.2.2　基于高通量筛选发现 PPI 小分子抑制剂

在 21 世纪初,高通量筛选(HTS)的迅速发展成为发现先导化合物的主流技术。HTS 通过筛选庞大的化合物库来发现有活性的小分子或先导化合物。很多制药公司建立数百万级的化合物库,并且通过 HTS 针对已经确证的靶标筛选出不少候选药物。但是,面对全新的靶标或者一些复杂的靶标(如 PPI),HTS 却很难筛选出理想的化合物。这主要存在 2 个方面的原因,首先 HTS 的化合物库主要是针对传统药物靶标收集或设计构建的,不能有效覆盖 PPI 抑制剂对应的化学空间;其次 PPI 的界面大且浅,从 HTS 筛选获得的苗头化合物的亲和力一般较低(通常在 $\mu mol/L$ 范围内)。因此,化合物筛选通常在高浓度(>10$\mu mol/L$)下进行,导致命中率低和假阳性率高。综上所述,活性化合物鉴定方法和化合物库品质是影响 HTS 筛选成功率的 2 个关键因素。

尽管如此,HTS 仍然是发现靶向 PPI 的抑制剂的主流手段,尤其在制药公司中具有非常广泛的应用。大部分处于临床研究阶段的 PPI 抑制剂来源于 HTS,针对 PPI 抑制剂的 HTS 筛选流程如图 13-11 所示。为了提高 HTS 的成功率,研究人员发展一系列稳定可靠的实验测试方法,如荧光偏振(FP)、荧光共振能量转移(FRET)和放大化学发光亲和均相检测(AlphaScreen),已广泛应用于 PPI 抑制剂的筛选。在筛选后的验证阶段,低通量的测试方法如表面等离子共振(SPR)、等温滴定量热法(ITC)和微量热泳动(MST)可用于苗头化合物的验证。在选择适合开展结构优化的苗头化合物时,实验获得的各种结合参数如解离常数(K_d)、结合动力学参数(k_{on} 和 k_{off})提供量化指导。在结构优化阶段,普遍采用构效关系(structure-activity relationship,SAR)研究、基于结构的药物设计(structure-based drug design,SBDD)和药动学(pharmacokinetic,PK)/ 药效学(pharmacodynamic,PD)优化,这与作用于传统药靶先导化合物的优化策略类似。值得注意的是,PPI 的热点区域和 PPI 抑制剂复合物的结构信息对于提高药物发现的效率和成功率具有不可估量的价值。

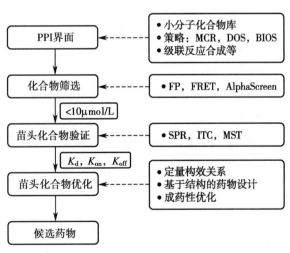

图 13-11　HTS 筛选 PPI 小分子抑制剂的流程

13.2.2.1　筛选 PPI 抑制剂的化合物库

化合物库的大小和多样性对 HTS 的成功同样起到至关重要的作用。与传统的类药小分子相比,PPI 抑制剂通常具有更高的分子量和更复杂的结构。因此,化合物库需要拓展新的化学空间,以便获得更好的 PPI 抑制剂。尽管目前的化合物库主要依赖制药公司构建和收集,但基于多样性和复杂性构建具有生物相关性的化合物库渐渐成为 PPI 抑制剂筛选的重要源头。同时,高效合成方法的研究,如多组分反应(multi-component reaction,MCR)、多样性导向合成(diversity-oriented synthesis,DOS)、生物导向合成(biology-oriented synthesis,BIOS)和级联反应(cascade reaction)成为构建靶向 PPI 的化合物库的有力工具。

(1)MCR 导向的化合物库:MCR 利用 3 种或 3 种以上的反应物通过"一步、一锅"反应合成目标产物,是一种高效的合成策略。MCR 广泛用于化合物库的快速构建,已有报道称通过筛选基于 MCR 衍生的化合物库获得 p53/MDM2、Bcl-w/BH3 和 XIAP(Bir3)/caspase9 抑制剂。尽管 MCR 在化合物合成方面高效快速,但 MCR 衍生的化合物库还存在分子结构单一、立体多样性差的缺陷,仍有待进一步改善。

德国 Dömling 研究小组通过筛选 MCR 衍生的化合物库报道了一系列 PPI 抑制剂(图 13-12)。化合物 13-3(基于 MCR 衍生的咪唑类似物)被鉴定为 Bcl-w/BH3 相互作用的选择性抑制剂(IC$_{50}$=8.09μmol/L)。值得注意的是,该化合物还通过诱导细胞凋亡显示出对白血病细胞系 HL-60(IC$_{50}$=9.43μmol/L)良好的体外抗肿瘤活性。Dömling 等还将基于锚点残基的设计(anchor-based design)、MCR 驱动的靶向虚拟化合物库构建、虚拟筛选、化学合成和生物筛选相结合,构建一种全新的 PPI 抑制剂发现策略。"锚点"模仿 PPI 界面中的"热点"残基;MCR 用于构建基于锚点的虚拟化合物库,同时具有 HTS 和 SBDD 的优点。例如,通过该策略成功发现 Bir3 结构域 XIAP(X 连锁的凋亡抑制剂)抑制剂(化合物 13-4,IC$_{50}$=4.9μmol/L)。

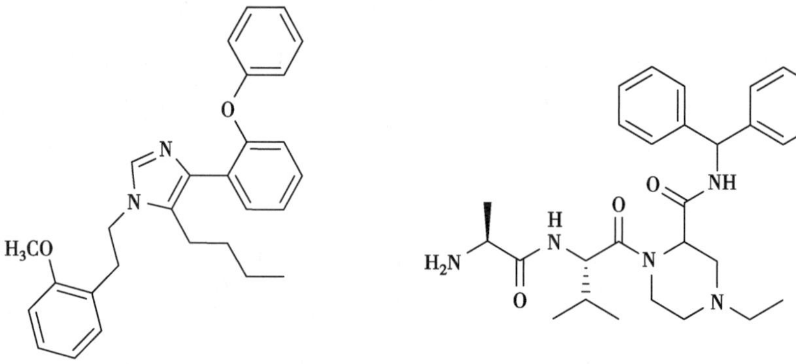

13-3
靶点:Bcl-w/BH3
IC$_{50}$= 8.09μmol/L

13-4
靶点:XIAP(Bir3)/caspase-9
IC$_{50}$= 4.9μmol/L

图 13-12 MCR 导向的 PPI 抑制剂的发现

(2)DOS 导向的化合物库:DOS 是一种研究类药化学空间的有效合成策略,重点是建立具有骨架多样性、结构复杂性和立体多样性的化合物库。事实证明这些特征有助于提高 HTS 的命中率和准确性。到目前为止,已经从 DOS 驱动的化合物库中发现一系列生物活性分子。在 PPI 药物发现领域,DOS 的主要贡献在于高效地构建大环化合物库,这些大环具有结构多样性且柔性受限,作为潜在的模拟肽类似物与"热点区域"发生相互作用,与 PPI 界面契合而不造成熵的损失,显示出作为 PPI 抑制剂的发展潜力。此外,与 PPI 多肽抑制剂相比,大环化合物具有更好的细胞渗透性。

Shh/Ptch1 是 Hedgehog 信号通路的重要 PPI,Schreiber 课题组利用 SPR 筛选 DOS 库,发现首个 ShhN 小分子抑制剂(Shh 的 N 末端构建体),即大环化合物 13-5(图 13-13)。进一步结构优化合成十二元大环 robotnikinin(13-6),靶标亲和力显著增加(K_d=3.11μmol/L)。Marcaurelle 等设计并合成一个基于天然产物野靛碱骨架的 DOS 库,包含 15 000 个 4 种不同结构类型的手性化合物,基于 HTS 发现一系列结构新颖的 Bcl-2 和 Bcl-xL 抑制剂。其中,桥接双环吡啶酮骨架的化合物 13-7 对 Bcl-2 和 Bcl-xL 的活性相当,K_i 分别为 2.0μmol/L 和 5.7μmol/L。化合物 13-8 也是通过 DOS 库筛选得到的,对 Bcl-2(K_i<0.8μmol/L)和 Bcl-xL(K_i>100μmol/L)表现出很好的选择性,同时也显示出良好的体内外抗肿瘤活性。

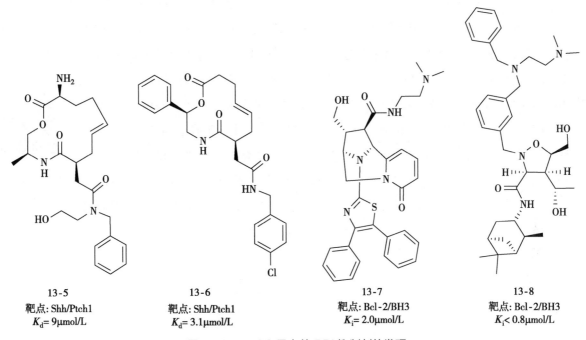

13-5	13-6	13-7	13-8
靶点: Shh/Ptch1	靶点: Shh/Ptch1	靶点: Bcl-2/BH3	靶点: Bcl-2/BH3
K_d= 9μmol/L	K_d= 3.1μmol/L	K_i= 2.0μmol/L	K_i< 0.8μmol/L

图 13-13　DOS 导向的 PPI 抑制剂的发现

(3)BIOS 导向的化合物库:自然界中的生物活性天然产物通过长期进化选择而来,在生物合成过程中与特定的蛋白质相互作用,具有与生物关联性较高的结构特征。因此,基于天然产物构建的化合物库被公认为是 PPI 抑制剂的丰富来源。受这一想法的启发,Waldmann 等从天然产物中找出结构骨架的特征,通过合成系列化合物库,探索其化学空间。BIOS 的理念是从庞大的化学空间中识别出包含活性分子的区域构成靶标 - 配体空间,并用于寻找新型药物分子。典型的 BIOS 衍生物库通常含有 200~500 种化合物,命中率为 0.2%~1.5%。BIOS 已应用于药物化学和化学生物学,尽管成功的案例还很少,但 BIOS 库为筛选 PPI 抑制剂提供更多的选择。

(4)级联反应导向的化合物库:级联反应是一种用"一锅法"高效组装多样且复杂骨架的有效手段。通过药物优势骨架导向的发散性不对称串联反应策略(divergent organocatalytic cascade approach,DOCA)将有机催化、级联反应、发散合成和化合物的成药性有机融合,构建基于"优势骨架"的化合物库,并发现全新的生物活性分子。利用有机不对称催化 Michael-Michael 级联反应将硫代四氢吡喃和吲哚骨架组合,构建一个含有新型手性吲哚螺环骨架的化合物库(图 13-14),筛选发现该新骨架是一类新型的 p53-MDM2 抑制剂(13-9),具

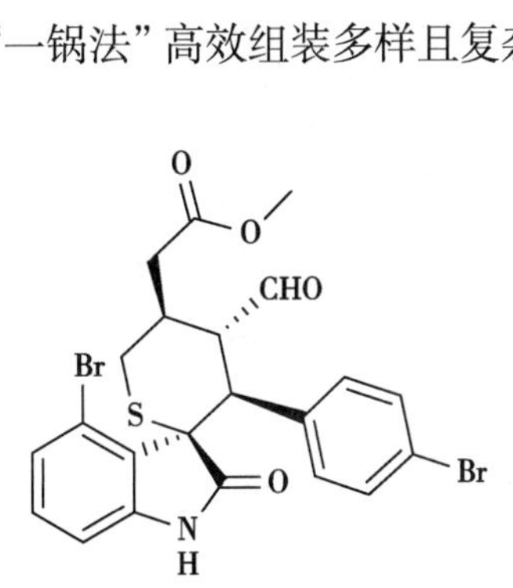

MDM2 K_D= 2.2μmol/L
A549 IC$_{50}$= 1.67μmol/L

13-9

图 13-14　级联反应驱动的 PPI 抑制剂的发现

有良好的抗肿瘤活性。

13.2.2.2　HTS 筛选发现 p53-MDM2 抑制剂

到目前为止,应用 HTS 筛选 PPI 抑制剂的最成功的案例是发现 p53-MDM2 抑制剂 nutlin 和苯并二氮杂二酮类化合物(图 13-15)。p53-MDM2 蛋白质 - 蛋白质相互作用是一个极有前景的抗肿瘤药新靶标。p53-MDM2 复合物的晶体结构(PDB ID：1T4F)显示,MDM2 上存在 3 个热点残基(即 Phe[19]、Trp[23] 和 Leu[26] 口袋),有利于小分子结合(图 13-15b)。罗氏公司的研究人员通过 HTS 发现高活性的 p53-MDM2 小分子抑制剂 nutlin-2(顺式咪唑啉类似物,13-10)。人源化 MDM2-nutlin-2 复合物的晶体结构显示,配体与 3 个热点残基结合,并高度模拟它们的相互作用(图 13-15c)。咪唑啉骨架替代 p53 的 α- 螺旋主链并且能够将侧链引导至适当的位置。2 个溴代苯基分别占据 Trp[23] 口袋和 Leu[26] 口袋,乙醚侧链位于 Phe[19] 口袋中。此外,通过一系列细胞和体内实验验证了 nutlin-3a(13-11)优异的抗肿瘤效果。值得注意的是,通过 nutlin 的后续结构改造发现临床候选物 RG7112(13-12,图 13-15d),目前处于 Ⅱ 期临床试验中,用于治疗白血病和实体瘤。彩图见 ER-13-2。

强生公司也报道一项关于 p53-HMD2(MDM2 同源蛋白)抑制剂的 HTS 研究,通过温度依赖性蛋白质折叠测定法筛选 30 多万个化合物,发现一系列新型苯并二氮杂二酮类 p53-HDM2 抑制剂(图 13-15a)。TDP222669(13-13)的 K_d 为 80nmol/L,显示出良好的体内外抗肿瘤活性。TDP222669 的结合构象也类似于 p53 的 α- 螺旋,其核心苯基部分、侧链氯苯基和氯苄基分别与 Phe[19]、Trp[23] 和 Leu[26] 口袋形成相互作用(图 13-15e)。

13-10
IC$_{50}$=140nmol/L

13-11
IC$_{50}$=90nmol/L

13-12
IC$_{50}$=8nmol/L

13-13
K_d=80nmol/L

a

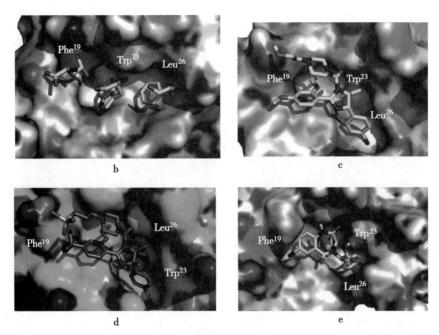

图 13-15　p53-MDM2 抑制剂及其与 MDM2 结合示意图

13.2.2.3　PDEδ-KRAS 抑制剂的发现和结构优化

致癌基因 *RAS* 的信号通路是重要的抗肿瘤靶标。通过小分子抑制 PDEδ-KRAS 的结合从而干扰 RAS 定位和信号转导,为靶向 RAS 的抗肿瘤药发现提供新策略。Waldmann 课题组利用 AlphaScreen 对 15 万个化合物进行 HTS,发现苯并咪唑片段(13-14)是一类新型 PDEδ-KRAS 抑制剂(图 13-16a)。通过解析化合物 13-14 与 PDEδ 复合物的晶体结构发现,化合物 13-14 与 PDEδ 的法尼基结合口袋结合。2 分子的化合物 13-14 处于同一口袋的不同位点,并分别与热点残基 Arg[61] 和 Tyr[149] 形成氢键相互作用(图 13-16b),K_D 达 165nmol/L。随后,研究人员利用基于结构的药物设计策略优化苗头化合物 13-14。首先,将分处不同位点的 2 个苯并咪唑片段相连,得到的二聚化合物 13-15 的活性显著提高(K_D=39nmol/L),晶体结构显示化合物 13-15 保留 2 个苯并咪唑的原始构象和氢键相互作用(图 13-16c)。烯丙基指向部位仍有较大的空间,可以被更大的基团取代。随后,研究人员用环己基替代烯丙基得到化合物 13-16,活性增强(K_D=16nmol/L);用手性哌啶环替换烯丙基得到化合物 13-17(deltarasin,K_D=38nmol/L),虽然活性未获得改善,但表现出良好的水溶性和膜渗透性。后续研究集中在连接子的优化,用哌啶羧酸酯替换苯基醚得到化合物 13-18,活性显著提高(K_D=10nmol/L)。晶体结构显示,哌啶氮原子与 Cys[56] 的主链羰基形成氢键相互作用(图 13-16d)。综合考虑化合物的稳定性和理化性质的合理性,选取 deltarasin (13-17)开展后续研究。实验表明,deltarasin 通过抑制致癌 RAS 信号转导对人胰腺导管癌细胞显示出优良的体内外抗增殖活性。在 10mg/kg(每日 2 次)的剂量下,deltarasin 几乎可以完全抑制裸鼠体内胰腺癌移植瘤的生长。彩图见 ER-13-3。

2016 年,Waldmann 课题组采用相同的策略再次对实验室的化合物进行 HTS,发现吡唑并哒嗪酮 (13-19,K_D=5nmol/L)(图 13-17a)能够结合 PDEδ 的异戊二烯结合口袋。晶体结构显示(图 13-17b,彩图见 ER-13-4),化合物 13-19 和 PDEδ 蛋白的结合模式与 deltarasin 相类似。化合物 13-19 的杂环氮原子和羰基分别与 Arg[61] 和 Tyr[149] 形成氢键相互作用,并且 2 个氢键基

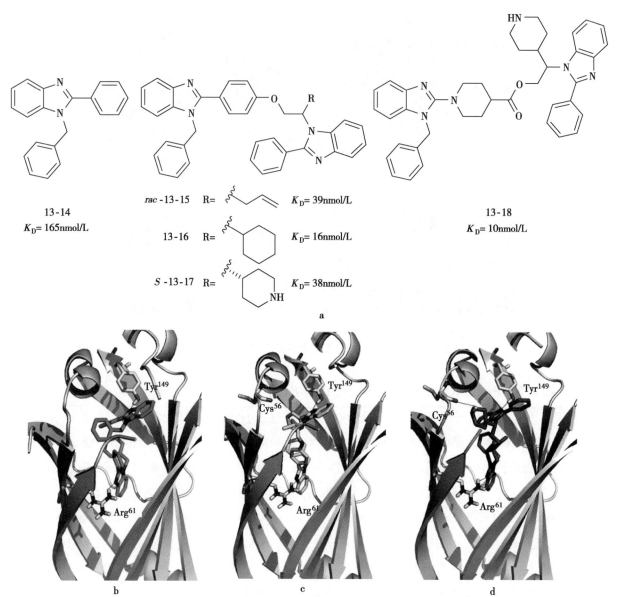

図 13-16 苯并咪唑类 PDEδ-KRAS 抑制剂的发现和优化设计

a. 抑制剂的结构；b. 化合物 13-14 与 PDEδ 结合模式（PDB：4JV6）；c. 化合物 13-15 与 PDEδ
结合模式（PDB：4JVB）；d. 化合物 13-18 与 PDEδ 结合模式（PDB：4JVF）

团之间 3 个碳长度的连接子非常重要，因此在结构优化中需要保留。在结合模式的指导下，通过结构优化获得 deltazinone（13-20），K_D 达到 8nmol/L。机制研究证实，该化合物可通过抑制 PDEδ 与 KRAS 结合，降低 RAS 介导的信号转导。然而，小鼠实验显示该化合物在体内的代谢稳定性差，不适宜进行后续的体内药效评价。

近期，Waldmann 课题组再次应用 AlphaScreen 对扩大的实验室化合物库（增加到 20 万个化合物）进行 HTS，发现一种新型苯二磺酰胺类 PDEδ 抑制剂 13-21（K_D=13nmol/L，图 13-18a）。晶体结构显示化合物 13-21 与 PDEδ 活性口袋 Arg[61]、Gln[78] 和 Tyr[149] 形成 3 个氢键相互作用，与 Trp[32] 和 Trp[90] 的芳环形成 π-π 相互作用（图 13-18b）。进一步结构优化得到化合物 13-22（K_D=8nmol/L），除保持与化合物 13-21 相同的氢键相互作用外，还与 Cys[56] 的羰基形成额外的氢键相互作用（图 13-18c）。化合物 13-22 的苄基处于 Glu[88] 的侧链附近，但未与之形成相互作用。Glu[88] 在 PDEδ-KRAS 相互结合上起

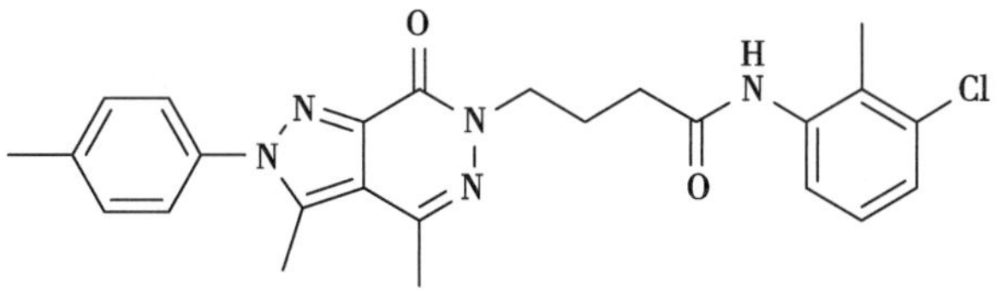

13-19

$K_D = 5\text{nmol/L}$

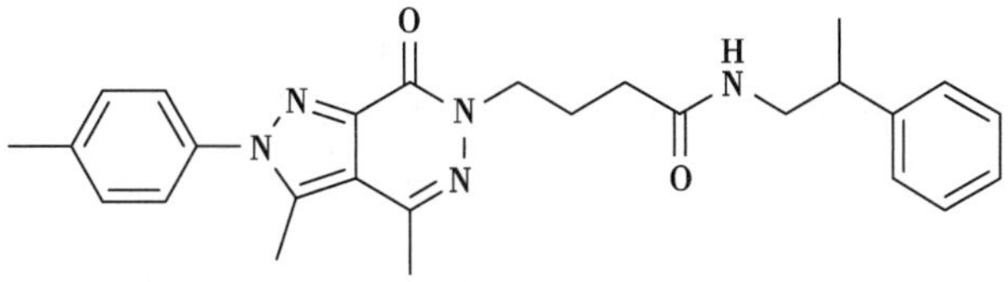

13-20

$K_D = 8\text{nmol/L}$

a

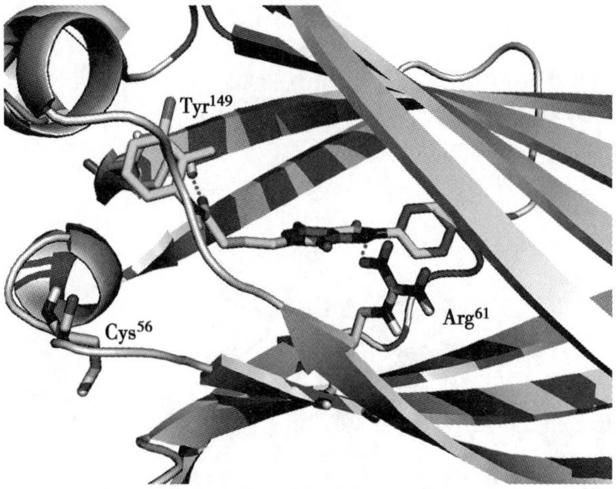

b

图 13-17　吡唑并哒嗪酮类 PDEδ-KRAS 抑制剂的发现和优化设计

a. 抑制剂的结构；b. 化合物 13-19 与 PDEδ 结合模式图（PDB：5E80）

到重要作用。因此，研究人员利用 2- 甲氨基嘧啶甲基替换结构中的苄基，希望化合物能与 Glu88 形成新的相互作用，得到化合物 deltasonamide 1（13-23）。晶体结构结果显示，化合物 13-23 除保持与化合物 13-22 相同的氢键相互作用外，嘧啶氮原子与 Glu[88] 侧链羧基和 Met[118] 骨架的酰胺形成 2 个水分子介导的氢键（图 13-18d），甲氨基的氮原子与 Glu[88] 的侧链羧基形成氢键相互作用。这 7 个氢键相互作用使得化合物 13-23 的活性提高至 pmol/L 的水平（K_D=203pmol/L）。随后，引入 4- 氨基环己烷得到化合物 deltasonamide 2（13-24），同样表现出 pmol/L 级的亲和活性（K_D=385pmol/L）。对于 KRAS 依赖性 Panc-Tu-1 和 MiaPaCa-2 肿瘤细胞，化合物 13-24 表现出较好的肿瘤生长抑制生活，IC$_{50}$ 分别为 0.75μmol/L 和 1.5μmol/L。但是对于 KRAS 非依赖性 Panc-1 细胞，化合物的活性显著下降。彩图见 ER-13-5。

13.2.3　基于热点区域发现 PPI 小分子抑制剂

PPI 界面往往是平坦而宽大的，蛋白质表面通常表现出复杂的动态行为。酶或受体通常具有 1 或 2 个较大的底物结合口袋（平均体积为 260Å^2）；与之相反，PPI 界面则是几个浅而小的口袋集合（每个口袋

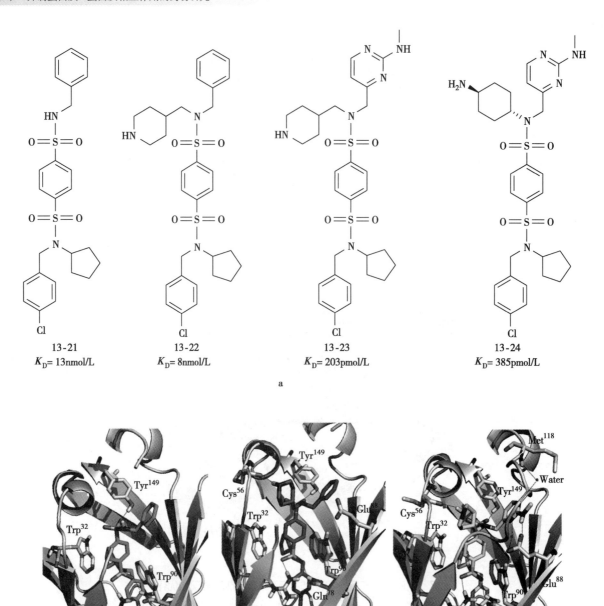

图 13-18 苯二磺酰胺类 PDEδ-KRAS 抑制剂的发现和优化设计

a. 抑制剂的结构;b. 化合物 13-21 与 PDEδ 结合模式(PDB:5ML2);c. 化合物 13-22 与 PDEδ
结合模式(PDB:5ML8);d. 化合物 13-23 与 PDEδ 结合模式(PDB:5ML3)

的平均体积为 54Å²)。在 PPI 涉及的 2 个蛋白质结合之前,凹陷的热点区域通常在未结合状态保持张开状态(图 13-19a),这种预结合状态可避免在蛋白质 - 蛋白质结合时消耗过大的能量进行蛋白质构象重构,使得 PPI 的识别过程变得相对平和。凸出的热点区域一旦对接到凹陷的热点区域,会进一步诱导最终高亲和力的 PPI 复合物的形成(图 13-19b)。凹陷的热点区域的预结合状态也为小分子抑制剂的发现提供便利。

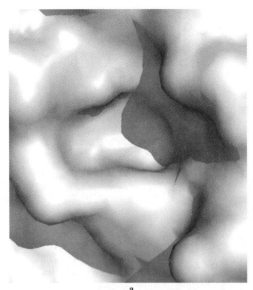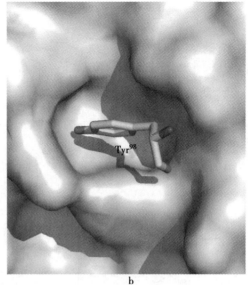

图 13-19　热点区域的预结合状态（a）和形成 PPI 复合物（b）的比较

研究表明，具有可成药性的 PPI 热点区域具有一定的特征。口袋的成药性与总表面积和非极性接触面积呈对数上升，而与极性接触面积呈对数下降。可药结合位点的极性基团在识别类药小分子中起决定性作用。PPI 口袋的可药性随着蛋白质表面的粗糙度线性上升。口袋形状对成药性也有重要影响。口袋紧密度（体积除以表面积）也十分重要，其最佳值约为 0.4。具有多球形形状的口袋紧密度相对来说值会变大，更细长形状的口袋紧密度相对来说值会变小，都会降低其成药性。可药性 PPI 口袋周围的氨基酸组成与蛋白质表面上其他区域的氨基酸组成明显不同。在可成药的 PPI 口袋中，芳香残基和甲硫氨酸出现的频率相对较高。在识别可药性 PPI 口袋时，热点区域中的氨基酸之间的分子相互作用也应当值得注意。据报道，带电残基会降低口袋的成药性。此外，蛋白质固有的热运动导致热点区域相邻区域的构象波动可能会打开瞬时口袋，使小分子抑制剂更易进入热点区域发生结合。

13.2.3.1　基于锚点残基发现 p53-MDM2 抑制剂

Dömling 研究小组基于热点区域开展 p53-MDM2 蛋白质 - 蛋白质相互作用小分子抑制剂的研究（图 13-20，彩图见 ER-13-6）。基于 MDM2 上的 3 个热点残基（即 Phe^{19}、Trp^{23} 和 Leu^{26} 口袋，图 13-15b），将 p53 的色氨酸残基 Trp^{23} 作为药物设计的起点，6- 氯吲哚和 4- 氯苯被定义为模拟 Trp^{23} 吲哚环的锚点片段。通过 MCR 合成系列含有 6- 氯吲哚基和 4- 氯苯基的衍生物，发现化合物 WK23（13-25），其 K_i 为 0.916μmol/L。晶体结构显示 WK23 的 6- 氯吲哚部分与 Trp^{23} 残基的结合位置相同，氯原子指向口袋底部；6- 氯吲哚中的氮原子与 MDM2 的 Leu54 羰基氧形成氢键相互作用；4- 氯苄基和苯环分别占据 p53 中 Leu^{26} 和 Phe^{19} 的结合位点。结构优化后得到化合物 WK298（13-26），其活性明显上升（K_i=0.109μmol/L）。此外，该小组基于 MCR 构建化合物库，通过 FP 筛选发现活性化合物 KK271（13-27）、YH119（13-28）、YH239（13-29）和 13-30；将 4- 氯苄基引入 YH119 中得到化合物 YH300（13-31，K_i=0.6μmol/L）。

13.2.3.2　基于热点残基发现 VHL/HIF-1α 抑制剂

VHL 蛋白是 E3 连接酶的组成部分。VHL/HIF-1α 复合物的形成促进 HIF-1α 的泛素化和降解。HIF-1α 的累积会上调参与缺氧反应的基因，VHL/HIF-1α 抑制剂可能用于治疗慢性贫血。HIF-1α 的 3-

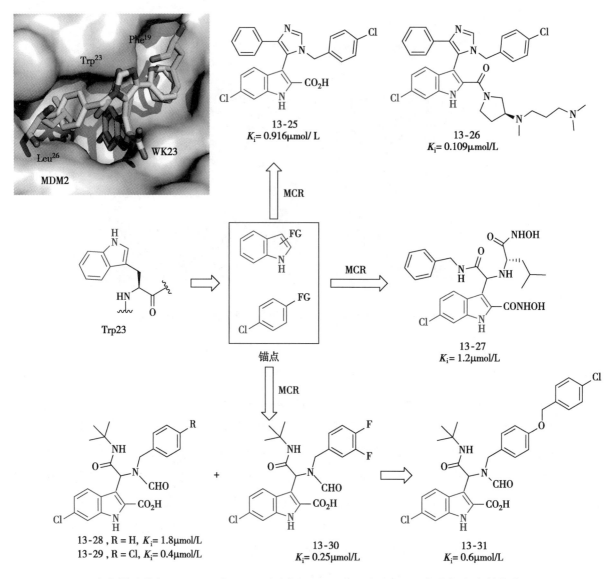

左上图显示为 p53-MDM2（PDB：1YCR）与 WK23-MDM2（PDB：3LBK）叠合，绿色结构为

p53 残基（Phe[19]、Trp[23] 和 Leu[26]），黄色结构为 WK23，颜色标注见彩图。

图 13-20 基于锚点设计 p53-MDM2 抑制剂

羟基 -L- 脯氨酸（Hyp[564]）是与 VHL 相互作用的一个热点残基。Crews 基于 Hyp[564] 开展从头
设计，在软件 BOMB 的协助下，设计合成化合物 13-33（图 13-21，彩图见 ER-13-7），其 IC_{50} 为
117μmol/L。化合物 13-33 的异噁唑环与复合物结晶水发生氢键相互作用，苄基与 Tyr[98] 残基
形成 π-π 相互作用。因此，在后续的结构优化中将噁唑环引入苄基的对位，得到化合物 13-34，活性大幅
上升（IC_{50}=4.1μmol/L）。晶体结构显示，化合物 13-34 中的噁唑环氮原子与 VHL 的 Arg[107] 形成氢键相互
作用。对化合物 13-34 进行进一步优化，得到化合物 13-35，4- 甲基噻唑环取代噁唑环，能与 VHL 中的
疏水口袋形成更强的疏水相互作用；苯胺替代异噁唑后，苯环位于 Trp[88] 的侧链附近，并与 VHL 的 Gln[96]
形成水介导的氢键相互作用。化合物 13-35 的活性进一步增强（IC_{50}=0.90μmol/L）。

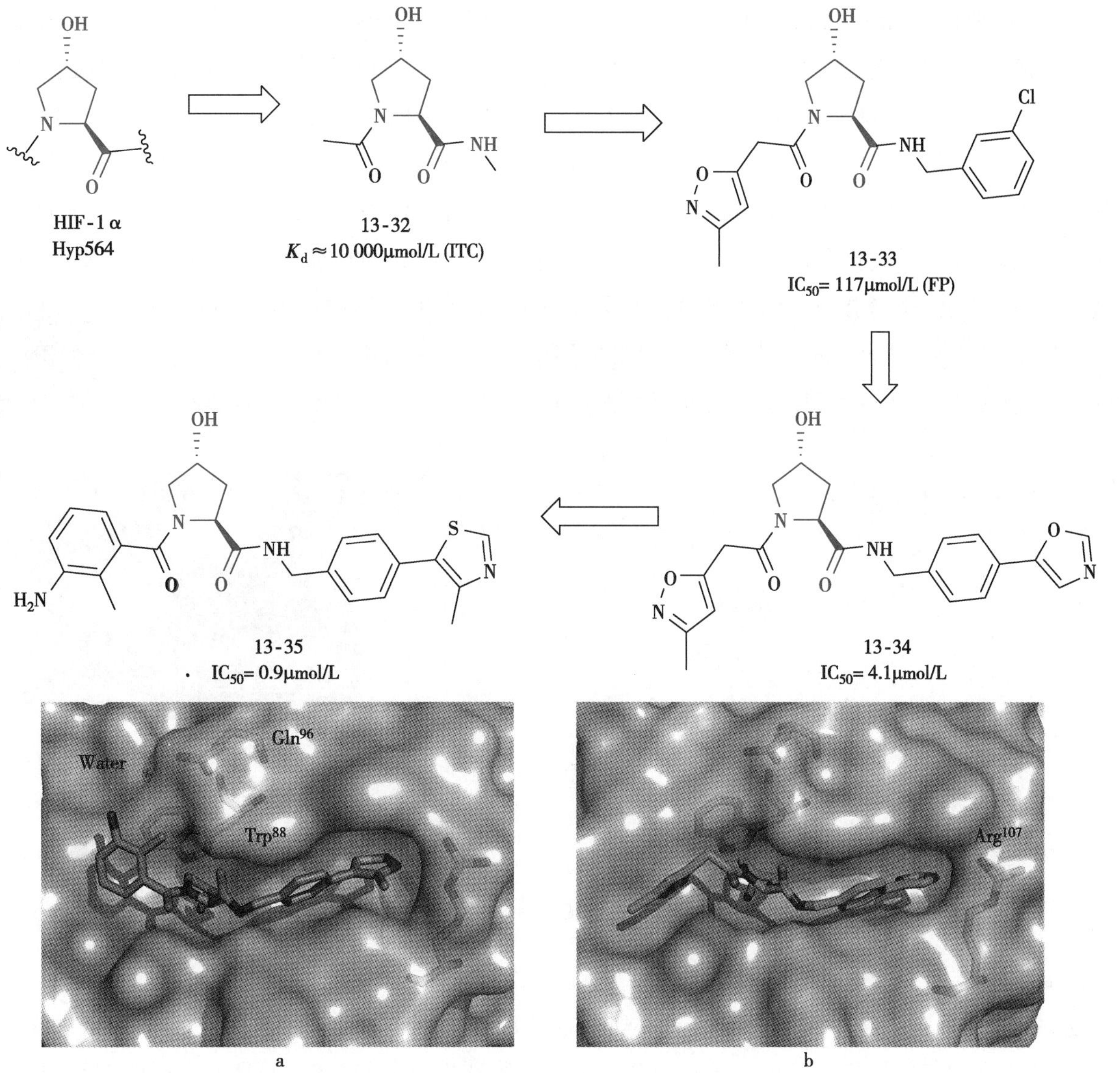

图 13-21　基于热点残基设计 VHL（a）、HIF-1α（b）抑制剂（PDB：4B9K、3ZRC）

13.2.4　基于片段的药物设计发现 PPI 小分子抑制剂

基于片段的药物设计（FBDD）的原理和方法在本书第 5 章中详细阐述，本部分仅介绍该方法在 PPI 抑制剂设计中的应用。PPI 的热点区域理论为 FBDD 提供更广阔的应用空间。FBDD 在 PPI 小分子抑制剂设计和药物研发中发挥重要作用，例如，靶向 Bcl-2 的药物维奈克拉（venetoclax，ABT-199）已经获批上市，多个 BET 溴结构域抑制剂正在进行临床研究（表 13-2）。但是，与传统的小分子药物（200~500Da）相比，PPI 抑制剂的相对分子量（>400Da）更高，往往难以满足"Lipinski 五规则"的类药性要求。

13.2.4.1　Mcl-1 抑制剂

Mcl-1 是 Bcl-2 家族中的相关蛋白，在许多癌细胞中表达上调。但是 Mcl-1 与 Bcl-2 和 Bcl-xL 显著不同，它与不同的 BH3 肽段相结合。Friberg 等利用 FBDD 开展 Mcl-1 选择性抑制剂的研究。首先，通过记录 12 个片段的混合物孵育 Mcl-1 的 SOFAST ^{1}H-^{15}N HMQC 光谱，筛选包含 138 000 多个化合物的片段库,得到 132 个苗头片段,其中 93 个片段与 Mcl-1 结合的 K_i<500μmol/L。根据蛋白质亲和力和不同片段的化学特性,选择 2 类化合物(13-35 和 13-36,图 13-22)进行后续研究。其次,为了确定这 2 类片段与 Mcl-1 的结合模式,对 Mcl-1/ 苗头片段复合物进行基于核磁共振的结构研究。使用双标记的(^{15}N、^{13}C)Mcl-1 蛋白,基于 NOE 推断结构特征,并将具有代表性的片段与之前确定的 Mcl-1/Bim BH3 肽复合物进行对接。这 2 类片段与蛋白质结合后表现出不同的 NOE 信号,表明它们作用于 Mcl-1 的不同区域。据此,将第二类化合物 13-36 的芳香基团通过 2~4 个碳原子的连接子与第一类化合物 13-35 的稠合杂环的 3 位进行连接,所得的化合物能够同时保持 2 个初始片段对 Mcl-1 良好的疏水结合,同时羧基能够与 Mcl-1 的 Arg^{263} 形成氢键相互作用。当连接子的碳原子数设定为 4 时,得到活性最好的化合物 13-37,其对 Mcl-1 的选择性高于 Bcl-xL 和 Bcl-2。彩图见 ER-13-8。

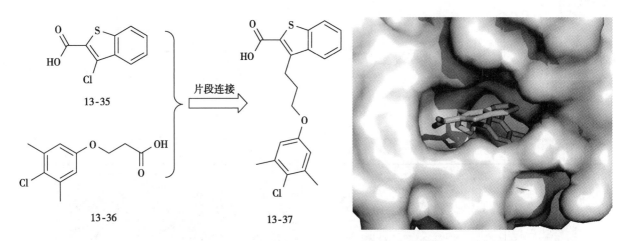

图 13-22 Mcl-1 抑制剂的发现及其与 Mcl-1 的结合模式图(PDB:4HW3)

13.2.4.2 IAP-SMAC 抑制剂

凋亡蛋白抑制剂(inhibitor of apoptosis protein,IAP)是细胞凋亡的重要调节因子,分为 cIAP1、cIAP2 和 XIAP。它们与胱天蛋白酶(caspase)结合以阻断细胞凋亡通路的激活,并且通常在癌细胞中过表达。IAP 的内源性抑制剂称为胱天蛋白酶的第二线粒体激活剂(second mitochondrial activator of caspase,SMAC),它能够与胱天蛋白酶竞争性地结合 IAP 上的 Bir 结构域,从而刺激细胞凋亡。由于 SMAC 特殊的氨基酸序列(Ala-Val-Pro-Ile,AVPI),它能够与 XIAP 内 Bir 结构域上 2 个相邻的亚基紧密结合,因此它也为设计模拟四肽结合特征的小分子抑制剂提供模板。

Pellecchia 等针对抗凋亡蛋白 XIAP 设计得到新型 SMAC 模拟物,证明基于核磁共振技术的筛选和 FBDD 方法在设计 PPI 抑制剂中的实用性。最初,他们设计了一个虚拟的化合物库,包含 578 个初级和 815 个次级 L- 丙氨酸衍生物。通过分子对接,对其中的 5 个片段进行分析,并通过 NMR 对分子对接结果进行验证,证实片段与 XIAP 的 Bir3 结构域结合。以一种 SMAC 模拟物进行干扰,比较 Bir3 与化合物作用后化学位移的变化和差异,最终筛选得到化合物 13-38(图 13-23),与 Bir3 结构域存在弱相互作用(K_d=200μmol/L)。通过分子对接和 NMR 分析,发现化合物 13-38 的 4- 苯氧基的 2 位可进行结构衍生,能与 P2 结构域子口袋形成更多的相互作用,其效果类似于四肽 AVPI 的异亮氨酸残基。于是,设计了化合物 13-39 的各类衍生物,构建了一个大约包含 900 个化合物的虚拟化合物库进行对接筛选。根据分子对接结果,挑选打分较高的化合物进行化学合成并通过 NMR 方法验证化合物与 Bir3 的结合,最终发现活性最强的化合物 13-40，K_d 为 1.2μmol/L。

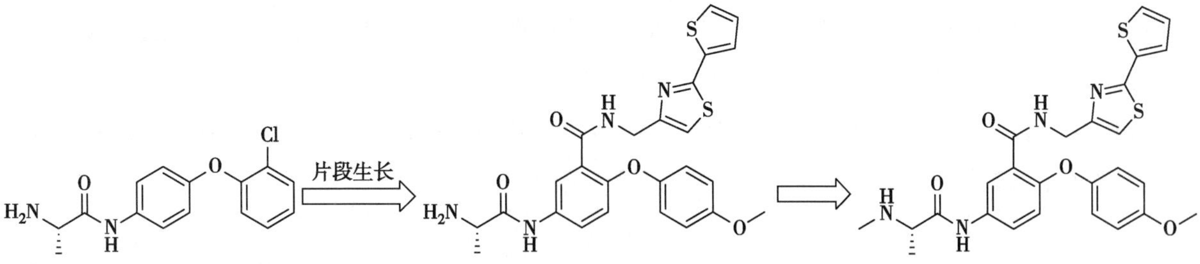

图 13-23　IAP-SMAC 抑制剂的发现和优化

13.2.5　基于计算方法发现 PPI 小分子抑制剂

由于 PPI 的特殊拓扑结构，适用于 PPI 的计算方法也与常规药物靶标不同。计算方法可分为 2 类：第一类方法研究 PPI 靶标，主要用于选择有价值的 PPI 靶标、模拟蛋白质 - 蛋白质复杂结构模型和识别 PPI 界面上的热点；第二类方法针对 PPI 开发小分子抑制剂，如虚拟筛选和基于片段的药物设计。本部分介绍几种发现 PPI 小分子抑制剂的计算方法的工作流程，重点讨论针对 PPI 开发小分子抑制剂。

与高通量筛选相比，虚拟筛选更为经济、有效、快速，并且极大地拓展搜寻空间。虚拟筛选主要分为基于配体的筛选和基于结构的筛选 2 种。在基于配体的筛选中，用化学结构或已知抑制剂的分子描述符当作模板在数据库中搜寻其他化合物。根据寻找相似分子的不同策略，基于配体的虚拟筛选可分为基于描述符的方法、基于图形的方法和基于药效团的方法。其中，基于药效团的虚拟筛选广泛用于 PPI 抑制剂的发现。现有的药物设计软件，如 LigandScout、Discovery Studio 和 Pocket Query 可直接将 PPI 的药效团与蛋白质 - 蛋白质晶体的结构进行比对。

在基于结构的虚拟筛选中，通过分子对接来评价数据库中的化合物能否作用于结合位点，并按照打分函数进行打分排名。理论上所有对接方法均可用于基于 PPI 靶标的虚拟筛选。然而，由于蛋白质 - 配体和蛋白质 - 蛋白质结合表面具有明显的差异，开展基于对接的虚拟筛选需要特别注意。一些课题组已经开展针对 PPI 靶标的分子对接方法的可靠性验证。研究表明，传统对接算法和打分函数在 PPI 系统中表现良好，预测的准确度仅较常规结合位点下降 10%。因此，基于结构的虚拟筛选可辅助 PPI 抑制剂的设计。下面以 uPA-uPAR 抑制剂为例，介绍基于对接的虚拟筛选在发现 PPI 抑制剂中的应用。

尿激酶型纤溶酶原激活物（urokinase-type plasminogen activator，uPA）和尿激酶型纤溶酶原激活物受体（urokinase-type plasminogen activator receptor，uPAR）的相互作用广泛参与组织重构，包括伤口愈合和肿瘤进展。目前已报道了几种肽和抗体能够抑制 uPA-uPAR 相互作用，但由于结合力不强，效果较差。uPA-uPAR 界面不仅大而浅，而且存在高度的柔性（图 13-24a），对抑制剂设计造成困难。

Khanna 等结合基于对接的虚拟筛选和分子动力学模拟的方法设计 uPA-uPAR 抑制剂。首先，2 个 uPAR 的 X 射线单晶衍射的晶体结构用作虚拟筛选的受体。使用对接软件 AutoDock4 对来自 ZINC 数据库的大约 500 万个化合物进行对接筛选，对接得到的复合物再通过打分函数 ChemScore、GoldScore 和 X-score 进行重新打分，获得评分前 10 000 名的化合物。其次，对 uPAR 蛋白平行进行 10 次分子动力学模拟,挑选模拟后的 50 个构象作为第二轮对接的受体。继续使用 AutoDock 对上一步选中的 10 000 化合物进行对接筛选,保留排名靠前的 500 个化合物。然后使用 Glide 5.5(药物设计软件 Schrodinger 中的模块)将这 500 种化合物对接到 50 个受体构象中,获得排名靠前的 250 个化合物。最后,将这些化合物聚类分析,排名前 50 位的化合物用于体外实验。根据生物活性测试结果,IPR-456(13-41,图 13-24b)可与 uPAR 结合(K_d=310nmol/L)并抑制 uPA-uPAR 相互作用(IC_{50}=10µmol/L)。这项研究表明,分子对接和动力学模拟的有机组合是筛选柔性 PPI 抑制剂的有效策略。

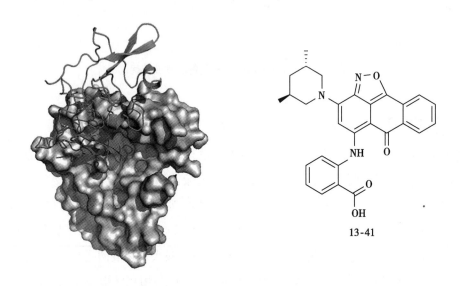

图 13-24　uPA-uPAR 抑制剂复合物(PDB:2FD6)及其结构

13.3　抑制蛋白质 - 蛋白质相互作用的药物研究案例

13.3.1　维奈克拉的研制

Bcl-2 蛋白抑制剂维奈克拉(venetoclax)2016 年 4 月由美国 FDA 批准上市,用于治疗染色体 17p 缺失的慢性淋巴细胞白血病(chronic lymphocytic leukemia,CLL)。维奈克拉是全球首个批准上市的针对蛋白质 - 蛋白质相互作用的小分子药物,是基于 PPI 新药研发的最成功的案例之一。

细胞凋亡是细胞接受某种信号刺激后产生的有序死亡过程,对于调节机体正常发育和维持体内平衡具有重要作用。B 淋巴细胞瘤 -2(B-cell lymphoma-2,Bcl-2)基因家族蛋白是线粒体凋亡通路的重要调节因子,家族成员既包含促凋亡蛋白如 Bak、Bax 和 Bad,又包含抗凋亡蛋白如 Bcl-xL、Bcl-2、Bcl-w 和 Mcl-1,两者精确地调控表达,处于平衡状态。Bcl-2 家族蛋白通过 PPI 调控线粒体凋亡通路,BH3-only 蛋白激活凋亡通路后(图 13-25),与抗凋亡蛋白竞争性结合,促使其释放凋亡蛋白 Bax 和 Bad。Bax 和 Bak 形成寡聚体作用于线粒体外膜,使其通透性发生改变,释放细胞色素 C(cytochrome C,CytC),从而激活下游级联反应,最终引起细胞凋亡。Bcl-2 家族抗凋亡蛋白的过度表达与肿瘤的发生与发展密切相关,是重要的抗肿瘤靶标。

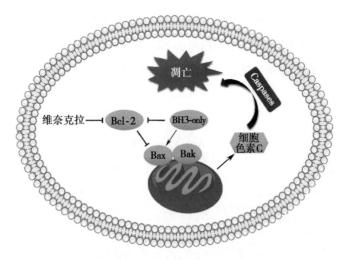

图 13-25　细胞线粒体凋亡通路

　　20 世纪末,随着结构生物学的发展,核磁共振(NMR)技术逐步应用到生物大分子的结构解析和药物筛选之中。维奈克拉的发现起始于对 Bcl-xL 抑制剂的研究。通过 NMR 方法检测 Bcl-xL/Bad 多肽复合物(PDB:1G5J)发现,Bcl-xL 与 Bad 蛋白 BH3 肽段的关键 α- 螺旋相互作用,结合位点是一条延伸的疏水沟槽,长度为 20Å,结合面表面积约 500Å^2, "热点区域"包括几个疏水和带电残基(如 Ile^{85}、Leu^{78} 和 Asp^{83})。起初,利用 ^{15}N-HSQC 核磁共振法筛选含有 10 000 个片段的片段库,发现弱结合片段 13-42(K_i=300μmol/L)和 13-43(K_i=4 300μmol/L)分别占据 Bcl-xL 的 Site-1 和 Site-2 活性口袋(图 13-26)。参照活性片段与蛋白质结合的位置和空间取向,研究人员设计多种连接基团并构建多个衍生物结构,通过构效关系研究发现片段 13-42 的苯甲酸基团引入酰基氨磺酰苯基,利用磺酰氨基的特殊键角使苯环较方便地进入 Site-1 口袋;而片段 13-43 替换为 3- 硝基 -4-(2- 苯硫基乙基)氨苯基基团后,利用巯基将该片段中的 2 个苯环进行折叠,借助疏水作用和 π-π 相互作用使苯巯基的苯环结合到 Site-2 口袋,使氨苯基的苯环进入 Site-1 口袋;从而获得亲和力显著提升的 Bcl-xL 抑制剂 13-44(K_i=36nmol/L)。然而,化合物 13-44 与人血清白蛋白(human serum albumin,HSA)的结构域Ⅲ结合较强(K_i<100nmol/L),显著降低化合物的血药浓度。研究发现,化合物 13-44 与 Bcl-xL 结合时苯巯基向回弯折意味着向外伸展不被容纳,推测是由于极性环境所致(图 13-26)。结构类似物 13-45 与 HSA-Ⅲ结合时化合物结构完全舒展,苯巯基部分埋入疏水结构域中,推测 HSA-Ⅲ结合口袋为非极性域,这个结果提示苯巯基部分引入极性基团可能会消除血清的失活作用。氟代联苯部分结合也有区别,与 Bcl-xL 结合显示氟代片段尚有空间,发生部分溶剂化;而与 HSA-Ⅲ结合氟代联苯部分埋入疏水口袋中。因此,为了降低化合物与 HSA Ⅲ的结合,氟代联苯和苯巯基部分分别引入极性基团,组合优化后得到化合物 13-46。化合物 13-46 的苯巯基侧链乙基 α 碳连接碱性侧链,有效地区分 Bcl-xL 和 HSA-Ⅲ的结合。其中,α 碳为手性原子,R- 构型的化合物对 Bcl-xL 的抑制活性显著优于 S- 构型,K_i 为 0.8nmol/L;与 HSA Ⅲ的结合很弱,K_i 仅为 13.6μmol/L。研究显示,化合物 13-46 可促进放射治疗或紫杉醇对非小细胞肺癌(高表达 Bcl-xL)的死亡,与紫杉醇联合使用能够显著抑制 A549 耐药性肿瘤株增殖,裸鼠体内的抑制率达 60%~70%,且未见毒性增加。然而,进一步研究发现化合物 13-46 对多种肿瘤细胞的生长抑制活性并不理想,这是由于 13-46 是基于 Bcl-xL 设计的,没有考虑对 Bcl-2 蛋白的抑制,因而不能阻止 Bcl-2 蛋白的抗凋亡作用,对人体多种高表达 Bcl-2 的肿瘤抑制作用很弱,所以抑瘤谱窄。Bcl-xL 和 Bcl-2 的同源性虽然只有 49%,但两者的活性口袋极为相似,因此为了提高抗肿瘤活性,开展 Bcl-xL/Bcl-2 双靶标抑制剂的研究更有意义和实用价值。研究人员以化合物 13-46

为先导化合物，通过多片段组合探索 Site-1 位点的构效关系 (13-47)，对 R 基团进行烷基、取代苯基和联苯基等变换，确定哌嗪环为优势骨架；随后对 N- 苄基哌嗪的苯环做不同取代获得高活性化合物 ABT-737 (13-47)，该化合物成功地模拟 Bak 的 α- 螺旋 BH3 结构域，具有极强的 Bcl-xL 和 Bcl-2 抑制活性 (K_i 均 <1nmol/L)。彩图见 ER-13-9。

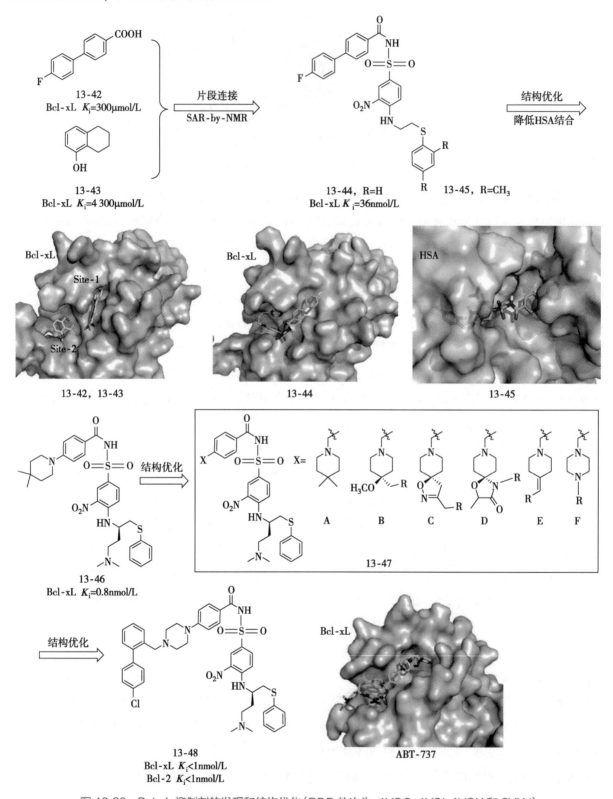

图 13-26　Bcl-xL 抑制剂的发现和结构优化（PDB 依次为：1YSG、1YSI、1YSX 和 2YXJ）

ABT-737 对 Bcl-2 和 Bcl-xL 的亲和力都非常高，K_i 均 <1nmol/L，广泛应用于细胞凋亡的生物学基础研究，也在淋巴瘤和慢性淋巴细胞白血病等领域开展临床前研究。但是，ABT-737 的水溶性很差，口服生物利用度低，口服吸收因人而异、波动性较大，药动学性质存在缺陷。因此，改善 ABT-737 的药动学性质成为后续研究的主要目标。为了不影响化合物与靶蛋白的结合强度，研究人员保留 ABT-737 基本骨架，对非药效团部位加以优化。硝基吸电子效应对化合物的溶解性不利，将其替换为氰基、三氟甲基、三氟乙酰基和甲磺酰基后活性下降；替换为三氟甲磺酰基则活性保持，同时提高生物利用度和体内暴露量，优化得到化合物 13-49（图 13-27，彩图见 ER-13-10）。二甲胺乙基侧链用弱碱性侧链吗啉环（pK_a=7.5）代替得到化合物 13-50，细胞活性仍维持在亚 μmol/L 水平，但生物利用度提高 4 倍（F=16%），由此得出吗啉环是维持细胞活性和提高体内暴露量的关键基团，可与其他优势基团相组合。此外，前期研究发现联苯基的刚性过强，不利于吸收，将中间的苯环用六元环烯烃替换，可改善化合物的理化性质。之后，通过优势基团的组合优化，整合环己烯（替换苯环）、三氟甲磺酰基（替换硝基）、吗啉（替换二甲胺基）得到化合物 ABT-263（13-51），口服生物利用度比 ABT-737 提高 14~22 倍，药效比（AUC/EC_{50}，可表征化合物的药动学和药效学的总体质量）提高 20 倍。临床前研究发现，ABT-263 单独给药时，对抑制小细胞肺癌异种移植肿瘤生长具有非常好的疗效；该药与其他抗肿瘤药联用时，对实体瘤和血液肿瘤的细胞系都表现出较好的生长抑制作用。

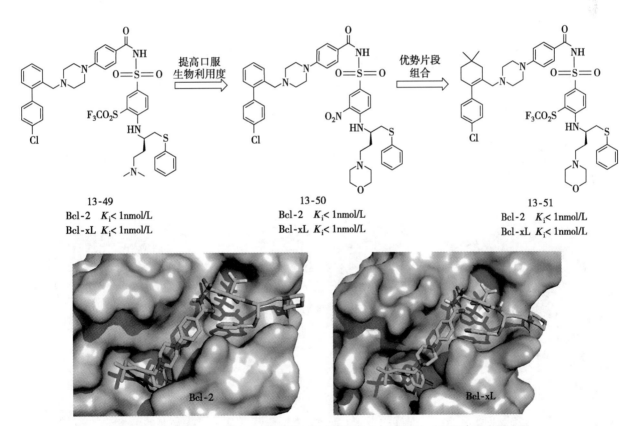

13-49
Bcl-2 K_i< 1nmol/L
Bcl-xL K_i< 1nmol/L

13-50
Bcl-2 K_i< 1nmol/L
Bcl-xL K_i< 1nmol/L

13-51
Bcl-2 K_i< 1nmol/L
Bcl-xL K_i< 1nmol/L

图 13-27 ABT-263 与 Bcl-2（PDB：4LVT）和 Bcl-xL（PDB：4QNQ）结合模式图

但令人沮丧的是，ABT-263 在临床试验中表现不佳，会引起暂时性的血小板数大幅下降，原因可能是其对 Bcl 蛋白家族缺乏选择性，对 Bcl-xL 的抑制引起血小板减少症。这一缺陷限制了给药剂量，致使治疗窗口狭窄，从而限制了 ABT-263 的临床应用。尽管如此，这一发现证实基于 Bcl-2 蛋白开展选择性药物研究的有效性。因此,对 ABT-263 进行进一步的结构优化以获得 Bcl-2 选择性抑制剂。通过系统性的基团变换和结构优化发现,去除苯硫基的化合物 13-52(图 13-28,彩图见 ER-13-11)表现出对 Bcl-2 具有较高的选择性(Bcl-2,$K_i=59$nmol/L;Bcl-xL,$K_i=5\,540$nmol/L)。Bcl-2 蛋白与化合物 13-52 复合物的晶体结构显示,化合物 13-52 与 Bcl-2 的结合模式与 ABT-263 相似,但二甲环己烯替换为四氢吡喃后,占据的活性口袋 Site-2 变小。此外,化合物 13-52 与 Bcl-2 二聚体共结晶,第 2 个 Bcl-2 蛋白的 Trp[30] 伸入 Site-2 口袋,吲哚环与硝基苯形成 π-π 相互作用,且与 Asp[103] 形成氢键相互作用。鉴于此,将吲哚环经醚键连接在 13-52 骨架苯环上得到化合物 13-53,活性大幅提升,对 Bcl-2 的选择性高达千倍以上(Bcl-2,$K_i<0.1$nmol/L;Bcl-xL,$K_i>660$nmol/L)。晶体结构显示,化合物 13-53 的吲哚环所处的位置与 Trp[30] 相同,与 Asp[103] 形成氢键相互作用,且吲哚苯环与 Arg[107] 的距离适中,适合氢键结合,提示可利用该位置进行氮杂吲哚替换,通过形成新的氢键相互作用增强与靶标的结合活性。基于此,再结合优势基团组合最终得到维奈克拉(venetoclax,ABT-199,13-54),晶体结构显示氮杂吲哚环分别与 Asp[103] 和 Arg[107] 形成氢键相互作用,对 Bcl-2 的抑制活性进一步提升($K_i<0.01$nmol/L)。维奈克拉选择性地抑制 Bcl-2,对 Bcl-xL 的亲和力较弱($K_i=48$nmol/L),诱导 Bax/Bak 依赖性细胞凋亡,在体内外均可大大减少对血小板的损伤。2015 年 4 月维奈克拉获得美国 FDA 突破性疗法认定,用于单药治疗有 *17p* 缺失基因突变的慢性淋巴细胞白血病,2016 年 4 月被 FDA 批准上市。

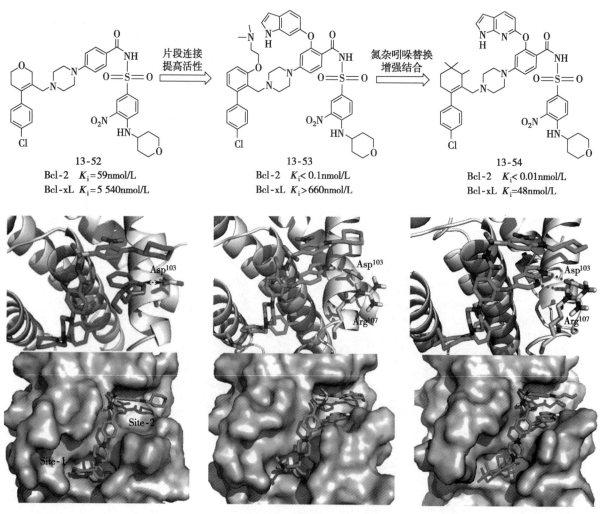

图 13-28　维奈克拉的发现(PDB 依次为:4LXD、4MAN 和 6O0K)

13.3.2　利非司特的研制

淋巴细胞功能相关抗原 -1（lymphocyte function associated antigen-1, LFA-1）和细胞间黏附分子 -1（intercelluar adhesion molecule-1, ICAM-1）之间的 PPI 在淋巴细胞和免疫系统功能中是必不可少的。LFA-1 又名 CD11a/CD18 或 $\alpha_L\beta_2$，是 β_2 整合素家族中的一个蛋白质异元二聚体。LFA-1 主要与免疫球蛋白超家族配体（如 ICAM-1、ICAM-2 和 ICAM-3 等）相互作用，在 T 细胞特异性免疫中扮演重要角色，主要参与炎症部位的 T 细胞增殖、黏附和迁移，影响 T 细胞的免疫应答，是银屑病、特应性皮炎、类风湿关节炎和哮喘等与非正常免疫反应相关的疾病的重要靶标。眼干燥症是一种眼部疾病，在人类和一些动物中是由眼泪分泌减少或眼泪膜蒸发增加引起的。近年来研究发现，LFA-1 分泌可以促进 ICAM-1 在角膜和结膜组织中过表达，进而造成眼干燥症的发生。因此，LFA-1/ICAM-1 相互作用成为治疗眼干燥症的靶标。

LFA-1/ICAM-1 蛋白质 - 蛋白质相互作用含有一个"热点区域"，由 ICAM-1 不连续残基 Glu^{34}、Lys^{39}、Met^{64}、Tyr^{66}、Asn^{68} 和 Gln^{73} 组成（图 13-29，彩图见 ER-13-12）。Gadek 等根据 ICAM-1 的热点残基，以 ICAM-1 为先导化合物进行小分子抑制剂的设计。他们首先分析 6 个热点残基，筛选出最重要的 2 个残基 Glu^{34} 和 Lys^{39}，两者分别处于 ICAM-1 的 C、D 链，呈反向平行；随后以多肽模拟 Glu^{34} 和 Lys^{39}，得到含有 RGD 多肽序列的去整合素 kistrin, kistrin 能有效抑制 LFA-1/ICAM-1 相互作用且在小鼠体内有效；之后利用丙氨酸突变探索多肽的构效关系，得到与 kistrin 活性相当的含有双硫键的环肽 H_2N-CGY$^{(m)}$DMPC-COOH［$Y^{(m)}$=meta-tyrosine］；最后通过多肽 - 非肽先导转化获得小分子抑制剂 13-55（IC_{50}=1.4μmol/L，图 13-30）。化合物 13-55 能与活性环肽较好地叠合，苯环上取代的溴起到模拟活性环肽中的脯氨酸的作用。为了提高化合物的活性，在化合物 13-55 的苯环上引入取代基得到化合物 13-56，活性大幅提升（IC_{50}=47nmol/L）。针对化合物 13-56 的 5 个组成片段，采用组合优化的策略探索构效关系，得到活性化合物 13-57（IC_{50}=3.7nmol/L）和 13-58（IC_{50}=1.4nmol/L）。化合物 13-58 能与活性环肽形成很好的叠合，结构中的羧基、噻吩杂环、酚羟基和酰胺基等基团有效模拟 ICAM-1 的热点残基（图 13-30）。构效关系研究表明，ICAM-1 抑制剂包含明显的左、中、右 3 个药效团。基于这个假设，研究人员在中间药效团部分通过骨架迁越策略引入双环结构四氢异喹啉作为中心支架，发现一种高活性的 LFA-1 抑制剂 13-59（IC_{50}=9nmol/L），具有良好的体内药效和较好的药动学特征（$t_{1/2}$=3 小时）。然而，该类化合物在 10% 的人血清中活性会显著降低，为了解决这一局限性，进一步的结构优化保留左侧的高活性苯并呋喃基团，重点开展右侧噻吩胺部分的结构探索，将末端噻吩酰胺替换为苯磺酸酯后，成功获得利非司特（lifitegrast，13-60）。利非司特的体内暴露量低，清除率高，对细胞色素 P450（3A4 为 IC_{50}>20μmol/L、2C9 为 IC_{50}=3.0μmol/L）和 hERG（IC_{50}>20μmol/L）的抑制作用弱，安全性好，临床用于治疗眼干燥症。彩图见 ER-13-13。

13.3.3　阻断 p53-MDM2 相互作用的抑制剂研究

p53 失活是肿瘤发生过程中最常见的事件之一，有 50%~60% 的癌症与 p53 发生异常有关。其原因可能是 p53 抑癌蛋白的转录激活结构域连接有细胞癌蛋白，如最早在小鼠细胞系双微染色体基因扩增中发现的 *MDM2* 基因（murine double minute 2, MDM2）。在正常细胞中，*MDM2* 和野生型 *p53*（wt-p53）有精细的平衡，其相互调节形成负反馈回路：p53 诱导 MDM2 表达，MDM2 与 p53 结合形成 p53-MDM2 复

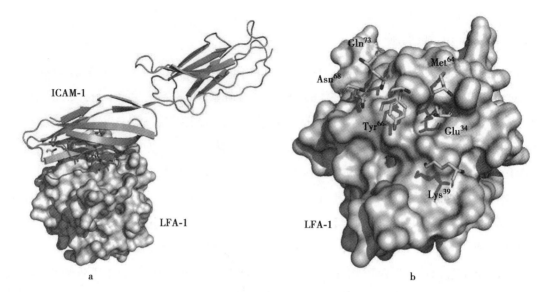

图 13-29　LFA-1/ICAM-1 热点区域分析

a. LFA-1 与 ICAM-1 的结合模式（PDB：1MQ8）；b. LFA-1/ICAM-1 的热点区域

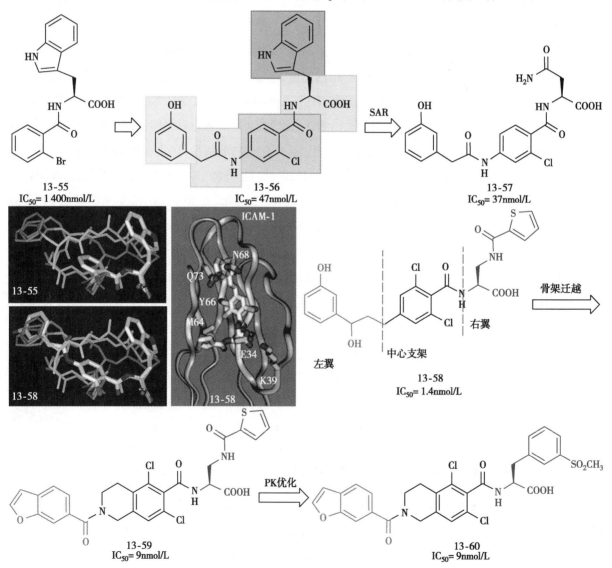

图 13-30　基于蛋白热点区域发现 LFA-1/ICAM-1 抑制剂立他司特

合物，使 p53 泛素化，被蛋白酶降解；p53 在细胞内低浓度又可减少 MDM2 基因转录，将 p53-MDM2 负反馈环路关闭，使 p53 回到维持正常功能状态的水平。MDM2 也对 p53 的转录活性有直接抑制作用，高表达的 MDM2 基因产物可使 p53 失活。

MDM2 和 p53 之间的相互作用位点已通过不同的途径得到阐明。对 p53 的 N 端 15 个氨基酸和 MDM2 的 N 端 109 个氨基酸片段形成的复合物晶体进行 X 射线衍射分析显示，p53-MDM2 结合界面的表面积为 14.98nm^2，两者之间的结合力主要为疏水作用，p53 的疏水面与 MDM2 的 α2- 螺旋结合，另一侧则与 MDM2 的 β- 折叠相接近，使 Phe^{19}、Trp^{23} 和 Leu^{26} 深深嵌入 MDM2 的疏水裂隙中（图 13-15B）。目前研究表明，阻断其相互作用的策略有通过反义寡核苷酸阻断 MDM2 的过度表达，阻断 MDM2 介导的 p53 泛素化降解；以及抑制 MDM2 蛋白 E3 泛素连接酶的活性；设计可直接阻断 p53-MDM2 相互作用的化合物，激活 p53 的抑癌活性等。其中后者被认为是最具前景的 p53-MDM2 小分子抑制剂。

近年来，由于 p53-MDM2 作用模式的阐明，基于结构的药物设计方法成功设计出多个新型的非肽类小分子抑制剂，主要分为咪唑啉类（如 nutlin 系列化合物，图 13-15a；RG-7112，图 13-31）、苯二氮䓬类（如 TDP665759，图 13-15a）、螺吲哚酮类（如 SAR405838，图 13-31）、哌啶酮和吗啉酮类（如 AMG232 和 CGM097，图 13-31）、异吲哚酮类、咪唑并噻唑类等。其中多个化合物已经进入临床研究，如 Merck 公司的 MK-8242、罗氏公司的咪唑啉类化合物 RG7112（13-61）和 RG7388（13-62）、Amgen 公司的 AMG232（13-63）、诺华公司的 NVP-CGM097（13-64）、密歇根大学研发的 MI-888 类似物 SAR405838（13-65）和 APG-115（13-66），以及 Daiichi Sankyo 公司的咪唑并噻唑类化合物 DS-3032b。其中，化合物 MK-8242 和 DS-3032b 的化学结构尚未见报道。前面的内容已经介绍了部分结构类型的 p53-MDM2 抑制剂，本部分将重点介绍螺吲哚酮类 p53-MDM2 小分子抑制剂的发现、优化设计、构效关系及进入临床评价的化合物。

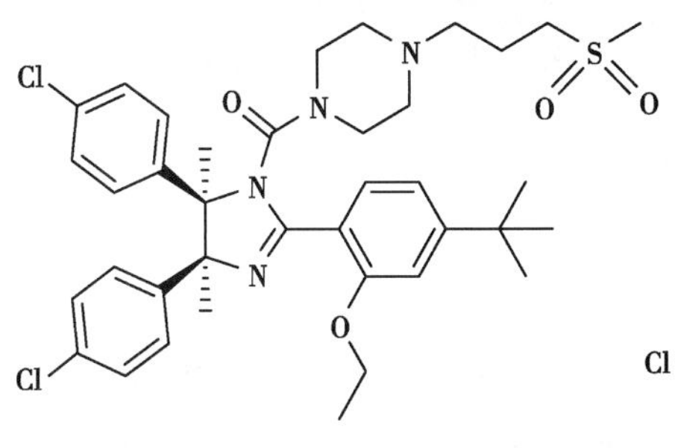

13-61
K_i=18nmol/L

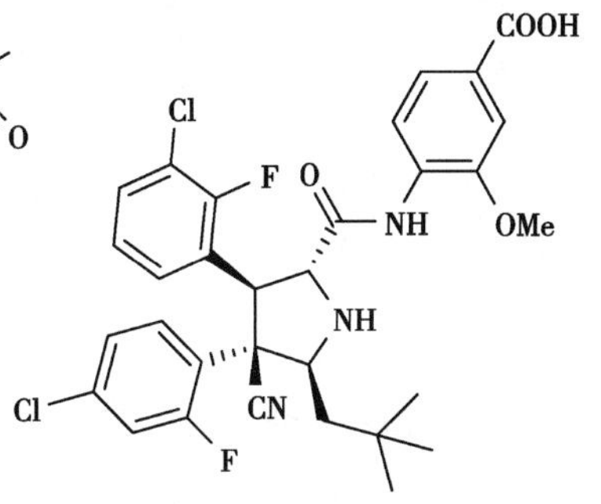

13-62
K_i=6nmol/L

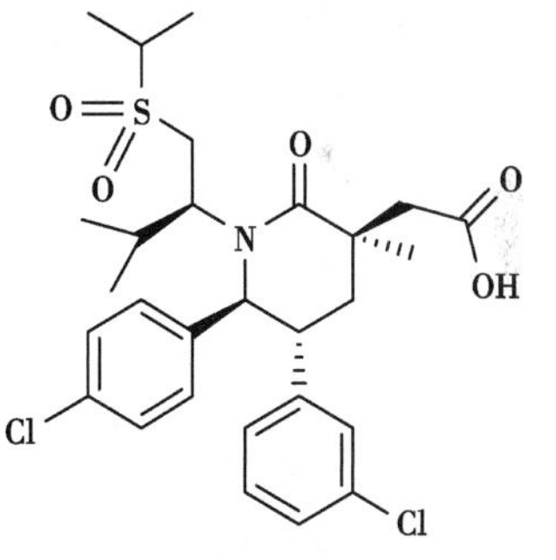

13-63
K_i=0.6nmol/L

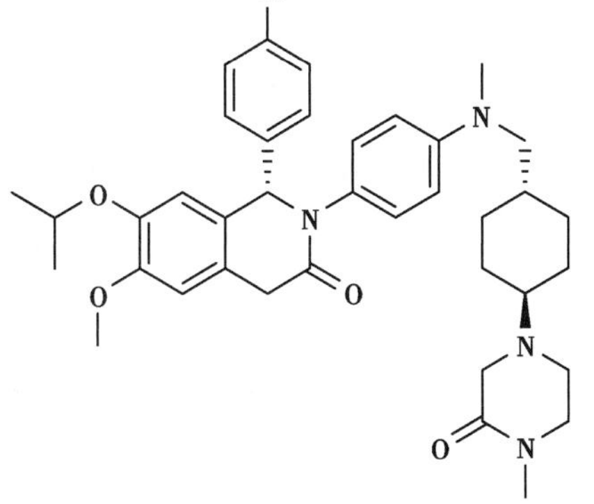

13-64
K_i=1.7nmol/L

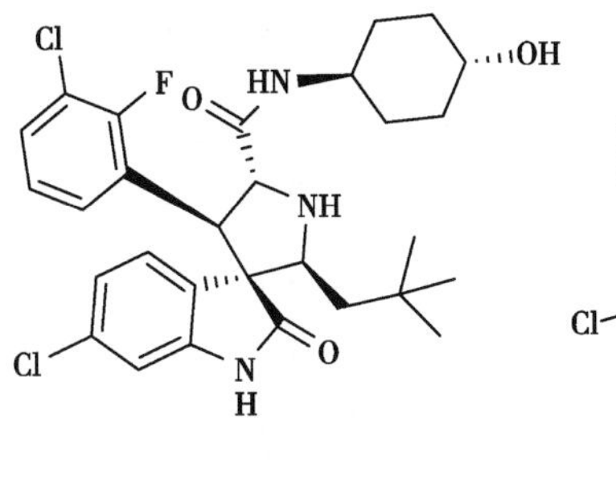

13-65
K_i=0.88nmol/L

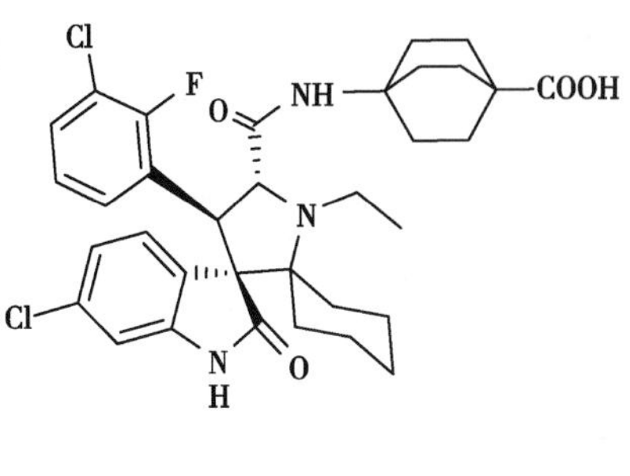

13-66
K_i<1nmol/L, IC_{50}= 3.8nmol/L

图 13-31　临床研究中的 p53-MDM2 小分子抑制剂

MDM2 与 p53 α- 螺旋的蛋白质晶体复合物（PDB：1T4F）结构显示，MDM2 上存在 3 个热点残基，即 Phe[19]、Trp[23] 和 Leu[26] 口袋（图 13-32）。美国密歇根大学的王少萌教授报道了螺吲哚酮类结构作为高效的 p53-MDM2 小分子抑制剂。吲哚酮结构可以很好地模拟 p53 中的 Trp[23] 结构，通过分子对接验证显示天然产物 spirotryprostain A（13-67，图 13-32）的螺吲哚酮部分（红色结构）虽然不能很好地与 MDM2 活性口袋结合，但可以作为核心骨架来引入取代基团，从而模拟 p53 的核心位点。采用基于结构的设计方法将 2 个疏水结构引入吡咯烷母核中，以模拟热点残基 Phe[19] 和 Leu[26]，得到化合物 MI-5（13-68，图 13-33）。MI-5 的羟吲哚结构与 Trp[23] 的活性腔有较好的结合，而取代的四氢吡咯环上的苯环能与 Phe[19] 结合，异丙基则占据 Leu[26] 的活性腔，其 K_i 为 8.5μmol/L。在四氢吡咯的苯环上引入氯原子，并且用叔丁基替换异丙基得到 MI-17（13-69），蛋白质结合活性提高近 100 倍，达到 86nmol/L。此外，该化合物对前列腺癌细胞 LNCaP 具有较强的生长抑制活性，IC_{50} 达到 830nmol/L，并对 p53 缺失的前列腺癌细胞 PC-3 有 27 倍的选择性。彩图见 ER-13-14，黄色显示为 p53 热点残基，PDB：1T4F。

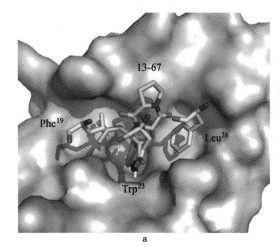
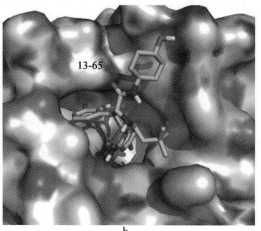

图 13-32　螺吲哚酮类抑制剂及其作用模式
a. spirotryprostain A 与 MDM2 分子模拟叠合图；
b. SAR405838 与 MDM2 结合图（PDB：5TRF）

氟原子能够改善化合物的理化性质（如酸碱性、脂溶性等）和药动学性能。因此，在 MI-17 的苯环上引入氟原子得到化合物 13-70，蛋白质亲和活性有一定的提高（K_i=38nmol/L）。尽管化合物 13-70 的 K_i 达到 nmol/L 的水平，但与多肽类抑制剂（K_i=1nmol/L）相比仍有较大的差距。通过 X 射线晶体结构分析，结合丙氨酸扫描发现 p53 的 Leu[22] 残基对 p53-MDM2 相互作用起重要作用，其对应的 MDM2 区域是另一个热点。为了模拟 Leu[22] 的结构，将化合物 13-70 的四氢吡咯环上的酰胺引入吗啉环，得到的化合物 MI-63（13-71）的 K_i 达 3.0nmol/L。化合物 MI-63 的吗啉环和 N 连接的碳链最大限度地模拟 Leu[22]，氧原子与 MDM2 中的 Lys[90] 形成氢键相互作用。但是化合物 MI-63 的口服生物利用度仅有 10%，因此后续的结构优化主要集中在改善其药动学性质。化合物 MI-219（13-72）的蛋白结合常数（K_i=5nmol/L）虽然略有下降，但是该化合物不仅对野生型 p53 肿瘤细胞株 SJSA-1、LNCaP 和 22RV1 具有很强的抑制活性（IC_{50} 为 0.4~0.8μmol/L），而且对 p53 缺失的肿瘤细胞株也具有中等抑制活性。令人欣喜的是，化合物 MI-219 在动物体内也显示出很高的抗肿瘤活性，口服生物利用度提高到 65%。另外，这类化合物含有多个手性中心，研究发现 MI-219 的非对映异构体（13-73）具有高效的 MDM2 结合活性（K_i=1.0nmol/L）。

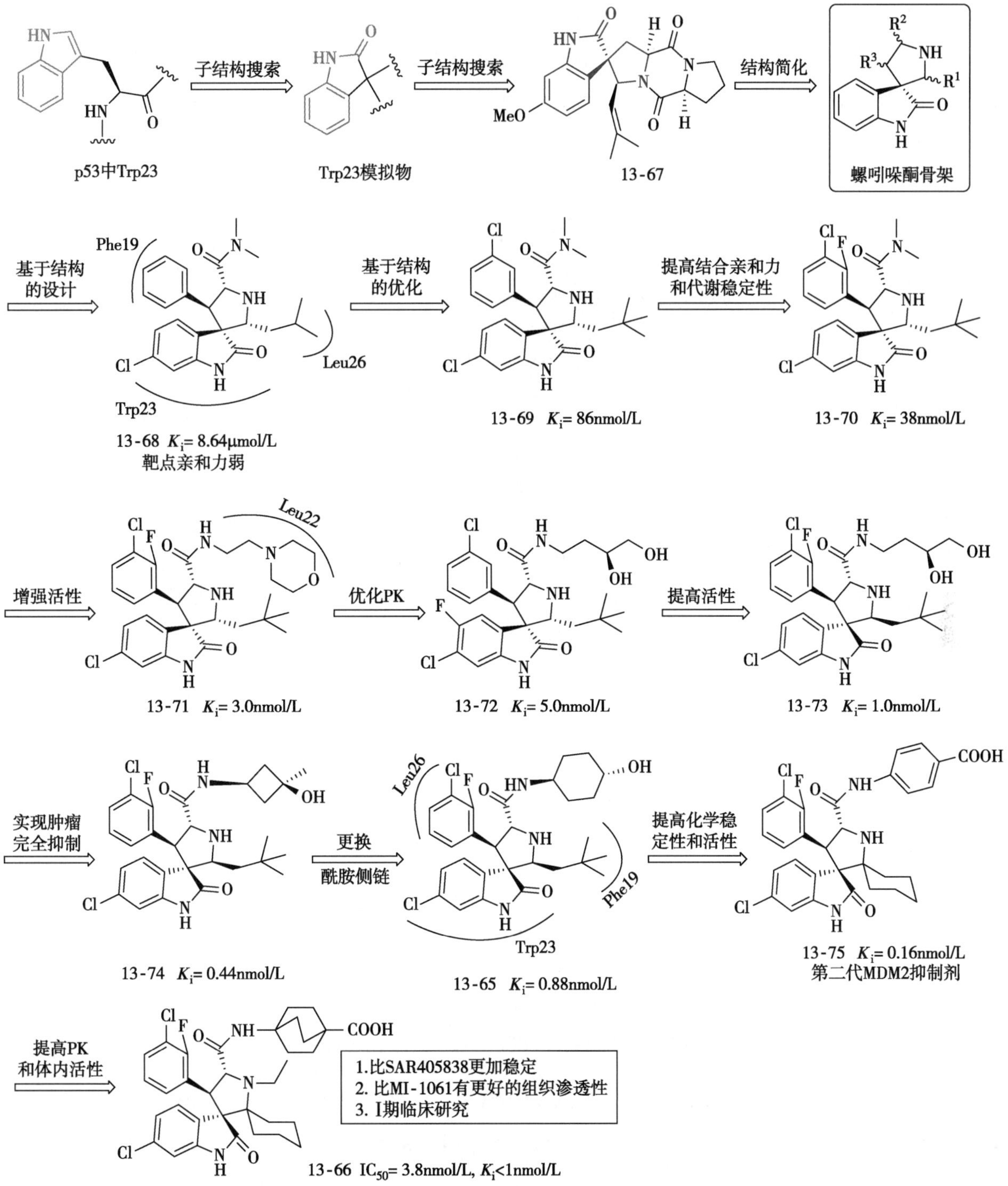

图 13-33　p53-MDM2 抑制剂的优化过程

为进一步改善其药动学性质,引入一些环状极性侧链,其中 MI-888(13-74,K_i=0.44nmol/L)在体外表现出非常优异的抗肿瘤活性和超过 200 倍的选择性,并且在体内动物模型中显示出优异的抗肿瘤活性和口服生物利用度,半衰期超过 12 小时。化合物 MI-888 的类似物 SAR405838(13-65,K_i=0.88nmol/L)目前处于 I 期临床研究中。

立体化学对化合物的活性有重要影响,不同的异构体可能会表现出显著不同的靶标亲和性。螺吲哚酮类结构中含有多个毗邻的手性中心,在具体实验中不同的异构体可能共存在同一缓冲溶液中。理论上,由于空间位阻效应,反式结构(*trans-*)是最稳定的。有研究报道,螺吲哚酮类化合物 MI-88 在质子溶剂中(如甲醇、乙腈、水等)会发生可逆性的开环和关环(图 13-34),形成 4 种非对映异构体共存的现象。比较他们对 MDM2 的结合活性发现,MI-888 的亲和力为化合物 13-76(K_i=4.5nmol/L)的 10 倍。四氢吡咯烷上的疏水取代基处于全反式结构能够更好地模拟 p53 的关键残基,从而有效占据 MDM2 的疏水口袋。

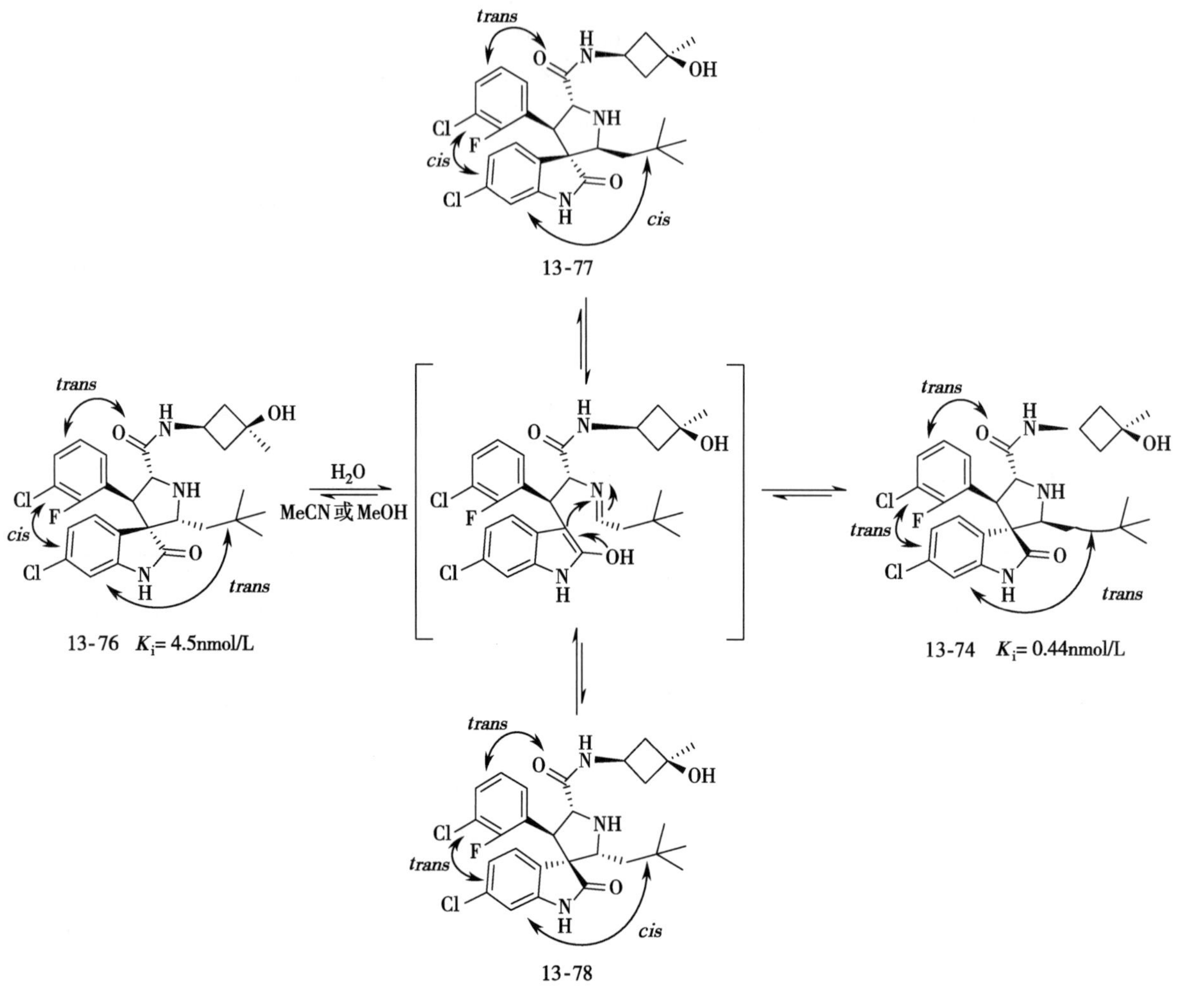

图 13-34　化合物 MI-888 在质子溶剂中的异构化

基于以上研究,在四氢吡咯烷 C-2 位引入对称取代基,得到第二代螺吲哚酮类 MDM2 抑制剂。化合物 MI-1061(13-75)表现出优秀的溶液稳定性和极强的蛋白结合力(K_i=0.16nmol/L),能有效诱导人骨肉瘤细胞 SJSA-1 凋亡,比第一代抑制剂表现出更高的 MDM2 结合活性。药动学研究表明,MI-1061 口服给药后,C_{max} 和 AUC 低于化合物 SAR405838,提示该化合物仍需继续优化以提高生物利用度和体内抗肿瘤活性。通过降低化合物的脂溶性、降低羧基的酸性和提高氨基的碱性得到化合物 APG-115(13-66),表现出优秀的 MDM2 蛋白结合活性(IC_{50}=3.8nmol/L,K_i<1nmol/L)。在人骨肉瘤细胞 SJSA-1 的裸鼠模型中,化合物 APG-115 口服有效,能完全且长效地抑制 SJSA-1 肿瘤生长。在急性白血病 RS4:11 模型中,化合物 APG-115 显示出极强的抗肿瘤活性。目前对该化合物正在进行晚期实体瘤和淋巴瘤的临床评价。

(董国强　盛春泉)

参 考 文 献

［1］　SHENG C Q, DONG G Q, MIAO Z Y, et al. State-of-the-art strategies for targeting protein-protein interactions by small-molecule inhibitors. Chemical society reviews, 2015, 44 (22): 8238-8259.

［2］　WANNER J, FRY D C, PENG Z W, et al. Druggability assessment of protein-protein interfaces. Future medicinal chemistry, 2011, 3 (16): 2021-2038.

［3］　SHENG C Q, GEORG G I. Targeting protein-protein interactions by small molecules. Berlin: Springer, 2018.

［4］　ARKIN M R, TANG Y Y, WELLS J A. Small-molecule inhibitors of protein-protein interactions: progressing toward the reality. Chemistry & biology, 2014, 21 (9): 1102-1114.

［5］　SCOTT D E, BAYLY A R, ABELL C, et al. Small molecules, big targets: drug discovery faces the protein-protein interaction challenge. Nature reviews drug discovery, 2016, 15: 533-550.

［6］　ZARZYCKA B, KUENEMANN M A, MITEVA M A, et al. Stabilization of protein-protein interaction complexes through small molecules. Drug discovery today, 2016, 21 (1): 48-57.

［7］　JUBB H, BLUNDELL T L, ASCHER D B. Flexibility and small pockets at protein-protein interfaces: new insights into druggability. Progress in biophysics & molecular biology, 2015, 119 (1): 2-9.

［8］　CLACKSON T, WELLS J A. A hot spot of binding energy in a hormone-receptor interface. Science, 1995, 267 (5196): 383-386.

［9］　GUO W X, WISNIEWSKI J A, JI H T. Hot spot-based design of small-molecule inhibitors for protein-protein interactions. Bioorganic & medicinal chemistry letters, 2014, 24 (11): 2546-2554.

［10］　MILROY L G, BARTEL M, HENEN M A, et al. Stabilizer-guided inhibition of protein-protein interactions. Angewandte chemie-international edtion in English, 2015, 127 (52): 15946-15950.

［11］　AELURI M, CHAMAKURI S, DASARI B, et al. Small molecule modulators of protein-protein interactions: selected case studies. Chemical reviews, 2014, 114 (9): 4640-4694.

［12］　RAJAMANI D, THIEL S, VAJDA S, et al. Anchor residues in protein-protein interactions. Proceedings of the national academy of sciences of the United States of America, 2004, 101 (31): 11287-11292.

［13］　MEIRELES L M C, DÖMLING A S, CAMACHO C J. ANCHOR: a web server and database for analysis of protein-protein interaction binding pockets for drug discovery. Nucleic acids research, 2010, 38: W407-411.

［14］　MILROY L G, GROSSMANN T N, HENNIG S, et al. Modulators of protein-protein interactions. Chemical reviews, 2014, 114: 4695-4748.

［15］　ZINZALLA G, THURSTON D E. Targeting protein-protein interactions for therapeutic intervention: a challenge for the future. Future medicinal chemistry, 2009, 1 (1): 65-93.

［16］　IVANOV A A, KHURI F R, FU H. Targeting protein-protein interactions as an anticancer strategy. Trends in pharmacological sciences, 2013, 34 (7): 393-400.

［17］　DU Y H. Fluorescence polarization assay to quantify protein-protein interactions in an HTS format. Methods in molecular biology, 2015, 1278: 529-544.

［18］　NGUYEN H H, PARK J, KANG S, et al. Surface plasmon resonance: a versatile technique for biosensor applications. Sensors, 2015, 15 (5): 10481-10510.

［19］　RICH R L, MYSZKA D G. Advances in surface plasmon resonance biosensor analysis. Current opinion in biotechnology, 2000, 11 (1): 54-61.

［20］　FRY D C, WARTCHOW C, GRAVES B, et al. Deconstruction of a nutlin: dissecting the binding determinants of a potent protein-protein interaction inhibitor. ACS medicinal chemistry letters, 2013, 4 (7): 660-665.

［21］　FALCONER R J. Applications of isothermal titration calorimetry-the research and technical developments from 2011 to

2015. Journal of molecular recognition, 2016, 29 (10): 504-515.

[22] ROSELIN L S, LIN M S, LIN P H, et al. Recent trends and some applications of isothermal titration calorimetry in biotechnology. Biotechnology journal, 2010, 5 (1): 85-98.

[23] KRAINER G, KELLER S. Single-experiment displacement assay for quantifying high-affinity binding by isothermal titration calorimetry. Methods, 2015, 76: 116-123.

[24] WU B, BARILE E, DE S K. High-throughput screening by nuclear magnetic resonance (HTS by NMR) for the identification of PPIs antagonists. Current topics in medicinal chemistry, 2015, 15: 2032-2042.

[25] BARILE E, PELLECCHIA M. NMR-based approaches for the identification and optimization of inhibitors of protein-protein interactions. Chemical reviews, 2014, 114 (9): 4749-4763.

[26] ADAMS P D, AFONINE P V, GROSSEK R W, et al. Recent developments in phasing and structure refinement for macromolecular crystallography. Current opinion in structural biology, 2009, 19 (5): 566-572.

[27] PEDRO L, QUINN R J. Native mass spectrometry in fragment-based drug discovery. Molecules, 2016, 21 (8): 984.

[28] PISTON D W, KREMERS G J. Fluorescent protein FRET: the good, the bad and the ugly. Trends in biochemical sciences, 2007, 32 (9): 407-414.

[29] ROSZIK J, TOTH G, SZOLLOSI J. Validating pharmacological disruption of protein-protein interactions by acceptor photobleaching FRET imaging. Methods in molecular biology, 2013, 986: 165-178.

[30] FAN X Q, WEI J M, XIONG H T, et al. A homogeneous time-resolved fluorescence-based high-throughput screening for discovery of inhibitors of Nef-sdAb19 interaction. International journal of oncology, 2015, 47 (4): 1485-1493.

[31] DEGORCE F, CARD A, SOH S, et al. HTRF: a technology tailored for drug discovery-a review of theoretical aspects and recent applications. Current chemical genomics, 2009, 3: 22-32.

[32] DEGORCE F. HTRF®: pioneering technology for high-throughput screening. Expert opinion on drug discovery, 2006, 1 (7): 753-764.

[33] XU Y, PISTON D W, JOHNSON C H. A bioluminescence resonance energy transfer (BRET) system: application to interacting circadian clock proteins. Proceedings of the national academy of sciences of the United States of America, 1999, 96 (1): 151-156.

[34] SUN S H, YANG X B, WANG Y, et al. In vivo analysis of protein-protein interactions with bioluminescence resonance energy transfer (BRET): progress and prospects. International journal of molecular sciences, 2016, 17 (10): 1704.

[35] ULLMAN E F, KIRAKOSSIAN H, SINGH S, et al. Luminescent oxygen channeling immunoassay: measurement of particle binding kinetics by chemiluminescence. Proceedings of the national academy of sciences of the United States of America, 1994, 91 (12): 5426-5430.

[36] YASGAR A, JADHAV A, SIMEONOV A. AlphaScreen-based assays: ultra-high-throughput screening for small-molecule inhibitors of challenging enzymes and protein-protein interactions. Methods in molecular biology, 2016, 1439: 77-98.

[37] GLICKMAN J F, WU X, MERCURI R, et al. A comparison of ALPHAScreen, TR-FRET, and TRF as assay methods for FXR nuclear receptors. Journal of biomolecular screening, 2002, 7 (1): 3-10.

[38] KAELIN W G, PALLAS D C, DECAPRIO J A, et al. Identification of cellular proteins that can interact specifically with the T/E1A-binding region of the retinoblastoma gene product. Cell, 1991, 64 (3): 521-532.

[39] OLESEN S H, INGLES D J, ZHU J Y, et al. Stability of the human Hsp90-p50[Cdc37] chaperone complex against nucleotides and Hsp90 inhibitors, and the influence of phosphorylation by casein kinase 2. Medicinal chemistry, 2015, 20 (1): 1643-1660.

[40] HEERES J T, HERGENROTHER P J. High-throughput screening for modulators of protein-protein interactions: use of photonic crystal biosensors and complementary technologies. Chemical society reviews, 2011, 40 (8): 4398-4410.

[41] CHOI S, CHOI K Y. Screening-based approaches to identify small molecules that inhibit protein-protein interactions. Expert opinion on drug discovery, 2017, 12 (3): 293-303.

[42] RUIJTER E, SCHEFFELAAR R, ORRU R V A. Multicomponent reaction design in the quest for molecular complexity and diversity. Angewandte chemie-international edtion in English, 2011, 50 (28): 6234-6246.

［43］ ANTUCH W, MENON S, CHEN Q Z, et al. Design and modular parallel synthesis of a MCR derived α-helix mimetic protein-protein interaction inhibitor scaffold. Bioorganic & medicinal chemistry letters, 2006, 16: 1740-1743.

［44］ MONFARDINI I, HUANG J W, BECK B, et al. Screening multicomponent reactions for X-linked inhibitor of apoptosis-baculoviral inhibitor of apoptosis protein repeats domain binder. Journal of medicinal chemistry, 2011, 54 (3): 890-900.

［45］ SCHREIBER S L. Organic chemistry: molecular diversity by design. Nature, 2009, 457: 153-154.

［46］ O'CONNOR C J, BECKMANN H S G, SPRING D R. Diversity-oriented synthesis: producing chemical tools for dissecting biology. Chemical society reviews, 2012, 41 (12): 4444-4456.

［47］ RUBIN L L, DE SAUVAGE F J. Targeting the Hedgehog pathway in cancer. Nature reviews drug discovery, 2006, 5: 1026-1033.

［48］ STANTON B Z, PENG L F, MALOOF N, et al. A small molecule that binds Hedgehog and blocks its signaling in human cells. Nat Chemistry & biology, 2009, 5: 154-156.

［49］ MARCAURELLE L A, JOHANNES C, YOHANNES D, et al. Diversity-oriented synthesis of a cytisine-inspired pyridone library leading to the discovery of novel inhibitors of Bcl-2. Bioorganic & medicinal chemistry letters, 2009, 19 (9): 2500-2503.

［50］ BON R S, WALDMANN H. Bioactivity-guided navigation of chemical space. Accounts of chemical research, 2010, 43 (8): 1103-1114.

［51］ WETZEL S, BON R S, KUMAR K, et al. Biology-oriented synthesis. Angewandte chemie-international edtion in English, 2011, 50 (46): 10800-10826.

［52］ ZHANG Y Q, WANG S Z, WU S C, et al. Facile construction of structurally diverse thiazolidinedione-derived compounds via divergent stereoselective cascade organocatalysis and their biological exploratory studies. ACS combinatorial science, 2013, 15 (6): 298-308.

［53］ WANG S Z, JIANG Y, WU S C, et al. Meeting organocatalysis with drug discovery: asymmetric synthesis of 3, 3'-spiro-oxindoles fused with tetrahydrothiopyrans as novel p53-MDM2 inhibitors. Organic letters, 2016, 18 (5): 1028-1031.

［54］ GRASBERGER B L, LU T B, SCHUBERT C, et al. Discovery and cocrystal structure of benzodiazepinedione HDM2 antagonists that activate p53 in cells. Journal of medicinal chemistry, 2005, 48 (4): 909-912.

［55］ VASSILEV L T, VU B T, GRAVES B, et al. In vivo activation of the p53 pathway by small-molecule antagonists of MDM2. Science, 2004, 303 (5659): 844-848.

［56］ ZHAO Y J, AGUILAR A, BERNARD D, et al. Small-molecule inhibitors of the MDM2-p53 protein-protein interaction (MDM2 inhibitors) in clinical trials for cancer treatment. Journal of medicinal chemistry, 2015, 58 (3): 1038-1052.

［57］ MEIRELES L M C, MUSTATA G. Discovery of modulators of protein-protein interactions: current approaches and limitations. Current topics in medicinal chemistry, 2011, 11: 248-257.

［58］ KOBLISH H K, ZHAO S Y, FRANKS C F, et al. Benzodiazepinedione inhibitors of the Hdm2: p53 complex suppress human tumor cell proliferation in vitro and sensitize tumors to doxorubicin in vivo. Molecular cancer therapeutics, 2006, 5 (1): 160-169.

［59］ ZIMMERMANN G, PAPKE B, ISMAIL S, et al. Small molecule inhibition of the KRAS-PDEδ interaction impairs oncogenic KRAS signalling. Nature, 2013, 497 (7451): 638-642.

［60］ PAPKE B, MURARKA S, VOGEL H A, et al. Identification of pyrazolopyridazinones as PDEδ inhibitors. Nature communications, 2016, 7: 11360.

［61］ MARTIN G P, FANSA E K, KLEIN C H, et al. A PDE6δ-KRas inhibitor chemotype with up to seven H-bonds and picomolar affinity that prevents efficient inhibitor release by Arl2. Angewandte chemie-international edtion in English, 2017, 129 (9): 2463-2468.

［62］ CHENG A C, COLEMAN R G, SMYTH K T, et al. Structure-based maximal affinity model predicts small-molecule druggability. Nature biotechnology, 2007, 25: 71-75.

［63］ SOGA S, SHIRAI H, KOBORI M, et al. Use of amino acid composition to predict ligand-binding sites. Journal of chemical information and modeling, 2007, 47 (2): 400-406.

[64] CZARNA A, BECK B, SRIVASTAVA S, et al. Robust generation of lead compounds for protein-protein interactions by computational and MCR chemistry: p53/Hdm2 antagonists. Angewandte chemie-international edtion in English, 2010, 49 (31): 5352-5356.

[65] POPOWICZ G M, CZARNA A, WOLF S, et al. Structures of low molecular weight inhibitors bound to MDMX and MDM2 reveal new approaches for p53-MDMX/MDM2 antagonist drug discovery. Cell cycle, 2010, 9 (6): 1104-1111.

[66] HUANG Y J, WOLF S, BECK B, et al. Discovery of highly potent p53-MDM2 antagonists and structural basis for anti-acute myeloid leukemia activities. ACS Chemistry & biology, 2014, 9 (3): 802-811.

[67] HUANG Y J, WOLF S, KOES D, et al. Exhaustive fluorine scanning toward potent p53-Mdm2 antagonists. Chemmedchem, 2012, 7 (1): 49-52.

[68] BUCKLEY D L, VAN MOLLE I, GAREISS P C, et al. Targeting the von Hippel-Lindau E3 ubiquitin ligase using small molecules to disrupt the VHL/HIF-1alpha interaction. Journal of the American chemical society, 2012, 134 (10): 4465-4468.

[69] BUCKLEY D L, GUSTAFSON J L, VAN MOLLE I, et al. Small-molecule inhibitors of the interaction between the E3 ligase VHL and HIF1α. Angewandte chemie-international edtion in English, 2012, 51 (46): 11463-11467.

[70] VALKOV E, SHARPE T, MARSH M, et al. Targeting protein-protein interactions and fragment-based drug discovery. Topics in current chemistry, 2012, 317: 145-179.

[71] JUBB H, HIGUERUELO A P, WINTER A, et al. Structural biology and drug discovery for protein-protein interactions. Trends in pharmacological sciences, 2012, 33 (5): 241-248.

[72] FRIBERG A, VIGIL D, ZHAO B, et al. Discovery of potent myeloid cell leukemia 1 (Mcl-1) inhibitors using fragment-based methods and structure-based design. Journal of medicinal chemistry, 2013, 56 (1): 15-30.

[73] HUANG J W, ZHANG Z M, WU B N, et al. Fragment-based design of small molecule X-linked inhibitor of apoptosis protein inhibitors. Journal of medicinal chemistry, 2008, 51 (22): 7111-7118.

[74] VILLOUTREIX B O, KUENEMANN M A, POYET J L, et al. Drug-like protein-protein interaction modulators: challenges and opportunities for drug discovery and chemical biology. Molecular informatics, 2014, 33 (6-7): 414-437.

[75] JAIN A N. Virtual screening in lead discovery and optimization. Current opinion in drug discovery & development, 2004, 7: 396-403.

[76] ZHU T, CAO S Y, SU P C, et al. Hit identification and optimization in virtual screening: practical recommendations based on a critical literature analysis. Journal of medicinal chemistry, 2013, 56 (17): 6560-6572.

[77] KRÜGER D M, JESSEN G, GOHLKE H. How good are state-of-the-art docking tools in predicting ligand binding modes in protein-protein interfaces？ Journal of chemical information and modeling, 2012, 52 (11): 2807-2811.

[78] CAVASOTTO C N, PHATAK S S. Homology modeling in drug discovery: current trends and applications. Drug discovery today, 2009, 14: 676-683.

[79] MAZAR A P. Urokinase plasminogen activator receptor choreographs multiple ligand interactions: implications for tumor progression and therapy. Clinical cancer research, 2008, 14 (18): 5649-5655.

[80] KHANNA M, WANG F, JO I, et al. Targeting multiple conformations leads to small molecule inhibitors of the uPAR·uPA protein-protein interaction that block cancer cell invasion. ACS Chemistry & biology, 2011, 6 (11): 1232-1243.

[81] PARK C M, BRUNCKO M, ADICKES J, et al. Discovery of an orally bioavailable small molecule inhibitor of prosurvival B-cell lymphoma 2 proteins. Journal of medicinal chemistry, 2008, 51 (21): 6902-6915.

[82] SOUERS A J, LEVERSON J D, BOGHAERT E R, et al. ABT-199, a potent and selective BCL-2 inhibitor, achieves antitumor activity while sparing platelets. Nature medicine, 2013, 19 (2): 202-208.

[83] 郭宗儒 . 第一个蛋白 - 蛋白相互作用抑制剂 venetoclax. 药学学报 , 2018, 53 (3): 476-486.

[84] OLTERSDORF T, ELMORE S W, SHOEMAKER A R, et al. An inhibitor of Bcl-2 family proteins induces regression of solid tumours. Nature, 2005, 435: 677-681.

［85］ PETROS A M, DINGES J, AUGERI D J, et al. Discovery of a potent inhibitor of the antiapoptotic protein Bcl-xL from NMR and parallel synthesis. Journal of medicinal chemistry, 2006, 49 (2): 656-663.

［86］ SHOEMAKER A R, OLEKSIJEW A, BAUCH J, et al. A small-molecule inhibitor of Bcl-XL potentiates the activity of cytotoxic drugs in vitro and in vivo. Cancer research, 2006, 66 (17): 8731-8739.

［87］ WENDT M D, SHEN W, KUNZER A, et al. Discovery and structure-activity relationship of antagonists of B-cell lymphoma 2 family proteins with chemopotentiation activity in vitro and in vivo. Journal of medicinal chemistry, 2006, 49 (3): 1165-1181.

［88］ BRUNCKO M, OOST T K, BELLI B A, et al. Studies leading to potent, dual inhibitors of Bcl-2 and Bcl-xL. Journal of medicinal chemistry, 2007, 50 (4): 641-662.

［89］ PARK C M, OIE T, PETROS A M, et al. Design, synthesis, and computational studies of inhibitors of Bcl-X_L. Journal of the American chemical society, 2006, 128 (50): 16206-16212.

［90］ TSE C, SHOEMAKER A R, ADICKES J, et al. ABT-263: a potent and orally bioavailable Bcl-2 family inhibitor. Cancer research, 2008, 68 (9): 3421-3428.

［91］ DAVIDS M S, LETAI A. ABT-199: taking dead aim at BCL-2. Cancer cell, 2013, 23 (2): 139-141.

［92］ NI D, LU S Y, ZHANG J. Emerging roles of allosteric modulators in the regulation of protein-protein interactions (PPIs): a new paradigm for PPI drug discovery. Medicinal research reviews, 2019, 39: 2314-2342.

［93］ ZHONG M, GADEK T R, BUI M, et al. Discovery and development of potent LFA-1/ICAM-1 antagonist SAR 1118 as an ophthalmic solution for treating dry eye. ACS medicinal chemistry letters, 2012, 3 (3): 203-206.

［94］ SHIMAOKA M, XIAO T, LIU J H, et al. Structures of the alpha L I domain and its complex with ICAM-1 reveal a shape-shifting pathway for integrin regulation. Cell, 2003, 112: 99-111.

［95］ FISHER K L, LU J, RIDDLE L, et al. Identification of the binding site in intercellular adhesion molecule 1 for its receptor, leukocyte function-associated antigen 1. Molecular biology of the cell, 1997, 8: 501-515.

［96］ GADEK T R, BURDICK D J, MCDOWELL R S, et al. Generation of an LFA-1 antagonist by the transfer of the ICAM-1 immunoregulatory epitope to a small molecule. Science, 2002, 295: 1086-1089.

［97］ ZHONG M, SHEN W, BARR K J. Discovery of tetrahydroisoquinoline (THIQ) derivatives as potent and orally bioavailable LFA-1/ICAM-1 antagonists. Bioorganic & medicinal chemistry letters, 2010, 20: 5269-5273.

［98］ SAHA T, KAR R K, SA G. Structural and sequential context of p53: a review of experimental and theoretical evidence. Progress in biophysics & molecular biology, 2015, 117 (2-3): 250-263.

［99］ DING K, LU Y P, NIKOLOVSKA C Z, et al. Structure-based design of potent non-peptide MDM2 inhibitors. Journal of the American chemical society, 2005, 127 (29): 10130-10131.

［100］ OVER B, WETZEL S, GRUTTER C. Natural-product-derived fragments for fragment-based ligand discovery. Nature chemistry, 2013, 5: 21-28.

［101］ YU B, XING H, YU D Q, et al. Catalytic asymmetric synthesis of biologically important 3-hydroxyoxindoles: an update. Beilstein journal of organic chemistry, 2016, 12: 1000-1039.

［102］ AGUILAR A, SUN W, LIU L, et al. Design of chemically stable, potent, and efficacious MDM2 inhibitors that exploit the retro-mannich ring-opening-cyclization reaction mechanism in spiro-oxindoles. Journal of medicinal chemistry, 2014, 57 (24): 10486-10498.

［103］ DING K, LU Y P, NIKOLOVSKA C Z, et al. Structure-based design of spiro-oxindoles as potent, specific small-molecule inhibitors of the MDM2-p53 interaction. Journal of medicinal chemistry, 2006, 49 (12): 3432-3435.

［104］ ZHAO Y J, LIU L, SUN W, et al. Diastereomeric spirooxindoles as highly potent and efficacious MDM2 inhibitors. Journal of the American chemical society, 2013, 135 (19): 7223-7234.

［105］ ZHAO Y J, YU S H, SUN W, et al. A potent small-molecule inhibitor of the MDM2-p53 interaction (MI-888) achieved complete and durable tumor regression in mice. Journal of medicinal chemistry, 2013, 56 (13): 5553-5561.

第 14 章　计算机辅助药物化学研究

计算机辅助药物设计（computer-aided drug design，CADD）是以计算机为工具，利用计算化学、分子模拟和数理统计方法预测药物分子的结构和活性之间的关系或药物分子与靶标之间的相互作用特征，进而发现、设计和优化先导化合物的方法。随着计算化学基础理论的不断完善和计算机软硬件的高速发展，CADD 方法已经从基础理论研究逐渐过渡到实际应用阶段，已成为药物研发的核心技术。CADD 方法贯穿新药研发的全过程，尤其是在苗头化合物发现和先导化合物优化阶段。实践证明，CADD 方法和传统药物化学方法相结合，能使药物化学家在研究工作中做到有的放矢，极大地提高药物研发的效率。CADD 常用的分子模拟技术和数理统计方法包括分子力学、分子动力学、量子力学、蒙特卡罗模拟、数值和非数值优化技术、机器学习和人工智能方法等。CADD 方法大致可以分为两大类，即基于配体的药物设计方法（ligand-based drug design，LBDD）和基于结构的药物设计方法（structure-based drug design，SBDD）。基于配体的药物设计方法主要是针对三维结构未知的药物靶标，通过分析现有药物分子的结构、理化性质与活性之间的关系，构建定量构效关系或药效团模型，并在此基础上进行药物的设计和优化。而基于结构的药物设计方法则主要针对三维结构已知的药物靶标，通过研究靶标的结构特征及靶标和药物分子之间的相互作用模式来进行药物的设计和优化，分子对接是该类方法中最常用的技术。诚然，每种 CADD 方法都有其自身的优势和缺陷，因此常常会通过多种药物设计方法的联合使用来提高药物设计的精度和效率。本章将对定量构效关系、分子对接、分子动力学模拟及结合自由能计算等几种重要的 CADD 技术进行简要介绍。

14.1　定量构效关系方法

现代药理学研究表明，药物分子需要通过与生物靶标相互作用来调控生物体功能。虽然目前已有数以万计的生物大分子的结构被成功解析，然而靶标结构的确证并非易事，更多靶标的三维结构仍处于未知状态，甚至在很多情况下已有针对某症状的药物分子，但靶标却未知。因此，对于靶标结构未知的情况，就需要通过已知活性分子的结构信息开展基于配体的药物设计，这其中最为重要的研究手段就是定量构效关系（quantitative structure-activity relationship，QSAR）。

定量构效关系是指采用数理统计方法分析和揭示化合物活性与其分子结构或理化特征之间的定

量变化规律,其在现代药物设计方法中占据非常重要的地位,是应用最为广泛的药物设计方法之一。事实上,从 19 世纪中叶起,很多学者已开始针对化合物的活性和理化性质之间的相关性进行探索。1863年,Cros 在其博士论文中报道了脂肪伯醇对哺乳动物的毒性随其水溶性减小而增加的规律,这是有关构效关系最早的文字记录。1868 年,Brown 和 Fraser 发现 N- 甲基取代的生物碱的生理活性和化学结构之间似乎存在函数关系。1900 年前后,Meyer 和 Overton 等分别提出麻醉作用的类脂学说,即化学结构各异的中性有机麻醉剂的活性随着脂水分配系数增加而增加的现象,这可能是最早提出的具有一定普适性的定量构效关系模型。但在此后的 50 多年,相关研究基本陷入停滞。直到 20 世纪 60 年代,尤其是Hansch 法提出以后,随着化学式的标准化、计算机技术的进步及多变量统计方法的引入,QSAR 方法才逐渐发展和应用起来。目前,QSAR 方法已经成为药物设计和开发中不可或缺的重要工具,并已逐渐成为现代食品、化妆品和环境科学的基本安全评估技术之一。

14.1.1　二维定量构效关系方法

QSAR 方法大致可分为二维定量构效关系(2D-QSAR)方法和三维定量构效关系(3D-QSAR)方法 2 类。2D-QSAR 方法是将分子的结构性质作为参数,对分子的生理活性进行统计分析,建立化学结构与其生理活性相关性模型的一种药物设计方法(图 14-1)。常见的二维定量构效关系方法有基于理化性质的 Hansch 法、基于结构表征的 Free-Wilson 法和电子拓扑法等,其中最为著名和应用最为广泛的是由 Hansch 和 Fujita 等提出来的 Hansch 法(也称 Hansch-Fujita 法)。Hansch 法假设同系列化合物的某些生物活性的变化是其某些可测量的物理与化学性质的变化而导致的,这些可测量的性质包括疏水性、电性、空间立体性质等。目前,Hansch 法等传统的 2D-QSAR 方法已经很少使用,仅在先导化合物优化和化合物环境毒性预测等领域使用。现在一般采用机器学习算法对分子模拟软件计算出的分子描述符和分子指纹进行非线性建模,以预测化合物的生理活性、ADMET 性质,以及其他理化性质如熔点、沸点、临界温度、熵、溶解度、气相色谱保留指数、土壤吸收系数、表面活性剂性能、化学稳定性、抗氧化性等。如今,2D-QSAR 方法还被拓展至药剂学领域,以预测最优的制剂方法和原辅料配比。

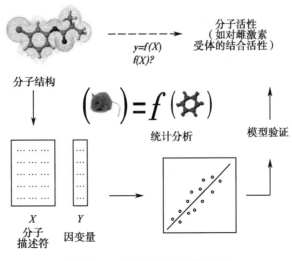

图 14-1　2D-QSAR 的基本范式

14.1.1.1　Hansch 法

Hansch 法通常被视为从盲目药物设计过渡到理性药物设计的重要标志,它在 QSAR 研究中具有非常重要的地位。在 QSAR 研究的各种方法中,Hansch 法的理化基础较为明确,易于被药物化学家理解,这也是 Hansch 法被广泛应用的重要原因。Hansch 法认为,药物从给药部位到达受体需通过一定数量的生物膜,即若干脂水界面,因此药物的转运过程与其脂水分配系数有关;而药物最终到达受体表面的浓度高低必然影响生物活性的强弱(图 14-2)。

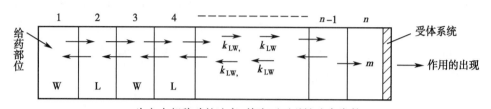

m 为向末相移动的速率,其为不可逆性速率常数。

图 14-2　药物以某种速度交替穿过水相(W)和类脂相(L)的模式图

由受体 - 配体相互作用理论可知,药物分子可通过共价键及范德华力相互作用、静电相互作用、离子键、离子 - 偶极相互作用和氢键等非键相互作用与受体结合从而产生生物活性,而这些作用又与药物分子的化学结构、电性效应、空间效应等有关,因此药物分子的生物活性与其理化参数密切相关。Hansch 等因此推导出同源化合物或类似物的生物活性与各种取代基的理化参数之间的函数依赖关系,并用一个与自由能相关的参数方程表示。Hansch-Fujita 公式的最初形式如下:

$$\log\frac{1}{D_0}=\log A-0.434\frac{\Delta G}{RT}+C_1 \qquad 式(14\text{-}1)$$

式(14-1)中,D_0 为药物产生一定效应所需要的初始摩尔浓度,ΔG 为药物 - 靶标的结合自由能。所谓一定的效应,包括 MIC(最小抑制浓度)、LD_{50}(半数致死剂量)、LC_{50}(半数致死浓度)、ED_{50}(半数有效剂量)、EC_{50}(半数有效浓度)、IC_{50}(半数抑制浓度)等。A 代表药物和受体结合时的终浓度 D 与初始药物浓度 D_0 之比,C_1 为一常数。由此可以建立不同条件时药物分子的结构和生物活性之间的关系。需要注意的是,这些药物分子必须具有相同的作用机制,因此这种方法一般仅适用于先导化合物的改造。

式(14-1)中,$\log A$ 表示与药物转运过程有关的量。Hansch 等通过研究发现,药物分配系数的对数值 $\log P$ 与药物末相浓度的对数值 $\log C$ 之间呈抛物线关系(图 14-3),因此 $\log A$ 可以采用式(14-2)表示。

$$\log A=-a\left(\log P\right)^2+b\left(\log P\right)+C \qquad 式(14\text{-}2)$$

对于 $\log A$ 和 $\log P$ 之间的关系,Kubinyi 发现使用四房室模型构建如式(14-3)的双线模型能更好地拟合实验数据(图 14-4)。

$$\log A=a\cdot\log P-b\cdot\log(\beta P+1)+C \qquad 式(14\text{-}3)$$

式(14-1)中的靶标和药物分子间的结合自由能 ΔG 是多种效应的综合结果,包括范德华力相互作用、静电相互作用、氢键相互作用及熵效应等。Hansch-Fujita 公式为了描述药物 - 靶标相互作用的 ΔG,采用 Hammett 取代基参数及许多此类的无因次超热力学(extrathermodynamics)参数,并最终导出具体化的 Hansch-Fujita 公式。

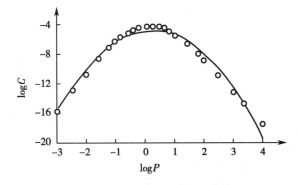

曲线为最小二乘法拟合的抛物线

图 14-3　药物在 20 格室中的浓度与 logP 的关系

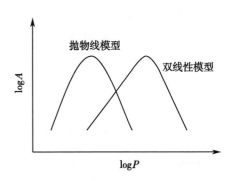

图 14-4　抛物线模型和双线性模型

$$\log \frac{1}{D_0} = -a\pi^2 + b\pi + \rho\sigma + \delta E_s + C \qquad \text{式(14-4)}$$

式(14-4)中，π 为疏水效应参数，σ 为电子效应参数，E_s 为与立体效应有关的取代基参数，式中的 a、b、ρ、δ 和 C 可通过多元线性回归得到。

14.1.1.2　Free-Wilson 法

Free-Wilson 法几乎与 Hansch 法同时被提出，这种方法假定化合物的活性是母体化合物和取代基的活性贡献之和。不论其他位置的取代基是否变化，每个取代基对生物活性的贡献是恒定且可加和的，即

$$y = \sum_{j=1}^{J} \sum_{k=1}^{K} a_{jk}\delta_{jk} + \mu \qquad \text{式(14-5)}$$

式(14-5)中，y 为化合物的生物活性，μ 为母体结构对活性的贡献，a_{jk} 为各个位置上的取代基（其中 j 为母体结构中取代基位置的个数，k 为各个位置上的取代基种类数）的活性贡献，δ_{jk} 为一个虚潜变量（表示母体结构在 j 位置上是否有取代基 k）。

1971 年，Fujita 等对上述模型进行修正，将所有位置上氢取代的活性贡献设定为 0，这样取代基各个位置上基团的贡献都是相对于氢的贡献。Free-Wilson 方法也得到一些发展，如一些修正的 Free-Wilson 模型及和 Hansch 法的混合模型等。但在实际应用中，Free-Wilson 法的影响远比 Hansch 法小得多。

14.1.1.3　QSAR 研究中常用的各种参数

QSAR 建模的目的就是要找到化合物的化学结构（C）到生物活性（Φ）间的函数映射关系，如式(14-6)所示。

$$\Phi = f(C) \qquad \text{式(14-6)}$$

化合物的化学结构一般采用分子参数表征，所以选择合理的参数对 QSAR 研究十分关键。QSAR 研究中常用的分子参数大致可以分为如下几类：

（1）疏水参数：QSAR 中使用的疏水参数往往以药物分子的脂水分配系数（P）的对数值（$\log P$）来表征。通常 $\log P$ 是由组成分子的取代基的疏水常数（π_X）及基准物质的分配系数的对数（$\log P_H$）之和来表示的，如式(14-7)所示。

$$\log P = \log P_H + \sum_{i=1}^{n} \pi_{Xi} \qquad \text{式(14-7)}$$

大部分常见取代基的 π 可以从文献中查得,如果某些基团的 π 未被报道,可以采用一些理论方法来预测化合物的 $\log P$,如 $\text{A}\log P$、$\text{SMI}\log P$、$\text{K}\log P$ 及 $\text{S}\log P$ 等。这些理论计算方法的基本思路都是将分子分为不同的基本片段,将这些片段的疏水性加和便可得到整个分子的分配系数。表 14-1 中列举了常用取代基体系的疏水常数 π,这些参数的数值可以参见相关文献和专著。

(2)电性参数:在 Hansch-Fujita 法中,应用最为广泛的电性参数是 Hammett 等提出的 σ_m、σ_p 等取代基常数,以及 Swain 等导出的场效应参数 F 和共轭效应参数 R。

Hammett 发现在取代的苯甲酸酯水解反应的速率常数 k_x 与具有相同取代基的苯甲酸的解离常数 K_x(水,25℃)之间存在如下关系:

$$\log k_x = \rho \log K_x + C \qquad \text{式(14-8)}$$

若以 K_o 和 k_o 分别表示苯甲酸及相应酯的数值,则式(14-8)变为式(14-9)。

$$\log k_o = \rho \log K_o + C \qquad \text{式(14-9)}$$

将式(14-8)和式(14-9)相减便得到 Hammett 方程。

$$\log \frac{k_x}{k_o} = \rho \log \frac{K_x}{K_o} = \rho \sigma_x \qquad \text{式(14-10)}$$

式(14-10)中,σ_x 为取代基常数,ρ 为根据不同体系确定的反应常数。即使 σ_x 是相同的取代基,但取代位置不同,它的数值也会不同。当取代基为间位和对位时,相应的 σ 定义为 σ_m 和 σ_p。

Taft 认为酸式反应和碱式反应的活化自由能的差别主要来自取代基的诱导效应。为了定义脂肪族化合物上取代基的诱导效应,他定义了参数 $\sigma *$。

$$\sigma * = \frac{1}{2.48}\left[\log \left(\frac{k_x}{k_0}\right)_B - \log \left(\frac{k_x}{k_0}\right)_A \right] \qquad \text{式(14-11)}$$

式(14-11)中,k_x 表示在有取代基情况下的反应常数,而 k_0 则表示在没有取代基情况下的反应常数。

由于反应体系和研究者不同,取代基常数 σ 的种类很多。为了统一以上参数,Swain 和 Lupton 提出参数 F 和 R。其认为所有取代基常数均依赖共轭效应(R)和场(及诱导)效应(F)2 种效应,不论哪种 σ 值都可以用 F 和 R 的组合表示。

$$\sigma = fF + rR \qquad \text{式(14-12)}$$

式(14-12)中,F 和 R 分别代表 F 效应和 R 效应的取代基常数,f 和 r 为其贡献值。

表 14-1 中列举了常用取代基体系中的代表性电子参数,这些参数的数值可以参见相关文献和专著。

(3)立体参数:药物分子和靶标是在三维空间中进行相互结合的,各种立体效应是影响它们之间几何匹配的重要因素。立体效应可以分为 2 种,一种是分子间效应,主要涉及药物和靶标的形状之间的关系;另一种则是分子内效应,主要涉及药物自身的构象和立体特征的变化。当然,这 2 种立体效应参数并不是完全独立的。

在早期的立体参数中,使用较多的是几类从化学反应性导出的参数,其中最著名的 Taft 立体参数 E_s 就是由脂肪类化合物的酯 $RCOOR'$(R' 一般指乙基)在酸性催化水解反应中求得的,其表述形式如式(14-13)所示。

$$E_s = \log \left(\frac{k}{k_o}\right)_A \qquad\qquad 式(14\text{-}13)$$

式(14-13)中,k 为 RCOOR' 的酸水解速率常数,k_o 为 R=CH₃ 时的水解速率常数。

此外,与分子或取代基的形状及大小有关的立体参数在 QSAR 研究中也被广泛应用,如摩尔折射率(MR)、范德华半径(r_v)、分子表面积(A)及分子体积(V)等,这类参数与从化学反应性导出的参数相比物理化学意义更加明确。其中,摩尔折射率可以根据 Lorentz-Lorenz 公式,利用折射率(n^*)、分子量(MW)、密度(d)来表示。

$$MR = \frac{n^2-1}{n^2+2}\frac{MW}{d} = \frac{4}{3}\pi N_A \cdot \alpha\,(\mathrm{cm^3/mol}) \qquad\qquad 式(14\text{-}14)$$

式(14-14)中,MW 为分子量,α 为分子极化度,N_A 为阿伏加德罗常数。

这些早期的立体参数与分子的构象没有直接关系。但是,也有大量的立体参数与药物分子的构象或者形状密切相关,如表面积(S_M)、溶剂可及化表面积(S_{SA})、体积(V_M)及排除溶剂体积(V_{SA})等,它们可以通过数值积分法及解析法计算得到。

表 14-1 中列举了常用取代基体系的立体参数 MR,这些参数的数值可以参见相关文献和专著。

表 14-1　不同取代基体系中的代表性常数的比较

编号	取代基	疏水参数	电子参数							立体参数
		π	σ_m	σ_p	σ_p^0	σ_p^+	σ_p^-	R	F	MR
1	Br	0.86	0.39	0.23	0.30	0.15	0.25	−0.22	0.45	8.88
2	Cl	0.71	0.37	0.23	0.28	0.11	0.19	−0.19	0.42	6.03
3	F	0.14	0.34	0.06	0.21	−0.07	−0.03	−0.39	0.45	0.92
4	SF₃	—	0.70	0.80	—	—	—	0.17	0.63	—
5	SF₅	1.23	0.61	0.68	—	—	0.86	0.12	0.56	9.89
6	I	1.12	0.35	0.18	0.31	0.14	0.27	−0.24	0.42	13.90
7	NO₂	−0.28	0.71	0.78	0.82	0.79	1.27	0.13	0.65	7.36
8	N₃	0.46	0.37	0.08	—	—	0.11	−0.40	0.48	10.20
9	H	0.00	0.00	0.00	0.00	0.00	0.00	0.00	0.00	0.00
10	OH	−0.67	0.12	−0.37	−0.16	−0.92	−0.37	−0.70	0.33	2.85
11	NH₂	−1.23	−0.16	−0.66	−0.36	−1.30	−0.15	−0.74	0.08	5.42
12	SO₂NH₂	−1.82	0.53	0.60	—	—	0.94	0.11	0.49	12.30
13	CF₃	0.88	0.43	0.54	0.54	0.61	0.65	0.16	0.38	5.02
14	OCF₃	1.04	0.38	0.35	—	—	—	−0.04	0.39	7.86
15	SO₂CF₃	0.55	0.86	0.96	0.93	—	1.63	0.22	0.74	12.90
16	CN	−0.57	0.56	0.66	0.68	0.66	1.00	0.15	0.51	6.33
17	CHO	−0.65	0.35	0.42	0.54	0.73	1.03	0.09	0.33	6.88
18	CONH₂	−1.49	0.28	0.36	—	—	0.61	0.10	0.26	9.81
19	CH₃	0.56	−0.07	−0.17	−0.12	−0.31	−0.17	−0.18	0.01	5.65
20	NHCONH₂	−1.30	−0.03	−0.24	—	—	—	−0.33	0.09	13.70

编号	取代基	疏水参数		电子参数							立体参数
		π	σ_m	σ_p	σ_p^0	σ_p^+	σ_p^-	R	F	MR
21	OCH$_3$	−0.02	0.12	−0.27	0.11	−0.78	−0.26	−0.56	0.29	7.87
22	SOCH$_3$	−1.58	0.52	0.49	0.57	—	0.73	−0.03	0.52	13.70
23	SO$_2$CH$_3$	−1.63	0.60	0.72	0.75	—	1.13	0.19	0.53	13.50
24	SCH$_3$	0.61	0.15	0.00	0.08	−0.60	0.06	−0.23	0.23	13.80
25	C≡CH	0.40	0.21	0.23	0.23	0.18	0.53	0.01	0.22	9.55
26	CH=CH$_2$	0.82	0.06	−0.04	0.00	−0.16	—	−0.17	0.13	11.00
27	COCH$_3$	−0.55	0.38	0.50	0.50	—	0.84	0.17	0.33	11.20
28	COOCH$_3$	−0.01	0.36	0.45	0.46	0.49	0.64	0.11	0.34	12.90
29	NHCOCH$_3$	−0.97	0.21	0.00	−0.09	−0.60	−0.46	−0.31	0.31	14.90
30	N(CH$_3$)$_2$	0.18	−0.16	−0.83	−0.48	−1.70	−0.12	−0.98	0.15	15.50
31	环丙基△	1.14	−0.07	−0.21	−0.10	−0.41	−0.09	−0.23	0.02	13.50
32	CH(CH$_3$)$_2$	1.53	−0.04	−0.15	−0.16	−0.28	−0.16	−0.19	0.04	15.00
33	CH=C(CN)$_2$	0.05	0.66	0.84	0.80	0.82	1.20	0.28	0.57	21.50
34	C(CH$_3$)$_3$	1.98	−0.10	−0.20	−0.17	−0.26	−0.13	−0.18	−0.02	19.60
35	C$_6$H$_5$	1.96	0.06	−0.01	0.04	−0.18	0.02	−0.13	0.12	25.40
36	N=NC$_6$H$_5$	1.69	0.32	0.39	0.36	−0.19	0.45	0.09	0.30	31.30
37	OC$_6$H$_5$	2.08	0.25	−0.03	0.08	−0.50	−0.10	−0.40	0.37	27.70
38	NHC$_6$H$_5$	1.37	−0.02	−0.56	−0.27	−1.40	−0.29	−0.78	0.22	30.00
39	COC$_6$H$_5$	1.05	0.34	0.43	0.50	0.51	0.83	0.12	0.31	30.30
40	CH$_2$C$_6$H$_5$	2.01	−0.08	−0.09	—	−0.28	−0.09	−0.05	−0.04	30.00
41	C≡CC$_6$H$_5$	2.65	0.14	0.16	—	−0.03	0.30	0.01	0.15	33.20
42	CH=CHC$_6$H$_5$	2.68	0.03	−0.07	—	−1.00	0.13	−0.17	0.10	34.20
43	COOH	−0.32	0.37	0.45	—	0.42	—	0.11	0.34	6.93

注：π 为取代基的疏水常数；σ_m 为间位取代苯甲酸的 pK_a；σ_p 为对位取代苯甲酸的 pK_a；σ_p^0 为对位取代苯乙酸的 pK_a 和水解速率常数的函数值；σ_p^+ 为 4-XC$_6$H$_4$C(CH$_3$)$_2$Cl 的水解速率常数；σ_p^- 为对位取代苯酚的 pK_a；R 为共轭常数，即 4-X- 吡啶离子水解的 pK_a，等于 σ_p-0.921F；F 为场 - 诱导常数，即 4- 取代双环［2,2,2］辛烷 -1- 羧酸水解的 pK_a；MR 为分子的摩尔折射率。

（4）其他参数：在 QSAR 建模中，除前面提到的疏水参数、电子参数、立体参数外，还包括反映分子拓扑结构特点的拓扑参数如 Wiener 指数（W）、Hosoya 指数（Z）、Balaban 指数、Kier 指数、电子拓扑状态指数（electrotopological state indices）等，以及反映配体和靶标静电相互作用的电荷相关参数如原子上的部分电荷（partial charge）q 和 Jurs 参数等。此外，还有基于图论和信息论的新型参数、量子化学参数、结构片段参数及基于药物分子类药性质的参数等也经常被用于 QSAR 研究。其中应用最广泛的是最高占据分子轨道（highest occupied molecular orbital，HOMO）和最低未占分子轨道（lowest unoccupied molecular orbital，LUMO）。

14.1.1.4　2D-QSAR 建模的主要步骤

QSAR 的优势在于其有助于解析影响药物分子生理活性的决定因素，并可提供有效的数学模型来预测未知化合物的活性。对于一个 QSAR 研究,具有作用机制相似的一组同系化合物是最好的建模对象,其可非常明确地定义模型的应用域。

事实上,2002 年在葡萄牙的塞图巴尔(Setubal)召开的一次国际会议上,与会的科学工作者们就提出关于 QSAR 模型有效性的几条规则,被称为"Setubal principles"。这些规则在 2004 年 11 月得到进一步的详细修正,并被正式命名为"OECD principles"。2014 年这些规则被再次修订,其概要为一个 QSAR 模型要达到法规目标必须满足以下 5 个条件:确定的活性终点(a defined endpoint)、明确的算法(an unambiguous algorithm)、明确的模型应用域(a defined domain of applicability)、模型的拟合度和鲁棒性及预测性能具有合适的评价方法(appropriate measures of goodness-of-fit,robustness and predictivity);此外,如果可能的话,还需要提供模型机制解释(a mechanistic interpretation,if possible)。实际上,以上这 5 个条件就已经全面概括了 QSAR 建模的主要步骤,包括如下内容:

(1)活性数据的获取:高质量和可靠的活性数据是构建高质量 QSAR 模型的前提条件。理想情况下,用于 QSAR 建模的数据应具有同质性(homogeneous),即这些实验数据来源于同一实验。但在实际应用中,来自不同实验流程的数据也常被合理地整合到一起。

(2)分子参数的获取:分子参数是 QSAR 建模的重要基础。关于分子参数,前面的章节已做介绍,这里不再赘述。此外,国内外已有许多论文和专著对 QSAR 建模中所用的分子参数进行详细的论述。目前,各种软件能计算得到的分子参数多达上千种。由于可能存在冗余信息及噪声信息造成模型误差,对于过多的分子参数(包括分子性质描述符和分子指纹),通常需要采用一系列降维算法进行特征选择,以获得 p 维特征向量在 k 个基向量上的投影($k \ll p$)。常用的降维算法有统计量过滤、主成分分析、线性判别分析、局部线性嵌入、拉普拉斯特征映射、等度量映射、局部保留投影、多维缩放、模拟退火、遗传算法、序列正向选择和反向特征消除等,机器学习建模算法也可以嵌入其中。

(3)统计建模:基于化合物的活性数据和分子参数,就可以采用各种统计方法建立化合物结构与活性之间的关系模型。常用的统计分析方法包括多元线性回归、主成分分析、偏最小二乘法,以及近年来发展的机器学习方法如决策树、随机森林、k- 近邻、支持向量机、朴素贝叶斯和人工神经网络等。为了提高建模数据的质量,需要进行多步预处理,包括数据清洗(删除重复值、消除不可靠的数据、检测和验证活性悬崖、识别和校正错误标定的化合物等)、伸缩变换(标准化、归一化和中心化等)和其他数据转换等。

(4)模型评价及验证:QSAR 模型在建立以后,对其进行合理的评价和验证是必不可少的步骤。OECD 第四条准则中提出应对模型的拟合能力、鲁棒性及预测能力进行评价。对模型的拟合能力和鲁棒性的评价通常采用内部验证的方法,常用的评价手段有交叉验证法、自举法及 Y- 随机化等,常用的评价指标有相关系数、均方根误差等(回归模型)或准确率、ROC 曲线下面积、马修斯系数等(分类模型)。对模型预测能力的评价采用外部验证的方法,即使用已建好的模型来预测未被建模的其他实验数据,评价指标与内部验证相同。

(5)模型应用域的分析:OECD 第三条准则规定一个 QSAR 模型需要有明确的应用域,因为任何 QSAR 模型都不可能覆盖整个化学空间,只有对一部分特定的落在模型应用域范围内的待测分子的预测才是可靠的,所以待测分子不一定适合用已建好的模型进行预测和解释,应该对某一特定模型的应用域进行定义。同时 OECD 的文件也解释到,一个 QSAR 模型应用域的边界也并非固定不变的,可根据定义应用域的方法及模型适用性和预测可靠性之间的权衡来进行调整。

(6)模型机制解释：一个完美的 QSAR 模型除定量或定性描述化合物的结构与性质之间的关系外，还应为新药设计指明方向。所以 OECD 最后一条准则要求，如果可能的话，需要提供 QSAR 模型机制解释。

14.1.1.5　2D-QSAR 在药物设计中的应用实例——具有抗惊厥活性的苯酞衍生物的优化

在中国传统医药中，芹菜的煎剂被认为长期服用可以治疗高血压等疾病。在一个对芹菜的系统调查中研究者们发现，芹菜种子表现出一些解痉作用。一种从种子中分离的油状液体 3-(S)-正丁基苯酞（图 14-5 中的化合物 I，目前商品名为恩必普）可以保护小鼠和大鼠免受由谷氨酸钠引起的惊厥、由乙酰胆碱引起的痉挛和由电击引起的震颤所造成的损伤。

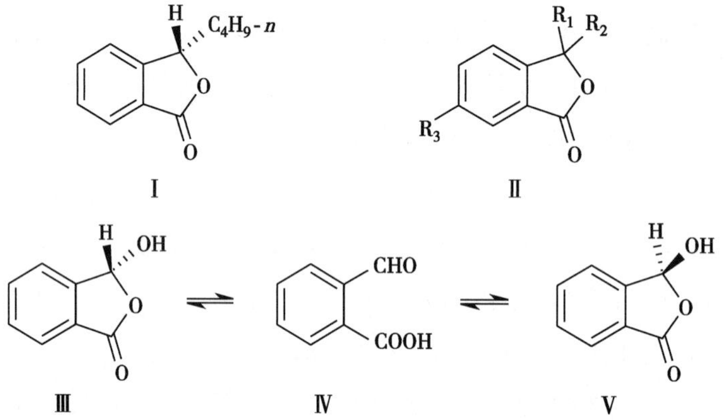

图 14-5　3-取代苯酞同系物及其 R/S-构型平衡

作为具有苯并-γ-内酯骨架的新结构类型，化合物 I 被选为先导化合物用来合成新化合物，并进一步分析其构效关系，探索其作用机制，开发潜在的抗癫痫药。众所周知，药物从给药部位到作用位点的运输及药物分子和互补受体之间的相互作用在很大程度上取决于药物的疏水性。研究者设想用一些其他的烷基或芳基来取代正丁基以改变同系物的疏水性和抗惊厥效能，他们合成并评价了 14 种 3-取代苯酞（图 14-5 中的化合物 II）来保护小鼠免受最大电休克损伤。表 14-2 中列出了这些化合物和化合物 I 的物理化学参数及生物活性。

表 14-2　3-取代苯酞（化合物 II）和化合物 I 的理化参数及生物活性

化合物编号	R_1	R_2	R_3	log(1/ED_{50})/(mol/kg)		log$P$	MR_6
				实验值	计算值		
1	H	H	H	3.25(2.87)	2.79	0.80	0.10
2	Me	H	H	2.94	3.08	1.41	0.10
3	OMe	H	H	2.92	2.90	1.00	0.10
4	OH	H	H	3.12(2.73)	2.65	0.57	0.10
5	i-Pr	H	H	3.20	3.29	2.10	0.10
6	n-Bu	H	H	3.42	3.35	2.80	0.10
I	(S)-n-Bu	H	H	3.03	—	2.80	0.10

化合物编号	R_1	R_2	R_3	$\log(1/ED_{50})/(mol/kg)$		$\log P$	MR_6
				实验值	计算值		
7	c-Hex	H	H	3.31	3.30	3.34	0.10
8	n-Hex	H	H	3.22	3.26	3.55	0.10
9	n-Oct	H	H	3.10	3.14	3.94	0.10
10	-CH₂CH₂CH₂CH₂-	H	H	3.23	3.34	2.56	0.10
11	Me	Me	H	3.28	3.19	1.73	0.10
12	NHCONH₂	H	H	2.49	2.59	0.49	0.10
13	CH₂Ph	H	H	3.46	3.33	3.12	0.10
14	Ph	H	H	3.37	3.35	2.64	0.10

采用线性自由能相关模型来研究这些化合物的定量构效关系,获得式(14-15)。

$$\log(\frac{1}{ED_{50}}) = 0.57(0.21)\log P - 0.01(0.05)(\log P)^2 + 2.56(0.19)$$ 式(14-15)

$$n = 14, r = 0.73, s = 0.19, F_{2,11} = 6.21$$

式(14-15)中,$\log P$ 为分子的疏水性,P 为正辛醇/水分配系数。根据等式,括号中的数字为各参数的95%置信区间,n 为化合物数量,r 为相关系数,s 为标准偏差,F 为实验值和计算值的方差比。显然,式(14-15)的拟合结果并不理想。检查数据的残差,发现偏差主要来源于2种化合物,即未取代的苯酞(化合物1:$R_1=R_2=R_3=H$)和3-羟基苯酞(化合物4:$R_1=OH, R_2=R_3=H$)。这是由于这项研究中合成的化合物存在1个3位手性中心,所以是未拆分的外消旋体。事实上,天然 S-构型的化合物1的活性($ED_{50}=0.93mmol/kg$)要低于相应的合成样品(化合物6,$ED_{50}=0.38mmol/kg$)。这表明非天然的 R-构型比 S-构型的活性更强,即化合物很可能在体内表现出立体选择性。化合物1中不存在手性原子,也没有对映体区别。事实上,如图14-5所示,3-羟基苯酞(化合物4,即图14-5中的化合物Ⅲ)是邻苯二甲酸的半缩醛-内酯形式,并且能够达到构型平衡。

因此,化合物4的 R-构型异构体(图14-5中的化合物Ⅴ)有可能作为活性形式与受体结合并逐渐"积累"。根据先导化合物(化合物Ⅰ)与其外消旋体(化合物6)之间的 $\log(1/ED_{50})$ 的差异,可以计算校正因子(表14-2中括号中的数值)并用于校准化合物1和化合物4的活性参数。

使用校正数据进行多元回归分析,可以得到式(14-16)。

$$\log(\frac{1}{ED_{50}}) = 0.81(0.11)\log P - 0.15(0.02)(\log P)^2 + 2.23(0.10)$$ 式(14-16)

$$n = 14, r = 0.95, s = 0.09, F_{2,11} = 52.36, \log P_{opt} = 2.70$$

式(14-16)相对于式(14-15)的显著改进支持特定手性识别在苯酞分子和受体之间起作用的假设。$\log P$ 及其平方项作为化合物疏水性的度量,占据14种化合物的生物活性值方差的90%。图14-6显示出化合物效能对疏水性的依赖性。

从以上结果可以看出,3-取代苯酞类化合物的抗惊厥活性与分配系数呈抛物线关系,其最佳 $\log P$ 为2.70,属于化合物中枢神经系统作用的通常范围。此外,手性相互作用在其抗惊厥活性中扮演重要角色。

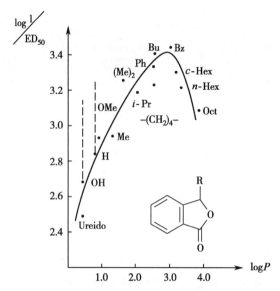

图 14-6　3- 取代苯酞同系物的生物活性和 $\log P$ 的关系

为了进一步探索取代基对活性的影响,研究者合成一系列 3,6- 二取代苯酞,数据列于表 14-3 中。对于整个系列的 25 个 3- 单取代和 3,6- 二取代苯酞类化合物,得到式(14-17)和式(14-18)。

表 14-3　3- 取代苯酞(化合物 Ⅱ)的理化参数和生物活性

化合物编号	R_1	R_2	R_3	$\log(1/ED_{50})/(mol/kg)$ 实验值	计算值	$\log P$	MR_6
15	n-Bu	H	NO_2	3.69	3.65	2.92	0.74
16	n-Bu	H	Cl	3.77	3.54	3.53	0.60
17	n-Bu	H	Br	3.53	3.41	4.24	0.80
18	n-Bu	H	OH	3.56	3.48	3.12	0.29
19	n-Bu	H	NH_2	4.40	3.58	2.86	0.54
20	n-Bu	H	NHAc	4.01	3.91	2.77	1.49
21	n-Bu	H	$CONH_2$	3.71	3.67	2.25	0.98
22	n-Bu	H	CN	3.59	3.57	2.39	0.63
23	Et	H	NH_2	3.41	3.52	2.29	0.54
24	n-Hex	H	NH_2	3.17	3.50	3.65	0.54
25	Me	Me	NMe_2	3.50	3.91	2.42	1.56

$$\log(\frac{1}{ED_{50}}) = 1.02(0.24)\log P - 0.18(0.05)(\log P)^2 + 2.08(0.25)$$　　　式(14-17)

$$n=25, r=0.75, s=0.28, F_{2,22}=14.54$$

$$\log(\frac{1}{ED_{50}}) = 0.84(0.21)\log P - 0.14(0.04)(\log P)^2 + 0.36(0.12)MR_6 + 2.16(0.22)$$　　　式(14-18)

$$n=25, r=0.84, s=0.24, F_{3,21}=16.23, \log P_{opt}=3.00$$

式(14-18)中,MR_6 是 R_3 取代基在 6 位的摩尔折射率的 0.1 倍。从式(14-17)可以看出,$\log P$ 的抛物线项只能解释约一半的活性值方差(r^2=0.56)。检查式(14-17)的残差可知,大多数 3,6- 二取代苯酞活性的实验值比计算值高。

　　这表明在芳环中引入取代基增强化合物的抗惊厥效能。尝试使用表征 R_3 取代基空间和电子效应的附加参数,如 Taft E_s 和 Hammett σ,未能有效改善 r 的显著性。采用 $\log P$、$(\log P)^2$ 和 MR_6,式(14-18)可以解释 70% 的方差。MR_6 项的正系数意味着 C-6 取代基的极性是有效的,因为经过实验验证,空间位阻效应通常会使 MR 项具有负系数。应该注意的是,3- 正丁基 -6- 氨基苯酞(化合物 19)与其他同系物相比,显示出异常高的活性。测量值和式(14-18)的计算值之间的差值高达 0.82 个对数单位,如表14-2 和图 14-7 所示。

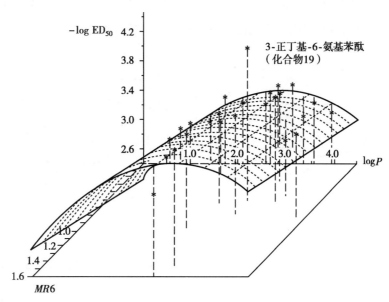

图 14-7　3,6- 二取代苯酞同系物的生物活性与 $\log P$ 和 MR_6 的关系

　　将这个化合物作为异常值从分析中剔除,显著改善式(14-18)的相关性,如式(14-19)所示,可以解释 83% 的方差。

$$\log\left(\frac{1}{ED_{50}}\right) = 0.74(0.13)\log P - 0.13(0.03)(\log P)^2 + 0.35(0.08)MR_6 + 2.23(0.14)$$

式(14-19)

$$n = 24, r = 0.91, s = 0.15, F_{3,20} = 33.12, \log P_{opt} = 2.85$$

　　虽然没有直接的证据,但是化合物 19 异常高的活性可能是由于氨基有利于主动吸收和转运机制(如其在小鼠体内的生物利用度为 81%),或者是由于其 pK_a 有利于运输和结合过程。使用分子轨道方法 CNDO/2,并标准参数化,研究者计算 14 种苯酞类化合物的电子指数,其对数值与 $\log P$ 非常相似。采用多元回归分析可以得到式(14-20)。

$$\log\left(\frac{1}{ED_{50}}\right) = -2.826FO_1 + 5.746FC_6 + 3.398$$

式(14-20)

$$n = 14, r = 0.84, s = 0.27, F_{2,11} = 12.76$$

　　式(14-20)中,FO_1 和 FC_6 分别表示 6 位羰基氧和碳原子的前线电子密度(HOMO),2 个系数相反的符号表示前线电子密度在这 2 个位置有相反的效应。众所周知,前线电子理论被用来解释芳烃中的每个位置的反应性差异。反应应该优先发生在前线轨道中电子密度最大的位置。因此,受体的结合位点可能对苯酞类化合物的这 2 个位置具有不同的电子要求。C-6 位电子密度的增加和 O-1 位电子密度的减少似乎增加分子效能。然而,仔细观察发现化合物 19 的 C-6 位和 O-1 位的电子密度大致相等(FO_1=0.322,FC_6=0.324),而其他化合物的这 2 个原子则有很大的不同。电子等高线图提供对化合物 19 的强活性的进一步的合理解释。对于大多数 6- 取代苯酞类化合物,在内酯残基周围存在一个大的电子排斥空间(负号),分子的剩余部分除 6 位外均是吸电子的(正号),6 位的电子排斥空间非常大,并与内酯区域融为一体,如 6- 氯取代的化合物 16(图 14-8)。然而,6- 氨基取代的化合物 19 的 6 位的电子排斥空间较小,并与内酯区域分离(图 14-8)。3-(RS)- 正丁基 -6- 氨基苯酞(化合物 19)具有高抗惊厥作用活性和低不良反应性,因此被选为治疗癫痫的临床试验候选药。同时,该化合物的外消旋混合物被分离成 2 种纯对映体。动物实验表明,R- 构型比 RS- 外消旋体更有活性,且均比 S- 构型有更强的活性。这与以上讨论一致,并提供苯酞类药物的抗癫痫活性取决于其构型的额外证据。

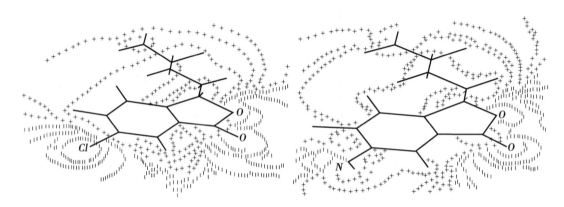

图 14-8　3- 正丁基 -6- 氯苯酞和 3-(RS)- 正丁基 -6- 氨基苯酞的电子等高线图

14.1.2　三维定量构效关系方法

药物分子与受体是在三维空间中发生相互作用而互相识别的,因此要准确地描述药物分子的结构和生物活性之间的关系,需要考虑药物分子乃至靶标的三维结构及其空间分布。自 20 世纪 80 年代以来,随着 QSAR 理论和分子模拟技术的进一步发展,形成一系列基于分子三维构象信息进行定量构效关系研究的方法,简称三维定量构效关系(3D-QSAR)方法。常用的 3D-QSAR 方法包括距离几何(distance geometry,DG)方法、分子形状分析(molecular shape analysis,MSA)方法、比较分子场分析(comparative molecular field analysis,CoMFA)方法、比较分子相似性指数分析(comparative molecular similarity indices analysis,CoMSIA)方法、全息定量构效关系(holographic QSAR,HQSAR)方法及虚拟受体(phesudo-receptor)方法等。与 2D-QSAR 方法相比,3D-QSAR 方法能间接地反映药物分子与靶标相互作用过程中两者之间的非键相互作用特征,相对于 2D-QSAR 具有更加明确和丰富的物理化学内涵。因此在 20 世纪末至 21 世纪初,3D-QSAR 方法得到非常迅速的发展和广泛的应用,其中 CoMFA 无疑是目前最为成熟且应用最为广泛的方法。

14.1.2.1　比较分子场分析方法

1988 年 Cramer 等提出 CoMFA,这种方法的提出可谓近代 QSAR 研究领域中的一个重大突破。在 CoMFA 提出后的短短几年之内,它就迅速成为药物设计中应用最为广泛的 3D-QSAR 方法。如图 14-9 所示,1993—2017 年以 CoMFA 为关键词可检索到的 SCI 论文超过 2 800 篇,这个数字要远大于其他

3D-QSAR 方法。目前,CoMFA 已经作为 SYBYL 中的一个模块实现商业化。Cerius^2 软件推出的 MFA 模块及 MOE 软件推出的 AutoGPA 模块也采用与 CoMFA 相似的原理。

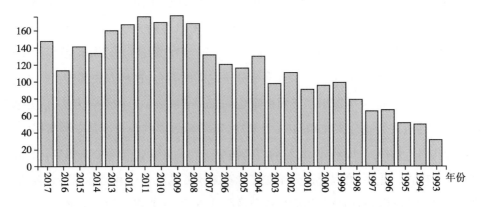

图 14-9 以 CoMFA 为关键词的 SCI 检索结果

按照 CoMFA 的基本原理,如果一组相似的化合物以同一种方式作用于同一靶标,那么它们的生物活性就取决于每个化合物周围的分子场的差别,这种分子场可以间接地反映药物分子和靶标之间的非键相互作用特征。CoMFA 计算可以简单地分为以下 4 个步骤(图 14-10):

(1)药物分子活性构象的确定:CoMFA 计算中最关键的步骤之一就是如何得到所研究分子的活性构象并对这些活性构象进行合理的叠合,它是保证 CoMFA 计算能否成功的前提条件。一般来讲,在药物分子和靶标发生相互作用时,为了保证它们之间形成最佳的能量匹配和几何匹配,药物分子的构象会发生较大的改变,尤其对于一些较为柔性的药物分子。实验已经证实药物分子在生物体内的活性构象往往不会采取能量最低的构象,而是处于能量较低的状态。对于柔性较大的分子,怎样得到它们的活性构象并进行叠合是一个至今仍未很好解决的问题。对于柔性药物分子,如果其靶标的三维晶体结构和药物分子的作用位点已知,可以采用分子对接计算来预测药物分子和受体之间的结合模式,从而确定药物分子的活性构象及其空间叠合方式。如果靶标的晶体结构未知,可以采用基于药效团的叠合及基于能量场的柔性叠合来得到药物分子的活性构象及其空间叠合方式。

(2)分子叠合:得到药物分子的活性构象以后,就需要进行分子叠合。叠合方法大致可以分为基于公共骨架的叠合、基于能量场的叠合、基于惯性矩的叠合、基于药效团的叠合及基于分子对接的叠合 5 类。CoMFA 计算一般采用基于公共骨架的叠合策略,这也是一种最为简单的处理方法,一般只需要选择药物分子的公共子结构,通过最小二乘法叠合优化分子间坐标的均方根偏差(RMSD)就可以得到最佳的分子叠

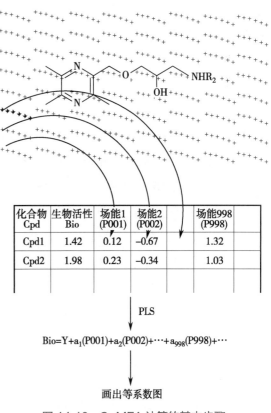

图 14-10 CoMFA 计算的基本步骤

合模式。但公共骨架叠合不一定能够正确反映药物分子和受体相互作用时药物分子之间的相互取向，而且当药物分子的结构相差较大时，可能无法采用基于公共骨架的叠合策略。1990 年 Clark 等提出能量场叠合方法，即通过分子的平动、转动和二面角的变化使得分子间能量场的差别最小化，从而实现药物分子的叠合。1993 年 Kearsley 等提出一种基于分子间相似性的分子叠合方法，该方法定义了一个 SEAL 函数来描述分子间多种特征的相似性，包括立体特征、静电特征、疏水特征及氢键特征等，通过分子的平动、转动及二面角的变化来实现 2 个或多个分子之间的叠合，这种方法其实也是一种基于能量场的叠合方法。1996 年 Collantes 等提出基于惯性矩 (moment of inertia, I) 的叠合方法，该方法将分子的笛卡尔坐标转化为惯性矩进行叠合。在 CoMFA 计算中，基于药效团的叠合也是一种常用的方法，即先得到一组化合物的共同药效模式，即药效团，然后将药物分子和药效团进行叠合来得到化合物的活性构象及药物分子的叠合模式。此外，可以通过分子对接计算来预测药物分子和靶标的结合方式，从预测得到的复合物结构中，就可以确定药物分子的活性构象及叠合方式，一般将这种方法称为基于靶标结构的叠合或基于分子对接的叠合。

(3) 分子场的计算：在叠合好的分子周围采用矩形或球形定义分子场的作用空间范围，在定义的空间内按照一定的步长均匀划分产生格点；在每个格点上用一个探针离子来评价格点上的探针和药物分子之间的分子场特征，即探针离子和分子之间的非键相互作用能 (一般为静电场和立体场，有时也包括疏水场和氢键场)。在 CoMFA 中，静电场和立体场采用库仑势和 Lennard-Jones 6-12 势函数表征，用 sp^3 杂化的 C^+ 探针离子来计算；而氢键场则一般采用水分子探针来计算。

(4) CoMFA 预测模型的构建：将第 3 步计算得到的分子场数值作为自变量，将化合物的活性作为因变量，通过偏最小二乘 (PLS) 等方法结合交叉验证来确定最佳主成分；基于最佳主成分，采用 PLS 来建立化合物活性和分子场特征之间的定量关系。在计算得到的这些格点上的分子场中，实际上有很大一部分对于解释结构和活性的关系并没有意义，这些分子场的引入会给 PLS 分析带来很大的噪声。因此，选择最重要的格点，而去除那些引入噪声的分子场变量对于优化 CoMFA 模型具有非常重要的意义。在 CoMFA 计算中，文献已经报道了多种分子场变量选择的方法，如 Baroni 等提出的 GOLPE (generating optimal linear PLS estimation) 方法、Pastor 等提出的 SRD (smart region definition) 方法、Kiyoshi Hasegawa 等提出的 GARGS (genetic algorithm-based region selection) 方法等。

14.1.2.2　比较分子相似性指数分析方法

在传统的 CoMFA 计算中，对静电场和立体场采用 Coulomb 和 Lennard-Jones 6-12 势函数。当药物分子的某些原子落在格点附近时，分子场 (尤其是立体场) 会在这些格点附近发生剧烈变化，因此为了避免出现不正常的分子场数值，需要定义一个能量的截断 (cutoff) 值，但有时采用截断值会使得某些区域的分子场信息无法得到准确的表达。为了解决这个问题，Klebe 等提出一种新的分子场分析方法，即 CoMSIA。CoMSIA 和 CoMFA 的计算步骤类似，最大的不同在于分子场的能量函数采用与距离相关的高斯函数的形式，而不是传统的 Coulomb 和 Lennard-Jones 6-12 势函数。CoMSIA 共定义 5 种分子的特征，包括立体场、静电场、疏水场、氢键场 (包括氢键受体和氢键给体)，这 5 种分子场由式 (14-21) 计算得到。

$$A_{F,K}{}^q(j) = -\sum_{i=1}^{n}\omega_{probe,k}\omega_{ik}e^{-\alpha r_{iq}^2}\qquad\text{式 (14-21)}$$

式 (14-21) 中，i 表示分子 j 中的原子序号，ω_{ik} 表示探针离子的某种分子场特征 (电荷为 +1，原子半径为 1Å, 疏水性为 +1, 氢键给体和受体强度为 +1), α 表示衰减因子 (attenuation factor), r_{iq} 则表示探针离子在某格点上和分子中的 i 原子之间的距离。

在 CoMSIA 中, 由于采用与距离相关的高斯函数的形式, 可以有效避免在传统 CoMFA 中由静电场和立体场的函数形式所引起的缺陷。由于分子场能量在格点上的迅速衰减, 不再需要定义能量的截断值。CoMFA 对格点的大小及叠合分子不同的空间取向非常敏感, 采用不同的空间取向时交叉验证相关系数 (q) 最大可能相差 0.3, 而 CoMSIA 在不同大小格点及不同分子空间取向下得到的结果则稳定得多。在一般情况下, 采用 CoMSIA 可得到更为令人满意的 3D-QSAR 模型。CoMSIA 也作为 SYBYL 中的一个模块实现商业化, 而且购买 CoMFA 模块的用户可免费获得这个模块的使用权限。

14.1.2.3 3D-QSAR 在药物设计中的应用实例——GⅡA 分泌型磷脂酶 A_2 吲哚类抑制剂的优化

研究者对 GⅡA 分泌型磷脂酶 A_2 (GⅡA secreted phospholipase A_2, GⅡA sPLA$_2$) 的一组吲哚类抑制剂采用 CoMFA 建立 3D-QSAR 模型。如表 14-4 所示, 34 个吲哚类抑制剂被分成 2 个子集, 其中训练集由 26 个化合物组成, 测试集由 8 个化合物组成。CoMFA 模型在训练集上的结果为 $r^2=0.997$、$r_{CV}^2=0.793$, 标准误差为 1.847。之后使用测试集来检验所构建的 CoMFA 模型的鲁棒性和预测能力。如图 14-11 所示, 测试结果显示 CoMFA 模型抑制活性的预测值与实验数据之间的相关性良好 ($r^2=0.997$), 模型稳定。最后, 生成的 CoMFA 模型被用于新化合物的设计和评价。新设计的化合物显示出改进的预期抑制活性, 并可能成为合成新 GⅡA sPLA$_2$ 吲哚类抑制剂的目标。

表 14-4 GⅡA sPLA$_2$ 吲哚类抑制剂的抑制活性的实验值和预测值

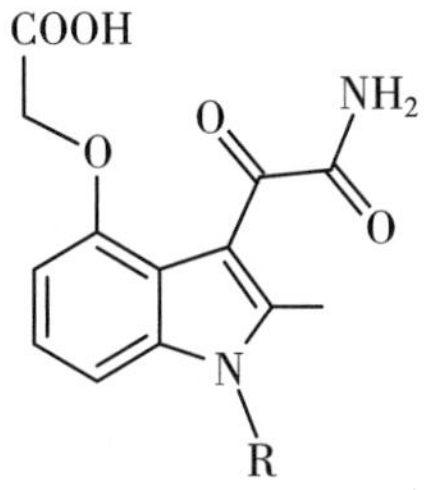

化合物编号	R 取代基	GⅡA sPLA$_2$ 抑制活性 /%	CoMFA 模型预测值
	训练集		
1	2,6-Cl$_2$-C$_6$H$_3$CH$_2$	100	99.540 9
2	3-I-C$_6$H$_4$CH$_2$	98	97.597 1
3	3-(OCF$_3$)-C$_6$H$_4$CH$_2$	97	94.757 6
4	3-Cl-C$_6$H$_4$CH$_2$	96	98.452 4
5	3-Br-C$_6$H$_4$CH$_2$	95	94.104 4
6	2-(CF$_3$)-C$_6$H$_4$CH$_2$	93	93.835 7
7	2,6-F$_2$-C$_6$H$_3$CH$_2$	91	91.861 3
8	CH$_3$(CH$_2$)$_6$	89	87.855 4
9	4-(CH$_3$)-C$_6$H$_4$CH$_2$	88	89.819 5
10	3-CN-C$_6$H$_4$CH$_2$	86	85.311 6

续表

化合物编号	R 取代基	GⅡA sPLA$_2$ 抑制活性 /%	CoMFA 模型预测值
11	2,4-F$_2$-C$_6$H$_3$CH$_2$	84	81.445 8
12	4-(CF$_3$)-C$_6$H$_4$CH$_2$	83	83.684 4
13	C$_6$H$_5$CH$_2$	82	81.375 6
14	4-F-C$_6$H$_4$CH$_2$	80	84.084 1
15	CH$_3$(CH$_2$)$_5$	79	79.162 9
16	2,5-F$_2$-C$_6$H$_3$CH$_2$	76	74.500 3
17	(CH$_3$)$_2$CHCH$_2$	64	63.192 6
18	C$_6$H$_5$COCH$_2$	61	59.377 2
19	3-(NO$_2$)-C$_6$H$_4$CH$_2$	57	59.077 0
20	CH$_3$(CH$_2$)$_2$	51	48.334 5
21	CH$_3$CH$_2$	39	40.210 9
22	4-CN-C$_6$H$_4$CH$_2$	29	30.775 2
23	1-(8-CH$_2$Br)-naphthaleneCH$_2$	24	22.673 5
24	4-(7-CH$_3$O)-coumarinylCH$_2$	9	9.918 2
25	2-(OCH$_3$)-5-(NO$_2$)-C$_6$H$_3$CH$_2$	7	7.799 7
26	phthalimidoCH$_2$	0	0.748 0
	测试集		
27	2-napthaleneCH$_2$	97	97.137 1
28	2-(CF$_3$)-4-F-C$_6$H$_3$CH$_2$	93	92.680 1
29	3-(CH$_2$Br)-C$_6$H$_4$CH$_2$	86	86.515 1
30	CH$_3$(CH$_2$)$_3$	69	66.200 0
31	CH$_3$(CH$_2$)$_4$	57	59.989 3
32	C$_6$F$_5$CH$_2$	33	34.245 3
33	(S)-(+)-CH$_3$CH$_2$CH(CH$_3$)CH$_2$	22	25.988 1
34	phthalimido(CH$_2$)$_4$	2	2.512 7

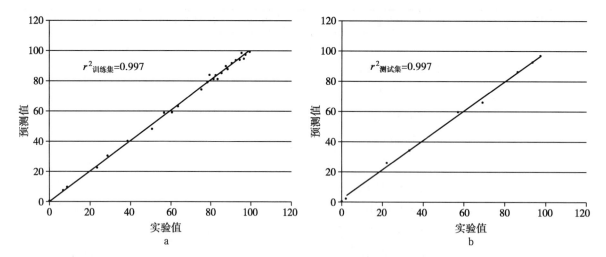

图 14-11　CoMFA 模型中 GⅡA sPLA$_2$ 吲哚类抑制剂活性的预测值和实验值的相关性

a. 为训练集的结果；b. 为预测集的结果

根据 CoMFA 模型能量场的轮廓分析,可以获得与化合物的结构和活性相关的有效信息,其中活性最高的化合物(化合物 1)被用作参考结构来设计新分子。起初,苯环 2 位和 6 位的 2 个氯原子被氟、溴或碘原子取代,这些化合物的预测活性均低于化合物 1 的抑制活性。对于这些位置,尤其是对于在红色和黄色轮廓线附近空间的 2 个位置(图 14-12,彩图见 ER-14-1),氯原子是最佳取代基。在苯环的 5 个位置进行取代不会显著影响化合物的预测活性。表 14-5 中列举了出比化合物 1 具有更高预测抑制活性的新类似物,这些新设计的化合物均在苯环的 4 个位置上进行取代。使用浓度为 0.33μmol/L 的配体进行体外抑制率测试,显示这些新设计的化合物所计算出的抑制率 >100%,表明新设计的化合物可能在更低的浓度下对 GⅡA sPLA$_2$ 产生完全抑制效应。

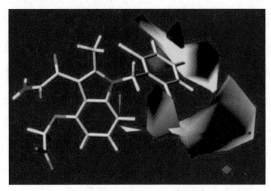

绿色区域中的大基团有利于抑制活性,但黄色区域中的大基团不利于抑制活性;
红色区域的负电位有利于抑制活性,但蓝色区域的负电位不利于抑制活性(颜色标注见彩图)。

图 14-12　化合物 1 的 CoMFA 空间场和静电场 SD×coeff 等值线图

表 14-5　GⅡA sPLA$_2$ 吲哚类抑制剂的抑制活性的预测值

化合物编号	R 取代基	CoMFA 模型预测的 GⅡA sPLA$_2$ 抑制活性 /%
1	2,6-Cl$_2$-4-(N$^+$(CH$_3$)$_3$)-C$_6$H$_2$CH$_2$	119.344
2	2,6-Cl$_2$-4-(CH(CH$_3$)(CH$_2$CH$_2$CH$_3$))-C$_6$H$_2$CH$_2$	117.005
3	2,6-Cl$_2$-4-(CH(CH$_3$)(CH$_2$CH$_2$CH$_2$CH$_3$))-C$_6$H$_2$CH$_2$	116.992
4	2,6-Cl$_2$-4-(CH(CH$_2$CH$_3$)$_2$)-C$_6$H$_2$CH$_2$	116.941
5	2,6-Cl$_2$-4-(CH(CH$_3$)(CH$_2$CH$_3$))-C$_6$H$_2$CH$_2$	116.940
7	2,6-Cl$_2$-4-(SCl$_3$)-C$_6$H$_2$CH$_2$	116.623
8	2,6-Cl$_2$-4-(OCl$_3$)-C$_6$H$_2$CH$_2$	115.923
6	2,6-Cl$_2$-4-(CH(CH$_3$)$_2$-C$_6$H$_2$CH$_2$	115.435
9	2,6-Cl$_2$-4-(CH$_2$CH$_3$)-C$_6$H$_2$CH$_2$	114.649
10	2,6-Cl$_2$-4-(CH$_2$CH$_2$CH$_3$)-C$_6$H$_2$CH$_2$	114.642
11	2,6-Cl$_2$-4-(C(CH$_3$)$_3$)-C$_6$H$_2$CH$_2$	113.042

14.1.3　基于人工智能技术的定量构效关系方法

在传统 QSAR 研究中,多元线性回归是最为常见的数理统计方法。该方法使用简单、透明、易解释,但无法解决参数间的共线性问题,而且当体系的噪声较强或干扰严重时,有可能导致所得的模型失真。为了克服线性回归算法的不足,可以采用主成分回归方法,其可以有效解决参数间的共线性问题,但同时由于主成分回归可能会消除部分有效的主成分而保留噪声,因此所得的结果亦有可能偏离真实的数学模型。相比多元线性回归与主成分回归,偏最小二乘回归不但可以较好地解决参数间的共线性问题,而且其在考虑自变量的同时还可考虑因变量的作用,因此在 QSAR 建模中也得到广泛的应用。

除多元线性回归、主成分回归、偏最小二乘回归等传统的数理统计方法外,近年来随着人工智能技术的发展,机器学习方法也被广泛应用于 QSAR 研究,如支持向量机、决策树、随机森林、k- 近邻、线性判别分析、朴素贝叶斯、人工神经网络和自组织映射网络等算法。此外,一些新型的人工智能算法如相关向量机、t- 分布邻域嵌入、集成学习、深度学习等也展现出长足的发展势头,在多个领域都产生亮眼的表现,因此也被逐渐引入 QSAR 研究中。在这些新型的人工智能算法中,深度学习尤为令人瞩目。深度学习模型通过多种非线性特征提取、分割、变换并级联多次特征选择在训练样本上进行抽象的表征学习(如分子结构表征),能够有效地统计得到任意输入 - 输出关系的高阶非线性映射,从而更全面地表征药物分子的结构与药效之间的定量关系。在过去,进行药物分子的理性改造或全新设计需要构建 QSAR 模型,分析关键作用位点和活性骨架,并根据模型来设计更符合预期属性的侧链片段,即逆 QSAR 问题;而现在,深度学习及其中的生成算法可以直接按照预期属性生成全新的或改造过的化合物结构。作为重要的深度生成算法,自编码器可分为变分自编码器和对抗自编码器两大变体。其中,对抗自编码器可以无须高斯先验分布的要求来拟合特定分布,从而会更灵活,也更适用于全新分子的生成。此外,使用循环神经网络可以较好地直接处理标准化的化学式如 SMILES 数据,而无须计算分子的结构特征或理化性质,这样可以得到更为直接的结构 - 活性关系。

关于基于机器学习的 QSAR 模型的应用,其中最为重要、使用最为广泛的应该是分子对接打分函数(关于分子对接的内容可以参看 14.2)。分子对接打分函数的本质亦为 QSAR 模型,其是拟合药物 - 靶标相互作用中的特定属性(如氢键作用、疏水作用等)与药物 - 靶标结合自由能之间的定量关系。在近期打分函数的发展中,也有越来越多的研究者使用机器学习方法作为打分函数改进的手段,其打分函数的精度也好于传统的基于线性拟合的模型,其中较为著名的基于机器学习的打分函数便是 RF-Score。由于分子对接打分在表现上属于结合自由能计算的范畴,因此关于 RF-Score 模型的算法和构建将在14.4.3.2 中介绍。

需要指出的是,目前关于 QSAR 的创新算法层出不穷、发展迅速,如需进一步深入学习,可参考 Ma 和 Omer 等对 QSAR 建模中的常见算法和专家系统的回顾。此外,Aguiar-Pulido 等简述了进化计算在 QSAR 建模中的应用;Shahlaei 等综述了 QSAR 建模过程中常用的描述符降维方法;Gramatica 和 Yousefinejad 等则较为全面地描述并比较了目前常用的各种模型验证的方法。

14.2 分子对接方法

现代药物设计中最重要的一环在于药物靶标的发现与确证。当靶标的三维结构确定之后便可以针对其潜在的活性位点设计靶向药物分子,即基于靶标结构的药物设计(SBDD),其中最为重要的方法是分子对接(molecular docking)。

分子对接是指 2 个或多个分子之间通过几何匹配和能量匹配互相识别并确定最佳结合模式的过程。分子对接在酶学研究和药物设计中都具有十分重要的应用意义。在药物分子产生药效的过程中,药物分子与靶标大分子会充分接触,并采取合适的空间取向使得两者在必要的部位相互契合,通过适当的构象调整发生相互作用,进而形成一个稳定的复合物结构。通过分子对接计算可以确定复合物中的 2 个分子之间的结合模式和结合强度,并研究 2 个分子的构象(特别是配体分子的构象)在形成复合物的过程中的变化,为药物分子作用机制的解析和新药的设计提供重要的结构信息。由于分子对接计算考虑靶标大分子的结构信息及靶标和药物分子之间的相互作用信息,因此从原理上讲,它比仅仅从配体结构出发的药物设计方法更加具有合理性。近年来,随着计算机技术的发展、靶标晶体结构数量的快速增加及商用小分子数据库的不断更新,分子对接在药物设计中取得巨大的成功,已经成为基于靶标结构的药物设计中最为重要的研究方法。在本部分将对分子对接的基本原理、算法及几种比较有代表性的对接软件进行介绍。

14.2.1 分子对接的基本原理

14.2.1.1 分子对接的理论基础

分子对接理论最初发源于 1894 年由 Fischer 提出的"锁钥原理",即酶和底物在结合部位的结构应严格匹配、高度互补,就像一把钥匙开一把锁。锁钥原理最早应用于阐释酶与底物结合的专一性和互补性,但它将酶和底物均视为刚性结构,不符合催化反应过程中酶与底物构象变化的事实,具有一定的局限性。然而在实际情况中,配体和受体的识别过程是动态的,也更为复杂。1958 年 Koshland 提出诱导契合(induced fit)学说,该学说指出酶并不是事先就以一种与底物互补的形状存在,而是在受到底物诱导发生构象变化之后才形成互补的形状。底物在结合的过程中能诱导两者的构象发生相应的变化以达到契合,并引起底物发生反应。当反应结束产物从酶上脱落后,酶的活性中心又恢复到原始构象(非结合态构象)。"诱导契合"学说强调在分子识别过程中,受体和配体的柔性所发挥的重要作用。因此,"诱导契合"学说的提出不仅提高对酶蛋白催化机制的认识,也为靶向酶和底物(如药物分子)的设计奠定新的理论基础。

14.2.1.2 分子对接方法的分类

分子对接方法根据不同的简化程度可分为刚性对接、半柔性对接和柔性对接 3 类。其中刚性对接是最早提出的分子对接方法,其理论依据即 Fischer 提出的锁钥原理,即研究体系(受体和配体)的构象不发生任何变化,其亲和力与空间几何形状匹配程度直接相关。由于不考虑对接分子的构象变化,因此刚性对接的预测效率高但精度相对较差,适用于较大体系的研究,如蛋白质 - 蛋白质及蛋白质 - 核酸之间的对接,这些生物大分子具有结构复杂、构象自由度多等特点,因此很难通过柔性或半柔性对接实现分子间相互作用预测。半柔性对接在对接过程中允许体系中的某一部分(主要是配体)在一定范围内变化,受体部分则通常保持刚性。虚拟筛选中常用的对接软件,如 Glide、AutoDock、MOE Dock 等采用的均为半柔性对接。相比于粗糙的刚性对接和占用大量计算资源的柔性对接,半柔性对接充分考虑小分子配体的柔性,同时避免在引入蛋白质受体柔性的问题上消耗过多的计算资源,兼顾准确性和计算效率,适用于处理小分子和蛋白质对接的高通量虚拟筛选。柔性对接是指在分子对接过程中允许研究体系的构象发生自由变化,其中不仅包括配体分子的构象变化,也包括受体分子的构象变化。由于体系的自由度随体系原子数的增加呈几何级数增长,因此柔性对接所需的计算资源通常较大,并不适用于基于分子对接的高通量虚拟筛选,一般只用于受体和配体分子间相互识别的精确计算。此外,随着研究体系自由度的增加,分子对接中的构象搜索算法可能无法有效确定受体 - 配体能量最优的结合模式,目前的主流对接软件还无法很好地处理这个问题,但可以做一定程度的近似,如薛定谔软件包(Schrödinger Suites)中的 Induced Fit Docking 模块可以允许用户指定引入配体周围一定范围内的氨基酸残基侧链的柔性,而将受体其余部分视为刚体,这样可以大大提高预测效率。引入受体柔性的另一种策略是集合对接(ensemble docking),即预先生成一系列蛋白质构象,然后将配体分子依次对接到每个蛋白质构象中。总体而言,分子对接中对于受体柔性的处理还处于起步阶段,更多的算法还处于探索当中。另外,随着共价结合药物分子被广泛关注,共价对接技术近年来也得到越来越多的重视。虽然多个对接软件(如 GOLD、AutoDock 等)提供共价对接的处理策略,但和非共价分子对接算法相比,共价分子对接算法目前亦处于起步阶段,预测精度和计算效率还有待进一步完善。

14.2.1.3　分子对接需要解决的主要问题

总体而言,分子对接需要解决 2 个主要问题,即如何确定最佳的分子结合模式(配体分子与受体的结合模式),以及如何准确评价配体分子和受体的结合强度(对接打分值,通常以重现实验亲和能为目标)。

如前所述,配体分子的柔性在对接时通常是被考虑的因素之一,因此当配体分子含有多个可旋转部分时其潜在采纳的对接模式会呈指数式上升。如何找到最佳的配体对接模式涉及优化的问题,最佳的对接模式所对应的也是势能面上的能量最低点,因而结合最为稳定。在构象搜索阶段,配体分子的结构参数如扭转(二面角)、平动和旋转自由度都会被逐步修正。总的来说,搜索最佳对接模式的算法大致可分为系统搜索和随机搜索两大类。系统搜索的算法尝试探索所有构象和参数,但随着分子柔性的增加,这类算法会面临组合爆炸的问题。在当今的虚拟筛选中,每个配体的对接要求在至多几分钟内完成,过多的搜索无法满足效率要求,对计算资源也是巨大的浪费。为了解决这个问题,通常采用片段生长的搜索策略,例如,将分子拆分成刚性的锚定区域和柔性区域,将锚定区域先对接到靶标活性位点,再将配体柔性部分逐一连接到锚定区,直到整个分子被对接入靶标活性位点,如 DOCK4.0 就采用这样的策略。从理论上讲,系统搜索方法一定会找到势能面上的全局最优点,但系统搜索耗费巨大,因此随机搜索方法被广泛应用于分子对接。遗传算法是典型的随机搜索算法之一,并已成功应用到多个分子对接程序中,如 AutoDock 和 GOLD。遗传算法利用进化论和自然选择的概念,解决了传统随机搜索方法计算量大的问题。首先,遗传算法将所有结构信息编码在由一个矢量代表的“染色体”上,以这个染色体为起点,算法会生成一个初始的染色体集合,并覆盖较广的势能面;这个初始集合将被评估,最为“适应”的染色体(即对应最低能量的构象)被挑选出作为模板生成下一轮的染色体集合;这一过程被递归执行若干轮之后,可得到对应势能面最低点的构象,即为最佳构象。当然遗传算法也存在陷入局部最优的可能性。

分子对接程序在生成若干对接构象之后,需要采用一个可靠的打分函数从中选出一个最佳构象,并尽可能准确地评估其与靶标的结合强度。自 20 世纪初第一批打分函数问世以来,形式各异的打分函数被相继报道。据不完全统计,目前发表的打分函数已超过 100 种。根据打分函数的原理可将其大致分为 3 类,即基于力场的打分函数、基于经验方程的打分函数和基于知识的打分函数。基于力场的打分函数通过加和主函数中的成键项(键伸展、角度弯曲和二面角变化)和非键项(静电力和范德华力相互作用)的贡献来估算结合自由能。早期的基于力场的打分函数仅包含范德华力作用能和静电作用能,如 COMBINE、GoldScore 和 MedusaScore 等。此外,由热力学定义可知配体 - 受体相互作用的结合自由能由熵和焓共同决定,但由于熵的计算相对复杂,因此基于力场的打分函数通常只考虑焓对结合自由能的贡献。基于经验方程的打分函数将结合自由能分解为不同的相互作用能量项,通过一组训练集并利用统计方法拟合得到不同能量项的权重系数,如 PLP、ChemScore、X-Score 和 GlideScore 等。由于采用函数形式较为简单的能量项,经验打分函数的计算效率往往较高,但其预测准确性更加依赖用于构建模型的数据集的准确性和偏向性。基于知识的打分函数通常基于统计力学方法通过已知的受体 - 配体结构,利用 Boltzmann 规则将原子对距离的概率分布转化为与距离相关的受体 - 配体原子对之间的作用能,如 Muegge's PMF、DrugScore、IT-Score 和 KECSA 等。

14.2.2　几种代表性分子对接方法

目前已有大量软件可用于分子对接计算,表 14-6 中列举了一些常用的分子对接方法。由于篇幅所限,本部分将从免费软件和付费软件中各介绍 1 个代表性软件,即广泛使用的 AutoDock Vina 和 Glide。

表 14-6　代表性分子对接方法

方法	采样方法	打分函数	是否付费	网址
AutoDock	拉马克遗传算法	基于力场、经验方程	学术免费	http://autodock.scripps.edu/
AutoDock Vina	迭代局部搜索	经验方程	学术免费	http://vina.scripps.edu/
LeDock	模拟退火和进化算法	经验方程	学术免费	http://lephar.com/
rDock	遗传算法、低温蒙特卡罗模拟和单纯形最小化算法	经验方程	学术免费	http://rdock.sourceforge.net/
DOCK	片段生长	基于力场、表面匹配得分、化学环境匹配得分等	学术免费	http://dock.compbio.ucsf.edu/
FITTED	遗传算法	经验方程	学术免费	http://www.fitted.ca/
PLANTS	蚁群算法	经验方程	学术免费	http://www.tcd.uni-konstanz.de/research/plants.php
LigandFit	蒙特卡罗模拟	经验方程	付费	http://accelrys.com/
Glide	系统搜索	经验方程	付费	http://www.schrodinger.com/
GOLD	遗传算法	CHEMPLP(经验方程)、GoldScore(基于力场)、ChemScore(经验方程)和 ASP(基于知识)等	付费	http://www.ccdc.cam.ac.uk/

方法	采样方法	打分函数	是否付费	网址
MOE Dock	包括 Alpha Triangle、Alpha PMI、Triangle Matcher 等多种方法	包括 Affinity dG、Alpha HB、London dG 等多种经验方程	付费	http://www.chemcomp.com/
Surflex-Dock	片段生长	经验方程	付费	http://www.tripos.com/
FlexiDock	遗传算法	基于力场	付费	http://www.tripos.com/
eHiTS	系统搜索	经验方程	付费	http://www.simbiosys.ca/
FRED	系统搜索	几何匹配得分、经验方程等	付费	https://www.eyesopen.com/
ICM-Dock	蒙特卡罗模拟	经验方程	付费	http://www.molsoft.com/

14.2.2.1 AutoDock Vina

AutoDock Vina 是在 AutoDock 基础上开发的一款开源的分子对接软件。它最初由 Scripps 研究所的 Oleg Trott 等开发，目前最新版本为 1.1.2。Vina 继承 AutoDock 的一些设计策略及处理方法，但 Vina 在采样方法和打分函数上进行较大的改进。因此，相较于 AutoDock，Vina 在预测准确性、计算效率和使用便捷程度等多个方面均有显著的提升。

(1)打分函数：Vina 的打分函数的构建受 X-Score 的启发。它通过对 PDBbind 数据库中的复合物进行拟合，得到一个基于经验方程的打分函数。如式(14-22)所示，该打分函数由 6 个势能项组成，其中前 3 项(Gauss$_1$、Gauss$_2$ 和 Repulsion)表示立体相互作用，Hydrophobic 表示疏水相互作用，HB 表示氢键相互作用，N_{rot} 则表示配体小分子各重原子中的可旋转键数目，最终通过多元线性回归拟合得到每个项特征项的权重(表 14-7)。

$$\Delta G = \frac{W_{s1} \times Gauss_1 + W_{s2} \times Gauss_2 + W_R \times Repulsion + W_{hp} \times Hydrophobic + W_{hb} \times HB}{1 + W_{rot} \times N_{rot}} \qquad 式(14\text{-}22)$$

表 14-7 AutoDock Vina 评价函数的能量项及权重

能量项	权重	权重值
Gauss$_1$	W_{s1}	−0.035 6
Gauss$_2$	W_{s2}	−0.005 16
Repulsion	W_R	0.840
Hydrophobic	W_{hp}	−0.351
hydrogen bonding(HB)	W_{hb}	−0.587
N_{rot}	W_{rot}	0.058 5

而对于具体每个能量项的实现，则需要追溯到每个原子。如式(14-23)所示，蛋白质 - 小分子复合物中的每个原子首先需要被赋予一个原子类型 t_i，而原子 i 与原子 j 之间的某个相互作用函数 $f_{t_i t_j}$ 则可以通过这 2 个原子之间的距离 r_{ij} 来定义。考虑到原子的体积，$f_{t_i t_j}$ 又可被转换成与原子表面距离 d_{ij} 的函数 $h_{t_i t_j}$(其中 $d_{ij}=r_{ij}-R_{t_i}-R_{t_j}$，$R_t$ 表示原子类型为 t 的原子的范德华半径)。而最终每项的总能量 c 即为所有原子对的相应能量之和。

$$c = \sum_{i<j} f_{t_i t_j}(r_{ij}) = \sum_{i<j} h_{t_i t_j}(d_{ij}) \qquad \text{式（14-23）}$$

其中每个特征项的具体计算方式如式（14-24~14-28）所示。对于 Hydrophobic，当 2 个疏水原子间的距离 $d<0.5\text{Å}$ 时被认为存在疏水相互作用，记为 1；当 $d>1.5\text{Å}$ 时则认为不存在相互作用，记为 0；而倘若 d 为 0.5~1.5Å，则通过线性差值的方式来计算其相互作用。对于氢键相互作用也采用类似的处理方法。此外。对于每个相互作用函数 $f_{t_i t_j}$，r_{ij} 的截断值设为 8Å。

$$\text{Gauss}_1(d) = e^{-\left(\frac{d}{0.5\text{Å}}\right)^2} \qquad \text{式（14-24）}$$

$$\text{Gauss}_2(d) = e^{-\left(\frac{d-3\text{Å}}{2\text{Å}}\right)^2} \qquad \text{式（14-25）}$$

$$\text{Repulsion}(d) = \begin{cases} d^2, \text{if } d<0 \\ 0, \text{if } d\geq 0 \end{cases} \qquad \text{式（14-26）}$$

$$\text{Hydrophobic}(d) = \begin{cases} 1, \text{if } d<0.5\text{Å} \\ -d+0.5, \text{if } 0.5\text{Å} \leq d \leq 1.5\text{Å} \\ 0, \text{if } d>1.5\text{Å} \end{cases} \qquad \text{式（14-27）}$$

$$\text{HB}(d) = \begin{cases} 1, \text{if } d<-0.7\text{Å} \\ -\dfrac{d}{0.7}, \text{if } -0.7\text{Å} \leq d \leq 0 \\ 0, \text{if } d>0\text{Å} \end{cases} \qquad \text{式（14-28）}$$

（2）格点对接：在用打分函数对每个构象进行评价时，按照一般的做法，需要计算配体和受体之间所有在截断值范围内的原子对之间的相互作用能，这个过程显然非常耗时。为了提高计算效率，多数对接软件会采用格点（GRID）对接的技术。格点的范围一般包括整个受体活性口袋区域，通常采用立方体来定义。在 AutoDock4 中，格点上保存的为探针原子和受体之间的相互作用能。例如，在范德华力相互作用能的计算中，每个格点保存的范德华力能量值的数目要与对接配体上原子类型的数目一致。若一个配体拥有 C、O 和 H 3 种原子类型，那么在每个格点上需要用 3 个探针原子来计算探针原子与受体之间的范德华力相互作用值。当配体和受体进行分子对接时，配体中某个原子和受体之间的相互作用通过周围 8 个格点上的这种原子类型探针的格点值以内插法求得。

Vina 虽然和 AutoDock4 一样也通过格点对接的形式来加快对接效率，但它并不像 AutoDock4 那样有专门的模块（AutoGrid）来产生格点文件，Vina 自身携带自动化格点计算的程序。在进行分子对接操作时，只需输入蛋白质和小分子结构文件，并制定搜索空间的范围，格点的计算将在中间步骤自动完成并应用于分子对接。此外，在 AutoDock4 中，计算所得的格点文件均需通过外部储存的方式来保存数据，其需要占据大量的磁盘空间，而 Vina 中这种自动化的操作便可以显著提升磁盘的利用率，这一点在大规模虚拟筛选中显得尤为重要。

（3）采样方法：Vina 采用迭代局部搜索（iterated local search）作为其采样算法，如图 14-13 所示。该方法在局部搜索得到局部最优解的基础上又加入扰动过程，然后再重新进行局部搜索，依次进行，满足 Metropolis 准则的则被接受进入下一步的计算，直到找到符合条件的最终解。该方法的局部优化通过 Broyden-Fletcher-Goldfarb-Shanno（BFGS）算法来实现。作为一种有效的拟牛顿局部最优化方法，该算法的使用显著加快整体的优化进程。

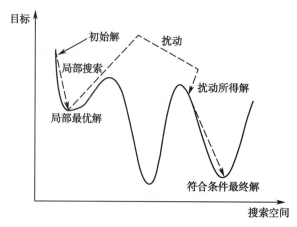

图 14-13　迭代局部搜索的示意图

（4）对接流程：Vina 中分子对接计算的简单流程如图 14-14 所示。对于每次计算，首先通过产生随机数的方式生成初始构象，进而通过局部搜索算法找到局部最优构象 1（即打分函数得分最优的构象）；随后对该构象进行包括平动、转动、二面角扭转等变换操作，紧接着又对变换后的构象进行局部搜索，得到最优构象 2。采用 Metropolis 准则对 2 个构象的得分进行判定，若接受构象 2 为更优构象，则进一步比较构象 1 与构象 2 的结构相似性，当结构相似度满足一定的条件后，则输出该构象作为分子对接的最终构象；否则，则返回上一步，继续迭代操作。若构象 1 为更优构象，同样继续返回进行迭代操作，直至得到符合条件的最佳构象。在计算效率方面，Vina 还可支持多线程的并行计算。通过改变随机数，可从多个初始构象开始同时进行以上步骤，从而大大提高分子对接的效率。

（5）柔性对接：Vina 和 AutoDock4 一样，也可进行柔性对接，但同样也仅可将受体特定部位有限数量的氨基酸残基侧链设置为柔性。进行柔性对接操作时，Vina 将受体分为刚性和柔性两部分，刚性部分与原先半柔性对接时的受体一样，采用格点对接的形式来评估能量；柔性部分则采用与小分子相似的方式来处理，通过采样来确定最佳构象。

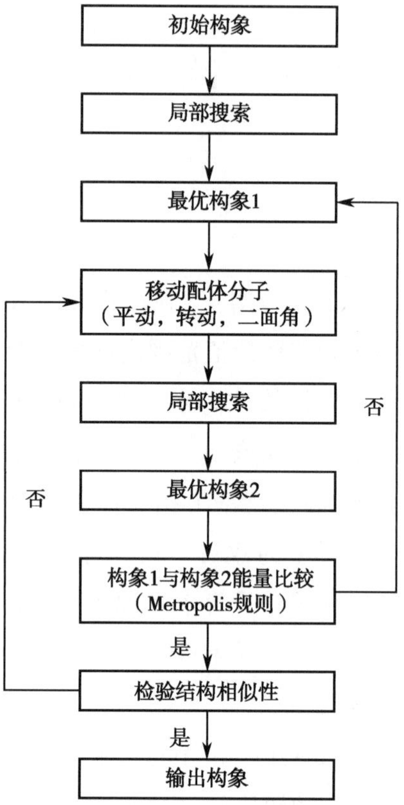

```
初始构象
   ↓
局部搜索
   ↓
最优构象1 ←──────────┐
   ↓                  │
移动配体分子           │
（平动，转动，二面角）  │
   ↓                  │ 否
局部搜索               │
   ↓                  │
最优构象2              │
   ↓                  │
构象1与构象2能量比较 ───┘
（Metropolis规则）
   ↓ 是
检验结构相似性
   ↓ 是
输出构象
```

图 14-14　AutoDock Vina 分子对接
计算的简单流程

14.2.2.2　Glide

Glide 对接（Grid-based ligand docking with energetics）由 Schrödinger 公司开发，其作为 Schrödinger 分子模拟软件的一个模块被广泛用于分子对接和虚拟筛选之中。Glide 既支持刚性对接，也支持半柔性对接；而基于 Glide 所开发的诱导契合对接模块（induced-fit docking，IFD）则可用于柔性对接。Glide 对接模块中有 3 种精度的打分函数可供选择，分别为高通量虚拟筛选（high throughput virtual screening，HTVS）、标准精度（standard precision，SP）和额外精度（extra precision，XP）。下面将重点介绍 Glide SP 对接的算法原理及计算流程。

（1）打分函数：Glide 有 2 种主要打分函数，分别为 GlideScore（GScore）和 $GlideScore_{XP}$，它们均从经

验打分函数 ChemScore 衍生而来。ChemScore 的表达函数如式 (14-29) 所示。与 AutoDock Vina 类似，ChemScore 的构建同样可追溯到蛋白质 - 小分子复合物中的每个原子对之间的相互作用，对所有原子对的能量进行求和后，便可得到每项的总能量。ChemScore 由疏水相互作用项、氢键相互作用项、金属结合项及可旋转键项构成。通过对训练集数据采用多元线性回归拟合后，可得到每个特征项的权重。而 W_0 则是最终实验值与预测值的校正项。

$$\text{ChemScore} = W_0 + W_{\text{lipo}} \sum f(r_{\text{lr}}) + W_{\text{hbond}} \sum g(\Delta r) h(\Delta \alpha)$$
$$+ W_{\text{metal}} \sum f(r_{\text{lm}}) + W_{\text{rotb}} H_{\text{rotb}}$$

式 (14-29)

GlideScore 的表达式如式 (14-30) 所示，它共由 10 个能量项组成，其中前 6 项均来自 ChemScore。第一项表示疏水相互作用，具体表述形式如式 (14-31) 所示。r_{lr} 表示 2 个原子间的距离，$f(r_{\text{lr}})$ 可转换成与 2 个原子表面距离 d_{lr} 的函数 $f_1(d_{\text{lr}})$，其中 $d_{\text{lr}} = r_{\text{lr}} - r_1 - r_2$（$r_1$ 和 r_2 分别为受体和配体相应原子的范德华半径）。

$$\text{GlideScore} = W_{\text{lipo-lipo}} \sum f(r_{lr}) + W_{\text{hbond-neut-neut}} \sum g(\Delta r) h(\Delta \alpha)$$
$$+ W_{\text{hbond-neut-charged}} \sum g(\Delta r) h(\Delta \alpha)$$
$$+ W_{\text{hbond-charged-charged}} \sum g(\Delta r) h(\Delta \alpha)$$
$$+ W_{\text{metal}} \sum f(r_{lr}) + W_{\text{rotb}} H_{\text{rotb}} + W_{\text{polar-phob}} V_{\text{polar-phob}}$$
$$+ W_{\text{coul}} E_{\text{coul}} + W_{\text{vdW}} E_{\text{vdW}} + T_{\text{sol}}$$

式 (14-30)

$$f(r_{lr}) = f_1(d_{lr}) = \begin{cases} 1, \text{if } d_{lr} < 0.5\text{Å} \\ \dfrac{-d_{lr} + 3.5}{3}, \text{if } 0.5\text{Å} \leq d_{lr} \leq 3.5\text{Å} \\ 0, \text{if } d_{lr} > 3.5\text{Å} \end{cases}$$

式 (14-31)

式 (14-30) 的第 2、3 和 4 项均表示氢键相互作用。不同于 ChemScore，GlideScore 根据原子的带电荷情况将氢键相互作用拆分成 3 个不同的特征项，每项在拟合时会被赋予一个单独的权重，具体如式 (14-32) 和式 (14-33) 所示。其中 Δr 表示 H···O/N 氢键键长与 1.85Å 的差值，而 $\Delta \alpha$ 表示 N/O—H···O/N 键角与 180° 的差值，最终每个原子对间的作用都可表示成 2 个函数 $g(\Delta r)$ 和 $h(\Delta \alpha)$ 的乘积。

$$g(\Delta r) = \begin{cases} 1, \text{if } \Delta r < 0.25\text{Å} \\ 1 - \dfrac{\Delta r - 0.25}{0.4}, \text{if } 0.25\text{Å} \leq \Delta r \leq 0.65\text{Å} \\ 0, \text{if } \Delta r > 0.65\text{Å} \end{cases}$$

式 (14-32)

$$h(\Delta \alpha) = \begin{cases} 1, \text{if } \Delta \alpha < 30° \\ 1 - \dfrac{\Delta \alpha - 30}{50}, \text{if } 30° \leq \Delta \alpha \leq 80° \\ 0, \text{if } \Delta \alpha > 80° \end{cases}$$

式 (14-33)

GlideScore 的第 5 项为金属结合项，它虽然继承 ChemScore 的函数形式 [式 (14-34)]，但却有 3 点不同。首先，在 ChemScore 中，该项考虑配体小分子中所有可与金属产生相互作用的受体原子，但在 GlideScore 中则优先考虑阴离子受体原子，这个改进会使 Glide 优先识别小分子中可与靶蛋白中的金属中心形成强烈配位作用的阴离子配体。其次，当存在 2 个或 2 个以上的金属连接时，Glide 只计算单个最强的相互作用。此外，Glide 还会预先对未有配体结合的受体中的金属离子的净电荷进行评估，倘若净电荷为正,则在该金属结合项中优先考虑与阴离子配体的结合;若为电中性,则对所有配体进行平等处理。

$$f(r_{lm}) = \begin{cases} 1\,, \text{if } r_{lm}<2.2\text{Å} \\ -2.5r_{lm}+6.5\,, \text{if } 2.2\text{Å} \leqslant r_{lm} \leqslant 2.6\text{Å} \\ 0\,, \text{if } r_{lm}>2.6\text{Å} \end{cases} \qquad \text{式 (14-34)}$$

GlideScore 的第 6 项采用配体中的非活性可旋转键数目来表征小分子的柔性程度(Vina 使用活性可旋转键数目来表示)。这里的可旋转键是指除与末端 CH_3、CF_3、NH_2 或 NH_3 基团相连的所有 sp^3-sp^3 键及 sp^2-sp^3 键。若该可旋转键的两端均能与受体产生相互作用,则称该键为非活性可旋转键(frozen rotable bonds)。具体的函数如式(14-35)所示,其中 N_{rot} 表示非活性可旋转键数目,而 $P_{nl}(r)$ 和 $P'_{nl}(r)$ 则表示每个非活性可旋转键两端的非亲脂性重原子所占的比例。

$$H_{rot} = 1 + \left(1-\frac{1}{N_{rot}}\right) \sum_{r} \left[\frac{P_{nl}(r)+P'_{nl}(r)}{2}\right] \qquad \text{式 (14-35)}$$

剩下的几项(7~10 项)则为 GlideScore 中新增的能量项。其中第 7 项 $V_{polar\text{-}phob}$ 用于对疏水区域的极性键进行罚分,其主要通过 Schrödinger 软件包中的活性位点映射功能来实现;第 8 项 E_{coul} 和第 9 项 E_{vdW} 分别引入受体与配体之间的静电相互作用和范德华力相互作用;第 10 项 T_{sol} 则表示与溶剂化效应相关的一些项。

GlideScore$_{XP}$ 作为 XP 模式所对应的打分函数,在 GlideScore 的基础上又有相当程度的改进,其主要表现在 2 个方面:①以合适的形式对配体和蛋白质中的极性和带电荷的基团的去溶剂化效应进行罚分;②对蛋白质中可能显著增强结合能的结构区域进行识别。GlideScore$_{XP}$ 的简单函数表达式如式(14-36)~(14-38)所示,其主要由静电项、范德华项、结合项及罚分项所组成[式(14-36)]。在结合项中,除 E_{hb_pair} 和 E_{phobic_pair} 与上述所描述的 ChemScore 和 GlideScore 中的氢键相互作用项和疏水相互作用项类相似外,XP 中又引入一些额外的能量项,如疏水外壳项 $E_{hyd\_enclosure}$ 是对原子对疏水相互作用 E_{phobic_pair} 的补充、中性 - 中性氢键模体项 $E_{hb\_nn\_motif}$ 和中性 - 电荷氢键模体项 $E_{hb\_cc\_motif}$ 为对原子对氢键相互作用 E_{hb_pair} 的补充、E_{PI} 用来表示与 pi-pi 堆积和 pi-阳离子相互作用相关的能量项、以及 E_{other} 表示其他的一些相关能量项。而罚分项则主要包括去溶剂化能 E_{desolv} 及配体的立体位阻 E_{ligand_strain} 两部分。

$$\text{GlideScore}_{XP} = E_{coul} + E_{vdW} + E_{bind} + E_{penalty} \qquad \text{式 (14-36)}$$

$$E_{bind} = E_{hyd\_enclosure} + E_{hb\_nn\_motif} + E_{hb\_cc\_motif} + E_{PI} + E_{hb\_pair} + E_{phobic\_pair} + E_{other} \qquad \text{式 (14-37)}$$

$$E_{penalty} = E_{desolv} + E_{ligand\_strain} \qquad \text{式 (14-38)}$$

(2)对接流程:整体而言,Glide 采用分层过滤的方式对配体在受体活性口袋可能的位置进行搜索,并同时采用格点对接的方法来预先储存受体的形状与性质。这 2 种策略的运用在保证对接准确性的同时还可大幅提高计算效率。具体的对接流程如图 14-15 所示。

首先 Glide 会对配体构象进行搜索。在构象产生过程中,Glide 会将每个配体拆分成一个母核及周围的一些旋转异构体基团(rotamer group)来处理(图 14-16)。其中每个旋转异构体基团都通过一个可旋转键与母核相连,但其内部却不包含额外的可旋转键。而母核则为除旋转异构体基团之外的剩余不可再分割部分。在构象产生过程中,Glide 首先对母核的构象进行穷举,随后对各个旋转异构体基团的位置进行穷举。最终这些母核构象及旋转异构体基团构象将作为一个单独的对象而用于对接。当然,

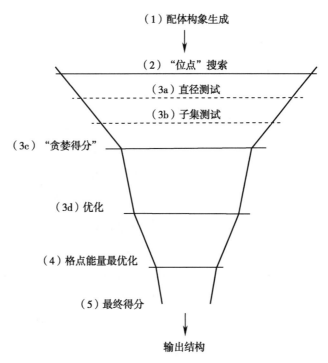

图 14-15　Glide SP 分子对接计算的简单流程

Glide 也支持直接对预先计算所得的构象进行对接,但相关评测结果表明采用其内部的构象生成程序将会得到更优的结果。

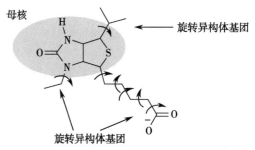

图 14-16　Glide SP 分子对接计算的简单流程

对于每个产生的配体构象,首先将采用"位点(sitepoint)"搜索的方式对其在结合口袋的大致位置进行搜索。在活性口袋中以 2Å 为间隔预先选择几个"位点",通过预先指定的方向对"位点"与受体表面的距离进行评估并归类(以 1Å 为间距分为 0~1Å、1~2Å 和 2~3Å 等)。随后采用同样的方法对配体中心(2 个距离最远的原子的中点)与配体表面的距离进行评估并归类。接着将每个"位点"与受体的距离范围值和每个配体构象中心与配体的距离范围值进行一一比较,当匹配度较好时,Glide 便会将配体的中心放置在该"位点"的位置;不符合要求的构象则被去除。

接下来将对符合上述"位点"匹配的构象进行初筛,这一阶段将采用 ChemScore 作为主要评价指标。首先是配体直径的测试(3a),这将通过对配体中 2 个距离最远的原子的摆放位置(即配体直径)进行检测来完成。当这 2 个原子的朝向使得配体与受体存在过多的立体冲突时,该朝向则会被抛弃;其余的则进入下一阶段进一步分析。

随后将对配体和受体的相互作用进行粗略评估(3b),这一阶段将仅考虑配体与受体的氢键和金属配位相互作用。不像上一阶段仅考虑 2 个距离最远的原子,这一阶段则将配体中的所有原子作为一个子集,对该子集与受体的整体相互作用进行评估并打分,得分满足一定条件的构象将进入下一阶段。

随后的一步(3c)称为"贪婪打分"(greedy scoring),这一步将不仅仅考虑每个构象初始位置的得分,而是使每个原子可以在以初始位置为中心的 $1Å^3$ 范围内的小立方体内移动,以该范围内每个原子可能的最高得分来代替原得分,从而消除"位点"选择(2Å 间隔)所造成的误差。随后将对该步(3c)得到的得分最高的构象进行"优化(refinement)"(3d),即将配体作为一个整体在 $1Å^3$ 范围内移动,并进行重打分。

经过上一步对配体构象的初筛,一般能得到 100~400 个最佳优化构象。而这些构象将在这一步中与预先在 OPLS 力场中计算得到的受体的范德华和静电格点结合,进行能量最优化处理。Glide 所采用的格点对接方法与一般方法类似,也是通过标准的内插法实现(具体见 Vina)。能量最优化一般从格点出发,并于 OPLS 非键能量表面结束。当外部构象对接进入靶标活性口袋时,能量最优化一般仅包含刚性的平移和旋转,但当构象在内部产生时,优化过程也包括配体母核及末端可旋转键的扭转。

最后对能量最优化后的构象将采用 GlideScore 进行重打分。但最终配体最佳对接构象的选择却不仅仅依赖 GlideScore 的得分,反而由一个称为 Emodel 的得分来决定。Emodel 整合多种不同的评价方式,其中包括能量格点得分、GlideScore 预测所得的结合自由能得分及半柔性对接时所需的内部张力能得分等,以此方式可以更加全面地对最佳对接构象进行选择。此外,在最终的输出结果中除 GlideScore 外,还有另一个对接得分也将被输出,即 docking score。该得分也并不完全等同于 GlideScore,其是综合考虑配体的质子化及异构化状态后对 GlideScore 进行校正的结果,该得分在一定程度上更能反映出配体的结合情况。

(3)柔性对接:Schrödinger 中支持采用诱导契合对接策略(induce-fit docking,IFD)来进行柔性对接,该方法综合 Glide 的配体构象采样功能及 Prime 模块的受体构象采样功能,以此来达到"诱导契合"的效果。该方法的基本流程如图 14-17 所示。对于预先准备好的配体与受体,首先采用 Glide 进行半柔性对接,以得到配体的初始结合构象。与一般的 Glide 对接不同,此次对接采用的为软对接,即只基于分子表面进行匹配,并可选择性地去除受体氨基酸残基侧链或对某几个氨基酸残基进行限制,以减少对接时受体与配体的立体冲突。初次对接一般最多保留 20 个构象,且每个构象的静电得分、范德华得分及氢键得分需要满足一定的条件。

随后 IFD 将采用 Prime 对靶标活性口袋(默认距离配体 5Å)内的氨基酸残基侧链进行预测,并用 Prime 对新得到的配体-受体复合物进行能量最优化。此时所得到的受体构象即可在一定程度上反映受体与配体结合时的诱导契合效应。

接着将不符合能量要求的复合物构象去除,并再次用 Glide 将小分子重新对接到那些符合要求的受体构象中。对每个配体构象的结合能进行评估后,即可输出最终对接构象。

14.2.3　分子对接在药物设计中的应用实例

分子对接方法在药物设计中有极其广泛的应用,如采用基于分子对接的虚拟筛选方法从商业化合物库中找寻结构新颖的苗头化合物,以此大幅降低药物筛选所需的人力和财力成本;在已有先导化合物和靶标晶体结构的基础上通过分子对接的方式来预测新设计的化合物的结合模式和结合强度,为先导化合物的进一步改造与优化提供思路;在已有药物分子的基础上通过分子对接的方式反向寻找靶标,以识别可能产生副作用的潜在靶标或实现老药新用等。目前,分子对接方法已成为药物设计中最

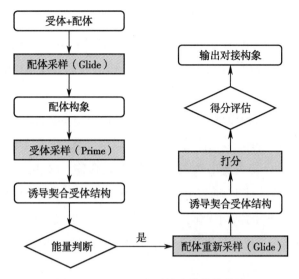

图 14-17　诱导契合对接计算的简单流程

为重要和常规的研究手段,其成功已被大量实例所证明。本部分将以侯廷军教授所发现的几类抑制剂为例,进一步阐明分子对接在药物设计中所发挥的重要作用。

14.2.3.1　Rho 相关蛋白激酶 1 抑制剂的设计

Rho 相关蛋白激酶 1(ROCK1)是一种属于 AGC 家族的丝氨酸 / 苏氨酸蛋白激酶,其调控一系列重要的细胞功能活动。ROCK1 的调节异常与多种疾病的发生相关,如心血管疾病、神经系统疾病、癌症等。因此,ROCK1 已成为一个重要的药物靶标,设计并发现高效的 ROCK1 抑制剂将对多种疾病的治疗起到重大的推进作用。

采用基于分子对接的虚拟筛选策略,利用 Glide 分子对接程序中的 HTVS、SP 和 XP 3 种打分方式对 ChemBridge 和 Specs 化合物库进行分级过滤虚拟筛选,并在 REOS 规则过滤和聚类分析的基础上挑选并购买 194 个化合物进行 ROCK1 激酶抑制活性测试和细胞活性试验,结果显示有 12 个类药化合物具有 $\mu mol/L$ 级别的抑制活性(IC_{50} 在 7~28$\mu mol/L$),并在体外具有明显的抑制肺癌细胞、乳腺癌细胞和骨骼癌细胞增殖的活性。

此外,还对 Ho 等报道的一系列三嗪类 ROCK1 抑制剂进行探究,并对其在 Schrödinger 软件包中的 3 种不同对接方式进行评测,包括半柔性分子对接程序 Glide、柔性对接程序 IFD 及蛋白质分子诱导配体分子电荷极化分子对接(QPLD),结果表明半柔性分子对接的预测值与实验值具有最优相关性。随后以此预测得到的结合构象为基础,进行分子动力学模拟及 MM/GBSA 结合自由能计算,进一步分析此三嗪类抑制剂与 ROCK1 的动态结合模式及重要的结合残基。

14.2.3.2　雄激素受体拮抗剂的设计

雄激素受体(AR)是一种配体激活的转录因子,属于核受体超家族中的一员。AR 信号转导通路的异常激活对前列腺癌的发生与发展具有重要影响。因此,设计并发现靶向 AR 的拮抗剂对于前列腺癌的治疗具有重要意义。

在 AR 配体结合域(LBD)与其激动剂复合物的晶体结构的基础上进行层级式分子对接虚拟筛选,从包含约 1 100 000 个化合物的 ChemBridge 数据库出发,首先使用 Glide HTVS 模式进行初筛,再对得分靠前的 100 000 个分子使用 Glide SP 进行进一步对接,随后对得分靠前的 20 000 个分子进行

ADMET 性质过滤、聚类分析等,并购买 58 个结构多样的化合物进行活性测试。最终发现 1 个 AR 激动剂(HBP1-51,图 14-18b)和 1 个 AR 拮抗剂(HBP1-58,图 14-18f)。基于分子对接所得的构象,又进行分子动力学模拟和主成分分析,并发现结合激动剂和拮抗剂会使 AR 的 12 螺旋发生不同的构象变化。

在此基础上又开展新一轮的虚拟筛选,其中整合 Glide SP、Glide XP 及 VD-MM/GBSA 重打分等多种基于结构的药物设计方法对 Specs 数据库进行层级式虚拟筛选,并最终购买 32 个化合物进行活性测试。结果显示,其中的 3 个化合物表现出较强的活性,而化合物 C18(IC$_{50}$=2.4μmol/L)被验证确实作用于 AR 的 LBP 位点。在 C18 的基础上,通过分子对接、分子动力学模拟及构效关系分析,同时还对此苗头化合物进行进一步的结构优化,最终发现化合物 AT2 的抗 AR 活性提高 16 倍(IC$_{50}$=0.06μmol/L),其有望成为一个候选先导化合物用于进一步的结构修饰。彩图见 ER-14-2。

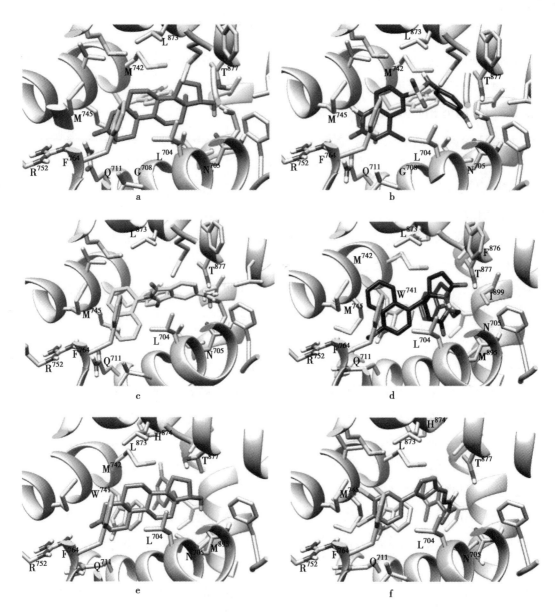

图 14-18 通过 Glide SP 分子对接获得潜在活性化合物与 AR 的 LBD 区域的结合模式
a. 睾酮;b. HBP1-51;c. HBP1-3;d. HBP1-38;e. EM-5744;f. HBP1-58

14.3 分子动力学模拟方法

虽然基于分子对接的药物发现在现代药物设计中已取得举世瞩目的成绩,然而基于静态结构的药物设计通常无法获得药物 - 靶标相互作用的动态细节,其在理解药物 - 靶标调控机制方面具有十分重要的作用。分子动力学(molecular dynamics,MD)模拟可以有效解决这一难题,因此也常被用于基于结构的药物设计中。

分子动力学模拟简称 MD 模拟,是指用计算机模拟在一定条件下微观粒子体系的动态变化情况,其中体系中的每个粒子被视为在周围粒子和环境作用下按牛顿定律运动。通过 MD 模拟,不仅能获得粒子运动过程中的各种微观细节,还可以进一步推算体系的宏观性质,如热力学性质、可能的构象、分子的动态性质等。自 20 世纪 50 年代末发展至今的 60 余年中,随着计算机硬件的快速发展和模拟算法的不断优化,MD 模拟作为分子模拟方法中最重要的方法之一已被广泛应用于药物设计、材料科学和生物物理等研究领域,成为连接宏观实验现象和其微观本质的重要桥梁(表 14-8)。

本部分将从 MD 模拟的基本原理和 MD 轨迹分析 2 个方面展开讨论,阐述 MD 模拟过程中一些相关的重要问题和处理方法,并简要介绍基于 MD 轨迹数据求算体系的静态性质、含时性质的原理及药物 - 靶标相互作用中体系稳定性的分析方法。

表 14-8　几款药物设计中常用的 MD 程序

名称	GPU 加速	是否付费	网址
ACEMD	支持	付费	https://www.acellera.com/
AMBER	支持	付费	http://ambermd.org/
CHARMM	支持	付费	https://www.charmm.org/
Desmond	支持	学术免费	http://www.deshawresearch.com/
GROMACS	支持	免费	http://www.gromacs.org/
NAMD	支持	免费	http://www.ks.uiuc.edu/
OpenMM	支持	免费	http://openmm.org/

14.3.1 分子动力学模拟的基本原理

MD 模拟的基本假设是粒子的运动可以用经典力学来描述,对一个由 N 个粒子组成的孤立系统,系统中的任一原子 i 所受的力为势能 V 对其坐标 x_i 的偏导数(为了方便描述这里只考虑 x 轴方向)。

$$F_{x_i} = -\frac{\partial V}{\partial x_i} \qquad \text{式(14-39)}$$

根据牛顿运动定律可得 i 原子的加速度为:

$$a_{x_i} = \frac{F_{x_i}}{m_i} \qquad \text{式(14-40)}$$

再将牛顿运动方程对时间积分,便可以推算 i 原子经过时间 t 后的速度与位置。

$$\frac{d^2}{dt^2}r_{x_i} = \frac{d}{dt}v_{x_i} = a_{x_i} \qquad\qquad 式(14\text{-}41)$$

$$v_{x_i} = v_{x_i}^0 + a_{x_i}t \qquad\qquad 式(14\text{-}42)$$

$$r_{x_i} = r_{x_i}^0 + v_{x_i}^0 t + \frac{1}{2}a_{x_i}t^2 \qquad\qquad 式(14\text{-}43)$$

上述公式中,r_{x_i} 和 v_{x_i} 分别为粒子 i 经过 t 时间后在 x 轴方向上的位置和速度,$r_{x_i}^0$ 和 $v_{x_i}^0$ 分别为粒子 i 在 x 轴方向上的初始位置和速度。

由此可见,MD 模拟计算的基本原理就是牛顿运动定律。具体来讲,就是首先根据系统中的各粒子的位置计算出势能,再由式(14-39)和式(14-40)计算出各粒子所受的力和加速度,然后经过一个非常短暂的时间间隔 δt(小到可以认为粒子所受的力不变)后,根据式(14-42)和式(14-43)便可以求算粒子新的位置和速度。重复上述步骤,由新的位置计算新的势能,再计算各个粒子所受的力和加速度,推算经过 δt 后的位置和速度……,如此反复循环(图 14-19),最终可以得到各个时刻粒子的运动位置、速度和加速度等信息。一般将这种整个模拟时间段中的粒子位置称为动力学轨迹(trajectory)。

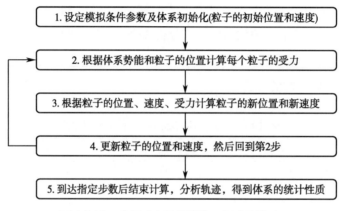

图 14-19 分子动力学模拟的一般步骤流程

根据上述介绍,不难发现 MD 模拟的基本原理十分简单,但在实际使用这项技术时并不总能成功,其成功与否很大程度上取决于体系起始结构的合理性、力场的适用性及模拟时长的充分性等。下面依次针对影响 MD 模拟准确度的几个主要因素进行简单介绍。

14.3.1.1 体系初始化

体系的起始结构是否合理取决于体系的初始化操作,而体系初始化一般包括粒子坐标初始化和粒子速度初始化。

粒子坐标初始化也称为起始构象的构建。一般而言,体系的起始构象应当是能量最低的构象,或者至少是能量最低构象附近的构象。小分子的能量最低构象可以采用量子力学或分子力学的构象分析快速获得。此外,由于小分子的相空间有限,即便在起始构象不合理的情况下,经过大量采样后也能够覆盖全部的构象空间,所以小分子的起始构象对模拟结果的影响并不大。但是生物大分子(主要指蛋白质)的构象空间非常复杂,很难通过采样覆盖整个构象空间,所以生物大分子的初始构象对模拟结果的影响往往较大,因此在构建和选取起始构象时需要特别慎重。

原则上,若模拟体系有实验结构(通过 X 射线衍射、核磁共振、冷冻电镜等结构生物学方法获得的结构),则一般以实验结构作为起始结构;若没有,则以人工构建和预测的结构(通过残基突变、分子对接、蛋白质结构同源建模等计算模拟方法获得的结构)作为起始结构。无论是上述哪种情况,起始结构都必须经过一定的预处理才能用于 MD 模拟。一般的预处理步骤包括修复初始结构、加入抗衡离子、添加环境水等。具体过程如下:

首先,需要对起始结构进行修复和纠正。很多情况下,基于实验方法解析的结构并不完整和合理。如蛋白质柔性较大的 loop 区域结构的缺失、氨基酸残基侧链的缺失或含多个可能的构象、氢原子位置信息的缺失、残基侧链酰胺的羰基氧原子和氨基位置错位、小分子配体原子类型和成键类型错误等。针对结构缺失的情况需要将缺失的结构补齐得到完整的结构,而针对结构错误之处则需要根据实际情况进行纠正。

其次,要检查整个体系的荷电情况,确保整个体系呈电中性状态才能保证其在模拟过程中稳定。若体系不呈电中性,一般通过向体系中加入相等数量的带相反电荷的抗衡离子来中和体系中多余的电荷。常用的抗衡阳离子有钠离子和钾离子,常用的抗衡阴离子有氯离子和溴离子。加抗衡离子的方法一般为先计算体系周围的静电势,然后在静电势最低的地方放入阳离子、在静电势最高的地方放入阴离子。

最后,为了模拟溶剂效应,还需要给体系添加溶剂分子。溶剂模型可以分为显式溶剂模型和隐式溶剂模型 2 种,其中显式溶剂模型更为常用(更接近真实情况)。显式溶剂模型在体系周围加上环境水分子(图 14-20),常见的水分子模型有 TIP3P、SPC、TIP4P 和 OPC 等。

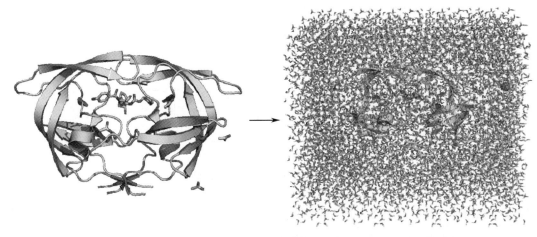

图 14-20　HIV 蛋白酶 - 安普那韦复合物(3EKV)体系预处理前后的对比

考虑到新加的粒子位置会出现不合理的情况及实验测定的结构本身也有可能存在一定的误差,因此预处理以后的结构通常还需用分子力学方法进行优化。优化一般可以分为 3 个步骤:首先,固定体系重原子,只允许优化氢原子位置;接着,固定溶质重原子,允许溶质氢原子和溶剂分子改变位置;最后,再进行无约束的整个体系结构优化。经过优化后的最终构象才能用于 MD 模拟。至此,位置的初始化工作就完成了。

此外,体系粒子速度初始化可通过选取 –1~1 之间的符合高斯分布的随机数,并将选取的随机数和粒子的平均速率[式(14-44)]相乘,从而得到符合麦克斯韦 - 玻尔兹曼分布(Maxwell-Boltzmann distribution)的粒子速度[式(14-45)]。

$$\bar{v} = \sqrt{\frac{k_B T}{m}} \qquad \text{式}(14\text{-}44)$$

$$P(v_x) = \sqrt{\frac{m}{2\pi k_B T}} \exp\left(-\frac{1}{2}\frac{m v_x^2}{k_B T}\right) \qquad \text{式}(14\text{-}45)$$

式(14-45)中，$P(v_x)$ 表示一个质量为 m 的粒子在温度为 T 的情况下在 x 方向上的速度为 v_x 的概率。完成粒子速度初始化后，需确保体系中的粒子的速度分布在各个方向上的总动量为 0，否则在模拟中体系本身产生的移动会导致总能量不稳定。

14.3.1.2　粒子受力求算

在 MD 模拟中，粒子受力求算是其中最为关键的步骤，因为一旦粒子受力计算出现偏差，其将随着模拟的进行被逐步放大，最终导致错误的模拟结果；此外，粒子受力求算也是最耗时的步骤，减小此步的计算开销可有效缩短大尺度 MD 模拟所需的时间。

按照经典力学理论，粒子受到的力等于体系势能对粒子坐标的导数，因此粒子受力求算就转化为体系势能求算。体系势能由势能函数决定，势能函数的可靠性主要取决于力场参数的准确性；也就是说，体系势能计算的准确性与选用的力场密切相关。

作为 MD 模拟的基础，在大多数情况下，力场会将所要描述的原子间的成键相互作用能最大限度地简化为仅用简谐函数和三角函数来实现；而非键相互作用能则是以库仑相互作用和伦纳德 - 琼斯势（Lennard-Jones potential, LJ）的方式来描述。如图 14-21 所示，成键相互作用能一般包括键伸缩势能、键角弯折势能、二面角扭转势能等；非键相互作用能主要包括范德华力相互作用能和库仑静电相互作用能，有时也包括氢键相互作用能和交叉相互作用项。

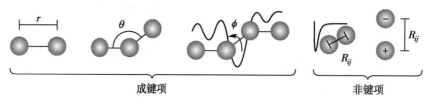

成键项　　　　　　　　　　　　　　　　非键项

图 14-21　力场作用项的示意图

键伸缩势能项的一般形式定义为简谐振动，即

$$U_{\text{bond}} = \frac{1}{2}\sum_i k_{\text{b}}\,(r_i - r_i^0)^2 \qquad \text{式}(14\text{-}46)$$

式(14-46)中，k_{b} 为键伸缩的弹力系数，r_i 和 r_i^0 分别为第 i 个键的键长及其平衡键长。键长离开平衡键长的距离越大，键伸缩势能就越大。

类似于键伸缩势能项，键角弯折势能项的一般形式为键角的简谐振荡，也就是：

$$U_{\text{angle}} = \frac{1}{2}\sum_i k_{\theta}\,(\theta_i - \theta_i^0)^2 \qquad \text{式}(14\text{-}47)$$

式(14-47)中，k_{θ} 为键角弯折的弹力系数，θ_i 和 θ_i^0 分别为第 i 个键的键角及其平衡键角的角度。键角离开平衡键角的程度越大，键角弯折势能就越大。

二面角扭转势能项的一般形式为：

$$U_{\text{dihedral}} = \frac{1}{2} \sum_{i} \left[V_1 (1+\cos\phi) + V_2 (1-\cos2\phi) + V_3 (1+\cos3\phi) \right] \qquad 式（14-48）$$

式（14-48）中，V_1、V_2 和 V_3 为二面角扭转项的弹力系数，ϕ 为二面角的角度。

范德华力相互作用势能项的一般形式通常为伦纳德 - 琼斯势，即

$$U_{\text{vdW}} = \sum_{i,j} 4\varepsilon \left[\left(\frac{\sigma}{R_{ij}} \right)^{12} - \left(\frac{\sigma}{R_{ij}} \right)^{6} \right] \qquad 式（14-49）$$

式（14-49）中，R_{ij} 为原子对 i 和 j 之间的距离，ε 和 σ 为依赖原子类型的势能参数。在 LJ 势能项中，12 次方项称为排斥势，6 次方项称为吸引势。当 R_{ij} 很大时，LJ 势能趋于 0；也就是当原子对之间的距离很远时，彼此间的范德华力相互作用可以忽略不计。

库仑静电相互作用势能项的一般形式为：

$$U_{\text{coulomb}} = \sum_{i,j} \frac{q_i q_j}{D R_{ij}} \qquad 式（14-50）$$

式（14-50）中 q_i 和 q_j 分别为第 i 和第 j 个原子所带的电荷，R_{ij} 为原子对 i 和 j 之间的距离，D 为有效介电常数。

14.3.1.3　牛顿运动方程的求解

获得粒子受力情况便可以进一步根据牛顿运动方程求解其下一时刻的速度和位置。但对于复杂体系，并不能获得牛顿运动方程的解析解，而只能通过有限差分的方法得到数值解。

早在 1967 年，Verlet 就提出一种用于求解牛顿运动方程的数值解的积分算法，称为 Verlet 算法，其是 MD 模拟中最常用的方法之一。实际上，Verlet 算法的推导过程十分简单，将如下两式：

$$r(t+\delta t) = r(t) + v(t)\delta t + \frac{1}{2} a(t)\delta t^2 \qquad 式（14-51）$$

$$r(t-\delta t) = r(t) - v(t)\delta t + \frac{1}{2} a(t)\delta t^2 \qquad 式（14-52）$$

相加后可得：

$$r(t+\delta t) = 2r(t) - r(t-\delta t) + a(t)\delta t^2 \qquad 式（14-53）$$

式中，r、v 和 a 分别为粒子的位置、速度和加速度，t 为某个时刻，δt 为一个很小的时间间隔。值得注意的是，速度并没有出现在该算法中，这种处理不但可以节省大量的存储空间，同时也可大幅提高计算效率。但该算法中也存在一些问题：首先，计算中用到 δt^2 项，由于在实际计算中 δt 通常很小（一般是在飞秒数量级，1 飞秒 $=10^{-15}$ 秒），运算过程中极易导致误差；其次，Verlet 算法中并不显式地包含速度，因此在下一步的位置确定前难以得到速度项；此外，该算法不是一个自启算法，新位置必须由 t 时刻与前一时刻 $t-\delta t$ 的位置得到，在模拟起始时刻只有 1 组位置，也就意味着必须通过其他途径得到 $t-\delta t$ 的位置。

1970 年，Hockney 等为了解决 Verlet 算法中存在的问题，提出 Verlet 算法的改良算法，称为 Leap-Frog 算法，其表达形式如下：

$$v\left(t+\frac{1}{2}\delta t\right) = v\left(t-\frac{1}{2}\delta t\right) + a(t)\delta t \qquad 式（14-54）$$

$$r(t+\delta t) = r(t) + v\left(t+\frac{1}{2}\delta t\right)\delta t \qquad 式（14-55）$$

t 时刻的速度 $v(t)$ 可以由式 (14-50) 得到。

$$v(t) = \frac{1}{2}\left[v\left(t - \frac{1}{2}\delta t\right) + v\left(t + \frac{1}{2}\delta t\right) \right] \qquad 式 (14\text{-}56)$$

式中，r、v 和 a 分别为粒子的位置、速度和加速度，t 为某个时刻，δt 为一个很小的时间间隔。与 Verlet 算法相比，Leap-Frog 算法中去除容易造成误差的 δt^2 项，同时在速度求算上更为方便。但 Leap-Frog 算法的计算效率低于 Verlet 算法，且 t 时刻粒子的速度仅仅是近似值。

除 Verlet 算法和 Leap-Frog 算法外，研究者还提出一系列基于 Verlet 算法的改良算法（如 Beeman 算法和 Velocity-verlet 算法）及其他类型的积分算法（如基于预测 - 校正积分方法的 Rahman 算法和 Gear 算法），有兴趣的读者可自行阅读相关文献资料，此处不再一一举例说明。

至此，MD 模拟的基本原理和步骤就简要地介绍完了。当然，除上述内容外，有必要对 MD 模拟中的几个比较重要的概念（如周期性边界条件、约束条件动力学和统计系综等）进行简要说明。

14.3.1.4　周期性边界条件

在 MD 模拟中，所研究的对象是独立的有限体系，从基于这种体系的模拟中所得到的性质与实际体系的整体性质可能会存在较大的差异。这是因为在真实情况下，基于简单的统计假设，均一溶液体系中的每个溶质分子（如蛋白质）周围都可以看作一个无限的周期环境。可以想象，如果将每个溶质分子和周围的部分溶剂分子当作一个相对独立的单元，而整个体系则可以通过这个独立的单元无限扩展得到。

在 MD 模拟中，如果关心的问题受周围环境的影响较小，如复合物中配体和受体之间的相互作用，模拟可以采用简单的非周期性边界条件；但若研究的体系会受到周围溶质或溶液的影响，则最好采用周期性边界条件。

所谓周期性边界条件，就是在基于少量粒子模拟的同时能够考虑周围溶液和溶质分子对研究体系的影响。图 14-22 显示一个在二维尺度上的周期性边界条件，将研究体系看作一个矩形空间包围的区域，如果采用周期性边界条件，则这个基本单元会沿着所有方向进行周期扩展以形成一个无限的周期排列。图 14-22 中的每个单元周围有 8 个邻接映射单元；如果是三维周期，则有 26 个邻接映射单元。映射单元中粒子的坐标通过基本单元中粒子坐标的简单平移操作得到。当基本单元中的粒子离开这个单元进入一侧映射单元时，不难想象其映射粒子会从基本单元的另一侧进入基本单元。

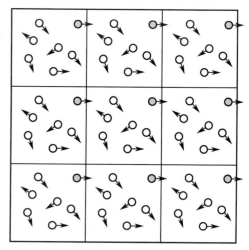

图 14-22　二维周期性边界条件的简单示意图

对于不同的模拟体系，可采用不同形状的周期性边界条件以达到最小化模拟粒子数量的目的。但并不是任意形状的单元都可以实现周期边界性条件，原则上，能够通过平动操作占据整个空间的基本单元都可以采用周期性边界条件，如立方体、六方柱、截顶八面体、菱形十二面体、延伸十二面体等。

14.3.1.5　约束条件动力学

由于 MD 模拟非常耗时，在其发展过程中，不断有新方法被提出用以加快计算速率，从而达到扩大模拟尺度的目的。约束条件动力学方法就是其中之一，其基本原理是通过约束键长或键角来达到延长时间步长的目的。

MD 模拟中时间步长的选取非常重要,对于同样的模拟时间尺度,时间步长越短,所需的步数就越多,也就意味着计算耗时越长。但如果选取的时间步长过长,模拟的体系又会出现偏差。一般对于生物大分子体系的模拟,时间步长设为分子运动中的最小振动周期的 1/10 左右为宜。在生物大分子中,振动周期最短的振动就是碳氢键的伸缩振动(振动周期约为 10 飞秒),因此生物大分子的 MD 模拟的时间步长一般不能大于 1 飞秒。值得注意的是,分子中其他键的伸缩振动周期为 20 飞秒左右,键角弯折振动周期为 30 飞秒左右。也就是说,如果在 MD 模拟过程中限制 C—H 键的键长不变,那么就可以将时间步长增加到 2 飞秒;如果可以限制所有键长都不变,就可以将时间步长设定为更大的值,从而通过减少模拟步数来缩短模拟时间。正是基于这种认识,才发展出约束条件动力学算法。其中,1977 年 Ryckaert 等提出的 SHAKE 方法是使用最广泛的约束动力学算法之一。

键角限制在早期计算能力较弱时的使用较为普遍,但随着计算机能力的增强,目前已经很少使用,一般比较通用的做法是限制所有和氢原子有关的共价键键长,这样就可以将时间步长延长到 2 飞秒,因此可以大幅提高计算效率。

14.3.1.6 统计系综

以上所介绍的 MD 模拟适用于微正则系综,也就是 NVE 统计系综,其模拟过程中体系的总能量不变,温度在平衡值附近扰动。虽然各种系综在热力学上是等价的,但是这种等价性需要建立在理想热力学极限的基础上。在实际使用中,更多的模拟是在其他系综下进行的,最常用的 2 种系综就是正则系综(NVT 系综)和等温等压系综(NPT 系综)。

正则系综的特征为系统中的原子数(N)、体积(V)和温度(T)都保持不变,并且总动量等于 0。为了保证系统温度不变,由于温度和系统的动能直接关联,因此通常的做法是保持系统的动能不变。这里有 2 种方法可以实现,其中之一是通过对原子的速度进行标度来达到,另一种方法则是对运动方程中出现的力附加一个约束项来完成。具体的实现方法如下:

根据能量均分定理,系统的温度由体系的动能决定,Woodcock 在 1971 年提出如下方法:

$$\langle E_k \rangle_{\text{NVT}} = \sum_{i=1}^{N} \frac{m_i v_i^2}{2} = \frac{3}{2} N k_B T \qquad \text{式(14-57)}$$

每步都使速度乘以一个调整系统温度的因子 λ。

$$\lambda = \sqrt{\frac{T_{\text{req}}}{T_{\text{cur}}}} \qquad \text{式(14-58)}$$

式(14-58)中,T_{req} 和 T_{cur} 分别为期望温度和体系当前温度。

Berendsen 在 1984 年提出另一种方法,这个方法设想在体系外部存在一个温度固定的无限大热源,这个热源使体系温度保持在热源温度附近,体系温度随时间的变化由如下传热公式给出。

$$\frac{\mathrm{d}}{\mathrm{d}t} T(t) = \frac{1}{\tau} \left[T_{\text{bath}} - T(t) \right] \qquad \text{式(14-59)}$$

式(14-59)中,T_{bath} 为热源温度;τ 为耦合常数,用于表达热源和体系的耦合紧密程度。这种方法使体系温度以指数形式向热源温度接近,每步的温度下降幅度为:

$$\Delta T = \frac{\delta t}{\tau} \left[T_{\text{bath}} - T(t) \right] \qquad \text{式(14-60)}$$

相应的调节因子 λ 变为：

$$\lambda = \sqrt{1 + \frac{\delta t}{\tau}\left(\frac{T_{\text{bath}}}{T(t)} - 1\right)} \qquad \text{式}(14\text{-}61)$$

此处 τ 是影响体系温度变化的关键因素，τ 越大，体系温度变化就越慢；τ 越小，体系温度变化就越快。τ 设为 0.4 皮秒左右较为适宜。Berendsen 算法比较符合实际情况，并且允许体系温度在一定的范围内波动。

而等温等压系综则是系统的原子数(N)、压力(P)和温度(T)都保持不变。保证温度恒定的方法与 NVT 系综类似，即通过调节系统的速度或者外加约束力来实现。而对压力的控制则相对复杂一些。宏观体系通过调整体积来保持恒压状态，同样在 MD 模拟中也可以通过调整体系的体积来保证体系压力恒定。首先，定义如下恒温压缩系数 κ：

$$\kappa = -\frac{1}{V}\left(\frac{\partial V}{\partial p}\right)_T \qquad \text{式}(14\text{-}62)$$

气体的压缩系数一般较大，所以模拟中可能会出现体系体积的较大波动；而液体的压缩系数则较小，一般不会出现大的波动。统计力学原理指出，体系的压缩系数和体系体积的涨落成正比。

$$\kappa = \frac{1}{k_B T}\frac{\langle V^2 \rangle - \langle V \rangle^2}{\langle V^2 \rangle} \qquad \text{式}(14\text{-}63)$$

理想气体的压缩系数约为 1atm^{-1}，也就是说在 300K 下，一个体积为 8 000Å³ 的立方盒子其体积的涨落约为 18 100Å³，可见其涨落甚至比自身的体积还大。而液态水的压缩系数为 $44.75 \times 10^{-6}\text{atm}^{-1}$，因此它的涨落仅为 121Å³，即在每个方向上的涨落只有 0.1Å 左右。

恒压动力学的实现方法和恒温方法类似，也是通过一个无限大的恒定压力源与体系相连，体系压力随时间的变化关系为：

$$\frac{\mathrm{d}P(t)}{\mathrm{d}t} = \frac{1}{\tau_p}\left[P_{\text{bath}} - P(t)\right] \qquad \text{式}(14\text{-}64)$$

可得到压力的变化因子 λ。

$$\lambda = 1 - \kappa \frac{\delta t}{\tau_p}(P - P_{\text{bath}}) \qquad \text{式}(14\text{-}65)$$

也就是说，只要粒子的位置同时乘以因子 $\sqrt[3]{\lambda}$ 便可以保证体系压力恒定。

14.3.2　分子动力学轨迹分析

在上一小节中简要叙述了 MD 模拟的基本原理和一般流程。通过 MD 模拟，得到的是一组粒子在相空间的轨迹，轨迹中包含每个粒子在各个时刻的坐标及速度信息。但是，在实际研究中我们真正关心的往往是体系的各类宏观热力学性质，如热容、膨胀系数、扩散系数等。为了获得这些热力学量，通常还需要对轨迹进行相应的分析。

从单个轨迹点数据分析得出的热力学性质称为静态性质，而从多个轨迹点数据综合分析得出的热力学性质称为含时性质。能够预测含时性质是 MD 方法比蒙特卡罗（Monte Carlo，MC）模拟方法的优越之处。本部分将着重介绍如何基于 MD 轨迹来预测体系的静态性质和含时性质。

14.3.2.1　静态热力学性质计算

静态热力学性质大致可以分为四大类：第一类是基本热力学性质，主要是指温度、压力、体积和内能这 4 个热力学函数；第二类是热力学响应函数，即 4 个基本热力学函数之间的导数；第三类是熵和自由能；第四类是径向分布函数。

基本热力学性质的预测在上一节有详细介绍，此处不再重复。熵和自由能的预测是药物设计的核心问题，具有非常重要的地位，在单独的小节中专门介绍（详见 14.4）。因此，静态性质预测部分主要介绍响应函数和径向分布函数的预测。

（1）响应函数：在粒子数一定的情况下，基本热力学量中只有 2 个是独立变量，因此当从中任意选取 2 个作为自变量时，剩下的 2 个变量就成为自变量的函数，这意味着可以对任意自变量求偏导数，而这样的偏导数就是所谓的响应函数。下面以等容热容和膨胀系数为例来具体介绍其计算过程。

热容是内能对温度的导数，根据另一个自变量的选择又可以分成等压热容和等容热容 2 种。这里只讨论等容热容的计算，其可通过数值计算法和统计力学法 2 种方法计算。

数值计算法一般可分为 3 步：首先，选择适当的系综（此处计算等容热容应当采用 NVT 系综）；然后，在选定的系综下以不同的温度做多次 MD 模拟，计算每次模拟体系的平均内能和平均温度，得到内能对温度的变化曲线；最后，用数值差分或者数值拟和方法得到等容热容，采用此法求解时计算量较大。

与数值法不同，统计力学方法只需 1 次动力学模拟就能得到内能。其主要原理如式（14-66）所示：

$$C_V = \frac{1}{kT^2}(\langle E^2 \rangle - \langle E \rangle^2) \qquad \text{式（14-66）}$$

式（14-66）中，$(\langle E^2 \rangle - \langle E \rangle^2)$ 为体系内能的涨落。MD 轨迹中的每个点代表体系的一个状态，可以算出每个状态下体系的内能数值，然后通过求这组内能数值的均方偏差，即可得到体系的等容热容。

膨胀系数是体积对压力的偏导，常用的膨胀系数也有 2 种，即等温膨胀系数和绝热膨胀系数。

等温膨胀系数 κ_T 是 NPT 系综中的体积随压力的单位变化，其表达式为：

$$\kappa_T = \frac{-1}{V}\left(\frac{\partial V}{\partial P}\right)_T \qquad \text{式（14-67）}$$

计算等温膨胀系数也有多种方法，可以选择 NPT 系综，在相同的温度、不同的压力下进行多次 MD 模拟，然后求体积对压力的偏导。也可以通过如下转换：

$$\left(\frac{\partial V}{\partial P}\right)_T = \left[\left(\frac{\partial P}{\partial V}\right)_T\right]^{-1} \qquad \text{式（14-68）}$$

类似于等容热容，在 NVT 系综下，等温膨胀系数可以通过如下统计力学公式求算：

$$\kappa_T = \frac{kT}{V}(\langle P^2 \rangle - \langle P \rangle^2) \qquad \text{式（14-69）}$$

但是等温膨胀系数在 NVE 系综中的表达式很难被推导出来，因此在用 NVE 系综模拟时，通常计算体系的绝热膨胀系数。绝热膨胀系数 κ_s 是绝热可逆过程中体系的体积随压力的单位变化，用公式表示为：

$$\kappa_s = -\frac{1}{V}\left(\frac{\partial V}{\partial P}\right)_s \qquad \text{式（14-70）}$$

（2）径向分布函数：所谓径向分布函数，就是每个原子周围的特定粒子随距离分布的平均值，数学定义如式（14-71）所示。

$$\rho g(\vec{r}) = \frac{1}{N} \left\langle \sum_i \sum_{j \neq i} \delta(\vec{r} - \vec{r}_{ij}) \right\rangle \qquad \text{式（14-71）}$$

式（14-71）中，ρ 为粒子的数密度。对于三维各向同性体系，由于方向对结果没有影响，式（14-71）又可以简化为：

$$\rho g(r) = \frac{1}{N} \left\langle \sum_i \sum_{j \neq i} \delta(r - r_{ij}) \right\rangle \qquad \text{式（14-72）}$$

如式（14-72）所示，根据径向分布函数的定义，可以对三维各向同性体系得出如下结论：在体系中任意选择一个参考粒子（图 14-23），在距离这个粒子 $r \sim r+\Delta r$ 的薄壳层范围内特定粒子出现的概率为：

$$p\Delta r = \frac{\rho}{N-1} g(r) \cdot 4\pi r^2 \Delta r \qquad \text{式（14-73）}$$

径向分布函数受体系温度和粒子浓度的影响很大，对于处于绝对零度状态下的晶体，其径向分布函数表现在函数图像上是一条条垂直于 x 轴的细线；对于面心立方和体心立方晶体，线的位置各不相同，常温下粒子的径向分布函数图像在 x 轴方向上有所展宽，但是其基本结构仍很容易辨识，所以径向分布函数图像有助于判断晶体的晶型。

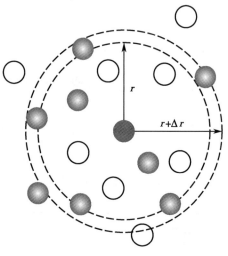

图 14-23　径向分布的示意图

气体的径向分布函数和晶体有很大的不同，特别是在低浓度的情况下，弱相互作用气体的径向分布函数近似于：

$$\lim_{\rho \to 0} g(r) = \exp\left[-\frac{u(r)}{kT}\right] \qquad \text{式（14-74）}$$

式（14-74）中，$u(r)$ 为气体分子之间的相互作用势。

而液体体系的径向分布函数介于两者之间，呈现出一种短程有序而长程无序的状态。在 r 比较小的情况下，和晶体一样呈现出一种周期性的状态；而在 r 较大时，径向分布函数和气体很类似。

14.3.2.2　含时性质计算

从 MD 轨迹不但可以计算体系的统计平均值，还可以获取体系中的各种动态特性，而这些动态特性往往又和时间关联在一起，因此又可以统称为含时性质。接下将以相关函数为例，介绍含时性质的计算。

相关函数是可以从分子动力学模拟中得到的一类重要的分析结果。相关函数可以定义为多种形式，一种常用的形式为：

$$c_{xy} = \frac{1}{M} \sum_{i=1}^{M} x_i y_i \equiv \langle x_i y_i \rangle \qquad \text{式（14-75）}$$

式（14-75）中，x_i 和 y_i 表示 2 类不同的特征，M 表示体系中的粒子数。相关函数通过正交化使得值域处于 $-1 \sim 1$ 之间［式（14-70）］。正交以后的 c_{xy} 一般定义为相关系数。

$$c_{xy} = \frac{\frac{1}{M}\sum_{i=1}^{M}x_i y_i}{\sqrt{\frac{1}{M}\sum_{i=1}^{M}x_i^2 \frac{1}{M}\sum_{i=1}^{M}y_i^2}} = \frac{\langle x_i y_i \rangle}{\langle x_i^2 \rangle \langle y_i^2 \rangle} \qquad \text{式}(14\text{-}76)$$

当 c_{xy}=0 时，表明 x 和 y 之间没有相关；而当 c_{xy} 的绝对值 =1 时，则表明 x 和 y 之间高度相关。

MD 模拟提供在某一时间状态下的体系的结构数据，因此就可以得到某个特征在某一时间状态下和自身或其他特征的相关性，这种相关特性就称为时间相关系数。时间相关函数的定义如下：

$$c_{xy}(t) = <x(t)y(0)> \qquad \text{式}(14\text{-}77)$$

当 x 和 y 是 2 类不同的特征时，相关方程就称为交叉相关函数；当 x 和 y 相同时，则称为自相关函数，其代表与 t=0 时的相关性。有些自相关函数需要对体系中的所有粒子进行平均（如速度自相关函数），但有些自相关函数是体系的整体特征（如偶极距）。一个体系的速度自相关系数可以通过体系中的所有粒子 N 的平均求得：

$$c_{vv}(t) = \frac{1}{N}\sum_{i=1}^{N}v_i(t)\ v_i(0) \qquad \text{式}(14\text{-}78)$$

正交化后得：

$$c_{vv}(t) = \frac{1}{N}\sum_{i=1}^{N}\frac{<v_i(t).v_i(0)>}{<v_i(0).v_i(0)>} \qquad \text{式}(14\text{-}79)$$

一个自相关函数如速度自相关函数一般初始值为 1，经过长时间的模拟以后为 0，这个失去相关的时间称为相关时间或弛豫时间。一般来讲，MD 模拟的时间应该远大于弛豫时间，这样才能得到可靠的结果。如果模拟时间足够长，可以通过多组数据来计算自相关函数，以达到降低误差的目的。假若对于某个特征，MD 模拟需要 M 步达到弛豫时间，MD 步数为 N 步，那么可以从 N 步中选择 M 个起点来计算自相关函数，即

$$c_{vv}(t) = \frac{1}{MN}\sum_{j=1}^{M}\sum_{i=1}^{N}v_i(t_j).v_i(t_j+t) \qquad \text{式}(14\text{-}80)$$

从自相关函数可以得到很多重要的信息，如从速度自相关函数可以考察体系的粒子运动行为；从偶极自相关函数可以得到有关吸收光谱的信息；从方向自相关函数可以得到红外、拉曼、核磁共振波谱的相关信息。

14.3.2.3 轨迹稳定性分析

在药物 - 靶标相互作用中，动力学轨迹稳定性分析是一项重要的研究内容，其也是含时性质分析的一部分。通常使用均方根偏差（root-mean-square deviation，RMSD）和均方根波动（root-mean-square fluctuation，RMSF）来作为体系稳定性的判别标准。其中 RMSD 表示体系随模拟时间相对于参考结构的偏离程度，其中参考结构一般为实验测得的结构（X 射线衍射晶体数据、NMR 数据及冷冻电镜数据等）。由于蛋白质结构测定环境与动力学模拟环境（一般模拟生理条件）的差异较大，因此体系在动力学起始阶段都会经历一个 RMSD 的飙升期，随后达到平衡（图 14-24）。值得注意的是，在动力学结果分析中，通常会选取平衡后的动力学轨迹进行分析，常有的分析内容包括平衡态构象分析、构象系综分析、结合自由能分析、小分子结合 / 解离动力学特征分析等。

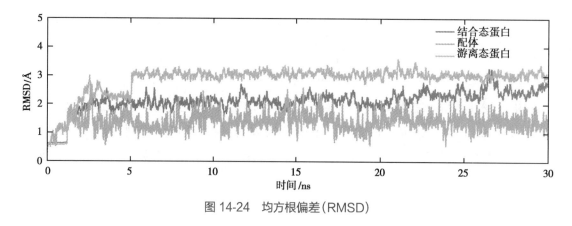

图 14-24　均方根偏差(RMSD)

除体系的 RMSD 分析外,RMSF 分析亦是体系动力学状态表征的重要手段。在药物 - 靶标相互作用中,RMSF 可表征蛋白靶标中的每个氨基酸残基的波动情况。如图 14-25 所示,RMSF 较小的区域表示氨基酸残基在 MD 模拟中始终保持稳定的构象,其一般对应于蛋白质结构中稳定性较好的区域,如 α- 螺旋或 β- 折叠;而 RMSF 较大的区域则表示氨基酸残基在 MD 模拟中的构象变化较大,其一般对应于蛋白质中柔性较大的区域,如 loop 区。另外,从图 14-24 和图 14-25 可知,当药物分子与蛋白质结合后,其动力学轨迹的 RMSD 和 RMSF(部分区域)均出现显著下降,可知药物分子的结合可以起到稳定蛋白质特征构象的作用,因此产生一系列生物学效应,发挥药效。

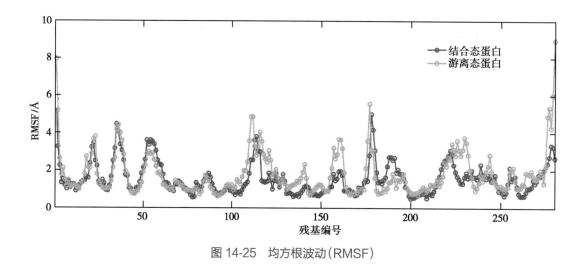

图 14-25　均方根波动(RMSF)

14.3.3　分子动力学模拟在药物设计中的应用实例

结合当下新型冠状病毒肺炎(COVID-19)疫情全球流行和防控的现状,下面列举几个将 MD 模拟方法应用于疫情相关药物研发的研究。2020 年 2 月,中国科学院上海药物研究所的朱维良研究员课题组开发了抗 COVID-19 药物靶标预测及虚拟筛选网络应用平台 D3Targets-2019-nCoV,其中 MD 模拟方法被用于潜在药物靶标可药性构象及结合口袋的捕捉。以 COVID-19 病毒主蛋白酶(M^{pro})为例,他们利用 MD 模拟方法识别到 4 个潜在的药物结合口袋,并对口袋的稳定性作出预测。2020 年 3 月,南方医科大学的张其威教授等利用 MD 模拟考察 COVID-19 刺突蛋白(spike protein)因突变而引起的功能改变情况,同时还评估了突变体与受体血管紧张素受体 2(ACE2)的结合能力。

2020 年 3 月，美国能源部橡树岭国家实验室（Oak Ridge National Laboratory）的研究人员 Smith 等采用目前世界上最快的超级计算机 SUMMIT（配置有 9 216 个 IBM Power9 CPU 和超过 27 000 片 NVIDIA V100 GPU）对 COVID-19 spike protein 及其受体 ACE2 形成的复合物结构进行 MD 模拟。研究者利用温度约束的副本交换分子动力学模拟（T-REMD）技术，实现对 COVID-19 spike protein/ACE2 复合物结构的大规模构象采样，通过聚类分析得到 6 类具有代表性的相互作用界面构象（图 14-26，彩图见 ER-14-3，COVID-19 spike protein 为绿色，ACE2 为青色），这些复合物的构象为后续开展基于结构的药物分子虚拟筛选提供全面、动态的结构信息。此外，一些研究机构（如日本理化学研究所、D.E.Shaw Research 等）共享了关于 COVID-19 病毒蛋白质的大尺度 MD 模拟数据，为分析病毒蛋白质的动态行为揭示病毒侵染分子机制和加快靶向药物的筛选速度提供支撑。

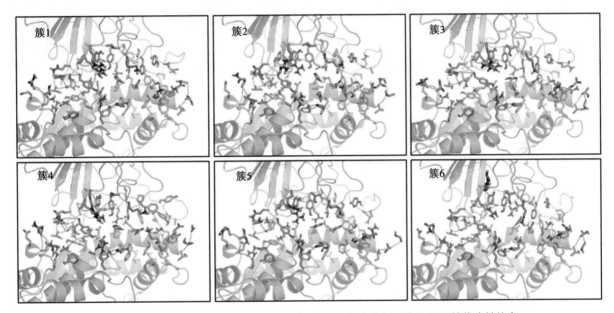

图 14-26　COVID-19 spike protein 和 ACE2 复合物相互作用界面的代表性构象

14.4　结合自由能计算和打分函数

药物分子与靶标能够相互识别的物理本质在于体系总体能量的降低，即能量越低，体系越稳定。在这其中，结合自由能是驱动药物 - 靶标相互识别的内在动力。从物理学角度来讲，自由能是指在某个热力学过程中系统所减少的内能中可以转化为对外做功的部分，即系统可对外输出的"有用能量"。自由能可分为亥姆霍兹自由能（Helmholtz free energy）和吉布斯自由能（Gibbs free energy，G）。其中，吉布斯自由能（G）在药物设计中被广泛使用。G 常被称为自由能或自由焓，它是判据恒温、恒压过程自发与平衡的依据。这里以配体（药物分子）和受体（靶标大分子）之间的结合自由能计算为例阐述计算过程，如果有 2 个配体分子 L_1 和 L_2，它们和受体 R 可形成复合物 RL_1 和 RL_2。由于这种配体（L_1 和 L_2）和受体形成复合物时结合自由能的绝对值难以直接测算，因此，需要采用如下热力学循环来求算这 2 个配体分子和受体之间结合自由能的差值。

由图 14-27 可知,这 2 个配体(L_1 和 L_2)和受体之间结合自由能的差值为 $\Delta G_2 - \Delta G_1$,一般表示为 $\Delta\Delta G$。由于吉布斯由能是状态函数,因此可以得到如下关系式:

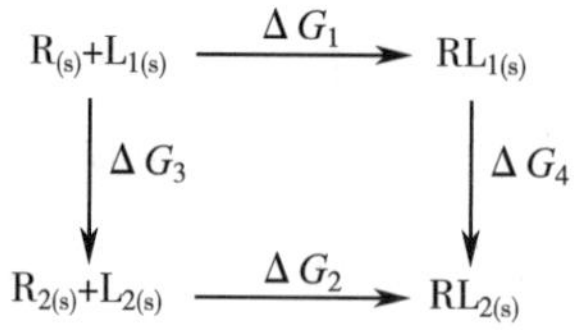

$$
\begin{array}{ccc}
R_{(s)}+L_{1(s)} & \xrightarrow{\ \Delta G_1\ } & RL_{1(s)} \\
\Big\downarrow \Delta G_3 & & \Big\downarrow \Delta G_4 \\
R_{2(s)}+L_{2(s)} & \xrightarrow{\ \Delta G_2\ } & RL_{2(s)}
\end{array}
$$

图 14-27　热力学循环图

$$\Delta\Delta G = \Delta G_2 - \Delta G_1 = \Delta G_4 - \Delta G_3 \qquad\qquad 式(14\text{-}81)$$

式(14-81)中,ΔG_3 为 2 个配体在溶液中自由能的差值,而 ΔG_4 则为 2 个复合物在溶液中自由能的差值。当 L_1 和 L_2 的结构高度相似时,$\Delta\Delta G$ 可以采用自由能微扰(free energy perturbation,FEP)或热力学积分(thermodynamic integration,TI)等方法求算。FEP 和 TI 都是基于统计力学研究体系自由能的方法,一般用于计算相似体系间的自由能差别。以下将简要介绍几种广泛使用的结合自由能求算方法。

14.4.1　自由能微扰方法和热力学积分方法

14.4.1.1　自由能微扰方法

根据统计热力学,体系的自由能可以表示为:

$$G = -kT\ln\frac{Z^N}{V^N} \qquad\qquad 式(14\text{-}82)$$

$$Z^N = \iint \exp\left[\frac{H(p^N, r^N)}{kT}\right]\mathrm{d}p^N\mathrm{d}r^N \qquad\qquad 式(14\text{-}83)$$

式(14-82)中,k 为玻尔兹曼常数,G 为吉布斯自由能,Z 为配分函数;式(14-83)中,$H(p^N, r^N)$ 为体系的哈密顿量。

对于简单体系,可以从配分函数来求算研究体系的自由能。但是对于复杂体系,尤其是生物大分子体系和溶液体系,直接求算自由能存在巨大的困难。因此,可以优先考虑求算 2 个差别较小的体系间的自由能差值。

自由能微扰(FEP)方法的基本思想正是从一个已知体系出发,通过一系列微小的变化达到另一个体系,间接求算 2 个差别较小的体系间的自由能差值。FEP 计算的一般步骤为对每步的变化做分子动力学模拟,并将每步的体系势能代入式(14-84)中,这样就可以得到 2 步之间的自由能变化;然后通过所有自由能变化的加和求得 2 个体系之间的自由能差异。

具体来讲,考虑 2 个状态 A 和 B,这 2 个状态仅仅具有微小的差别。这 2 个状态的自由能分别为 G_A 和 G_B,那么它们的自由能差 ΔG 为:

$$\Delta G = G_B - G_A = -kT\ln\frac{Z_B}{Z_A} = -kT\left\{\frac{\iint \exp\left[\dfrac{H_B(p^N, r^N)}{kT}\right]\mathrm{d}p^N\mathrm{d}r^N}{\iint \exp\left[\dfrac{H_A(p^N, r^N)}{kT}\right]\mathrm{d}p^N\mathrm{d}r^N}\right\} \qquad 式(14\text{-}84)$$

将 $\exp\left[+\dfrac{H_A(p^N,r^N)}{kT}\right]\exp\left[-\dfrac{H_A(p^N,r^N)}{kT}\right]$ 代入式 (14.78) 中可得：

$$\Delta G = -kT\left\{\frac{\displaystyle\iint \exp\left[\dfrac{H_B(p^N,r^N)}{kT}\right]\mathrm{d}p^N\mathrm{d}r^N}{\displaystyle\iint \exp\left[\dfrac{H_A(p^N,r^N)}{kT}\right]\mathrm{d}p^N\mathrm{d}r^N}\times\exp\left[+\frac{H_A(p^N,r^N)}{kT}\right]\exp\left[-\frac{H_A(p^N,r^N)}{kT}\right]\right\} \qquad 式(14-85)$$

$$= -kT\left\langle \exp\left\{\left[\frac{H_B(p^N,r^N)+H_A(p^N,r^N)}{kT}\right]\right\}\right\rangle_0$$

式 (14-85) 中的下标表示相对于状态 A 的系综平均。同样式 (14-85) 也可以表示为相对于状态 B 的系综平均式：

$$\Delta G = -kT\left\langle \exp\left\{\left[\frac{H_B(p^N,r^N)+H_A(p^N,r^N)}{kT}\right]\right\}\right\rangle_1 \qquad 式(14-86)$$

从原理上讲，可以定义 A 和 B 2 个状态下的 H_A 和 H_B，然后在 A 状态下进行模拟，得到相对 A 状态 $\exp\left[\dfrac{(H_B-H_A)}{kT}\right]$ 的系综平均。但是如果状态 A 和 B 在相空间中没有重合，那么直接采用式 (14-84) 或式 (14-85) 计算得到的自由能会变得十分粗糙，其原因在于在 A 状态下进行分子动力学采样时 B 状态的相空间并没有得到充分采样。一般来讲，当状态 A 和 B 之间的能量差别 $<2k_BT$ 时，计算结果比较精确；反之，若自由能的变化范围超过这个范围，则会导致较大的计算误差。

如何正确求算能量差值较大的 2 个状态间的自由能，即解决相空间重叠性低的问题是 FEP 和 TI 计算中的一个十分重要的问题。一种通用的做法是利用分段计算方法，即在 A 和 B 状态之间定义 N $(1,2,3\cdots N)$ 个不同的过渡状态，那么自由能变化 ΔG 则可以表示为：

$$\Delta G = G_B - G_A$$
$$= (G_B-G_N)+(G_N-G_{N-1})+\cdots+(G_2-G_1)+(G_1-G_A) \qquad 式(14-87)$$
$$= -kT\ln\left[\frac{Q_B}{Q_N}\cdot\frac{Q_N}{Q_{N-1}}\cdots\frac{Q_2}{Q_1}\cdot\frac{Q_1}{Q_A}\right]$$

加入这些过渡状态以后，相邻状态之间的相空间重叠会显著增加，计算结果亦将得到大大的改善。在计算中，为了实现式 (14-87) 所示的过程，需要设置一个连接 2 个状态的耦合系数 λ。λ 从 0 变化到 1，相当于哈密顿量从 H_A 变化到 H_B。这里将采用一个具体的案例来说明微扰的实现过程。如果体系的能量采用如下势场函数来表示：

$$V(r^N) = \sum_{\text{bonds}}\frac{k_i}{2}(l_i-l_{i,0})^2 + \sum_{\text{angles}}\frac{k_i}{2}(\theta_i-\theta_{i,0})^2 + \sum_{\text{torsuibs}}\frac{V_n}{2}[1+\cos(n\omega-\gamma)]$$
$$+ \sum_{i=1}^N\sum_{j=i+1}^N\left\{4\varepsilon_{ij}\left[\left(\frac{\sigma_{ij}}{r_{ij}}\right)^{12}-\left(\frac{\sigma_{ij}}{r_{ij}}\right)^6\right]+\frac{q_iq_j}{4\pi\varepsilon_0 r_{ij}}\right\} \qquad 式(14-88)$$

在突变过程中，式 (14-88) 中的各项过渡态可以表示为与 λ 相关的函数项：

Bonds
$$k_l(\lambda)=\lambda k_l(B)+(1-\lambda)k_l(A) \qquad 式(14-89)$$
$$l_0(\lambda)=\lambda l_l(B)+(1-\lambda)l_0(A) \qquad 式(14-90)$$

Angles
$$k_\theta(\lambda)=\lambda k_\theta(B)+(1-\lambda)k_\theta(A) \qquad 式(14-91)$$

$$\theta_0(\lambda) = \lambda\theta_l(B) + (1-\lambda)\theta_0(A) \qquad\qquad 式(14\text{-}92)$$

Dihedrals
$$V_\omega(\lambda) = \lambda V_\omega(B) + (1-\lambda)V_\omega(A) \qquad\qquad 式(14\text{-}93)$$

Electrostatic
$$q_i(\lambda) = \lambda q_i(B) + (1-\lambda)q_i(A) \qquad\qquad 式(14\text{-}94)$$

van der Waals
$$\varepsilon(\lambda) = \lambda\varepsilon(B) + (1-\lambda)\varepsilon(A) \qquad\qquad 式(14\text{-}95)$$

$$\sigma(\lambda) = \lambda\sigma(B) + (1-\lambda)\sigma(A) \qquad\qquad 式(14\text{-}96)$$

式中,bonds 为键伸缩项,Angles 为键角弯曲项,Dihedrals 为扭转角项,Electrostatic 为静电相互作用项,van der Waals 为范德华力相互作用项。在每个 $\lambda(\lambda_i)$ 下引入上式势能参数,进行分子动力学模拟或蒙特卡罗采样。在每个 λ 下,计算分为 2 个步骤:首先对过渡状态进行平衡,然后采集构象,2 个状态之间的自由能变化 $\Delta G(\lambda_i \to \lambda_{i+1})$ 可表示为 $-k_B T\ln\{\exp[-(H_{i+1}-H_i)]\}$,那么 λ 从 0 变化到 1 的自由能变化为在不同的 λ 取值下计算的自由能变化之和(图 14-28)。

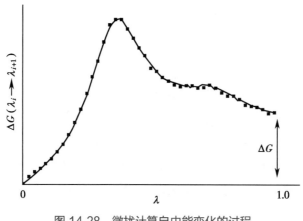

图 14-28　微扰计算自由能变化的过程

以上 FEP 计算方法为前向采样法(forward sampling),即 $\lambda_i \to \lambda_{i+1}$;相应地也可以采用后向采样法(backward sampling),即 $\lambda_i \to \lambda_{i-1}$ 对能量进行计算。此外,还有双向采样法(double-wide sampling),即同时计算 $\lambda_{i+1} \to \lambda_i$ 和 $\lambda_i \to \lambda_{i-1}$,其计算效率约为前两者的 2 倍。但是无论何种采样方法,其 λ 变化都需从 0 变化到 1。

除可以调节采样方向外,FEP 计算还有很多参数可以调节,如模拟窗口的变化,包括定长窗口增长(fixed wide window growth)、慢增长(slow growth)及动态窗口增长(dynamic modified window growth)等方法。这些方法的原理基本相同,主要不同之处在于计算过程中的步长 λ 的选取策略不同。

定长窗口增长指每个窗口长度 λ 是一个固定的数值,由变化步数 i 决定。若步数为 50,则 λ 为 0.02,这是 FEP 中最常采用的方法。从原理上讲,λ 变化的步长取值越小,计算结果越精确,但若是步长变化太小,会大大增加采样的计算时间;相反的,如果 λ 变化的步长取值过大,则相邻的 2 个状态之间的差别会过大以至于难以重叠。因此,具体选用多大的 λ 变化步长需要根据不同的研究体系情况作出不同的选择。

慢增长方法中,窗口长度 λ 变化是一个趋于 0 的数值,其变化步数也趋于无穷。由于步数多,每步之间的变化小,所以在每步仅需做 1 步或几步分子动力学模拟即可完成采样目的。在早期的研究中,研究者认为慢增长由于每步变化比较小,因此在每个 λ 取值中体系均能保持较好的平衡状态。但这种假设在实际观测中并不完全成立,因此慢增长方法的结果往往存在不可预测性。

在动态窗口增长方法中,窗口长度 λ 的取值是根据上一步计算自由能的结果而变化的,若自由能变化太大则 λ 会减小一点,若自由能变化太小则 λ 相对应地增大一点。动态窗口增长方法在保证计算精度的同时又大大提高计算效率,可谓集两者所长。但是动态窗口增长也有明显的缺陷,如研究者事先并不知道自由能变化随 λ 变化的曲线,因此不能预知 λ 取值在模拟过程中的变化,所以对于某些研究体系采用动态窗口增长所需的计算量可能会远多于定长窗口增长。

14.4.1.2　热力学积分方法

另一种计算自由能差值的方法就是热力学积分(TI),2 个状态之间的自由能差值可以表示为:

$$\Delta G = \int_{\lambda=0}^{\lambda=1} < \frac{\partial H(p^N, r^N)}{\partial \lambda} >_\lambda \mathrm{d}\lambda \qquad \text{式(14-97)}$$

要计算 2 个状态之间的自由能变化,就需要求解式(14-97)中的积分。和 FEP 类似,通过耦合常数 λ 在 2 个状态之间插入多个过渡状态。对于每个不同的 λ,确定其平均值:

$$< \frac{\partial H(p^N, r^N)}{\partial \lambda} >_\lambda \qquad \text{式(14-98)}$$

这样,2 个状态之间自由能的差别为图 14-29 所示的 $<\frac{\partial H}{\partial \lambda}>_\lambda$ 和 λ 包围的面积。

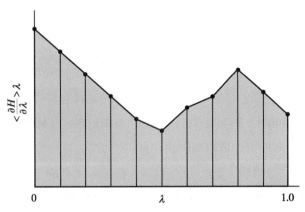

图 14-29　热力学计算自由能变化的过程

与 FEP 方法类似,TI 也分普通热力学积分和动态热力学积分(dynamic modified thermodynamic integration)2 种。总之,FEP 和 TI 是比较经典的自由能计算方法,它们的优点在于理论严谨、逻辑清晰、具有普适性。但缺陷也非常明显:首先,这 2 种方法的计算量较大,消耗的计算资源较多;其次,它们只能计算差别较小的两态之间的相对自由能,当两态之间的差别较大时,很难指定有效变化的路径。由于这些缺陷,这 2 种方法在药物设计中的应用受到较大的限制。但随着计算硬件的提升(如GPU 加速技术)和软件算法的优化,目前 FEP 和 TI 方法也逐渐被广泛应用于类似物的设计和先导化合物的优化。

14.4.1.3　FEP 和 TI 在药物设计中的应用

在药物设计中,FEP 和 TI 主要用来计算 2 个相似的配体分子和受体之间的相对结合自由能,从而确定这 2 个配体分子与受体之间的结合能力的强弱。随着计算机硬件的提升和软件算法的优化，FEP 和 TI 不仅仅局限于对一些实验现象和结果进行解释，其在药物设计中也逐步发挥出重要作用。例如，Jorgensen 等使用 FEP 方法精确指导靶向 HIV-1 逆转录酶的儿茶酚母核非核苷类逆转录酶抑制剂（NNRTI）的开发。他们首先通过虚拟筛选发现靶向 HIV-1 逆转录酶的抑制剂 14-1（图 14-30），其对细胞的 EC_{50} 为 4.8μmol/L。随后他们在先导化合物的不同位点通过 FEP 预测不同取代基的结合自由能，并结合化学合成和活性检测最终得到高活性化合物 14-3，其对细胞的 EC_{50} 为 55pmol/L。此外，该类抑制剂对 HIV-1 逆转录酶突变体 Y181C 和 Y181C/K103N 均有高活性与低毒性。随后的共晶结构也进一步呼应理论预测的结果，包括预测的关键氨基酸和配体构象。

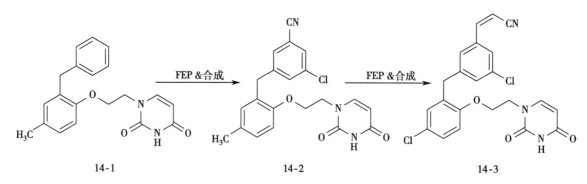

图 14-30 非核苷类 HIV-1 逆转录酶抑制剂的开发流程

14.4.2 MM/PBSA 和 MM/GBSA 结合自由能预测方法

自由能微扰和热力学积分方法在理论上算法严格，一般可以得到精确的计算结果，但计算效率低下，在实际药物设计中的使用受到较大的限制。因此，一些同时具有较高的计算效率和计算精度的方法得到越来越多的关注，如 MM/PBSA 和 MM/GBSA 方法。MM/PBSA 和 MM/GBSA 方法是 Srinivasan 等于 1998 年提出的基于分子力学与连续介质模型的自由能计算方法，这类方法在计算效率和精度之间取得较好的平衡，其在药物 - 靶标、蛋白质 - 蛋白质、蛋白质 - 核酸等体系的结合自由能计算中得到广泛的应用。一般而言，基于 MM/PB(GB)SA 方法的自由能计算需要进行分子动力学采样，但它不需要由线性拟合得到经验参数，因此对不同的体系具有较好的普适性。

在 MM/PBSA 方法中，一个溶剂中的反应 R+L → RL 的自由能变化可以通过如下热力学循环计算得到（图 14-31）：

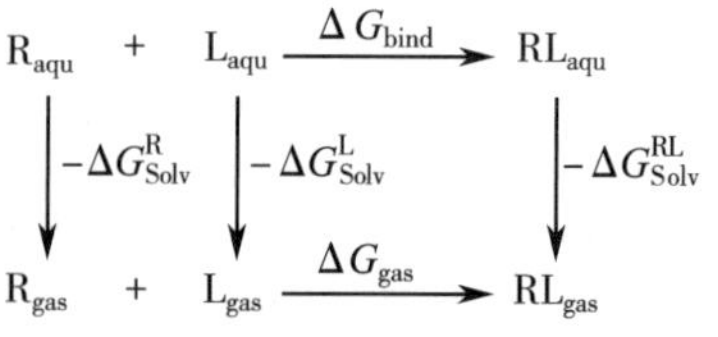

其中，R 为受体（如蛋白质），L 为配体（如抑制剂），RL 为受体和配体结合形成的复合物。复合物形成过程中的结合自由能可以表示为：

$$\Delta G_{bind} = \Delta G_{gas} - \Delta G_{solv}^{R} - \Delta G_{solv}^{L} + \Delta G_{solv}^{RL}$$

$$= \Delta H_{gas} - T\Delta S - \Delta G_{PBSA}^{R} - \Delta G_{PBSA}^{L} + \Delta G_{PBSA}^{RL} \qquad 式(14-99)$$

$$= \Delta H_{gas} - T\Delta S + \Delta\Delta G_{PB} + \Delta\Delta G_{SA}$$

$$\Delta H \approx \Delta E_{gas} = \Delta E_{intra} + \Delta E_{electrostatic} + \Delta E_{vdW} \qquad 式(14-100)$$

$$\Delta\Delta G_{PB} = \Delta G_{PB}^{RL} - (\Delta G_{PB}^{R} + \Delta G_{PB}^{L}) \qquad 式(14-101)$$

图 14-31 热力学循环的示意图

$$\Delta\Delta G_{SA} = \Delta G_{SA}^{RL} - (\Delta G_{SA}^{R} + \Delta G_{SA}^{L})$$ 式(14-102)

式中,ΔG_{gas} 是指在气相中受体 R 和配体 L 之间的相互作用能;ΔG_{sol}^{R}、ΔG_{sol}^{L} 和 ΔG_{sol}^{RL} 是指受体 R、配体 L 和复合物 RL 的溶剂化自由能。在结合自由能的计算过程中,用到吉布斯自由能的基本定义式及热力学循环过程。

从式(14-99)可知,结合自由能实际上可以分为几个不同的能量项,只需分别计算出这些能量项,就可以得到受体和配体的结合自由能变化。对于气相结合自由能 ΔG_{gas} 近似等于受体 - 配体之间的相互作用能(包括内能 ΔE_{intra} 静电相互作用 ΔE_{elec} 及范德瓦耳斯力相互作用能 ΔE_{vdW})和构象能(熵效应 $-T\Delta S$)之和,它们可以通过分子力学(molecular mechanics,MM)计算和正则模态分析(normal mode analysis,NMA)计算得到。

对于溶剂化自由能 ΔG_{PB}^{R}、ΔG_{PB}^{L} 及 ΔG_{PB}^{RL} 的计算,一般可通过解有限差分泊松 - 玻尔兹曼(Poisson-Boltzmann,PB)方程及计算溶剂可及表面积(solvent accessible surface area,SASA)得到(图 14-32)。其中 PB 计算用来考察去溶剂化效应中极性部分的贡献 $\Delta\Delta G_{PB}$,PB 方程的数学表达式如下:

$$\nabla \cdot [\varepsilon(r)\nabla\phi(r)] = -4\pi\rho(r) - 4\pi\lambda(r)\sum_i z_i c_i \exp\left(-\frac{z_i\phi(r)}{k_B T}\right)$$ 式(14-103)

式(14-103)中,$\varepsilon(r)$ 为介电常数,$\phi(r)$ 为电势,$\rho(r)$ 为溶质分子的电荷,z_i 和 c_i 分别为 i 型离子的电荷和体相浓度,k_B 为玻尔兹曼常数。SASA 则用来考察去溶剂化效应中非极性部分的贡献 $\Delta\Delta G_{SA}$。首先计算出在结合过程中体系的 SASA 的变化 $\Delta SASA$,然后采用如下线性公式就可以计算得到去溶剂化自由能中非极性部分 $\Delta\Delta G_{SA}$ 的贡献。

$$\Delta\Delta G_{SA} = \gamma \times \Delta SASA + b$$ 式(14-104)

一般来讲,式(14-104)中的 2 个常数的取值分别为 γ=0.005 42 和 b=0.92。依据模型选择的不同,这 2 个常数可调。

MM/GBSA 与 MM/PBSA 方法类似,不同之处在于去溶剂化效应的极性部分(ΔG_{GB}^{R}、ΔG_{PB}^{L} 和 ΔG_{GB}^{RL})的计算通过求解广义波恩方程(generalized Born,GB)得到,其表达式如下:

$$\Delta G_{GB} \approx -\left(\frac{1}{\varepsilon_{in}} - \frac{1}{\varepsilon_{sol}}\right)\sum_{i,j}\frac{q_i q_j}{\sqrt{r_{ij}^2 + R_{ij}^2\exp\left(-\frac{r_{ij}^2}{4R_{ij}^2}\right)}}$$ 式(14-105)

式(14-105)中,ε_{in} 和 ε_{sol} 分别为溶质和溶剂的介电常数,r_{ij} 为原子 i 和 j 之间的距离,q_i 和 q_j 分别为原子 i 和 j 的点电荷,R_{ij} 为原子 i 和 j 的有效波恩半径 R_i 和 R_j 的平均值。理论上,GB 模型是 PB 模型的近似,其求解更加简单。因此在实际应用中,MM/GBSA 的计算效率显著高于 MM/PBSA。

熵效应 $-T\Delta S$ 是计算最为困难且精度较低的一项。在实际研究中,如果配体是一组同系物,则考虑到其具有相似的结构,且与受体分子之间形成相同的作用模式,那么在配体分子和受体分子发生作用的过程中,受体和配体构象熵的变化应该是近似相等的。如果只比较分子之间结合自由能的相对大小,则受体和配体的构象熵变化可以忽略。对于部分体系,如果研究的分子具有较大的结构差别,而且在配体和受体结合的过程中配体和 / 或受体的构象变化较大,这时就需要对构象熵的变化进行考察,而不能简单地将其忽略。

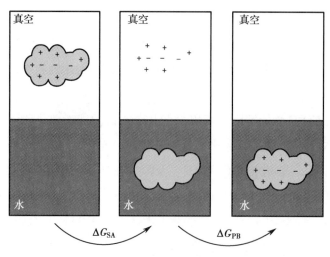

图 14-32　去溶剂化能计算的示意图

对 $-T\Delta S$ 的计算一般有以下几种方法：正则模分析（normal mode analysis）、准谐波分析（quasi-harmonic analysis）及准高斯方法（quasi-Gaussian approach）。前面 2 种方法比较适合于生物大分子体系，它们的原理基本相同，不同之处在于准谐波分析的原子波动矩阵不是来自正交分析计算，而来自分子动力学采样。考虑到正则模分析已经被成功用于多种生物体系，因此，在一般情况下推荐采用正则模分析进行体系熵的计算。

在 MM/PB（GB）SA 计算中，所有能量项的计算不是仅仅基于单一构象，而是基于分子动力学模拟产生的大量构象。从原理上讲，动力学模拟的时间越长，构象采样越充分，计算得到的能量数值越准确。然而，在实际应用中，很多研究工作表明，分子动力学模拟时间的长短对 MM/PB（GB）SA 的预测结果有较大的影响。如 Johnson 等发现使用不同的 PB 半径，针对模拟时长为 0.25~2.00 纳秒的动力学轨迹的 MM/PBSA 计算结果是令人满意的（$r^2 > 0.70$）。然而，当使用模拟时长 >2 纳秒的动力学轨迹进行计算时，MM/PBSA 的预测精度开始降低。在前期工作中，Hou 等也探讨分子动力学模拟时长对 MM/PB（GB）SA 结合自由能预测的影响，其结果表明模拟时长对预测精度有明显影响，长时间的分子动力学模拟并不会得到更好的结果。近些年来，一些研究工作系统地评估 MM/PBSA 和 MM/GBSA 方法的结合自由能预测性能。结果表明，MM/PB（GB）SA 的计算结果在很大程度上取决于所用的力场、电荷模型、连续溶剂化方法、介电常数、采样方法和熵效应等。

综上所述，使用 MM/PB（GB）SA 预测结合自由能的典型步骤可描述为：①运用动力学软件（AMBER、GROMACS、NAMD、CHARMM 等）在显式溶剂环境下产生一系列复合物构象；②从每个动力学构象中去除溶剂分子（包括水分子和抗衡离子），用于估计溶剂化效应；③针对该组结构计算各能量项，并组合这些能量项来获得最终的结合自由能。然而，在前 2 步中因为动力学模拟（在显式溶剂模型中进行）和能量计算（在隐式溶剂模型中进行，即由 PB/GB 求算）没有使用相同的能量函数，从而需要对各能量项重新分配权重，溶剂模型选择的不同导致该方法产生结果的不一致。虽然这种不一致可以通过使用相同的隐式溶剂模型进行动力学模拟来避免，即在第一步动力学采样中采用与第二步中相同的隐含溶剂模型。然而，应用隐性溶剂模型进行动力学采样的准确性是不确定的，有时甚至会导致配体或蛋白质亚基的解离，更多的 MM/PB（GB）SA 参数调整策略和应用可以参看相关文献综述。

14.4.3　基于经验方程的打分函数

以上介绍的自由能算法均是基于分子动力学或蒙特卡罗采样的方法,因此它们在实际计算中需要耗费较大的计算资源或者需要较长的计算时间。但是在实际药物设计中,如在基于分子对接的虚拟筛选中,需要高效评估数据库中的每个小分子与靶标之间的结合自由能,如果采用上述几种方法显然会大大降低筛选效率。因此研究者希望通过简单的能量项或受体 - 配体间结合特征的回归方程得到准确的结合自由能,即打分函数。如分子对接部分所述,目前已经发展了超过 100 种打分函数,其可大致分为 3 类,即基于力场的打分函数、基于知识的打分函数及基于经验方程的打分函数。在这一节中将着重介绍基于经验方程的自由能预测方法的构建思路(表 14-9)。

基于经验方程的打分函数的主要思想是将受体 - 配体的结合自由能拆分为不同的相互作用能量项,通过拟合各能量项的预测值与实验测定数据获得计算结合自由能的经验公式,其数学表达形式为:

$$\Delta G_{bind} = \sum_{i=1}^{N} w_i G_i \qquad \text{式(14-106)}$$

式(14-106)中,G_i 为能量项,其可表示静电相互作用、范德华力作用势或其他相互作用能;w_i 代表对应能量项的权重,其可通过线性回归的方式得到。

打分函数中的每项都具有明确的物理意义,可对各项权重进行分析,便于理解配体 - 受体之间的具体结合模式。然而,这类方法往往依赖训练集的选择,对不同预测体系的预测性能也不同。尽管可以通过调整控制参数的方式使打分函数适应特定目标,但是无法改变回归模型的本质。事实表明,采用的基于线性回归的预测模型无法整合大量结构和结合数据。

表 14-9　基于经验方程的打分函数的发展[①]

打分函数	年份	训练集大小[②]	拟合方法[③]
SCORE1	1994	45	MLR
VALIDATE	1996	51	PLS
ChemScore	1997	82	MLR
SCORE2	1998	82	MLR
X-CScore	2002	200	MLR
SFCscore	2008	多达 855	MLR, PLS
PESD-SVM	2010	多达 977	ML:SVM
NNScore	2010	多达 4 000	ML:NN
RF-Score	2010	1 105	ML:RF
SFCscore[RF]	2013	1 005	ML:RF

注:[①]包括经典打分函数和基于机器学习的打分函数;[②]训练集中的复合物数目;[③]MLR 为多元线性回归,PLS 为偏最小二乘法,ML 为机器学习,SVM 为支持向量机,NN 为神经网络,RF 为随机森林。

14.4.3.1　经典的经验打分函数

经验打分函数的构建通常需要满足 3 个条件:①有实验亲和力数据的蛋白质 - 配体复合物结构组成的测试数据集;②有用于描述蛋白质 - 配体相互作用特征的表征方法;③有建立这些描述符与实验亲

和力数据之间的定量关系的统计算法。

有实验亲和力数据的复合物数据集是所有打分函数的基础,打分函数的性能和适用性取决于可用实验数据的质量和数量。最早的经验打分函数开发于 20 世纪 90 年代,其中多数使用数十个复合物结构作为打分函数拟合的数据集(表 14-8)。随着结构解析技术的提升,目前已有数以千计的有精确亲和力数据的复合物结构被报道,其可用于打分函数的拟合。常用的复合物数据库包括 PDBbind 和 BindingMOAD。关于数据质量,一般认为晶体结构应具有较高的分辨率(≤ 2.5Å),且配体和受体活性位点周围的氨基酸残基须被较好地解析。

根据复合物的结构,可以通过结构描述符的计算来描述蛋白质 - 配体相互作用的基本特征,常用的分子 - 分子相互作用描述符包括氢键、疏水相互作用、扭转自由度限制等。用于表示能量贡献的描述符通常不仅仅是纯数值度量,而是来自具有特定类型假设的结构数据。例如,氢键描述符可以是基于距离依赖的和角度依赖的函数(详见分子对接部分 GlideScore 中氢键的计算方法)。另外,近期也有越来越多的工作(特别是基于机器学习的经验打分函数)使用诸如依赖元素或原子类型的距离计数之类的简单数值测量作为打分函数的描述符。尽管这类描述符十分简单,但在标准基准集(benchmark dataset)的亲和力预测中已经取得相当出众的结果。

经典的经验打分函数通常使用多元线性回归来确定描述符权重(或系数)并建立与实验亲和力的联系(亦属传统 QSAR 方法)。经验打分函数的构建通常需要参数的优化和交叉验证,以保证模型的鲁棒性,即避免过度拟合。对于合理大小的描述符空间,穷举搜索法可以根据回归统计(相关系数、标准误差、F 等)和内部交叉验证参数来确定最佳函数形式。对于大型描述符集,则可以使用偏最小二乘法等代替标准多元线性回归方法。

作为经验打分函数的经典案例,Schrödinger 软件包中的分子对接打分函数 GlideScore 就是基于 ChemScore 开发的经验打分函数,其具有精度高、计算迅速等特点,已被广泛运用于基于受体结构的药物设计中。详细的打分函数构建细节请回顾 14.2.2.2 部分,这里不再赘述。

14.4.3.2　基于机器学习方法的经验打分函数

为了进一步提高计算精度,近年来机器学习算法被引入打分函数的构建中。与经典的打分函数相比,应用机器学习的经验打分函数具有明显的优势。在这其中比较流行的打分函数有 RF-Score、NNScore 和 SFCscore[RF] 等(表 14-9)。

与经典的经验打分函数相对,基于机器学习的打分函数的核心在于其使用非线性回归方法对打分函数进行拟合。常用于打分函数开发的机器学习方法包括 k- 近邻(k-nearest neighbour,KNN)、神经网络(neural network,NN)、支持向量机(support vector machine,SVM)、随机森林(random forest,RF)等。这些算法的相关数学理论请参考相关的计算机领域教材,这里不再进一步讨论。以下将以 RF-Score 为例介绍基于机器学习的打分函数构建。

RF-Score 是 Ballester 等在 2010 年运用随机森林(RF)算法构建的首个基于机器学习的打分函数。随机森林是以决策树为基本学习器的集成学习算法(图 14-33),其算法简单、易于实现、计算开销也很小,更令人惊奇的是它在分类和回归问题上均表现出十分出众的性能。近年来,以随机森林为代表的机器学习算法在蛋白质 - 配体亲和力预测、蛋白质 - 蛋白质相互作用及对接模式识别方面得到广泛的应用。以下是 RF-Score 的构建流程:

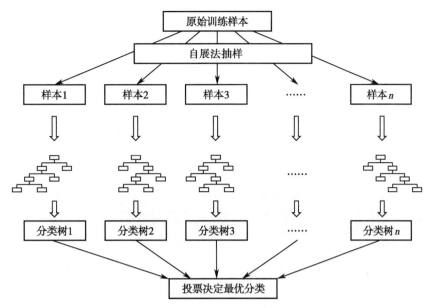

图 14-33　随机森林算法的示意图

在模型的构建中，RF-Score 对蛋白质受体（P）和配体（L）共考察 9 种常见元素的原子类型，即

$$\{P(j)\}_{j=1}^{9} = \{C, N, O, F, P, S, Cl, Br, I\} \qquad 式（14-107）$$

$$\{L(j)\}_{j=1}^{9} = \{C, N, O, F, P, S, Cl, Br, I\} \qquad 式（14-108）$$

其中特定的原子类型对 $j\text{-}i$ 的发生次数由式（14-109）表示：

$$x_{Z(P(j)),Z(L(i))} \equiv \sum_{k=1}^{K_j}\sum_{l=1}^{L_i} \Theta(d_{\text{cutoff}} - d_{kl}) \qquad 式（14-109）$$

式（14-109）中，d_{kl} 为 j 类的第 k 个受体原子和 i 类的第 l 个配体原子之间的欧几里得距离，这些距离信息均从 PDBbind 结构数据中计算得到；K_j 为 j 类受体原子的总数；L_i 为 i 类配体原子的总数；Z 为返回元素的原子序数的函数；Θ 为 Heaviside 阶跃函数（$d_{\text{cutoff}}=12\text{Å}$）。这样的函数形式可以产生 81 个特征，而其中 45 个为 0，其原因在于受体蛋白质中不含 F、P、Cl、Br 和 I 的原子类型。因此，每个复合物可以通过一个含有 36 个特征的矢量来表征：

$$\vec{x} = (x_{6,6}, x_{6,9}, x_{6,9}, x_{6,15}, x_{6,16}, x_{6,17}, x_{6,35}, x_{6,53}, x_{7,6}, \dots, x_{8,53}, x_{16,6}, \dots, x_{16,53}) \in \aleph^{36} \qquad 式（14-110）$$

对 N 个复合物来说，数据集的产生可表示为式（14-111），其中 K 为实验测得的结合常数。

$$D = \{(y^{(n)}, \vec{x}^{(n)})\}_{n=1}^{N}$$
$$y \equiv -\log_{10} K \qquad 式（14-111）$$

随机森林是从相同的训练集中随机生成的许多不同的决策树的集合。利用 CART 算法对每棵树进行生长，因此每个给定复合物（$\vec{x}^{(n)}$）的结合能可以表示为：

$$\text{RF}(\vec{x}^{(n)}; m_{\text{try}}) \equiv \frac{1}{P}\sum_{p=1}^{P} T_p(\vec{x}^{(n)}; m_{\text{try}}) \qquad T_p : \aleph^{36} \rightarrow \Re^{+} \ \forall p \qquad 式（14-112）$$

均方误差（MSE）则可用式（14-113）进行计算：

$$\text{MSE}^{\text{OOB}}(m_{\text{try}}) = \frac{1}{\sum\limits_{p=1}^{P}|I_p^{\text{OOB}}|} \sum_{p=1}^{P}[y^{(n)} - T_p(\vec{x}^{(n)}; m_{\text{try}})]^2 \qquad 式（14-113）$$

式（14-113）中，OOB 为一种快速重采样策略，而 m_{try} 为 MSE 的最小值。因此，最终的打分函数可以描述为：

$$\mathrm{RF}(\vec{x}^{(n)};m_{\mathrm{try}})\ m_{\mathrm{best}} = \underset{m_{\mathrm{try}} \in (2,\cdots,36)}{\arg\min}\ (\mathrm{MSE}^{\mathrm{OOB}}(m_{\mathrm{try}}))$$ 式(14-114)

RF-Score 的训练集包含 1 105 个复合物结构。当 $m_{\mathrm{best}}=5$ 时，其表现最优。虽然单纯使用原子接触作为特征描述分子间相互作用在理化性质方面仍有欠缺，但是与其他 16 种经典的打分函数相比，RF-Score 表现出十分优秀的打分能力（表 14-10）。因此，基于机器学习算法的打分函数在基于结构的药物设计方面可能在未来的发展中发挥巨大的优势。

表 14-10 基于经验方程的打分函数的性能比较

scoring function	R_{p}	R_{s}	SD
RF-Score	0.776	0.762	1.58
X-Score：:HMScore	0.644	0.705	1.83
DrugScore^{CSD}	0.569	0.627	1.96
SYBYL：:ChemScore	0.555	0.585	1.98
DS：:PLP1	0.545	0.588	2.00
GOLD：:ASP	0.534	0.577	2.02
SYBYL：:G-Score	0.492	0.536	2.08
DS：:LUDI3	0.487	0.478	2.09
DS：:LigScore2	0.464	0.507	2.12
GlideScore-XP	0.457	0.435	2.14
DS：:PMF	0.445	0.448	2.14
GOLD：:ChemScore	0.441	0.452	2.15
SYBYL：:D-Score	0.392	0.447	2.19
DS：:Jain	0.316	0.346	2.24
GOLD：:GoldScore	0.295	0.322	2.29
SYBYL：:PMF-Score	0.268	0.273	2.29
SYBYL：:F-Score	0.216	0.243	2.35

注：R_{p} 为 Pearson 相关系数；R_{s} 为 Spearman 相关系数；SD 为实验值和预测值之间的标准偏差。

（侯廷军）

参 考 文 献

[1] 陈凯先,蒋华良,嵇汝运.计算机辅助设计药物设计:原理、方法及其应用.上海:上海科学技术出版社,2000.

[2] 徐筱杰,侯廷军,乔学斌,等.计算机辅助药物分子设计.北京:化学工业出版社,2004.

[3] 陈正隆,徐为人,汤立达.分子模拟的理论与实践.北京:化学工业出版社,2007.

[4] HANSCH C, MUIR R M, FUJITA T, et al. The correlation of biological activity of plant growth regulators and chloromycetin derivatives with Hammett constants and partition coefficients. Journal of the American chemical society, 1963, 85 (18): 2817-2824.

[5] HANSCH C, FUJITA T. p-σ-π Analysis. A method for the correlation of biological activity and chemical structure. Journal

of the American chemical society, 1964, 86 (8): 1616-1626.

［6］ FREE S M, WILSON J W. A mathematical contribution to structure-activity studies. Journal of medicinal chemistry, 1964, 7 (4): 395-399.

［7］ BERSUKER I, DIMOGLO A, GORBACHOV M Y. The electron topological approach in investigation of structure activity relation inhibition of thymidine phosphorylase by uracil derivatives. Bioorganicheskaya khimiya, 1987, 13: 38-44.

［8］ BERSUKER I, DIMOGLO A, GORBACHOV M Y, et al. Origin of musk fragrance activity: the electron-topologic approach. New journal of chemistry, 1991, 15: 307-320.

［9］ CRUZ M M, CORDEIRO M N D S, BORGES F. Computational chemistry approach for the early detection of drug-induced idiosyncratic liver toxicity. Journal of computational chemistry, 2008, 29 (4): 533-549.

［10］ CAMMARATA A, YAU S J. Predictability of correlations between in vitro tetracycline potencies and substituent indices. Journal of medicinal chemistry, 1970, 13 (1): 93-97.

［11］ CAMMARATA A. Interrelation of the regression models used for structure-activity analyses. Journal of medicinal chemistry, 1972, 15 (6): 573-577.

［12］ WEINER M L, WEINER P H. Study of structure-activity relation of a series of diphenylaminopropanols by factor analysis. Journal of medicinal chemistry, 1973, 16 (6): 655-661.

［13］ GOLBRAIKH A, TROPSHA A. Predictive QSAR modeling based on diversity sampling of experimental datasets for the training and test set selection. Journal of computer-aided molecular design, 2002, 16: 357-369.

［14］ KUBINYI H, KEHRHAHN O H. Quantitative structure-activity relationships. 3. A comparison of different free-Wilson models. Journal of medicinal chemistry, 1976, 19 (8): 1040-1049.

［15］ KUBINYI H. Quantitative structure-activity relationships. 2. A mixed approach, based on Hansch and free-Wilson analysis. Journal of medicinal chemistry, 1976, 19 (5): 587-600.

［16］ GHOSE A K, CRIPPEN G M. Atomic physicochemical parameters for three-dimensional-structure-directed quantitative structure-activity relationships. 2. Modeling dispersive and hydrophobic interactions. Journal of chemical information and computer sciences, 1987, 27 (1): 21-35.

［17］ GHOSE A K, PRITCHETT A, CRIPPEN G M. Atomic physicochemical parameters for three dimensional structure directed quantitative structure-activity relationships Ⅲ: modeling hydrophobic interactions. Journal of computational chemistry, 1988, 9 (1): 80-90.

［18］ CONVARD T, DUBOST J P, LE SOLLEU H L, et al. SmilogP: a program for a fast evaluation of theoretical log P from the smiles code of a molecule. Quantitative structure-activity relationships, 1994, 13 (1): 34-37.

［19］ KLOPMAN G, LI J Y, WANG S M, et al. Computer automated log P calculations based on an extended group contribution approach. Journal of chemical information and computer sciences, 1994, 34, 752-781.

［20］ HOU T J, XU X J. ADME evaluation in drug discovery. 2. Prediction of partition coefficient by atom-additive approach based on atom-weighted solvent accessible surface areas. Journal of chemical information and computer sciences, 2003, 43 (3): 1058-1067.

［21］ HANSCH C, LEO A, HOEKMAN D, et al. Exploring QSAR: hydrophobic, electronic, and steric constants. DC: American Chemical Society Washington, 1995.

［22］ KARELSON M. Molecular descriptors in QSAR/QSPR. Wiley-Interscience: 2000.

［23］ HAMMETT L P. Physical organic chemistry. New York: McGraw-Hill Book Co., 1940.

［24］ BRANCH G E K, CALVIN M. Theory of organic chemistry. New York: Prentice-Hall Inc., 1941.

［25］ SWAIN C G, LUPTON E C. Field and resonance components of substituent effects. Journal of the American chemical society, 1968, 90: 4328-4337.

［26］ TODESCHINI R, CONSONNI V. Handbook of molecular descriptors. Weinheim: Wiley VCH Verlag GmbH, 2008: 688.

［27］ TODESCHINI R, CONSONNI V. Molecular descriptors for chemoinformatics: volume I: alphabetical listing/volume II: appendices, references. 2nd ed. Weinheim: John Wiley & Sons, 2009: 1257.

［28］ GUO Z. Structure-activity relationships in medicinal chemistry: development of drug candidates from lead compounds// FUJITA T. QSAR and drug design: new developments and applications. Elsevier B. V., 1995: 299-320.

［29］ CRAMER R D, PATTERSON D E, BUNCE J D. Comparative molecular field analysis (CoMFA). 1. Effect of shape on binding of steroids to carrier proteins. Journal of the American chemical society, 1988, 110 (18): 5959-5967.

［30］ CLARK M, CRAMER Ⅲ R D, JONES D M, et al. Comparative molecular field analysis (CoMFA). 2. Toward its use with 3D-structural databases. Tetrahedron computer methodology, 1990, 3 (1): 47-59.

［31］ KEARSLEY S K. An algorithm for the simultaneous superposition of a structural series. Journal of computational chemistry, 1990, 11 (10): 1187-1192.

［32］ COLLANTES E R, TONG, W D, WELSH W J, et al. Use of moment of inertia in comparative molecular field analysis to model chromatographic retention of nonpolar solutes. Analytical chemistry, 1996, 68 (13): 2038-2043.

［33］ BARONI M, COSTANTINO G, CRUCIANI G, et al. Generating optimal linear PLS estimations (GOLPE): an advanced chemometric tool for handling 3D-QSAR problems. Quantitative structure-activity relationships, 1993, 12 (1): 9-20.

［34］ PASTOR M, CRUCIANI G, CLEMENTI S. Smart region definition: a new way to improve the predictive ability and interpretability of three-dimensional quantitative structure-activity relationships. Journal of medicinal chemistry, 1997, 40 (10): 1455-1464.

［35］ KIMURA T, HASEGAWA K, FUNATSU K. GA strategy for variable selection in QSAR studies: GA-based region selection for CoMFA modeling. Journal of chemical information and computer sciences, 1998, 38 (2): 276-282.

［36］ HASEGAWA K, KIMURA T, FUNATSU K. GA strategy for variable selection in QSAR studies: application of GA-based region selection to a 3D-QSAR study of acetylcholinesterase inhibitors. Journal of chemical information and computer sciences, 1999, 39 (1): 112-120.

［37］ KLEBE G, ABRAHAM U. Comparative molecular similarity index analysis (CoMSIA) to study hydrogen-bonding properties and to score combinatorial libraries. Journal of computer-aided molecular design, 1999, 13: 1-10.

［38］ KLEBE G, ABRAHAM U, MIETZNER T. Molecular similarity indices in a comparative analysis (CoMSIA) of drug molecules to correlate and predict their biological activity. Journal of medicinal chemistry, 1994, 37 (24): 4130-4146.

［39］ BÖHM M, STÜRZEBECHER J, KLEBE G. Three-dimensional quantitative structure-activity relationship analyses using comparative molecular field analysis and comparative molecular similarity indices analysis to elucidate selectivity differences of inhibitors binding to trypsin, thrombin, and factor Xa. Journal of medicinal chemistry, 1999, 42 (3): 458-477.

［40］ MOUCHLIS V D, MAVROMOUSTAKOS T M, KOKOTOS G. Molecular docking and 3D-QSAR CoMFA studies on indole inhibitors of GIIA secreted phospholipase A_2. Journal of chemical information and modeling, 2010, 50 (9): 1589-1601.

［41］ MALTAROLLO V G, GERTRUDES J C, OLIVEIRA P R, et al. Applying machine learning techniques for ADME-Tox prediction: a review. Expert opinion on drug metabolism & toxicology, 2015, 11 (2): 259-271.

［42］ MITCHELL J B O. Machine learning methods in chemoinformatics. Wiley interdisciplinary reviews-computational molecular science, 2014, 4: 468-481.

［43］ TAO L, ZHANG P, QIN C, et al. Recent progresses in the exploration of machine learning methods as in-silico ADME prediction tools. Advanced drug delivery reviews, 2015, 86: 83-100.

［44］ MA X H, WANG R, XUE Y, et al. Advances in machine learning prediction of toxicological properties and adverse drug reactions of pharmaceutical agents. Current drug safety, 2008, 3: 100-114.

［45］ OMER A, SINGH P, YADAV N K, et al. An overview of data mining algorithms in drug induced toxicity prediction. Mini-reviews in medicinal chemistry, 2014, 14: 345-354.

［46］ AGUIAR P V, GESTAL M, CRUZ M M, et al. Evolutionary computation and QSAR research. Current computer-aided drug design, 2013, 9 (2): 206-225.

［47］ SHAHLAEI M. Descriptor selection methods in quantitative structure-activity relationship studies: a review study. Chemical reviews, 2013, 113 (10): 8093-8103.

［48］ GRAMATICA P. Principles of QSAR models validation: internal and external. Qsar & combinatorial science, 2007, 26: 694-701.

［49］ CHIRICO N, GRAMATICA P. Real external predictivity of QSAR models: how to evaluate it?Comparison of different validation criteria and proposal of using the concordance correlation coefficient. Journal of chemical information and modeling, 2011, 51 (9): 2320-2335.

［50］ GRAMATICA P. External evaluation of QSAR models, in addition to cross-validation: verification of predictive capability on totally new chemicals. Molecular informatics, 2014, 33 (4): 311-314.

［51］ YOUSEFINEJAD S, HEMMATEENEJAD B. Chemometrics tools in QSAR/QSPR studies: a historical perspective. Chemometrics and intelligent laboratory systems, 2015, 149 (Part B): 177-204.

［52］ MORRIS G M, HUEY R, LINDSTROM W, et al. AutoDock4 and AutoDockTools4: automated docking with selective receptor flexibility. Journal of computational chemistry, 2009, 30 (16): 2785-2791.

［53］ COSCONATI S, FORLI S, PERRYMAN A L, et al. Virtual screening with AutoDock: theory and practice. Expert opinion on drug discovery, 2010, 5 (6): 597-607.

［54］ FORLI S, OLSON A J. A force field with discrete displaceable waters and desolvation entropy for hydrated ligand docking. Journal of medicinal chemistry, 2012, 55 (2): 623-638.

［55］ TROTT O, OLSON A J. Software news and update AutoDock Vina: improving the speed and accuracy of docking with a new scoring function, efficient optimization, and multithreading. Journal of computational chemistry, 2010, 31: 455-461.

［56］ ZHANG N, ZHAO H T. Enriching screening libraries with bioactive fragment space. Bioorganic & medicinal chemistry letters, 2016, 26 (15): 3594-3597.

［57］ RUIZ C S, ALVAREZ G D, FOLOPPE N, et al. rDock: a fast, versatile and open source program for docking ligands to proteins and nucleic acids. PLoS computational biology, 2014, 10 (4): e1003571.

［58］ ALLEN W J, BALIUS T E, MUKHERJEE S, et al. DOCK 6: impact of new features and current docking performance. Journal of computational chemistry, 2015, 36 (15): 1132-1156.

［59］ CORBEIL C R, ENGLEBIENNE P, MOITESSIER N. Docking ligands into flexible and solvated macromolecules. 1. Development and validation of FITTED 1. 0. Journal of chemical information and modeling, 2007, 47 (2): 435-449.

［60］ CORBEIL C R, ENGLEBIENNE P, YANNOPOULOS C G, et al. Docking Ligands into flexible and solvated macromolecules. 2. Development and application of FITTED 1. 5 to the virtual screening of potential HCV polymerase inhibitors. Journal of chemical information and modeling, 2008, 48 (4): 902-909.

［61］ CORBEIL C R, MOITESSIER N. Docking ligands into flexible and solvated macromolecules. 3. Impact of input ligand conformation, protein flexibility, and water molecules on the accuracy of docking programs. Journal of chemical information and modeling, 2009, 49 (4): 997-1009.

［62］ KORB O, STUTZLE T, EXNER T E. Empirical scoring functions for advanced protein-ligand docking with PLANTS. Journal of chemical information and modeling, 2009, 49 (1): 84-96.

［63］ VENKATACHALAM C M, JIANG X, OLDFIELD T, et al. LigandFit: a novel method for the shape-directed rapid docking of ligands to protein active sites. Journal of molecular graphics & modelling, 2003, 21: 289-307.

［64］ FRIESNER R A, BANKS J L, MURPHY R B, et al. Glide: a new approach for rapid, accurate docking and scoring. 1. Method and assessment of docking accuracy. Journal of medicinal chemistry, 2004, 47 (7): 1739-1749.

［65］ FRIESNER R A, MURPHY R B, REPASKY M P, et al. Extra precision glide: Docking and scoring incorporating a model of hydrophobic enclosure for protein-ligand complexes. Journal of medicinal chemistry, 2006, 49 (21): 6177-6196.

［66］ HALGREN T A, MURPHY R B, FRIESNER R A, et al. Glide: a new approach for rapid, accurate docking and scoring. 2. Enrichment factors in database screening. Journal of medicinal chemistry, 2004, 47 (7): 1750-1759.

［67］ JONES G, WILLETT P, GLEN R C, et al. Development and validation of a genetic algorithm for flexible docking. Journal of molecular biology, 1997, 267 (3): 727-748.

［68］ VILAR S, COZZA G, MORO S. Medicinal chemistry and the molecular operating environment (MOE): application of QSAR and molecular docking to drug discovery. Current topics in medicinal chemistry, 2008, 8 (18): 1555-1572.

［69］ JAIN A N. Surflex-Dock 2. 1: robust performance from ligand energetic modeling, ring flexibility, and knowledge-based search. Journal of computer-aided molecular design, 2007, 21: 281-306.

［70］ HOLLOWAY M K, WAI J M, HALGREN T A, et al. A-priori prediction of activity for HIV-1 protease inhibitors employing energy minimization in the active-site. Journal of medicinal chemistry, 1995, 38 (2): 305-317.

［71］ ZSOLDOS Z, REID D, SIMON A, et al. eHITS: an innovative approach to the docking and scoring function problems. Current protein & peptide science, 2006, 7 (5): 421-435.

［72］ ZSOLDOS Z, REID D, SIMON A, et al. eHiTS: a new fast, exhaustive flexible ligand docking system. Journal of molecular graphics & modelling, 2007, 26 (1): 198-212.

［73］ MCGANN M. FRED and HYBRID docking performance on standardized datasets. Journal of computer-aided molecular design, 2012, 26 (8): 897-906.

［74］ ABAGYAN R, TOTROV M, KUZNETSOV D. ICM—a new method for protein modeling and design-applications to docking and structure prediction from the distorted native conformation. Journal of computational chemistry, 1994, 15 (5): 488-506.

［75］ WANG R X, LAI L H, WANG S M. Further development and validation of empirical scoring functions for structure-based binding affinity prediction. Journal of computer-aided molecular design, 2002, 16: 11-26.

［76］ SHERMAN W, BEARD H S, FARID R. Use of an induced fit receptor structure in virtual screening. Chemical biology & drug design, 2006, 67 (1): 83-84.

［77］ SHERMAN W, DAY T, JACOBSON M P, et al. Novel procedure for modeling ligand/receptor induced fit effects. Journal of medicinal chemistry, 2006, 49 (2): 534-553.

［78］ ELDRIDGE M D, MURRAY C W, AUTON T R, et al. Empirical scoring functions. 1. The development of a fast empirical scoring function to estimate the binding affinity of ligands in receptor complexes. Journal of computer-aided molecular design, 1997, 11 (5): 425-445.

［79］ SHEN M Y, ZHOU S Y, LI Y Y, et al. Discovery and optimization of triazine derivatives as ROCK1 inhibitors: molecular docking, molecular dynamics simulations and free energy calculations. Molecular biosystems, 2013, 9 (3): 361-374.

［80］ ZHOU W F, DUAN M J, FU W T, et al. Discovery of novel androgen receptor ligands by structure-based virtual screening and bioassays. Genomics proteomics & bioinformatics, 2018, 16 (6): 416-427.

［81］ TANG Q, FU W T, ZHANG M K, et al. Novel androgen receptor antagonist identified by structure-based virtual screening, structural optimization, and biological evaluation. European journal of medicinal chemistry, 2020, 192: 112156.

［82］ FEIG M, BROOKS C L. Recent advances in the development and application of implicit solvent models in biomolecule simulations. Current opinion in structural biology, 2004, 14: 217-224.

［83］ NUTT D R, SMITH J C. Molecular dynamics simulations of proteins: Can the explicit water model be varied?. Journal of chemical theory and computation, 2007, 3 (4): 1550-1560.

［84］ ONUFRIEV A V, IZADI S. Water models for biomolecular simulations. Wiley interdisciplinary reviews-computational molecular science, 2018, 8 (2): e1347.

［85］ VERLET L. Computer experiments on classical fluids. I. Thermodynamical properties of Lennard-Jones molecules. Physical review, 1967, 159: 98-103.

［86］ HOCKNEY R W. The potential calculation and some applications. Computer physics communications, 1970, 9: 136-211.

［87］BEEMAN D. Some multistep methods for use in molecular-dynamics calculations. Journal of computational physics, 1976, 20 (2): 130-139.

［88］SWOPE W C, ANDERSEN H C, BERENS P H, et al. A computer simulation method for the calculation of equilibrium constants for the formation of physical clusters of molecules: application to small water clusters. Journal of chemical physics, 1982, 76: 637-649.

［89］RAHMAN A. Correlations in the motion of atoms in liquid argon. Physical review, 1964, 136: A405.

［90］CW GEAR. Numerical initial value problems in ordinary differential equations. SIAM Review, 1973, 15 (3): 676-678.

［91］RYCKAERT J P, CICCOTTI G, BERENDSEN H J C. Numerical integration of the cartesian equations of motion of a system with constraints: molecular dynamics of n-alkanes. Journal of computational physics, 1977, 23: 327-341.

［92］WOODCOCK L V. Isothermal molecular dynamics calculations for liquid salts. Chemical physics letters, 1971, 10 (3): 257-261.

［93］BERENDSEN H J C, POSTMA J P M, VAN GUNSTEREN W F, et al. Molecular-dynamics with coupling to an external bath. Journal of chemical physics, 1984, 81: 3684-3690.

［94］SHI Y L, ZHANG X B, MU K J, et al. D3Targets-2019-nCoV: a webserver for predicting drug targets and for multi-target and multi-site based virtual screening against COVID-19. Acta pharmaceutica sinica B, 2020, 10 (7): 1239-1248.

［95］OU J X, ZHOU Z, ZHANG J, et al. RBD mutations from circulating SARS-CoV-2 strains enhance the structural stability and human ACE2 affinity of the spike protein. BioRxiv, 2020.

［96］SMITH M, SMITH J C. Repurposing therapeutics for COVID-19: supercomputer-based docking to the SARS-CoV-2 viral spike protein and viral spike protein-human ACE2 interface. ChemRxiv, 2020.

［97］JORGENSEN W L. Free energy calculations: a breakthrough for modeling organic chemistry in solution. Accounts of chemical research, 1989, 22 (5): 184-189.

［98］KOLLMAN P. Free energy calculations: applications to chemical and biochemical phenomena. Chemical reviews, 1993, 93 (7): 2395-2417.

［99］BEVERIDGE D L, DICAPUA F M. Free energy via molecular simulation: applications to chemical and biomolecular systems. Annual review of biophysics and biophysical chemistry, 1989, 18: 431-492.

［100］PEARLMAN D A, KOLLMAN P A. A new method for carrying out free energy perturbation calculations: dynamically modified windows. Journal of chemical physics, 1989, 90: 2460-2470.

［101］TOBIAS D J, BROOKS III C L. Molecular dynamics with internal coordinate constraints. Journal of chemical physics, 1988, 89: 5115-5127.

［102］PEARLMAN D A. Determining the contributions of constraints in free energy calculations: development, characterization, and recommendations. Journal of chemical physics, 1993, 98: 8946-8957.

［103］BATTINI L, BOLLINI M. Challenges and approaches in the discovery of human immunodeficiency virus type-1 non-nucleoside reverse transcriptase inhibitors. Medicinal research reviews, 2019, 39 (4): 1235-1273.

［104］NICHOLS S E, DOMAOAL R A, THAKUR V V, et al. Discovery of wild-type and Y181C mutant non-nucleoside HIV-1 reverse transcriptase inhibitors using virtual screening with multiple protein structures. Journal of chemical information and modeling, 2009, 49 (5): 1272-1279.

［105］BOLLINI M, DOMAOAL R A, THAKUR V V, et al. Computationally-guided optimization of a docking hit to yield catechol diethers as potent anti-HIV agents. Journal of medicinal chemistry, 2011, 54 (24): 8582-8591.

［106］FREY K M, BOLLINI M, MISLAK A C, et al. Crystal structures of HIV-1 reverse transcriptase with picomolar inhibitors reveal key interactions for drug design. Journal of the American chemical society, 2012, 134 (48): 19501-19503.

［107］SRINIVASAN J, CHEATHAM T E, CIEPLAK P, et al. Continuum solvent studies of the stability of DNA, RNA, and phosphoramidate-DNA helices. Journal of the American chemical society, 1998, 120 (37): 9401-9409.

［108］ KOLLMAN P A, MASSOVA I, REYES C, et al. Calculating structures and free energies of complex molecules: combining molecular mechanics and continuum models. Accounts of chemical research, 2000, 33 (12): 889-897.

［109］ SU P C, TSAI C C, MEHBOOB S, et al. Comparison of radii sets, entropy, QM methods, and sampling on MM-PBSA, MM-GBSA, and QM/MM-GBSA ligand binding energies of F-tularensis enoyl-ACP reductase (FabI). Journal of computational chemistry, 2015, 36 (25): 1859-1873.

［110］ XU L, SUN H Y, LI Y Y, et al. Assessing the performance of MM/PBSA and MM/GBSA methods. 3. The impact of force fields and ligand charge models. Journal of physical chemistry B, 2013, 117 (28): 8408-8421.

［111］ HOU T J, WANG J M, LI Y Y, et al. Assessing the performance of the MM/PBSA and MM/GBSA methods. 1. The accuracy of binding free energy calculations based on molecular dynamics simulations. Journal of chemical information and modeling, 2011, 51 (1): 69-82.

［112］ HOU T J, WANG J M, LI Y Y, et al. Assessing the performance of the molecular mechanics/Poisson Boltzmann surface area and molecular mechanics/generalized Born surface area methods. Ⅱ. The accuracy of ranking poses generated from docking. Journal of computational chemistry, 2011, 32 (5): 866-877.

［113］ SUN H Y, LI Y Y, TIAN S, et al. Assessing the performance of MM/PBSA and MM/GBSA methods. 4. Accuracies of MM/PBSA and MM/GBSA methodologies evaluated by various simulation protocols using PDBbind data set. Physical chemistry chemical physics, 2014, 16 (31): 16719-16729.

［114］ SUN H Y, LI Y Y, SHEN M Y, et al. Assessing the performance of MM/PBSA and MM/GBSA methods. 5. Improved docking performance using high solute dielectric constant MM/GBSA and MM/PBSA rescoring. Physical chemistry chemical physics, 2014, 16 (40): 22035-22045.

［115］ CHEN F, LIU H, SUN H Y, et al. Assessing the performance of the MM/PBSA and MM/GBSA methods. 6. Capability to predict protein-protein binding free energies and re-rank binding poses generated by protein-protein docking. Physical chemistry chemical physics, 2016, 18 (32): 22129-22139.

［116］ SUN H Y, DUAN L L, CHEN F, et al. Assessing the performance of MM/PBSA and MM/GBSA methods. 7. Entropy effects on the performance of end-point binding free energy calculation approaches. Physical chemistry chemical physics, 2018, 20: 14450-14460.

［117］ CHEN F, SUN H Y, WANG J M, et al. Assessing the performance of MM/PBSA and MM/GBSA methods. 8. Predicting binding free energies and poses of protein-RNA complexes. RNA, 2018, 24 (9): 1183-1194.

［118］ PU C L, YAN G Y, SHI J Y, et al. Assessing the performance of docking scoring function, FEP, MM-GBSA, and QM/MM-GBSA approaches on a series of PLK1 inhibitors. Medchemcomm, 2017, 8 (7): 1452-1458.

［119］ WANG E C, SUN H Y, WANG J M, et al. End-point binding free energy calculation with MM/PBSA and MM/GBSA: strategies and applications in drug design. Chemical reviews, 2019, 119 (16): 9478-9508.

［120］ LIU Z H, LI Y, HAN L, et al. PDB-wide collection of binding data: current status of the PDBbind database. Bioinformatics, 2015, 31 (3): 405-412.

［121］ WANG R X, FANG X L, LU Y P, et al. The PDBbind database: collection of binding affinities for protein-ligand complexes with known three-dimensional structures. Journal of medicinal chemistry, 2004, 47 (12): 2977-2980.

［122］ AHMED A, SMITH R D, CLARK J J, et al. Recent improvements to Binding MOAD: a resource for protein-ligand binding affinities and structures. Nucleic acids research, 2015, 43 (D1): D465-D469.

［123］ HU L, BENSON M L, SMITH R D, et al. Binding MOAD (mother of all databases). Proteins, 2005, 60: 333-340.

［124］ BALLESTER P J, MITCHELL J B O. A machine learning approach to predicting protein-ligand binding affinity with applications to molecular docking. Bioinformatics, 2010, 26 (9): 1169-1175.

10